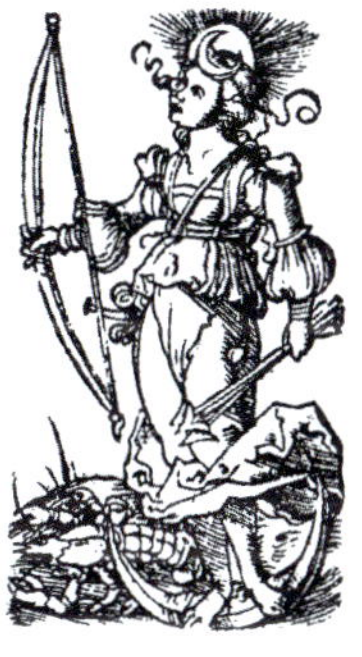

Lexikon der Frauenkräuter

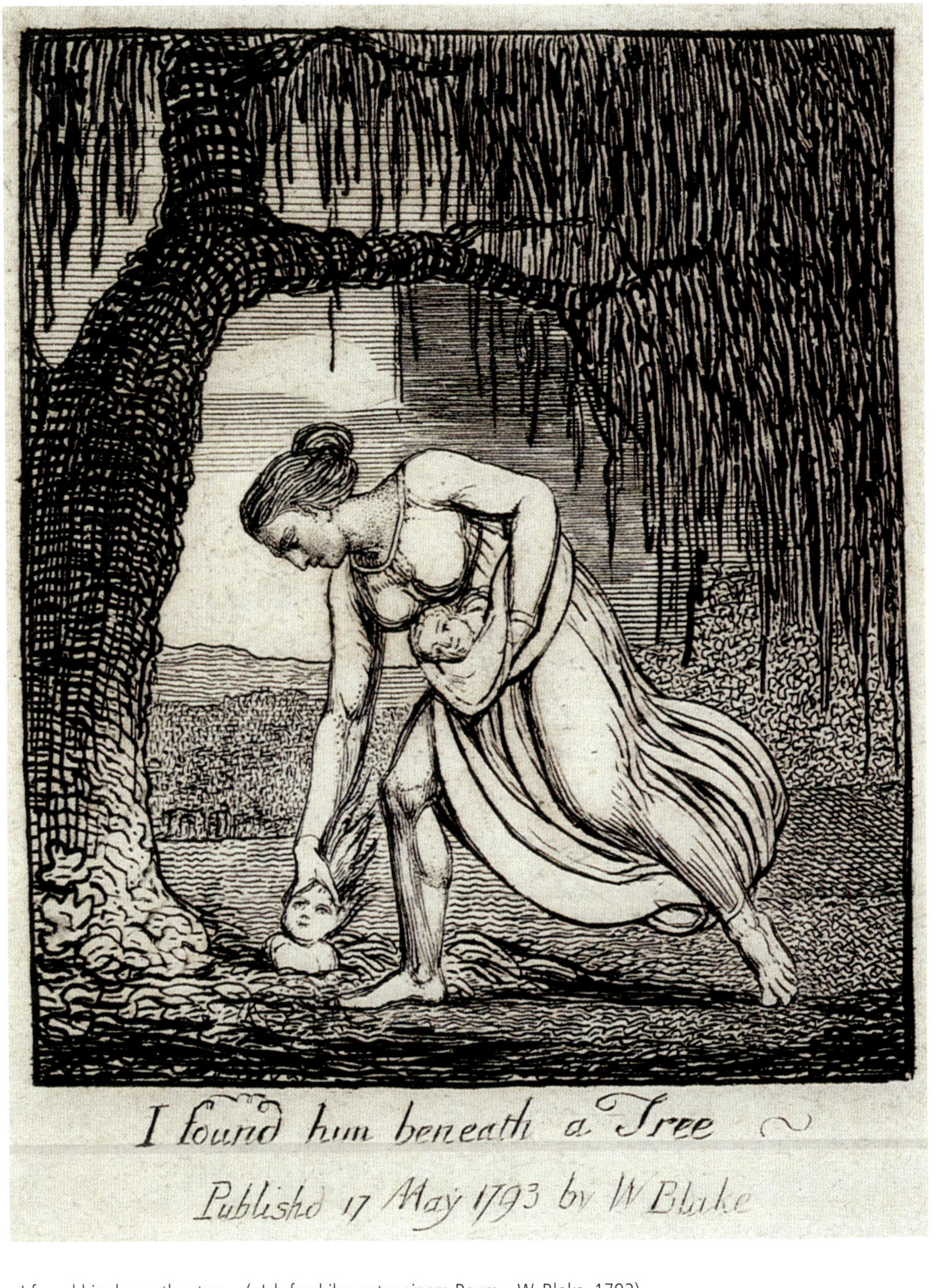

»I found him beneath a tree.« (»Ich fand ihn unter einem Baum«, W. Blake, 1793)

Margret Madejsky

Lexikon der Frauenkräuter

Inhaltsstoffe, Wirkungen, Signaturen und Anwendungen

Mit über 180 Heilkräuterrezepten

at VERLAG

Zur Beachtung!

Die in diesem Buch aufgeführten Rezepte und Behandlungshinweise verstehen sich ausschließlich als Lehrbeispiele und können daher auch weder den Arztbesuch noch eine individuelle Beratung durch eine Hebamme oder einen Heilpraktiker bzw. eine Heilpraktikerin ersetzen. Die Einnahme der genannten Heilmittel wie auch die Anwendung der Rezepturen oder das Befolgen der Therapieempfehlungen geschieht stets auf eigene Verantwortung und ist individuell unbedingt sorgfältig abzuwägen. Denn Heilkräuter wirken nicht bei jedem Menschen gleich – was Ihnen hilft, muss anderen nicht zwangsläufig auch helfen und umgekehrt. Daher ist es empfehlenswert, im Zweifelsfall kompetenten Rat bei einem Arzt oder einer Ärztin, einer Hebamme, einem Heilpraktiker oder einer Heilpraktikerin einzuholen. Die abgedruckten Informationen sind nach bestem Wissen und Gewissen zusammengestellt, dennoch übernehmen weder die Autorin noch der Verlag die Haftung für Schäden, welcher Art auch immer, die sich direkt oder indirekt aus dem Gebrauch der hier vorgestellten Heilkräuteranwendungen ergeben könnten. Daher ist es in jedem Fall ratsam, sich vor der Einnahme oder vor der Anwendung eines Heilmittels über mögliche Gegenanzeigen oder Nebenwirkungen zu informieren. Auch sollte die angegebene Dosierung überprüft und nötigenfalls individuell angepasst werden. Bitte beachten Sie ebenso alle Warnhinweise und Anwendungsbeschränkungen sowie den Abschnitt »Möglichkeiten und Grenzen der Selbstbehandlung« im Anhang.

9. Auflage, 2024

AT Verlag AG, Baden und München
Lektorat: Ralf Lay, Mönchengladbach
Umschlagfotos: Margret Madejsky
Druck und Bindearbeiten: Printer Trento, Trento
Printed in Italy

ISBN 978-3-03800-417-2

www.at-verlag.ch

Der AT Verlag wird vom Bundesamt für Kultur für die Jahre 2021–2024 unterstützt.

Inhalt

Der Artemis

Königin, höre mich an,
Vielgerufene Tochter des Zeus,
Donnernde, hochgelobte Titanin,
Erhabene Bogenschützin!
Allerleuchtende, Fackelträgerin,
Göttin Diktynna, dem Kindbett hold;
Helferin in den Wehen,
Selbst aber dem Kindbett fremd.
Gürtellöserin, Freundin des Wahnsinns,
Sorgelösende, Jagende,
Rennerin, schleudernd die Pfeile,
Freundin der Jagd, die die Nacht durchstürmt;
Rufende, freundlich den Bitten,
Erlösende, männlich Gestaltete,
Orthia, Helferin bei der Geburt,
Der Menschen männernährende Gottheit;
Ambrosische, Göttin der Erde,
Tiertötende, gnädig Fügende;
Du besitzest als Eigen
Die Eichwälder der Berge,
Hirschjägerin, Heilige, Hehre,
Allkönigin, herrliches Reis,
Prangend in ewiger Schönheit!
Eichwaldgöttin, umbellt von den Hunden,
Kydonias, schimmernd Gestaltete:
Komm, helfende, freundliche Göttin,
Dem Flehn der Geweihten geneigt;
Herrliche Früchte entsende der Erde,
Frieden und lieblich gelockte Gesundheit;
Krankheit und Leiden lass fahren dahin
Auf die Gipfel der Berge!

Orphischer Hymnos an die Mondgöttin Artemis

Vorwort

Es ist nun bald ein Vierteljahrhundert her, dass mir einmal ein Freund in einem Gespräch gesagt hat: »Wenn du wirklich ein Buch schreiben willst, dann musst du ein Feuer in dir fühlen, das dich nachts aus dem Bett treibt, um zu schreiben; ein Feuer, das dir keine Ruhe mehr lässt …«

Zwar habe ich schon mit Leidenschaft Bücher geschrieben, aber ein solches Feuer, wie ich es dieses Mal fühlte, kannte ich bislang noch nicht. Genau genommen spüre ich dieses Seelenfeuer, das mich zahllose Stunden an den Schreibtisch gebannt hat, seit der Geburt unseres Sohnes im Mai 2006. Denn dank meiner rund zwanzigjährigen Erfahrung im Umgang mit Heilpflanzen und Naturarzneien für Frauen konnte ich eine unbelastete Schwangerschaft und Hausgeburt erleben. Dank der Erfahrungen mit Frauenkräutern konnte ich mich während der Schwangerschaft selbst behandeln, die Geburt optimal vorbereiten und den Geburtsablauf günstig beeinflussen. Ohne Heilpflanzen hätte ich während der Schwangerschaft Medikamente nehmen müssen, die dem kindlichen Organismus geschadet hätten. Auch hätten wir die Hausgeburt wegen Wehenschwäche abbrechen müssen, und sicher wäre ein Dammschnitt oder ein Kaiserschnitt nötig geworden. Doch so wurde diese Geburt für mich eine Einweihung in das weibliche Urmysterium des Lebenschenkens.

Aus der unendlichen Dankbarkeit, die mich über dieses wichtigste Ereignis in meinem Frauenleben erfüllt, entflammte ebenjenes Seelenfeuer, das mich in den letzten Monaten angetrieben hat, alles, was ich über Frauenkräuter weiß, nochmals zu sichten, zu sortieren, erneut nachzuschlagen, schließlich alles niederzuschreiben und immer wieder zu überarbeiten. Es fühlte sich wie ein höherer Auftrag an, der keinen Aufschub duldete.

Mit dem »Lexikon der Frauenkräuter« möchte ich meine Erfahrungen nun allen zur Verfügung stellen, die an Frauengesundheit interessiert sind. Durch die Verbreitung von fundiertem Pflanzenwissen soll die Frauenheilkunde und Geburtshilfe neue Impulse bekommen. Sowohl Therapeutinnen als auch betroffene Frauen sollen in diesem Nachschlagewerk Antworten auf ihre Gesundheitsfragen erhalten.

Wenn ich heute all meine Erfahrungen in einem Satz zusammenfassen müsste, dann könnte ich nur sagen: Grün ist die Hoffnung. Denn mit Heilpflanzen lässt sich scheinbar Unglaubliches bewegen. Insbesondere in der Frauenheilkunde und Geburtshilfe kann die Phytotherapie zahlreiche Lücken schließen. Die meist seit Jahrhunderten erprobten Frauenkräuter bergen geradezu ungeahnte Kräfte in sich. Mit ihnen lassen sich Blutungen anregen oder stillen, Entzündungen und Schmerzen lindern, Zyklusstörungen und hormonelle Schwankungen regulieren, Wehen hemmen oder anregen … Die meisten Antibiotikagaben lassen sich durch Heilpflanzen ersetzen, ebenso kann man in vielen Fällen Hormonpräparate sowie Schmerzmittel umgehen, sofern man die Pflanzenkräfte richtig einsetzt. Nicht zuletzt wird bei sachkundiger Anwendung von Frauenkräutern sogar so manche Operation unnötig, insbesondere bei »schlechtem« Pap-Test, bei Myomen oder Zysten; und auch Kaiserschnitten kann man vorbeugen.

Obwohl die Pflanzenforschung heute recht weit vorgedrungen ist und oftmals die empirisch gewonnenen Erkenntnisse der Hebammen und Kräuterweiber des Mittelalters bestätigen konnte, haben es bislang nur eine Handvoll Arzneipflanzen in die Frauenarzt- und Hebammenpraxen geschafft. Dabei stammen die stärksten Medikamente der Schulmedizin ursprünglich aus dem Pflanzenreich, zum Beispiel enthält die Silberweidenrinde Salicin, eine Vorstufe von Aspirin, die schmerzstillenden Opiate der Krebstherapie leiten sich vom Schlafmohn ab, und die ersten Hormonpräparate wurden einst aus der Yamswurzel synthetisiert – um nur einige Beispiele zu nennen. Die Macht der Pflanzen ist groß, und die Möglichkeiten, die sich durch die Naturheilkunde eröffnen, sind noch lange nicht ausgeschöpft. Auch verlangen immer mehr Frauen nach sanften Alternativen aus der Natur.

Nie zuvor hat sich beispielsweise die natürlichste Sache der Welt, das »Kinderkriegen«, weiter von der Natur entfernt, als es heute der Fall ist. Sofern eine Schwangere bereits Fehlgeburten hatte, wird sie inzwischen routinemäßig mit einem halben Dutzend Arzneien versorgt, darunter Jodid, Folsäure, Magnesium, Gelbkörperhormone, Heparin und ASS. Dabei könnten die vorgenannten Arzneistoffe in vielen Fällen durch Frauenkräuter und Naturheilmittel ersetzt werden. Denn gegen fast jedes Frauenleiden sind Kräuter gewachsen – nur gegen das Schicksal kann und will die Natur nicht ankommen.

Nun wünsche ich Ihnen, liebe Leserinnen und Leser,
viel Vergnügen und hoffe, dass Sie hier zu allen Frauenangelegenheiten fündig werden.
Möge Mutter Natur Ihnen wohlwollend beistehen!

Margret Madejsky,
zur Sommersonnenwende 2008

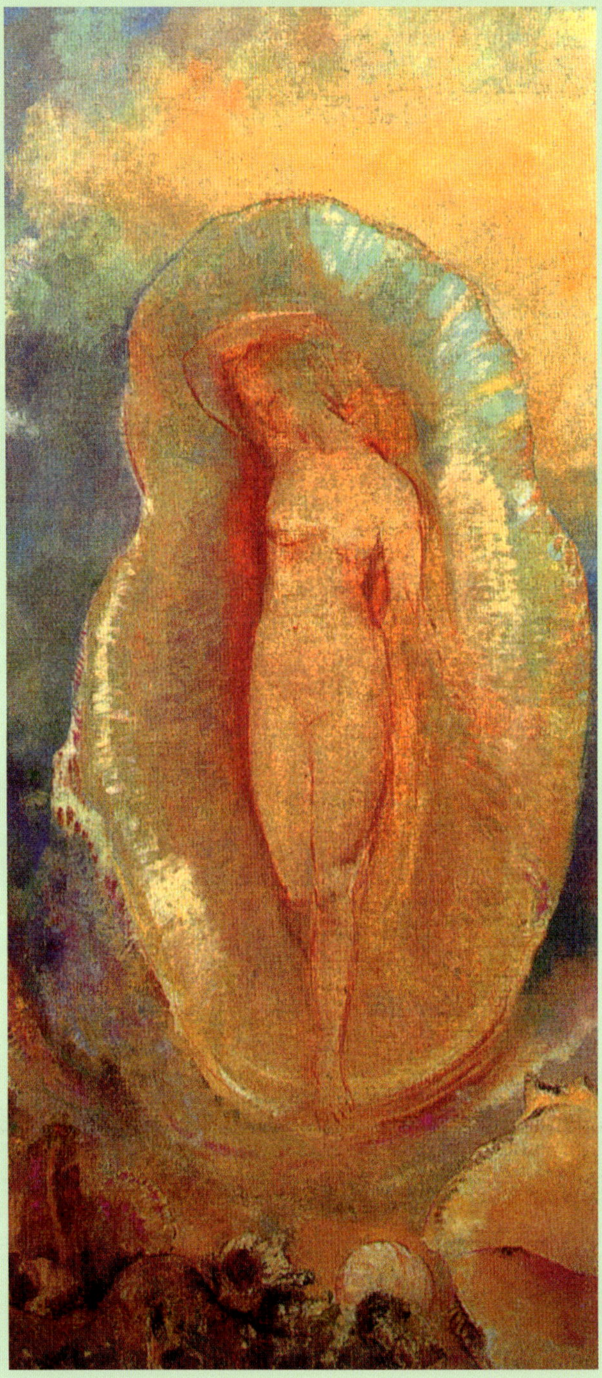

Aphrodite in der Muschel (O. Redon, 1912)

Einführung

Die Pflanzen der Göttin

Das Pflanzenreich beschenkt den Menschen seit Anbeginn der Zeit mit Nahrung, mit Baumwolle für Kleidung und Tücher, mit Holz für Gebrauchsgegenstände von der Wiege bis zum Sarg und nicht zuletzt mit Heil-, Schmerz- und Genussmitteln. Dabei macht Mutter Natur gewiss keinen Unterschied zwischen Frau oder Mann. Ihre Geschenke, die Heilkräuter, lässt sie seit Urzeiten für alle Geschöpfe gleichermaßen sprießen. Selbst die weniger naturverbundenen Menschen müssen doch zugeben, dass ohne die Gaben der Natur keine menschliche Existenz möglich wäre – wir hätten keinen Sauerstoff zum Atmen, unsere Tiere hätten nichts zu fressen, und unsere Teller wären leer ... Spätestens wenn man sich dieser Tatsache bewusst wird, müssen einfach Dankbarkeit und Ehrfurcht aufkeimen.

Ebendiese Dankbarkeit und Ehrfurcht haben wohl unsere frühen Vorfahren empfunden, wenn sie das Wunder der sich ständig selbst gebärenden Natur beobachten konnten, die sich im Lauf der Zeiten unermüdlich erneuert und die als ewige Amme den Menschen wie alle anderen Geschöpfe dieser Erde beherbergt und nährt. Daher verehrten die alten Völker die Natur als Ausdruck göttlichen Wirkens, aber auch als Wohnort der göttlichen Mächte, und erhoben besonders wichtige Pflanzen schließlich zu Attributen ihrer Götter. Man denke dabei nur an die geburtsmächtige Mondgöttin Artemis, der die Artemisiagewächse wie etwa der Beifuß oder der Wermut unterstehen, die seit Urzeiten in der Frauenheilkunde und Geburtshilfe Verwendung finden. Oder an das Kornmädchen Persephone, deren pflanzliche Attribute, Granatapfel und Mistel, bis heute frauenheilkundlich gebraucht werden. An Frau Holle, der einst als Muttergottheit und Seelengeleiterin Milchopfer dargebracht wurden und deren Name noch im Holunder mitschwingt. Oder man denke an Maria, welche die heidnischen Göttinnen im Zuge der Christianisierung abgelöst und deren Attribute übernommen hat (siehe die Tabelle auf Seite 16).

Zwar waren die alten Völker wie etwa die Griechen, die Römer oder die Kelten und Germanen bereits von Männern dominierte Gesellschaftsformen, doch das weibliche Urmysterium der Fruchtbarkeit und der Geburt hatte seinen Zauber in der Antike wie auch in der frühen Neuzeit noch lange nicht verloren. Vor allem in bäuerlichen Gemeinschaften erkannte man die Analogien zwischen Menschen-, Tier- und Pflanzenreich. Wie die Bäume, Sträucher und Pflanzen in Feld, Wald und auf der Wiese Früchte hervorbringen, so trugen eben Mensch oder Tier Leibesfrüchte aus. Daher brachten die Alten vor allem die fruchttragenden Gewächse wie etwa den Granatapfel, den Holunder, die Mistel oder den Mönchspfeffer mit ihren Fruchtbarkeitsgöttinnen in Verbindung. Die Ehre, einer Göttin unterstellt zu werden, wurde jedoch nur den wirkungsvollsten Pflanzen zuteil, die sich bei Mensch und Tier zuvor schon erprobt hatten.

Nicht weniger bedeutsam war wohl die Beobachtung, dass allein solche Bäume Früchte hervorbringen konnten, die zuvor geblüht hatten. Man erkannte sicherlich rasch, dass die Regel »Ohne Blüte keine Frucht« ebenso auf den Menschen zutreffen musste, und nannte die Mondblutung der Frauen daher »Monatsblum«, denn ohne dieses sichtbare Zeichen der Fruchtbarkeit konnte eine Frau keine Leibesfrucht empfangen und austragen. Daher waren alle menstruationsfördernden Kräuter von großer Bedeutung.

Das heilkundliche Interesse unserer Vorfahren drehte sich also hauptsächlich um die Fortpflanzungsfähigkeit sowie um die Geburt und um alles, was damit in Zusammenhang stand. Daher genossen ebenjene Heilkräuter und -wurzeln besonders hohes Ansehen, die über Kräfte verfügten, eine Mondblutung hervorzubringen, die Fruchtbarkeit zu steigern, eine Geburt zu erleichtern, eine Geburtsblutung zu stillen oder das lebensbedrohliche Wochenbettfieber zu verhüten. Alle Pflanzen, die den Frauen in ihren einst ureigenen Angelegenheiten beistanden, wurden früher oder später den zuständigen Göttinnen unterstellt und als Geschenke oder Attribute dieser Göttinnen verehrt, geheiligt oder geweiht und natürlich zu Heilzwecken verwendet. Daher ist auch der Umkehrschluss möglich, dem zufolge jede Pflanze, die einst mit einer Göttin assoziiert wurde, irgendwann einmal in der Frauenheilkunde oder Geburtshilfe eine Rolle gespielt haben muss. Beispielsweise finden alle Marienkräuter bis heute entweder in der Frauen- oder in der Kinderheilkunde Verwendung.

Die Ursprünge des Gebrauchs von Frauenheilpflanzen verlieren sich irgendwo in den Nebeln der Vorzeit. Bis ins Mittelalter hinein wurde das Frauenkräuterwissen üblicherweise innerhalb der Sippen mündlich weitergetragen. Meist war es die Dorfälteste, die während einer Geburt zu Hilfe gerufen wurde oder die man um Rat fragte, wenn zum Beispiel der Kindersegen zu lange ausblieb. Solche erfahrenen Frauen, in den alten Kräuterbüchern »empirische Weiber« genannt (oder

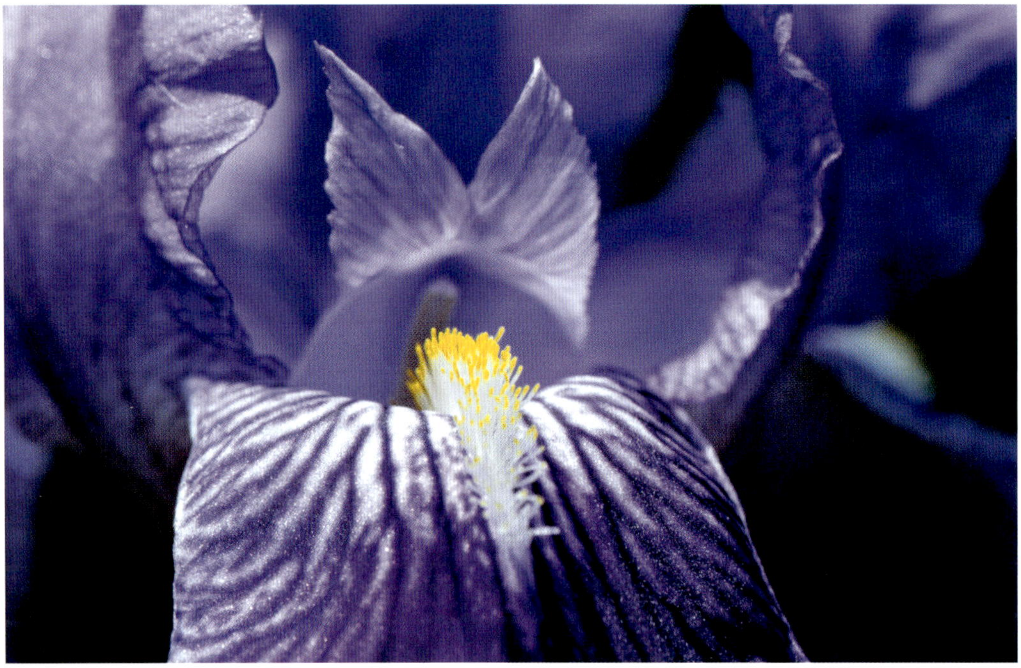

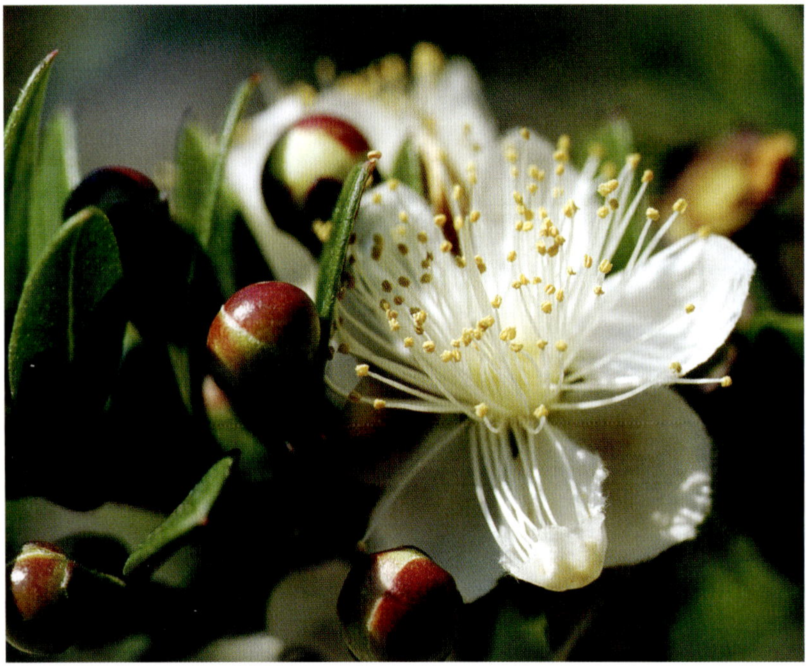

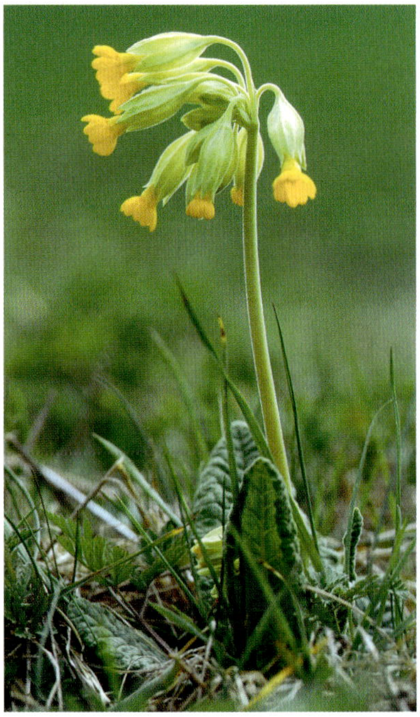

Oben: Schwertlilien sind Attribute der Götterbotin Iris. (Foto: M. Madejsky)

Unten links: Blühende Myrte ist als Blume der Liebesgöttin Aphrodite bis heute im Hochzeitsbrauchtum vertreten. (Foto: O. Rippe)

Unten rechts: Nach der Legende verfügt die Frühlingsgöttin Ostara über einen Schlüsselbund, mit dem sie die Herzen der Menschen aufschließen kann. Vermutlich dient die Schlüsselblume (Primula veris) der Göttin als Schlosskraut. (Foto: M. Madejsky)

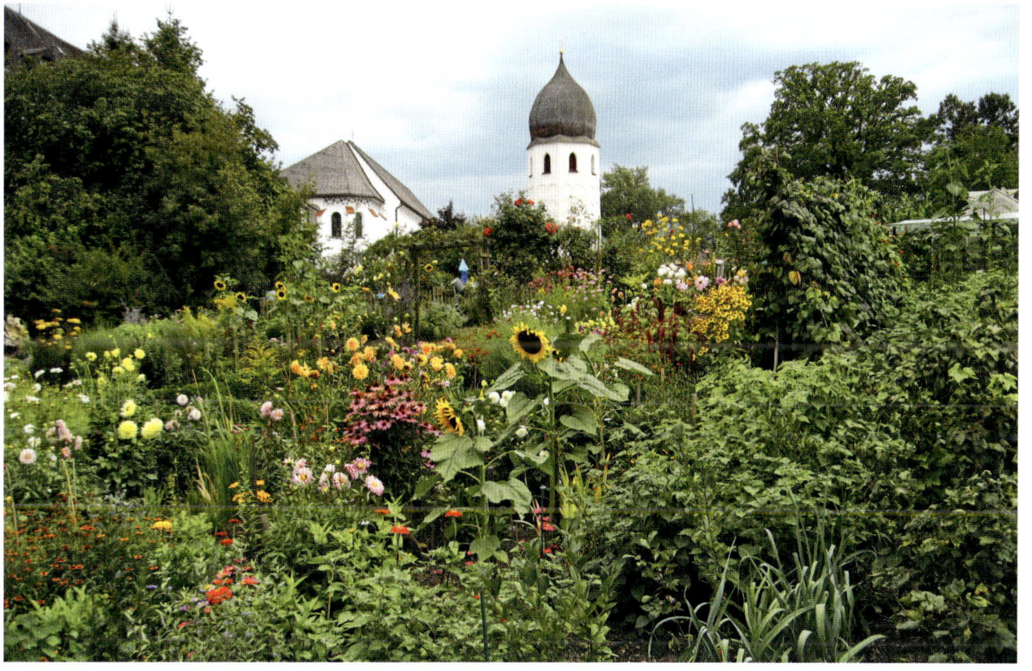

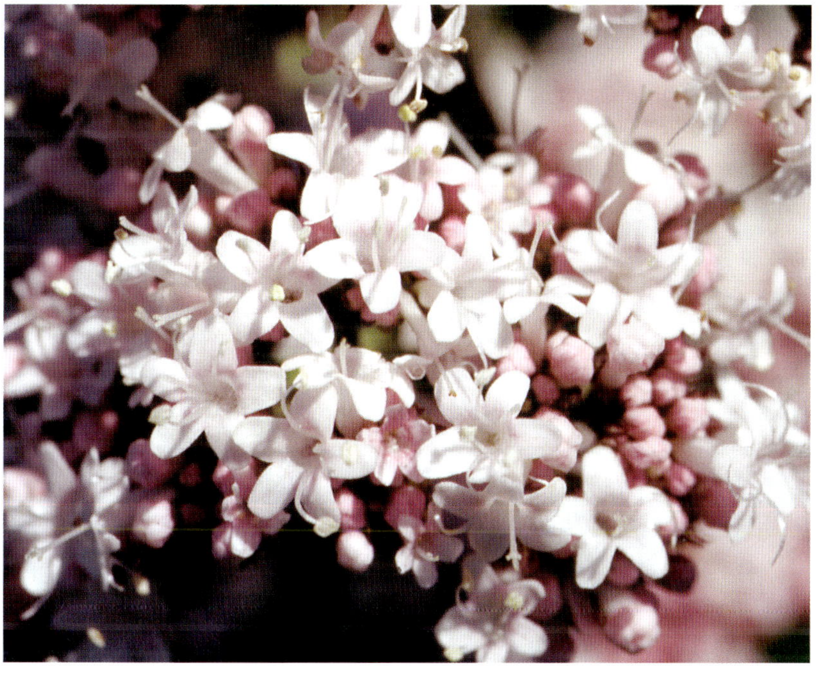

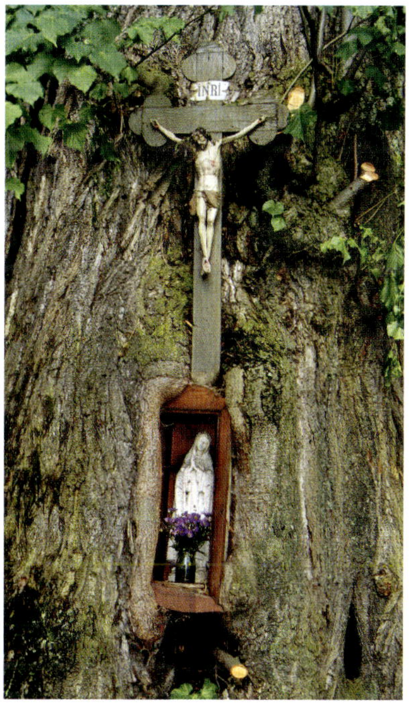

Oben: Klostergarten auf der Fraueninsel, Chiemsee (Foto: O. Rippe)
Viele Kräuter aus der Klostermedizin werden seit Urzeiten in der Frauenheilkunde verwendet.

Unten links: Baldrianblüte (Foto: M. Madejsky)
Nach der Legende reitet die Göttin Bertha auf einem hopfengezäumten Hirsch durch den Götterhimmel und hält eine Baldriangerte in der Hand. Beide Gewächse, Baldrian wie auch Hopfen, zügeln im übertragenen Sinn die männliche Sexualkraft, die durch den Hirsch verkörpert wird.

Unten rechts: Marienlinde in Linden bei Wessobrunn (Foto: M. Madejsky)
Ab dem 9. Jahrhundert löste Maria die heidnischen Muttergöttinnen ab. Zuvor galt die Linde als Wohnsitz der Ehegöttin Frigga, und der Frauenmantel war ebenfalls eines ihrer Attribute.

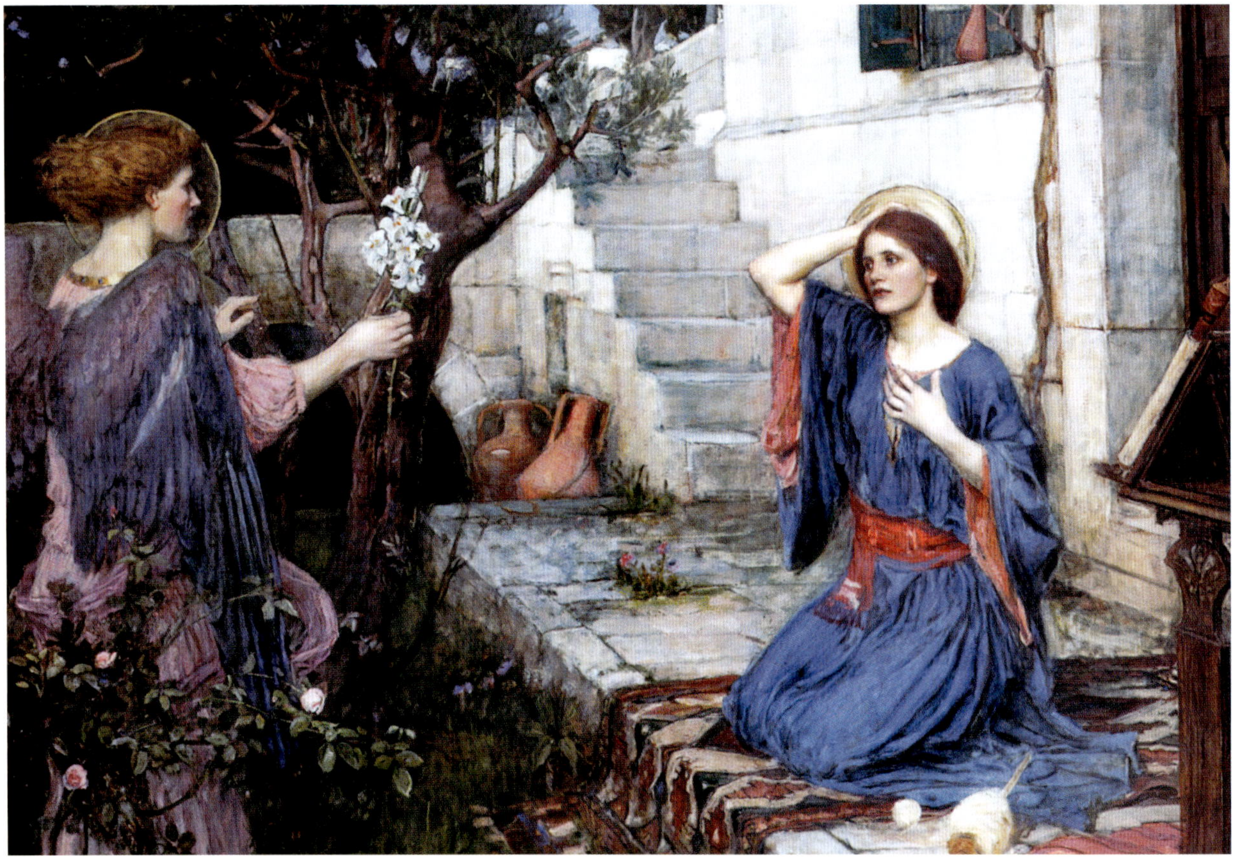

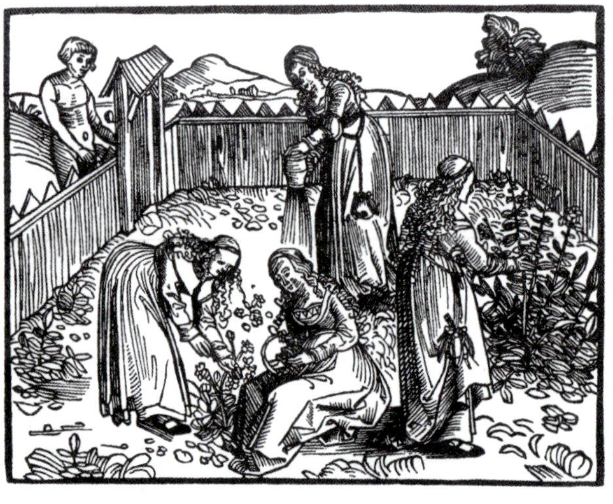

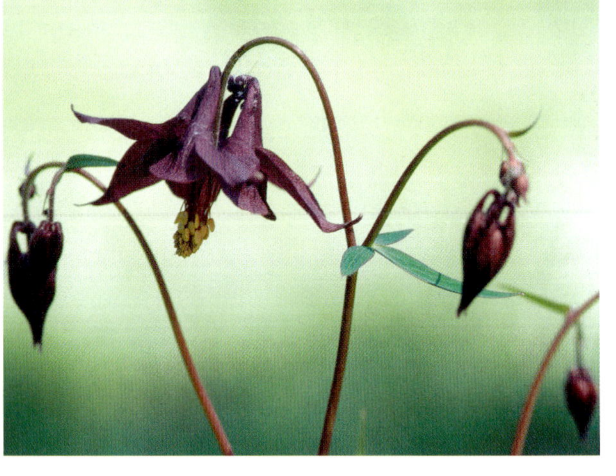

Oben: Verkündigung mit Madonnenlilie (J. W. Waterhouse, 1914)

Unten: Frauen im Hag (Holzschnitt, um 1500)

Die Akelei ist der Liebesgöttin Freya heilig und mit den Elfen im Bunde, daher auch der Name Elfenhandschuh. In der Gotik wurde sie zu einer Symbolpflanze Marias. Foto: O. Rippe.

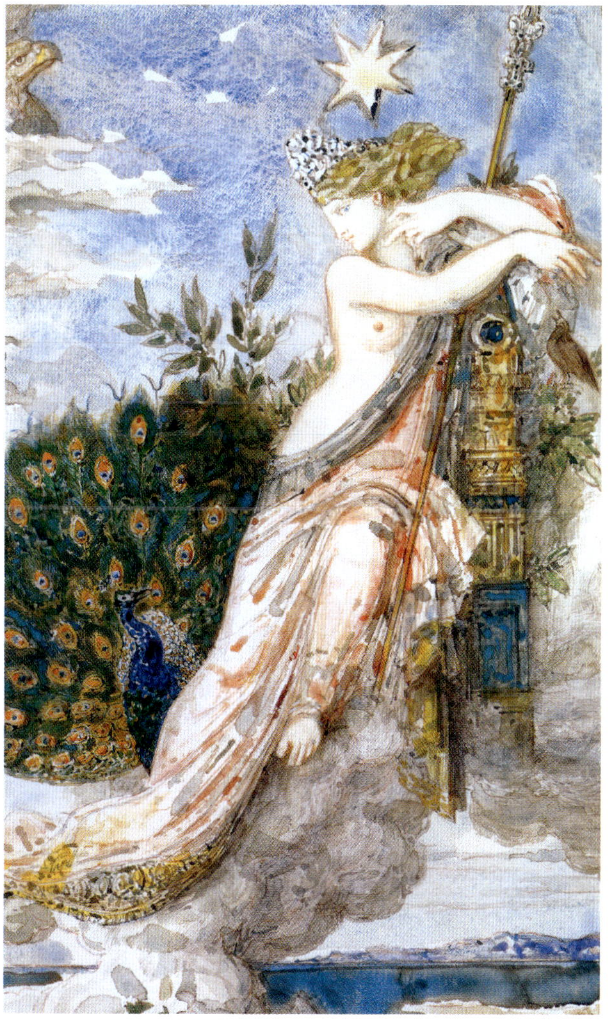

geschimpft), kannten mitunter auch Möglichkeiten, dem übermäßigen Kindersegen mit Hilfe bestimmter Kräuter Einhalt zu gebieten, und endeten wegen ihrer Kenntnisse zur Geburtenregelung zu Abertausenden auf den Scheiterhaufen der Inquisition.

Gewiss wurde ein Großteil des Frauenkräuterwissens zusammen mit den Hexen verbrannt, bei denen es sich nicht selten um kräuterkundige Hebammen handelte. Der Begriff Hexe, hegse oder hagsche leitet sich nämlich ursprünglich vom »Hag« ab, dem Wirkungsort dieser weisen Frauen, der eine Art Kräutergarten bezeichnet. Doch die Hexenpflanzen, Frauenkräuter und Mutterwurzen, welche die hagschen einst gesammelt und angewendet haben, gibt es immer noch, und manche von ihnen werden nun schon seit unzähligen Jahrhunderten in der Frauenheilkunde und Geburtshilfe genutzt. Auch die Kräuterbücher des 16., 17. und 18. Jahrhunderts sind noch immer Schatztruhen voller Pflanzenwissen. Dort finden sich zahllose Hinweise auf die Kräfte der Frauenkräuter. Ein reichhaltiger Fundus, der neu entdeckt und wieder nutzbar gemacht werden will, denn jedes dieser Bücher beschenkt uns mit Dutzenden von frauenheilkundlich relevanten Stichwörtern – um nur einige zu nennen: »ehlich Werk befürdern« oder »reizet zu ehelichen Werken« (wirkt aphrodisierend), »Empfengnuß fürdern« (Fruchtbarkeit steigern), »stillet die übrige Zeit der Frawen« (wirkt blutflusshemmend), »verstandene Weiberzeit treiben« (regt die Menstruation an), »leget das Grimmen der Beermutter« (wirkt krampflösend), »Brüst so hart sind und Knollen haben von der Milch« (wirksam gegen Milchknoten), »Geburt fürdern und das Bälgle forttreiben« (Geburt und Nachgeburt austreiben), »treibet das Bürtlin« (wirkt geburtserleichternd), »Kindbetterin reinigen« (Wochenfluss anregen), »leget die Geschwulst der heimlichen Oerter« (heilt Wunden und Geschwüre am Genital) …

Göttin Juno (Aquarell von G. Moreau, 1881)

Göttinnen und ihre pflanzlichen Attribute

Aphrodite: griechische Liebesgöttin (römische Venus)	Rose (Rosa centifolia u. a.): Gebärmutterarznei und Symbolpflanze der Liebe Madonnenlilie (Lilium candidum): Fruchtbarkeitspflanze Myrte (Myrtus communis): Symbol für Ehe und Kindersegen Rosmarin (Rosmarinus officinalis): Hochzeitspflanze, Aphrodisiakum und Emmenagogum
Artemis: griechische Mond-, Jagd- und Geburtsgöttin (römische Diana)	Artemisiagewächse wie Beifuß (Artemisia vulgaris), Eberraute (Artemisia abrotanum) oder Wermut (Artemisia absinthium): Emmenagogum und Geburtsmittel
Bertha: keltische Fruchtbarkeitsgöttin	Hopfen (Humulus lupulus): Fruchtbarkeitspflanze Baldrian (Valeriana officinalis): Beruhigungsmittel
Brigida: keltische Muttergöttin	Birke (Betula sp.): Schamanenbaum und Wiegenholz
Demeter: griechische Vegetationsgöttin, Kornmutter	Getreidearten wie Hafer (Avena sativa) oder Roggen (Secale cereale): Kraftnahrung und Fruchtbarkeitssymbole Mutterkorn (Secale cornutum): Abortivum und Geburtsmittel Mohn (Papaver ssp.): Krampf- und Schmerzmittel
Freya: germanische Liebesgöttin	Linde (Tilia): Hochzeitsbaum und Geburtsmittel Akelei (Aquilegia vulgaris): alte Liebespflanze Frauenhaarfarn (Adiantum ssp.): Nierenheilpflanze
Frigga: germanische Göttin für Ehe und Kindersegen	Frauenmantel (Alchemilla ssp.): Universalheilpflanze für Frauen Erdbeere (Fragaria ssp.): Liebes- und Fruchtbarkeitssymbol Rotklee (Trifolium pratense): Symbolpflanze der dreifaltigen Göttin
Hekate: griechische Unterweltsgöttin	Alraune (Mandragora officinarum): Zauberwurzel, Aphrodisiakum, Betäubungsmittel und Abortivum Weide (Salix ssp.): Schmerzmittel
Hera: griechische Muttergöttin	Mönchspfeffer (Vitex agnus-castus): Symbolpflanze der Keuschheit; Anaphrodisiakum und Fruchtbarkeitspflanze
Holda oder Holle: früh-germanische Muttergöttin und Seelengeleiterin	Holunder (Sambucus nigra): Gedeihbaum der Sippe, Fieberheilpflanze und Kindermittel
Iris: griechische Göttin des Regenbogens; geflügelte Götterbotin und Totengeleiterin	Iris (Iris versicolor): Symbolpflanze für Fruchtbarkeit und Wiedergeburt, Zahnungsmittel und Kosmetikum
Isis: altägyptische Fruchtbarkeits- und Mondgöttin	Eisenkraut (Verbena officinalis): Fruchtbarkeitspflanze und Wehenmittel; Diplomatenkraut der alten Römer
Juno: römische Muttergöttin	Madonnenlilie (Lilium candidum), die »Rose der Juno«, entspross aus Junos Muttermilch
Maria: christliche Muttergöttin	Frauenmantel (Alchemilla): Symbolpflanze der unbefleckten Empfängnis und »Allerfrauenheil« der Volksmedizin Lavendel (Lavandula angustifolia): Symbolpflanze der Reinheit Mariendistel (Carduus marianus): Leberheilmittel und Milchbildungspflanze Mariengras (Hierochloe odorata): Räucheropferpflanze Mönchspfeffer (Vitex agnus-castus): Symbolpflanze der Keuschheit
Melitta: babylonische Fruchtbarkeitsgöttin	Mistel (Viscum album): volksmedizinische Fruchtbarkeitspflanze
Ostara: germanische Frühlings- und Sonnengöttin	Gänseblümchen (Bellis perennis): Emmenagogum, Hautheilpflanze und Milzmittel
Persephone: griechische Vegetationsgottheit; Kornmädchen und Tochter der Demeter	Granatapfel (Punica granatum): Symbolpflanze der Wiedergeburt und Quelle natürlicher Pflanzenhormone Mistel (Viscum album): Schlüssel zur Unterwelt und volksmedizinische Fruchtbarkeitspflanze Pappel (Populus ssp.): Unterweltsbaum und Wundarznei

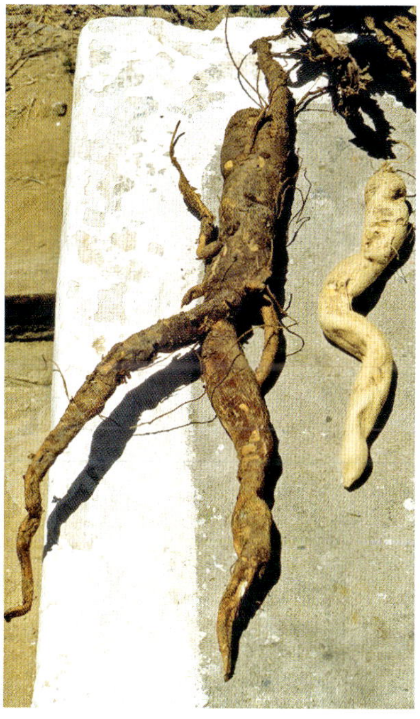

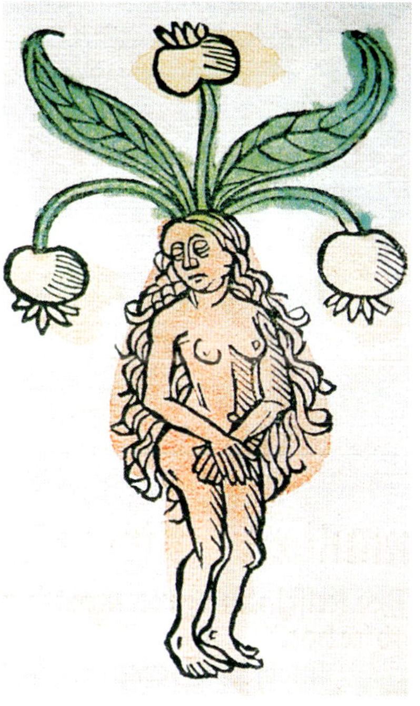

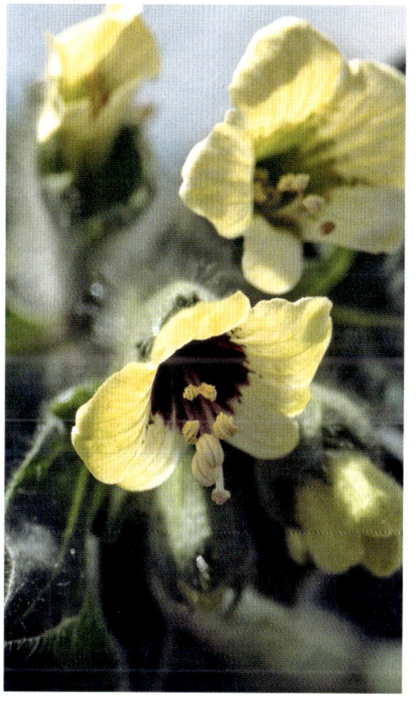

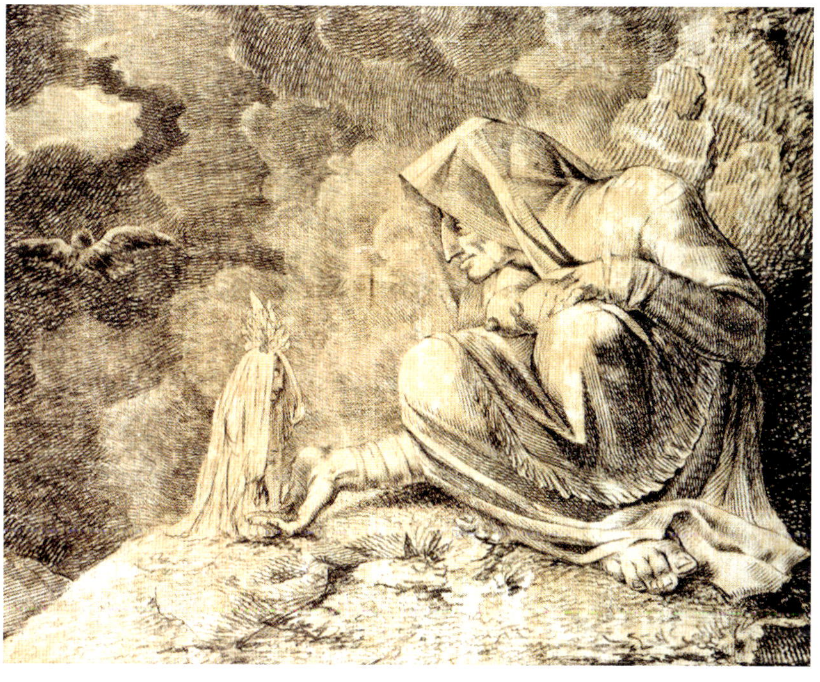

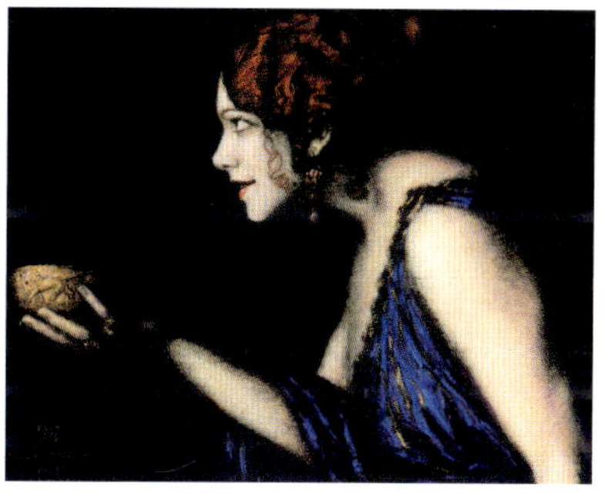

Oben links: Alraune und Zaunrübe, aufgenommen auf der Kykladeninsel Amorgos (Foto: M. Madejsky).

Oben Mitte: Alraunweiblein (J. W. v. Cube, 1485)
Nach dem Aberglauben wohnt in der anthropomorphen Alraunenwurzel ein Totengeist.

Unten links: Hexe mit Alraunpuppe (J. H. Füssli, 1812)
Weil die Alraune ihrem Besitzer Zauberkräfte verleihen soll, wurde sie im Mittelalter teuer gehandelt und vielfach gefälscht.

Oben rechts: Auch im weißen Bilsenkraut kommen krampflösende Alkaloide vor, mit denen sich Regelbeschwerden »weghexen« lassen. (Foto: M. Madejsky)

Unten rechts: Circe (F. v. Stuck, 1913)
Der Trank, mit dem die Erzhexe Circe die Begleiter des Odysseus in Schweine verwandelt haben soll, enthielt möglicherweise die aphrodisierende Alraune.

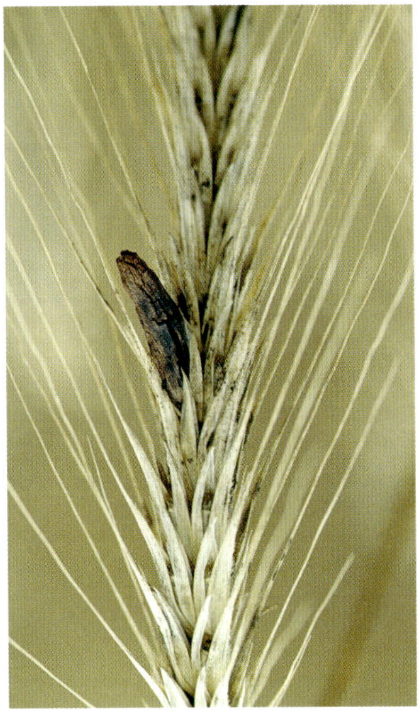

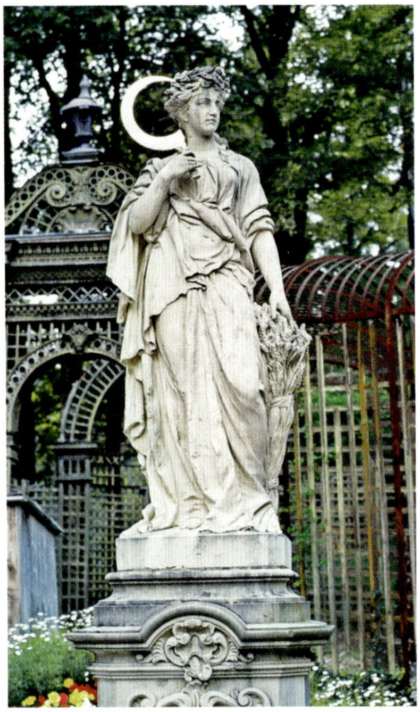

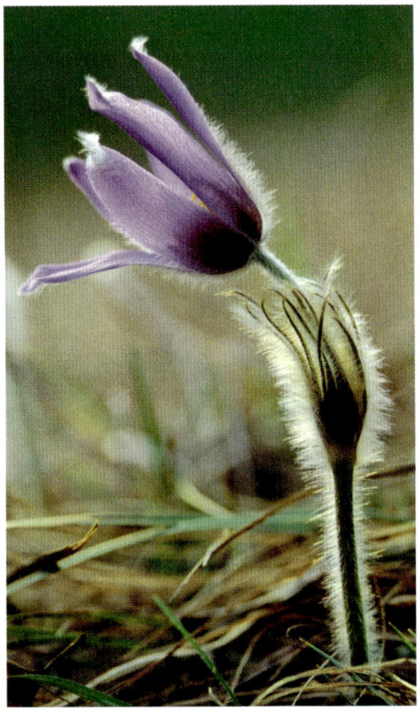

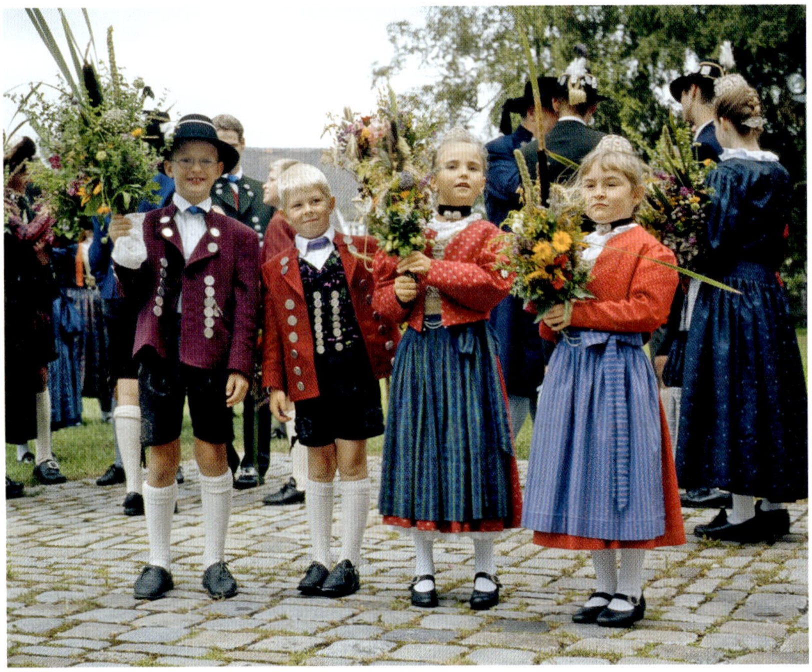

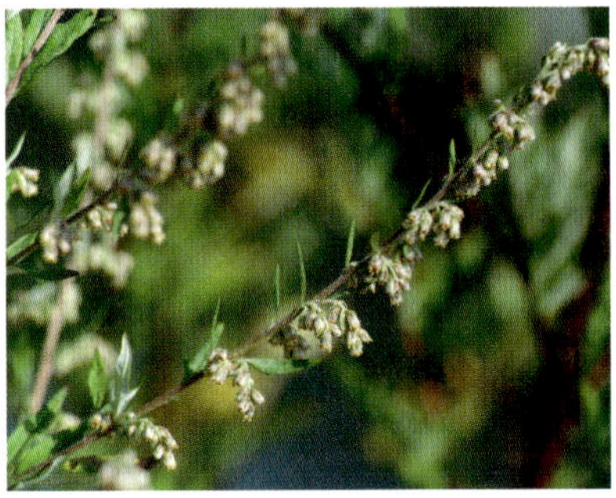

Oben links: Einst gebrauchten Hebammen das Mutterkorn zum Stillen von Geburtsblutungen, denn es enthält die Gebärmutter kontrahierende Alkaloide. (Foto: M. Madejsky)

Unten links: Vor dem Marienmünster in Dießen warten festlich gekleidete Kinder mit prächtigen Kräuterbuschen auf Einlass. Die mitgebrachten Kräuter werden kirchlich geweiht und gelten dann im Volksglauben als besonders heil- und zauberkräftig. Die Weihkräuter zählen allesamt zu den Marienkräutern und wurden bereits in vorchristlicher Zeit frauenheilkundlich genutzt. (Foto: M. Madejsky)

Oben Mitte: Der griechischen Fruchtbarkeitsgöttin Demeter unterstehen auch Hebammenmittel wie das Mutterkorn. (Foto: O. Rippe)

Oben rechts: Die Küchenschelle trägt im Volksmund den Beinamen Bärblume, der auf die einstige Verwendung in der Frauenheilkunde und Geburtshilfe hindeutet. (Foto: M. Madejsky)

Unten rechts: Beifußblüten (Foto: H. Amann)
Wie alle Artemisiagewächse dient auch der Beifuß seit Jahrhunderten als geburtserleichterndes Mutterkraut.

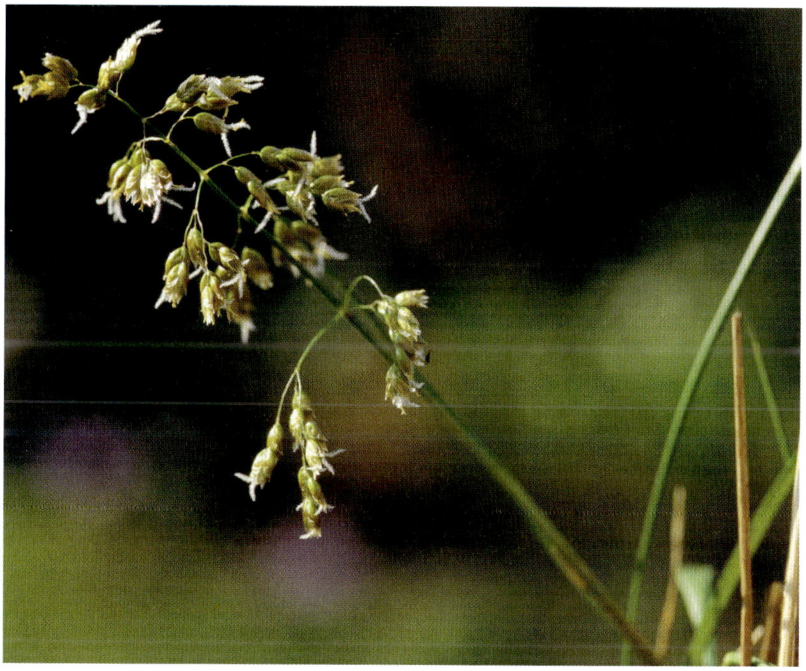

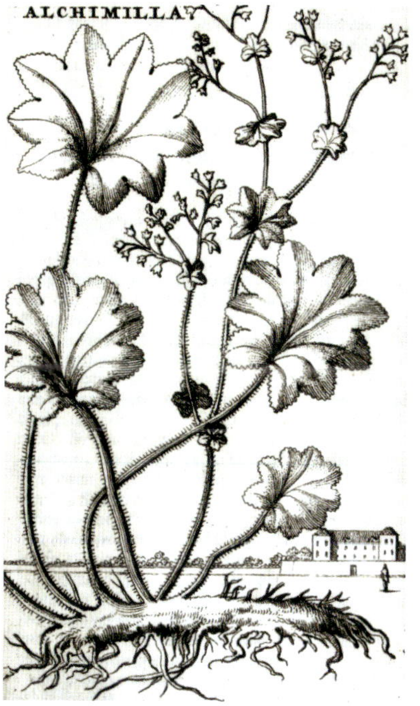

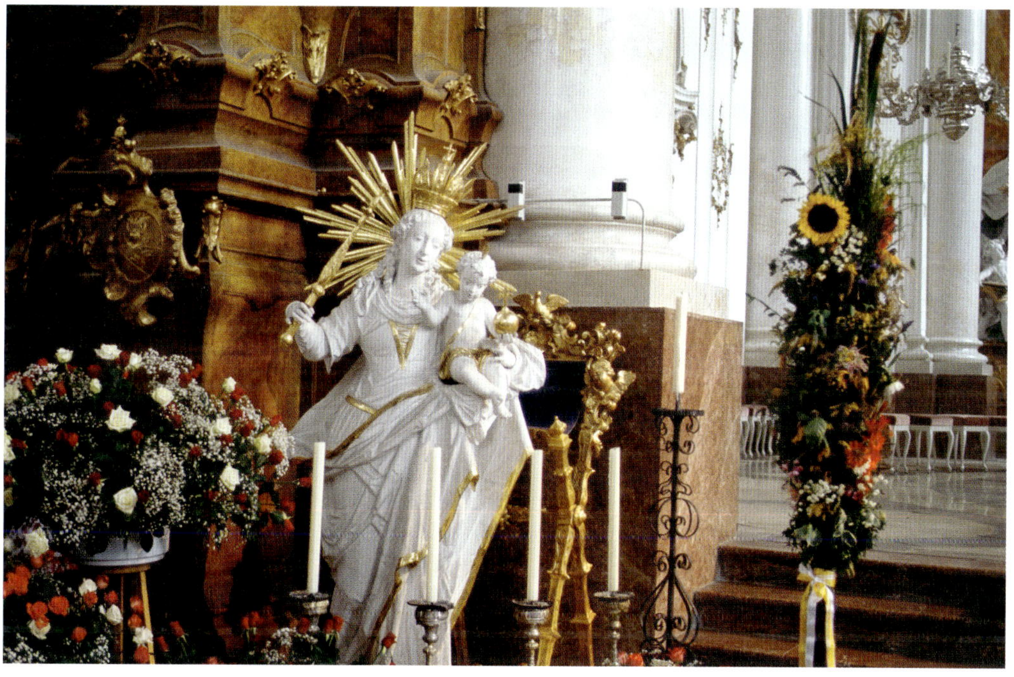

Oben links: Das wohlriechende Mariengras diente bereits den Heiden als Räucheropfer an die große Göttin. (Foto: O. Rippe)

Unten: 15. August, Kräuterweihe im Marienmünster in Dießen am Ammersee (Foto: O. Rippe)

Oben rechts: Frauenmantel (Kupferstich, um 1700)
Der Frauenmantel blickt auf eine viele Jahrhunderte alte Heiltradition als Frauenkraut zurück. Bei jungen Frauen löst er Unterleibskrämpfe, später fördert er die Fruchtbarkeit und verhütet Fehlgeburten, und im Alter stärkt er die Knochen.

Rot wie das Menstrualblut

Wenn auch mit den Hexenverbrennungen im Mittelalter wertvolles Pflanzenwissen unwiederbringlich verloren gegangen ist, so blühen und sprießen doch ebenjene Kräuter und Wurzeln, die einst von den weisen Frauen gebraucht wurden, immer noch unverzagt am Wegesrand, auf Wiesen und Almen, an Bachufern oder in den Wäldern. Und es scheint, als ob diese Pflanzen eigentlich nur darauf warteten, von uns bemerkt, in ihren Heilkräften erkannt und gebraucht zu werden.

Lange bevor es Bücher, Lehrer oder Schulen gab, war die Natur die einzige Lehrmeisterin der Menschen. Von ihr musste alles Wesentliche gelernt werden, zum Beispiel was essbar ist und was nicht. Doch die Schöpferkräfte haben alle ihre Gaben gekennzeichnet, damit man die ihnen innewohnenden Kräfte bemerken, begreifen und nutzbar machen kann. Der Schlüssel zum Verständnis der Natur, der zugleich der Schlüssel zum Verständnis der Heilpflanzen ist, sind die Signaturen oder die Zeichen, mit denen jedes Gewächs dieser Erde ausgestattet ist. Als es noch keine Labore und Wissenschaftler gab, wussten die weisen Frauen bereits von den Heilkräften der Pflanzen und gebrauchten diese rege. Vieles haben die Menschen sicherlich von den Tieren abgeschaut. Daher dürfte eine Wurzel der Heilkunst in den sesshaften bäuerlichen Kulturen liegen und natürlich schon viel früher bei den Nomadenstämmen, die durch Tierbeobachtungen erstes Heilpflanzenwissen erworben hatten und durch das Schlachten der Tiere über anatomische Kenntnisse verfügten, um Mensch, Tier und Pflanze miteinander vergleichen zu können. So mancher Pflanzenname wie etwa »Hirschzunge« oder »Leberblümchen« erzählt noch heute von diesen Erkenntnissen unserer frühen Vorfahren.

Alle Pflanzen, nicht nur die Frauenkräuter, tragen besondere Zeichen, an denen naturverbundene Menschen die einem Gewächs eigenen Kräfte erkennen können. Man könnte diese Signaturen auch mit Tierfährten vergleichen: Ein ungeschulter Blick vermag nicht zwischen den Spuren von Fuchs und Hase zu unterscheiden, doch der erfahrene Jäger kennt die charakteristischen Merkmale.

Ähnlich verhält es sich mit den Zeichen, anhand deren Frauenkräuter erkannt werden. Eine kundige Kräuterfrau sieht in der Pflanze eben mehr als nur einen Stengel mit grünen Blättern und schönen Blumen.

Die Signaturen von Frauenkräutern sind genauso vielfältig, wie die Frauenheilkunde und Geburtshilfe ein weites Feld ist. Viele von ihnen sind zum Beispiel durch ihre rote Farbe gekennzeichnet, welche die Sympathie zum Blut anzeigt, also eine Art Urverwandtschaft mit dem Mondblut aufweist. So trägt zum Beispiel die blutungsanregende Berberitze rote Früchte, der menstruationsfördernde Beifuß hat einen rötlich überlaufenen Stengel, der blutstillende Tormentill hat blutrot färbende Wurzeln, die Johanniskrautblüten geben beim Zerreiben »Johannisblut« ab, und die eisenhaltige Brennnessel zeigt in ihren rostroten Frühlingstrieben den Bezug zum Menstrualblut.

Nicht nur im Früchtereichtum oder in der Blutfarbe Rot erblickt man typische Signaturen von Frauenheilpflanzen. Auch Formähnlichkeiten zwischen Pflanze und Organ dienen nicht selten als Hinweis auf die in dem Gewächs wirkenden Kräfte. Wie sieht aber das pflanzliche Ebenbild einer Gebärmutter oder eines Eierstocks aus, wonach muss man in der Natur suchen? Einige Beispiele sollen dies veranschaulichen: Die Kamille erhielt ihren früheren botanischen Namen Matricaria (vom lateinischen matrix [= »Gebärmutter«]) deswegen, weil die hohlen Blütenköpfchen den Bezug zu dem Hohlorgan Gebärmutter herstellen, für die sie eine eröffnende und krampflösende Arznei ergeben. Ferner wurde auch der Frauenmantel wegen seiner schüsselartigen Form stets mit dem weiblichen Geburtsschoß verglichen. Eine Art Formverwandtschaft mit den Keimdrüsen haben Granatäpfel und Koloquinten, deren Früchte im Querschnitt an Eierstöcke mitsamt den unzähligen Keimzellen oder eben mit den Zysten erinnern. Erstgenannte liefern Pflanzenhormone, die mit den in den Eierstöcken gebildeten weiblichen Sexualhormonen völlig identisch sind. Das bedeutet, dass nicht nur die Form, sondern auch die Stofflichkeit eine Art Verwandtschaft hat. Letztere, die Koloquinte, dient – ganz ihrem Erscheinungsbild entsprechend – als Kardinalheilpflanze bei Eierstockzysten.

Wie bereits angedeutet wurde, ist eine der wichtigsten Signaturen von Frauenkräutern die Fruchtbarkeit der Pflanze selbst. Der Signaturenlehre zufolge beeinflussen vor allem solche Pflanzen, die reichlich Beeren, Früchte oder Samen hervorbringen, das menschliche Fortpflanzungsvermögen. In ihnen wohnt nach alter Ansicht ein Fruchtbarkeit spendender Vegetationsgeist. Daher verwundert es nicht, dass samen- und früchtereiche Pflanzen wie etwa Brennnessel, Mistel oder Mönchspfeffer bis heute zu den bedeutsamsten Fruchtbarkeitspflanzen der Naturheilkunde gehören.

Eine weitere Signatur von Frauenheilpflanzen erkennt man beispielsweise im rhythmischen Aufbau mancher Gewächse. So unterliegen etwa Bilsenkraut, Frauenmantel, Gänsefingerkraut, Kaffee, Wolfstrapp und viele andere Heilpflanzen in ihrem Aufbau strengen Rhythmen und wirken dieser Formensprache entsprechend auf zyklische Prozesse wie die Menstruationsblutung. Den Bezug zu den weiblichen Rhythmen erkennt man manchmal auch am Blührhythmus; zum Beispiel im abendlichen Erblühen der Nachtkerze, denn die Sonne, die den Tag erhellt, verkörpert das männliche und der Mond als Nachtlicht das weibliche Prinzip – also unterstehen auch alle Pflanzen, die sich erst am Abend öffnen, dem Mond. Pflanzen wie Ginster oder Jasmin verströmen ihren Duft am Ende des Tages und offenbaren dadurch ebenfalls ihre Affinität zum Mond sowie zum Weiblichen. Gänseblümchen, Ringelblumen oder Silberdisteln öffnen sich nur bei schönem Wetter und schließen ihre Blüten, sobald Regen naht. Solche Wetteranzeiger reagieren, wie man heute weiß, auf die Luftfeuchtigkeit, und darin zeigt sich auch ihr Bezug zum Mond, der nicht nur die Weltenmeere bewegt und Ebbe wie auch Flut bewirkt, sondern der über alle irdischen Flüssigkeiten regiert, also auch

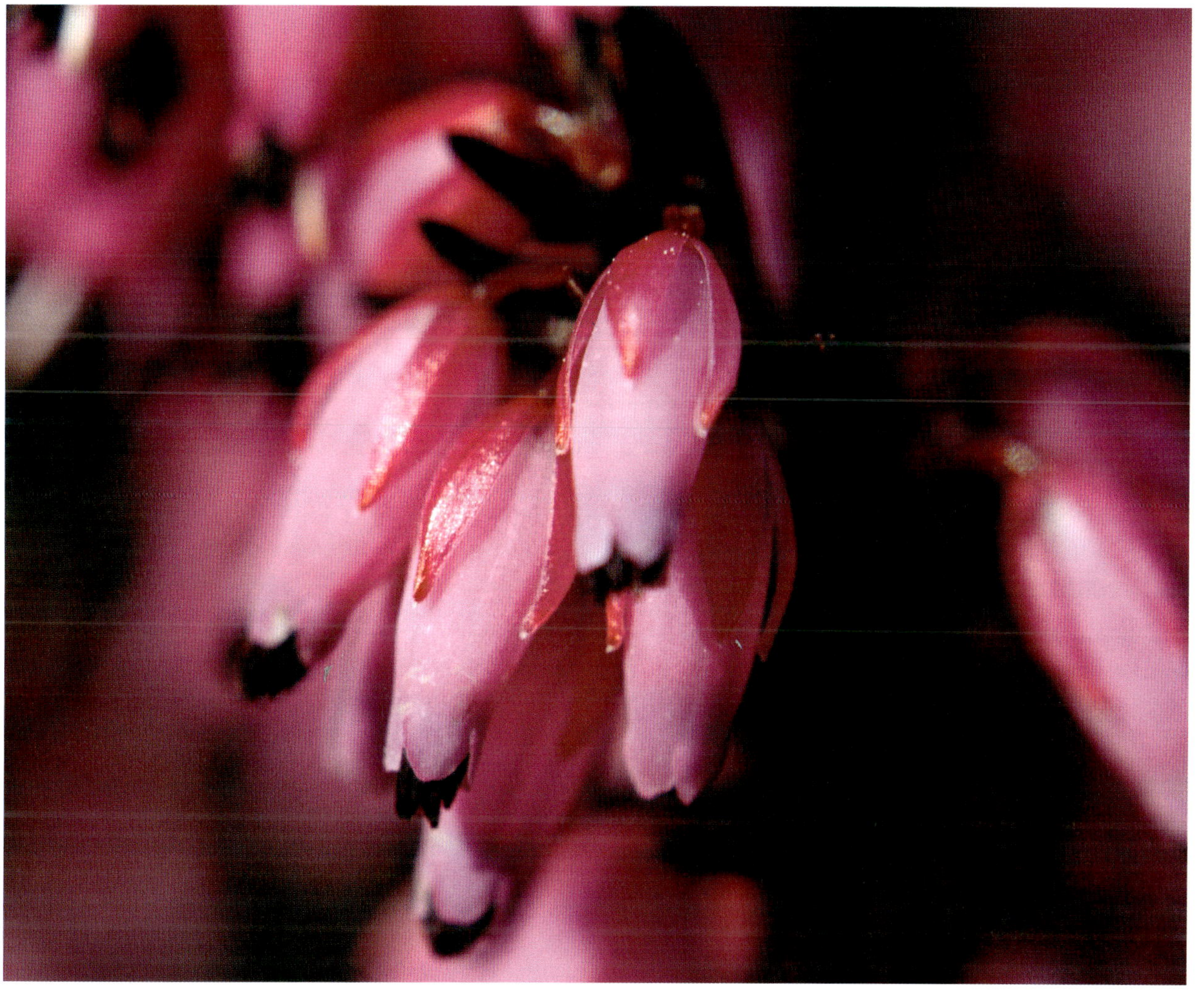

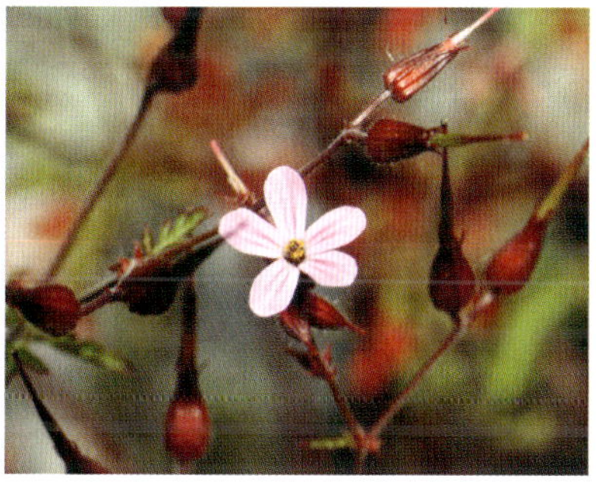

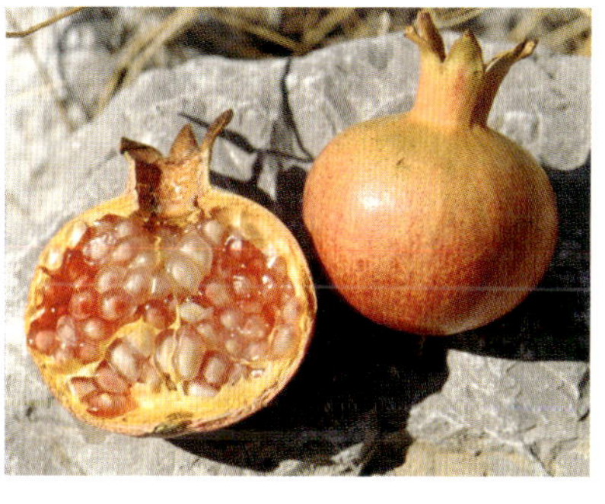

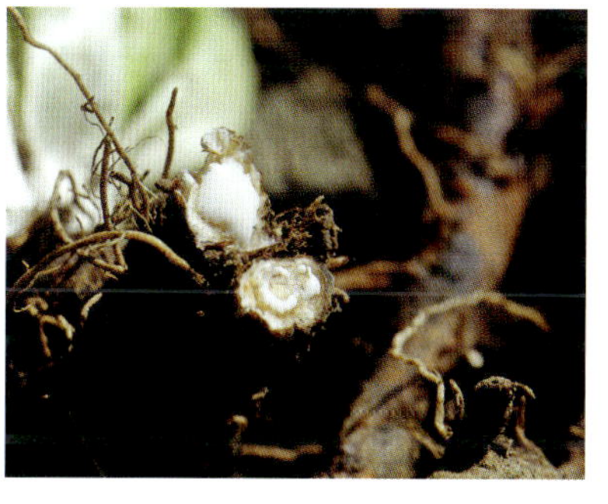

Oben: An den rosa Blüten des Heidekrauts erkennt man die Zugehörigkeit zur Planetenkraft Venus wie auch die Gelassenheit spendenden Heileigenschaften. (Foto: M. Madejsky).

Unten links: Die roten Blütenknospen wie auch die Stengel zeigen den Einfluss des Stinkenden Storchschnabels auf die Mondblutung an. (Foto: M. Madejsky)

Unten Mitte: Im Querschnitt erinnert der Granatapfel an einen Eierstock mit seinen unzähligen Keimzellen. Tatsächlich zeigt der Granatapfel nicht nur Formverwandtschaft, sondern er enthält im Samenmantel Östrogene, die mit den in den Eierstöcken gebildeten weiblichen Sexualhormonen identisch sind. (Foto: M. Madejsky)

Unten rechts: An der Schnittstelle einer Löwenzahnwurzel tritt weißer Milchsaft aus und zeigt dem Signaturkundigen die Sympathie zur Lymphe sowie zur Muttermilch an. (Foto: O. Rippe)

über die Luftfeuchtigkeit. Die Wetterorakelblumen beweisen in ihrer Empfindlichkeit zugleich eine Art Urverwandtschaft zum Muttermund, der sich ebenfalls rhythmisch verhält: Während der Regelblutung öffnet er sich ein wenig, und dann schließt er sich wieder und bleibt bis zum Eisprung verschlossen, um sich danach für kurze Zeit erneut leicht zu öffnen.

Formverwandtschaft zum weiblichen Genital zeigen beispielsweise Taubnesseln, die im Volksmund »Frauennesseln« heißen, weil ihre zarten Blüten an eine Vagina erinnern. Taubnesselblüten sind außerdem bleich wie die Mondin selbst, und vielleicht erregte ebendies einst die Aufmerksamkeit der weisen Frauen. Überhaupt findet man die weiße Farbe bei den Frauenkräutern fast ebenso häufig wie die Blutfarbe Rot. Zum Beispiel bilden Küchenschellen wie auch Waldreben silbrige Samenfäden. Birken haben zumindest in der Jugend eine auffallend weiße Rinde. Der Löwenzahn bringt einen weißen Milchsaft hervor, und die Mariendistel hat entlang der Blattnerven milchweiße Flecken. Was also will uns die weiße Farbe sagen?

Wie schon die Naturvölker, die Nomaden, die Bauern oder die Zigeuner, so verfügten auch die weisen Frauen über gewisse Signaturenkenntnisse. In jedem Fall spielten bei der Pflanzenbetrachtung seit Urzeiten zwei Motive eine wesentliche Rolle:

- Man suchte in der Natur nach einem pflanzlichen Gegenbild. Das Heilmittel sollte demnach irgendeine Ähnlichkeit aufweisen, entweder mit der Krankheit, mit dem kranken Organ oder mit dem betroffenen Körpersaft. Viel zitiert ist das Beispiel der dreizähligen Blätter von Schöllkraut oder Leberblümchen, die auf die dreilappige Leber wirken. Um bei der weißen Farbe zu bleiben: Die weißen Taubnesselblüten haben Ähnlichkeit mit dem oder Sympathie zum »weißen Mutterfluss«, der weiße Milchsaft des Löwenzahns wie auch die milchweißen Flecken auf den Mariendistelblättern zeigen Sympathie zur Lymphflüssigkeit sowie zur Muttermilch usw.
- Oder man hat in einem Gewächs etwas erkannt, was dem kranken Menschen fehlt und was er mit Hilfe der Pflanze ersetzen möchte. Dies wäre beispielsweise der Fall, wenn eine unfruchtbare Frau durch besonders fortpflanzungsfreudige Gewächse Heilung sucht.

Einerseits zeigen die Farben wie gesagt Sympathie zu Körpersekreten wie etwa zum Blut, zur Galle, zur Lymphe, zur Muttermilch, zum eitrigen Wundsekret usw. Andererseits erlauben die Farben eine Zuordnung zu den vorherrschenden Planetenkräften und zeigen damit zugleich ihren Wirkungsort im Menschen oder eben das Zielorgan an:

- *Mond – Unterleib, Lymphe, Haut und Schleimhäute:* weiße oder silbrige Behaarung, Milchsäfte, weiße Blüten, weiße Blattäderung, weiße Rinde, weiße Blattflecken usw.
- *Merkur – Drüsen, Hormone, Stoffwechsel:* veränderliche Farben, Farbwechsel, Komplementärfarben, blaue Blüten, blaues Prinzip usw.
- *Venus – Gebärmutter, Nieren, Schilddrüse:* hellgrüne Blätter wie Frauenmantel, Linde oder Melisse, rosa Blüten, liebliche Farben und Formen.
- *Sonne – Herz-Kreislauf-, Immunsystem:* gelbliche Pflanzensäfte; gelbe oder rote Blüten, vor allem solche, die Sonnenscheiben ähneln.
- *Mars – Gallenblase, Blut und Abwehrkräfte:* rote Blüten, Stengel, Rinde, Beeren, Früchte, roter Pflanzensaft oder rote Wurzeln.
- *Jupiter – Leber, Bindegewebe:* safrangelbe Blüten, Wurzeln oder Pflanzensäfte, gelbfärbende Pflanzen.
- *Saturn – Knochen und Gelenke:* schwarze Äderung der Blüten, schwarze Rinde, Wurzeln, Samen, Beeren oder Früchte.

Da die Liste der Signaturen endlos ist, sei noch auf ein letztes bedeutsames Zeichen hingewiesen: den Namen. Der berühmte Arzt Paracelsus, der einst die Signaturenlehre als wahren Eingang in die Arzneikunst rühmte, wusste bereits, dass der Name einem Kraut wie eine Art Schelle anhängt; und wie der Narr an der Schelle, so werden die Pflanzen an ihren Namen erkannt. Schlägt man alte Kräuterbücher auf, dann tragen die Frauenkräuter in der Regel doch sehr viel sagende Namen wie etwa Bärwurz, Frauenmantel, Jungferntrost oder Mutterkraut. Dies versteht sich in jedem Fall als Hinweis darauf, dass sich ebenjene Pflanzen, in deren Namen die Frau, die Hexe, die Jungfer, das Weib, die (Ge-)Bärmutter oder Ähnliches steckt, über besondere Eigenschaften verfügen, die in der Frauenheilkunde und Geburtshilfe nützlich sind. Denn nur die wirkungsvollsten Frauenkräuter heißen Frauenminze oder Mutterwurz (siehe die Tabelle auf Seite 25).

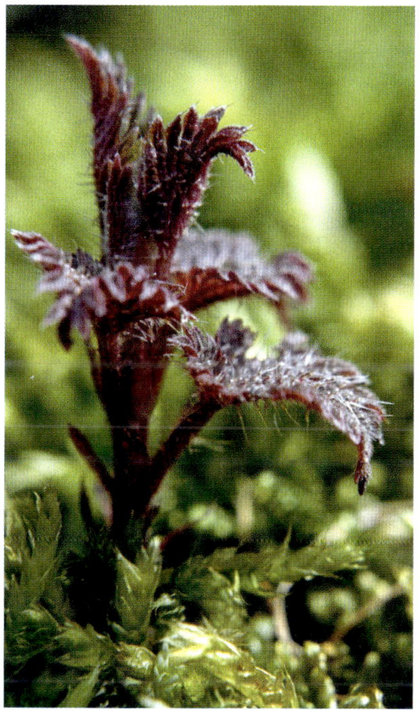

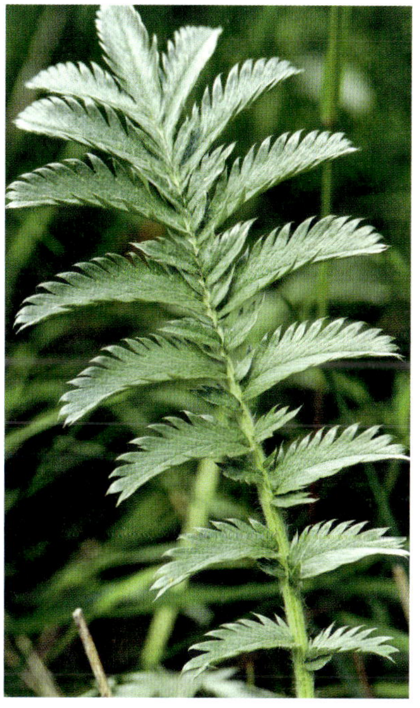

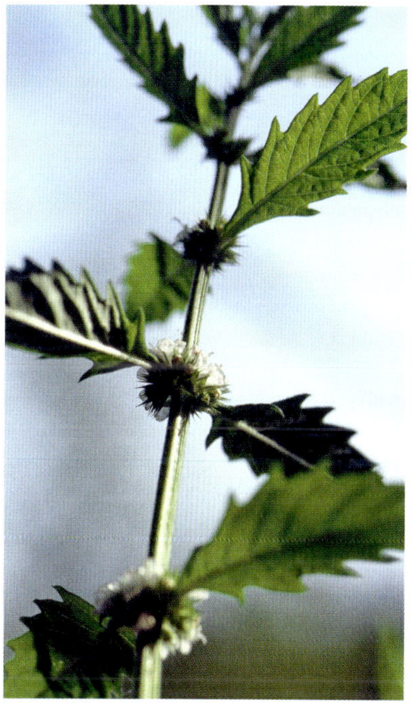

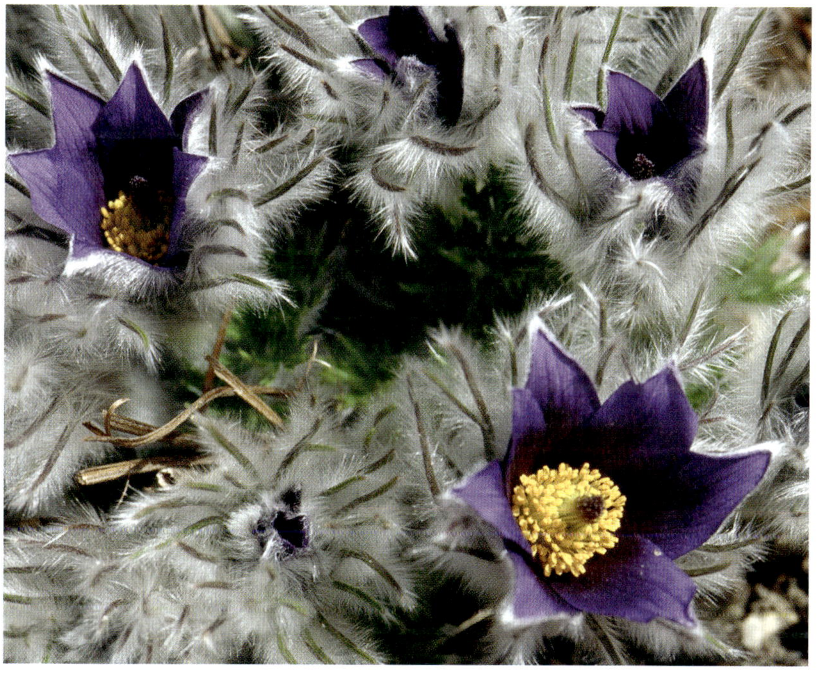

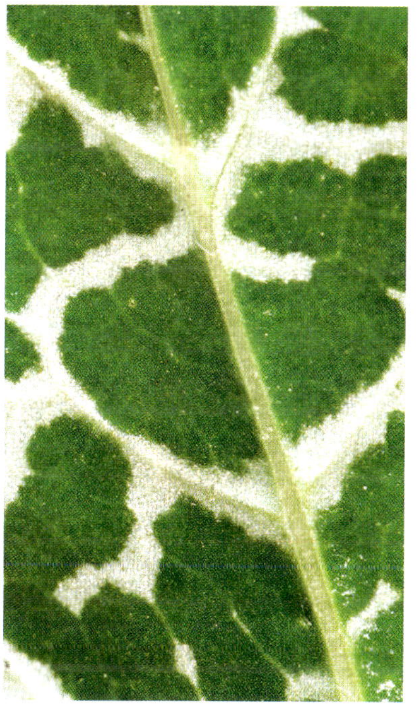

Oben links: An der rostroten Farbe erkennt man den hohen Eisengehalt. Dieser Farbsignatur entsprechend, regt die Brennnessel die Blutbildung an und füllt den Eisenspiegel auf. (Foto: M. Madejsky)

Oben Mitte: Der rhythmische Blattaufbau des Gänsefingerkrauts zeigt Sympathie zu der Menstruationsblutung. (Foto: M. Madejsky)

Unten links: Die silbrige Behaarung der Küchenschellen ist eine mondhafte Signatur, die den heilsamen Einfluss auf die Keimdrüsen anzeigt. (Foto: O. Rippe)

Oben rechts: Europäischer Wolfstrapp (Foto: M. Madejsky)
Die gegenständigen Blätter sind rhythmisch angeordnet und offenbaren ihr rhythmisierendes Wesen.

Unten rechts: Die milchhellen Flecken auf dem Mariendistelblatt stellen den Bezug zur Lymphe und zur Muttermilch her. (Foto: M. Madejsky)

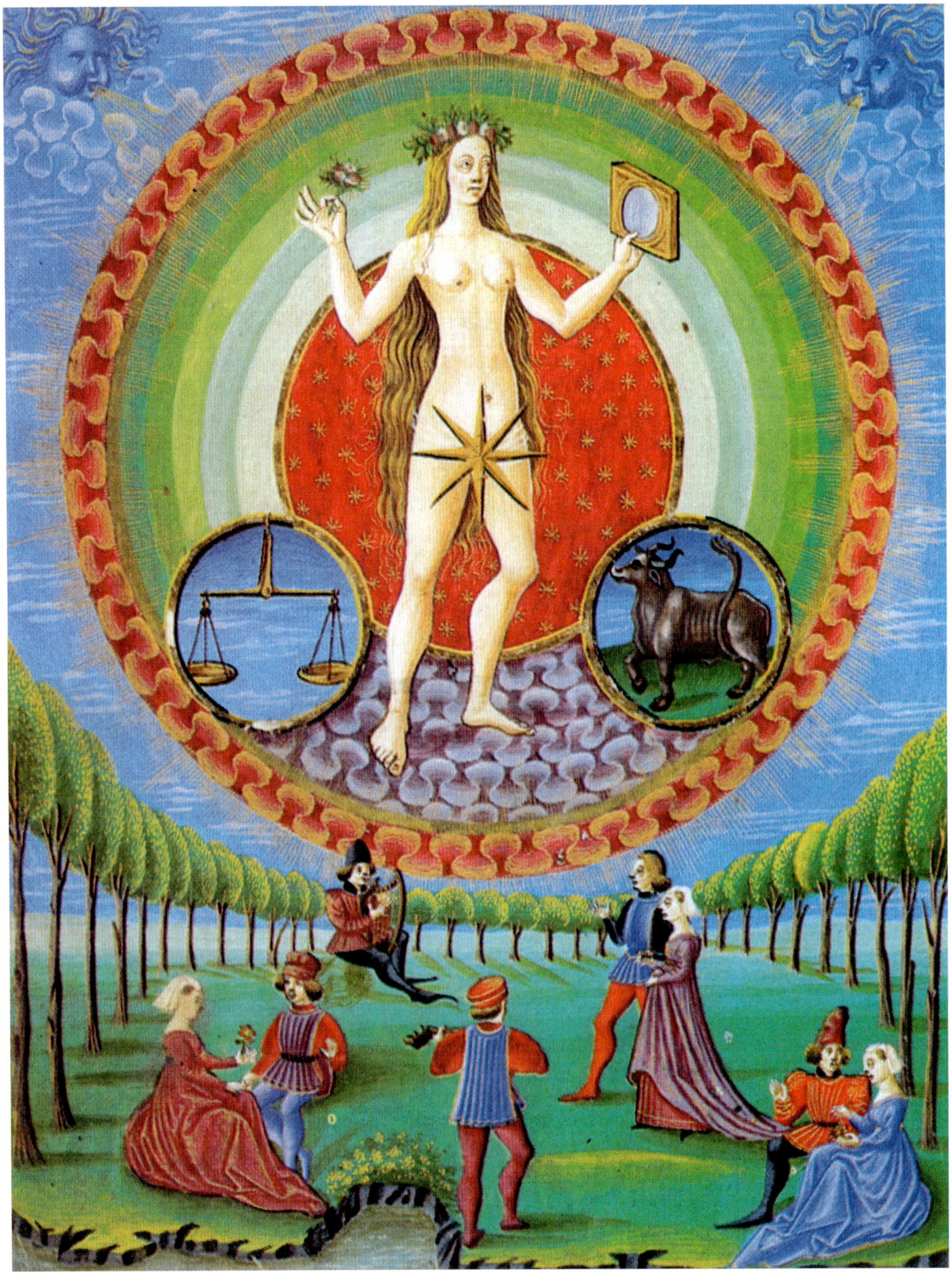

Astrologische Darstellung der Venus (kolorierter Holzschnitt, um 1470)
Viele Frauenkräuter unterstehen der Planetenkraft Venus und wirken auf Venusorgane wie Gebärmutter oder Nieren.

Einige Pflanzen, in deren Namen Mutter, Gebärmutter, Jungfer, Frau oder Hexe steckt

Altweiberschmecken	Salbei (Salvia officinalis): Wundmittel und Gebärmutterarznei
Bärblume	Küchenschelle (Pulsatilla sp.): Abortivum und Emmenagogum
Bärklee	Steinklee (Melilotus officinale): Emmenagogum und Venenmittel
Bärwurz	Bärwurz (Meum amanthicum): Emmenagogum
Bärlapp	Bärlapp (Lycopodium sp.): Gürtelkraut, Emmenagogum und Abortivum
Frauenblatt	Balsamkraut (Tanacetum balsamita): Emmenagogum
Frauenblümchen	Gänseblümchen (Bellis perennis): Emmenagogum und Rückbildungsmittel Gauchheil (Anagallis arvensis): alte Schutzzauberpflanze
Frauenbrod	Rotklee (Trifolium pratense): Östrogenpflanze, volksmedizinische Wundarznei und Krebsheilpflanze
Frauendistel	Mariendistel (Carduus marianus): Emmenagogum und Laktagogum
Frauendost	Dost (Origanum vulgare): Emmenagogum; Liebfrauenbettstroh
Frauenfenchel	Fenchel (Foeniculum vulgare): Laktagogum
Frauenflachs	Leinkraut (Linaria vulgaris): Wundmittel und Hämostyptikum
Frauenhaar, Goldenes	Widertonmoos (Polytrichum commune): schutzmagische Pflanze
Frauenhaar	Frauenhaarfarn (Adiantum sp.): Nierenheilpflanze
Frauenkerze	Königskerze (Verbascum sp.): Hustenmittel und Emmenagogum
Frauenkraut	Mädesüß (Spirea ulmaria): Schmerzmittel Melisse (Melissa officinalis): krampflösendes Emmenagogum
Frauenkrieg	Hauhechel (Ononis spinosa): Harnblasen- und Rheumamittel
Frauenmantel	Frauenmantel (Alchemilla sp.): Universalheilpflanze für Frauen; Fruchtbarkeitspflanze, Gebärmuttertonikum, Wundkraut usw.
Frauenminze	Siehe Frauenblatt
Frauennabel	Cymbelkraut (Linaria cymbellaria): Nabelbruchmittel Steinbrech (Saxifraga sp.): Nierensteinmittel
Frauenraute	Moschus-Schafgarbe (Achillea moschata): Emmenagogum
Frauenrebe	Gundelrebe (Glechoma hederacea): Wundmittel und Blutreiniger
Frauenschlößli	Wundklee (Anthyllis vulneraria): Wundarznei und Geburtsmittel
Frauenschuh	Frauenschuh (Cypripedium pubescens): Hysterie- und Kindermittel
Frauenspiegel	Frauenspiegel (Legousia speculum-veneris): Zauberpflanze
Frauenwurzel	Frauenwurzel (Caulophyllum thalictroides): Emmenagogum und Geburtsmittel
Gebärmutterwurz	Liebstöckel (Levisticum officinale): Emmenagogum
Hexenbesen	Mistel (Viscum album): Fruchtbarkeitspflanze der Volksmedizin
Hexenkörner	Pfingstrose (Paeonia officinalis): Emmenagogum und Epilepsiemittel
Hexenkraut	Alraune (Mandragora officinarum): Zauberwurzel, Betäubungsmittel und Abortivum Bilsenkraut (Hyoscyamus niger): Bestandteil von Hexensalbe, Aphrodisiakum und Krampfmittel, Räucherpflanze Stechapfel (Datura stramonium): Bestandteil von Hexensalben, Krampfmittel Tollkirsche (Atropa belladonna): Hexenpflanze, Krampfmittel Hexenkraut (Circea lutetiana): Liebeszauberpflanze Johanniskraut (Hypericum perforatum): Marienbettstroh; Narbenmittel und Wundarznei Leinkraut (Linaria vulgaris): Liebfrauenbettstroh; Wundarznei
Hexenmehl	Bärlapp (Lycopodium sp.): Gürtelkraut und Emmenagogum
Hexenmilch	Wolfsmilch (Euphorbia sp.): Warzenmittel der Volksmedizin Löwenzahn (Taraxacum officinale): Laktagogum und Krebsheilpflanze der Volksmedizin
Hexenrauchwurzel	Baldrian (Valeriana officinais): Nervinum und Anaphrodisiakum Erdrauch (Fumaria officinalis): Zauberpflanze und Hautheilpflanze
Jungfrauenbettstroh	Dost (Origanum vulgare): krampflösendes Emmenagogum
Jungfernblume	Klatschmohn (Papaver rhoeas): Krampfmittel
Jungfernkrone	Immergrün (Vinca minor): Symbol der Treue, Emmenagogum
Jungfernmantel	Frauenmantel (Vinca minor): siehe Frauenmantel
Jungfernstrauch	Johannisbeere, Schwarze (Robes nigrum): Blutreinigungspflanze

Jungferntrost	Bruchkraut (Hernaria glabra): Nabel- und Leistenbruchmittel
Jungfernweck	Haarstrang (Peucedanum officinale): Emmenagogum
Liebfrauenbettstroh	Johanniskraut (Hypericum perforatum): siehe Hexenkraut
	Labkraut (Galium verum): Emmenagogum
	Steinklee (Melilotus officinale): siehe Bärklee
	Thymus vulgaris (Thymian) und Thymus serpyllum (Quendel): krampflösendes Emmenagogum und Räucheropferpflanze
Magdblume	Bertram (Anacyclus officinarum): Emmenagogum und Geburtsmittel
Marienbettstroh	Siehe Liebfrauenbettstroh
Marienblume	Gänseblümchen (Bellis perennis): Emmenagogum, Gebärmuttertonikum und Geburtsmittel
Mariengras	Mariengras (Hierochloe odorata): Emmenagogum, Venenmittel und Räucheropferpflanze
Mariendistel	Mariendistel (Carduus marianus): siehe Frauendistel
Marienessenz	Spezielle Myrrhentinktur (von Commiphora molmol): Gebärmutterarznei, Wund- und Entzündungsmittel
Mariennesselkraut	Andorn (Marrubium vulgare): Emmenagogum
Mutterbeeren	Christophskraut (Actea spicata): Emmenagogum
Muttergottesperlen	Steinsame (Lithospermum officinale): Verhütungspflanze
Mutterkorn	Mutterkorn (Secale cornutum): Abortivum und Geburtsmittel
Mutterkraut	Kamille (Matricaria recutitia): krampflösendes Emmenagogum und Wundheilpflanze
	Mutterkraut (Chrysanthemum parthenium): Schmerzmittel
	Andorn (Marrubium vulgare): siehe Mariennesselkraut
	Melisse (Melissa officinalis): siehe Frauenkraut
	Immenblatt (Melittis melissophyllum): Emmenagogum
	Salbei (Salvia officinalis): Wund- und Gebärmutterarznei
	Wiesenraute (Thalictrum flavum): Emmenagogum
	Sumpfporst (Ledum palustre): Emmenagogum und Räucherpflanze
	Herzgespann (Leonurus cardiaca): Emmenagogum
Mutterkümmel	Kreuzkümmel (Cuminum cyminum): Laktagogum
Mutterwurz	Bergwohlverleih (Arnica montana): Abortivum und Emmenagogum
	Beifuß (Artemisia vulgaris): Emmenagogum und Geburtsmittel
	Sterndolde (Astrantia major): vergessenes Wundkraut
Venusblut	Eisenkraut (Verbena officinalis): Wehenmittel
Venusaugenbraue	Schafgarbe (Achillea millefolium): Krampfmittel, Wundkraut, Hämostyptikum
Venusmantel	Siehe Frauenmantel
Venusnabel	Wassernabel (Hydrocotyle asiatica): Nierenheilpflanze
Weiberkappen	Akelei (Aquilegia vulgaris): Emmenagogum, Weißflussmittel
Weibergürtelkraut	Siehe Mutterwurz, Beifuß
Weibernessel	Taubnessel (Lamium album): Weißflussmittel
Weiberzorn	Färberginster (Genista tinctoria): Hämostyptikum; Hormonregulans

Abortivum = Abtreibungsmittel
Emmenagogum = menstruationsfördernde Pflanze
Hämostyptikum = blutstillende Pflanze
Nervinum = nervenstärkende Heilpflanze
Spasmolytikum = krampflösende Pflanze

Pflanzenhormone und hormonartig wirkende Heilpflanzen

»In allen Jahrhunderten hat sich die Menschheit darüber Gedanken gemacht, wie es kommt, dass ein Samenkorn einen Trieb in die Erde und einen anderen Trieb zum Lichte empor sendet … Die Triebstoffe, die solche Wirkungen auslösten, wurden für übertragbar auf den Menschen gehalten. Es fehlte aber an klaren Vorstellungen … Die Erforschung der Pflanzenhormone nahm erst feste Umrisse an, nachdem man die Hormone des Tierreichs genau kennen gelernt hatte … Die Vermutung, dass die Triebstoffe im Tierreich mit denen des Pflanzenreiches identisch sein könnten, trat recht bald auf. Der Beweis konnte allerdings erst für einzelne Hormone in den letzten Jahren erbracht werden.«
(Gerhard Madaus, Lehrbuch der biologischen Heilmittel, 1938)

Der Begriff Hormon leitet sich von dem griechischen Wort hormān (= »antreiben, anregen, in Bewegung setzen«) ab, denn Hormone beeinflussen im menschlichen wie im tierischen Organismus, aber auch in der Pflanze den Stoffwechsel. In erster Linie dienen sie der Informationsübertragung zwischen verschiedenen Zellarten. Somit übernehmen sie im Lebewesen eine ähnliche Funktion wie der geflügelte Götterbote Hermes – dessen Name derselben Wortwurzel entspringt – in der Götterwelt. Kaum eine Körperfunktion läuft unabhängig von diesen Botenstoffen ab. Ohne Hormone wäre bereits der Zeugungsakt undenkbar und erst recht das Wunder der embryonalen Entwicklung oder die Geburt selbst. Kleinste Mengen dieser winzigen Moleküle im Nanobereich beeinflussen grundlegend alle Stoffwechselvorgänge, regeln die Fortpflanzung und nicht zuletzt sogar das Sozialverhalten sowie das persönliche Wohlbefinden – Grund genug, sich ein wenig mit Hormonen zu befassen.

Seit einigen Jahren wecken die Pflanzenhormone großes Interesse in der weiblichen Bevölkerung. Vor allem seit zwei große Studien (Women's Health Initiative und die Million Women Study) bewiesen haben, dass die schulmedizinische Hormonersatztherapie, also die Langzeitanwendung von Östrogenen oder Östrogen-Gestagen-Kombinationen bei Wechseljahrsbeschwerden, mit erhöhtem Risiko für Herz-Kreislauf-Erkrankungen und Brustkrebs einhergeht. Darüber hinaus zeigte sich, dass gleichzeitig mit dem Rückgang der Verordnungen für eine Hormonersatztherapie in den USA auch die Brustkrebsrate um bis zu 12 Prozent sank. Für die Anwendung von Phytohormonen sprechen darüber hinaus auch die niedrigen Brustkrebsraten in asiatischen Ländern, wo etwa die Phytohormone der Sojapflanze in relativ großen Mengen mit der täglichen Nahrung aufgenommen werden.

Dies steht allerdings den aktuellen Empfehlungen des Bundesinstituts für Risikobewertung (BfR) entgegen. Das BfR hat erst kürzlich eine ausführliche Stellungnahme zu Isoflavonen aus Rotklee oder Soja abgegeben. Sinngemäß lautet der Inhalt dieser Stellungnahme, dass zum einen die Wirksamkeit der Isoflavone bei Wechseljahrsbeschwerden nicht wissenschaftlich bewiesen sei. In der Tat zeigte sich in einigen kontrollierten Studien sowie in Metaanalysen, dass die Isoflavone aus Rotklee oder Soja nur eine Besserung leichter Wechseljahrsbeschwerden bewirken, und die Ergebnisse waren nicht gerade herausragend. Allerdings kann auch nicht jede Frau die zugeführten Phytohormone gleichermaßen gut verwerten, wie wir später noch sehen werden.

Zum anderen warnt das BfR vor möglichen Nebenwirkungen und Langzeitfolgen, vor allem bei hochdosierter Einnahme von isolierten Isoflavonen, etwa in Form von Nahrungsergänzungsmitteln. Außerdem wird darauf hingewiesen, dass Isoflavone die Wirkung bestimmter Medikamente (z. B. Tamoxifen) aufheben könnten. Das BfR vertritt daher die Meinung, dass vor allem dann von der Einnahme isolierter Isoflavone abzuraten ist, wenn östrogenabhängige Tumoren bestehen (z. B. Brustkrebs, Gebärmutterkrebs, Myome) – oder bei Kropfneigung, da Isoflavone auch die Schilddrüsenfunktion beeinflussen können. Diese Empfehlungen oder besser Warnungen gelten allerdings in Fachkreisen, das heißt unter Apothekern und Naturheilkundlern, als umstritten.

Doch um welche Stoffe handelt es sich eigentlich? Unter dem Begriff Phytohormone fasst man zunächst einmal verschiedene Pflanzeninhaltsstoffe mit hormonartiger Wirkung zusammen. Nur wenige Pflanzen enthalten tatsächlich Hormone. Ein Beispiel ist jedoch der Granatapfel, in dessen Samen man reines Östron fand, das mit den in den Eierstöcken gebildeten weiblichen Sexualhormonen völlig identisch ist. Allerdings handelt es sich beim Östron um ein relativ schwach wirksames Östrogen, das unter anderem wegen seiner geringen Hormonwirkung kein großes krebserregendes Potenzial in sich bergen kann. Im Gegenteil: Inzwischen belegen einige Studien, dass der Granatapfel um ein Vielfaches stärker antioxidativ und somit krebsfeindlich wirkt als beispielsweise Grüntee. Die hormonelle Wirkung des Granatapfels wird seit Jahrhunderten rege genutzt. In Persien wie auch in anderen arabischen Ländern genießt der Granatapfel seit Urzeiten hohes Ansehen, und Frauen wie Männer kauen die Kerne regelmäßig, um ewig jung zu bleiben. In der Tat wirken die relativ kleinen Mengen dieser sanften Phytohormone stimmungsaufhellend und hautverjüngend. Seit immer mehr Frauen die schulmedizinische Hormonersatztherapie ablehnen, bemüht sich die Pharmaindustrie vermehrt um männliche Kunden. Die Granatapfelhormone scheinen den Männern nicht zu schaden. Zwar wirken größere Östrogenmengen zuverlässig dämpfend auf ihren Sexualtrieb, kleinere Dosen wirken jedoch verjüngend und heben spürbar die Spannkraft. Daher verwundert es nicht, wenn in arabischen Ländern auch das vermeintlich starke Geschlecht sich durch die regelmäßige Zufuhr kleiner Mengen Phytoöstrogene fit hält.

Doch der Wirkmechanismus der Pflanzenhormone ist noch ein wenig komplexer. Bis vor wenigen Jahrzehnten hat man sich die Wirkung von Phytohormonen so erklärt, dass diese sich an Hormonrezeptoren binden und im Gegensatz zu körpereigenen Hormonen eben nur Teilfunktionen übernehmen. Darüber hinaus handelt es sich bei den Phytohormonen um völlig unterschiedliche Wirkstoffgruppen. Hormonartig wirken hauptsächlich Isoflavone sowie bestimmte Flavonoide, ferner Lignane und Coumestane. Heute bezeichnet man diese Phytohormone als selektive Östrogen- bzw. Estrogen-Rezeptor-Modulatoren, kurz: SERM. Lange Zeit konnte man sich nicht erklären, warum Phytoöstrogene mal eine östrogenartige Wirkung und mal eine antiöstrogene Wirkung zeigen. Inzwischen ist bekannt, dass es im menschlichen Organismus zweierlei Östrogenrezeptoren gibt, die sich in jeweils anderen Organen finden und unterschiedliche Wirkungen vermitteln.

Die Alpha-Estrogen-Rezeptoren (ERAlpha) kommen vor allem in der Gebärmutter, in der Brust und in der Leber vor und vermitteln unter anderem sogenannte proliferative und entzündungsfördernde Effekte. Das heißt, eine Stimulation dieser Alpha-Rezeptoren kann das Tumorwachstum in der Brustdrüse oder in der Gebärmutter anregen.

Pflanzenhormone binden sich jedoch überwiegend an Beta-Estrogen-Rezeptoren. Diese finden sich vor allem im Darm, in der Prostata, im Knochengewebe und in den Gefäßwänden. ERβ vermitteln unter anderem entzündungshemmende und antiproliferative Effekte. Die Stimulation dieser Rezeptoren bewirkt also eine Wachstumshemmung von Tumorzellen. Inzwischen geht man sogar davon aus, dass Phytoöstrogene, die sich an Hormonrezeptoren binden, verhindern, dass die besetzten Estrogen-Rezeptoren beispielsweise durch östrogenartig wirkende Umweltproblemstoffe (z. B. DDT) stimuliert werden können, wodurch deren krebserregender Effekt ausbleibt. Jedenfalls liegen mittlerweile zahlreiche Studien vor, die auf eine krebsfeindliche Wirkung der Phytoöstrogene schließen lassen. Eine Studie des japanischen nationalen Krebsinstituts konnte beispielsweise nachweisen, dass Isoflavone das Brustkrebsrisiko um bis zu 30 Prozent senken. Das Deutsche Krebsforschungsinstitut in Heidelberg konnte dies nur bestätigen: Die Zufuhr von Isoflavonen und Lignanen ergab ein um bis zu 50 Prozent vermindertes Krebsrisiko. In einigen Studien untersuchte man darüber hinaus, ob sich vielleicht das Brustgewebe durch die Isoflavone verdichten könnte. Doch die mammografischen Untersuchungen ergaben keine Hinweise auf eine gewebsverdichtende Wirkung der Phytohormone. Bislang unerforscht ist dagegen die hochdosierte Dauereinnahme von isolierten Isoflavonen aus genmanipulierten Sojapflanzen. Aufgrund der Genmanipulation könnte es möglicherweise zu einer modifizierten Hormonwirkung kommen, so dass eine Wachstumsstimulation von Tumorzellen nicht mehr völlig ausgeschlossen werden kann. Nicht zuletzt hat sich im Umgang mit Pflanzen stets gezeigt, dass ein isolierter Wirkstoff eigentlich immer unerwünschte Nebeneffekte hervorbringt oder verstärkt – im Gegensatz zum natürlichen Wirkstoffgemisch, das so in der Pflanze vorkommt und sich in der Regel als weit verträglicher erweist.

Die Existenz der unterschiedlichen Estrogen-Rezeptoren erklärt auch, warum die Phytohormone mal eine östrogenartige und mal eine antiöstrogene Wirkung haben. Vor der Menopause besetzen Phytohormone nämlich die Rezeptoren und verhindern, dass diese durch körpereigene Sexualhormone oder durch krebserregende Chemikalien wie etwa DDT stimuliert werden. Somit wirken Phytohormone vor dem Wechsel antiöstrogen. Wenn jedoch ab dem Wechsel die körpereigene Östrogenproduktion allmählich nachlässt, dann gleichen die östrogenartigen Pflanzeninhaltsstoffe den Östrogenmangel auf sanfte Weise aus und entfalten somit ihre östrogenartige Wirkung. Die durch Phytohormone erzielten Effekte werden von Experten jedoch um ein Vielfaches schwächer eingestuft als die der körpereigenen Sexualhormone: Isoflavone aus der Sojapflanze haben schätzungsweise eine hundert- bis tausendfach schwächere hormonelle Aktivität als Steroidhormone wie etwa 17-β-Estradiol. Allein deswegen birgt die Einnahme von Phytohormonen ein wesentlich geringeres Krebsrisiko in sich als die übliche Hormonersatztherapie.

Allerdings genügt es keineswegs, die krebsfeindlichen und hormonell ausgleichenden Phytohormone einfach nur mit der Nahrung oder als Nahrungsergänzung zuzuführen, denn vor allem die Verwertung der Soja-Isoflavone hängt von mehreren Faktoren ab, besonders von einer intakten Darmflora. In der Pflanze liegen die Phytohormone nämlich meist als inaktive Vorstufen vor, die erst mit Hilfe von Darmbakterien aufgeschlossen und in hormonartig wirkende Stoffe umgewandelt werden. Experten vermuten, dass bis zu 30 Prozent der Bevölkerung westlicher Industrienationen die inaktiven Vorstufen gar nicht in die hormonell wirksamen Verbindungen umwandeln können. Das dürfte auch der Grund sein, warum die eine Frau sich durch den regelmäßigen Genuss von Sojamilch oder Sojakapseln spürbar wohler fühlt, wohingegen die andere Frau trotz konsequenter Einnahme hochdosierter Isoflavon-Präparate keine Linderung ihrer Wechseljahrsbeschwerden erfährt.

Abgesehen von den Phytohormonen, die aus der Sojapflanze oder vom Rotklee stammen, gibt es natürlich noch unzählige weitere Pflanzen, die Einfluss auf das Hormonsystem nehmen. Viele sind noch nicht ausreichend erforscht, um genau sagen zu können, welcher Wirkstoff für die hormonell regulierenden Eigenschaften verantwortlich ist. Greift man zum Beispiel einmal den Frauenmantel heraus, so wird deutlich, dass die Erforschung der hormonartig wirkenden Pflanzeninhaltsstoffe noch in den Kinderschuhen steckt. Frauenmantelarten haben sich seit vielen Jahrhunderten als sanftes Frauenmittel in der Volksmedizin behauptet. Gleich, ob es sich um Stimmungsschwankungen vor der Regel, um ungewollte Kinderlosigkeit oder um eine Fehlgeburtsneigung handelt – der Frauenmantel erweist sich bei hormonell bedingten Frauenleiden als mildes, aber zuverlässiges Mittel, ohne dass man hormonartige Stoffe in ihm gefunden hätte. Dennoch beeinflusst er das Hormonsystem in einer Weise, dass man ihn in der ersten Zyklushälfte als östrogenisierend und dem Eisprung förderlich bezeichnen muss, wohingegen er in der zweiten Zyklushälfte mehr die Produktion der Gelbkörperhormone begünstigt. Wegen dieser Heileigenschaften wird der Frauenmantel von Kräuterkennern bei Funktionsschwäche der Fortpflanzungsorgane sowie als Gebärmuttertonikum geschätzt.

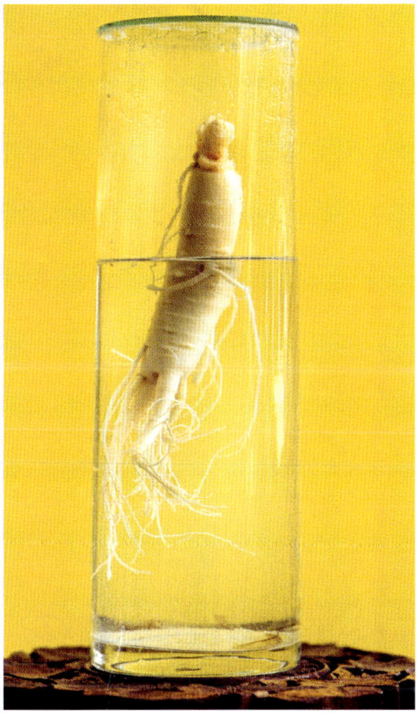

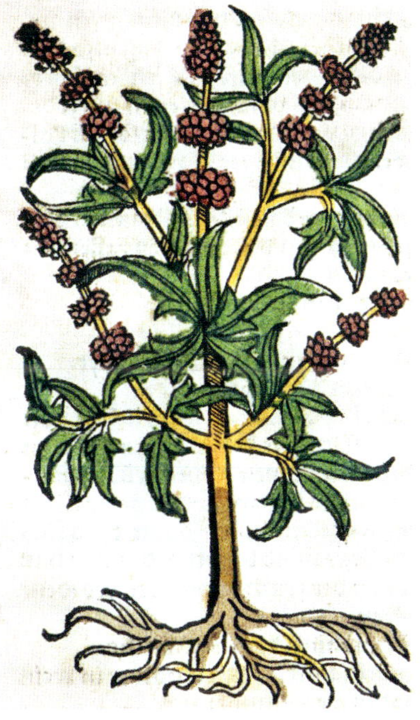

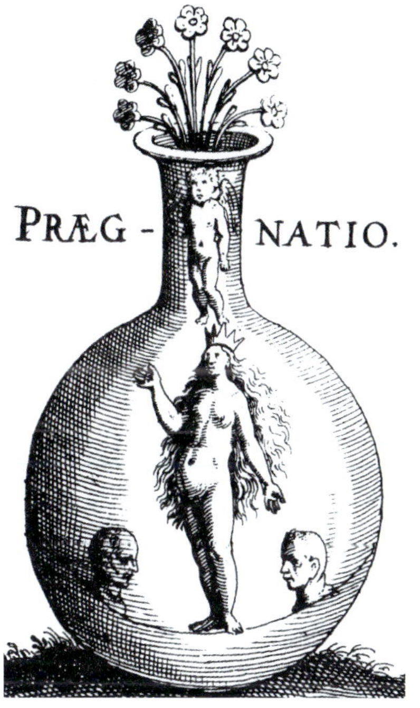

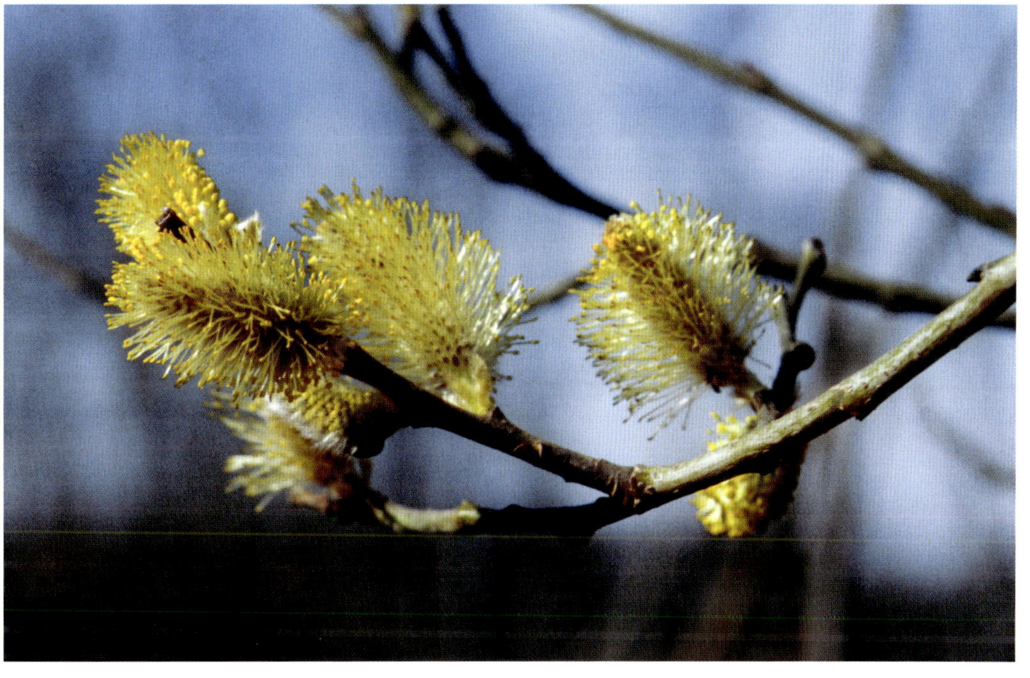

Oben links: Wegen der hormonartigen Wirkung schätzen Asiaten die Ginsengwurzel seit Jahrtausenden als Aphrodisiakum und Lebenselixier. (Sammlung Kräutergarten, München; Foto: O. Rippe)

Unten: Weidenkätzchen (Foto: M. Madejsky)
In den männlichen Blüten fand der Pflanzenforscher Gerhard Madaus männliche Sexualhormone.

Oben Mitte: Mönchspfeffer (Lonitzer [Lonicerus], 1560)
Die Früchte des Keuschbaums dienten bereits den Mönchen im Mittelalter als triebdämpfender Pfefferersatz. Sie stellen darüber hinaus das Gleichgewicht zwischen Östrogenen und Gelbkörperhormonen her und bewähren sich daher in der naturheilkundlichen Fruchtbarkeitsbehandlung.

Oben rechts: Schwangerschaft (Pregnatio, J. D. Mylius, 1628)

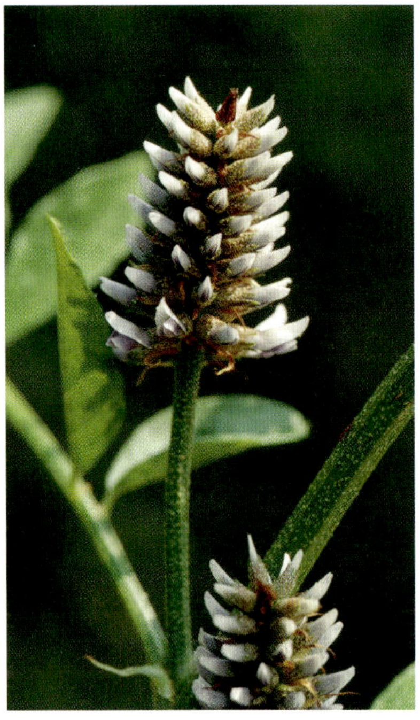

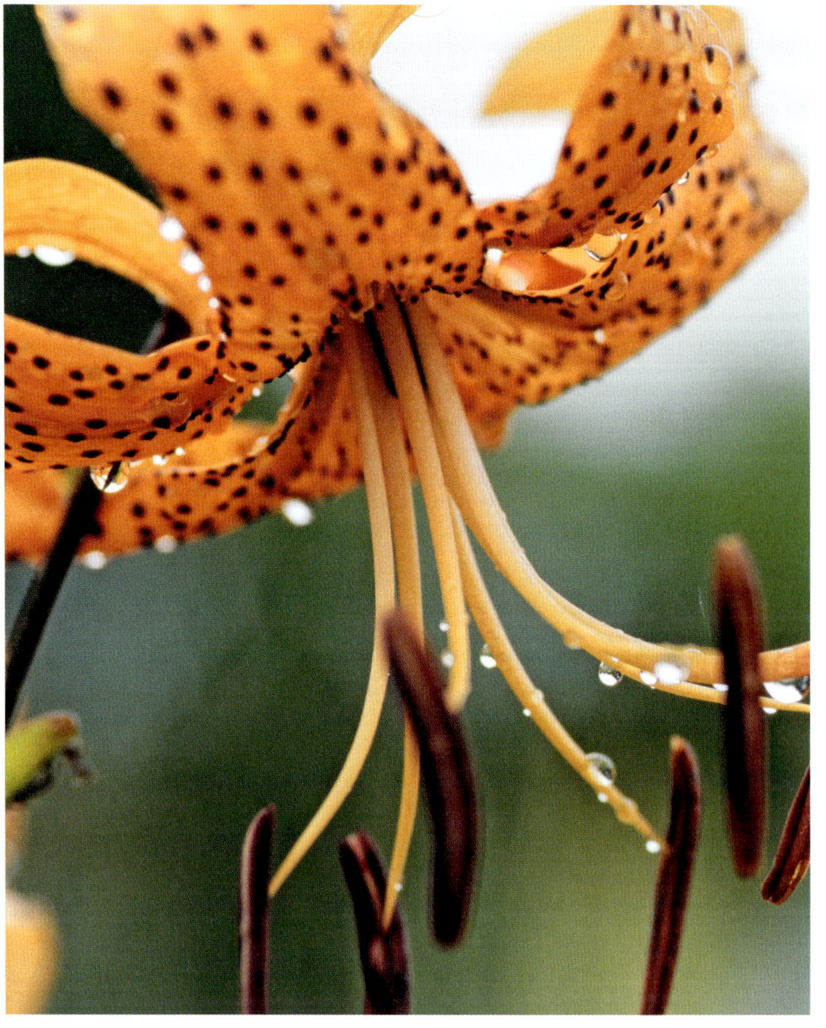

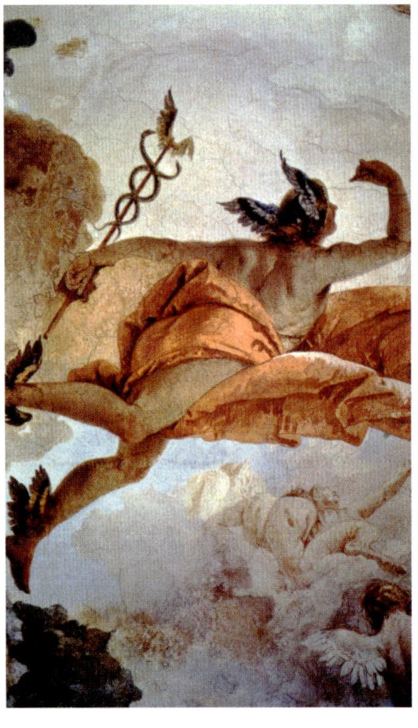

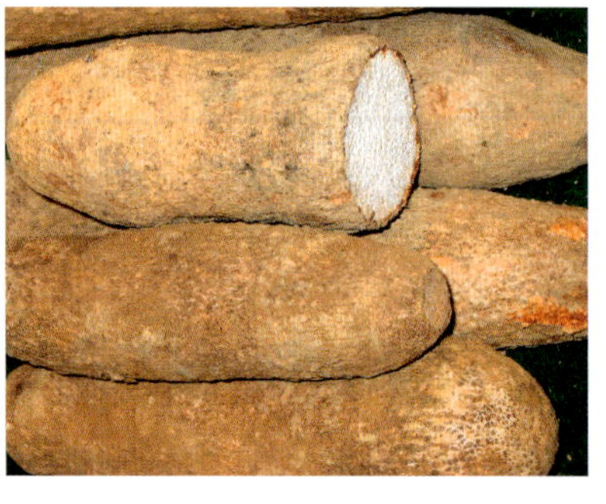

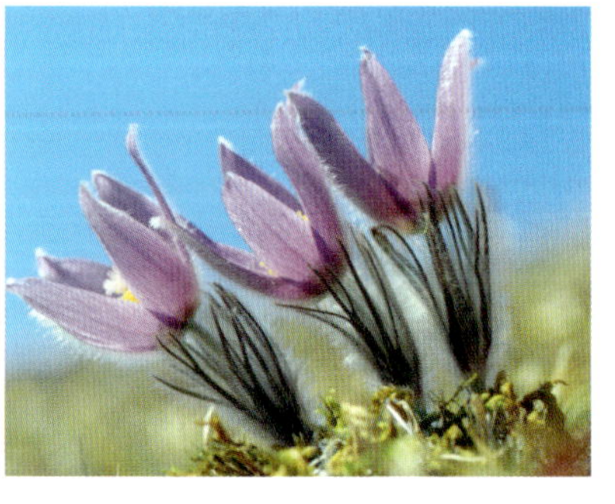

Oben links: Blühendes Süßholzpflanze. Aus dem eingedickten Wurzelsaft stellt man Lakritze her, die eine corticoidähnliche Wirkung hat. (Foto: M. Madejsky)

Unten links: Hermes, Fresko von Giambattista Tiepolo, 18. Jahrhundert.

Oben rechts: In den Brutzwiebeln der Tigerlilien finden sich hormonähnliche Stoffe. Daher verbessern homöopathische Verdünnungen der Tigerlilie auf ähnliche Weise die Bildung von Gelbkörperhormonen wie der Mönchspfeffer. (Foto: M. Madejsky)

Unten mitte: Yamswurzel auf dem Viktualienmarkt in München (Foto: I. und P. Schönfelder).

Unten rechts: In der Homöopathie gehört die Küchenschelle (Pulsatilla) zu den großen Frauenmitteln bei Gelbkörperschwäche. (Foto: M. Madejsky)

Folglich ist eine hormonelle Wirkung vorhanden, der genaue Wirkmechanismus blieb bislang jedoch ungeklärt. Ähnlich verhält es sich mit vielen weiteren Pflanzen, denen vor allem Volksmediziner eine hormonartige Wirkung zusprechen, zum Beispiel Anis, Fenchel, Koriander, Melisse oder Walnuss.

Viele Arzneipflanzen haben einen mehr oder weniger starken Einfluss auf hormonabhängige Körperfunktionen wie etwa auf die Milchbildung, die durch die Hormone Prolaktin und Oxytozin reguliert wird. Andere Pflanzen wirken wehenerregend und zeigen damit oxytozinähnliche Wirkung, etwa Beifuß, Eisenkraut, Rainfarn oder Raute. Wieder andere beeinflussen die Schilddrüsenfunktion, was sich auf das übrige Hormonsystem sowie auf den Gesamtstoffwechsel auswirkt, beispielsweise Blasentang, Efeu, Eisenkraut, Melisse oder Wolfstrapp.

Mit anderen Worten: Hormonartig wirkende Pflanzen sind so weit verbreitet, dass diese selbst beim allerbesten Willen nicht alle aufgezählt werden könnten. Interessant ist dabei, dass man inzwischen in unzähligen Pflanzen östrogenartig wirkende Stoffe finden konnte. Gerhard Madaus, der die Pflanzenhormone in den dreißiger und vierziger Jahren ausgiebig erforscht hat, wies darauf hin, dass die Pflanzenöstrogene auch mit dem jeweiligen Geschlecht der Pflanzen zu tun haben: »Das Follikelhormon findet sich bekanntlich besonders angereichert im Urin trächtiger Stuten und auch, wie später festgestellt wurde, im Urin schwangerer Frauen. Bei den Pflanzen befindet es sich hauptsächlich in weiblichen Blütenorganen, so z. B. in Nuphar luteum (12–20 ME), in den weiblichen Blüten von Salix caprea (48–200 ME je kg Feuchtorgan), weiter in Helianthus annuus, Holunder- und Nesselblüten … Dagegen fand man es wieder angereichert in Weizen, Gerstenkeimlingen, Kartoffeln, Körnerfrüchten, Kirschen, Zuckerrüben, Rhabarber und vielen pflanzlichen Arzneidrogen« (Gerhard Madaus, Lehrbuch der biologischen Heilmittel, 1938).

Pflanzeninhaltsstoffe mit gelbkörperhormonähnlicher oder mit testosteronartiger Wirkung sind dagegen eher selten. Gestagenregulierend wirken beispielsweise Frauenmantel, Mönchspfeffer, Nachtkerze und Tigerlilie. Die Inhaltsstoffe der Yamswurz müssen erst teilsynthetisch im Labor umgewandelt werden, um ihre gelbkörperhormonartige Wirkung zu erlangen. Pflanzen mit androgenähnlicher oder testosteronähnlicher Wirkung werden von den Forschern nur überaus selten erwähnt. Zum Beispiel führt Madaus die männlichen Blüten einer Weidenart (Salix caprea) als natürliche Quelle männlicher Sexualhormone auf. Dabei wirken zahlreiche Pflanzen auf die männlichen Sexualorgane ein. Zum Beispiel führen Brennnesselsamen und Ginseng dazu, dass männliche Tiere ihr Hochzeitskleid anlegen, und Salomonssiegel (Polygonatum officinale) wird vermutlich wegen seiner hormonähnlichen Eigenschaften mit Erfolg in Salbenform bei Vorhautverengung eingesetzt. In jedem Fall also können die nächsten Jahre und Jahrzehnte bezüglich der hormonaktiven Pflanzeninhaltsstoffe noch einiges an Aufklärung bieten.

Einige hormonartig wirkende Heilpflanzen und Pflanzeninhaltsstoffe

Pflanze (Stammpflanze)	Hormonartiger Stoff (Wirkstoffgruppe)	Nutzung
Alfalfa (Medicago sativa)	Cumestane (Lignan)	Östrogenartig wirkende Nahrungspflanze; eignet sich zur Auffüllung der Fettdepots bei Magersucht.
Besenginster (Cystus scoparius)	Genistein (Isoflavonoid) und Diosgeninderivate	Volksmedizinisch bei Gebärmutterblutungen, Wechseljahrsbeschwerden sowie bei Herzrhythmusstörungen.
Bockshornklee (Trigonella foenum-graecum)	Östrogenartige Isoflavone (Formonnonetin)	Alte Nahrungs- und Frauenpflanze, die schon im alten Ägypten zur Geburtseinleitung sowie zur Anregung der Milchbildung gebraucht wurde.
Brennnessel (Urtica dioica)	Beta-Sitosterol und Neo-Olivil in der Wurzel (antiöstrogenes Lignan)	Bewährt in der Behandlung von Prostataadenom und Reizblase der Frau. Extrakte heben zum Teil die Wirkung von Dehydrotestosteron auf (vgl. Kürbis).
Eisenkraut, Echtes (Verbena officinalis)	Oxytozinähnlicher Bitterstoff Verbenalin (Glykosid)	Volksmedizinisch zur Anregung der Wehentätigkeit sowie zur Austreibung der Nachgeburt.
Färberginster (Genista tinctoria)	Östrogenartige Isoflavone (Genistein und Genestin)	Empfohlen zur Osteoporoseprophylaxe sowie zur Behandlung leichter Wechseljahrsbeschwerden.
Frauenmantel (Alchemilla xanthochlora)	Das hormonell wirksame Prinzip konnte noch nicht identifiziert werden.	Volksmedizinische Universalheilpflanze bei Frauenleiden; wirkt in der ersten Zyklushälfte empfängnisfördernd und in der zweiten Zyklushälfte regulierend auf die Gelbkörperhormonproduktion.
Ginseng (Panax ginseng)	Ginsenoside (steroidhormonähnliche Glykoside)	Sexualtonikum, Lebenselixier und Nebennierenstimulans aus dem Arzneischatz der Traditionellen Chinesischen Medizin (TCM).
Granatapfel (Punica granatum)	Östron (schwach wirksames Östrogen) im Samenmantel	Symbolpflanze der ewigen Jugend; Attribut vieler Göttinnen. Gilt als reichste Quelle für Östron, das mit den weiblichen Sexualhormonen identisch ist. Heute als antioxidative und mild östrogenartige Nahrungsergänzung ab dem Wechsel.
Hirtentäschel (Capsella bursa-pastoris)	Das oxytocinähnliche Wirkprinzip ist noch weitgehend unbekannt; eventuell sind Flavonoide oder ein Peptid verantwortlich.	Für die uteruskontrahierende und blutstillende Wirkung soll ein oxytocinähnliches Peptid verantwortlich sein. Volksmedizinisch zur Regulation von Gebärmutterblutungen sowie zur Ausstoßung der Nachgeburt und zur Anregung des Wochenflusses.
Hopfen (Humulus lupulus)	Östrogenartiges Prenylnaringenin (prenyliertes Flavonoid)	Zur volksmedizinischen Hormonregulation bei Wechseljahrsbeschwerden wie Hitzewallungen und Schlafstörungen.
Indigo, Wilder (Baptisia tinctoria)	Östrogenartige Isoflavone (Genistein, Formononetin)	Überwiegend als Bestandteil immunstimulierender Komplexmittel in Gebrauch (z. B. Esberitox-N-Tabletten von Schaper & Brümmer).
Kleearten (z. B. Rotklee, Trifolium pratense)	Isoflavone (Genistein) und Cumestane (Cumestrol)	Heimischer Sojaersatz. Vor allem in Form von Nahrungsergänzungsmitteln zur sanften Hormonsubstitution bei Wechseljahrsbeschwerden.
Kudzu (Pueraria mirifica)	Östrogenartige Isoflavonoide und Deoxymiroestrol	Thailändisches Verjüngungsmittel für Frauen; soll die Fruchtbarkeit erhalten, das Klimakterium verzögern, die Libido steigern, die Brust vergrößern etc.
Kürbis (Cucurbita pepo)	Steroide (vor allem Delta-7-Sterole)	Auch »Herkulessamen« genannt, weil potenzerhaltend und heilsam für die Prostata. Delta-7-Sterole senken bei Prostatahypertrophie erhöhte Dihydro-Testosteron-Werte. Die antiöstrogene Wirkung lindert auch die Reizblasenbeschwerden von Frauen.
Meerträubel (Ephedra spp.)	Adrenalinartige Alkaloide (Ephedrin)	Stark wirksames Asthmamittel und Aphrodisiakum für Frauen (Ephedrin ist bis einschließlich D3 rezeptpflichtig).

Pflanze (Stammpflanze)	Hormonartiger Stoff (Wirkstoffgruppe)	Nutzung
Mönchspfeffer (Vitex agnus-castus)	Vermutlich sind Diterpene (u. a. Rotundifuran) für die stimulierenden Effekte auf Dopamin-D2-Rezeptoren verantwortlich.	Bewährte Frauenpflanze bei Gelbkörperschwäche (stellt das Östrogen-Gestagen-Gleichgewicht her) sowie zur Senkung des Prolaktinspiegels bei Mastodynie, Zyklusstörungen, Unfruchtbarkeit etc.
Muskatellersalbei (Salvia sclarea)	Ätherisches Öl mit östrogenartigem Sclareol (Diterpenol)	Mild aphrodisierende Aromapflanze für sinnliche Bäder, Körperöle, Duftmischungen, Spülungen usw.
Raute (Ruta graveolens)	Unbekannt (eventuell ätherische Öle)	Wegen der östrogenartigen Wirkung einst als triebdämpfendes Mittel der Mönche in Gebrauch.
Rhapontikrhabarber (Rheum rhaponticum)	Rhaponticin	Teilsynthetisch umgebautes Rhaponiticin (z. B. in Phyto-Strol von Müller Göppingen), wird von manchen Gynäkologen zur sanften Hormonsubstitution in den Wechseljahren verordnet.
Roggen (Secale cereale)	Östrogenartige Lignane (u. a. Matairesinol, Secoisolariciresinol)	Die östrogenartig wirksamen Lignane sind nur im Vollkornmehl enthalten, weswegen Vollkornbrot auch »Brot für die Frau« genannt wird.
Sägepalme (Sabal serrulatum)	Sterole (vor allen Beta-Sitosterol in den Früchten)	»Pflanzlicher Katheter«; volksmedizinisch bei Blasenentzündungen, Reizblase und Prostataleiden.
Salbei (Salvia officinalis)	Ätherisches Öl mit östrogenartigem Salviol (Diterpenol)	Volksmedizinische Frauenheilpflanze mit schweißhemmender Wirkung, bei leichten Wechseljahrsbeschwerden sowie zum Abstillen.
Salomonssiegel, Wohlriechendes (Polygonatum odoratum)	Diosgenin (Steroidsaponin)	Salomonssiegel hieß im Volksmund »Schminckwurz«, weil es als Kosmetikum in Gebrauch war, und »Springwurz«, weil es alle Schlösser öffnen soll. (Schließt es möglicherweise den Geburtsschoß auf?)
Silberkerze (Cimicifuga racemosa)	Östrogenartiges Formononetin (Isoflavon)	Kardinalheilpflanze für die Wechseljahre. Sehr bewährte Frauenheilpflanze zur sanften Hormonsubstitution im Klimakterium.
Soja (Glycine max)	Isoflavone (Daidzein, Genistein) und Cumestane (Cumestrol)	Aufgrund der östrogenartigen Wirkung als Nahrungsergänzungsmittel in den Wechseljahren oder in Form von Sojaprodukten wie etwa Sojamilch zur sanften Hormonregulation in Gebrauch.
Steinsame (Lithospermum officinale)	Antithyreotrope und antigonadotrope Lithospermsäure	Die Pflanze diente den Indianerfrauen als Verhütungsmittel, weil die antigonadotrope Lithospermsäure ähnlich wie die Pille den Eisprung unterdrückt.
Süßholz (Glycyrrhiza glabra)	Östrogenartige Isoflavone (Formononetin) und corticoidartiges Glycyrrhizin	Hauptsächlich wegen der corticoidartigen Wirkung zur Linderung des Hustenreizes bei akuter Bronchitis sowie zur Behandlung von Magen-Darm-Geschwüren in Gebrauch. Gilt wegen der Süße als »Medizinpferd«, mit dem andere Arzneistoffe in den Körper gelangen.
Tigerlilie (Lilium tigrinum)	Steroidsaponine in den Brutknospen	Madaus fand in den Brutknospen hormonartige Steroidsaponine, die ähnlich wie beim Mönchspfeffer das relative Gestagengleichgewicht wiederherstellen.
Wolfstrapp (Lycopus europaeus)	Antithyreotrope und antigonadotrope Lithospermsäure	Die schilddrüsendämpfende Wirkung wird bei leichten Formen der Schilddrüsenüberfunktion genutzt.
Yamswurzel (Dioscorea villosa)	Diosgenin (Steroidsaponin)	Die Yamswurz lieferte einst die Ausgangssubstanzen zur Herstellung der Antibabypille. Heute wird Diosgenin teilsynthetisch abgewandelt und beispielsweise in Form von Progesteroncreme zur Gelbkörperhormonsubstitution vor allem im Präklimakterium verordnet.

Einmaleins der Pflanzeninhaltsstoffe

Einige bedeutsame Pflanzeninhaltsstoffe werden in diesem Buch immer wieder genannt. Damit Sie sich bei Bedarf über deren Eigenschaften und Wirkweisen informieren können, finden Sie hier einen kurzen Überblick mit den wichtigsten Charakteristika.

Ätherische Öle

Ätherische Öle sind flüchtige Aromastoffe, die den Duft oder Geschmack einer Pflanze ausmachen. Sie dienen dem Gewächs einerseits als Lockstoff, um etwa Insekten zur Bestäubung anzulocken. Andererseits können die Düfte wie eine Art chemische Waffe wirken und andere Pflanzen auf Abstand halten oder Krankheitserreger wie Pflanzenviren oder Schimmelpilze im Wachstum hemmen. Die Bildung ätherischer Öle wird als Sonnenprozess gesehen, da sie vermehrt in Pflanzen aus heißen Gebieten vorkommt. In der Frauenheilkunde und Geburtshilfe nutzt man Aromapflanzen auf vielfältige Weise, zum Beispiel:

- Brotgewürze wie Fenchel, Koriander und Kümmel regen die Milchbildung an und wirken wegen ihrer ätherischen Öle antimikrobiell und krampflösend bei Blähkoliken.
- Aromapflanzen wie Kamille, Lavendel oder Majoran verfügen über ein beachtliches antibiotisches Potenzial, so dass sie bei Scheidenentzündungen heilsam wirken. Bestandteile wie etwa Zimtaldehyd im ätherischen Öl der Zimtrinde zählen zu den stärksten antibiotischen Stoffen aus dem Pflanzenreich und führen im Gegensatz zu schulmedizinisch definierten Antibiotika nicht zur Resistenzbildung von Bakterienstämmen.
- Manche Duftstoffe aus der Pflanzenwelt locken nicht nur Insekten zur Bestäubung an, sondern haben auch hormonartige und sexuell stimulierende Wirkung. Diese hormonartig wirkenden Bestandteile mancher ätherischer Öle bezeichnet man als Pheromone. Besonders reich an Pheromonen sind zum Beispiel Angelikawurzel, Liebstöckel und Muskatellersalbei.

Alkaloide

Alkaloide sind stickstoffhaltige Pflanzeninhaltsstoffe. Inzwischen kennt man einige tausend Alkaloide mit unterschiedlicher Wirkung. Vermutlich dienen diese Stoffe der Pflanze als Schutz vor Bakterien-, Pilz- oder Virusbefall. Je heißer und feuchter ein Gebiet ist, umso mehr Alkaloide bilden die Pflanzen. Am bekanntesten sind die Tropanalkaloide der Nachtschattengewächse (Alraune, Bilsenkraut, Tollkirsche, Stechapfel), die wegen ihrer halluzinogenen Wirkung einst Bestandteile von Hexensalben waren. Heute nutzt man vor allem die krampflösende Wirkung der Tropanalkaloide bei Regelbeschwerden, zum Beispiel in Form von krampflösenden Baucheinreibungen mit fettem Bilsenkrautöl; und nicht zuletzt verordnen manche Gynäkologen bei Menstrualkoliken das Schmerzmittel Buscopan, das Stechapfel-Scopolamine enthält. Die Anwendung von Alkaloiddrogen wie Bilsenkraut oder Tollkirsche ist nicht ungefährlich, da Alkaloide zu den stark wirksamen Pflanzeninhaltsstoffen gehören und bei Überdosierung Halluzinationen bis hin zu drogeninduzierten Psychosen auslösen können und im Extremfall zum Tod durch Atemlähmung führen. (Der Hexenpflanzenforscher Carl Kiesewetter starb bei einem Selbstversuch.) In geeigneter Dosierung sind Alkaloidpflanzen jedoch nur sehr stark wirksame Pflanzen, und in homöopathischen Verdünnungen dienen sie als Naturarzneien bei krampfartigen Regelbeschwerden oder bei fieberhaften Erkrankungen.

Zu den Alkaloiden gehören ebenfalls die Pyrrolizidinalkaloide, bekannt von Huflattich, Pestwurz, Wasserdost, Kreuzkraut, Beinwell und anderen Borretschgewächsen. Wegen des Verdachts auf leberschädigende, krebserregende und erbgutschädigende Wirkung wurden Pyrrolizidindrogen, vor allem aber der Huflattich, gründlich untersucht. Im Tierversuch erwiesen sich diese Pflanzen dann tatsächlich als schädlich. Daher sollten vor allem Schwangere und Stillende keine pyrrolizidinhaltigen Heilpflanzen einnehmen.

Bitterstoffe

Hierzu zählen alle bitter schmeckenden Pflanzeninhaltsstoffe, die über die Bitterrezeptoren in den Geschmacksknospen am Zungengrund die Verdauungssäfte ins Fließen bringen. Wichtig ist, dass die Wirkung nicht durch Beigabe von Honig oder Süßstoff zu bitteren Heilkräutertees gestört wird. Denn nur wenn es auch bitter schmeckt, können diese Stoffe die Sekretion von Speichel, Magensaft sowie den Gallenfluss anregen. Die bekanntesten Bitterpflanzen sind Enzian und Tausendgüldenkraut, doch auch Angelikawurzel, Benediktenkraut oder Schafgarbe zählen dazu. Je nach Zeitpunkt der Einnahme können Bitterstoffe den Appetit anregen (vor dem Essen) oder die Verdauung fördern (nach dem Essen). In der Frauenheilkunde sind sie vor allem bei Blutarmut oder bei Osteoporose wichtig, da sie die Aufnahme von Nahrungseisen und Spurenelementen im Darm verbessern. Bitterstoffe eignen sich außerdem gut, um bei oder nach schweren Erkrankungen neue Lebenskraft zuzuführen, und stärken sogar die Blutabwehr (bewirken Leukozytose).

Cumarine

Im Pflanzenreich sind diese Inhaltsstoffe weit verbreitet; es gibt schätzungsweise tausend Cumarinverbindungen. In der frischen Pflanze liegen die Cumarine meist als geruchlose Vorstufen vor, die erst beim Trocknungsprozess in geruchsintensive Formen übergehen und den typischen Heuduft von gemähtem Gras ausmachen. Die Wirkung reicht von entzündungswidrig über antiödematös, venenkräftigend und krampflösend bis hin zu bakterizid. In großen Dosen können Cumarine jedoch die Blutgerinnung hemmen und die Leber schädigen. Die bekanntesten Cumarinpflanzen sind Waldmeister, Steinklee (Venenmittel), Mariengras (Räucherpflanze) und Tonka (Nahrungsmittelaroma). Vor der Anwendung von

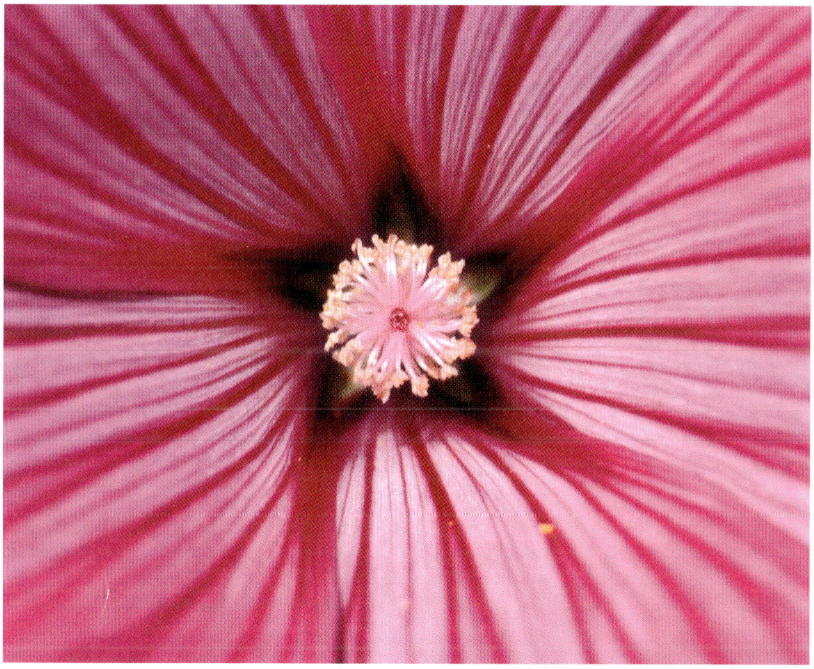

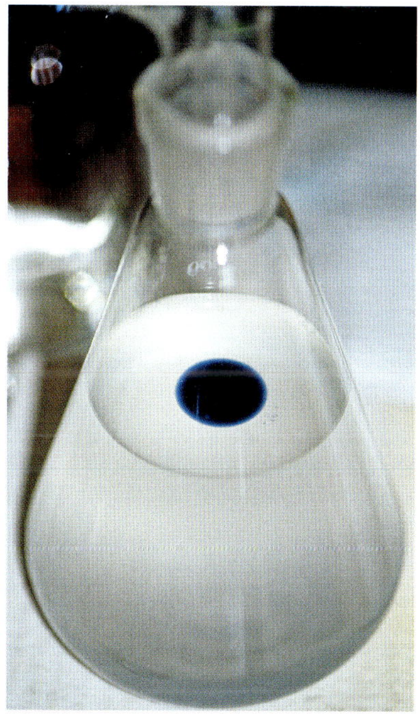

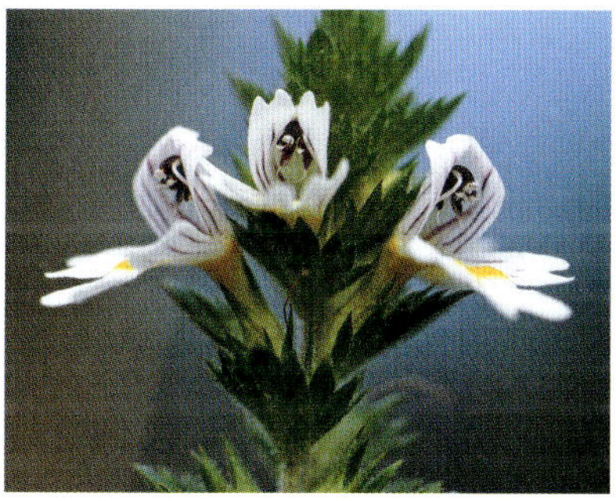

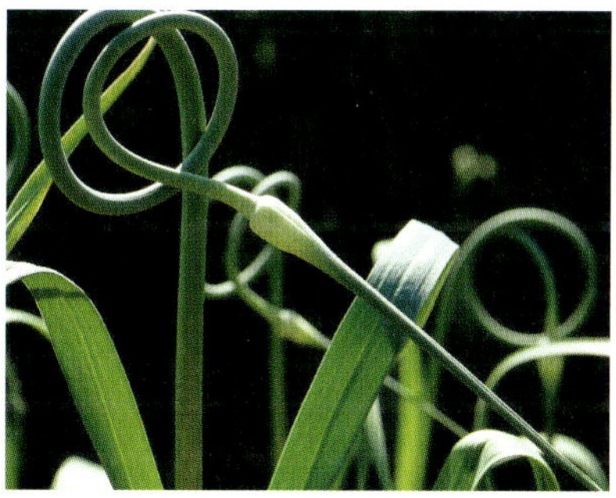

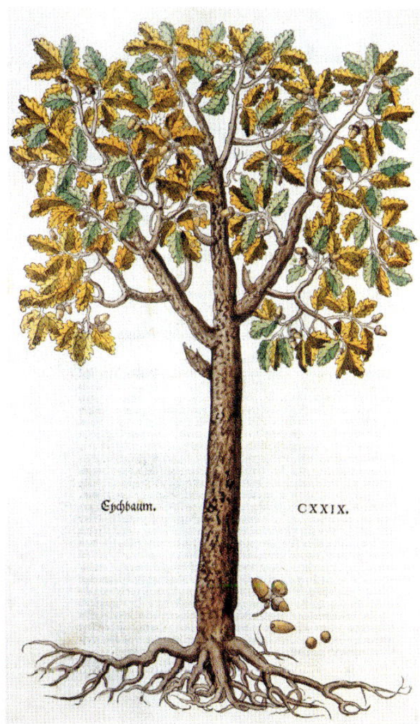

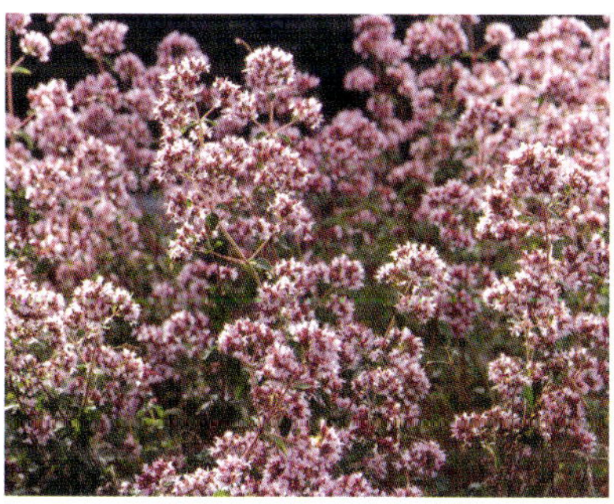

Oben links: Neben Eibischwurzeln oder Taubnesseln enthalten auch Malvenblüten Schleimstoffe, die sich zur Zubereitung reizlindernder Sitzbäder eignen. (Foto: M. Madejsky)

Mitte links: Augentrost enthält das antibiotisch wirksame Iridoidglykosid Aucubin. (Foto: M. Madejsky)

Unten links: Dost, auch wilder Majoran genannt, bildet ätherische Öle, deren antimikrobielle Kräfte mit denen des Gartenmajorans vergleichbar sind. (Foto: M. Madejsky)

Oben rechts: Durch Wasserdampfdestillation gewonnenes ätherisches Kamillenblauöl. (Foto: O. Rippe)

Mitte rechts: Schwefelhaltige Scharfstoffe machen den Knoblauch zu einem pflanzlichen Breitbandantibiotikum. (Foto: M. Madejsky)

Unten rechts: Eichenblätter und -rinde enthalten blutflusshemmende Gerbstoffe. Eiche (L. Fuchs, 1543)

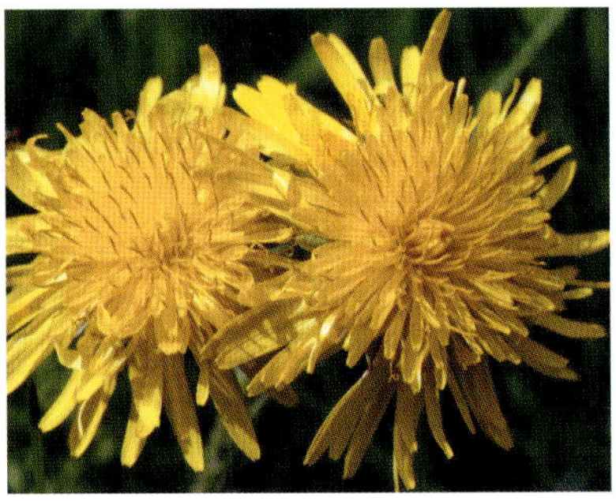

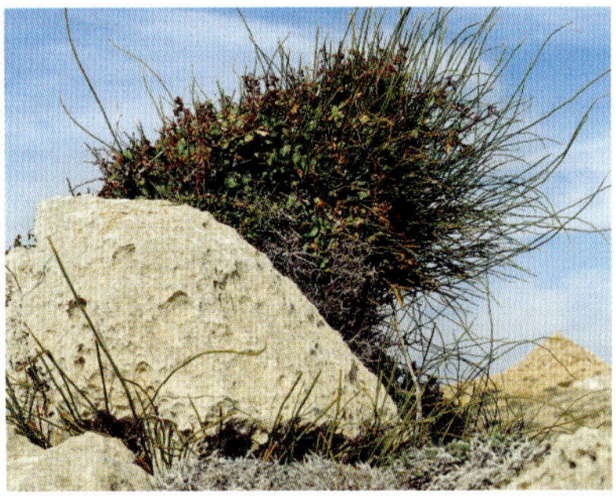

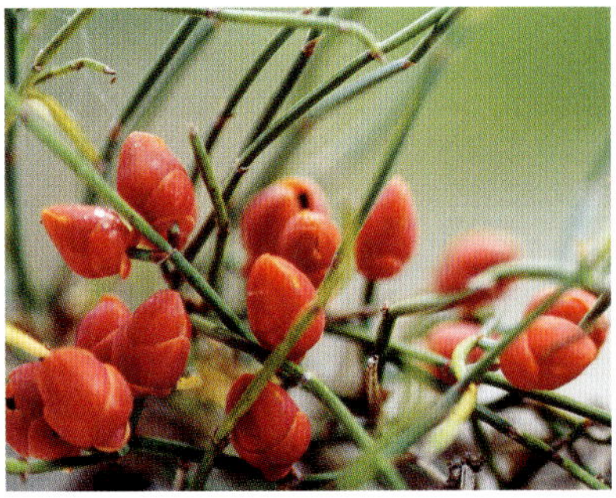

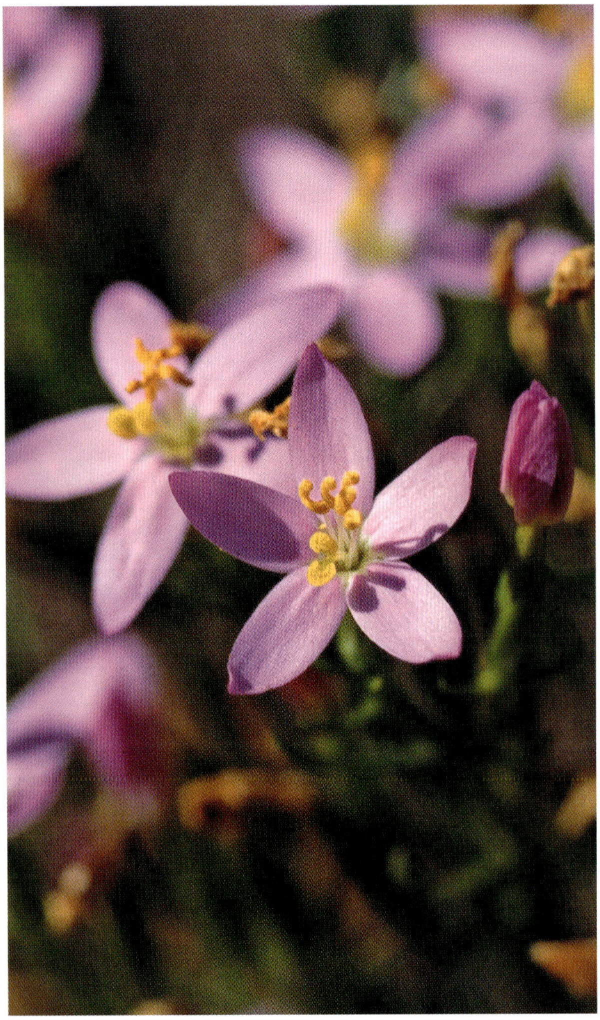

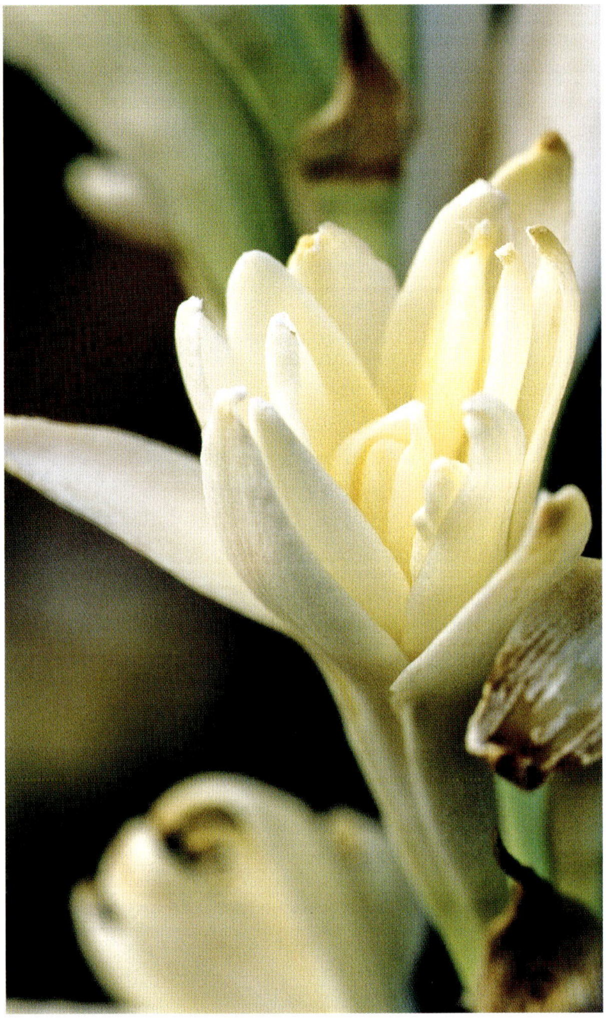

Oben links: Löwenzahnblüten und -blätter zählen zu den reichhaltigsten Quellen für krebsfeindliches Provitamin A. (Foto: M. Madejsky)

Oben Mitte: Meerträubel bei den Königsgräbern auf Zypern (Foto: M. Madejsky)

Unten links: Bitterstoffdrogen wie das Tausendgüldenkraut fördern die Verwertung von Eisen und Spurenelementen im Magen-Darm-Trakt. Daher gebraucht man Bitterpflanzen bei Blutarmut und indirekt zur Osteoporoseprophylaxe. (Foto: M. Madejsky)

Oben rechts: Meerträubelfrüchte (Foto: O. Rippe)
Im Meerträubel finden sich Alkaloide wie etwa Ephedrin, das eine adrenalinartige Wirkung hat und deswegen zu den stark wirksamen Sexualtonika für Frauen gehört.

Unten rechts: Der Tuberose entströmt ein betörender Duft, der irgendwo zwischen Rose und Vanille liegt und sich für aphrodisierende Bäder, Öle oder Parfums eignet. (Foto: M. Madejsky)

Cumarindrogen wie Steinklee als Venenmittel in der Schwangerschaft muss gewarnt werden, da dies zu Darmblutungen beim Säugling führen kann.

Zu den Cumarinen gehören auch Furanocumarine, die innerlich angewandt oder bei Hautkontakt photosensibilisierende bis phototoxische Reaktionen hervorrufen können. Furanocumarine verursachen Wiesendermatitis oder können auch zu Brandblasen führen, wenn etwa Pflanzensaft der Herkulesstaude auf die Haut kommt und später Sonnenlicht darauffällt. Pflanzen mit Furanocumarinen sollten nicht in der Schwangerschaft gebraucht werden, weil sie eine hormonell bedingte Hautpigmentierung verstärken. Zu den Furanocumarin-Drogen zählen Angelikawurzel, Liebstöckel und Herkulesstaude.

Schließlich sei noch erwähnt, dass sich auch die östrogenartig wirksamen Coumestane von den Cumarinen ableiten. Coumestane finden sich überwiegend in den Keimlingen und Sprossen von Alfalfa und Soja sowie in Kleearten.

Flavonoide

Der Begriff Flavonoide leitet sich vom lateinischen *flavus* (= »gelb«) ab. Es handelt sich um Farbpigmente, die im Zellsaft gelöst sind. Flavonoide kommen speziell in den gelben Blüten, aber auch in allen oberirdischen Pflanzenteilen vor, da sie den Pflanzenzellen als Schutz vor Strahlenschäden dienen. Flavonoide sind eine Art Sonnenschirm der Pflanzenwelt. Bekannte Flavonoiddrogen sind Buchweizen (Venenmittel), Goldrute (Nierenheilpflanze), Mariendistel (Leberheilpflanze) oder die Ringelblume (Wundmittel).

Diese Inhaltsstoffe schützen allerdings nicht nur die Pflanzenzelle vor Strahlenschäden. Untersuchungen zeigten, dass Goldrute und Ringelblume auch Strahlenschäden der Haut reduzieren können. Dabei erweist sich die Goldrute am wirksamsten, wenn sie vorbeugend angewandt wird, wohingegen die Ringelblume die Hautentzündungen auch unmittelbar nach der Bestrahlung lindert.

Von den Flavonoiden leiten sich schließlich auch die Isoflavonoide ab, die der Pflanze vermutlich zum Schutz vor Pilzbefall dienen und die zum Teil hormonartig wirken. Inzwischen sind die östrogenartigen Isoflavone aus Rotklee oder Soja im wahrsten Sinne des Wortes in aller Munde, entweder als Nahrungsergänzung für die Wechseljahre oder in Form von Sojaprodukten wie etwa Sojamilch. Doch östrogenartig wirkende Isoflavone finden sich ebenso in Besenginster, Färberginster, in Linsen und vielen weiteren Pflanzen. Flavonoide mit östrogenartiger Wirkung kommen auch im Rotwein vor (Stilbenderivat Resveratrol) und finden sich sogar in Kohlarten (Indol-3-carbinol).

Gerbstoffe

Gerbstoffe sind Oligo- oder Polysaccharide, die mit Hauteiweißen unlösliche Komplexe bilden und daher zur Lederherstellung gebraucht werden. Sie dienen der Pflanze vermutlich zum Schutz vor Viren oder Schimmelpilzen und kommen vermehrt in Pflanzen aus Feuchtgebieten vor (z. B. Blutwurz oder Blutweiderich).

Gerbstoffdrogen haben eine zusammenziehende und austrocknende Wirkung und werden daher seit langem zur Wundbehandlung gebraucht. Ihre antimikrobiellen Eigenschaften machen sie zu unentbehrlichen Heilpflanzen bei Entzündungen wie etwa bei bakteriellem Ausfluss oder bei Scheidenpilz. Gerbstoffe sind für Candidapilze pures Gift! Außerdem sind Gerbstoffe für die blutflusshemmende Wirkung vieler Heilkräuter zuständig (z. B. Blutwurz, Eichenblätter, Frauenmantel, Silbermantel). Speziellen Gerbstoffen, die in Rosengewächsen vorkommen (Agrimoniin aus Odermennig), konnte eine krebsfeindliche Wirkung nachgewiesen werden.

Glykoside

Unter dem Begriff versammeln sich so unterschiedliche Pflanzeninhaltsstoffe wie etwa die Herzglykoside aus Fingerhut oder Meerzwiebel und die antibakteriell wirksamen Iridoidglykoside von Augentrost, Damiana, Ehrenpreis oder Spitzwegerich. Für die Frauen- oder Kinderheilkunde ist vielleicht Folgendes interessant: Die Herzglykoside waren einst zuerst als Hautheilpflanzen in Gebrauch; daher ist es bis heute in der Volksmedizin bei Windeldermatitis gebräuchlich, Meerzwiebelextrakt (z. B. Scilla-maritima-Urtinktur 10 %ig) in Salben einzuarbeiten.

Iridoidglykosidpflanzen wie der Spitzwegerich waren schon bei den alten Germanen große Wundarzneien; die Frauen legten die zerkauten Wegerichblätter auf wunde Brustwarzen – heute weiß man, dass das Iridoidglykosid Aucubin, das allerdings nur in frischen Spitzwegerichblättern vorkommt, Staphylokokken, also die Eiterreger und Erreger von Brustdrüsenentzündungen, im Wachstum hemmen kann.

Harze

Harze sind aromatische Stoffe, die dem Baum als eine Art Wundkork und Schutz vor Infektionen dienen. Verletzte Bäume scheiden die Harze als klebrige Flüssigkeit ab, um ihre Wunden zu schließen. Aber es gibt auch Blütenpflanzen, die Harze bilden; zum Beispiel produziert der Stinkasant (Asa foetida) in der Wurzel einen harzigen Milchsaft. Harze dienen ebenso dem Menschen als Wundarznei und Antibiotikum. In der Frauenheilkunde gebraucht man harzhaltige Salben (z. B. Aurum comp., Salbe von Wala) zur Pflege verhärteter oder wulstiger Narben; und Hippokrates hat das Harz des Myrrhenbaums als Geschwür zerteilende Gebärmutterarznei gebraucht.

Harze sind Sonnenstoffe aus dem Pflanzenreich und bringen als solche Licht und Wärme in das chronische, erkaltete Krankheitsgeschehen. Myrrhe etwa heilt Darmpilz (z. B. Sechs-Wochen-Kur mit Myrrhinil-Intest von Repha), und Weihrauch wirkt stark entzündungswidrig bei Rheuma oder Reizdarm (z. B. Olibanum-Globuli von Zilly).

Lignane

Überwiegend in Getreidearten, vor allem in Roggen sowie in Leinsamen, aber auch in Erdbeeren und Brokkoli kommen Lignane vor. Durch einen komplizierten Umwandlungsprozess, an dem unter anderem Darmbakterien beteiligt sind, gehen die Lignane in resorbierbare Verbindungen wie zum Beispiel Enterodiol und Enterolacton über, die eine östrogenartige Wirkung haben. Im Auszugsmehl sind jedoch keine Lignane mehr enthalten; deswegen hat die WHO vorgeschlagen, Vollkornbrot als »Brot für die Frau« zu benennen. Weitere Lignane kommen beispielsweise in der Brennnesselwurzel vor (Neo-Olivil) und sind verantwortlich für die antiöstrogene Wirkung beim Prostataadenom. Zu den Lignanen gehören außerdem Podophylline aus dem Wurzelstock des Maiapfels (Podophyllum), die galletreibend und zytostatisch (tumorhemmend) wirken. In der Krebsbehandlung nutzt man jedoch vornehmlich teilsynthetische Abwandlungsprodukte des Podophyllotoxins.

Saponine

Der Name dieser Wirkstoffgruppe leitet sich vom lateinischen sapo (= »Seife«) ab, weil Saponine zusammen mit Wasser schäumen. Saponinpflanzen wie etwa Panamaholz sind daher mitunter als Naturschaumstoff in Shampoos zu finden. Den Pflanzen dienen diese Stoffe vermutlich zum Schutz vor Pilzbefall. Saponine kommen vermehrt in Tropenpflanzen vor. Zu den heimischen Saponindrogen zählen Bingelkraut (Wundheilpflanze), Efeublätter (Hustenmittel) oder Kastanie (Venenmittel). Saponine wirken einerseits verflüssigend auf das Bronchialsekret und erleichtern daher das Abhusten bei Bronchitis. Andererseits haben Saponindrogen fast immer ein antibiotisches und vor allem antivirales Potenzial; Efeu etwa wird daher bei Keuchhusten eingesetzt und Bingelkraut bei bakteriellen Hautentzündungen oder bei Virusinfektionen. Die Saponine der Kermesbeere werden sogar zur Schneckenbekämpfung gebraucht.

Schleimstoffe

Schleimstoffe sind sogenannte Heteropolysaccharide, die in Wasser quellen und hochvisköse, gelartige Konsistenz haben. Zu den Schleimdrogen zählen unter anderem die Eibischwurzel, Malvenblüten und die Taubnessel. In der Frauenheilkunde nutzt man schleimhaltige Pflanzen wie etwa die Weiße Taubnessel zu reizlindernden Sitzbädern oder Vaginalspülungen. Die Schleimstoffe legen sich wie eine Art Schutzfilm auf die gereizte Haut und verhindern, dass zum Beispiel Chemikalien oder Bakterien tiefer eindringen können.

Vitamine

Vor allem in den Wildkräutern kommen reichlich Vitamine vor wie etwa das Provitamin A in Löwenzahn, Ringelblume oder Sanddornfrüchten. Meist übertreffen Wildkräuter die Anbauware (z. B. Salate) um ein Vielfaches an Vitamingehalt. Vor allem Provitamin A gilt als Antioxidans, das die Haut vor Strahlenschäden schützt (z. B. bei Bestrahlung) und die Regenerationskräfte der Schleimhaut anregt (z. B. bei »schlechtem« Pap-Test). Zu den Antioxidanzien zählt auch die Ascorbinsäure (Vitamin C), die reichlich in Acerola-Kirschen, in Sanddornfrüchten und in Hagebutten vorkommt. Vitamin C wird in der alternativen Krebstherapie hochdosiert eingesetzt, um Virusschäden der Zellen zu regenerieren, und hat sich daher bei »schlechtem« Pap-Test sowie bei Krebserkrankungen bewährt. Vorteile der Vitamine pflanzlicher Herkunft sind die gute Verträglichkeit und die geringere Gefahr der Überdosierung.

Was Schwangere meiden sollten

»Alle Dinge sind ein Gift und nichts ist ohne Gift, nur die Dosis bewirkt, dass ein Ding kein Gift ist.« (Paracelsus)

Wir leben in einer Zeit, in der es wichtiger denn je ist, wieder Vertrauen in die Heilkräfte der Natur zu gewinnen. Das Verlangen nach Naturheilmitteln nimmt glücklicherweise zu. Darum greifen viele Frauen spätestens, wenn sie einen positiven B-Test haben, wieder zu den altbewährten Heilkräutern. In Bio-, Kräuterläden und Reformhäusern werden aus diesem Grund diverse Kräutertees für Schwangere feilgeboten, die regen Absatz finden, weil die Frauen sich und ihrem Kind etwas Gutes tun wollen.

Doch bei genauer Betrachtung erweisen sich die sogenannten Schwangerschaftstees in der Überzahl als mehr oder weniger bedenklich. In den meisten Mischungen sind erwärmende und durchblutungssteigernde Pflanzen wie etwa Ingwer enthalten, der zwar in kleinen Mengen genossen einem Schwangerschaftserbrechen entgegenwirkt, in größeren Dosen jedoch Wehen begünstigen kann. Auch die obligatorischen Himbeerblättertees sollten nicht von jeder Schwangeren und auch nicht zu jeder Zeit getrunken werden, denn sie können mitunter den Muttermund viel zu früh erweichen, oder sie verstärken eine schwangerschaftsbedingte Stuhlverstopfung. Beliebte Bestandteile solcher Teemischungen sind außerdem Schafgarbe und Zinnkraut. Erstere enthält im ätherischen Öl relativ viel Thujon (Abtreibungsmittel und Nervengift) und sollte daher in der Schwangerschaft nur in Maßen genossen werden. Letzteres enthält wehenerregende Pflanzenwirkstoffe und hat in Schwangerschaftstees eigentlich gar nichts zu suchen. Selbst von kräuterkundigen Hebammen wird immer wieder Liebstöckel zum Ausschwemmen der Schwangerschaftsödeme empfohlen. Doch der Liebstock reizt auch die Nieren, die während einer Schwangerschaft eigentlich entlastet werden sollten. Darüber hinaus kann der Liebstock wiederum Blutungen oder eine frühzeitige Wehentätigkeit begünstigen. Sanfter und ebenfalls antiödematös wirken beispielsweise Brennnesselblätter oder Goldrutenkraut, in Maßen als Tee genossen.

In jedem Fall stellen fertige Kräutermischungen in der Schwangerschaft keine Universallösung dar. Die Tees sollten vielmehr individuell zusammengestellt und auf die Bedürfnisse der jeweiligen Frau zugeschnitten werden. Denn alles, was wirkt, kann natürlich Nebenwirkungen haben. In einer unkomplizierten Schwangerschaft machen kleine Mengen der vorgenannten Pflanzen oder daraus hergestellte homöopathische Tiefstpotenzen (D2) sicher nichts aus, aber bei Dauereinnahme oder in großen Mengen kann vor allem in Problemschwangerschaften möglicherweise die schädliche Wirkung überwiegen. Daher ist nachfolgend eine kleine Auswahl an Heilpflanzen aufgeführt, die in größeren Mengen zugeführt Schwangeren schaden könnten.

Neben den in der Tabelle genannten Pflanzen sollten Schwangere grundsätzlich solche Kräuter meiden,

- die stark harntreibend oder nierenreizend wirken wie zum Beispiel Liebstöckel, Petersilie oder Wacholder,
- die abführend wirken wie beispielsweise Aloe (nur innerlich), Faulbaumrinde, Purgierkreuzdorn, Rhabarberwurzel, Rhizinus, Sennesblätter oder -früchte,
- die zu Blutandrang im Becken führen wie Arnica, Berberitze, Gänseblümchen, Küchenschelle usw.,
- die den Blutfluss anregen wie etwa Beifuß, Damiana, Eberraute, Liebstöckel, Poleyminze, Rosmarin oder Wermut,
- die den Unterleib stark erwärmen wie etwa Angelikawurzel, Meisterwurz, Ingwer, Zimt und viele andere Gewürzpflanzen,
- die Schwermetalle mobilisieren wie etwa Bärlauch, Knoblauch oder Koriander,
- die Furanocumarine enthalten wie etwa Angelika, Bärenklau oder Liebstöckel, weil solche Pflanzen die hormonell bedingte Hautpigmentierung verstärken,
- die stark hormonartig wirken wie etwa Mönchspfeffer, Rotklee, Soja, Yamswurzel oder Kudzu und
- die aphrodisierend wirken wie Damiana, Rosmarin oder Yohimbe.

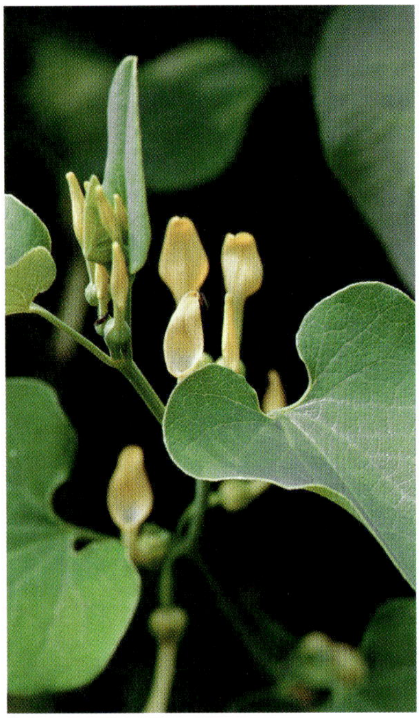

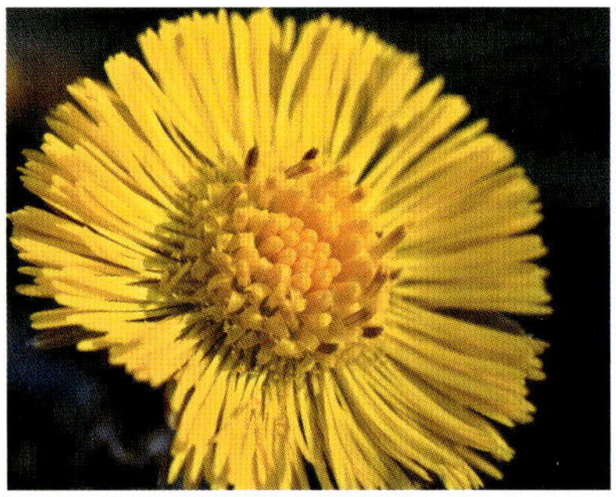

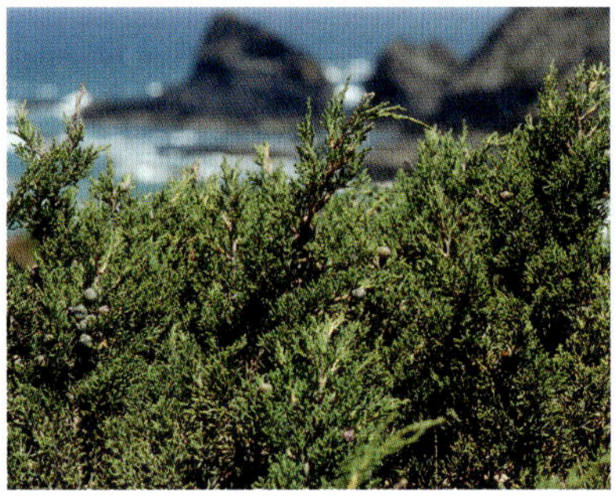

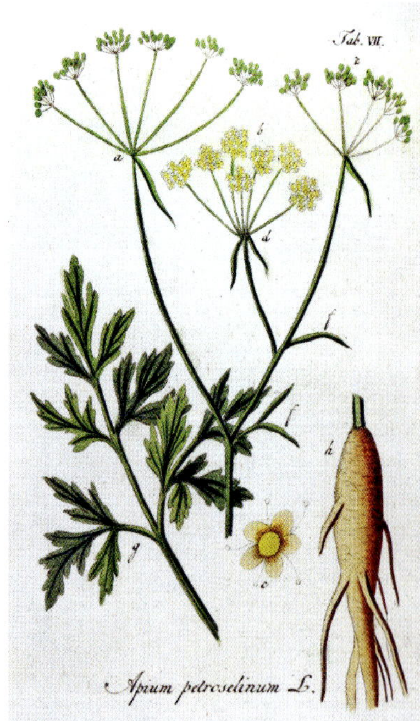

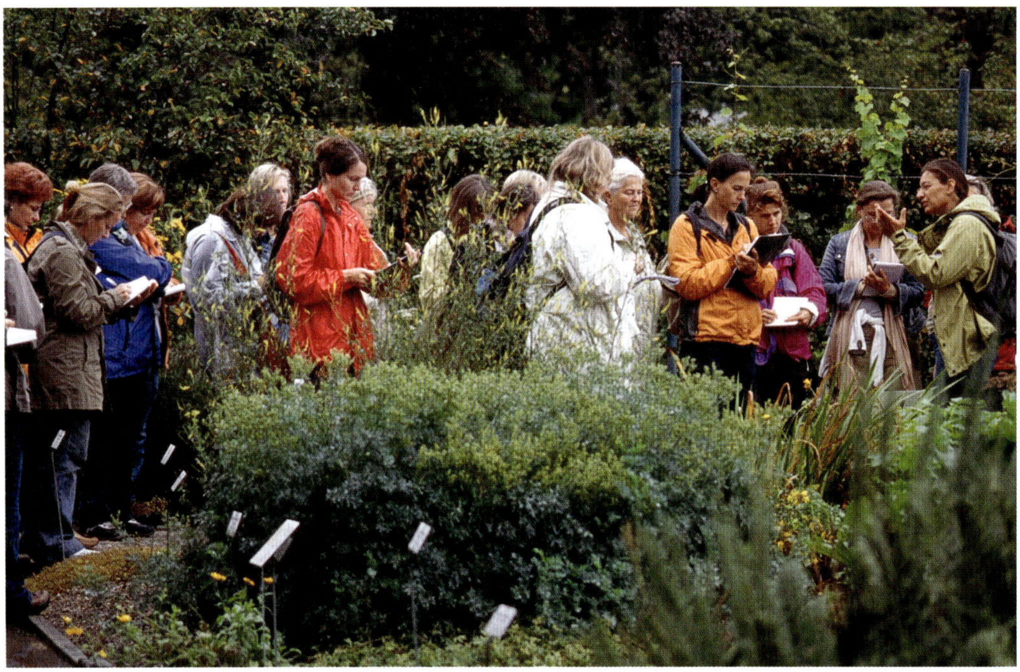

Oben links: Osterluzei Aristolochia, einst rege als Frauenkraut in Gebrauch, erwies sich sogar in homöopathischen Verdünnungen als krebserregend. (Foto: O. Rippe)

Oben Mitte, unteres Bild: Sadebaum an der portugiesischen Westküste (Foto: M. Madejsky).
Die Triebe enthalten reichlich ätherisches Öl mit abortivem Sabinol.

Unten: Frauenkräuterführung im Heilpflanzengarten des Botanischen Gartens in München (Foto: O. Rippe).

Oben Mitte, oberes Bild: Im Huflattich kommen Pyrrolizidinalkaloide vor, die sich im Tierversuch als krebserregend, leber- und erbgutschädigend erwiesen und deswegen von Schwangeren unbedingt gemieden werden sollten. (Foto: M. Madejsky)

Oben rechts: Petersilie (Kupferstich, um 1800)
In der scheinbar so harmlosen Gartenpetersilie erblicken wir eine der meistgebrauchten Abtreibungspflanzen. Vor allem die Samen enthalten ätherisches Öl mit wehenerregendem Apiol.

Nicht für Schwangere geeignet: Pflanzen mit abortivem oder mutagenem Potenzial

Pflanze	Pflanzeninhaltsstoff	Wirkung
Aloe	Anthranoide	Abortiv, mutagen
Aubergine	Steroidalkaloide	Embryotoxisch
Bärenklau	(Furano)cumarine	Emmenagog, eventuell abortiv
Baldrian	Baldrinal	Mutagen
Baumwolle	Gossypol	Wehenerregend
Beinwell	Pyrrolizidinalkaloide	Mutagen, hepatotoxisch, kanzerogen
Berberitze	Alkaloide (Berberin u. a.)	Emmenagog bis abortiv
Buschwindröschen	Protoanemonin (frisches Kraut!)	Abortiv, embryotoxisch
Chinarinde	Bitterstoff Chinin	Embryotoxisch
Eisenkraut, Echtes	Bitterstoff Verbenalin	Wehenerregend
Enzian, Gelber	Gentisin	Mutagen
Faulbaum	Anthranoide	Abortiv, mutagen
Greiskraut	Pyrrolizidinealkaloide	Kanzerogen, hepatotoxisch, mutagen
Haselwurz	Saponine	Emmenagog bis abortiv
Hirtentäschel	Peptide	Wehenerregend
Huflattich	Pyrrolizidinalkaloide	Embryotoxisch, hepatotoxisch, mutagen
Ingwer	Ätherisches Öl, Gingerole	Wehenerregend
Johanniskraut	Hypericin, Hyperforin	Möglicherweise embryotoxisch
Kaffee	Coffein	Embryotoxisch
Kohlarten	Sinigrin	Mutagen
Koloquinte	Cucurbitacine	Zytotoxisch, drastisch abführend
Küchenschelle	Protoanemonin (frisches Kraut!)	Abortiv, embryotoxisch
Lebensbaum	Thujon im ätherischen Öl	Abortiv
Leberblümchen	Protoanemonin (frisches Kraut!)	Abortiv, embryotoxisch
Meerrettich	Sinigrin	Mutagen
Mönchspfeffer	Iridoidglykoside	Hepatotoxisch
Osterluzei	Aristolochiasäure	Kanzerogen
Pestwurz	Pyrrolizidinealkaloide	Embryotoxisch, hepatotoxisch, mutagen
Petersilie	Apiol im ätherischen Öl	Abortiv
Poleiminze	Pulegon im ätherischen Öl	Abortiv, emmenagog
Rainfarn	Thujon im ätherischen Öl	Abortiv
Rauschpfeffer	Alkaloide	Möglicherweise hepatotoxisch
Raute	Furano cumarine	Emmenagog, eventuell abortiv
Rhabarber	Anthranoide	Abortiv, mutagen
Sadebaum	Sabinol	Abortiv
Salbei	Thujon im ätherischen Öl	Abortiv
Schafgarbe	Thujon im ätherischen Öl	Abortiv
Schierling	Coniin	Embryotoxisch
Schöllkraut	Alkaloide (Chelidonin u. a.)	Eventuell hepatotoxisch
Senf	Sinigrin	Mutagen
Senna	Anthranoide	Abortiv, mutagen
Silberkerze	Isoflavone, Alkaloide	Wehenerregend
Steinklee	Cumarine	Emmenagog und eventuell abortiv
Wasserdost	Pyrrolizidinalkaloide	Embryotoxisch, hepatotoxisch, mutagen
Wermut	Thujon im ätherischen Öl	Abortiv
Zimt	Ätherische Öle	Wehenerregend
Zinnkraut	Equisetonin	Wehenerregend

abortiv = kann Fehl- oder Frühgeburt auslösen
embryotoxisch = schädigt die Leibesfrucht
emmenagog = blutflussanregend
hepatotoxisch = leberschädigend
mutagen = erbgutschädigend

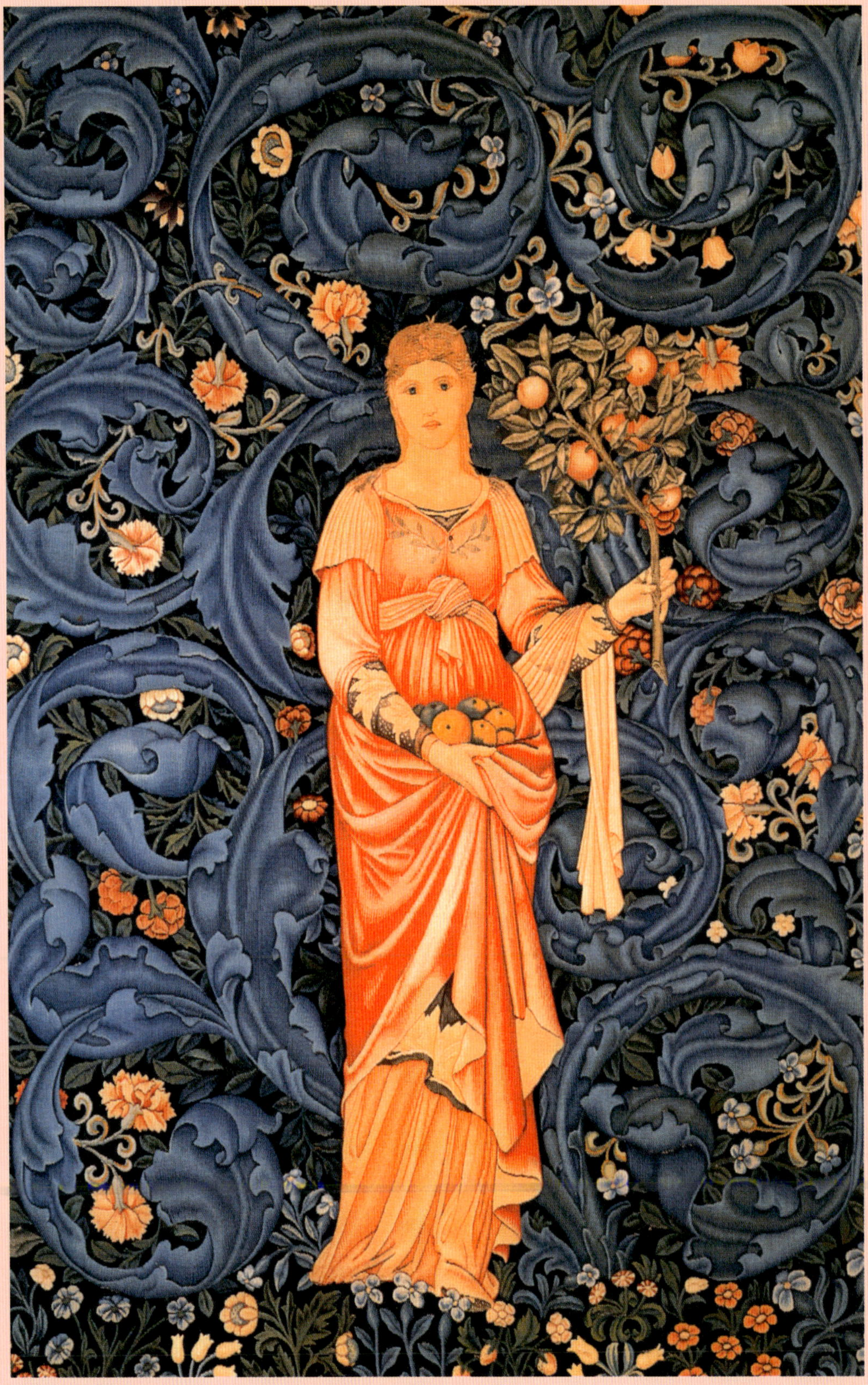

Göttin Flora (Wandteppich, Sir Edward Burne-Jones, 1884)

Frauenkräuterporträts von A bis Z

»Denn es gibt zweierlei Arzneien auf der Erde, solche für die Frauen und solche für die Männer. Den Frauen taugen ihre Arzneien, den Männern die ihren.
Es gibt ja nur deshalb weibliche und männliche Kräuter in der Welt, weil es auch weibliche und männliche Krankheiten gibt. Gäbe es den letzteren Unterschied nicht, wozu gäbe es dann die zwei Gattungen von Heilmitteln in der Natur? Die gibt es doch nur aus dem Grunde, weil es zwei Welten unter den Menschen gibt, die Frau und den Mann. Weil diese in ihren Krankheiten verschieden sind, sind auch die Heilmittel verschieden.« *(Paracelsus, Sämtliche Werke, Aschner-Ausgabe 1926)*

Zum Umgang mit den Rezepten und zu den Bezugsquellen siehe Seite (297) und (308).

Alant – Sonnenkraft für die Wechseljahre

»Alantwein benimt Zorn und Traurigkeit / stärcket den Magen / und treibt die überflüssige Feuchtigkeiten mit dem Harn ausser dem Leib herauß. / … Das [Alant-]Wasser also getruncken / und Tücher darinn genetzt und darüber gelegt / vertreibet es die Geschwulst der [Gebär-]Mutter.«

(Adamus Lonicerus, Kreuterbuch, 1679)

Namen: Altwurzel, Brustalant, Großer Heinrich, Gottesauge, Helenenkraut, Odinskopf. Der lateinische Name Inula bedeutet so viel wie ausleeren oder reinigen und bezieht sich auf die abführende Wirkung der Alantwurzel. Helenium leitet sich vom griechischen héālios (= »Sonne«) ab (wegen der sonnenhaften Alantblüten).

Botanischer Name: Echter Alant (Inula helenium), Korbblütler (Asteraceae).

Signaturen und Astrologie: Die gelben Korbblüten sind ein irdisches Abbild der Sonne und machen den Echten Alant zu einer Sonnenheilpflanze, die unter anderem stimmungsaufhellend und immunmodulierend wirkt. An seiner stattlichen Gestalt erkennt man allerdings auch den Jupitereinfluss, der im Menschen über die Leber und das Bindegewebe regiert.

Die großlappigen Blätter zeigen außerdem die Heilwirkung auf großlappige Organe wie die Lunge und die Leber an. Die Wurzelbetonung ist schließlich eine Signatur für Heilpflanzen, die bevorzugt für chronische Krankheiten oder Altersleiden bestimmt sind.

Wirkstoffe: In der Wurzel kommen Bitterstoffe (Sesquiterpenlactone) vor sowie ätherisches Öl mit »Alantkampfer« (Alantolactone und Helenin), Polyacetylene, Triterpene, Beta-Sitosterol und Inulin.

Heileigenschaften: hustenreizlindernd, schleimlösend, magenstärkend, galletreibend, entzündungswidrig, krebsfeindlich, menstruationsfördernd, in größeren Dosen möglicherweise uterustonisierend und abortiv, antibiotisch; Helenin hemmt bereits in Verdünnungen von 1:10 000 das Wachstum von Tuberkuloseerregern und Staphylokokken; pilzfeindlich.

Verwendung in der Frauenheilkunde: Der Sage nach soll der Alant aus den Tränen der schönen Helena entstanden sein, als diese um ihren Geliebten weinte. Vielleicht verbirgt sich darin bereits ein erster Hinweis auf die seelenerwärmenden und stimmungsaufhellenden Heilkräfte des sonnenhaften Korbblütlers. In der Volksmedizin wird die bitter schmeckende Wurzel jedenfalls bis heute unter anderem gegen Angstzustände und Melancholie gebraucht.

Die Verwendung von Alant in der Frauenheilkunde soll auf den berühmten griechischen Arzt Hippokrates zurückgehen, der die Wurzel als Arznei für den Uterus gerühmt hat. Im Mittelalter wurde Alantwein als Potio Sancti Pauli (Trank des heiligen Paulus) gehandelt und galt geradezu als Universalmittel gegen alle möglichen Erkrankungen von Kopf, Lungen oder Magen sowie als Schutzmittel vor der Pestilenz. Die alten Kräuterbücher sind außerdem noch voll des Lobes, was die bindegewebskräftigende Wirkung der Alantwurzel beim Leistenbruch angeht oder die Heilkräfte bei Verschleimung von Bronchien oder Magen und Darm.

Mit der Wiederbelebung der mittelalterlichen Klostermedizin erfährt der Alant inzwischen zunehmende Beachtung. Auch wenn sich die Anwendung heute vor allem auf Bronchitis, Verdauungsschwäche und die Neigung zu Verschleimung beschränkt, so hat die Wurzel dieser sonnigen Pflanze trotzdem ihren Platz in der modernen Frauenheilkunde. In der Wurzel kommen hormonartig wirkende Substanzen vor (Beta-Sitosterol), die sich bei Wechseljahrsbeschwerden als heilsam erweisen. Wegen seiner bindegewebskräftigenden Eigenschaften bessert der Alant kurmäßig angewandt auch Senkungsbeschwerden und Reizblase. Außerdem lassen sich durch Kuren mit der Alantwurzel hormonell bedingte Kopfschmerzen ab dem Ausbleiben der Regelblutungen oder Kreislaufstörungen wie Schwindel und Konzentrationsschwäche lindern. Im Rahmen solcher Kuren kehrt manchmal sogar die frühzeitig versiegte Monatsblutung wieder zurück. Schließlich sei noch darauf hingewiesen, dass der Alantwurzel eine wachstumshemmende Wirkung auf Tumoren nachgewiesen wurde. Für die tumorhemmende Wirkung werden in erster Linie die

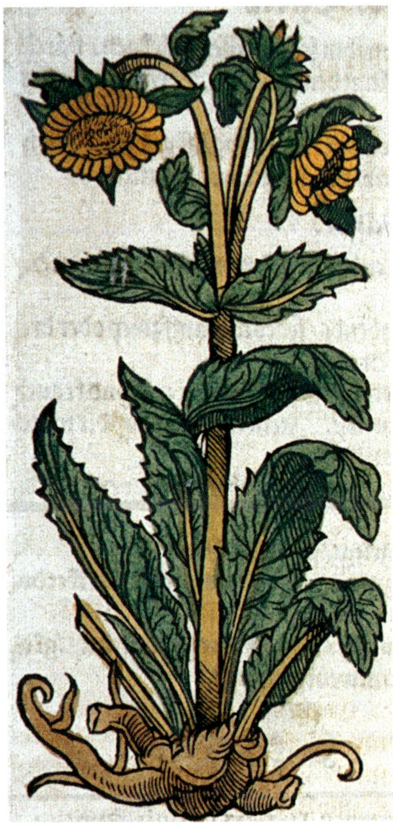

Alant (Lonitzer [Lonicerus], 1560) Die großlappigen Alantblätter deuten darauf hin, dass der Alant auf großlappige Organe wie die Leber oder die Lunge wirkt.

Inhaltsstoffe Alantolacton und Isoalantolacton verantwortlich gemacht. Das amerikanische National Cancer Institute untersuchte den Echten Alant eingehend und bestätigte die krebshemmende Wirkung. Daher sollten Frauen mit Brustkrebs in der Familie spätestens ab dem Wechsel mit Hilfe der Alantwurzel einem Ausbruch der Krebserkrankung vorbeugen.

Rezept: Alantwein für den Wechsel (Kräuterladen)
Der Alantwein dient bei leichten Wechseljahrsbeschwerden vor allem als Begleitmittel zu anderen hormonell regulierenden Maßnahmen wie etwa dem Verzicht von Kaffee oder Jodsalz bei Schweißneigung, und er ergänzt auch Pflanzenöstrogene aus Rotklee, Silberkerze oder Soja.
So wird's gemacht:
- 50 g getrocknete Alantwurzel zusammen mit 0,7 l gutem Rotwein in einen Topf geben und unter Umrühren kurz aufkochen lassen.
- Das Ganze auf kleinster Flamme etwa 5 Minuten köcheln lassen, dann vom Herd nehmen und zugedeckt allmählich abkühlen lassen.
- Im lauwarmen Zustand mit 2 bis 3 Teelöffeln Honig süßen, abseihen – fertig!
- Zum Schluss den Alantwein in die gesäuberte Weinflasche zurückfüllen. Im Kühlschrank aufbewahrt, hält sich der Weinauszug einige Wochen lang.

Anwendung: Zur Linderung leichter Wechseljahrsbeschwerden kann man kurmäßig zwei- bis dreimal täglich 1 Likörgläschen davon trinken.

Rezept: Menstruationsfördernde Teemischung (Kräuterladen)

Andornkraut (Herba Marrubii)	50 g
Alantwurzel (Radix Inulae)	50 g

Mischen, 1 bis 2 Teelöffel pro Tasse à 200 ml heiß überbrühen, etwa 10 bis 12 Minuten ziehen lassen und abseihen; 2 Tassen täglich.
Anmerkung: Die Teemischung eignet sich vor allem für Frauen ab 35, deren Menstruationsblutung allmählich zu versiegen droht. Am besten trinkt man jeweils ab Zyklusmitte 2 Tassen täglich.

Handelsprodukte:
Alantwurzel, gemahlen oder geschnitten
Alantwurzelstock (Helenii rhizoma)
Alant-Urtinktur (Inula helenium Urtinktur; DHU, Spagyra)
Alantwurzel, ätherisches Öl (Maienfelser Naturkosmetik)

Sammeltipps: Wildvorkommen sind selten und schonungsbedürftig, so dass man den Alant am besten im Garten zieht. Verwendet wird die im Frühjahr oder Herbst gegrabene Wurzel älterer Pflanzen. Idealer Erntezeitpunkt ist bei abnehmendem Mond in einem Feuerzeichen (Widder, Löwe, Schütze).

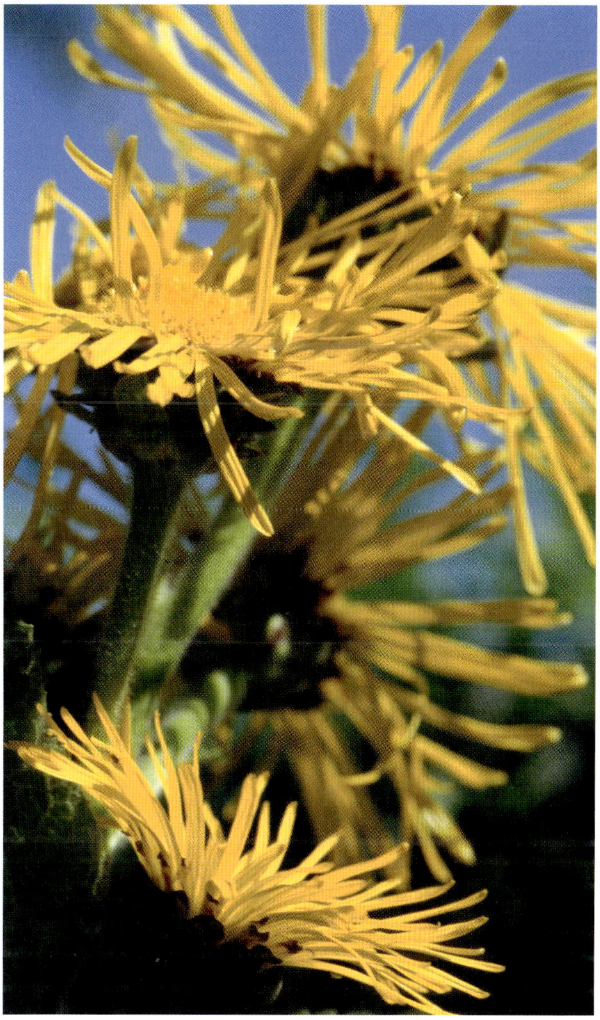

Die gelben Alantblüten zeigen Sympathie zur Gelbsucht an und übertragen sonnenhafte Heileigenschaften auf den Menschen. (Foto: O. Rippe)

Anwendungsbeschränkungen: Alant nicht in der Schwangerschaft anwenden, da eine uteruserregende Wirkung möglich ist! Allergische Reaktionen, vor allem Kontaktallergien, sind möglich. Innerlich wirkt der Alant schleimhautreizend, sodass größere Dosen zu Durchfall, Erbrechen und Krämpfen führen können.

Aloe – Balsam für die Scheidenhaut

»Aloe: Das mächtigste Liliengewächs, von jupiter- und marshaftem Einschlag. Mit wuchtiger, angeschwollener, schleimsafterfüllter, jedoch an der Peripherie verhärteter Blattbildung lebt diese sukkulente Pflanze in trocken-heißer Landschaft, lange Zeit ätherisch-gestaut, bis die Entspannung in die feurige Blütenrakete erfolgt.«
(Wilhelm Pelikan, Heilpflanzenkunde, 1958)

Namen: Barbados-Aloe, Wüstenlilie.

Botanischer Name: Aloe vera (Aloe barbadensis), Baum-Aloe (Aloe arborescens), Aloegewächse (Aloaceae).

Signaturen und Astrologie: Wie der Name »Wüstenlilie« schon andeutet, stammen viele Aloearten aus heißen Ländern, speziell aus dem südlichen Afrika. Die Hitzeresistenz sowie die stacheligen Blattränder und -spitzen deuten auf Mars hin, der als feurigster Planet im Menschen über die Galle sowie über Entzündungsprozesse regiert. An der Strahlenresistenz erkennt man zugleich die Heilpflanze für Strahlenschäden oder Verbrennungen. Weil sich der Saft an der Luft gelblich färbt, finden Aloearten (z. B. Aloe ferox) volksmedizinisch gegen Gelbsucht und Leber-Galle-Leiden innerlich Anwendung. Der gelbliche und bitter schmeckende Saft, aber auch die fleischigen Blätter, die sich gummiartig bis ledrig anfühlen, zeigen zugleich Jupiter an, was die Aloe bei innerlichem Gebrauch wiederum zu einer Heilpflanze für Leber und Galle macht. Eben weil sich die Blätter im Wüstenklima effektiv vor Austrocknung schützen, dienen sie als Heilmittel bei zu Trockenheit neigender Haut. Der gelartige und durchsichtige Blattkern deutet auf mondhaftes Wirken hin, wobei der Mond unter anderem über die Haut und die Schleimhaut regiert.

Die große Wundheilpflanze zeigt sich in der Eigenschaft der Aloe, Verletzungen der Blätter durch Zusammenziehen rasch selbst zu verschließen. Eine auffällige Signatur erblickt man, wenn man einmal ein abgeschnittenes Blatt in ein Tuch wickelt: Das Wundsekret der Pflanze ähnelt auf verblüffende Weise dem eitrigen Wundsekret bei Mensch oder Tier.

Wirkstoffe: In den Blättern finden sich Anthracenderivate, Aloin, Aloe-Emodin, Schleimstoffe, Harze, Polysaccharide, Vitamine, Mineralstoffe, Lignine, Saponine, Anthrachinone, Enzyme und etwas Salicylsäure.

Heileigenschaften: entzündungswidrig, wundheilend, kühlend, juckreizlindernd, hautregenerierend, leicht antimykotisch und antimikrobiell (Aloe-Emodin), hautverjüngend, reepithelisierend und feuchtigkeitsbindend.

Verwendung in der Frauenheilkunde: Das innere Gel verschiedener Aloearten hat in der Kosmetik große Bekanntheit erlangt. Doch die hautregenerierenden und wundheilenden Eigenschaften sind bei typischen Frauenleiden ebenfalls hilfreich. Zuerst sei hier die Scheidentrockenheit genannt, die ab dem Wechsel wegen des zunehmenden Östrogenmangels zum Problem werden kann.

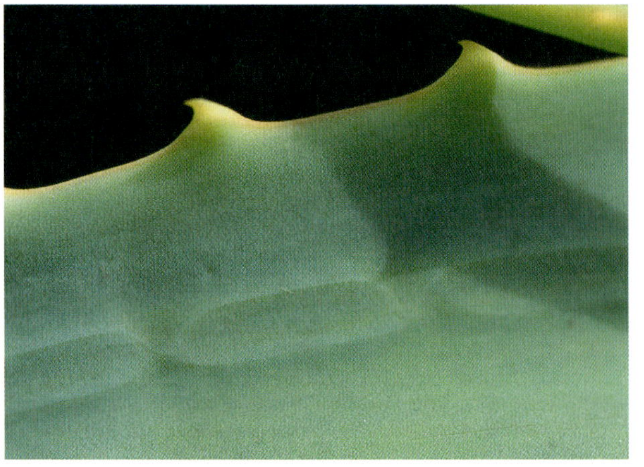

Das Blatt einer Aloe ferrox gibt sich wehrhaft und offenbart gleichsam den Einfluss auf rhythmische Prozesse wie die Menstruationsblutung. (Foto: M. Madejsky)

Sinken die Östrogene, dann wird die Scheidenhaut in der Folge dünner, empfänglicher für Pilzinfektionen und empfindlicher gegenüber mechanischer Reizung, so dass der Geschlechtsverkehr mitunter Schmerzen verursacht.

Hier kann die Aloe Abhilfe schaffen, denn sie spendet ein natürliches und besonders angenehmes Gel, das die Scheidenhaut pflegt und sogar ein wenig vor Bakterien oder Pilzen schützt. Trägt man dieses Gel täglich oder eben so oft wie möglich auf, dann regeneriert es selbst chronische Scheidenhautreizungen, wie sie zum Beispiel bei Kraurose vorkommen. Weil die Pflanze sich selbst vor Austrocknung, Hitze oder Strahlenschäden zu schützen weiß, birgt sie nicht nur Heilkräfte gegen die Austrocknung in sich, sondern auch gegen Verbrennungen und speziell gegen Schäden etwa nach der Bestrahlung bei Krebs oder der Laserbehandlung von Warzen. In jedem Fall sollte frau sich gleich mehrere Aloepflanzen anschaffen und aus den frischen Blättern selbst ein Aloegel herstellen.

Rezept: Aloe-vera-Gel zur Vaginalpflege bei gereizter Scheidenhaut
Das handelsübliche Aloe-vera-Gel wird gewonnen, indem zuerst die bittere Blattrinde abgeschält und anschließend das Blattinnere ausgepresst wird. Damit das Gel haltbarer wird, setzt man Konservierungsmittel zu (z. B. Kaliumsorbat, Natriumbenzoat, Natriumsulfit, Zitronensäure). Wer Konservierungsmittel vermeiden möchte, kann sich das Aloe-vera-Gel leicht selbst herstellen.
So wird's gemacht:
- Ein frisches Aloe-Blatt wie eine Karotte schälen, bis der durchsichtige, glitschige Kern übrig bleibt; unbedingt alle gelben und bitteren Anteile entfernen, denn diese wirken hautreizend.

- Das Blattinnere grob zerkleinern, in einen Messbecher geben und mit dem Mixstab möglichst fein pürieren – fertig!
- Einen Teil des frisch pürierten Aloegels kann man in Kleinstportionen einfrieren und bei Bedarf wieder auftauen. Das selbstgewonnene Aloegel sollte jedoch vor allem frisch angewendet werden; gekühlt hält es sich 1 bis 2 Tage.

Anwendung: Zur Vaginalpflege genügt es, wenn man das Gel mit sauberen Fingern auf die gereizte Haut am Scheideneingang aufträgt. Es regeneriert die rissige Haut bei Craurosis vulvae, lindert Scheidentrockenheit, pflegt die gereizte Scheidenhaut bei Ekzemen, nach Bestrahlung oder nach Laserbehandlung, und es dient als natürliches Gleitgel beim Geschlechtsverkehr. Um die Haltbarkeit und die antimikrobiellen Heileigenschaften zu verstärken, kann man dem Aloegel milde ätherische Öle und kolloidales Silber beimengen, zum Beispiel 2 bis 5 Tropfen Lavendelöl und 5 bis 10 Tropfen kolloidales Silber auf 10 ml Aloegel. Das gut verschüttelte Gemisch kann bei Entzündungen der Scheidenhaut täglich mit einer sauberen Einmalspritze vorsichtig in die Scheide eingebracht werden.

Aloe vera
(L. Fuchs, 1543)

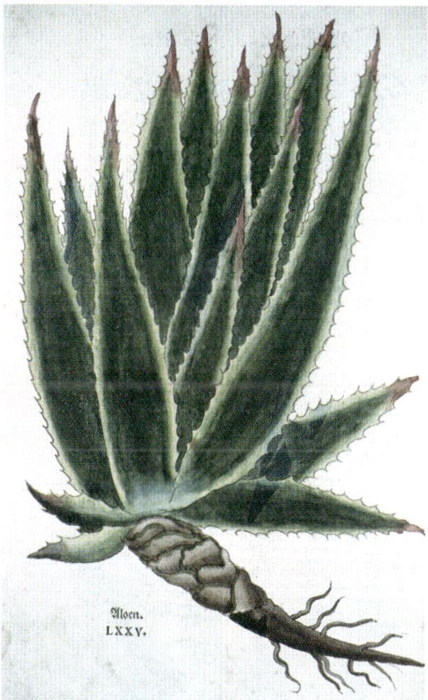

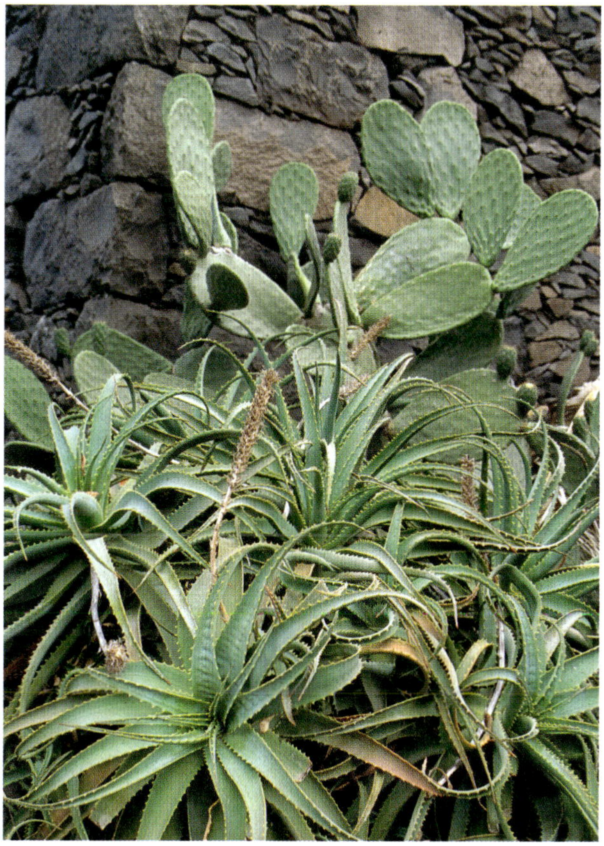

Baum-Aloe (Aloe arborescens), auf der Kanareninsel La Gomera aufgenommen (Foto: O. Rippe)
Lange vor dem Aloe-vera-Boom nutzten unsere Großmütter den schleimhaltigen Blattkern dieser besonders wirksamen Aloe-Art, um beispielsweise Brandwunden zu versorgen.

Handelsprodukte:
Aloe-vera-Gel 1:1 (Caelo)
Aloe-vera-Gel 10fach konzentriert (Caelo)
Aloe vera 10fach (enthält wenig Konservierungsstoffe; La Vita)
Aloe-vera-Öl (Sojaölmazerat aus Aloe barbadensis; Caelo)

Sammeltipps: Man erntet einzelne Blätter älterer Pflanzen am besten bei zunehmendem Mond in einem Wasserzeichen (z. B. Krebs oder Skorpion).

Anwendungsbeschränkungen: Die äußerliche Anwendung des Gels ist unbedenklich, sofern man bei der Selbstherstellung die bittere Blattrinde und den gelblichen Pflanzensaft gründlich entfernt hat, denn diese wirken sonst hautreizend. Bei innerlichem Gebrauch wirkt vor allem der gelbe Saft der Aloe stark abführend, darmreizend, blutungsfördernd und abortiv. Daher ist von der Einnahme in der Schwangerschaft dringend abzuraten, ebenso bei Neigung zu starken Blutungen, bei Reizdarm, bei Durchfallneigung und bei Nierenschwäche.

Angelika – Die Lichtbringerin für Bauch und Seele

»... es [Engelwurz-Pulver] fürdert die weibliche Monatblum / hilfft der schwären Geburt / zertheilet alle innerliche Geschwulst ... / legt die Muttergrimmen / und sonderlich stillet es den Mutterschmerzen nach der Geburt.«
(Jakobus Tabernaemontanus, Kräuterbuch, 1731)

Namen: Angelika, Angstwurz, Brustwurz, Cholerawurzel, Dreyeinigkeitswurzel, Erzengelwurz, Giftwurz, Heiligenbitter, Theriakwurzel, Zahnwurzel.

Botanischer Name: Echte Engelwurz oder Erzengelwurz (Angelica archangelica), Doldenblütler (Apiaceae).

Signaturen und Astrologie: Vor der Blüte sind die Dolden in zwei Blattscheiden eingehüllt, was der Pflanze ein madonnenhaftes Aussehen verleiht und die magische Schutzpflanze erkennen lässt. Die lichtvolle Erscheinung der Erzengelwurz sowie ihr gelblicher Saft zeigen die Sonnenpflanze an, die dem Körper und der Seele Licht und Wärme spendet. Wegen ihrer allesheilenden Sonnenkräfte ist die Wurzel traditioneller Bestandteil zahlreicher Lebenselixiere (z. B. Melissengeist, Aquavit, Bénédictine, Averna usw.).

Den Vitalitätsspender erkennt man am roten Stengel, der zugleich Sympathie zum Menstrualblut anzeigt. Außerdem wirkt in dem majestätischen Doldenblütler noch die Planetenkraft Mars, vor allem wegen des brennenden Geschmacks und wegen der Brandblasen (phototoxischen Reaktionen), die der Pflanzensaft im Zusammenspiel mit Sonnenlicht verursachen kann. Ferner untersteht die Familie der Doldengewächse mehr oder weniger dem Merkurprinzip und nimmt Einfluss auf den Gesamtstoffwechsel sowie auf Drüsengewebe (Keimdrüsen, Lymphdrüsen).

Am Samenreichtum erkennt man die Fruchtbarkeitspflanze, wobei die Kugeldolden mit den vielen Samen auch Sympathie zu den Eierstöcken mit den Keimzellen oder Zysten zeigen. Das Wesen der Engelwurz ist es, einzuhüllen, Körper und Seele zu erwärmen und zu durchlichten sowie vor allem Ängste zu lösen.

Wirkstoffe: In der Wurzel finden sich ätherische Öle (mit Phellandren, Pinen, Sabinen, Limonen u. a.), Bisabolol, Harze, Bitterstoffe, Furanocumarine, Sitosterol und Gerbstoffe.

Heileigenschaften: krampflösend, galletreibend, verdauungsfördernd, anregend auf Magensaft- und Bauchspeicheldrüsensekretion, erwärmend auf die Bauchorgane, anregend auf die Keimdrüsen, fruchtbarkeitssteigernd, resolvierend bei Narben oder Zysten.

Verwendung in der Frauenheilkunde: Bekanntheit erlangte die Angelika oder Erzengelwurz vor allem als Hauptbestandteil von Lebenselixieren und Verdauungsschnäpsen wie etwa Melissengeist oder Averna. Die Wurzel bringt auch als Tee oder Extrakt eingenommen spürbar Wärme in den Körper, insbesondere feuert sie die Verdauungsorgane an. In der wirkstofforientierten Phytotherapie zählt die Angelika zu den aromatischen Bitterpflanzen, und ihre Anwendung bleibt weitgehend auf Völlegefühl und Verdauungsschwäche beschränkt. Doch in der traditionellen Heilkunde nutzt man ihre Sonnenheilkräfte, um Wärme in den Unterleib zu bringen.

Die chinesische Art (Angelica sinensis) wird in der Traditionellen Chinesischen Medizin (TCM) unter anderem gebraucht, um Frigidität, Impotenz und Unfruchtbarkeit zu behandeln. Die Erzengelwurz erweist sich hierin als gleichwertig. Erfahrungsgemäß erwärmt sie ebenfalls die Bauchorgane, regt die Keimdrüsen und den Eisprung an.

Beim Mann stärkt sie die Potenz und fördert die Spermienbildung. Paracelsus wies darauf hin, dass so, wie die Sonne die Fruchtbarkeit der Erde bewirkt, Sonnenheilmittel wie die Angelikawurzel die Empfängnis fördern, indem sie Lebenswärme in den Bauch bringen.

Manche Gynäkologen empfehlen die Extrakte ferner bei Zysten oder bei Narben im Bauchraum sowie gegen Eileiterverklebung (bewährt hat sich hier vor allem die kurmäßige Einnahme von Abdomilon [Cesra]). Insbesondere funktionelle Zysten, die kommen und gehen, lassen sich unterstützend mit Angelika behandeln. Nicht zuletzt kann die Engelwurz dank ihrer krampflösenden Wirkung auch bei Regelbeschwerden gebraucht werden, am besten trinkt man den Tee schon vorbeugend einige Tage vor dem Blutungseintritt zusammen mit Frauenmantelkraut, Gänsefingerkraut und Schafgarbe jeweils zu gleichen Teilen.

Ab den Wechseljahren verbessert die Angelikawurzel wegen ihrer milden Bitterwirkung die Verdauung und fördert vor allem die Resorption von Eisen und Spurenelementen, so dass sie indirekt auch vor Osteoporose schützt.

Rezept: Eisprungtee (Kräuterladen)

Angelikawurzel	50 g
Beifußkraut	50 g
Damianablätter	40 g
Eisenkraut, Echtes	30 g
Rosmarin	30 g

Die getrockneten Kräuter miteinander mischen, 2 gehäufte Teelöffel der Mischung mit 250 ml kochendem Wasser überbrühen, etwa 10 bis 12 Minuten ziehen lassen und abseihen. Ab dem Ausklingen der Regelblutung bis zum Eisprung täglich 2 bis 3 Tassen (½ bis ¾ l) trinken, am besten jeweils vor oder zwischen den Mahlzeiten.

Dieser Tee regt die Hypophyse an und erwärmt den Bauchraum, so dass auch die Eierstöcke besser arbeiten und es in der Folge zu einem Eisprung kommen kann. Daher zählt die Mischung zu den bewährten Begleitmitteln bei Kinderwunsch, aber auch bei kleineren Zysten (speziell bei sogenannten Retentionszysten).

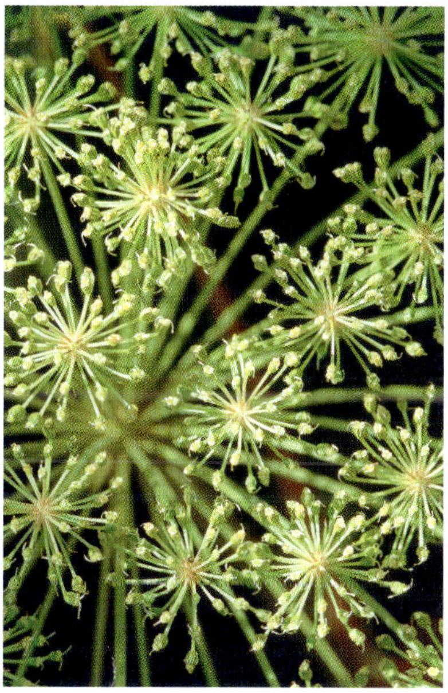

Nach der Signaturenlehre übertragen samenreiche Pflanzen ihren Fruchtbarkeitsgeist auf Mensch oder Tier. (Foto: M. Madejsky)

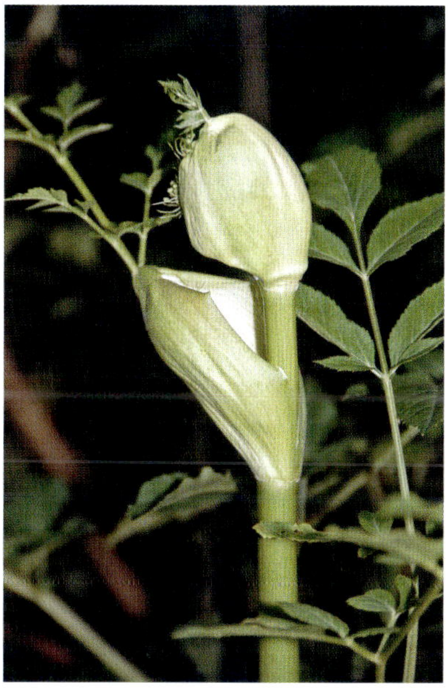

Die von Hüllblättern umgebenen Blütendolden verleihen der Waldengelwurz ein madonnenhaftes Aussehen und deuten die schutzmagischen Kräfte an. (Foto: M. Madejsky)

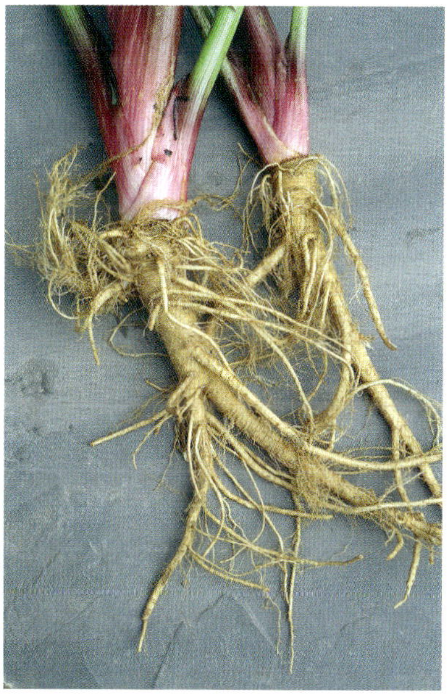

Der rötliche Stengel der Angelika zeigt Sympathie zum Mondblut. (Foto: O. Rippe)

Rezept: Zystentee (Kräuterladen)

Angelikawurzel	50 g
Frauenmantelkraut	30 g
Gänsefingerkraut	30 g
Kardobenediktenkraut	20 g
Majoran	20 g
Zinnkraut	50 g

Kräuter und Wurzeln gründlich miteinander mischen, 2 gehäufte Teelöffel pro Tasse à 200 ml heiß überbrühen, etwa 10 bis 15 Minuten ziehen lassen und abseihen. Bei funktionellen Zysten zunächst kurmäßig über 6 bis 8 Wochen hinweg 2 bis 4 Tassen über den Tag verteilt trinken, danach eventuell mit 1 bis 2 Tassen pro Tag eine Zeitlang fortfahren.

Wichtig: Die Teemischung ist eine ideale Ergänzung zu anderen Zystenmitteln (z. B. Magnesium sulfuricum/Ovaria comp. von Wala und Mucokehl-D3-Zäpfchen von Sanum).

Praxistipp: Lymphknotenschwellung im Leistenbereich
Bei schmerzhaften Lymphknotenschwellungen im Leistenbereich sollte in jedem Fall im Rahmen einer gynäkologischen Untersuchung gezielt nach Entzündungen im Unterleib gesucht werden. Sofern sich keine Ursache findet – oder auch begleitend zur schulmedizinischen Therapie –, kann man die Lymphknoten mit Archangelica comp., Salbe von Weleda, einreiben. Sie enthält neben Engelwurzpresssaft weitere antibiotisch wirksame ätherische Öle sowie homöopathische Verdünnungen von Knoblauch und Zwiebel. Aufgrund der Zusammensetzung bewirkt eine Salbenbehandlung eine Lymphentlastung, so dass sich entzündlich bedingte Lymphknotenschwellungen rascher zurückbilden.

Handelsprodukte:
Getrocknete Angelikawurzel (Angelicae radix)
Archangelica-Urtinktur (DHU, Spagyra, Aurora-Pharma)
Archangelica 10 % (Salbe; Weleda)
Archangelica Rh D3 (wässrige Verdünnung; Weleda)
Angelika, ätherisches Öl (Maienfelser Naturkosmetik, Primavera, Neumond)

Sammeltipps: Für heilkundliche Zwecke gräbt man die Wurzel zweijähriger Pflanzen im Frühjahr vor der Blüte, am besten bei abnehmendem Mond. Wildvorkommen sollten geschont werden. Die aus dem Anbau stammende Handelsware ist in der Regel qualitativ hochwertig und lange Zeit heilkraftig. Für Räucherungen verwendet man auch die Samen. Die Stengel kann man kandieren.

Anwendungsbeschränkungen: Die Angelikawurzel enthält phototoxische Substanzen (Furanocumarine), so dass vor allem Hellhäutige und Rothaarige Tee oder Extrakte nur kurzfristig und in geringen Dosen anwenden sollten. Bei längerfristigem Gebrauch sollte man die Sonnenexposition meiden. Während der Schwangerschaft ist die Einnahme von Tee oder Extrakten nicht angezeigt.

Arnika – Erste Hilfe bei Geburtsblutungen

»Arnika wird von allen Kräuterkennern, besonders auch von Pfarrer Kneipp empfohlen für Wunden, verhütet Eiterung und beschleunigt die Heilung.«
(Johann Künzle, Chrut und Uchrut, 1935)

Namen: Bergwohlverleih, Engelskraut, Fallkraut, Kraftwurz, Wundkraut.

Botanischer Name: Arnika (Arnica montana), Korbblütler (Asteraceae).

Signaturen und Astrologie: Astrologisch ordnet man Arnika wegen ihrer sonnengelben Körbchenblüten zunächst der Sonne zu, was sie zu einer wohlwollenden und auch seelenerwärmenden Heilpflanze macht. Die Blüte wirkt jedoch stets etwas zerzaust, da die Zungenblüten meist unordentlich in verschiedene Richtungen zeigen – dies weist auf Uranus hin, der als »Herr des Plötzlichen« unter anderem für Unfälle und andere Zufälligkeiten zuständig ist.

Die beiden Nebenblüten, die ein wenig an erhobene Arme erinnern, verleihen der blühenden Arnika ein gestaltenhaftes Aussehen, was in der Signaturenlehre stets als Zeichen dafür gesehen wurde, dass es sich um eine Arznei für den ganzen Menschen, also um einen Vielheiler, eine Panazee handelt.

Wirkstoffe: In den Blüten finden sich Sesquiterpenlactone, Helenalinester, Flavonoide, ätherisches Öl und Cumarine.

Heileigenschaften: entzündungswidrig durch Hemmung der Freisetzung von Histamin und Serotonin, wundheilungsfördernd, antiseptisch (Helenalinester wirkt antibakteriell und antimykotisch), abschwellend, resorptionsfördernd bei Hämatomen, kreislaufanregend, blutdruckregulierend (ab D6), in homöopathischer Form bewährt bei Traumen aller Art sowie zur Vor- und Nachsorge rund um Operationen und bei Geburtsblutungen (Arnica C30).

Verwendung in der Frauenheilkunde: Die Behandlung von Traumen aller Art ist ohne die homöopathisch zubereitete Arnika heute nicht mehr vorstellbar. Ihre entzündungswidrigen und wundheilenden Heilkräfte sind so groß, dass sie sogar in manchen Krankenhäusern vor operativen Eingriffen verabreicht wird – mit dem Effekt, dass die Wunden schneller abheilen, dass sich Schwellungen rascher zurückbilden und dass es überhaupt zu weniger Komplikationen kommt. Neben der vorbeugenden Einzelgabe von Arnica C30 hat es sich bewährt, zusätzlich so lange Traumeel-Tabletten von Heel einzunehmen, bis nach der Operation alle inneren Wunden gut abgeheilt sind, denn Traumeel enthält neben anderen Wundmitteln auch Arnica D4.

Weniger bekannt ist, dass Arnika zu den großen Resorptivmitteln zählt, die auch entzündlich bedingte Schwellungen der Eierstöcke lindern können. Vor allem bei chronischer Eierstockreizung, die gern mit ziehenden oder stechenden Eierstockschmerzen einhergehen, können Kuren mit Arnica D6 oder mit Traumeel wahre Wunder bewirken, wobei die von Fachleuten durchgeführten subkutanen Injektionen über den Eierstöcken deutlich stärkere Wirkung zeigen als die Einnahme der Tabletten oder Tropfen. Dennoch sollte man Arnica C30 auch bei Mittelschmerzen versuchen, da die homöopathisch zubereitete Arnika die beim Eisprung in den Bauchraum gelangte Flüssigkeit resorbieren hilft und die den Mittelschmerz verursachende Bauchfellreizung schneller abklingen lässt.

Die abschwellenden Kräfte (einer Einzelgabe Arnica C30 oder wiederholter Gaben der D4 oder D6) sind natürlich auch bei anderen Entzündungen wie etwa bei Harnwegsinfekten ein hilfreiches Begleitmittel. Von den bekannten Hauptindikationen wie etwa Blutergüssen, Quetschungen, Schwellungen Zerrungen etc. abgesehen, unterstützt Arnica ebenfalls den Heilungsprozess nach seelischen Traumen wie zum Beispiel nach sexuellem Missbrauch. Bei psychischen Leiden wählt man vor allem dann höhere Potenzen (z. B. Arnica C30), wenn das traumatische Ereignis wiederholt geträumt wird.

Ein weiteres Trauma, bei dem die Arnika erste Hilfe leistet, ist beispielsweise eine Geburt. Insbesondere nach langwierigen und schweren Geburten sollte Arnica C30 daher die erste Arznei für den Säugling sein, damit sich Körper und Seele leichter von den Strapazen erholen; dazu kann man dem Kind einfach ein Kügelchen in den Mund legen. Für viele Mütter war die Arnica C30 direkt nach der Geburt mehr als eine Wohltat, denn sie stillt selbst starke Geburtsblutungen meist

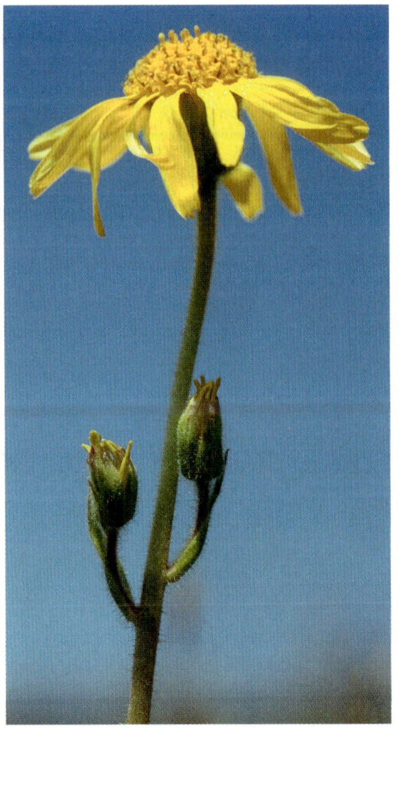

Blühende Arnika, erkennbar an den seitlichen Blütentrieben (Foto: M. Madejsky)

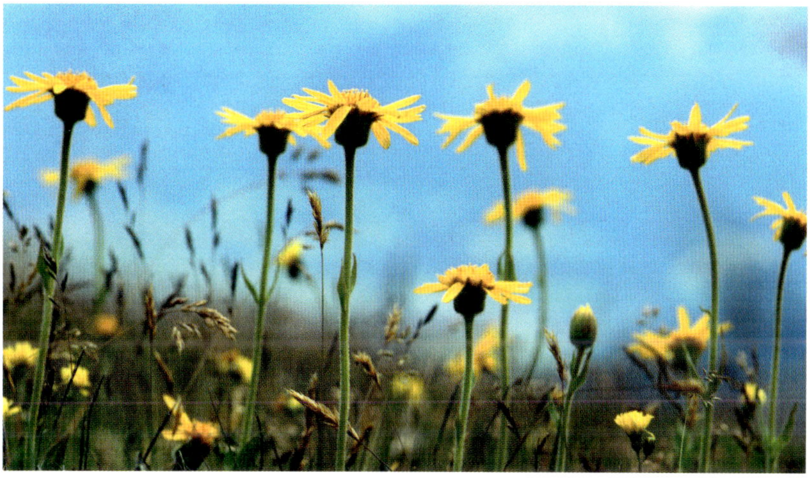

Arnikawiese auf dem Wattles in Südtirol (Foto: O. Rippe)
An seinen Naturstandorten wird der Bergwohlverleih immer seltener, weswegen wahre Pflanzenfreunde ihn stehen lassen und ihre Arnikaschnäpse aus der Anbauware herstellen.

prompt und zuverlässig, weshalb die Arnica C30 inzwischen zu den Routinemitteln homöopathisch arbeitender Hebammen gehört. Nicht zuletzt sollte man es auch bei Gebärmutterblutungen versuchen, die auf seelische Traumen zurückgehen, wenn also im Sinne der Psychosomatik »die Gebärmutter weint«.

In Form von Gels, Salben oder Umschlägen äußerlich angewandt, erweist sich die Arnikatinktur schließlich noch bei Entzündungen am Scheideneingang und im Dammbereich als hilfreich. So kann man etwa bei Entzündungen durch Staphylokokken, Streptokokken oder Candida albicans mit ihrer Hilfe (z. B. in Form von Combudoron-Gel von Weleda) Juckreiz und Schwellungen lindern und die Krankheitserreger im Wachstum hemmen.

Rezept: Arnikatinktur bei Schwellungen und Entzündungen
Zur Herstellung einer Arnikatinktur benötigt man 30 g getrocknete Arnikablüten aus dem Bioanbau oder 1 bis 2 ganze, blühende Pflanzen mitsamt Wurzel sowie ca. 200 ml 70-prozentigen Alkohol und ein Schraubglas.
So wird's gemacht:
- Arnikablüten mit dem Alkohol in einem sauberen Schraubglas ansetzen, so dass möglichst wenig Luft im Glas verbleibt.
- Das gut verschlossene Glas täglich einmal kräftig schütteln.
- Nach etwa 4 Wochen die Arnikatinktur durch ein Sieb oder Küchentuch abseihen und in eine Braunflasche füllen – Beschriften nicht vergessen!

Anwendung: Die Arnikatinktur kann zum Beispiel bei Brustentzündungen in der Stillzeit verdünnt zu Umschlägen gebraucht werden (1 Esslöffel auf 250 ml Wasser). Die Tinktur lässt sich auch in entzündungswidrige Gels oder Salben (5 - bis 10 % ig) einarbeiten.

Praxistipp: Eierstockentzündung
Eine Eierstockentzündung sollte grundsätzlich vom Frauenarzt oder von der Frauenärztin behandelt werden und muss nötigenfalls mit Antibiotika bekämpft werden. Doch falls es sich nur um eine leichte Entzündung handelt und es eben noch nicht zur Eiter- oder Abszessbildung gekommen ist – oder auch bei chronisch entzündlicher Eierstockreizung –, können alternativ zu Antibiotikagaben Traumeel-Ampullen injiziert werden.

Sinnvoll ist die hoch dosierte Stoßtherapie zu Beginn: 1 Woche lang bis zu täglich 1 Ampulle Traumeel subkutan über den Eierstöcken injizieren lassen, danach bei Bedarf mit 2 Ampullen pro Woche fortfahren. Zusätzlich wirken Frauenmanteltee und Sitzbäder (z. B. Schafgarbe) heilsam.

Handelsprodukte:
Arnikablüten, ganz (Arnicae flos)
Arnikatinktur (Tinctura Arnicae)
Arnica e planta tota (Globuli, ab D2; Wala)
Arnica e floribus, Oleum (Blüten; Wala)
Arnika-Essenz (Blüten; Wala)
Arnika-Essenz (Planta tota; Weleda)
Arnika-Gelee (Planta tota; Weleda)
Arnika-Salbe 30 % oder 10 % (Planta tota; Weleda)

Sammeltipps: Die Arnika steht unter strengem Naturschutz und sollte an ihren wenigen Standorten unbedingt geschont werden. Zur Herstellung einer Arnikatinktur genügt die Anbauware.

Die homöopathische Tinktur wird aus dem getrockneten Wurzelstock hergestellt. Die Tinktur zum äußerlichen Gebrauch kann ebenfalls aus der ganzen, blühenden Pflanze ohne Wurzel gewonnen werden. Der volksmedizinische Arnikaschnaps enthält meist nur die Blüten.

Anwendungsbeschränkungen: Grundsätzlich ist eine Korbblütlerallergie möglich. Vorsicht ist beim innerlichen Gebrauch geboten, da eine Überdosierung die Herzfunktion beeinträchtigt. In der Schwangerschaft kann die Einnahme von Arnikaextrakten abortiv wirken, da sie die Gebärmutter zu Kontraktionen anregt.

Bärentraube – Ein pflanzliches Antibiotikum bei Zystitis

»Uva Ursi [die Bärentraube] kann als eines der besten Harndesinfizientia, speziell bei chronischer Cystitis mit Eiterbildung und Harnverhaltung und auch bei Coli-Cystitis bezeichnet werden.«
(Gerhard Madaus, Lehrbuch der biologischen Heilmittel, 1938)

Namen: Wilder Buchs, Sandbeere, Steinbeere, Wolfsbeere.

Botanischer Name: Bärentraube (Arctostaphylos uva-ursi), Heidekrautgewächse (Ericaceae).

Signaturen und Astrologie: Die roten Beeren zeigen Sympathie zur Entzündung, welche die Bärentraubenblätter vor allem im Harnwegsbereich zu heilen vermögen. Der stark zusammenziehende Geschmack, der auf den hohen Gerbstoffgehalt zurückgeht, offenbart die austrocknenden und konservierenden Kräfte der antibiotischen Pflanze.

Wegen der ledrigen Blätter unterstellt man die Pflanze unter anderem Jupiter, der zum Beispiel über das Bindegewebe regiert, das bei Reizblase meist erschlafft ist. Weil die Bärentraube eine immergrüne Gebirgspflanze ist, wirkt hier ebenso ein wenig Saturn, der auch als Herr der Gebirgswelt bezeichnet wird und der über chronische Leiden regiert.

Wirkstoffe: Hauptinhaltstoff der Blätter ist das im alkalischen Harn antibakteriell wirksame Arbutin. Des Weiteren finden sich in den Blättern bis zu 20 Prozent Gerbstoffe (Gallotannine und Catechingerbstoffe), Flavonoide (vor allem Hyperosid, Quercetin), Triterpene (unter anderen Uvaol und Ursolsäure) und etwas Lithospermsäure.

Heileigenschaften: harntreibend, harnwegsdesinfizierend, antibakteriell (Coli, Staphylokokken, Streptokokken, Proteus, Ureaplasmen), reizlindernd und entzündungswidrig bei Blasengrieß und Nierensteinen.

Verwendung in der Frauenheilkunde: In der Bärentraube erblicken wir die Kardinalheilpflanze für die entzündeten Harnwege. Bei Blasen- oder leichten Nierenbeckenentzündungen, gleich, ob akut oder chronisch, steht sie heute an der ersten Stelle der verordneten Heilpflanzen. Inzwischen zählt sie auch zu den gut untersuchten Arzneipflanzen. Wissenschaftler konnten feststellen, dass Zubereitungen aus Bärentraubenblättern eine Vielzahl von Bakterien bekämpfen, die typischerweise Entzündungen der Harnblase und des Nierenbeckens verursachen. In Untersuchungen erwies sich die Bärentraube zum Beispiel als wirksam gegen Colibakterien, Ureaplasmen, Staphylokokken, Streptokokken, Proteus vulgaris, Candida albicans und viele mehr. Die antimikrobielle Wirkung tritt jedoch im alkalischen Harn am zuverlässigsten ein, weshalb während der Einnahme oftmals gleichzeitig Natriumhydrogencarbonat verabreicht wird.

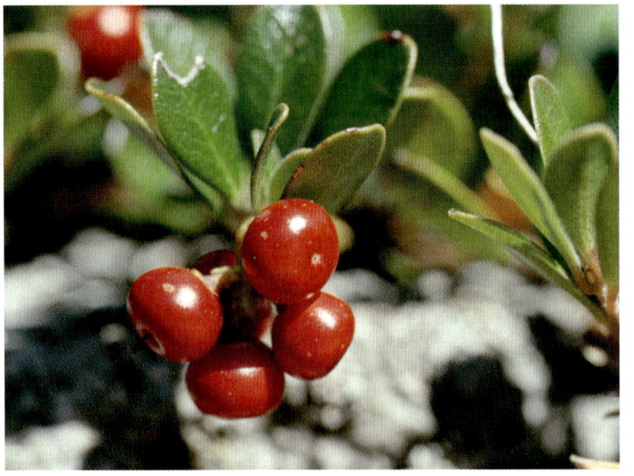

Bärentraube an ihrem Naturstandort im oberen Vinschgau (Foto: M. Madejsky)
Die Blätter enthalten Gerbsäuren und harnwegsdesinfizierende Stoffe (Arbutin).

Nach der Einnahme von Präparaten mit Bärentraubenblättern kommt es zunächst zu einer verstärkten Blutabwehr: »Neben einem Anstieg der Leukozyten im Blut (um 25% 4 Stunden nach Einnahme des Präparats) fand sich im Urinsediment eine verstärkte Phagozytosewirkung der Leukozyten; die Zahl der Erreger nahm ab, so dass am 11. bis 12. Tag mikroskopisch keine Bakterien mehr nachweisbar waren ... Zytoskopisch wurde nach Cystinol-Gabe eine vorübergehende Hyperämie der chronisch entzündeten, anergischen Schleimhaut beobachtet, danach setzte ein rasches Abklingen der Entzündung und der ulzerativen Prozesse ein« (Harnischfeger/Stolze, Bewährte Pflanzendrogen in Wissenschaft und Medizin, 1983).

Damit die Blasenentzündung nach erfolgter Behandlung mit einem Blasenelixier, mit Teemischungen und/oder mit Sitzbädern nicht gleich wiederkehrt, sollte allerdings auch der Sexualpartner stets mitbehandelt werden, damit es eben nicht zu dem gefürchteten Pingpongeffekt kommt. Insbesondere nach einem Partnerwechsel leiden Frauen häufig an der sogenannten »Honeymoon-Zystitis«, die immer wieder nach dem Geschlechtsverkehr auftritt. Dabei gelangen durch den Verkehr entweder Bakterien vom äußeren Genital in die Harnröhre, vermehren sich dort und steigen auf, oder es findet ein Erregeraustausch statt, und es kommt wiederum nach dem Koitus zu entzündlichen Abwehrreaktionen. In solchen Fällen lohnt es sich auch, dem Partner mindestens 2 Wochen lang harnwegsdesinfizierende Kräutertees oder Extrakte (z. B. Cystinol) und Blasenmittel zu verabreichen (z. B. Proscenat spag., Tropfen von Pekana).

Die antibiotischen Heilkräfte der Bärentraubenblätter sind jedoch richtig angewandt so stark, dass die alten Kräuterärzte die Pflanze einst sogar bei Gonorrhoe (Tripper) eingesetzt haben. Abgesehen von bakteriellen Entzündungen, darf man durch diese kräftige Blasenheilpflanze auch Linderung erwarten bei Blasenreizung nach Katheter sowie nach Harnblasen-

b

oder Prostataoperationen, nach der Einnahme von Antibiotika und sogar bei therapieresistenten Blasenentzündungen: »Hatte vorher die Infektion trotz Wechsel verschiedener Präparate nicht mehr auf die Chemotherapie angesprochen, so zeigte sich unter der Kombinationsbehandlung (Cystinol plus Antibiotikum) eine erneute Empfindlichkeit der Erreger« (Harnischfeger/Stolze, Bewährte Pflanzendrogen in Wissenschaft und Medizin, 1983). Außerdem findet die Bärentraube noch Anwendung bei Blasengrieß und Nierensteinen, die sie zwar nicht ableitet, aber immerhin lindert sie die damit einhergehenden Entzündungen und Schwellungen der gereizten Harnwege.

Rezept: Bärentraubenblättertee bei Blasenentzündung
2 Teelöffel getrocknete Bärentraubenblätter mit 200 ml Wasser kalt ansetzen, einige Stunden ziehen lassen, abseihen und kurz auf Trinkwärme erhitzen. Bei akuten Beschwerden 3 bis 5 Tassen à 200 ml über den Tag verteilt trinken. Wichtig ist es, den Tee über die Beschwerdefreiheit hinaus so lange zu trinken, bis sich wiederholt keine Bakterien mehr im Urin finden.

Rezept: Blasenelixier (Kräuterladen)

Bärentraubenblätter	40 g
Goldrute	20 g
Schafgarbe	20 g
Zinnkraut	20 g
Weinbrand oder Grappa	250 ml

Zur Herstellung des Blasenelixiers benötigt man außerdem ein sauberes Schraubglas mit Metalldeckel und etwa 300 ml Fassungsvermögen.

So wird's gemacht:
- Die getrockneten Kräuter miteinander mischen und in ein Schraubglas geben.
- Die Kräuter mit Weinbrand übergießen, so dass wenig Luft im Glas verbleibt.
- Das gut verschlossene Glas bei Raumtemperatur im Dunkeln aufbewahren (z. B. im Küchenschrank) und am besten täglich kräftig schütteln.
- Nach etwa 4 Wochen (im Notfall auch früher oder später) kann man das Blasenelixier durch ein sauberes Küchentuch abfiltern und gut auspressen.
- Das Blasenelixier kann nun zur Aufbewahrung in eine Braunflasche gefüllt und beschriftet werden. Es hält sich in der Regel mindestens 2 bis 3 Jahre, da die enthaltenen Kräuter antibiotische Heilkräfte haben. Leichte Flockungen sind normal, ein schaler Geschmack oder muffiger Geruch zeigt an, wann das Elixier nicht mehr zu gebrauchen ist.

Anwendung: Bei bakteriellen Blasenentzündungen, aber auch bei Harnwegsreizungen durch Blasengrieß oder Nierensteine bis hin zu Nierenbeckenentzündungen kann das Blasenelixier hoch dosiert eingenommen werden, zum Beispiel drei- bis fünfmal täglich 1 Teelöffel in etwas Wasser oder Tee.

Bei bakteriellem Harnbefund stellt das Blasenelixier eine ideale Ergänzung zu anderen antibiotischen Heilpflanzenanwendungen dar (z. B. Angocin-Antiinfekt von Repha). Es kann jedoch auch bei unklaren Blasenbeschwerden mit häufigem Harndrang, trübem Urin sowie bei Harngrieß versucht werden, etwa kurmäßig dreimal täglich 1 Teelöffel in Wasser oder Tee.

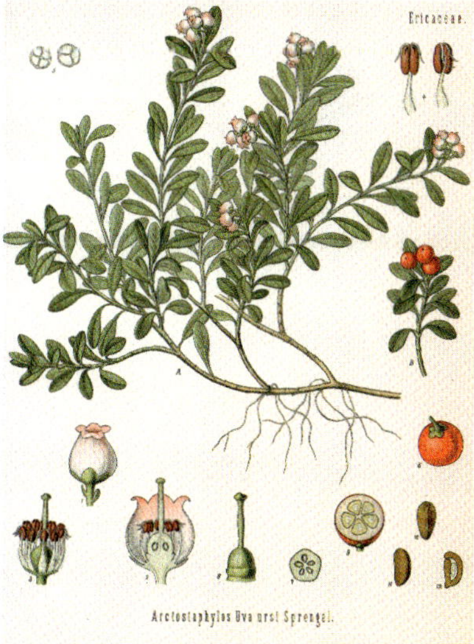

Bärentraube (G. Pabst [Hrsg.], Köhlers Atlas der Medizinal-Pflanzen, 1887)

Praxistipp: Bei Neigung zu Blasenentzündungen
Zur unspezifischen Nierenstärkung wie auch als mildes Harnwegsdesinfiziens hat sich die Kombination aus Schafgarbentee mit dem Solunat Nr. 16 Renalin bewährt. Denn das Solunat enthält neben spagyrisch aufbereiteten Nierenpflanzen wie Bärentraube oder Zinnkraut auch kolloidales Kupfer. Am besten eignet sich die Kombination zur Nachbehandlung von bakteriellen Blasenentzündungen sowie zur Rezidivprophylaxe.

Handelsprodukte:
Bärentraubenblätter (Uva ursi folium)
Bärentrauben-Urtinktur (Uva-ursi-Urtinktur; DHU, Spagyra)
Cystinol-akut-Dragees (Schaper & Brümmer)
Cystinol-Lösung (Schaper & Brümmer)
Uvalysat-S-Bürger-Lösung

Sammeltipps: Heilkundlich verwendet man hauptsächlich die Blätter, die man am besten bei zunehmendem Mond im Zeichen Waage oder Skorpion erntet. Doch die wenigen Wildvorkommen sollten unbedingt geschont werden.

Anwendungsbeschränkungen: Wegen des hohen Gerbstoffgehalts kann der Bärentraubenblättertee bei magenempfindlichen Personen zu Reizungen der Magenschleimhaut führen. In der Schwangerschaft, in der Stillzeit sowie bei Kindern unter 12 Jahren sollte die Bärentraube nicht angewendet werden.

Bärwurz – Die Kraftwurzel für die Gebärmutter

»Beerwurtz wird sie genannt von des rauen Haars wegen / oder dieweil sie den Weibern zu der Beermutter dienlich / ist in allweg dem Fenchel fast gleich hat in der Höhe weisse Blümlin wie Dill.«
(Adamus Lonicerus, Kreuterbuch, 1679)

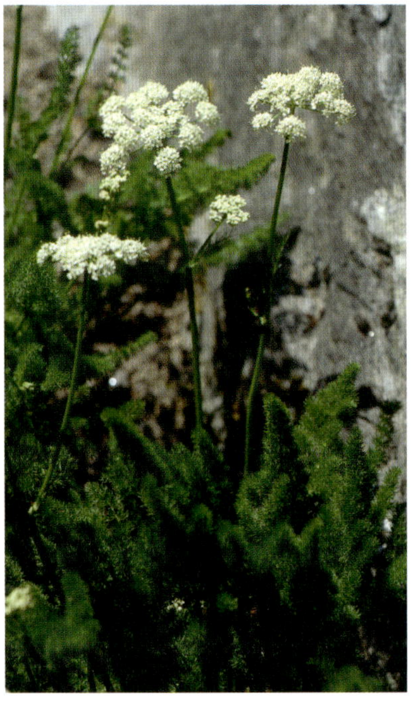

Blühende Bärwurz (Foto: H. Amann)
Im Namen steckt einerseits der Bär, weil die Wurzel behaart ist, andererseits ist er ein Hinweis auf die ursprüngliche Verwendung der Bärwurz bei Gebärmutterleiden.

Namen: Bärenfenchel, Dillblattwurz, Wilder Fenchel, Herzwurz, Mutterwurz. Die Volksnamen Bärwurz und Mutterwurz weisen einerseits auf die ursprüngliche Verwendung der Wurzel bei Gebärmutterleiden hin. Andererseits ist die Wurzel struppig behaart wie das Tier. Schließlich sollen die Bären tatsächlich nach der nahrhaften Wurzel gegraben und deren fenchelartige Blätter verspeist haben. In jedem Fall handelt es sich um ein besonders heilsames Gewächs, weil der Bär bei unseren Vorfahren als Krafttier großes Ansehen genoss und nur den besonders kraftspendenden Heilpflanzen seinen Namen lieh.

Botanischer Name: Bärwurz (Meum athamanticum), Doldenblütler (Apiaceae).

Signaturen und Astrologie: Astrologisch ordnet man die Bärwurz wie so viele Doldenblütler zunächst dem Element Luft und ihrem Herrscher Merkur zu, der im Menschen über den Stoffwechsel und die Hormone regiert. Die fein gefiederten Blätter unterstreichen diese Zuordnung und deuten darüber hinaus darauf hin, dass die Bärwurz die Nerven stärkt.

Der stark aromatisch-würzige Duft der Blätter wie auch der Früchte galt einst als Signatur von dämonenfeindlichen Pflanzen und lässt natürlich auch eine Wirkung auf die Verdauung vermuten. Weil der Bär der Pflanze seinen Namen lieh, handelt es sich sicher um ein Gewächs, das außergewöhnliche Heilkräfte in sich birgt und Regenerationskraft überträgt.

Wirkstoffe: In der Wurzel finden sich ätherisches Öl, Ligustilid, Monoterpene, Gummi, Harz, Zucker, Stärke, Phenylacrylsäuren, Kaffeesäurederivate und Phthalide.

Heileigenschaften: verdauungsfördernd, magenstärkend, erwärmend, menstruationsfördernd, krampflösend.

Verwendung in der Frauenheilkunde: Die Bärwurz, aber auch die nah verwandte Alpenmutterwurz (Ligusticum mutellina), wird in ihren Verbreitungsgebieten seit langem zum Würzen von Speisen gebraucht. Bei Ersterer dienen die Früchte als verdauungsförderndes Gewürz für deftige Eintöpfe, Linsensuppen oder Wildgerichte. Von der Zweitgenannten wird im Bayerischen Wald das Kraut zum Aromatisieren von Käse gebraucht. Beide »Mutterwurzen« haben im Grunde genommen die gleichen erwärmenden, appetitanregenden und verdauungsfördernden Heilkräfte. Wie der Name bereits andeutet, so findet die Bärwurz seit langem volksmedizinisch in der Frauenheilkunde Verwendung: »Die Bärwurz wurde bei Krankheiten der Gebärmutter, Menostase, Fluor albus, sodann bei Hysterie einerseits, als kräftigendes, verdauungsanregendes Aromatikum andererseits verwendet« (Wilhelm Pelikan, Heilpflanzenkunde, 1958).

Wie ihre Verwandten, die Engelwurz oder auch die Meisterwurz, so werden auch die Bärwurzen in Bitterschnäpsen gebraucht. Alle genannten Doldenblüten erwärmen den Unterleib, wirken krampflösend und menstruationsfördernd. Wegen der ähnlichen Wirkungen wird die Bärwurz normalerweise nicht mit Engel- oder Meisterwurz gemischt, sondern in ihren Verbreitungsgebieten eben anstatt der Engel- oder Meisterwurz eingesetzt. Üblich ist der Gebrauch als Erste-Hilfe-Mittel aus der Natur bei »Bärmuttergrimmen« (Menstrualkolik) in Form von Bärwurzschnaps, als Wurzelabkochungen oder indem man das Wurzelpulver in Tee oder Wein einnimmt.

Rezept: Bärwurzschnaps (Kräuterladen)
So wird's gemacht:
- 50 g getrocknete Bärwurz in ein Glas (ca. 300 ml) mit Metalldeckel geben und randvoll mit Grappa oder Weinbrand übergießen.
- Das gut verschlossene Glas für 4 bis 6 Wochen an einen sonnigen Platz stellen (z. B. Fensterbank) und ab und zu kräftig schütteln.
- Danach durch ein sauberes Küchentuch oder durch ein Sieb abseihen und zur Aufbewahrung in eine Braunflasche füllen. Gut verschlossen, kühl und dunkel gelagert, hält sich der Bärwurzschnaps einige Jahre lang.

Anwendung: Bei Bauchschmerzen oder Unterleibskrämpfen während der Regel 1 bis 2 Teelöffel pur oder mit Wasser verdünnt einnehmen.

Rezept: Bärwurz-Birnhonig-Kur nach Hildegard von Bingen (Apotheke)

In der Hildegard-Medizin gilt die Bärwurz auch als vielfach erprobtes Migränemittel, das die schwarze Galle und alle »schlechten Säfte« im Menschen bekämpfen soll.

So wird's gemacht:

- 100 g Pulvergemisch (bestehend aus 35 g Bärwurzpulver, 28 g Galgantpulver, 22 g Süßholzpulver und 15 g Mauerpfefferpulver) mit 8 gekochten Birnen (ohne Wasser) und mit 8 EL abgeschäumtem Honig gründlich mixen.
- Den Brei zur Aufbewahrung in ein sauberes Marmeladenglas geben und in den Kühlschrank stellen.

Dosierung: Kurmäßig über einige Wochen hinweg morgens nüchtern 1 Teelöffel, nach dem Mittagessen 2 Teelöffel, abends vor dem Schlafengehen 3 Teelöffel einnehmen (vgl. Hertzka/Strehlow, Große Hildegard-Apotheke, 1989).

Handelsprodukte:

Bärwurz (Mei radix, Foeniculi ursini radix)
Bärwurz, homöopathische Verdünnung (Meum-athamanticum-Urtinktur; Spagyra, von DHU als Sonderanfertigung)
Bärwurz (verdauungsfördernder Kräuterschnaps mit Bärwurz)
Bärwurzgewürz nach Hildegard von Bingen (Jura KG)

Sammeltipps: Die eher seltenen Wildvorkommen sollten geschont werden. Zur Herstellung von Tinktur oder Schnaps verwendet man ausschließlich die Wurzel.

Anwendungsbeschränkungen: Bärwurz nicht in der Schwangerschaft oder bei Lichtempfindlichkeit gebrauchen.

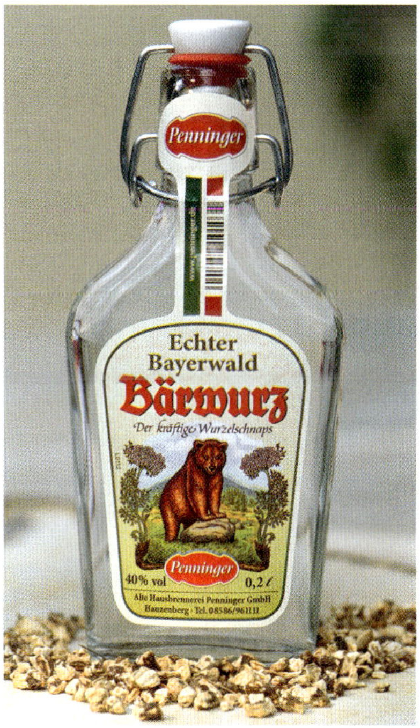

Bärwurzschnaps
(Foto: M. Madejsky)

Basilikum – Fördert Hingabe und Empfängnisfähigkeit

»Damit die Frauen fruchtbar werden, sollen sie Basilicum mit Lauch in die Suppe geschnitten essen. Dies macht jüngere Frauen fruchtbar.«
(Paracelsus, Sämtliche Werke, Aschner-Ausgabe, 1926)

Namen: Basilienkraut, Bienenkraut, Königsbalsam, Königskraut, Pfefferkraut.

Botanischer Name: Basilikum (Ocimum basilicum), Lippenblütler (Lamiaceae).

Signaturen und Astrologie: Die weißen Blüten zeigen das Nervenheilmittel sowie die astrologische Zugehörigkeit zum Mond an, der im Menschen unter anderem über Keimdrüsen und Fruchtbarkeit regiert. Der mild scharfe Geschmack ist eine Signatur, die nach der chinesischen Elementenlehre auf Lungen- und Dickdarmwirksamkeit schließen lässt. Das Wesen dieser beliebten Gewürzpflanze ist es, die Bauchorgane zu erwärmen und zu entkrampfen, die Nerven zu stärken und auf subtile Weise die Sinnlichkeit zu wecken.

Wirkstoffe: Die Blätter enthalten ätherisches Öl mit Estragol, Linalool, Eugenol, Cineol und Monoterpenen sowie bis zu 5 Prozent Labiatengerbstoffe, Flavonoide (Quercetin u. a.), Kaffeesäure, Äsculosid.

Heileigenschaften: verdauungsfördernd, blähungswidrig, östrogenisierend, krampflösend, magenstärkend (hemmt die Geschwürbildung), milchbildend.

Verwendung in der Frauenheilkunde: Basilikum erfreut sich einst wie heute großer Beliebtheit vor allem als appetitanregendes und magenstärkendes Gewürz für Tomaten-, Käse- und Fischgerichte. Dies hat er nicht nur seinem aromatischen Geschmack, sondern vielmehr seiner Heilwirkung auf Magen und Darm zu verdanken. Basilikum wirkt nämlich keineswegs nur appetitanregend, magenstärkend und blähungswidrig. Er erwärmt außerdem die Bauchorgane, und seit alter Zeit sagt man ihm sogar eine mild aphrodisierende Wirkung nach, weshalb er mit den Liebesgöttinnen verschiedener Kulturen in Verbindung gebracht wurde.

Der anthroposophische Kräuterkenner Wilhelm Pelikan fasst das breitgefächerte Wirkungsspektrum des Basilikums wie folgt zusammen: »Diese alte Kulturpflanze wurde ob der anregenden Durchwärmung der Verdauungsorgane, der uterusreinigenden, geburtfördernden, milchtreibenden, aphrodisiakumartigen Wirkung, ferner bei katarrhalischen Erkrankungen und Schleimhautentzündungen des Urogenitaltraktes verwendet. Auch die beruhigende, Krampfschmerzen stillende Wirkung fehlt hier nicht« (Wilhelm Pelikan, Heilpflanzenkunde, 1958).

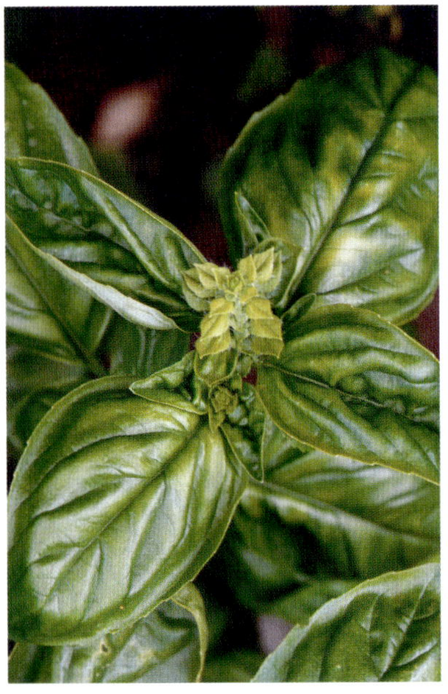

In der kreuzförmigen Anordnung der Basilikumblätter sehen Signaturenkenner die schutzmagischen Kräfte der beliebten Gewürzpflanze. (Foto: M. Madejsky)

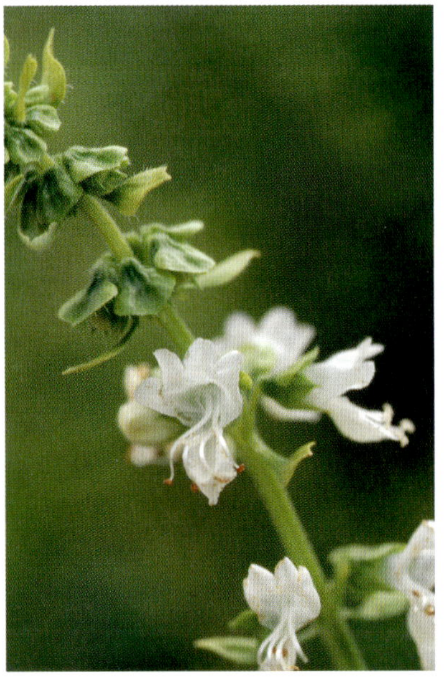

Die weißen Basilikumblüten sind eine mondhafte Signatur und zeigen den Einfluss auf die vom Mond regierten Nerven und die Schleimhäute an. (Foto: O. Rippe)

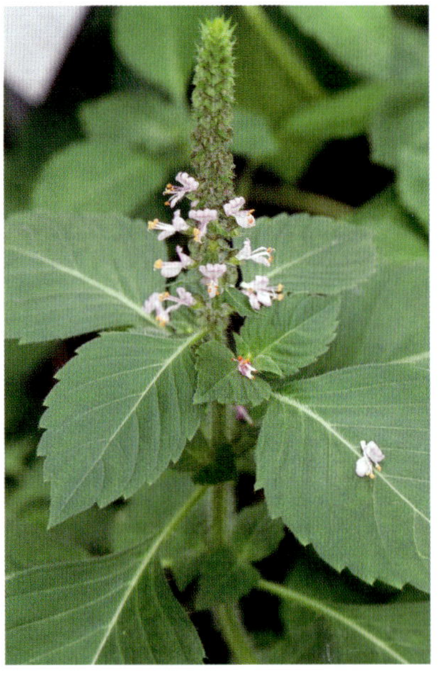

Im Gegensatz zum blähungswidrigen Gartenbasilikum zählt Tulsi, der heilige Basilikum, zu den Adaptogenen und kann daher körperlichen sowie seelischen Stress ausgleichen und die Abwehrkräfte stärken. (Foto: M. Madejsky)

In alten wie in neuen Kräuterbüchern liest man immer wieder von der aphrodisierenden und östrogenartigen Wirkung der beliebten Gewürzpflanze. Doch die Wirkung ist im Gegensatz zu echten Liebespflanzen wie Yohimbe eher subtil. Wie auch andere Gewürzkräuter lenkt Basilikum das Blut vom Kopf in den Bauch, wirkt somit einer Kopflastigkeit entgegen, spendet Gelassenheit, fördert die Hingabe und steigert damit auch die Empfängnisfähigkeit.

Eine in Indien heimische Basilikumart (Ocimum sanctum), auch Tulsi genannt, ist dem Gott Vishnu heilig und gilt dort als Allheil-, Verjüngungsmittel, Tonikum und Aphrodisiakum. Die Hindus essen täglich wenigstens ein Blatt dieser heiligen Basilikumart, um den Göttern ihre Ehre zu erweisen, um ihre Gesundheit zu erhalten und um ihre Hingabefähigkeit zu steigern.

Diese Art wurde eingehend wissenschaftlich untersucht und erwies sich als sogenanntes Adaptogen, das sind Gewächse, die den Menschen stressresistenter machen und beispielsweise Krankheitskeimen den Angriff erschweren. Solche Pflanzen wirken zugleich antioxidativ, stärken das Immunsystem und tragen bei regelmäßigem Verzehr zur Gesunderhaltung des Menschen bei (vgl. Heidrun Nörr, Phytochemische und pharmakologische Untersuchungen …, 1993).

Ähnlich, aber weit schwächer wirken die bei uns in Töpfen gezogenen Basilikumarten, die in der Volksmedizin unter anderem ein beliebtes Mittel zur Anregung der Milchbildung sind. Schon in den alten Kräuterbüchern wie etwa dem des Adamus Lonicerus aus dem Jahr 1679 findet man daher Empfehlungen wie folgende: »Genützt mit Wein / ist es gut den Frauen / welche Kinder säugen / dann es vermehret ihnen die Milch.«

Interessanterweise nutzt man die homöopathische Umkehrwirkung zur Beruhigung der Brüste. Die Homöopathen Julius Mezger und Erwin Schlüren empfehlen eine brasilianische Basilikumart (Ocimum canum) bei Brustspannen mit heftigen Brustwarzenschmerzen durch die geringste Berührung. Eine solche Berührungsempfindlichkeit, bei der mitunter sogar Kleiderdruck schmerzhaft ist, kommt beispielsweise bei knotig umgebauten Brustdrüsen vor (Mastopathie), und manche Frauen kennen solche Zustände in den Tagen vor der Regel. In beiden Fällen ist der Basilikum (z. B. Ocimum canum D4 von Spagyra oder als Sonderanfertigung von DHU; zwei- bis dreimal täglich 10 Globuli) ein Begleitmittel zu anderen Maßnahmen wie etwa einer Gelbkörperregulation und der Reduzierung von Milchprodukten in der Nahrung.

Rezept: Hingabemischung (Apotheke)
Die folgende Rezeptur entstand im Gespräch mit einer Frau, die einfach nur hingebungsvoller werden wollte. Alle enthaltenen Mittel unterstehen daher astrologisch dem Mond und kommen aus dem Meer oder finden sich in Meeresnähe. Die Mischung versteht sich als Ergänzung zu anderen Maßnahmen, welche die sinnliche Frau wecken, wie etwa aphrodisierende Tees (siehe Seite 178), erotische Massagen, sinnliche Räucherungen, tantrische Übungen usw.

Agnus castus (Mönchspfeffer) Dil. D4
Basilicum (Basilikum) Urtinktur
Calcium carbonicum (Austernschale) Dil. D6
Rosmarinus officinale (Rosmarin) Urtinktur
Sepia (Tintenbeutel vom Tintenfisch) Dil. D8

Je 20 ml von DHU oder Spagyra über eine Apotheke bestellen und selbst mischen oder mischen lassen, bei Bedarf ein- bis zweimal täglich 10 bis 15 Tropfen im Mund zergehen lassen.

Handelsprodukte:
Basilikumkraut (Basilici herba)
Basilikum-Urtinktur (Basilicum = Ocimum-Basilicum-Urtinktur; Spagyra, von DHU als Sonderanfertigung)
Tulsi (Ocimum sanctum; als Topfpflanze über manche Gärtnereien zu beziehen)
Basilikum, ätherisches Öl (Maienfelser Naturkosmetik, Primavera, Neumond)
Tulsi (Maienfelser Naturkosmetik, Primavera, Neumond)

Sammeltipps: Zur Herstellung einer Tinktur sammelt man das Kraut kurz vor oder im Beginn der Blüte und am besten bei zunehmendem Mond in den Zeichen Krebs oder Stier.

Anwendungsbeschränkungen: Bei der Pflanze bestehen keine Anwendungsbeschränkungen. Im ätherischen Basilikumöl kommt relativ viel Estragol vor, das unter dem Verdacht steht, bei lange dauernder und extrem hoch dosierter Einnahme (!) krebserregend zu sein. Daher ist von der Einnahme des reinen ätherischen Öls vor allem in der Schwangerschaft abzuraten.

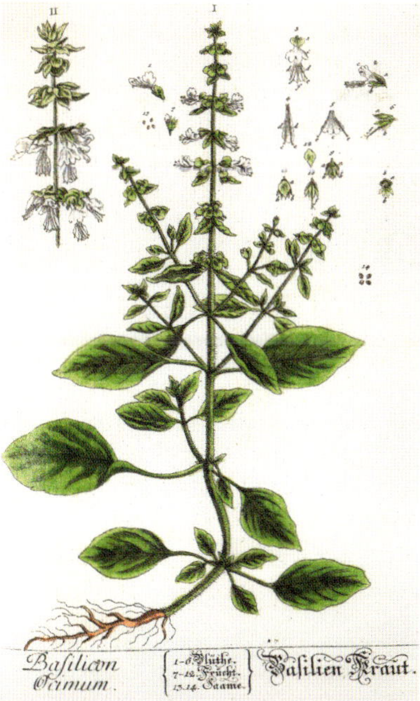

Basilikum (E. Blackwell, um 1750)

Baumwolle – Mutterkornersatz bei Wehenschwäche

»Aus der Wurzelrinde des Baumwollstrauchs wird eine Tinktur bereitet, die im Arzneimittelversuch bemerkenswerte Beziehungen zu den weiblichen Geschlechtsorganen gezeigt hat: Stechende Schmerzen intermittierenden Charakters in beiden Ovarien und im Uterus.«
(Julius Mezger, Gesichtete homöopathische Arzneimittellehre, 2005)

Name: Baumwollstaude.

Botanischer Name: Krautige Baumwolle (Gossypium herbaceum), Malvengewächse (Malvaceae).

Signaturen und Astrologie: Astrologisch ordnet man den Baumwollstrauch vor allem der Planetenkraft von Mond und Jupiter zu, weil er weiße Wollbüschel hervorbringt und eine liebliche Ausstrahlung hat. Die leichte Giftigkeit erklärt sich durch den neptunischen Einfluss, der sich durch die hellgelben Blüten zeigt.

Der Gattungsname Gossypium leitet sich von gossum (= »Wulst, Kropf«) ab und bezieht sich auf die Form der Fruchtkapsel; das Wort gossum wird auf das arabische goz, eine staudenartige Pflanze, zurückgeführt (herbaceum = »krautig«).

Wirkstoffe: Das Samenöl enthält Glyceride mit Öl-, Palmitin-, Linol- und Linolensäure, Flavonoide, Vitamin E und Sesquiterpene (Gossypol). Die Wurzelrinde enthält vor allem Gossypol und Flavonoide. In der Asche fand man relativ viel Titan (0,2 %).

Heileigenschaften: menstruationsfördernd, wehenerregend bis abortiv, blutflusshemmend und blutgerinnungsfördernd, eventuell milchbildend (Samen). Gossypol hemmt die Neubildung und Beweglichkeit von Spermien.

Verwendung in der Frauenheilkunde: Der Baumwollstrauch bringt eigentlich fast alles hervor, was Mensch und Pflanze miteinander verknüpft: Aus seinen Samenhaaren stellt man seit Jahrtausenden Bekleidung her, seine Samen liefern ein essbares Öl, das heute unter anderem zur Margarineherstellung dient, und seine Wurzel lässt sich arzneilich nutzen. In die Heilkunde wurde die Baumwollpflanze vermutlich erst von arabischen Ärzten eingeführt. Die Blätter fanden bei Bauchkoliken der Kinder Anwendung und die Samen bei Husten, das Samenöl wurde schließlich als Kosmetikum bei Sommersprossen gebraucht. Außerdem diente die Baumwolle einst wie der Beifuß als Moxakraut, denn sie wurde zu festen Zylindern gerollt, auf die Haut aufgebracht und dort zur Energetisierung von Akupunkturpunkten oder zur Ableitung von Schmerzen abgebrannt.

In China entdeckte man bald den Einfluss des Samenöls auf die männliche Fruchtbarkeit. Männer, die dauerhaft mit

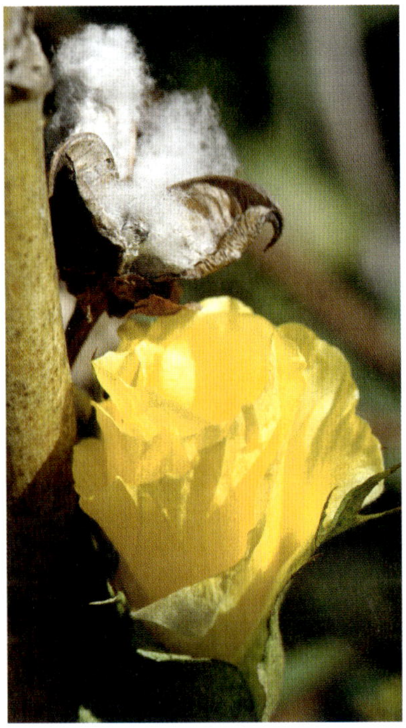

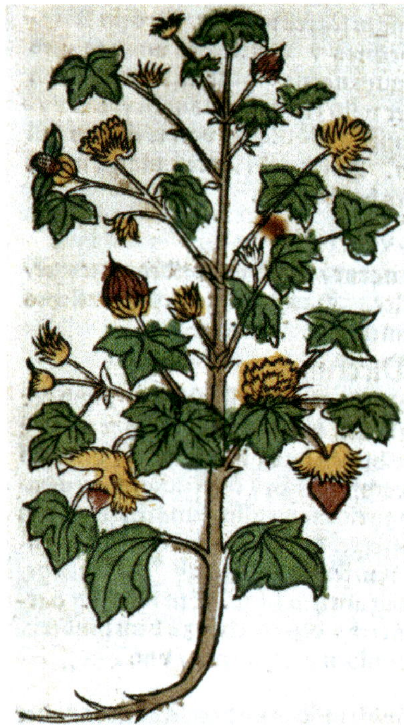

Links: Blühende Baumwolle offenbart durch ihre gelben Blüten Gallenwirksamkeit und als Faserlieferant Zugehörigkeit zur Planetenkraft Jupiter. (Foto: O. Rippe)

Rechts: Baumwollstaude (Lonitzer [Lonicerus], 1560)

Baumwollsamenöl zubereitete Speisen zu sich nahmen, waren dadurch unfruchtbar geworden. Heute weiß man, dass einer der Pflanzeninhaltsstoffe, nämlich das giftige Gossypol, die Neubildung von Spermien hemmt und ihre Beweglichkeit herabsetzt. Daher erforschten insbesondere chinesische Wissenschaftler das Gossypol intensiv, denn man hoffte, dadurch eine »Pille für den Mann« zu finden. Zur Empfängnisverhütung wurde Gossypol aber vermutlich wegen der zum Teil irreversiblen Folgen nie gebraucht. Dafür dient das vom Gossypol befreite Baumwollsamenöl heute als Vitamin-E-Lieferant sowie zur Herstellung von Seife.

In der Frauenheilkunde spielen nur die Wurzelrinde und daraus zubereitete Abkochungen oder die Tinktur eine Rolle. Die Wurzelrinde führt zu Uteruskontraktionen und wird daher vor allem volksmedizinisch noch als Mutterkornersatz zum Auslösen oder Verstärken von Wehen sowie zum Austreiben der Nachgeburt nach erschöpfender Wehentätigkeit verwendet. Die gebärmuttertonisierende Wirkung der Urtinktur nutzt man außerdem bei Unfruchtbarkeit oder Fehlgeburtsneigung durch Gebärmuttererschlaffung, bei atonischen Blutungen nach der Geburt oder auch bei Myomblutungen. Dabei hat die Baumwollwurzeltinktur eine ähnliche uterustonisierende Wirkung wie die Einhornwurzel (Helonias) oder auch wie das heimische Hirtentäschelkraut (Capsella bursa-pastoris), es wird aber seltener als diese gebraucht.

Rezept: Wehentropfen (Apotheke)

Die nachfolgende Mischung soll bei Wehenschwäche Oxytocin-Gaben ersetzen. Sie sollte unbedingt in Absprache mit einer Hebamme oder ärztlichen Geburtshelfern gebraucht werden. Damit die Mischung bei der Geburt eingesetzt werden kann, muss sie einige Wochen vorher bestellt werden. Sie ist nicht ganz billig und kommt daher vor allem für Frauen in Frage, die eine Neigung zu Wehenschwäche haben, unter Erschlaffungszuständen im Unterleib leiden oder die wegen großer Erschöpfung zu schwache Wehentätigkeit zeigen.

Caulophyllum (Frauenwurzel) Dil. D6	10 ml
Cimicifuga (Silberkerze) Dil. D1	10 ml
Gelsemium (Giftjasmin) Dil. D4	10 ml
Gossypium-Urtinktur (Baumwolle)	10 ml
Verbena-officinalis-Urtinktur (Eisenkraut)	10 ml

Über die Apotheke von DHU oder Spagyra bestellen und mischen lassen oder selbst mischen. Zur Anregung der Wehentätigkeit oder zur allgemeinen Geburtserleichterung so lange viertel- bis halbstündlich 10 bis 15 Tropfen der Mischung im Mund zergehen lassen, bis die Wehen ausreichend stark sind.

Handelsprodukte:

Baumwollwurzelrinde

Baumwollwurzel-Urtinktur (Gossypium-herbaceum-Urtinktur; Spagyra, von DHU als Sonderanfertigung)

Sammeltipps: Zur Herstellung der homöopathischen Urtinktur wird die frische innere Wurzelrinde verwendet.

Anwendungsbeschränkungen: Während der Schwangerschaft dürfen die Wehentropfen sowie die Baumwollrinde und die Urtinktur nicht angewendet werden.

Beifuß – Universalmedizin für Geburt und Mondblutung

»Beyfuß oft genützt / macht die Frauwen fruchtbar.«
(Albertus Magnus, Daraus man alle Heimligkeit …, 1581)

»Was meint ihr, ist Venus sonst als allein Artemisia? Was Artemisia allein als Venus? Was sind sie beide? Matrix [Gebärmutter], conceptio [Empfängnis], vasa spermatica [Samenleiter]?«
(Paracelsus, Sämtliche Werke, Aschner-Ausgabe, 1926)

Namen: Besenkraut, Bifoot, Roter Buck, Gürtlerkraut, Johannisgürtel, Jungfernkraut, Moxakraut, Mugwurz, Sonnwendgürtel, Weibergürtelkraut, Werzwisch.

Botanischer Name: Beifuß (Artemisia vulgaris), Korbblütler (Asteraceae).

Signaturen und Astrologie: Der Gattungsname leitet sich von der geburtsmächtigen Mondgöttin Artemis ab, die einst einen Gürtel aus geflochtenem Beifuß getragen haben soll, der ihr Zauberkräfte verlieh. Eine mondhafte Signatur ist die silbrig weiße Behaarung der Blattunterseite. Dagegen zeigen die schlanke Gestalt und die fiederteiligen Blätter sowie der Wachstumsort entlang von Wegrändern und Bahngleisen merkurielles Wirken an; Merkur-Hermes regiert unter anderem über die Hormone. Der rote Stengel ist eine marshafte Signatur, die einerseits auf kraftspendende Heileigenschaften schließen lässt, andererseits zeigt die rote Farbe Sympathie zum Menstrualblut. Paracelsus unterstellte den Beifuß der Venus, dies tat er vermutlich, weil der Beifuß auf das Venusorgan Gebärmutter einwirkt.

Das Wesen dieser alten Heil- und Schamanenpflanze ist es, zu öffnen und zu reinigen, denn sie treibt den Harn und den Schweiß, fördert die Verdauung und bringt das Menstruationsblut ins Fließen – kurz: Sie öffnet alle körpereigenen Entgiftungswege und wurde auch deswegen weltweit zum Austreiben von »Krankheitsgeistern« gebraucht.

Wirkstoffe: Im Kraut kommen Bitterstoffe und ätherische Öle vor, die unter anderem Campher und Thujon enthalten. Ferner enthält die Droge Flavonoide (Rutinoside, Quercetin, Hyperosid u. a.), Cumarine, Sitosterol und viele andere mehr.

Heileigenschaften: menstruationsfördernd, geburtserleichternd, krampflösend, verdauungsfördernd, galle-, harntreibend, kreislaufanregend, blutreinigend, antimikrobiell. Vor allem das ätherische Öl wirkt antibakteriell und pilzfeindlich, Blattextrakte erwiesen sich als insektizid.

Verwendung in der Frauenheilkunde: Weltweit und zu allen Zeiten wurde der Beifuß von Heilern und Schamanen vor allem in Form von Räucherungen zum Vertreiben von Krankheitsdämonen gebraucht. Insbesondere die Dämonen

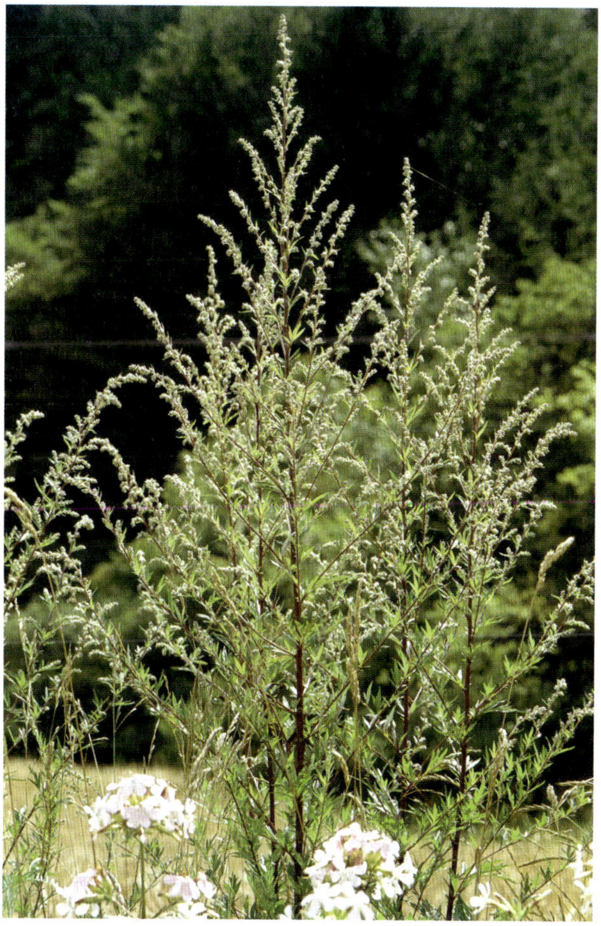

Die Pflanze der Mondgöttin Artemis ist eine der wichtigsten Frauenpflanzen der heimischen Flora. Je nachdem, wann und wie man das Kraut anwendet, steigert es die Empfängnisfähigkeit, lässt eine versiegte Blutung wieder erscheinen, entgiftet das Blut oder verstärkt die Wehen. (Foto: M. Madejsky)

der Melancholie und Verzweiflung lassen sich bis heute durch Moxibustion mit Beifußzigarren austreiben, also indem bestimmte Akupunkturpunkte erhitzt werden. Nach Schicksalsschlägen, Trennungen oder Verlustereignissen hat es sich zum Beispiel bewährt, den Akupunkturpunkt Magen 36, 2 Querfinger unterhalb des Knies, zu moxen, denn der M 36 gilt als »Meisterpunkt der göttlichen Gleichmut« und verleiht Gelassenheit und Durchhaltevermögen.

Innerlich finden die getrockneten Beifußblätter seit Jahrhunderten als verdauungsförderndes Gewürz für fette Speisen wie etwa Gänsebraten Verwendung, und die Wurzel gebrauchte man einst bei Epilepsie (z. B. enthält das Epilepsie- und Krampfmittel Solunat Nr. 14, ehemals Polypathik, unter anderem Beifuß).

In der Frauenheilkunde erweist sich das Kraut der Mondgöttin Artemis geradezu als Universalmedizin. Beifuß bringt alles ins Fließen, das heißt, er treibt den Harn und den Schweiß, regt über Hypophyse und Keimdrüsen den Eisprung an und fördert die Menstruationsblutung sowie die Verdauung. Seine menstruationsfördernden Eigenschaften sind vor allem dann nützlich, wenn etwa nach Absetzen der Antibabypille die Regelblutung für längere Zeit ausbleibt oder wenn es nur noch zu einer spärlichen Schmierblutung kommt. Sofern keine Schwangerschaft vorliegt, helfen selbst bei monatelang ausgebliebener Regelblutung oftmals Teekuren mit Beifußkraut (2 Teelöffel pro Tasse à 200 ml heiß überbrühen, 10 bis 15 Minuten ziehen lassen, 3 bis 4 Tassen täglich). Allerdings gilt hier die Regel: Je länger die Mensis ausgeblieben ist, umso länger muss der Beifußtee getrunken werden, wenn er die Blutung wieder hervorbringen soll.

Wenn Frauen bereits in der Pubertät eine Neigung zu ausbleibender Regel hatten, was sich vielleicht durch die Einnahme der Antibabypille noch verstärkt hat, dann sollten sie den Beifuß in jedem Fall regelmäßig gebrauchen, denn er regt die Hypophyse an, die bei Zyklusstörungen und Unfruchtbarkeit ohnehin meist der Schwachpunkt ist. Wenn frau bei Neigung zu schwacher Monatsblutung die Reinigung der Gebärmutter fördern will, so sind Beifußkuren ebenfalls hilfreich und unterstützen andere blutflussfördernde Maßnahmen wie etwa den Verzicht auf Tampons, die erhöhte Flüssigkeitsaufnahme, Stressreduzierung usw.

Ein positiver Nebeneffekt von Tee- oder Heilweinkuren mit Beifuß ist die tiefgreifende Blutreinigung. Die entgiftende Wirkung zeigt sich während solcher Kuren gern, indem der Schweiß unangenehm riecht, doch der Beifuß treibt eben Stoffwechselgifte mit Macht über alle Sekrete aus (Schweiß, Stuhl, Harn, Menstrualblut). Wegen dieser universell reinigenden Wirkung gebrauchten die Frauen das in Honigwein gesottene »Gürtlerkraut« schon vor Jahrhunderten zu Blutreinigungskuren.

Nicht zuletzt bewährt sich der Beifuß auch in der Geburtshilfe auf vielfältige Weise. Räucherungen mit den besonders aromatischen Blütentrieben waren lange Zeit rund um die Geburt eines Kindes gebräuchlich. Wegen ihres starken Duftes galt die Beifußräucherung als dämonenfeindlich. Ähnlich wie das Johanniskraut trug im Mittelalter der Beifuß ebenfalls den Beinamen Fuga daemonum (»Teufelsflucht«). Außerdem zählte Beifuß einst im Volksglauben zu den sogenannten »Schlosskräutern«, die den weiblichen Schoß während der Geburt öffnen.

Dies vermag das Kraut der Geburtsgöttin Artemis bis heute auf zwei Weisen: Zum einen nutzen Hebammen die Kräfte des Moxakrauts in der Geburtsvorbereitung, indem sie spezielle Akupunkturpunkte (B 62) moxen, damit sich das Kind im Mutterbauch in die richtige Lage dreht. Zum anderen wirkt die Einnahme von Beifußwein oder -extrakt einer Übertragung entgegen und erleichtert die Geburt. Hoch dosiert eingenommen, also etwa halbstündlich schluckweise getrunken, bewirkt Beifußwein, dass sich der Muttermund leichter öffnet und dass die Wehen stark genug werden. Daher sollten Gebärende den Beifußwein rege gebrauchen, um den Geburtsverlauf zu erleichtern.

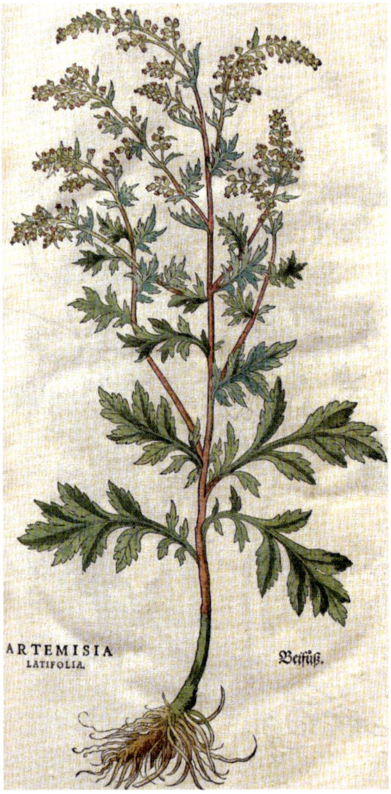

Beifuß
(L. Fuchs, 1543)

Rezept: Beifußwein nach Paracelsus

Zur Herstellung eines Beifußweins nach Paracelsus benötigt man 1 bis 2 frisch gegrabene Beifußpflanzen mitsamt Wurzel. Die beste Erntezeit ist vor der Blüte Ende Juni oder Anfang Juli, wenn sich das Kraut in voller Pracht anbietet. Doch sollte das Sammelgut von einer ungespritzten Brachfläche stammen.

So wird's gemacht:

– Von der gegrabenen Beifußpflanze zunächst die Wurzel abtrennen, säubern und waschen. Die oberirdischen Pflanzenteile sorgfältig verlesen, nicht waschen.
– Oberirdische Pflanzenteile und Wurzel getrennt zerkleinern und zu feinem Brei zerhacken, dann alles miteinander vermengen.
– Den Pflanzenbrei in ein sauberes Schraubglas (ca. 800 ml) geben und mit einer Flasche gutem Weißwein übergießen.
– Das gut verschlossene Glas an einen warmen Platz, etwa auf eine sonnige Fensterbank, stellen und 2 Wochen lang ziehen lassen. Ab und zu schütteln.
– Nach 2 Wochen kann der Beifußwein durch ein sauberes Leintuch abgefiltert und ausgepresst werden – fertig! In einem braunen Glas gut verschlossen und im Dunkeln aufbewahrt, hält sich der Beifußwein meist einige Monate lang; ein säuerlicher oder muffiger Geschmack zeigt an, wenn er nicht mehr gut ist.

Anwendung: 2 bis 3 Likörgläschen Beifußwein täglich ab einer Woche vor dem errechneten Geburtstermin verhüten das Übertragen. Im Beginn der Geburt regt der Beifußwein die Wehentätigkeit an, verhindert Krampfwehen und treibt anschließend die Nachgeburt aus. Abgesehen von der Geburtserleichterung kann der Beifußwein ebenfalls kurmäßig bei Neigung zu ausbleibender oder schwacher Regelblutung sowie bei Menstruationskrämpfen eingesetzt werden (vgl. Olaf Rippe und Margret Madejsky, Die Kräuterkunde des Paracelsus, 2006).

Rezept: Räucherung zu Ehren der Artemis

Diese Räucherung eignet sich, um beispielsweise in einem Geburtsraum eine angenehme Atmosphäre zu schaffen oder um bei Vollmondfesten ein Rauchopfer an die große Göttin darzubringen.

Kiefern- oder Pinienharz (oder Copal)	2 Teelöffel
Propolis	½ Teelöffel
Wacholderbeeren	1 Esslöffel
Beifußblüten	30 g
Mariengras	20 g
Sumpfporst	10 g

So wird's gemacht:

- Zunächst Harz und Propolis im Mörser pulverisieren.
- Dann die Wacholderbeeren darin wälzen und mit dem Stößel quetschen.
- Nun die übrigen Kräuter zugeben und alles gründlich miteinander vermengen.
- 1 bis 2 Esslöffel der Mischung in einem feuerfesten Gefäß auf glühende Räucherkohle geben und den Rauch im Uhrzeigersinn von Eck zu Eck durch die geschlossenen Räume tragen; erst danach lüften.

Rezept: Nierenstärkendes Fußreflexzonenöl (Apotheke)

Frauen, die unter kalten Füßen leiden, haben eine schlechte Nierenstrahlung. Denn an der Fußsohle entspringt der Nierenmeridian, so dass heiße Füße auf einen Ernergieüberschuss und kalte auf einen Energiemangel im Nieren-Nebennieren-Bereich hindeuten. Abhilfe kann man durch erwärmende und energetisierende Fußmassagen schaffen, zum Beispiel mit:

Mandelöl	40 ml
Kupferöl (Weleda)	10 ml
Beifußöl, ätherisches	8 Tropfen
Muskatnußöl, ätherisches	5 Tropfen
Rosengeranienöl, ätherisches	5 Tropfen
Lavendelöl, ätherisches	5 Tropfen
Rosmarinöl, ätherisches	2 Tropfen

Alles in eine Braunflasche geben und kräftig miteinander verschütteln.

Anwendung: einmal täglich in die Fußsohlen einmassieren, pro Fuß 5 Minuten.

Praxistipp: Bei Krampfneigung und Schlafstörungen

Bei Krampfleiden wie Epilepsie, aber auch bei ausgeprägten Einschlafstörungen durch Unruhezustände hat sich die Einnahme von Solunat Nr. 14 (Polypathik) bewährt. Das spagyrische Mittel enthält neben Beifuß weitere Pflanzen sowie Bromverbindungen, die spürbar beruhigen. Dosierung: abends vor dem Schlafengehen 10 Tropfen, bei Bedarf bis zu stündlich 5 weitere Tropfen. Solunat Nr. 14 hat eine leicht valiumartige Wirkung und führt bei Überdosierung zu Müdigkeit und Niederblutdruck. Maximaldosis: 25 bis 30 Tropfen pro Nacht.

Handelsprodukte:

Beifußkraut (Artemisiae herba)
Beifußwurzel (Artemisiae radix)
Artemisia-vulgaris-Urtinktur (Spagyra, DHU)
Beifuß, ätherisches Öl (Maienfelser Naturkosmetik, Primavera, Neumond)

Sammeltipps: Beifuß, das heißt das Kraut für Teekuren, sammelt man üblicherweise bei zunehmendem Mond rund um die Sommersonnenwende, also lange vor der Blüte. Die meist im Juli kurz vor oder im Beginn der Blüte geernteten Blütenknospen eignen sich am besten für Räucherungen. Die Wurzel, einst als Epilepsiemittel gebraucht, gräbt man bei abnehmendem Mond. Für frauenheilkundliche Zwecke wäre als Erntezeitpunkt ein Mond im Zeichen Skorpion ideal.

Anwendungsbeschränkungen: In der Schwangerschaft, bei Neigung zu starker Regelblutung sowie bei Bluthochdruck ist der Beifuß nur mit Vorsicht zu gebrauchen. Eine Beifußallergie ist möglich, wobei Allergiker meist nur auf die Pollen reagieren, wohingegen auch Allergiker das Kraut oder die Wurzel durchaus vertragen können.

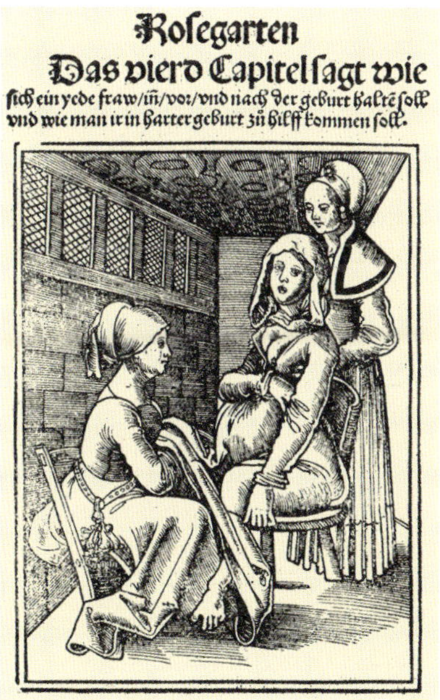

Gebärende (E .Rösslin, 1512) Beifuß gehört zu den ältesten Mutterkräutern rund um die Geburt: Als Tinktur oder Heilwein fördert er die Wehentätigkeit, und in Form von Räucherungen hält er während der Geburt die »bösen Geister« von Mutter und Kind fern.

Beinwell – Knochenheil und Osteoporoseprophylaxe

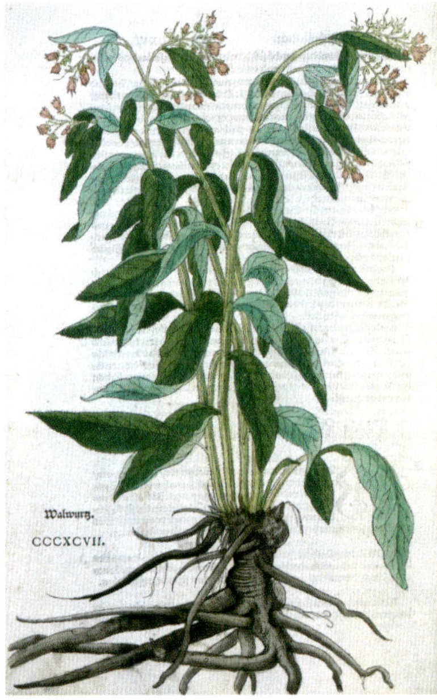

Beinwell
(L. Fuchs, 1543)

»Die Beinwurztinktur, die man sich leicht selbst bereiten kann, birgt wunderbare Kraft in sich. Kranke, die jahrelang gegen Rheumatismus und Gelenkschwellung mit allen vorzüglichen Mitteln behandelt wurden und keine Heilung fanden, erreichen mit der Beinwurztinktur rasche Hilfe.«

(Maria Treben, Gesundheit aus der Apotheke Gottes, 1980)

Namen: Beinheil, Schwarzwurz, Wallwurz, Wundallheil.

Botanischer Name: Beinwell (Symphytum officinale), Rauhblattgewächse (Boraginaceae).

Signaturen und Astrologie: Die saftreiche Pflanze bevorzugt feuchten Grund und zeigt dadurch ihre Beziehung zum Mond, der nicht nur die Weltenmeere bewegt, sondern über jede irdische Flüssigkeit regiert. Eine mondhafte Signatur, die das regenerierende Hautmittel anzeigt, erblickt man auch in der saftigen weißen Wurzel. Die rauhe Behaarung der Pflanze wie auch die schwarze Wurzelrinde und das düster wirkende Violett der Blüten lassen den saturnalen Einfluss erkennen, wobei Saturn hier als Herr über die chronischen Leiden und das Knochensystem in Erscheinung tritt. Zusammen mit Mars regiert Saturn darüber hinaus auch über die Pflanzengifte und gebietet überall, wo er sichtbar wird, zu umsichtiger Dosierung.

Wirkstoffe: Vor allem die Wurzel enthält Pyrrolizidinalkaloide, Allantoin, Gerbstoffe, Schleimstoffe, Triterpensaponine, Sterole, Phenolkarbonsäuren (Salicylsäure, Kaffeesäure), Rosmarinsäure und ein antiphlogistisches Glykopeptid.

Heileigenschaften: entzündungswidrig, wundheilend, abschwellend, fördert die Kallusbildung bei Knochenbrüchen, schmerzstillend.

Verwendung in der Frauenheilkunde: In den Namen Beinwell, Beinheil oder Wallwurz (vom althochdeutschen wallen, das auch »heilen« bedeutete) klingt bereits an, dass es sich um eine Heilpflanze handelt, die seit Urzeiten als Wund- und Knochenarznei im Gebrauch ist. Schon Hildegard von Bingen und Paracelsus nutzten den Beinwell zur Behandlung von Wunden, schlecht heilenden Geschwüren oder bei Knochenbrüchen in Form von Breiauflagen sowie als Wundtrank. Außerdem war die Wallwurz einst ein beliebtes Volksmittel bei Magengeschwüren. Doch von dem innerlichen Gebrauch wird inzwischen abgeraten, da der Beinwell sogenannte Pyrrolizidinalkaloide enthält, die sich im Tierversuch als krebserregend, leber- und erbgutschädigend erwiesen haben. Allerdings sind solche Tierversuche nur begrenzt auf den Menschen übertragbar, und die verfütterten Mengen erreicht man bei der üblichen Teebereitung normalerweise nicht. Dennoch gebraucht man die Beinwelltinktur heute nur noch äußerlich, und selbst die äußerliche Anwendung sollte nur auf der unverletzten Haut und nicht länger als 6 Wochen erfolgen, da Pyrrolizidine über die Haut resorbiert werden können. Die Einreibungen mit Beinwellsalben oder auch Umschläge mit der Beinwellwurzeltinktur (10- bis 20 %ig verdünnt) haben sich jedoch sehr bewährt bei Gelenkentzündungen, bei Knochenhautreizung oder bei Sehnenscheidenentzündung. Aber auch Prellungen, Zerrungen und Verstauchungen schwellen erfahrungsgemäß rascher ab, wenn man sie mit Beinwell behandelt. Verantwortlich ist vermutlich der Wirkstoff Allantoin, der im Beinwell reichlich vorkommt. Die Wirkung von Allantoin wird mit der eines Hormons verglichen, das die Zellregeneration anregt. Daher konnte man bei der Behandlung schlecht heilender Wunden oder Hautgeschwüre sowie bei Magen- oder Dünndarmgeschwüren mit Allantoin beachtliche Heilerfolge erzielen. In klinischen Versuchen bewirkte Allantoin sogar eine starke Leukozytose. Allerdings erwies sich die Beinwellwurzel als wirksamer als der reine Wirkstoff Allantoin.

Diese Heileigenschaften der Beinwellwurzel sind in der Frauenheilkunde bei zweierlei Leiden hilfreich. Zum einen kann man mit der (10- bis 20 %ig verdünnten) Wurzeltinktur Umschläge bereiten, deren entzündungswidrige und abschwellende Wirkung bei der Brustdrüsenentzündung (Mastitis) heilsam sind. Zum anderen sind Beinwellsalben oder -einreibungen mit der verdünnten Tinktur (z. B. 1 Teelöffel Tinktur auf 5 Teelöffel Wasser) eine bewährte volksmedizinische Erste-Hilfe-Maßnahme bei schmerzhaften Venenentzündungen.

Wenn auch die Einnahme in Form von Wundtränken heute nicht mehr üblich ist, so ist es doch tröstlich, dass die homöopathischen Verdünnungen ebenso heilsam wirken. Hier sind vor allem die Tiefpotenzen (z. B. Symphytum D4) wie auch bestimmte Hochpotenzen (z. B. Symphytum C30) gebräuchlich. Die Anwendungsgebiete lassen sich dabei fast gänzlich mit denen der Volksmedizin zur Deckung bringen und umfassen Knochenbrüche, Knochenhautreizung, Sehnenscheidenentzündungen, traumatisch bedingte Gelenksschwellungen, Prellungen oder Verstauchungen bis hin zur Parodontose. Wegen der großen Regenerationskraft, die durch das homöopathische Symphytum freigesetzt wird, erhalten in manchen naturheilkundlichen Krankenhäusern die Patienten inzwischen rundweg nach allen größeren operativen Eingriffen je eine Einzelgabe Arnica C30 und Symphytum C30. Während Arnica mehr auf die Weichteile wirkt, regeneriert Symphytum eher die Knochen, Knochenhaut und Sehnen. Symphytum ist für die Knochen, was Arnica für die Weichteile ist. Daher empfehlen sich Kuren mit homöopathisch zubereitetem Beinwell nicht zuletzt auch bei Osteoporose oder bei den nicht mehr heilen wollenden Knochenbrüchen alter Frauen (z. B. in Form von Steirocall-Lösung von Steierl).

Rezept: Mischung zum äußerlichen Gebrauch bei Mastitis (Apotheke)
Tinctura Consolidae e Radice (Beinwellwurzeltinktur; Caelo)
Phytolacca-Urtinktur (Kermesbeerenwurzel-Urtinktur; Weleda)
Zutaten zu gleichen Teilen mischen.
Anwendung: 1 Esslöffel der Mischung mit 10 Esslöffeln Wasser verdünnt zum feuchten Umschlag bei Brustdrüsenentzündung, bei Bedarf zwei- bis dreimal täglich 15 bis 20 Minuten auflegen. Ergänzend kommen noch Enzyme in Frage (z. B. Phlogenzym von Mucos). Vor dem Stillen sollte die behandelte Brust kurz gewaschen werden.

Handelsprodukte:
Beinwellwurzel (Symphyti radix)
Beinwell (Symphytum officinale ab D3 als Dilution oder Salbe; Weleda; ab D4 von DHU und Spagyra)
Beinwellwurzeltinktur (Tinctura Consolidae e Radice 70 %, 1:5 – Pyrrolizidin; gereinigt von Caelo)
Kytta-Salbe f (pyrrolizidinfreie Salbe mit Beinwellwurzel-Fluidextrakt; Merck)

Sammeltipps: Zur Herstellung von homöopathischem Symphytum wird die Wurzel vor der Blüte geerntet. Sofern man selbst sammelt, kann man auch die ganze Pflanze mitsamt Wurzel kurz vor der Blüte verwenden. Bester Erntezeitpunkt wäre ein abnehmender Mond im Zeichen Steinbock.

Anwendungsbeschränkungen: Zur innerlichen Anwendung ist Beinwell vor allem für Schwangere nicht geeignet! Er enthält Pyrrolizidinalkaloide, die sich im Tierversuch als krebserregend, leber- und erbgutschädigend erwiesen haben. Daher gilt heute die Empfehlung, den Beinwell nur äußerlich zu gebrauchen und die Anwendung auf 4 bis 6 Wochen im Jahr zu begrenzen, sofern das entsprechende Präparat Pyrrolizidine enthält. Innerlich gebraucht man Beinwell in homöopathischen Verdünnungen ab D4.

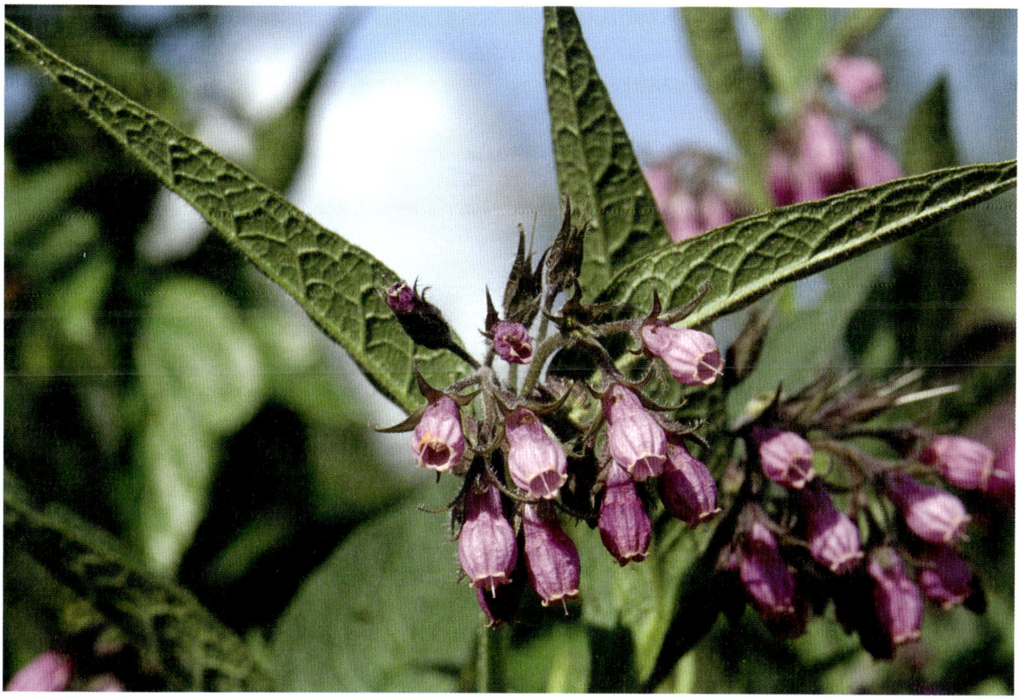

Beinwell wurde bereits von Paracelsus als Knochenheilmittel gelobt und findet bis heute vor allem in homöopathischer Form Verwendung in der Behandlung sowie Prophylaxe von Osteoporose und anderen Knochen- und Gelenkserkrankungen. (Foto: M. Madejsky)

Benediktenkraut – Krebsdistel und Wundarznei

»Matthiolus schreibt / dass kaum ein köstlicher Artzney sey für den Krebs und andere faule Schäden / als eben die Cardobenedict / erzehlet / wie dass ein Weibsperson gewesen / deren die Brust von dem Krebs bis auf das Bein sey ausgefressen / und wieder sey geheilet worden / also dass man das Kraut gesotten habe / und den Schaden damit außgewaschen / und folgends das Pulver darinnen gestreuet.«
(Jakobus Tabernaemontanus, Kräuterbuch, 1731)

Namen: Benediktendistel, Bitterdistel, Heildistel, Kardobenediktenkraut, Spinnendistel. Der Name leitet sich vom lateinischen benedictus (= »gesegnet, gebenedeit«) ab und bezieht sich auf die großen Heilkräfte des Benediktenkrauts. Namensgeber ist damit auch der heilige Benedikt, der der Sage nach der Vergiftung durch seine Glaubensbrüder widerstehen konnte.

Botanischer Name: Benediktenkraut (Cnicus benedictus), Korbblütler (Asteraceae).

Signaturen und Astrologie: Wie alle »Disteln« untersteht das Benediktenkraut in erster Linie dem kriegerischen Mars, der im menschlichen Körper über die Galle regiert. Der rötliche Stengel wie auch der rötliche Stachelkranz, der die gelben Blütenköpfe umgibt, unterstreichen die kriegerische Ausstrahlung und zeigen zudem Sympathie zum Menstrualblut. Daneben wirken noch etwas Sonne und Jupiter in dem bitter schmeckenden und gelb blühenden Kraut.

Die spinnwebige Behaarung der Blätter lässt einen hohen Mineralstoffgehalt vermuten. Wegen der gelben Blüten ist das Benediktenkraut der Signaturenlehre zufolge ein Heilmittel bei Gelbsucht und Leber-Galle-Leiden. Seine Bitterkeit offenbart die galletreibenden und verdauungsfördernden Heilkräfte des Benediktenkrauts, das auf der körperlichen Ebene Wehrhaftigkeit vermittelt, Lebenskraft spendet, alle Verdauungssäfte und die Menstruationsblutung ins Fließen bringt und auf der seelischen Ebene als Konstitutionsmittel bei Verbitterung hilfreich ist.

Wirkstoffe: Im Kraut finden sich Bitterstoffe (Sesquiterpenlactone wie Cnicin, Salonitenolid, Artemisiifolin), Lignanlactone, ätherisches Öl (mit Terpenen, Zimtaldehyd, Benzoesäure), Flavonoide und Mineralstoffe (Kalium und Magnesium).

Heileigenschaften: verdauungs-, menstruationsfördernd, blutreinigend, schweißtreibend, wundheilend, krebsfeindlich, antibakteriell; hemmt das Wachstum von Staphylokokken (Eiterbakterien).

Verwendung in der Frauenheilkunde: In der modernen Kräuterheilkunde zählt man das Benediktenkraut zu den aromatischen Bittermitteln, die vor allem zur Verdauungsförderung bei Fettunverträglichkeit, bei Neigung zu Gallensteinen, bei Stuhlverstopfung durch Leberschwäche oder beim sogenannten Altersmagen gebraucht werden. Doch die Bitterkeit dieser heilsamen Distelart ist auch bei verschiedenen Frauenleiden hilfreich.

Einerseits bringen Bittermittel alle Verdauungssäfte ins Fließen und verbessern daher bei Blutarmut die Eisenresorption oder steigern bei Neigung zu Osteoporose die Aufnahme vieler Mineralstoffe im Darm. Andererseits regen Bitterstoffe den Appetit an. Daher kommt die »Bitterdistel« auch in der Rekonvaleszenz zum Einsatz. Insbesondere die appetitanregenden Eigenschaften, aber auch die allgemein tonisierende Wirkung machen das Benediktenkraut zu einem Lebenskraftspender, der sich als Begleitmittel bei Krebserkrankungen bewährt hat. Bei Appetitlosigkeit und Übelkeit durch Chemo-

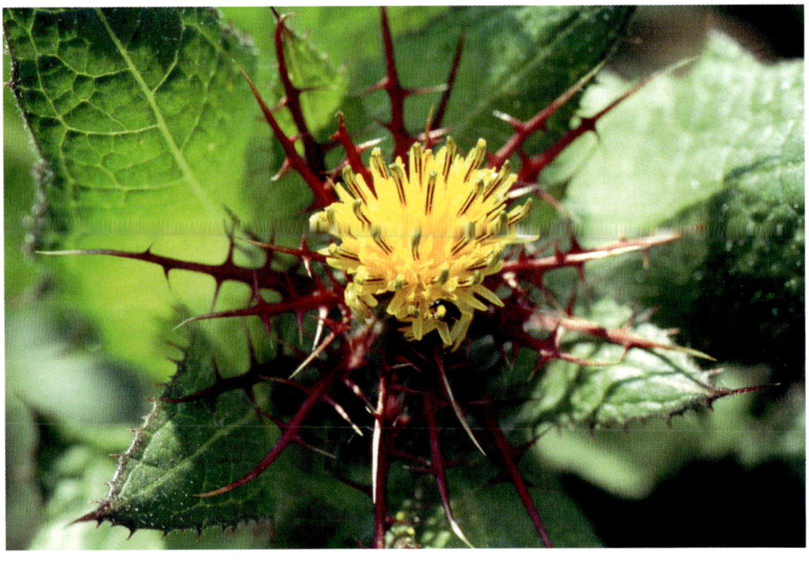

Benediktenkraut (Foto: M. Madejsky)
Volksmediziner gebrauchen die »Krebsdistel« als Stärkungsmittel und Wundpulver.

therapie kann das Benediktenkraut den Magen stärken und über den Darm wieder neue Lebensenergie aufbauen helfen. Aus diesem Grund wurde die mit außergewöhnlichen Heilkräften »gesegnete Distel«, wie ihr Name verspricht, ab dem 17. Jahrhundert von beinah allen großen Heilern als Krebsheilpflanze gerühmt. Immer wieder stößt man auf Berichte von Krebsleiden, die sich durch den täglichen Genuss dieser Bitterpflanze in ihrem Fortschreiten hemmen ließen, oder von Krebsgeschwüren, die sich durch die Anwendung von Benediktenkraut zurückgebildet haben sollen.

Einen Großteil der ihr nachgesagten Wirkungen konnten Pflanzenforscher bestätigen: So wies man beispielsweise eine wachstumshemmende Wirkung des Krauts auf Bakterien nach, speziell auf Staphylococcus aureus und Streptokokken, die vermutlich auf den Gehalt an Lactonen zurückgeht. Das krebsfeindliche Prinzip konnte jedoch noch nicht entschlüsselt werden. Zwar zeigten die Extrakte sowohl im Tierversuch als auch auf Gewebekulturen antineoplastische Wirkungen, doch ein einzelner Inhaltsstoff war noch nicht zuzuordnen.

In der Volksmedizin gilt das Benediktenkraut bis heute als Blutreiniger, Gallenmittel, Emmenagogum sowie als Tonikum und wird bei Krebserkrankungen der weiblichen Brust oder des Unterleibs als Begleitmittel zur Verbesserung der Säfte empfohlen (siehe auch Krebstee, Seite 189, und Immunelixier, Seite 268). Äußerlich nutzt man die wundheilenden und antibiotischen Kräfte der Benediktendistel zur Wundpflege in Form von Waschungen sowie als Wundpulver bei eitrigen Geschwüren.

Rezept: Benediktenkrauttee (Kräuterladen)
Einen gut gehäuften Teelöffel des getrockneten Krauts mit 200 ml kochendem Wasser überbrühen, etwa 5 bis 8 Minuten ziehen lassen, abseihen und ungesüßt trinken. Bei Bedarf trinkt man 2 bis 3 Tassen jeweils vor oder zwischen den Mahlzeiten zur Verdauungsförderung, zur Anregung der Blutbildung, als Rekonvaleszenzmittel oder begleitend bei Krebserkrankungen.

Rezept: Wundtinktur (Kräuterladen)

Benediktenkraut	20 g
Ringelblumenblüten	20 g
Blutwurzelpulver	20 g
Sanikel	20 g
Spitzwegerichblätter	20 g
Trinkalkohol	nach Bedarf

So wird's gemacht:
- Die Kräuter mischen und in ein sauberes Schraubglas (300 ml) geben.
- Die Kräuter randvoll mit einem Alkohol-Wasser-Gemisch (aus etwa gleichen Teilen von 95%igem unvergälltem Trinkalkohol und Quellwasser) übergießen, so dass möglichst wenig Luft im Glas verbleibt.
- Das verschlossene Glas für 6 Wochen an einen sonnigen Platz stellen (z. B. Fensterbank) und ab und zu schütteln.

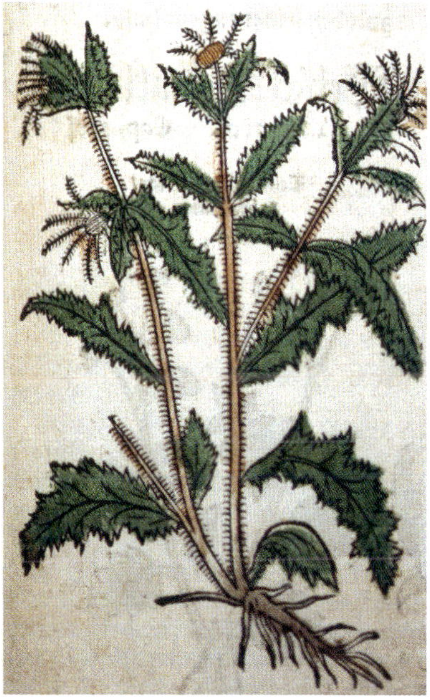

Benediktenkraut (Lonitzer [Lonicerus], 1560)

- Dann die Tinktur durch ein sauberes Küchentuch abfiltern, den Rückstand kräftig auspressen und die Tinktur zur Aufbewahrung in eine Braunflasche umfüllen. Die Haltbarkeit beträgt in der Regel einige Jahre.
- Anwendung: zur Waschung eitriger Geschwüre zunächst 1 Esslöffel Tinktur mit 10 Esslöffeln Wasser vermischen (später eventuell nur 1:5 verdünnen) und die Wunde ein- bis dreimal täglich damit spülen oder waschen. Anschließend empfiehlt sich, pulverisiertes Benediktenkraut oder Wecesin-Pulver (Weleda) aufzustreuen.
- Wichtig: Falls sich das Geschwür trotz Behandlung entzündet oder das Leiden fortschreitet, sollte unbedingt ärztlicher Rat eingeholt werden.

Anmerkung: Frisch verarbeitete Kräuter sind wirksamer, sollten wegen des höheren Wassergehalts jedoch höher dosiert und zu feinem Brei zerschnitten werden.

Handelsprodukte:
Kardobenediktenkraut (Cnici benedicti herba = Cardui benedicti herba)
Benediktenkraut-Urtinktur (Cnicus benedictus = Carduus-benedictus-Urtinktur; DHU, Spagyra)

Sammeltipps: Man erntet die oberirdischen Teile der Pflanze, wobei der Bitterstoffgehalt kurz vor der Blüte am höchsten ist. Idealer Erntezeitpunkt ist bei zunehmendem Mond in einem Feuerzeichen (Widder, Löwe, Schütze).

Anwendungsbeschränkungen: Allergien sind möglich. Bei Neigung zu Übersäuerung im Magen oder Darm (z. B. Magenschleimhautentzündungen, Magen- oder Dünndarmgeschwüren) sollten Bittermittel wie Benediktenkraut nur in Maßen genossen werden, da sie die Säuresekretion anregen.

Berberitze – Naturmedizin bei Myomen

»Beim Myom liegt eine Krankheitssituation vor, in der dieses Veräußern durch überstarke oder unzeitgemäße Blutungen übersteigert ist. Gleichzeitig kommt es zur Bildung einer ›falschen Frucht‹, zu übermäßiger Wucherung, zu den Myomknoten. Für diese Situation ist Berberis das Heilmittel.«

(Heinz-Hartmut Vogel, Wege der Heilmittelfindung, 1994)

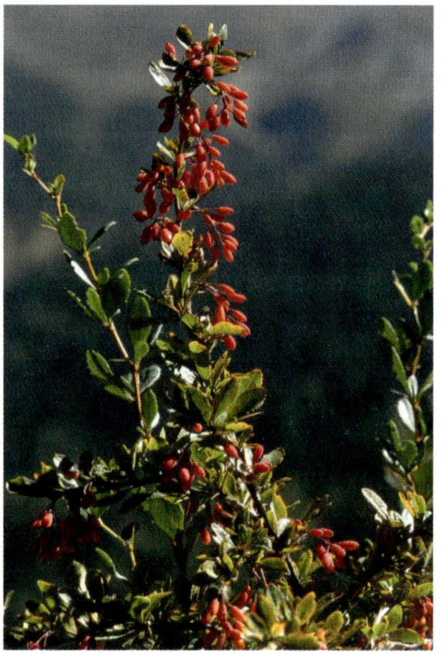

Die roten Berberitzenfrüchte erinnern ein wenig an Polypen oder an kleine Myome, wogegen sie als Heilmittel ins Feld geführt werden. (Foto: M. Madejsky)

Namen: Dreidorn, Essigbeeren, Sauerdorn, Zizerl.

Botanischer Name: Berberitze (Berberis vulgaris), Sauerdorngewächse (Berberidaceae).

Signaturen und Astrologie: Der sehr saure Geschmack der Blätter und der Früchte lässt nach der chinesischen Elementenlehre Heilwirkungen auf die Leber vermuten (Sauer/ Holz/ Leber). Der gelbe Pflanzensaft und die gelben Blüten stellen wiederum den Bezug zur Gelbsucht sowie zu Leber-Galle-Leiden her. Den Blüten entströmt intensiver Spermageruch, was den Bezug zur Sexualsphäre und den Unterleibsorganen Gebärmutter und Prostata herstellt. In den roten Früchten, den »Zizerln«, erblickt man ein pflanzliches Ebenbild zu Myomen, Polypen oder Warzen, wobei die rote Farbe auch Sympathie zum Blut zeigt.

Astrologisch ordnet man die Berberitze vor allem den Planetenkräften von Jupiter (gelbes Prinzip und Leberwirkung) sowie Mars zu (Dornen und Blutfarbe).

Wirkstoffe: In der Wurzel kommen Gerbstoffe und verschiedene Alkaloide vor, vor allem das gelb färbende Berberin, das in der Wurzelrinde am höchsten konzentriert ist. Die Beeren enthalten Vitamin C sowie Carotinoide, Anthocyane und verschiedene Fruchtsäuren, unter anderem Apfel-, Wein- und Zitronensäure.

Heileigenschaften: steigert die Durchblutung der Beckenorgane, blutreinigend, leitet unter anderem Schwermetalle und Harnsäure aus, krampflösend auf die Muskulatur von Gallenblase und Gebärmutter, abführend, gallebildend und -treibend, steinbrechend, stark antibiotisch. Berberin ist wirksam gegen Amöben, Cholerabazillen sowie die Erreger von Malaria und Leishmaniasis usw.

Verwendung in der Frauenheilkunde: Den Kräuterkundigen des Mittelalters diente vor allem die Wurzelrinde der Berberitze noch als Chininersatz und Heilmittel bei Malaria. Das zeigte ihnen die gelbe Farbe der Wurzel an. Dieser alten Heiltradition folgte auch der berühmte Kräuter- und Wasserpfarrer Sebastian Kneipp, indem er den Berberitzenwurzeltee bei Leberentzündung, Gelbsucht und Gallensteinleiden empfahl. Doch der Tee sollte sehr umsichtig dosiert werden, zum Beispiel täglich 1 gehäuften Teelöffel mit 250 ml kochendem Wasser übergießen, etwa 10 bis 15 Minuten ziehen lassen und über den Tag verteilt trinken. Zum einen schmeckt der Tee nicht besonders lieblich, und zum anderen können größere Dosen stark abführend wirken und die Nieren reizen.

Neuere Untersuchungen konnten die Volksmedizin allerdings bestätigen: Der Wurzelextrakt erwies sich nämlich als wirksam gegen verschiedene Krankheitserreger; zum Beispiel hemmt er das Wachstum von Staphylococcus aureus, Streptococcus pyogenes und mutans, Pseudomonas aerogineus, E. coli, von Vibrio cholerae sowie von Chlamydien und Darmparasiten wie Amöben (vgl. Klaus Peter Latté, Berberis vulgaris, 2007).

Die Hauptwirkung erstreckt sich auf die Bauch- und Beckenorgane, wo Zubereitungen aus der Berberitzenwurzel zu Blutandrang führen. Die Berberitze regt je nach Dosierung die Nierenfunktion an, fördert die Gallenbildung und -sekretion oder erregt wehenartige Gebärmutterkontraktionen. Sie entstaut die Bauch- und Beckenorgane. In der Frauenheilkunde kommen diese Heileigenschaften vor allem bei Neigung zu Gallensteinen zum Tragen, die man als Stein gewordenen Gefühlsstau bezeichnen kann, denn Gallensteine sind bekanntlich Wutsteine. Die Berberitze hilft jedoch auch, Blasengrieß oder Nierensteine abzubauen (z. B. Juniperus/Berberis-Kapseln von Wala). Doch in erster Linie behebt die Berberitze Gallenstau und fördert daher die Fettverdauung, wirkt einer Migräneneigung entgegen und stärkt – wie alle Leberheilpflanzen – langfristig das Bindegewebe.

Schließlich und vor allem hilft die Berberitze, Stauungen im Unterleib aufzulösen, wie man sie bei Gebärmuttermuskelgeschwülsten, also bei Myomen, antrifft. Doch hier ist der Tee eher eine unübliche Darreichungsform, denn eine Überdosierung führt zu Übelkeit, Erbrechen, Durchfällen und Nierenreizung bis hin zu Krampfanfällen. Bei Myomen haben sich daher Kuren mit homöopathischen Zubereitungen aus der Berberitze bewährt (siehe Praxistipp). Erfahrungsgemäß ist

b

Dornenbewehrter Stengel mit Blatttrieben im Frühling (Foto: M. Madejsky)

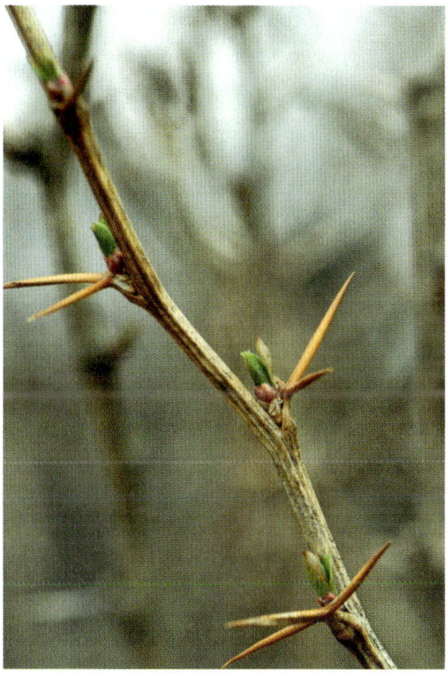

nämlich lange vor der Entstehung von Myomen unter anderem die Lebertätigkeit gestört, so dass Heilpflanzen wie die Berberitze über die Leber auf die Formkräfte einwirken.

Rezept: Wurzeltee zur Ausleitung von Schwermetallen (Kräuterladen)

Berberitzenwurzelrinde	20 g
Goldrutenkraut	50 g
Gundelrebe	50 g
Liebstöckelwurzel	20 g
Löwenzahnwurzel	30 g
Wegwartenwurzel	30 g

Alles miteinander mischen; 2 gehäufte Teelöffel pro Tasse à 200 ml heiß überbrühen, 15 Minuten ziehen lassen, abseihen, täglich 2 bis 4 Tassen trinken.

Anmerkung: Der Wurzeltee eignet sich zur Begleitung einer Amalgamausleitung. Dann sollte er wenigsten 6 bis 8 Wochen lang getrunken werden. Ergänzend kann man die Schwermetalle mit Schwefelverbindungen aus ihren Depots lösen (z. B. Sulfur-selenosum-D6-Pulver von Weleda; zwei- bis dreimal täglich 1 Messerspitze im Mund zergehen lassen) und die gelösten Problemstoffe mit Chlorellaalgen binden (z. B. Nepro-Rella-Tabletten von Nestmann; zwei- bis dreimal täglich 3 bis 4 Tabletten). Ergänzend sollte möglichst viel getrunken werden. Eine solche Ausleitung ist vor allem bei Allergien, bei chronischen Darm- oder Scheidenpilzinfektionen oder bei Unfruchtbarkeit (speziell der Männer) sinnvoll.

Praxistipp: Myombehandlung mit Berberis/Uterus comp.
Die anthroposophische Heilmittelfirma Wala hat speziell zur Myombehandlung wie auch für die Prophylaxe von Gebärmutterkrebs Berberis/Uterus comp. entwickelt. Der Komplex enthält neben der Berberitze (Berberis D1) Brennnessel (Urtica urens D2), Sauerklee (Oxalis D2) und Apfelmistel (Viscum mali D3) sowie homöopathische Tiefpotenzen von Magnesium sulfuricum D5, Granit D9, Uterus D5 und Ovaria D5. Wegen der komplexen Zusammensetzung greift das Mittel im Körper auf verschiedenen Ebenen gleichzeitig an. Der Anthroposoph Wilhelm Pelikan formulierte es so: »Berberis trifft mehr die Wurzel der Krankheit, Urtica mehr die Folgeerscheinungen, Berberis die Geschwulst, Urtica den gestörten Blutprozess« (Wilhelm Pelikan, Heilpflanzenkunde, 1958).

Erfahrungsgemäß ist, meist lange bevor eine Geschwulst – etwa ein Myom, ein Polyp, eine Zyste oder Krebs – entsteht, die Leber geschwächt, denn sie herrscht über das Bindegewebe und ist aus naturheilkundlicher Sicht für alle Formprozesse in den bindegewebigen Organen zuständig. Nicht selten empfinden Frauen ein Myom oder einen Polypen auch wie eine Art »Stau« oder »Knoten«, die, aus der Gefühlswelt kommend, sich im Körper niederschlagen und sichtbar und fühlbar Form annehmen. Eben hier wirkt die Berberitze als entstauende Heilpflanze speziell auf die Beckenorgane ein und bringt zusammen mit der Galle auch aufgestaute Gefühle wieder ins Fließen. Eine pflanzliche Ergänzung bildet die Brennnessel, die den Blutverlusten entgegenwirkt, Kraft spendet und die Eisenverwertung verbessert. Enthalten ist außerdem noch die Mistel, die sich in der naturheilkundlichen Tumorbehandlung ihren festen Platz erobern konnte. Nicht zuletzt regen noch die Organpräparate Uterus und Ovaria die entsprechenden Organe in ihrer Funktion wieder an. Berberis/Uterus comp. ist also eine gelungene Komposition, mit der sich Ursache und Folgen von Myomen angehen lassen. Das Mittel bildet eine ideale Basis bei der Behandlung von Myomen.

Die besten Erfolge, also Wachstumsstillstand und eventuell sogar einen Rückgang, erzielt man durch folgende Vorgehensweise: zweimal pro Woche eine Ampulle Berberis/Uterus comp. von Wala subkutan im Bauchraum injizieren. Zusätzlich kann man zweimal täglich 10 bis 15 Globuli des Komplexmittels im Mund zergehen lassen. Ergänzt wird die

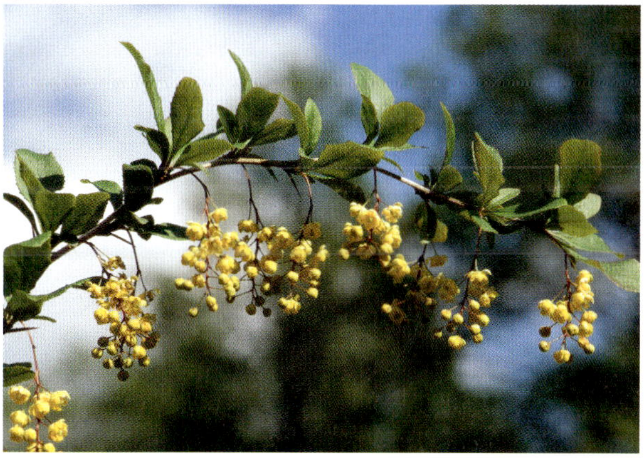

Den Berberitzenblüten entströmt Spermageruch, wofür Amine verantwortlich sind, und stellt dadurch den Bezug zur Sexualsphäre sowie zum Unterleib her, für den das homöopathische Berberis ein entstauendes Heilmittel ist. (Foto: M. Madejsky)

Therapie durch eine fachmännische Schilddrüsenregulation, durch den Blutfluss hemmende und Bluteisen auffüllende Maßnahmen (siehe Seite 78 und 82) sowie durch eine Ernährungsumstellung (tierische Fette und Milchprodukte reduzieren; Vorsicht mit Pflanzenhormonen aus Soja, Alfalfa oder Rotklee).

Nach einer Basisbehandlung von 3 Monaten sollte der Therapieerfolg per Ultraschall kontrolliert werden; sofern eine Besserung der Beschwerden wie Blutungen oder ein Wachstumsstillstand oder ein Rückgang eingetreten ist, kann und soll die Therapie mindestens 1 Jahr weitergeführt werden. Bei kleinen Myomen (2 cm) oder falls eine Dauereinnahme erforderlich ist, kann man es zunächst nur mit den Globuli versuchen. Das Gleiche gilt für Myome, die in der Schwangerschaft wachsen. In solchen Fällen kann man Berberis/Uterus comp. bis zum Ende des dritten Monats einnehmen, zum Beispiel zweimal täglich 10 Globuli.

Handelsprodukte:
Sauerdornbeeren (Berberis fructus)
Berberitzenwurzelrinde (Berberidis radicis cortex)
Berberis-Urtinktur (Berberis-vulgaris-Urtinktur; DHU, Spagyra)
Berberitzenfrüchte Urtinktur (Berberis-Fructus-Urtinktur; Weleda)

Sammeltipps: Zur Herstellung von Tinkturen verwendet man die Wurzel, die im Frühling oder im Herbst bei abnehmendem Mond ausgegraben wird. Idealer Erntezeitpunkt ist bei einem Mond in den Zeichen Widder oder Schütze.

Anwendungsbeschränkungen: Zubereitungen aus der Berberitzenwurzel nicht in der Schwangerschaft einnehmen, da sie Wehen erregen können. Bei Reizdarm und bei Neigung zu Gallenkoliken sollte die Berberitze nur homöopathisch gebraucht werden, zum Beispiel Berberis vulgaris ab D2 oder D4.

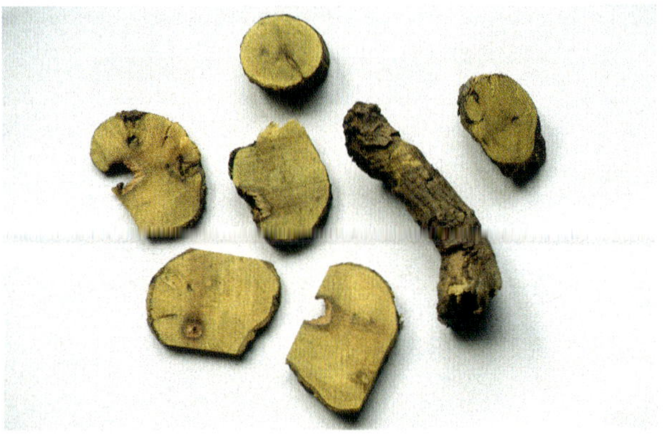

Die Berberitzenwurzel wurde in der Volksmedizin einst als Chininersatz gebraucht. Der gelbliche Pflanzensaft, der auch die Wurzel gelb färbt, zeigt durch seine Farblichkeit Sympathie zur Gelbsucht. (Foto: O. Rippe)

Bertram – Ein Liebesmittel mit Tradition

»Berthramwurzel zu einem subtilen Pulver gestossen / und des Pulvers 1 Löffel voll mit einem guten süssen Wein getruncken / beweget und reitzet die untüchtige erkalten Männer zun ehelichen Wercken [Beischlaf] / und hilft ihnen wieder in den Sattel.«
(Jakobus Tabernaemontanus, Kräuterbuch, 1731)

Namen: Deutscher Bertram, Geyfferwurz, Magdblume, Perchtram, Pyrethrumwurzel, Speichelwurzel. Das Wort Pyrethrum geht auf das griechische pyr (= »Feuer«) zurück und bezieht sich auf den brennenden Geschmack der Wurzel.

Botanischer Name: Bertram (Anacyclus officinarum), Korbblütler (Asteraceae).

Signaturen und Astrologie: Der scharfe, brennende Geschmack zeigt das feurige Wesen dieser erwärmenden Gewürzpflanze an und erlaubt eine Zuordnung zur Planetenkraft des Mars, der im Körper über das Blut und die Abwehrkräfte regiert. Alkoholische Wurzelauszüge zeigen durch ihre gelbliche Farbe wiederum eine Gallenwirksamkeit an. Die doppelt-fiederspaltigen Blätter weisen auf merkurielle Eigenschaften hin – nach Hildegard von Bingen vertreibt der Bertram den Schleim aus dem Kopf und fördert den klaren Verstand. Wie bei vielen Korbblütlern so wirkt auch im Bertram ein wenig Sonnenkraft. Dass die Korbblüten denen der echten Kamille ähnlich sind, lässt gewisse Ähnlichkeiten in der Heilwirkung vermuten; in der Tat wirken beide krampflösend und menstruationsfördernd, wobei die Kamille durch ihren Duft das edlere Wesen offenbart und der Bertram durch seine Schärfe mehr Lebenswärme überträgt.

Wirkstoffe: Die Wurzel enthält 30 bis 50 Prozent Inulin, ätherisches Öl, Harze, Pellitorin und Anacyclin.

Heileigenschaften: verdauungsfördernd, menstruationsfördernd, krampflösend, schleimlösend, speichelflussfördernd, schweißtreibend.

Verwendung in der Frauenheilkunde: Bertramarten, vor allem die römische Bertramwurzel, aus der die deutsche Unterart hervorgegangen sein soll, spielten schon in der Heilkunst der Antike eine Rolle. In die Klostermedizin hielt die Gewürzpflanze mit der brennend-scharf schmeckenden Wurzel spätestens durch die Lobeshymnen der Hildegard von Bingen Einzug. Die kräuterkundige Äbtissin empfahl den täglichen Gebrauch der Bertramwurzel in der Nahrung, was Anhänger der Hildegard-Medizin bis heute rege befolgen: »Wer ihn oft isst, dem vertreibt er die Krankheit und verhindert, dass er krank wird« (Hildegard von Bingen, Heilkraft der Natur – »Physica«, 1993). Erfahrungsgemäß bringen 1 bis 2 Messerspitzen täglich mit den Speisen zugeführt die Verdauungssäfte ins Fließen, verbessern die Nahrungsverwertung und wirken ei-

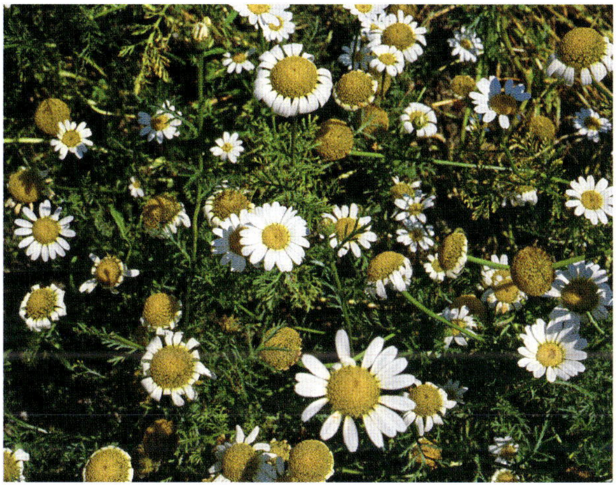

Bertram zählt zu den bedeutsamen Frauenheilpflanzen der Hildegard von Bingen. (Foto: H. Amann)

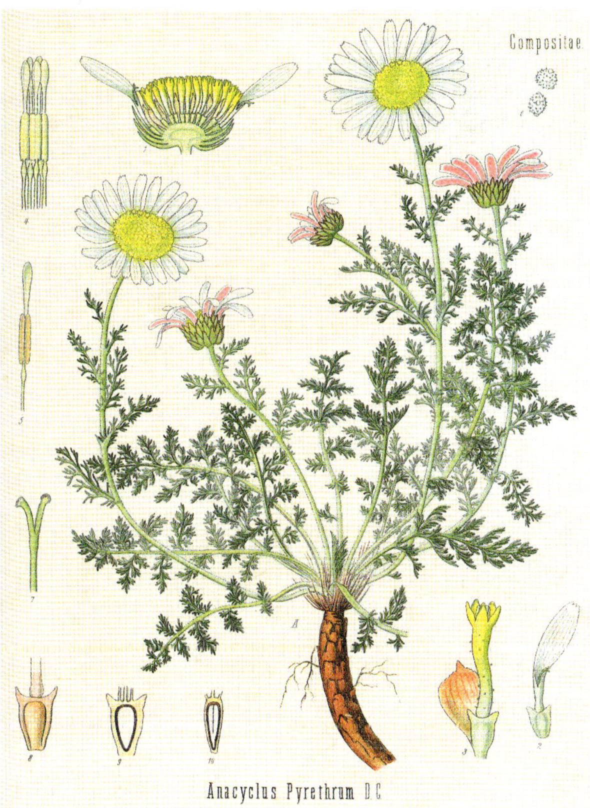

Bertram (G. Pabst [Hrsg.], Köhlers Atlas der Medizinal-Pflanzen, 1887)

ner Blutarmut entgegen. Ferner soll die Wurzel Heilkräfte gegen Fieber und Rheuma in sich bergen.

In der Frauenheilkunde wurde die alte Gewürzpflanze vor allem im späten Mittelalter noch rege gebraucht. So liest man etwa im »Kreüterbuch« des Otto Brunfels von 1532, dass eine Abkochung der Wurzel als Sitzbad gebraucht Verhärtungen der Gebärmutter löst und die Monatsblutung fördert. Diese Verwendung ist heute zwar nicht mehr gebräuchlich, aber die erwärmenden Heileigenschaften der Bertramwurzel lassen sich beispielsweise auch bei Frigidität oder Impotenz nutzen (siehe Rezept), denn: »In Summa / was kalt ist / kann mit dieser Wurtzel wunderbarlich erwärmet werden« (Adamus Lonicerus, Kreuterbuch, 1679).

Rezept: Bertramöl zur erwärmenden Einreibung
So wird's gemacht:
- 50 g frische oder getrocknete und fein zerschnittene Bertramwurzel in ein sauberes Schraubglas geben und mit 200 ml Mandelöl übergießen.
- Das Glas gut verschlossen an einen sonnigen und möglichst warmen Platz stellen (z. B. Fensterbank) und ziehen lassen.
- Nach 2 bis 3 Wochen kann der Ölauszug durch ein Sieb abgeseiht und in ein Braunglas umgefüllt werden.
- Zur Verstärkung der Wirkung kann man das Bertramöl noch mit 40 ml Kupferöl versetzen (Cuprum metallicum praeparatum 0,4 %, ölige Einreibung von Weleda).

Anwendung: Einmal oder mehrmals täglich zur sanft erwärmenden Einreibung bei Schulter- und Nackenverspannung gebrauchen oder bei Regelschmerzen zur krampflösenden Einreibung im Unterbauch und LWS-Bereich verwenden.

Handelsprodukte:
Bertram, Wurzel und Kraut, gemahlen kbA
Bertramwurzel, gemahlen oder geschnitten
Römischer-Bertram-Urtinktur (Pyrethrum-romanii-Urtinktur = D1; Spagyra)

Sammeltipps: Bertram lässt sich leicht im Garten ziehen, und die Wurzel gräbt man bei abnehmendem Mond noch vor der Blüte im März oder April. Idealer Erntezeitpunkt ist bei einem Mond in einem Feuerzeichen (Widder oder Löwe).

Anwendungsbeschränkungen: Bertram nicht in der Schwangerschaft verwenden! Eine Überdosierung kann zu Übelkeit, Erbrechen, Durchfällen sowie zu kolikartigen Beschwerden oder Kopfschmerzen führen.

Besenginster – Gleicht Herzrhythmus und Hormone aus

»Das Mittel [Besenginster] hatte wie kleine Thyreoidindosen gewirkt, und zwar war die Wirkung etwas langsamer als bei diesen, dafür konnten aber beim Überschreiten der optimalen Dosis keine Nebenwirkungen beobachtet werden.«
(Gerhard Madaus, Lehrbuch der biologischen Heilmittel, 1938)

Namen: Besenkraut, Färberkraut, Geißkaper, Gilbkraut, Goldkraut, Hirschheide.

Botanischer Name: Besenginster (Cytisus scoparius = Sarothamnus scoparius), Schmetterlingsblütler (Fabaceae).

Signaturen und Astrologie: Die gelben Blüten wie auch das spiralige Wachstum und der bittere Geschmack erlauben eine Zuordnung zur Sonne, die im Menschen vor allem über Herz und Kreislauf regiert. Die schlanken Zweige oder Ruten zeigen daneben noch etwas Merkur an und offenbaren damit den Einfluss auf das Hormonsystem. Der unangenehm bittere Geschmack lässt jedoch eine gewisse Giftigkeit (= starke Wirksamkeit) vermuten.

Wirkstoffe: Das Kraut enthält Alkaloide (vor allem Spartein), Flavonoide und Isoflavone (besonders Sarothamnosid, Genistein), biogene Amine (Tyramin), Kaffeesäurederivate, Cumarine und wenig ätherisches Öl.

Heileigenschaften: harntreibend, steinbrechend, kreislaufanregend, gleicht Herzrhythmusstörungen aus, östrogenartig (Genistein), adrenalinartig (Spartein), uteruskontrahierend, regt die Schilddrüsenfunktion an und wirkt einer Kropfbildung entgegen.

Verwendung in der Frauenheilkunde: In der Volksmedizin fanden die blühenden Zweige und das Besenginsterkraut hauptsächlich Anwendung bei Herzwassersucht und Blasengrieß. Die leichte Giftigkeit – oder auch starke Wirksamkeit – beruht auf dem Alkaloidgehalt, wobei dem Hauptwirkstoff Spartein eine adrenalinähnliche Wirkung zukommt. Spartein gleicht Herzrhythmusstörungen vor allem bei Neigung zu eher langsamem Puls und zu Schilddrüsenunterfunktion aus, so dass es bei längerfristiger Einnahme (z. B. Spartiol-Tropfen von Klein) häufig zu einer Gewichtsabnahme sowie zu einer Steigerung der Leistungsfähigkeit kommt.

Die tonisierende Wirkung von Spartein erstreckt sich jedoch nicht nur auf Herz und Kreislauf, sondern auch auf die Blutgefäße und die Gebärmutter. Daher kann man Besenginsterextrakte ebenso bei Gebärmutterblutungen in den Wechseljahren versuchen. Wie der nah verwandte Färberginster enthält auch Besenginster östrogenähnlich wirksame Isoflavone wie etwa Genistein (siehe Seite 32) und eignet sich daher zur Osteoporoseprophylaxe ab der Menopause.

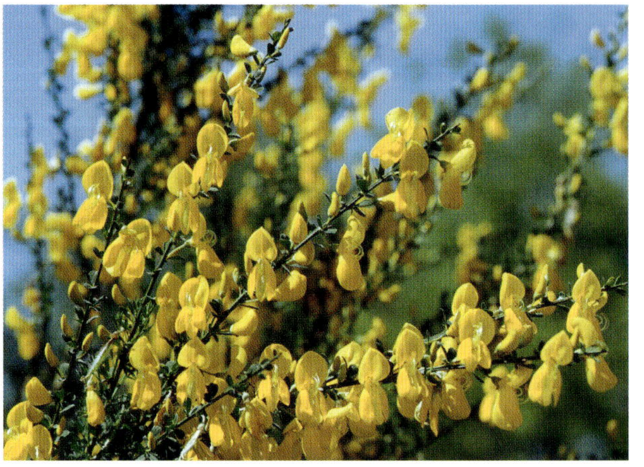

Blätter und Blüten sind rhythmisch am Stengel aufgereiht und offenbaren darin ihren Einfluss auf rhythmische Prozesse wie die Mondblutung oder die Herzaktion. (Foto: M. Madejsky)

Rezept: Mischung bei Fettleibigkeit (Apotheke)

Alchemilla alpina (Silbermantel) Dil. D3	20 ml
Fucus vesiculosus (Blasentang) Dil. D1	20 ml
Rosmarinus-officinalis-Urtinktur (Rosmarin)	20 ml
Spartium-scoparium-Urtinktur (Besenginster)	20 ml
Thyreoidinum Dil. D6 (Thyreoidin)	20 ml

Mittel in der Apotheke mischen lassen oder selbst mischen.
Anwendung: Bei Fettleibigkeit, insbesondere wenn eine Neigung zur Schilddrüsenunterfunktion besteht, sollte die individuelle Dosis durch Einschleichen ermittelt werden, zum Beispiel einige Tage lang zwei- bis dreimal täglich 5 Tropfen im Mund zergehen lassen, dann eventuell allmählich auf zwei- bis dreimal täglich 10 bis 15 oder 20 Tropfen steigern. Die besten Erfolge erzielt man bei langfristiger Einnahme über einige Wochen hinweg und im Zusammenspiel mit einer Ernährungsumstellung (fett-, zuckerarm, ballaststoffreich), viel Bewegung an der frischen Luft und entschlackenden Kräutertees (Rezept siehe Seite 160).

Handelsprodukte:
Besenginsterkraut (Sarothamni scoparii herba)
Besenginster-Extrakt (Spartiol; Klein)
Besenginster-Urtinktur (Spartium scoparium = Cystus scoparius = Sarothamnus-scoparius-Urtinktur; DHU)

Sammeltipps: Die blühenden Zweigspitzen werden zu Beginn der Blüte im Mai geerntet, am besten bei zunehmendem Mond im Zeichen Löwe.

Anwendungsbeschränkungen: Besenginster nicht in der Schwangerschaft und Stillzeit verwenden.

b

Betonie – Spendet Seelenkraft und Nervenstärke

»Wenn eine Frau zu unrechter Zeit an zu starker Monatsblutung leidet, lege sie Betonika in Wein, damit er davon den Geschmack annehme. Abseihen und den Wein oft trinken, und sie wird geheilt werden.«

(Hildegard von Bingen, zitiert nach Hertzka/Strehlow, Große Hildegard-Apotheke, 1989)

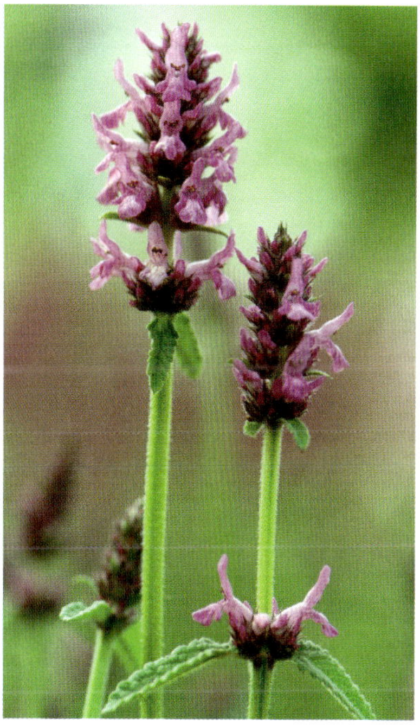

Rosarote Blüten und edel gezähnte Blätter zeigen die Zugehörigkeit der Betonie zur Planetenkraft Venus deutlich an. (Foto: M. Madejsky)

Namen: Beschreikraut, Heilziest, Echter Ziest, Zehrkraut.

Botanischer Name: Betonie (Betonica officinalis = Stachys officinalis), Lippenblütler (Lamiaceae).

Signaturen und Astrologie: Die regelmäßig gekerbten Blätter erinnern ein wenig an die Blätter von Rosengewächsen und erlauben zusammen mit den rosaroten Blüten eine Zuordnung zur Venus, die im weiblichen Körper unter anderem über die Gebärmutter und die Nieren regiert.

In der aufrechten Gestalt offenbaren sich die aufrichtenden Heilkräfte dieser pflanzlichen Seelentrösterin. Die rosaroten Blüten muten wie kleine Elfen an und zeigen durch ihre Gestaltenhaftigkeit, dass die Betonie ein Heilmittel für den ganzen Menschen ist. Nicht zuletzt erkennt man am bitteren Geschmack die Heilpflanze, die auf die Verdauungsorgane sowie auf die Galle einwirkt und Lebenskraft spendet.

Wirkstoffe: Das blühende Kraut enthält Gerb- und Bitterstoffe, Alkaloide (Betonicin, Stachydrin, Turicin) sowie Flavonoide.

Heileigenschaften: entzündungswidrig, wundheilend, harntreibend, blutflusshemmend, stopfend, nervenstärkend, allgemein kräftigend.

Verwendung in der Frauenheilkunde: Mit ihren rosaroten Blüten, der edlen Gestalt und den regelmäßig gekerbten Blatträndern verkörpert die Betonie, im Volksmund auch Heilziest genannt, geradezu das Paradebeispiel einer Venuspflanze. Dies prädestiniert den Lippenblütler für den Gebrauch als Frauenkraut. Trotzdem hat die Betonie nie wirklich in die Frauenheilkunde Eingang gefunden, und auch von den Volksmedizinern ist sie vielerorts vergessen worden. Doch das bitter schmeckende Kraut eignet sich gut als Bestandteil von Kräuterteemischungen oder Heilweinen und birgt durchaus besondere Kräfte in sich, derentwegen es bei bestimmten Frauenleiden genutzt werden sollte. Mehr Wertschätzung als heute genoss die Betonie in der Antike, bei Hippokrates, später bei Hildegard von Bingen und bei Paracelsus, die wie alle großen Heiler ihre weitreichenden Heilkräfte kannten und nutzten.

In erster Linie gehört die Betonie zu den großen Wundheilpflanzen, die einst sogar als Mittel bei Schädelbrüchen gerühmt wurden, und sollte heute beispielsweise in wundheilenden Teemischungen nach Operationen gebraucht werden. Außerdem loben viele Kräuterkundige ihre krampflösende und schmerzstillende Wirkung bei Kopfschmerzen, Migräne und sogar bei Epilepsie, wo das Kraut zumindest als Begleitmittel gebraucht werden könnte. Denn der bittere Geschmack zeigt die allgemein kräftigenden Heileigenschaften an, und die astrologische Zuordnung zur Venus lässt bereits einen Einfluss auf die Nieren vermuten. Volksmedizinisch wird das blühende Betonienkraut unter anderem zur Nierenstärkung gebraucht sowie als harntreibendes Mittel bei Blasenentzündungen. Dem renommierten französischen Phytotherapeuten Maurice Mességué zufolge ist die Betonie das Hauptmittel bei Harnverhalten. Dies betrifft beispielsweise Hebammen, Krankenschwestern oder Lehrerinnen häufiger, die den Harn oftmals stundenlang zurückhalten und dann Blasenkrämpfe bekommen; neben der Betonie helfen dann vielleicht auch Staphisagria C30. Oder die Harnwege sind durch eine Entzündung derart geschwollen, dass der Harn kaum mehr abfließen kann; dann helfen neben der Betonie auch Sitzbäder mit Schafgarbe und Einzelgaben von Arnica C30.

Bei Neigung zu Kopfschmerz oder Migräne ist die Betonie hilfreich, wenn der Schmerz sich an der Innenseite der Augenbrauen oder über der Nasenwurzel konzentriert, da dort der Blasenmeridian verläuft und eine Nierenbeteiligung anzeigt. Nicht zuletzt wirkt die Betonie mild ausgleichend und nervenstärkend, so dass sie den ausgelaugten Schmerzpatienten neue Kraft spendet.

Schließlich wurde die Pflanze schon von Hildegard von Bingen bei Neigung zu übermäßiger Monatsblutung gelobt. Sie empfahl, aus dem Kraut einen Heilwein herzustellen, der den Blutfluss auf milde Weise zu hemmen vermag. Dazu erntet man die oberirdischen und nicht verholzenden Teile der blühenden Pflanze (alternativ geht auch das getrocknete Kraut), zerkleinert alles und lässt 1 bis 2 Handvoll davon kurz in 0,7 l Rotwein aufkochen. Sobald alles abgekühlt ist, kann man den Betonienwein in die Weinflasche zurückfüllen und für einige Wochen im Kühlschrank aufbewahren. Um einer zu starken Blutung entgegenzuwirken, genügt es meist schon, wenn man in der Woche vor Blutungseintritt täglich vorbeugend 1 bis 2 Gläschen (ca. 50 ml) davon trinkt.

Rezept: Nierenstärkungstee (Kräuterladen)

Betonienkraut	30 g
Brennnesselblätter	20 g
Goldrute	50 g
Liebstöckelwurzel	30 g
Wacholderbeeren	20 g

Alle Kräuter mischen, 2 Teelöffel pro Tasse à 200 ml heiß überbrühen, etwa 10 bis 15 Minuten lang ziehen lassen und abseihen; 2 bis 4 Tassen täglich.

Anwendung: Dieser Tee versteht sich als Begleitmittel zur Nierenstärkung bei Neigung zu kalten Füßen. Eine ideale Ergänzung stellt dann die Kupfersalbe rot von Wala dar, die abends in die Fußsohlen (Beginn des Nierenmeridians) einmassiert wird; am besten zwei- bis dreimal pro Woche etwa 5 Minuten je Fuß, wobei die Füße durch ein Fußbad vorgewärmt werden sollten.

Außerdem kann der Nierenstärkungstee immer dann getrunken werden, wenn die Nierentätigkeit angeregt werden soll. Dies ist beispielsweise bei Neigung zu Nierensteinen der Fall oder im Rahmen von Entgiftungskuren.

Rezept: Wundheiltee nach Operationen (Kräuterladen)

Betonienkraut	30 g
Gundelrebe	20 g
Ringelblumenblüten	20 g
Sanikel	30 g
Schafgarbenblüten	50 g

Alle Kräuter mischen, 2 gehäufte Teelöffel pro Tasse à 200 ml heiß überbrühen, etwa 10 bis 12 Minuten ziehen lassen und abseihen. Nach Operationen etwa 1 bis 2 Wochen lang 3 bis 5 Tassen über den Tag verteilt trinken.

Handelsprodukte:

Betonienkraut (Betonicae herba)

Betonien Urtinktur (Betonica – Stachys officinalis-Urtinktur; DHU, Spagyra)

Sammeltipps: Man erntet die oberirdischen Teile der blühenden Pflanze am besten bei zunehmendem Mond. Idealer Sammelzeitpunkt ist bei einem Mond in den venusregierten Zeichen Stier oder Waage.

Anwendungsbeschränkungen: Betonie nicht während der Schwangerschaft einnehmen! In großen Dosen kann die Pflanze Brechreiz erregen und abführend wirken.

Bilsenkraut – Bierwürze und krampflösendes Hexenkraut

»Man stösst den frischen zarten Samen / Blätter und Stengel deß Bilsenkrauts / und presst den Safft darauß / welcher in der Sonn gedörrt wird: Dieses Saffts gebraucht man sich nur ein Jar / sintemal er leichtlich fault und verdirbt … Ist auch gut wider die scharpffe hitzige Flüsse / Schmertzen der Ohren / unnd Gebrechen der Beermutter.«

(Dioscorides, Kreutterbuch, 1610)

Namen: Altsitzerkraut, Hexenkraut, Schlafkraut, Schweinebohne, Teufelsauge, Zahnkraut.

Botanischer Name: Schwarzes Bilsenkraut (Hyoscyamus niger), Nachtschattengewächse (Solanaceae).

Signaturen und Astrologie: Die blassgelben Blüten mit der violetten Äderung offenbaren den astralen Einfluss und das neptunische Wesen dieser alten Orakelpflanze, die schon von den Priesterinnen in Delphi genutzt wurde. Der dezente Verwesungsgeruch zeigt zusammen mit der düsteren Ausstrahlung dieser Pflanze den Giftgeist wie auch saturnales Wirken an.

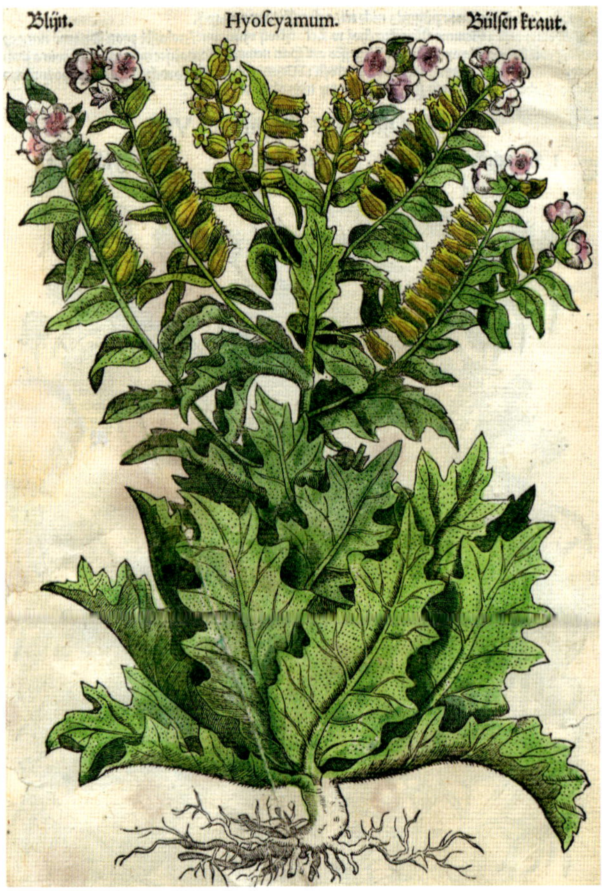

Bilsenkraut (Matthiolus, 1560)

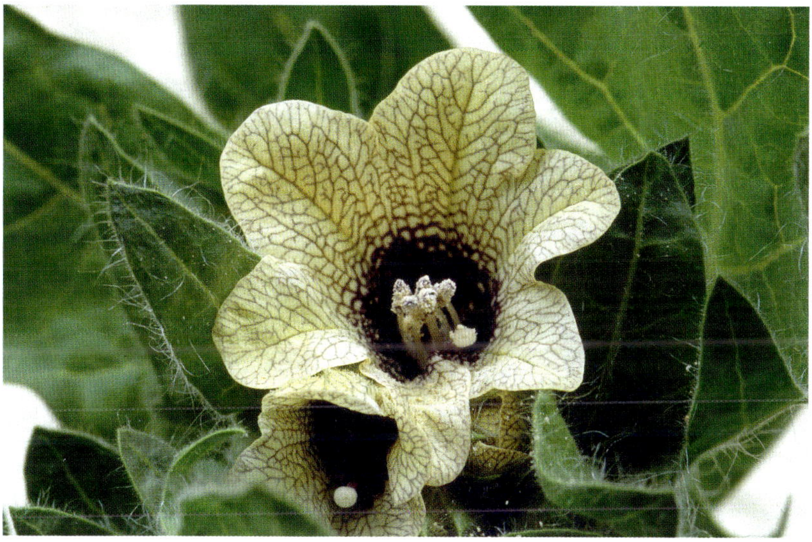

Der Volksmund nennt das Bilsenkraut Teufelsauge, weil es zu den Hexenpflanzen zählt, die Halluzinationen auslösen können. (Foto: M. Madejsky)

b

Die am Stengelrücken aufgereihten Samenkapseln wurden von Signaturenkundigen mit Backenzähnen verglichen, deren Schmerzen man einst mit dem betäubenden Bilsenrauch zu lindern versuchte. Doch der rhythmische Aufbau zeigt den Einfluss auf rhythmische Prozesse wie den Herzrhythmus oder den Menstruationszyklus an. Die behaarten Blätter lassen auf einen hohen Kieselsäuregehalt schließen.

Wirkstoffe: Das blühende Kraut enthält Tropanalkaloide (Hyoscyamin, Scopolamin), Cumarine und Flavonoide.

Heileigenschaften: halluzinogen, je nach Dosis beruhigend bis betäubend, krampflösend, muskelrelaxierend, parasympathikolytisch.

Verwendung in der Frauenheilkunde: Im Bilsenkraut erblickt man eine Ruderalpflanze, die den Menschen seit Jahrtausenden begleitet und die trotz ihrer Giftigkeit bereits in der Antike heilkundlich gebraucht wurde. Im Mittelalter erlangte das Nachtschattengewächs als Bestandteil von Hexensalben Bekanntheit und wurde auch als berauschender Bierzusatz verwendet. Das Bilsenkraut, Namensgeber für das Pils, wurde dazu eigens in Biergärten gezogen. Doch das so gewürzte Bier führte je nach Dosierung zu unglaublichen Räuschen, die mit Halluzinationen und Gedächtnisverlust einhergingen oder sexuelle Ausschweifungen auslösten, so dass 1434 (in Bayern erst 1516) mit dem deutschen Reinheitsgebot quasi das erste Drogengesetz erlassen wurde. In den sechziger Jahren entdeckten Naturdrogenkonsumenten das Bilsenkraut wieder, denn es war seinerzeit pur oder zusammen mit dem nah verwandten Stechapfel als Asthmaräucherung in Gebrauch. Statt aber das krampflösende Bilsenkraut bei Asthma in kleinen Mengen zu räuchern oder zu rauchen, überbrühten und tranken sie den Asthmatabak, was zu Vergiftungen bis hin zu Drogenpsychosen führte.

Inzwischen ist das Bilsenkraut zum innerlichen Gebrauch erst ab D4 rezeptfrei erhältlich. Doch die Tiefpotenzen zeigen immer noch eine krampflösende Wirkung. Hauptverantwortlich für den spasmolytischen bis muskelrelaxierenden Effekt ist das Alkaloid Scopolamin, das im Bilsenkraut je nach Jahr, Düngung und Standort in wechselnden Mengen vorkommt. Der nah verwandte Stechapfel (Datura stramonium) gilt dagegen als zuverlässigerer Lieferant für Scopolamin. Stechapfelscopolamine werden in der Frauenheilkunde beispielsweise bei krampfartigen Regelbeschwerden eingesetzt; das von Frauenärzten verordnete Schmerzmittel Buscopan von Boehringer Ingelheim enthält aus Stechapfel gewonnenes Butylscopolaminiumbromid.

Krampflösend wirken jedoch auch Baucheinreibungen mit dem rezeptfrei erhältlichen Bilsenkrautöl (Oleum Hyoscyami von Caelo). Dabei handelt es sich um einen fetten Ölauszug aus der frischen, blühenden Pflanze. In das Öl gehen geringe Mengen Alkaloide über, und bei einer Baucheinreibung werden kleine Mengen dieser Wirkstoffe über die Haut aufgenommen. Vor allem eine Ganzkörpereinreibung entkrampft und entspannt und bewirkt sogar eine gewisse sexuelle Enthemmung. In der richtigen Dosis wirken die geräucherten oder gerauchten Samen ebenfalls luststeigernd. Doch in größeren Mengen überwiegt meist nur die betäubende und schlaffördernde Wirkung.

Rezept: Aphrodisierendes Massageöl

Bilsenkrautöl (Caelo)	30 ml
Süßes Mandelöl	70 ml
Benzoeöl, ätherisches	10 Tropfen
Jasminöl, ätherisches	3 bis 4 Tropfen
Muskatellersalbeiöl, ätherisches	8 Tropfen
Rosenöl, ätherisches	4 bis 5 Tropfen
Sandelholzöl, ätherisches	10 bis 12 Tropfen
Tuberoseöl, ätherisches	5 bis 6 Tropfen

Alles kräftig verschütteln und zur Aufbewahrung in eine Braunflasche umfüllen.
Anwendung: Bei Bedarf 1 bis 2 Esslöffel der öligen Mischung zur krampflösenden und mild aphrodisierenden Ganzkörpermassage gebrauchen.

Rezept: Krampflösende Bauchsalbe (Apotheke)

Hyoscyamus-5%-Salbe von Weleda	25 g
Cuprum-metallicum-praeparatum-5%-Salbe von Weleda	25 g
Echtes Rosenöl	3 bis 4 Tropfen

Die Einzelbestandteile in einer sauberen Reibschale gründlich miteinander verrühren, in ein Salbendöschen füllen und im Kühlschrank aufbewahren.
Anwendung: bei Bedarf (z. B. krampfartigen Regelbeschwerden) einmal oder mehrmals täglich eine walnussgroße Menge zur Bauchmassage gebrauchen.

Handelsprodukte:
Bilsenkrautsalbe (Hyoscyamus-5%-Salbe; Weleda)
Fetter Ölauszug aus Bilsenkrautblättern (Oleum Hyoscyami; Caelo)
Hyoscyamus (Hyoscyamus niger ab D4; DHU, Spagyra, Weleda)

Sammeltipps: Wildvorkommen sind selten und schonungsbedürftig! Bilsenkraut ist jedoch in Gärtnereien erhältlich. Für Räucherungen verwendet man Samen oder Blätter, die man bei abnehmendem Mond im Zeichen Fische erntet.

Anwendungsbeschränkungen: Bilsenkraut kann zu schweren Vergiftungen mit Halluzinationen oder Drogenpsychosen führen. Daher sollte die Pflanze innerlich erst ab D4 gebraucht werden. Weil die Alkaloide durch die unverletzte Haut aufgenommen werden, eignen sich Einreibungen nicht für Schwangere, für psychisch Kranke oder für ängstliche Personen.

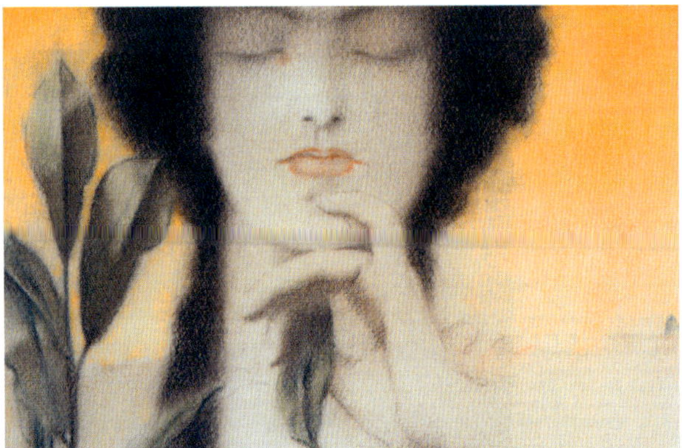

Heidentum (F. Khnopff, 1910)
Die Orakelpriesterin in Delphi inhalierte einst den Rauch von Lorbeer und Bilsenkraut, um sich in den rauschhaften Zustand der Hellsicht zu bringen.

Bingelkraut – Das Wundkraut des Heilgottes Merkur

»Die stuhl- und harntreibende Wirkung der [Bingelkraut-]Pflanze war bereits den Hippokratikern im 5. und 4. vorchristlichen Jahrhundert bekannt. Diese pflegten sie auch bei Frauenkrankheiten, wie Gebärmutterentzündung, zur Beförderung der Menstruation, bei Weißfluss, Schmerzen der Gebärmutter anzuwenden.«
(Ludwig Kroeber, Das neuzeitliche Kräuterbuch, 1937)

»Etliche fabulieren / wann man das Weiblein Bengelkraut zerstosse / unnd den Weibern nach ihrer reinigung inn die Macht lege / sollen sie Meidlein gewinnen / und herwiderumb das Männlein Bengelkraut dahien gelegt / sollen sie Knäblein geberen / …«
(Hieronymus Bock, Kreütterbuch, 1577)

Namen: Godeskraut, Franzosenkraut, Waldbingelkraut, Wildhanf, Wodanskraut.

Botanischer Name: Bingelkraut (Mercurialis perennis), Wolfsmilchgewächse (Euphorbiaceae).

Signaturen und Astrologie: Da die Blätter beim Trocknen bläulich werden, also die Farbe wechseln, untersteht das Bingelkraut seinem Namensgeber Merkur, der unter anderem über den Stoffwechsel und die Drüsentätigkeit regiert. Der sehr scharfe und unangenehme Geschmack der Blätter zeigt die Planetenkraft Mars an, der beispielsweise über Entzündungen regiert.

Wenn man ein Blatt unter die Zunge legt oder am Blattrand leckt, offenbart sich das Wesen dieser »Pflanze der Entstauung«; denn eine winzige Probe lässt den Speichel fließen.

Wirkstoffe: Im Kraut finden sich Saponine, Trimethylamin, Hermidin und etwas ätherisches Öl.

Heileigenschaften: wundschlussfördernd, antibakteriell und antiviral, durchblutungsfördernd, innerlich abführend, innerlich schleimlösend, regt alle Sekretionen an.

Verwendung in der Frauenheilkunde: Während das Bingelkraut heute zu den fast vergessenen Heilpflanzen zählt, genoss es bei den Kräuterkundigen in der Antike noch hohes Ansehen. Einer Sage zufolge soll der Gott Merkur die Pflanze höchstpersönlich entdeckt und als Heilmittel angewendet haben. Bereits Hippokrates lobte das Bingelkraut und empfahl es zusammen mit Rosenöl in Form von Mutterzäpfchen bei Gebärmutterleiden. Auch die Germanen schätzten das Waldbingelkraut sehr und unterstellten es wegen seiner großen Wundheilkräfte ihrem Gott Odin/Wotan.

Jahrhundertelang fand das Bingelkraut nur noch in der Volksmedizin Verwendung. Es wurde vor allem äußerlich zur Reinigung von Wunden sowie zur Beschleunigung der Heilung von eiternden Wunden, Furunkeln oder Geschwüren ge-

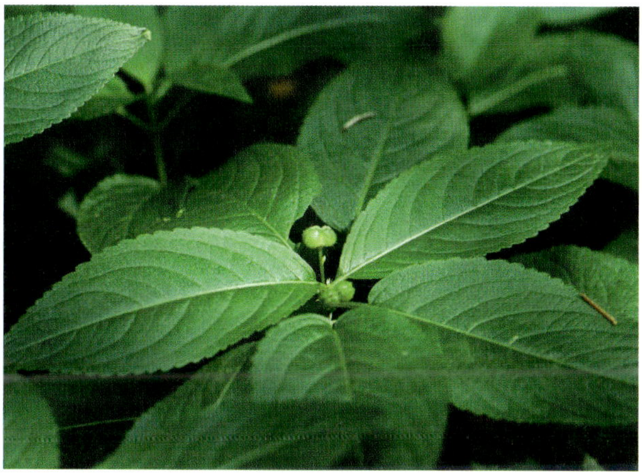

Der Kräuterkundige Wilhelm Pelikan nannte das Bingelkraut »Pflanze der Entstauung«, weil seine Saponine die Hautdurchblutung steigern und die Schleimhautsekretion stark anregen. (Foto: M. Madejsky)

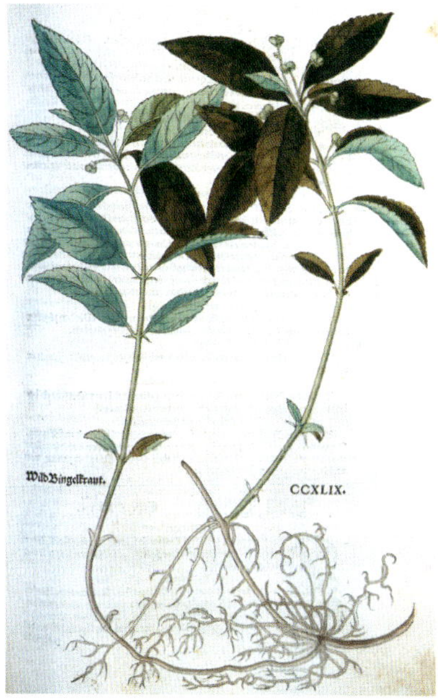

Bingelkraut (L. Fuchs, 1543)

braucht. Im Mittelalter kam es sogar bei Syphilis (»Franzosenkrankheit«) und Tripper zum Einsatz.

Heute weiß man, dass im Bingelkraut antibakteriell und antiviral wirksame Saponine vorkommen, die sich zur desinfizierenden Reinigung schlecht heilender Wunden eignen (z. B. Waschungen mit Mercurialis perennis 20 %, Tinktur zum äußerlichen Gebrauch von Weleda; 2 Teelöffel auf 250 ml). In der Frauenheilkunde sollte diese altbewährte Wundheilpflanze beispielsweise bei hartnäckigen Hautentzündungen im Analbereich versucht werden (z. B. Mercurialis comp., Zäpfchen von Wala, oder Mercurialis-Salbe von Wala). In Form von Salben aufgetragen, steigert es die Hautdurchblutung und fördert den Wundschluss etwa bei Analfissuren oder bei Rhagaden am Scheideneingang (z. B. Mercurialis-Salbe von Wala oder Weleda-Heilsalbe). Nicht zuletzt kann das Bingelkraut, ganz der Heiltradition der Hippokratiker folgend, zusammen mit Rosenöl zu (Gebär-)Mutterzäpfchen verarbeitet werden, die wegen ihrer antiviralen und wundheilenden Eigenschaften zum Beispiel bei virusbedingten Muttermundentzündungen kurmäßig angewendet werden könnten (siehe Rezept).

Rezept: Bingelkraut-Mutterzäpfchen

Kakaobutter	20 g
Sheabutter	40 g
Calendula (Ringelblume) Urtinktur (Ceres)	3 ml
Mercurialis (Bingelkraut) D2 (Ceres)	3 ml
Rosenöl, ätherisches	5 Tropfen
Teebaumöl, ätherisches	5 Tropfen

So wird's gemacht:

- Kakao- und Sheabutter in einer hitzebeständigen Schale im Wasserbad allmählich erhitzen (nicht sieden oder kochen!).
- Sobald sich alles vollständig verflüssigt hat, die Schale aus dem Wasserbad nehmen.
- Wenn die Masse leicht milchig trüb wird, unter Umrühren die Tinkturen und die ätherischen Öle zugeben.
- Von der allmählich erstarrenden Masse nimmt man in dem Moment kleine Portionen (½ Teelöffel) und formt diese mit sauberen Händen zu Vaginalkugeln, wenn die Masse bereits eine leicht wachsartige Konsistenz aufweist.
- Die Vaginalkugeln auf Watte in ein Glas oder Döschen geben, im Kühlschrank aufbewahren und im Lauf von 2 bis 3 Monaten aufbrauchen.

Anwendung: Bei virusbedingten Zellveränderungen oder bei chronischen Entzündungen am Muttermund könnte man eine Kur wie folgt durchführen: 14 Tage lang jeden Abend eine Vaginalkugel in die Scheide einführen, danach mit 3 Anwendungen pro Woche bis zum nächsten Pap-Abstrich fortfahren.

Praxistipp: Augentrockenheit ab dem Wechsel
Die anthroposophische Firma Wala stellt aus dem Bingelkraut homöopathische Augentropfen her: Mercurialis-Augentropfen. Weil Mercurialis über befeuchtende, entstauende und regenerierende Heileigenschaften verfügt, eignen sich diese milden Tropfen ebenso zur täglichen Anwendung bei Augentrockenheit und Tränenmangel, auch wenn diese durch den sinkenden Östrogenspiegel bedingt sind.

Handelsprodukte:
Mercurialis perennis Dil. (ab D2; Ceres, Spagyra)
Mercurialis perennis 10 % (Salbe; Weleda)
Mercurialis perennis 20 % (Tinktur zum äußerlichen Gebrauch; Weleda)

Sammeltipps: Man sammelt das Kraut am besten noch vor der Blüte im April. Idealer Erntezeitpunkt ist bei zunehmendem Mond in einem Feuerzeichen (z. B. Widder).

Anwendungsbeschränkungen: Bingelkraut innerlich nicht in der Schwangerschaft oder bei Neigung zu Reizmagen oder Reizdarm gebrauchen.

Blasentang – Jodlieferant und Fatburner-Alge

»Da der Tang außer seinem bekannten Gehalt an Jod auch dessen Gegenspieler Brom und Arsen in Spuren besitzt, ist seine gute Verträglichkeit bei Fettsüchtigen verständlich.«
(Karl Stauffer, Klinische homöopathische Arzneimittellehre, 1988)

Namen: Höckertang, Meereiche, Seeeiche, Schweinetang.

Botanischer Name: Blasentang (Fucus vesiculosus), Braunalgen (Fucaceae).

Signaturen und Astrologie: Der Blasentang stammt aus dem Reich Neptuns, denn er kommt in den Gezeitenzonen von Atlantik und Nordsee vor. Daher untersteht er auch den Regenten über das Element Wasser, nämlich Mond und Neptun, die unter anderem über die weiblichen Hormone und über Hormondrüsen wie Hypothalamus und Hypophyse regieren. Wegen des hohen Jodgehalts wirkt im Blasentang außerdem ein wenig Merkur, der im Menschen über Hormone und Stoffwechsel herrscht.

In den lufthaltigen Auftreibungen, den Schwimmblasen, erkennt man leicht ein pflanzliches Ebenbild zum Kropf, für den der Blasentang ein beliebtes Volksheilmittel ist.

Wirkstoffe: Die Algen enthalten Schleimstoffe (Alginsäure, Fucoidane, Laminarin), Polyphenole, Carotinoide, Jod, Kalium, Brom und Arsen in Spuren.

Heileigenschaften: regt die Schilddrüsenhormonproduktion an, steigert den Gesamtstoffwechsel, antiviral, antibiotisch, tumor-, blutgerinnungshemmend (antithrombotisch), antioxidativ.

Verwendung in der Frauenheilkunde: Algen wie der Blasentang reichern aus dem Meerwasser Halogenoide wie Jod und Brom an, wobei Ersteres deutlich überwiegt. Im Tang liegt das Jod sowohl in Form anorganischer Salze wie auch organisch an Proteine gebunden vor (Dijodthyrosin). Allerdings schwankt der Jodgehalt je nach Herkunft und Jahreszeit. Arzneilich genutzter Blasentang sollte mindestens 0,03 und höchstens 0,2 Prozent Jod enthalten. Aufgrund des relativ hohen Gehalts an organisch gebundenem Jod erweist sich der Blasentang in der Praxis oftmals verträglicher als Gaben von anorganischen Jodsalzen (z. B. Kaliumjodid). Weil Jod Bestandteil von Schilddrüsenhormonen ist und deren Bildung anregt, sind die Hauptanwendungsgebiete für den jodhaltigen Blasentang Schilddrüsenunterfunktion (Hypothyreose) und Kropf (Struma parenchymatosa).

Eine Unterfunktion äußert sich beispielsweise durch Neigung zu Stuhlverstopfung und Gewichtszunahme trotz normaler Ernährung, weitere Symptome sind andauernde Erschöpfung, leichtes Frösteln, brüchiges Haar usw. Ein anhaltender Mangel an Schilddrüsenhormonen führt mit der Zeit zu einer Vergrößerung der Schilddrüse. Zur ihrer Anregung gebraucht man heute bei ärztlich bestätigter Hypothyreose eher Kaliumjodid, oder man ersetzt die fehlenden Hormone zum Beispiel durch L-Thyroxin, da diese leichter zu dosieren sind als der Blasentang mit seinem schwankenden Jodgehalt. Doch bei leichten Formen der Schilddrüsenunterfunktion mit grenzwertigen Hormonwerten kann der Blasentang durchaus genügen. Außerdem wird er meist viel besser vertragen als anorganische Jodsalze, so dass er vor allem dann angezeigt ist, wenn Kaliumjodid oder Hormongaben abgelehnt werden oder wegen der Nebenwirkungen abgesetzt werden müssen.

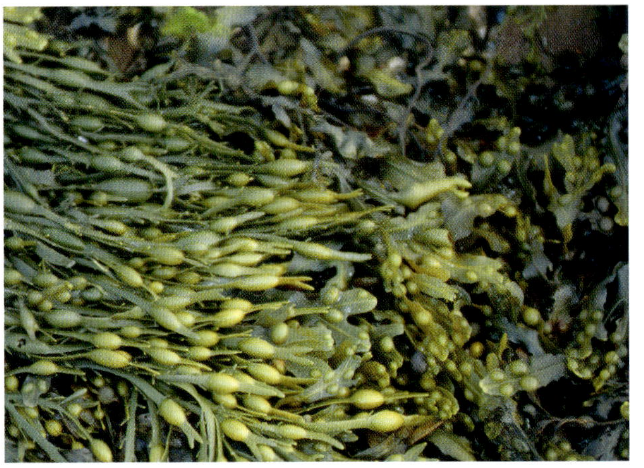

Blasentang, aufgenommen in der Normandie (Foto: M. Madejsky)
Die Auftreibungen des Blasentangs haben eine Art Formverwandtschaft zum Kropf, denn sie ähneln kleinen Knoten oder Schilddrüsenzysten, die sie aufgrund ihres Jodgehalts manchmal zum Verschwinden bringen können.

Vorteil der jodhaltigen Alge ist, dass ihr ein tumorhemmender Effekt nachgewiesen wurde. Aus demselben Grund sind auch andere Algen in der Volksmedizin ein beliebtes Vorbeugemittel gegen Krebs geworden. Ein Nebeneffekt dieser jodhaltigen Braunalge ist, dass sie über die Schilddrüse den Gesamtstoffwechsel hebt, was langfristig eine Gewichtsabnahme zur Folge hat. 1976 wurde in Italien eine klinische Studie durchgeführt, die zeigte, dass Patienten, die mit Blasentang behandelt wurden, wesentlich mehr Körpergewicht verloren als die Kontrollgruppe.

Der Homöopath Julius Mezger beschrieb die Wirkung von Fucus vesiculosus mit folgenden Worten: »Da es sich bei der Verordnung bei Obesitas [gemeint ist Adipositas] nicht um eine homöopathische, sondern mikrotoxische Anwendung handelt und die Empfindlichkeit gegen jodhaltige Substanzen bei den verschiedenen Individuen sehr verschieden zu sein pflegt, ist eine ärztliche Beobachtung erforderlich. Auch ist nicht zu erwarten, dass die Fettsucht dadurch geheilt wird, die Gewichtsreduktion also von Dauer ist. Eine Gewichtsabnahme von 5 bis zu 30 Pfund wird berichtet, ohne Veränderung der

Diät und der Lebensgewohnheiten« (Julius Mezger, Gesichtete homöopathische Arzneimittellehre, 2005).

Wie Mezger bereits andeutet, ist die Anwendung nicht ganz gefahrlos. Eine Überdosierung kann eine Schilddrüsenüberfunktion auslösen und zu Herzklopfen, innerer Unruhe und Schlafstörungen führen. Insbesondere in der Schwangerschaft erhöht sich durch übermäßige Zufuhr von Jodid oder auch von großen Mengen jodhaltiger Braunalgen das Fehlgeburtsrisiko, sofern dadurch eine Hyperthyreose ausgelöst wird. Daher sollte man den Blasentang ohne tiefergehende medizinische Vorkenntnisse keinesfalls im Alleingang einnehmen, sondern sich von Therapeuten beraten lassen, die Erfahrungen im Umgang mit Schilddrüsenleiden haben. Bei einer Jodunverträglichkeit können bereits kleinste Mengen Blasentang vorhandene Erregungszustände verstärken.

Rezept: Fatburner-Mischung (Apotheke)
Ziel der Fatburner-Mischung ist es, den Stoffwechsel zu aktivieren, den Gesamtumsatz zu steigern und somit eine Entfettung und Entschlackung des Körpers in Gang zu bringen. Die besten Effekte erzielt man durch eine mehrere Monate dauernde Kur mit der Mischung – und indem man gleichzeitig eine Umstellung der Lebensweise und Ernährung durchführt.

Alchemilla alpina (Silbermantel) D3	10 ml
Cynara-scolymus (Artischocke) Urtinktur	20 ml
Fucus-vesiculosus (Blasentang) Urtinktur	20 ml
Graphites (Reißblei) Dil. D10	10 ml
Levisticum-officinale (Liebstöckel) Urtinktur	10 ml
Natrium selenicum (Selen) Dil. D6	10 ml
Taraxacum-officinale (Löwenzahn)Urtinktur	20 ml

In der Apotheke mischen lassen, mindestens 2 bis 3 Monate lang konsequent zweimal täglich 15 bis 25 Tropfen einnehmen (je nach Reaktion).
Wichtig: Mischung nicht in der Schwangerschaft und Stillzeit, bei Schilddrüsenüberfunktion oder bei bekannter Jodunverträglichkeit einnehmen!

Handelsprodukte:
Blasentangpulver (Fucus vesiculosus plv., ab 100 g; Caelo)
Blasentang-Urtinktur (Fucus-vesiculosus-Urtinktur = D1; DHU, Spagyra)
Blasentangtabletten (Krophan-Tabletten mit 100 µg Jod pro Tablette; Repha)

Sammeltipps: Wer an der Atlantikküste von Frankreich, Portugal oder Spanien Urlaub macht, kann bei Ebbe manchmal Blasentang auf Felsen in der Gezeitenzone finden und ernten. Idealer Sammelzeitpunkt ist bei einem Mond im Zeichen Stier.

Anwendungsbeschränkungen: Blasentang ist in der Schwangerschaft und Stillzeit sowie bei Schilddrüsenerkrankungen nicht zur Selbstbehandlung geeignet. Die Einnahme sollte unter therapeutischer Betreuung erfolgen.

Blutwurz – Die Blutstillerin des Paracelsus

»Die Blutwurzel hat ihren Namen, weil sie besser als andere Wurzeln Blut stillt.«

(Paracelsus, Sämtliche Werke, Aschner-Ausgabe, 1926)

Namen: Bauchwehwurz, Birckwurtz, Rotwurz, Ruhrwurz, Potentilla, Tormentill. Das mittellateinische Wort tormentilla wird vom lateinischen tormentum (= »Marter, Plage«) abgeleitet.

Botanischer Name: Blutwurz (Potentilla erecta = Potentilla tormentilla), Rosengewächse (Rosaceae).

Signaturen und Astrologie: Ihren Namen Blutwurz erhielt die Pflanze, weil sich ihre Wurzel an den Schnitt- oder Bruchflächen blutrot färbt. Auch der Tee oder der Alkoholauszug aus dem Wurzelpulver färben sich blutrot und zeigen damit Sympathie zum Blut sowie zu Blutungen, welche die Pflanze zu stillen vermag.

Astrologisch ordnet man das kleine Rosengewächs wegen seiner gelben, vierzähligen Blüten und des hohen Gerbstoffgehalts Jupiter und Venus zu, denen im menschlichen Leib Bindegewebe und Gebärmutter unterstehen.

Wirkstoffe: Die Wurzel enthält bis 25 Prozent Gerbstoffe (unter anderem Agrimoniin), Flavonoide, Kaffeesäure, Triterpensäuren, Tormentillsäureglucoside und ätherisches Öl.

Heileigenschaften: stopfend, blutstillend, wundheilend, entzündungswidrig, antiallergisch, immunstimulierend, antimikrobiell. Die Gerbstoffe (»Tormentillrot«) wirken antibakteriell, antimykotisch und antiviral.

Verwendung in der Frauenheilkunde: Die Kräuterkundigen des Mittelalters schätzten die Blutwurz sehr, da sie sonst tödlich verlaufende Erkrankungen wie etwa die rote Ruhr, Cholera oder Typhus zu heilen oder wenigsten zu lindern vermochte. Ihre Gerbstoffe konnten in Untersuchungen Cholerabazillen rasch inaktivieren, und sie sind in der Lage, eine Vielzahl weiterer Bakterien, Viren und Pilze im Wachstum zu hemmen. Daher kommt das Blutwurzelpulver bis heute vor allem bei der Darmgrippe der Kinder zum Einsatz (Coxsackie), als Begleitmittel bei akut infektiösen Durchfällen sowie bei Durchfallattacken von Colitispatienten; je nach Magenverträglichkeit mehrmals täglich 1 Messerspitze bis ½ Teelöffel in Rotwein oder Kamillentee einnehmen. Wegen der antibiotischen Kräfte gebraucht man die Extrakte in der Volksmedizin als Wunddesinfiziens, als Gurgelmittel nach Zahnextraktionen oder bei eitrigen Halsentzündungen sowie zum Bepinseln bei Zahnfleischbluten.

Doch damit sind die weitreichenden Heilkräfte der Blutwurz noch lange nicht erschöpft. In der Frauenheilkunde verwendet man das Wurzelpulver wie auch Zubereitungen daraus bis heute besonders als Heilmittel bei Blutungen aller Art. Bei der zu starken oder verlängerten Menstruation dient das in Tee oder Wein eingenommene Wurzelpulver oder der Blutwurzelschnaps als Erste-Hilfe-Maßnahme, um den Blutfluss einzudämmen. In der Behandlung von Gebärmutterblutungen infolge von Myomen, durch die Spirale oder bei funktionellen Blutungen ohne organische Ursachen steht sie gleichberechtigt neben dem Hirtentäschelkraut, mit dem die Blutwurz in solchen Fällen kombiniert werden kann (Rezept siehe Seite 91).

Im Gegensatz zum Hirtentäschel, das die Gebärmutter kontrahiert und daher auch eine Blutung anregen kann, kommt es durch die Blutwurz eigentlich nie zu einer Verstärkung der Blutung. Daher eignet sich der Tormentill vor allem für solche Frauen, deren Blutfluss durch Hirtentäschel nicht gestoppt werden konnte. Wegen des hohen Gerbstoffgehalts wirkt Tormentill jedoch stopfend, so dass Frauen, die stark bluten und zu Stuhlverstopfung neigen, auf Kombinationspräparate wie zum Beispiel Tormentilla comp., Globuli von Wala, ausweichen sollten.

Volksmediziner loben die blutstillenden Heilkräfte der Blutwurz außerdem bei Darmblutungen, wie sie etwa bei Colitis ulcerosa vorkommen, bei Nasen-, Zahnfleischbluten und bei anderen Blutungen (z. B. Blutharnen). Weitere Anwendungsgebiete sind Hämorrhoidalblutungen oder nässende Analekzeme, wo man beispielsweise die Urtinktur (1:10 bis 1:5 verdünnt) pinseln oder eine Wurzelabkochung ins Sitzbad geben kann. Nicht zuletzt sollte man die Blutwurz auch beim Analprolaps (Hervortreten der Schleimhaut am Anus) versuchen, denn sie hat eine stark zusammenziehende und bindegewebskräftigende Wirkung. Zu einem solchen Vorfall kommt es vor allem nach schweren Geburten mit langen Presswehen. Volksmediziner empfehlen dann gern Bleibeklistiere mit einer Blutwurzelabkochung: 2 gehäufte Esslöffel Blutwurzel in 500 ml Wasser zugedeckt etwa 15 Minuten auf kleiner Flamme köcheln lassen, abseihen, auf Körpertemperatur abkühlen lassen und zum Einlauf gebrauchen, diesen jedoch so lange wie möglich im Darm behalten.

Rezept: Blutwurztinktur

So wird's gemacht:

- 100 g Blutwurzelpulver in ein sauberes Schraubglas (ca. 500 ml) geben und randvoll mit einem Alkohol-Wasser-Gemisch (50:50) übergießen; dazu mischt man zu gleichen Teilen Quellwasser und 95-prozentigen Trinkalkohol aus der Apotheke.
- Das gut verschlossene Glas an einen warmen oder sonnigen Platz stellen und etwa 4 Wochen lang ziehen lassen, ab und zu kräftig schütteln.
- Dann die Tinktur durch ein feines Sieb abfiltern und zur Aufbewahrung in eine Braunflasche umfüllen. Die Blutwurztinktur hält sich einige Jahre.

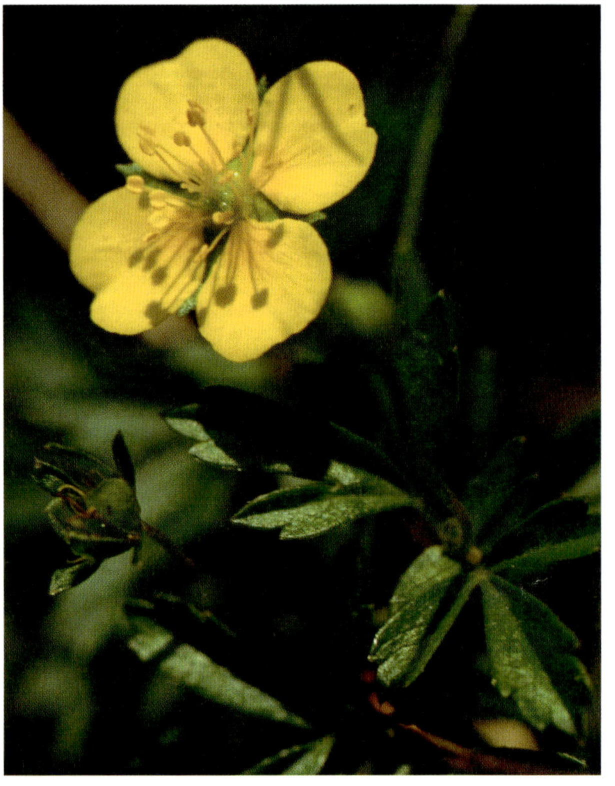

Die Blutwurzel ergibt einen blutroten Tee oder Extrakt, mit dem sich – der Signatur entsprechend – Gebärmutterblutungen zügeln lassen. (Foto: M. Madejsky)

Anwendung: Bei starken oder verlängerten Blutungen nimmt man – je nach Magenverträglichkeit – zwei- bis fünfmal täglich 15 bis 20 Tropfen bis zu 1 Teelöffel der Tinktur in etwas Wasser, Tee oder Rotwein ein. Zur Pinselung eignet sich die verdünnte Tinktur (1:10 bis 1:5) bei blutenden Hämorrhoiden, bei Analekzemen, bei nässenden Wunden oder Geschwüren, bei Zahnfleischbluten usw. In der russischen Volksmedizin gebraucht man die Blutwurzel ferner zur Behandlung von Ausfluss (z. B. 1 Teelöffel Tinktur mit 10 Teelöffeln Wasser verdünnen und mit einer sauberen Einmalspritze vorsichtig zur Scheidenspülung benutzen).

Praxistipp: Gebärmutterblutungen zügeln

Vor allem Frauen, die neben starken oder verlängerten Blutungen auch unter chronischer Stuhlverstopfung leiden, vertragen die üblichen blutflusshemmenden Kräuter und Tinkturen meist nicht so gut, weil diese vielleicht zusätzlich stopfen. Eine Alternative zu den üblichen Blutstillern bietet die anthroposophische Firma Wala mit ihrem Blutwurzpräparat Tormentilla comp., Globuli. Die blutstillende und stopfende Blutwurz ist in der zweiten homöopathischen Verdünnung enthalten und wird daher viel besser vertragen als beispielsweise Blutwurztee. Am besten nimmt man schon vorbeugend in der Woche vor der Regelblutung zwei- bis dreimal täglich 10 bis 15 Globuli ein.

Handelsprodukte:
Tormentillwurzel, gemahlen oder geschnitten
Blutwurzelpulver = Tormentillwurzelpulver
Tormentillwurzelstock (Tormentillae rhizoma)
Blutwurzel-Urtinktur (Tormentilla-Urtinktur; DHU, Spagyra)
Blutwurz-ratiopharm-Kapseln

Sammeltipps: Statt für wenige Gramm der Wurzel mehrere Quadratmeter umzugraben, kann man zur Herstellung von Blutwurzschnaps oder -tinktur auch die Handelsware gebrauchen (Tormentillwurzel, gemahlen oder geschnitten). Idealer Erntezeitpunkt ist bei abnehmendem Mond im Zeichen Skorpion.

Anwendungsbeschränkungen: Bei Magenempfindlichkeit muss die Blutwurzel sehr umsichtig dosiert werden. Bei Neigung zu Verstopfung gebraucht man am besten nur die Tiefpotenzen (z. B. Tormentilla comp., Globuli von Wala).

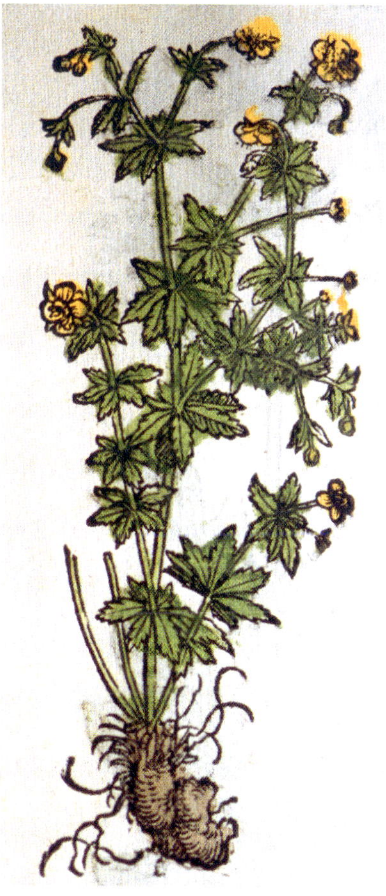

Blutwurz (Holzschnitt, um 1550)

Blutwurz, Kanadische – Das Polypenmittel der Indianer

»Äußerlich ist Sanguinaria-Glyzerin 1,0:10,0 empfehlenswert bei Rhinitis chronica, bei Polypen und Krebsgeschwüren.«
(Karl Stauffer, Klinische homöopathische Arzneimittellehre, 1988)

Namen: Kanadisches Blutkraut. Der Name Blutwurz bezieht sich auf den rötlichen Milchsaft der Wurzel. Der botanische Name Sanguinaria leitet sich ab vom lateinischen sanguis (= »Blut«).

Botanischer Name: Kanadische Blutwurz (Sanguinaria canadensis), Mohngewächse (Papaveraceae).

Signaturen und Astrologie: Astrologisch ordnet man Sanguinaria unter anderem wegen des hautreizenden Milchsafts Mond (Schleimhäute) und Mars (Entzündungen) zu. Auffällig sind die übergroßen weißen Blüten mit der feinen Äderung, die ebenfalls ein mondhaftes Merkmal sind und den Bezug zu den Nerven herstellen.

Die Blüten schließen sich nachts und zeigen Schlechtwetter an, was einerseits als Schutzsignatur zu werten ist, andererseits die Wetterempfindlichkeit anzeigt, die Pflanze und Mensch gemeinsam haben, wenn Sanguinaria ein Konstitutionsmittel sein soll. Die großlappigen Blätter offenbaren, dass sich Sanguinaria als Heilmittel für die großlappigen Organe Leber oder Lungen eignet – in der Indianermedizin wurden Wurzeldekokte unter anderem bei Husten gebraucht. Der orangerote Milchsaft zeigt schließlich Sympathie zum Menstrualblut und lässt teilweise ähnliche Kräfte wie im Schöllkraut vermuten.

Wirkstoffe: Der Wurzelstock enthält vor allem Alkaloide (besonders Sanguinarin, Chelerythrin, Berberin, Coptisin, Protopin), rote Harze und Stärke.

Heileigenschaften: harntreibend, entzündungswidrig, krampflösend, antibakteriell, schleimlösend, betäubend, blutflussregulierend, wirkt als Brechmittel (Chelerythrin), hemmt Kariesbakterien.

Verwendung in der Frauenheilkunde: Die Kanadische Blutwurz gehört zum traditionellen Arzneischatz vieler nordamerikanischer Indianerstämme. Der Wurzelstock wurde von den Irokesen als pilzfeindliches Mittel bei Pferden eingesetzt, von den Dakota als Wundheilmittel gebraucht, von den Cherokee sogar gegen Geschlechtskrankheiten wie Gonorrhoe oder Syphilis angewendet, und auch bei fieberhaften Erkrankungen und Rheuma wurden Abkochungen eingesetzt, um nur einige Beispiele zu nennen. Der orange- bis zinnoberrote Milchsaft diente den Indianern als Färbemittel für die Haut sowie für Ritualgegenstände, und die frühen Siedler nutzten ihn unter anderem zum Färben von Leder.

Der Milchsaft erinnert an das Schöllkraut, das ebenfalls zu den Mohngewächsen zählt und im Milchsaft eine ähnliche Zusammensetzung aufweist. Beide Pflanzen führen einen alkaloidreichen Saft, der unter anderem Sanguinarin, Berberin und Chelerythrin enthält. Sanguinarin wirkt mehr entzündungswidrig, leicht narkotisch und lokal betäubend und hat starke antibakterielle Kräfte, die in Zahnpasten sogar gegen Kariesbakterien ins Feld geführt werden. Berberin wirkt mehr krampflösend, galletreibend und verfügt auch über ein bakterizides und antimykotisches Potenzial. Chelerythrin wirkt schleimhautreizend und als Brechmittel, weshalb die Blutwurz von den Indianern vor kultischen Handlungen einst zur rituellen Reinigung gebraucht wurde.

Wie schon Paracelsus, der Meister der Signaturenlehre, sagte, sind von Pflanzen, die sich ähneln, auch ähnliche Wirkungen zu erwarten. Zwar präsentiert sich das Schöllkraut weit deutlicher als Leberheilpflanze, doch der orangerote Milchsaft zeigt eben auch bei Sanguinaria die Leber-Galle-Wirkung an. Ähnlich wie das Schöllkraut, so eignet sich die Kanadische Blutwurz wegen ihrer antibakteriellen, pilzfeindlichen und virustatischen Inhaltsstoffe gleichermaßen zur Behandlung von Pilzerkrankungen der Haut sowie von Warzen; zum Beispiel mehrmals täglich einige Tropfen Sanguinaria-Urtinktur auftragen oder die Urtinktur 10-prozentig in Salben oder Vaginalgels einarbeiten. Der erfahrene Homöopath Karl Stauffer empfiehlt auch die 10-prozentige Verdünnung der Urtinktur mit Glyzerin als Polypenmittel. Eine solche Sanguinaria-Glyzerin-Mischung (1 ml Sanguinaria D1 mit 10 ml Glyzerin) kann beispielsweise als Tamponade oder mit Hilfe von Schwämmchen vor den Muttermund gebracht werden. Im Laufe einer mehrwöchigen Anwendung können kleinere Muttermundpolypen (oder Warzen) zurückgehen. Zum Verschwinden bringt man Gebärmutterpolypen jedoch nur selten, und wenn überhaupt, dann nur in Kombination mit einer gezielten Konstitutionsbehandlung (z. B. mit regelmäßigen Gaben von Calcium D12 bis D30, Medorrhinum D12 bis D30, Phosphor D12 bis D30 oder Thuja D12 bis D30).

In der Homöopathie wird Sanguinaria ebenfalls viel gebraucht. Ähnlich wie das verwandte Schöllkraut bewährt es sich auch bei rechtsseitiger Migräne, vor allem wenn diese mit Schulterverspannungen einhergeht. Außerdem eignet sich Sanguinaria besonders für blutvolle Frauentypen, die über fliegende Gesichtsröte klagen oder zu geröteten Wangen neigen, wenn die Hitzewallung in den Kopf schießt. Sanguinaria lindert klimakterische Beschwerden wie Hitzewallungen mit nächtlichem Brennen der Fußsohlen. Ganz der Signaturenlehre entsprechend findet das Mittel bei klimakterischen Blutungen Verwendung, vor allem wenn es sich um hellrote Gebärmutterblutungen oder um leicht blutende Gebärmutterpolypen handelt.

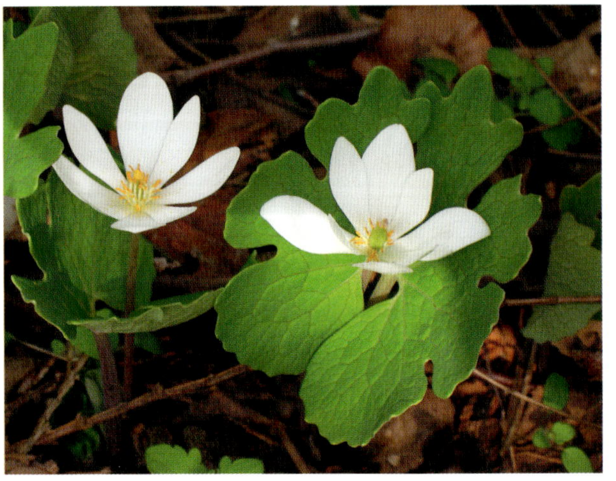

Blühende Kanadische Blutwurz, deren Wurzel als Gebärmuttertonikum in der Indianermedizin Verwendung fand. (Foto: I. u. P. Schönfelder)

Rezept: Polypenmischung (Apotheke)

Calendula (Ringelblume) Urtinktur	20 ml
Hydrastis (Gelbwurz, kanad.) Urtinktur Dil. D1	20 ml
Sanguinaria canadensis (Blutwurz, kanad.) Dil. D1 (Spagyra)	20 ml
Sanicula europea (Sanikel) Urtinktur	20 ml
Teucrium marum verum (Katzengamander) Urtinktur	20 ml

Über eine Apotheke bestellen und mischen lassen oder selbst mischen. Von der Mischung ein- bis zweimal täglich 10 Tropfen auf 2 bis 3 Esslöffel lauwarmes Wasser geben und mit einer sauberen Einmalspritze vorsichtig zur Scheidenspülung gebrauchen. Die Mischung kann ebenso 10-prozentig in Zäpfchenmasse eingearbeitet werden, dann sollten jedoch zur Steigerung der Haltbarkeit noch einige Tropfen ätherisches Öl zugegeben werden (z. B. Myrrhe und/oder Rose). Die Mischung kann auch im Verhältnis 1:10 mit Glyzerin verdünnt und mit Hilfe von Schwämmchen oder Tampons vor den Muttermund gebracht werden. Bei Gebärmutterpolypen empfiehlt sich vor allem nach Entfernen der Polypen eine Rezidivprophylaxe mit Sanguinaria.

Handelsprodukte:
Kanadische Blutwurz (Sanguinaria canadensis Urtinktur = D1; Spagyra)

Sammeltipps: Zur Herstellung der homöopathischen Urtinktur wird der getrocknete Wurzelstock verwendet.

Anwendungsbeschränkungen: Innerlich können größere Dosen der Urtinktur Erbrechen auslösen, zu Magenbrennen, Krämpfen und starker Übelkeit führen.

Brennnessel – Die Eisenpflanze weckt die Amazone in der Frau

»Die Brennessel ist ein Bild der empfindlichen, reizbaren Menschen und muss daher wie diese mit Glacéhandschuhen angerührt werden.«
(Johann Künzle, Chrut und Uchrut, 1935)

Namen: Donnernessel, Haarnessel, Hanfnessel, Nesselmännlein, Sengnessel.

Botanischer Name: Brennnessel (Urtica dioica), Brennnesselgewächse (Urticaceae).

Signaturen und Astrologie: Der Name Urtica leitet sich vom lateinischen urere ab, was »brennen« bedeutet. Ebendiese Eigenschaft erlaubt eine Zuordnung zum kriegerischen Mars, der für Wehrhaftigkeit und Willensstärke steht. Davon abgesehen deuten das freundliche Grün der Brennnesselblätter wie auch der edel gesägte Blattrand auf Venuskräfte hin.

Verursacht wird das Brennen durch die Brennhaare, die sich bei Berührung wie Injektionsnadeln in die Haut bohren und ihr Sekret entleeren, das unter anderem Histamin und bienengiftartige Substanzen enthält. Allein die Tatsache, dass die Brennnessel tiergiftartige Substanzen bildet, rückt sie näher zum Tierreich hin. Alle Pflanzen, die Tiergifte produzieren, stärken das Immunsystem, beispielsweise bei Allergie und Krebs. Signaturenkundige interpretieren die Behaarung auch als Zeichen dafür, dass die Brennnessel eine haarwuchsfördernde Heilpflanze ist. Der dezente Uringeruch von frischem Sammelgut zeigt die Sympathie zu den Harnorganen an. Die steinbrechenden Kräfte erkennt man schließlich am steinigen Standort.

Wirkstoffe: Die Blätter enthalten vor allem Flavonoide (Rutinoside u. a.), bis zu 4 Prozent Silikate, Eisen, Chlorophyll, Scopoletin, Sitosterol und Spuren von Nikotin. In den Brennhaaren finden sich Acetylcholin, Serotonin sowie Ameisensäure. In den Früchten kommen bis zu 30 Prozent fette Öle mit bis zu 80 Prozent Linolsäure vor sowie Vitamin E, Carotinoide und Schleime. Die Wurzel enthält Lectine (UDA = Urtica-dioica-Agglutinin), Polysaccharide, Scopoletin, Sitosterol, Lignane und Gerbstoffe.

Heileigenschaften: harntreibend, entwässernd, steinbrechend bei Blasengrieß, blutreinigend; fördert vor allem die Ausscheidung von Harnsäure, liefert Eisen, füllt den Bluteisenspiegel auf; abwehrsteigernd; wirkt wegen des Histamingehalts langfristig wie eine Art Desensibilisierung, regt die Sekretion von Bauchspeicheldrüse und Galle an; antirheumatisch; auf der seelischen Ebene zur Stärkung von Durchsetzungs- und Willenskraft.

Verwendung in der Frauenheilkunde: Das wichtigste frauenheilkundliche Anwendungsgebiet ist der Eisenmangel. Dabei ist es gleich, ob es sich um die Folge von funktionellen, von Myomblutungen oder von Blutverlusten durch eine Geburt handelt. Die Brennnessel liefert gut verwertbares Eisen und füllt den Bluteisenspiegel zuverlässig wieder auf, wenn man sie lange genug und in der richtigen Form gebraucht (z. B. Brennnesselblättertee, Floradix-Kräuterblut oder Urtica dioica Ferro culta von Weleda). In der Praxis erweisen sich Brennnesselblättertee oder -extrakte bei Blutarmut als ebenso wirksam wie schulmedizinische Eisentabletten, jedoch weit verträglicher als diese. Bei sehr niedrigem Hämoglobinspiegel können sie eine schulmedizinische Behandlung begleiten und den Therapieerfolg vertiefen.

Zwar kommt man einem Eisenmangel in der Regel durch die typische Blässe, Erschöpfung und chronische Müdigkeit oder durch ein Blutbild (Fe, Hb, Ferritin) auf die Spur, aber es gibt auch psychische Begleiterscheinungen. Die »seelische Blutarmut« (Alla Selawry) geht meist mit mangelnder Durchsetzungskraft und Willensschwäche einher. Betroffene Frauen sind eher konfrontationsscheu und lassen sich von anderen leicht an die Wand drücken. Doch in geeigneter Form vermag die Brennnessel auf die seelische Ebene einzuwirken (z. B. Ceres-Urtica-Urtinktur, zwei- bis dreimal täglich 5 Tropfen). Sie ist das konstitutionelle Pflanzenheilmittel für Frauen, die sich in einer männlichen Welt besser durchsetzen müssen und ihre Willenskraft festigen wollen.

Man könnte auch sagen, die Brennnessel weckt die Amazone in der Frau und erneuert ihre seelische Wehrhaftigkeit. Aus diesem Grund kann sie zuweilen sogar bei sexueller Schwäche, insbesondere bei ausbleibendem Orgasmus hilfreich sein. Ein deutliches Bild liefert hier das chinesische Yin-Yang-Symbol: Das dunkel dargestellte Weibliche enthält einen weißen, männlichen Kern, und das weiß dargestellte Männliche enthält einen dunklen weiblichen Kern. Im übertragenen Sinn bedeutet dies, dass Männer, um zur sexuellen Erfüllung zu gelangen, sich weiblich und hingebend verhalten sollten, wohingegen Frauen, vor allem wenn sie unter Anorgasmie leiden, sich ein wenig mehr männlich-fordernd geben dürften. Die Brennnessel bewirkt hier, dass solche Frauen mehr Power

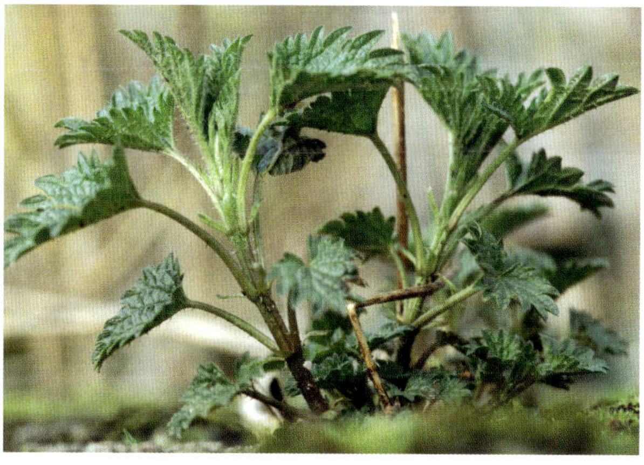

Brennnesseltrieb als Mauerblümchen (Foto: M. Madejsky)

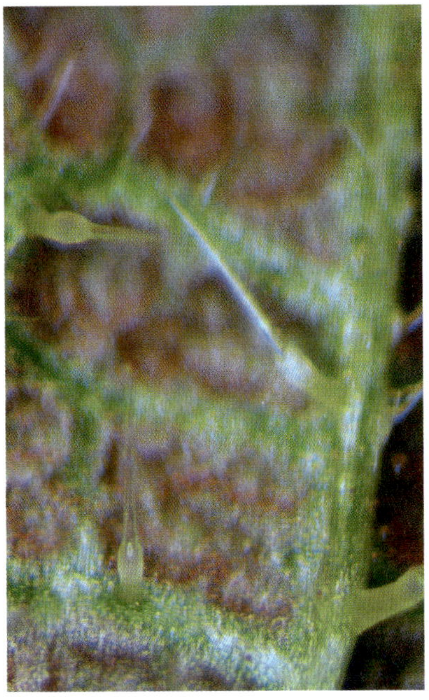

Die Brennhaare der Brennnessel gleichen winzigen Injektionskanülen, die sich bei Berührung in die Haut bohren und bienengiftartige Substanzen injizieren. (Foto: A. Vogel)

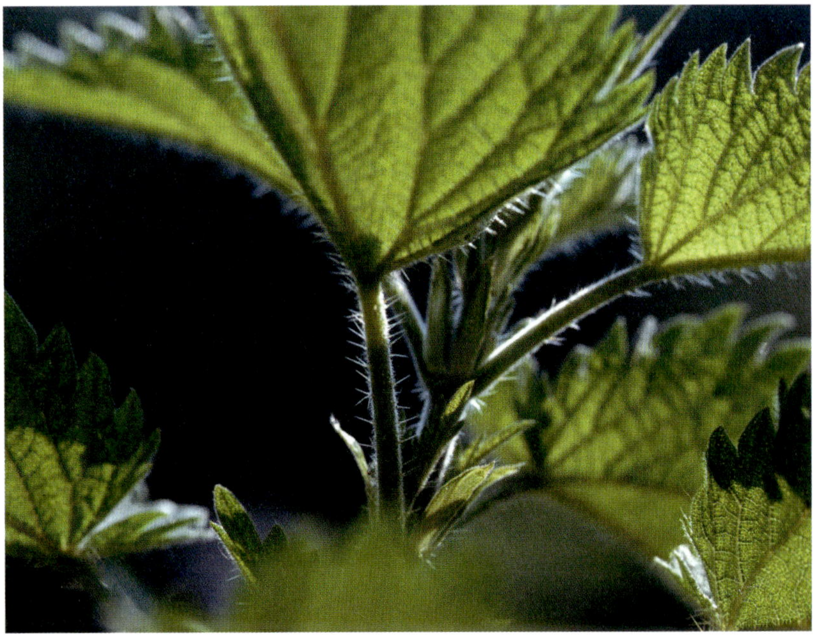

Wegen ihrer Brennhaare nennt der Volksmund die Brennnessel auch »Haarwurz«. Sie füllt den Eisenspiegel wieder auf, steigert die Durchblutung des Haarbodens und liefert wertvolle Vitamine, die das Haupthaar kräftig sprießen lassen. (Foto: O. Rippe)

haben, um sich ihre sexuelle Erfüllung selbst zu erobern, statt passiv zu bleiben und auf einen Orgasmus zu hoffen.

Damit sind die besonderen Kräfte dieser Eisenpflanze keineswegs erschöpft, denn sie ist von der Wurzel bis zu den Samen heilsam. Die Brennnesselfrüchte gelten in der Volksmedizin als Tonikum, weshalb vor allem alte Menschen gern täglich 1 bis 2 Esslöffel davon verspeisten. In der Tiermedizin war es lange Zeit Brauch, dass Pferdehändler ihren alten, klapprigen Schindmähren Brennnesselsamen zufütterten, damit diese wieder ein glänzendes Fell bekamen und sich wie ein Vollblut gebärdeten. Eine solche Wirkung tritt bereits nach einer zwei- bis vierwöchigen Kur ein, wobei Pferde täglich 2 Handvoll bekommen. Außerdem kann man durch Zufüttern der Samen die Legeleistung von Hennen steigern. Eine derart samenreiche Pflanze mehrt natürlich auch die Spermien des Mannes. Brennnesselsamen enthalten nämlich relativ viel Vitamin E und regen daher die Keimdrüsentätigkeit sowie die Spermienbildung an. Ein angenehmer Nebeneffekt solcher Kuren ist, dass die Haare kräftig nachsprießen.

Nicht zuletzt wirkt die Brennnesselwurzel wohltuend auf die Unterleibsorgane. Sie vermag entzündliche Prozesse zu hemmen, beeinflusst die Hormone, wirkt antiandrogen und immunstimulierend, weswegen die Wurzel bei gutartigen Prostatatumoren zum Einsatz kommt. Erfahrungsgemäß lindert sie aber nicht nur Beschwerden beim Harnlassen der Männer, sondern sie bessert, kurmäßig angewandt, mitunter auch die Reizblase der Frauen und sollte wegen ihrer hormonartigen Wirkung ebenfalls bei Myomen versucht werden.

Schließlich sei noch erwähnt, dass es sich bei diesem nicht gerade allseits beliebten »Unkraut« in Wahrheit um eine wertvolle Schamanenpflanze handelt. Der Schamanenarzt Fabio Ramirez aus Bogotá berichtete einmal, wie er die Brennnessel als solche nutzt: Wenn ein Patient unheilbar erscheint, dann legt der Mediziner sein Schamanengewand an, nimmt zusammen mit seinem Patienten einen halluzinogenen Trank (Ayahuasca) und reist mit ihm in die Geisterwelt, um nach der Krankheitsursache zu suchen. Droht die Seele des Patienten während der Reise in die Geisterwelt verloren zu gehen, nimmt der Schamane die in Kolumbien heimische mannshohe Brennnessel und peitscht den Patienten damit ab. Auf diese Weise holt er ihn ins reale Leben zurück, denn die Brennnessel ist eben wie das Leben, sie brennt und sticht, und sie erdet wie keine andere Pflanze.

Rezept: Brennnesselverreibung gegen Blutarmut

Der höchste Eisengehalt ist zu erwarten, wenn man die jungen Brennnesseltriebe Anfang Mai, möglichst bei zunehmendem Mond, erntet.

So wird's gemacht:

- Mit Handschuhen mehrere Handvoll junge Brennnesseltriebe ernten und sorgfältig verlesen – nicht waschen!
- Das Sammelgut auf einem Brettchen zerschneiden, am besten zu einem feinen Pflanzenbrei verarbeiten.
- Den Pflanzenbrei wiegen, in eine Reibschale geben und mit der gleichen Menge Milchzucker einige Minuten lang verreiben, bis ein grüner Brei entsteht.

- Den Brei messerrückendick auf Backpapier streichen und 2 bis 3 Tage an einem luftigen Ort ohne direkte Sonneneinstrahlung trocknen lassen.
- Die getrocknete Masse grob zerkleinern, erneut in den Mörser geben und pulverisieren. Das grüne Pulver wird am besten dunkel und trocken aufbewahrt, dann hält es sich in der Regel 1 bis 2 Jahre lang.

Anwendung: bei Eisenmangelzuständen täglich mehrmals 1 Teelöffel in trinkwarmem Tee oder Wasser aufgelöst einnehmen.

Praxistipp: Kräuterblut gleicht Blutverluste aus
Nach größeren Blutverlusten, wie sie zum Beispiel bei Geburten oder bei Operationen vorkommen, hat es sich bewährt, mehrere Wochen lang mit Floradix-Kräuterblut zu kuren. Kräuterblut ist ein relativ wohlschmeckendes und gut verträgliches Elixier, das neben der Brennnessel viele weitere Heilpflanzen enthält, die die Blutbildung anregen und den Eisenspiegel auffüllen. Daher ist Floradix-Kräuterblut auch ein sinnvolleres Geschenk als Pralinen, wenn man zum Beispiel eine gute Freundin im Krankenhaus besucht. Nach Blutverlusten, bei Eisenmangel oder um den erhöhten Eisenbedarf in der Schwangerschaft auszugleichen, nimmt man mindestens zweimal täglich 1 Esslöffel ein.

Praxistipp: Allergien in der Schwangerschaft vorbeugen
Der anthroposophische Heilmittelhersteller Wala hat mit Urtica comp. ein Komplexmittel geschaffen, das auch von Schwangeren gebraucht werden kann. Es enthält neben einer homöopathischen Verdünnung aus der Eiternessel (Urtica urens D2) auch das leberstärkende Zinn (Stannum metallicum D9) und antiallergischen Austernschalenkalk (Conchae D2). Diese Kombination kann zur Vorbeugung von Neurodermitis oder Milchschorf während der gesamten Schwangerschaft eingenommen werden (z. B. jeden Morgen nüchtern 10 bis 15 Globuli im Mund zergehen lassen). Das Kind bekommt diese sanfte Hautarznei dann über die Nabelschnur oder in der Stillzeit über die Muttermilch und leidet erfahrungsgemäß weniger unter atopischen Ekzemen. Mütter, die unter sehr starken Hauterkrankungen wie Neurodermitis leiden und deren Kinder daher ebenfalls gefährdet sind, können Urtica comp., Globuli von Wala, während der Schwangerschaft und Stillzeit auch mit dem Stiefmütterchen kombinieren (z. B. Ceres-Viola-tricolor; jeden Abend 5 bis 6 Tropfen im Mund zergehen lassen).

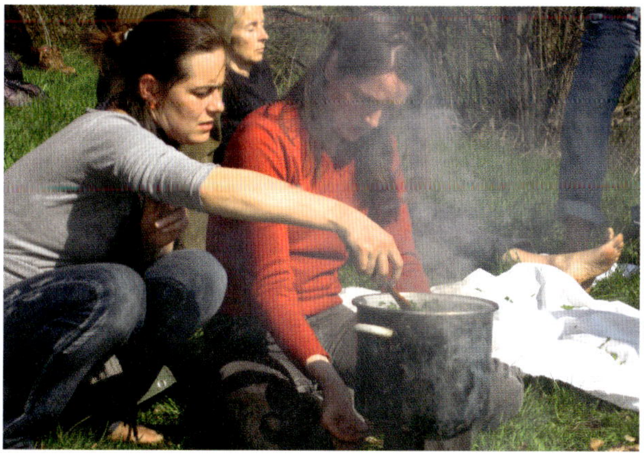

Gründonnerstag: Eine Gruppe kocht heilsame und wohlschmeckende Brennnesselsuppe im Freien. (Foto: O. Rippe)

Handelsprodukte:
Brennnesselblätter/-kraut (Urticae folium/herba)
Brennnesselsamen (Urticae semen)
Brennnesselwurzel (Urticae radix)
Brennnessel-Urtinktur (Urtica-dioica-Urtinktur; Ceres, Spagyra, DHU)
Brennnesselblätter-Fluidextrakt (Caelo)
Brennnesseltinktur zum äußerlichen Gebrauch (Urtica dioica 10 %, ganze Pflanze; Weleda)
Combudoron-Gel (enthält Arnica und Urtica urens; Weleda)
Spezielle Zubereitung als vegetabilisiertes Metall:
Kraut: Urtica dioica Ferro culta Dil. D2 oder D3 oder Rh D3 (Weleda)
Wurzel: Urtica dioica Ferro culta, Radix, Dil. D2 oder D3 (Weleda)

Sammeltipps: Man sammelt die zarten Brennnesseltriebe für Suppen oder als Spinatersatz ab Frühlingsbeginn. Den höchsten Eisengehalt hat allerdings das im April oder Mai geerntete Kraut. Idealer Erntezeitpunkt ist bei zunehmendem Mond im Zeichen Widder. Die Wurzel gräbt man am besten bei abnehmendem Mond im Zeichen Skorpion. Die Früchte sammelt man traditionell ab Mariä Himmelfahrt und legt sie zum Trocknen auf Papier aus – unbedingt täglich wenden.

Anwendungsbeschränkungen: In sehr seltenen Fällen kann es bei histaminempfindlichen Personen durch den Genuss von Brennnesselblättertee zu allergischen Reaktionen oder zur Magenreizung kommen.

Damiana – Aphrodisiakum und Fruchtbarkeitspflanze der Maya

»Damianakraut gehört zu den pharmakologisch wirksamen Liebesmitteln – besonders für Frauen. Als Tee oder alkoholischer Kräuterauszug fördert es die Durchblutung des Unterleibs und wirkt krampflösend (offensichtlich auch auf hemmende Vorstellungen und Gedanken).«
(Christian Rätsch, Lexikon der Liebesmittel, 2003)

Namen: Asthmabesen, Kraut des Hirsches.

Botanischer Name: Damiana (Turnera diffusa = Turnera aphrodisiaca), Safranmalvengewächse (Turneraceae).

Signaturen und Astrologie: Der balsamisch-würzige Duft lässt bereits ahnen, dass es sich um eine nervenstärkende und entspannende Heilpflanze handelt. Am bitteren und betörenden Aroma zeigt sich das Tonikum und Aphrodisiakum.

Die hanfähnlichen Blätter der Damiana ulmifolia deuten auf die Kraft des Planeten Merkur (Hermes) hin, der über die Hormone regiert. Die edel gezähnten Blätter der echten Damianapflanze zeigen dagegen mehr die Planetenkraft der Venus an, weshalb das Kraut unter anderem Krämpfe löst, Gelassenheit spendet und mild aphrodisierend wirkt. Die gelben Blüten lassen auf eine stimmungsaufhellende Seelenwirkung schließen.

Wirkstoffe: Die Blätter enthalten Bitter-, Gerbstoffe, ätherisches Öl und Harze.

Heileigenschaften: aphrodisierend auf beide Geschlechter, krampflösend, menstruationsfördernd, fruchtbarkeitssteigernd, lungenreinigend, nervenstärkend, harntreibend, kreislaufanregend, stimmungsaufhellend.

Verwendung in der Frauenheilkunde: In ihrer Heimat Mexiko erfreut sich die Damianapflanze großer Beliebtheit als Sexualtonikum, Nervenstärkungs- und Asthmamittel. Die Maya nennen die Pflanze mit dem harzig-aromatischen Geruch Asthmabesen, weil die Blätter zur allgemeinen Entspannung sowie zur Lungenreinigung geraucht werden. Sie dienen als nikotinfreier Tabakersatz und können als solcher über Apotheken bezogen werden (Folia Damianae von Caelo). Der Vorteil von selbstgedrehten Damianazigaretten liegt darin, dass keine Suchtgefahr besteht. Geraucht entfalten die Blätter eine entspannende, entkrampfende und vorübergehend mild berauschende Wirkung, die vor allem während des Nikotinentzugs die Nerven stärkt und Gelassenheit spendet. Dies sei erwähnt, weil Tabakraucherinnen erwiesenermaßen auch Jahre später noch ein erhöhtes Fehl- und Frühgeburtsrisiko haben und bei Kinderwunsch mit dem Rauchen so früh wie möglich aufhören sollten.

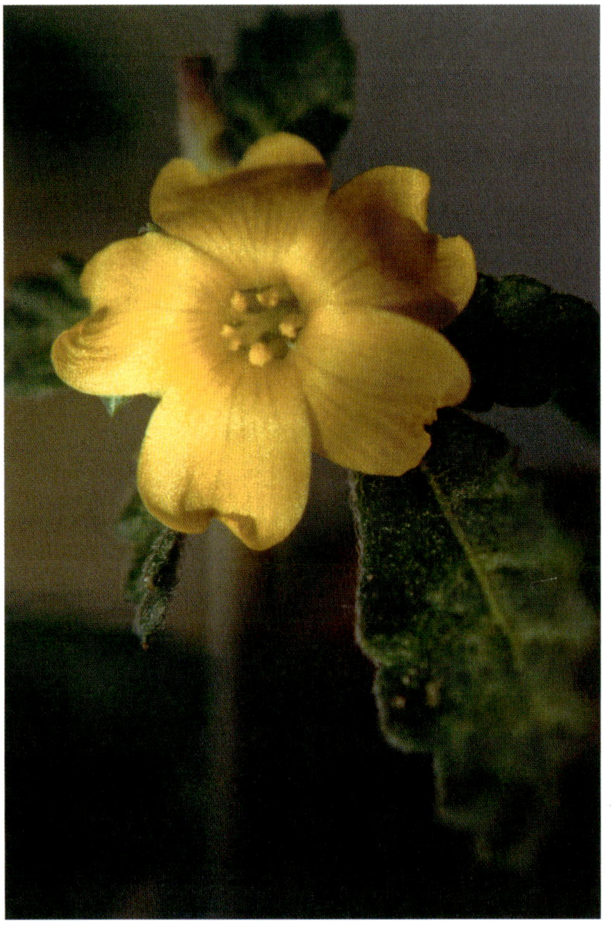

Die echte Damianapflanze (Turnera diffusa) hat kleine Blätter, die edel gebuchtet sind. (Foto: O. Rippe)

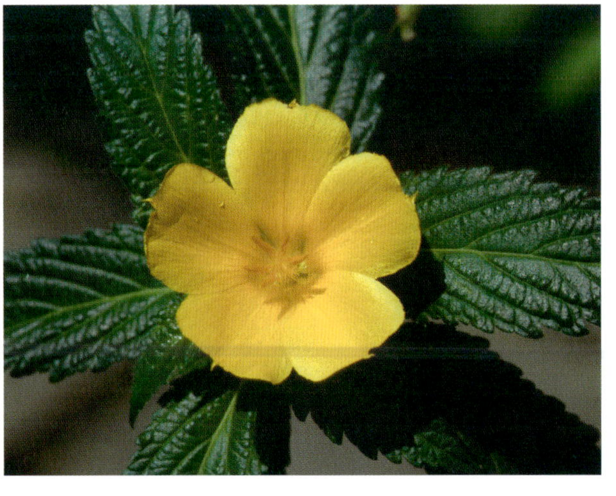

Damiana (Damiana ulmifolia) hat schmale hanfartige Blätter und ein harziges Aroma, das ebenfalls an den Hanf erinnert. (Foto: M. Madejsky)

In der Frauenheilkunde gebraucht man Damianablättertee oder Alkoholextrakte als krampflösendes Mittel bei Neigung zu Regelschmerzen, besonders bei eher spärlicher Blutung. Damiana regt vor allem in der zweiten Zyklushälfte getrunken die Menstruation an (Rezept siehe Seite 111), bringt zuweilen auch eine ausgebliebene Regelblutung wieder in Fluss und beugt Unterleibskrämpfen vor. Von Regelkrämpfen betroffene Frauen berichten immer wieder, dass ihnen 1 bis 2 Tassen Damianablättertee, einige Tage vor und auch während der Regelblutung getrunken, die Einnahme von Schmerzmitteln erspart hätten. Auch Kopfschmerzen und Migräneattacken lassen sich zuweilen durch Damianablättertee lindern. Ein Schamane empfiehlt zur Schmerzprophylaxe beispielsweise, täglich eine Tasse Damianablättertee aufzubrühen und die im Teenetz verbleibenden Blätter noch warm auf die schmerzenden Körperstellen (z. B. Nacken, Schläfen oder Unterbauch) aufzulegen, um die »Krankheitsgeister« herauszuziehen.

In der ersten Zyklushälfte fördert der Damianablättertee dagegen mehr den Eisprung, steigert die Libido und wirkt daher auch empfängnisfördernd. In jedem Fall handelt es sich bei der bitter-aromatischen Pflanze um ein bewährtes Sexualtonikum, das bei Libidoschwäche beider Geschlechter sowie bei Funktionsschwäche der Fortpflanzungsorgane unentbehrlich ist (Rezepte siehe Seite 48 und 178). Tee oder Extrakte wirken vor allem bei regelmäßiger Einnahme über einige Wochen hinweg auf sanfte Weise hormonell stimulierend, luststeigernd, fruchtbarkeitssteigernd, allgemein tonisierend und je nach persönlicher Empfindsamkeit stimmungsaufhellend bis mild euphorisierend.

Rezept: Damianaschnaps nach Christian Rätsch

Damianablätter	2 Handvoll (ca. 50 g)
Zimt	4 Stangen
Vanille	1 Schote
Piment	5 Körner
Jamaikarum	0,7 l
Honig	1 bis 2 Esslöffel
Gelée royale	je nach Geldbeutel

So wird's gemacht:
- Die Damianablätter zusammen mit den Zimtstangen und der aufgeschlitzten Vanilleschote in ein sauberes Schraubglas geben.
- Die Pimentkörner im Mörser zerkleinern und beimengen.
- Nun das Ganze mit dem Jamaikarum übergießen und etwa 14 Tage lang gut verschlossen an einem warmen Ort ziehen lassen, ab und zu schütteln.
- Zuletzt werden Honig und Gelée royale eingerührt, dann ist der Damianaschnaps bereits trinkfertig und kann abgefiltert und in die gesäuberte Rumflasche gefüllt werden. Gut verschlossen hält er sich in der Regel jahrelang.

Anwendung: täglich als Tonikum oder bei Bedarf als mildes Aphrodisiakum 1 bis 2 Likörgläschen voll trinken (vgl. Christian Rätsch, Pflanzen der Liebe, 1995).

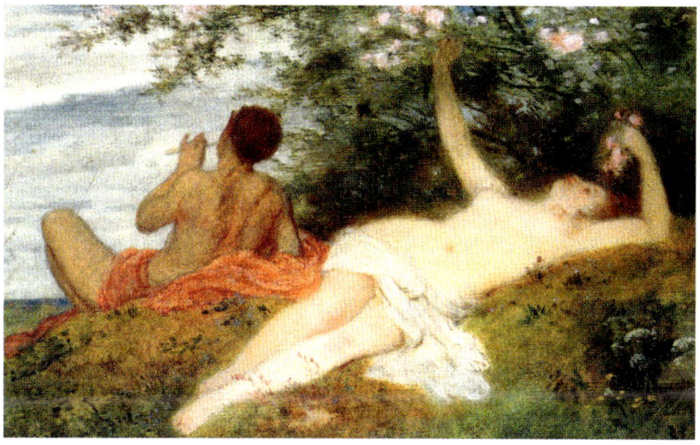

Der Frühling (A. Böcklin, 1862)

Rezept: Nikotinfreier Tabakersatz (Kräuterladen)

Damianablätter	50 g
Huflattichblätter	30 g
(Muskateller-)Salbeiblüten	so viel wie möglich
Odermennig	20 g
Zigarettenpapier und Filter	nach Bedarf

Die getrockneten und zerkleinerten Pflanzenteile miteinander mischen und sorgfältig von Stengeln befreien. Dann kann das Ganze in der Hand etwas angequetscht und mit Hilfe von Zigarettenpapier und Filtern zu selbstgedrehten Zigaretten verarbeitet werden. (Salbeiblüten sind üblicherweise nicht im Handel und sollten von Garten- bzw. Topfpflanzen gezupft werden.)

Warnung: Der nikotinfreie Tabakersatz eignet sich nicht für Schwangere.

Handelsprodukte:
Damianablätter (Damianae folia)
Damiana-Urtinktur (DHU, Spagyra)
Cefagil-Tropfen (Damiana D2), -Tabletten (Damiana-Urtinktur), -Ampullen (Damiana D7; Cefak)

Sammeltipps: Die echte Damiana lässt sich nur schwer im Topf ziehen, so dass man meist auf Importware zurückgreifen muss. Sie ist in der Regel von guter Qualität, wobei in der Apothekerware weniger Stengel enthalten sind.

Anwendungsbeschränkungen: Allergische Reaktionen sind eher selten, aber grundsätzlich möglich. Nicht anwenden in der Schwangerschaft oder bei Neigung zu sehr starken Regelblutungen!

Eberraute – Reinigt die Gebärmutter

»Dieses Bad dienet wider den Stein / treibet fort die verstandene Monatblumen der Weiber / reiniget die [Gebär-]Mutter / und heilet die Geschwär derselben. Es dienet auch trefflich wol den Weibern / so sie nicht genugsam nach der Geburt gereiniget werden / so sie biß an den Nabel darinn sitzen / und des Morgens und Abends jedes Mal ein Stund oder anderthalb darinn baden.«
(Jakobus Tabernaemontanus, Kräuterbuch, 1731)

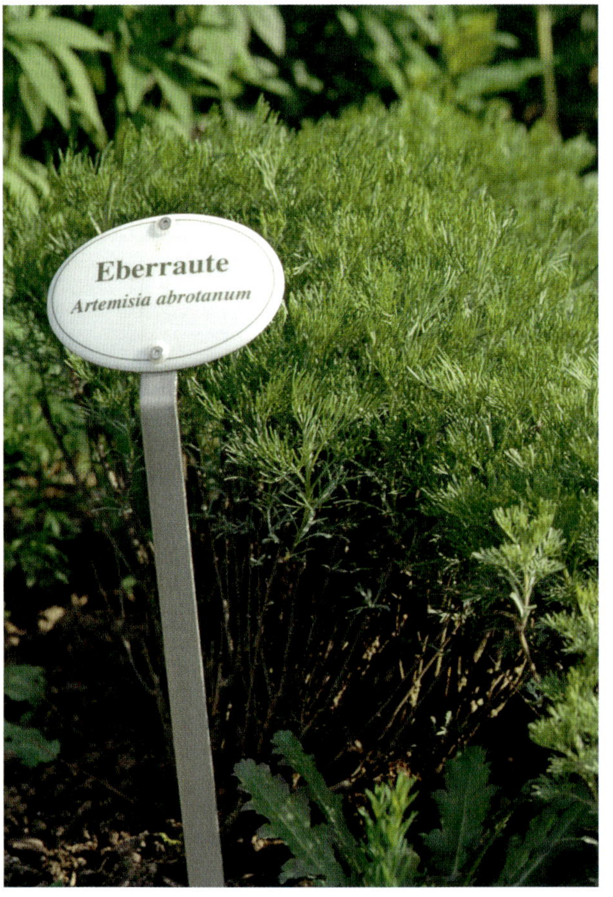

Im Volksaberglauben galt die sehr bitter-aromatische Eberraute als schutzmagisches Kraut. Paracelsus empfahl das Artemisiagewächs zur Gebärmutterreinigung. (Foto: M. Madejsky)

Namen: Abrotanum, Eberreis, Gertel, Stabwurz, Zitronechrut.

Botanischer Name: Eberraute (Artemisia abrotanum), Korbblütler (Asteraceae).

Signaturen und Astrologie: Die feingliedrigen bis fadenförmigen Blätter zeigen Sympathie zu den Nerven. Am starken Geruch erkannten die Alten die dämonenabwehrenden Kräfte der Eberraute. Der bittere Geschmack zeigt die sekretionsfördernde Wirkung auf den Dünndarm und die Galle an. Die gelblichen Blüten stellen wiederum den Bezug zu Leber- und Galle her.

Astrologisch ordnet man die Eberraute vor allem dem Merkur zu, der im Körper primär über Stoffwechsel, Drüsen und Hormone regiert.

Wirkstoffe: Das Kraut enthält hauptsächlich Bitterstoffe sowie ätherisches Öl mit Cineol, Flavonoide und Cumarine.

Heileigenschaften: menstruations-, verdauungsfördernd, galletreibend, treibt die Nachgeburt aus, regt den Wochenfluss an.

Verwendung in der Frauenheilkunde: Schon Hippokrates schätzte die Eberraute zur Gebärmutterreinigung sowie als geburtshilfliches Mittel. Paracelsus folgte dieser Heiltradition und lobte das herb-aromatische Kraut als menstruationsförderndes Mittel, über das er schrieb: »Wenn du eine vollkommene Reinigung der Menstruation haben willst, nimm Aquam Abrotani [destilliertes Eberrautenwasser] und gib Abrotanum [Eberraute] dazu. Lasse dies über Nacht in einer Kanne sieden« (Paracelsus, Sämtliche Werke, Aschner-Ausgabe, 1926).

In jedem Fall ist die von Paracelsus vorgeschlagene Zubereitung, nämlich die Eberraute in ihrem eigenen Destillat auszuziehen, eine interessante alchimistische und besonders wirksame Frauenarznei, die sich zur Reinigung der Gebärmutter eignen würde. Erfahrungsgemäß genügt jedoch auch eine Teemischung, in der nur etwas Eberraute beigemengt ist, um die Regelblutung wieder in Gang zu bringen (Rezept siehe Seite 87). Ihre Bitterkeit zeigt jedenfalls, dass sie sparsamer als der Beifuß gebraucht werden sollte. Wie der Beifuß, so bringt auch dieses Artemisiagewächs alles ins Fließen. Das heißt, dass die Eberraute, als Gewürz, Tee oder Urtinktur eingenommen, die Magensaft- und die Gallensekretion anregt, die Verdauung fördert und die Menstruation in Gang setzt. Dies ist beispielsweise nützlich, wenn eine Neigung zu sehr schwacher Tröpfchenblutung besteht oder wenn die Regel nach Absetzen der Antibabypille einmal gänzlich ausgeblieben ist. In solchen Fällen helfen Teemischungen mit Eberraute, die Blutung wieder anzuregen. Allerdings gilt hier die Regel: Der Tee muss mindestens so lange getrunken werden, wie die Blutung ausgeblieben ist, wenn sich wieder ein regelmäßiger Zyklus einstellen soll. Doch das Gemüt dankt es, wenn frau wieder im Fluss ist, denn eine zu spärliche oder ausbleibende Regelblutung vergiftet langfristig auch ein wenig die Seele, weshalb betroffene Frauen häufig über vermehrte Esslust klagen und sich nicht genügend entgiftet fühlen.

Ein weiteres Anwendungsgebiet ist die Gebärmutterreinigung nach einer Geburt oder Fehlgeburt. Nach einer Geburt regt die Eberraute den Wochenfluss an, und nach einer Fehlgeburt kann man mit ihren reinigenden Kräften manchmal eine Ausschabung umgehen. Dazu sollte man entweder so lange hoch dosiert eine menstruationsfördernde Teemischung mit

Eberraute trinken oder die Abrotanum-Urtinktur einnehmen (je nach Reaktion drei- bis fünfmal täglich 10 bis 20 Tropfen), bis sich eine regelrechte Blutung einstellt und bis auch die Ultraschalluntersuchung eine vollständige Reinigung der Gebärmutterschleimhaut nachweist.

In der Homöopathie gebraucht man vor allem die Tiefpotenzen (z. B. Abrotanum D6), unter anderem zur Lungenstärkung bei Asthma oder Schwindsucht sowie als Rekonvaleszenzmittel. Ganz dem Erscheinungsbild der zartblättrigen Pflanze entsprechend, gilt Abrotanum als Heilmittel für feingliedrige und magere Kinder, die nicht gut gedeihen.

Rezept: Menstruationsfördernde Teemischung (Kräuterladen)

Beifußkraut	50 g
Beifußwurzel	40 g
Eberraute	30 g
Liebstöckelwurzel	40 g
Poleiminze	20 g
Rosmarin	20 g

Kräuter mischen, 2 Teelöffel pro Tasse (200 ml) heiß überbrühen, 8 bis 10 Minuten ziehen lassen und abseihen. 3 bis 4 Tassen über den Tag verteilt trinken.

Bei ausbleibender Monatsblutung nach Absetzen der Antibabypille oder bei Neigung zu seltener oder zu schwacher Regelblutung sollte frau mindestens eine 3 Monate lange Teekur durchführen. Es gilt die Regel: Je länger die Beschwerden bestehen, umso länger sollte die Teekur dauern.

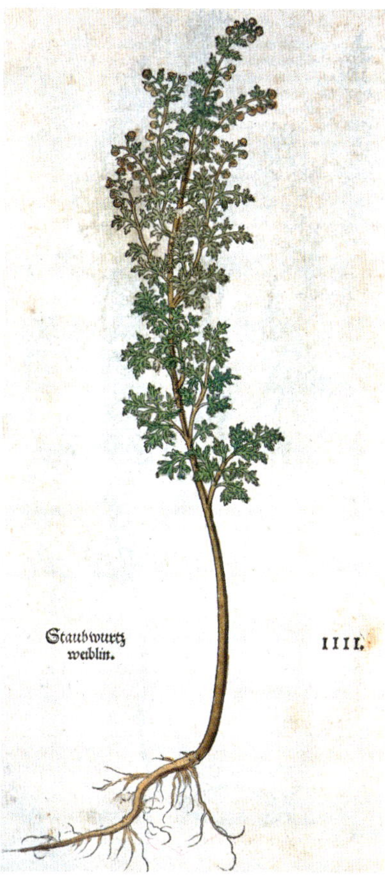

Eberraute
(L. Fuchs, 1543)

Rezept: Schutzmagische Räucherung (Kräuterladen)

Angelikasamen	1 Esslöffel
Beifußkraut	2 Esslöffel
Eberraute	1 Esslöffel
Stinkasant	½ Teelöffel
Wacholderbeeren	1 Esslöffel

So wird's gemacht:

– Alle Pflanzenteile gründlich miteinander mischen, am besten im Mörser etwas stoßen und quetschen, bis eine einheitliche Mischung entsteht.
– Dann in einem feuerfesten Räuchergefäß Räucherkohle entzünden. Sobald die Kohle richtig glüht, kann man 1 Esslöffel der Mischung auf die Kohle geben und den Rauch im Uhrzeigersinn von Eck zu Eck und von Raum zu Raum tragen.

Anmerkung: Die Räuchermischung eignet sich beispielsweise zur Reinigung von altem Gemäuer, wenn man irgendwo einzieht oder wenn man einen Raum, in dem Streitgeister oder Krankheitsdämonen sind, reinigen und schützen möchte.

Handelsprodukte:

Eberraute, blühendes Kraut (Abrotani herba)
Eberraute-Urtinktur (Abrotanum-Urtinktur; DHU, Spagyra)
Eberraute-Urtinktur aus den jungen Trieben und Blättern (Abrotanum-Urtinktur, nur 50 ml; Weleda)
Eberraute, ätherisches Öl (Maienfelser Naturkosmetik)

Sammeltipps: Die homöopathische Urtinktur wird zur Blütezeit aus den Blättern hergestellt. Die Eberraute lässt sich gut im Garten ziehen und sollte zu Beginn der Blüte geerntet und kopfüber in Büscheln getrocknet werden. Ideal ist hierfür ein zunehmender Mond im Zeichen Jungfrau.

Anwendungsbeschränkungen: Eberraute nicht in der Schwangerschaft gebrauchen – vor einer Anwendung bei ausbleibender Regelblutung sollte eine Schwangerschaft unbedingt ausgeschlossen werden.

Efeu – Reduziert Schwangerschaftsstreifen

»Der Ephew Sam gestossen und den Frawen in der Gestalt eins zäpflins in die Schame gethan | ziehen die Monzeit. Desselbigen Samens ein quintlin nach der reynigung getruncken | macht die Frawen unfruchtbar. Die Blätterstiel mit Honig vermischt | und den Frawen underschoben | ziehen die Monzeit und Frucht auß Mutter Leib.«
(Dioscorides, Kreutterbuch, 1610)

Namen: Baumtod, Epheu, Eppich, Totenranke.

Botanischer Name: Efeu (Hedera helix), Efeugewächse (Araliaceae).

Signaturen und Astrologie: Die Fruchtbildung im Winter sowie die schwarzen Beeren erlauben eine astrologische Zuordnung zu Sonne und Saturn. Weil der Efeu an Wänden oder Baumstämmen bis zu 20 m emporklettern kann, untersteht er ebenso Merkur, der als Götterbote zwischen oben (Geist, Hormondrüsen) und unten (Körper, Triebe) vermittelt. Das Wesen des Efeus ist es, Erd- und Himmelskräfte miteinander zu verbinden, was im Menschen auch als Bewusstsein und Unterbewusstsein bezeichnet wird.

Wie alle immergrünen Friedhofspflanzen verkörpert der Efeu das Prinzip der Unsterblichkeit. Als Heilpflanze überträgt er seine ewige Grünkraft und Vitalität auf den Menschen. Sofern er üppig wuchert, zeigt er Störzonen an. Der Efeu ist jedoch ein Heiler der schadhaften Erdstrahlung und signalisiert durch seinen Bezug zu ebenjenen Störzonen auch einen heilsamen Einfluss auf das Immunsystem. Die milchig helle Blattäderung erinnert an die Verästelung der Bronchien und stellt als Farbsignatur zugleich den Bezug zur Lymphe her. Die kugeligen Blütendolden sind ein pflanzliches Ebenbild der Alveolen, in denen sich die Sauerstoffaufnahme ins Blut abspielt.

Wirkstoffe: Die Blätter enthalten Saponine (Hederagenin, Hederacosid C, Alpha-Hederin), Flavonoide (Quercetin, Kämpferol, Rutinoside), Kaffeesäurederivate, Scopolin, Sterole (Stigmasterol, Sitosterol), Jod und ätherisches Öl mit Sabinen, Pinen, Limonen.

Heileigenschaften: hustenreizlindernd, schleim-, krampflösend, abschwellend (antiödematös), krebsfeindlich, schilddrüsenanregend, antibiotisch, -bakteriell, -mykotisch, -parasitär (Hederasaponine).

Verwendung in der Frauenheilkunde: In der modernen Kräuterheilkunde ist der Efeu eine bewährte Lungenheilpflanze. Daher finden sich die Blätter in Hustenteemischungen, oder sie werden zu Hustensäften und Extrakten weiterverarbeitet, die wegen ihrer antibiotischen, krampf- und schleimlösenden Kräfte in der Kinderheilkunde von Bronchitis bis Keuchhusten Verwendung finden. Des Weiteren gebraucht man den Efeu bei Asthma, Bronchitis, Lungenpilz bei künstlich Beatmeten bis hin zur Begleitbehandlung bei Lungentuberkulose.

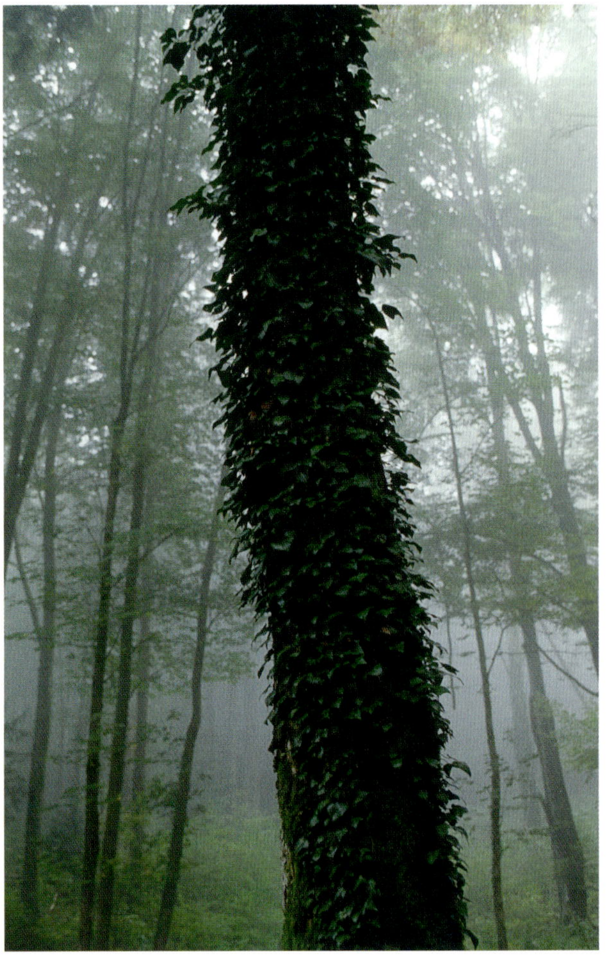

Efeu im Nebelwald (Foto: M. Madejsky)
Als kletternde Pflanze untersteht der Efeu dem alles verbindenden Planetenprinzip Merkurs.

Vor einigen Jahrhunderten setzte man den Efeu jedoch noch rege in der Frauenheilkunde und Geburtshilfe ein. So reichte man einst die Samenabkochung, um die Regelblutung ins Fließen zu bringen oder um die Geburt zu erleichtern. Auch zur Anregung der Milchbildung waren Efeublätter in Gebrauch: »Ziegen, die die Blätter des Efeus fressen, sollen besonders viel Milch geben« (Gerhard Madaus, Lehrbuch der biologischen Heilmittel, 1938). Doch auf diesen Gebieten wurde der Efeu längst durch andere Pflanzen abgelöst. In der heutigen Naturheilkunde spielt er vor allem aus zwei Gründen noch eine Rolle.

Zum einen zählt der Efeu zu den Jodlieferanten. Jodhaltige Pflanzen wie auch mineralische Jodverbindungen oder jodhaltige Homöopathika sind auflösende Arzneimittel (Resolventien), die den Stoffwechsel antreiben und Abbauprozesse begünstigen. Beim Husten lösen sie den Schleim und erleichtern das Abhusten. In der Frauenheilkunde benötigt man solche Resolventien, um beispielsweise Myome zurückzubilden. Daher findet sich der Efeu in einer Frauenteemischung nach Hildegard von Bingen, die der Münchner Hildegard-Experte Dr. Schulte-Uebbing bei Myomen sowie bei Neigung zu starken Regelblutungen empfiehlt. In diesem Zusammenhang ist es interessant, dass bei fast allen Myomen eine mehr oder weniger gestörte Schilddrüsenfunktion vorliegt. Jodlieferanten wie der Efeu stimulieren die Schilddrüse und beeinflussen auf diese Weise den Stoffwechsel.

Zum Zweiten gehört der Efeu zu den Pflanzen für die Schönheit. Volksmediziner empfehlen manchmal eine Efeuabreibung zur Bekämpfung von Orangenhaut und Schwangerschaftsstreifen. Tatsächlich zeigte der Hedera-Saponinkomplex bei Cellulitis die gleiche Wirkung wie die Rosskastanie. Äußerlich angewandt, regt der Efeu den Hautstoffwechsel an, lindert chronische Hautentzündungen und wirkt antiödematös (z. B. Zellulisan spag., Salbe von Pekana).

Rezept: Cellulitismilch

Ceres Hedera helix (Efeu) Urtinktur	10 ml
Hamameliswasser	10 ml
Ringelblumenöl	20 ml
Rosmarinöl, ätherisches	20 Tropfen
Zitronenöl, ätherisches	10 Tropfen
Neutrale Grundemulsion	150 ml

Alle Bestandteile nacheinander in die Grundemulsion einrühren, dann kräftig schütteln – fertig! Aufbewahrt wird die Cellulitismilch am besten im Kühlschrank, dann hält sie sich einige Monate lang. Vor Gebrauch kräftig schütteln.

Bei Bedarf ein- bis zweimal täglich in die betroffenen Hautpartien einmassieren.

Rezept: Frauentee nach Hildegard von Bingen (Kräuterladen)
Nachfolgendes Teerezept stammt aus dem Arzneischatz des Hildegard-Experten Dr. Claus Schulte-Uebbing (Hl. Hildegard Frauenheilkunde, 2002) und eignet sich für Frauen mit Myomen und eher starker Blutung. (Die Klösterl-Apotheke, München, vertreibt diesen Tee als Fertigmischung [siehe »Adressen und Bezugsquellen«].)

Dill (Anethi herba)	20 g
Selleriesamen (Apii grav. Semen)	20 g
Efeublätter (Hederae folium)	40 g
Ingwer (Zingiberis rhizoma)	40 g
Gewürznelken (Caryophylli flores)	40 g
Schafgarbe (Millefolii herba)	40 g

Alles mischen. 2 Teelöffel pro Tasse heiß überbrühen, 8 bis 12 Minuten ziehen lassen. Die Anwendung erfolgt kurmäßig: zweimal jährlich 6 Wochen lang 3 Tassen täglich.

Praxistipp: Cellulitiskur
Bei ausgeprägter Cellulitis wirkt eine Kur mit Phytophyline von Lierac hautstraffend und fettreduzierend. Die Ampullen enthalten eine Kombination aus Efeu, Frauenmantel, Schachtelhalm und Teeextrakten. Durch den Synergismus der Pflanzenextrakte wird Fett abgebaut, die Blutgefäße werden gestärkt, und die Haut gewinnt spürbar an Elastizität.

Handelsprodukte:
Efeublätter, geschnitten (Hederae folium)
Efeublätter-Urtinktur (Hedera-helix-Urtinktur; Ceres, DHU, Spagyra)

Sammeltipps: Zur Herstellung einer Tinktur erntet man bei zunehmendem Mond (sobald die Sichel sichtbar wird) im Mai die jungen Blätter älterer Pflanzen. Idealer Erntezeitpunkt ist ein Mond in den Luftzeichen Waage oder Zwilling.

Anwendungsbeschränkungen: Efeu ist nicht zur Einnahme in der Schwangerschaft geeignet! Die frischen Blätter sind hautreizend und können Kontaktdermatitis hervorrufen.

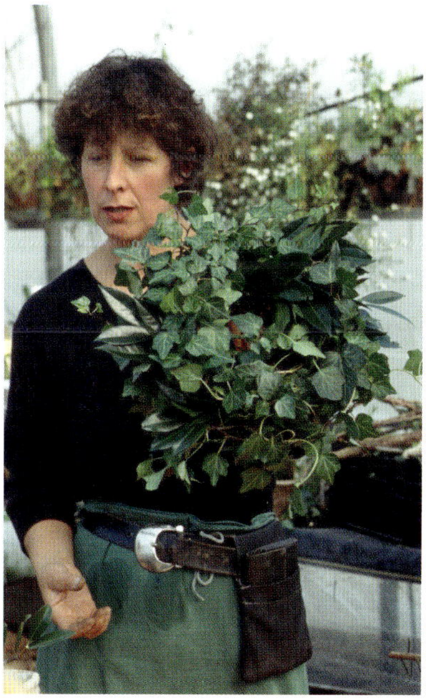

Sabine Friesch von der Blumenschule in Schongau windet anlässlich Allerheiligen einen Efeukranz, der die Unsterblichkeit der Seele symbolisieren soll. (Foto: M. Madejsky)

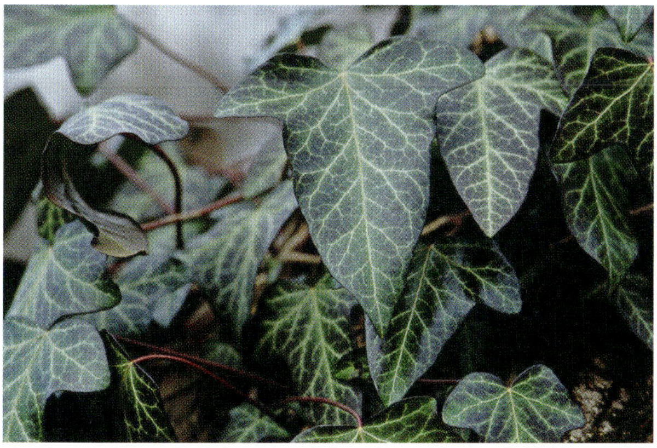

Die milchhellen Blattnerven sind ein Zeichen dafür, dass Efeublätter unter anderem auch Lymphheilmittel sind. (Foto: O. Rippe)

Eiche – Die Kraftspenderin bewahrt vor Fruchtwasserverlust

»Wenn man diß [Eichen-]Laub in Wegerichwasser kocht / ist es gut den Weibern / so ihre Zeiten zu viel [fließen]: Auch denjenigen so Blut auswerffen.«
(Jakobus Tabernaemontanus, Kräuterbuch, 1731)

Namen: Eichenlohe, Stieleiche, Sommereiche.

Botanischer Name: Stiel- oder Sommereiche (Quercus robur), Buchengewächse (Fagaceae).

Signaturen und Astrologie: Unter den Eichen gibt es sehr alte Exemplare und bemerkenswerte Baumriesen. Wegen ihrer majestätischen Gestalt und wegen der nahrhaften Eicheln ordnet man diese Bäume Jupiter zu, der unter anderem über das Bindegewebe regiert. Weil Eichen recht tief wurzeln, erreichen sie den Grundwasserspiegel und ziehen deswegen Blitze an, was wiederum den Bezug zum Blitzeschleuderer Jupiter/Zeus (Donar) herstellt und auch uranischen Einfluss anzeigt; Uranus wird als Herr über alle plötzlichen Erkrankungen bezeichnet.

Eine Besonderheit stellt auch die Tatsache dar, dass abgestorbene Äste nicht, wie sonst bei Bäumen üblich, abgeworfen, sondern geradezu »festgehalten« werden. Das alte Laub wird ebenfalls so lange festgehalten, bis die neuen Eichenblätter im Frühling austreiben. Daher der Volksspruch: »Die Eichen lassen ihr Laub erst fallen, wenn die alten Weiber wieder jung werden« (sprich: im Frühling). Der stark zusammenziehende Geschmack unterstreicht das bewahrende Wesen der Eiche, die alle Sekretionen und Flüssigkeitsverluste eher hemmt und bremst.

Wirkstoffe: Die Rinde enthält bis zu 20 Prozent Gerbstoffe, Quercitol und Triterpene, die jungen Blätter enthalten weniger Gerbstoffe, dafür Harze und Flavonoide.

Heileigenschaften: zusammenziehend, entzündungswidrig, wundheilend, blutflusshemmend, stopfend, antimikrobiell, pilzfeindlich, antiviral, allgemein sekretionshemmend, hemmt Schweißbildung und Schleimhautsekretion (z. B. Ausfluss).

Verwendung in der Frauenheilkunde: Im botanischen Namen Quercus robur (lateinisch robur = »Stärke, Kraft, Festigkeit«) verbirgt sich bereits ein erster Hinweis auf die kraftspendende Eigenschaft der Eiche, denn unser Wort robust hat denselben Ursprung. Ganz im Gegensatz zu den öffnenden Arzneipflanzen wie etwa dem Beifuß stellt die Eiche eher das bewahrende Prinzip dar. Der hohe Gerbstoffgehalt ihrer Rinde, aber auch der Blätter lässt die zusammenziehenden und trocknenden Heilkräfte bereits durch eine kleine Kostprobe spüren. Das Wesen dieses Heilbaums ist es also, zusammenzuziehen, zu schließen und zu bewahren. Diese Eigenschaften kommen innerlich bei akuten Durchfällen oder bei starken Regelblutungen zum Tragen. Doch weil die Gerbstoffe die Magenschleimhäute »gerben« und reizen, gebraucht man die Eichenrindenabkochung nur in blutflusshemmenden Mischungen (z. B.: Menodoron von Weleda) oder bevorzugt für die Teebereitung die milderen Eichenblätter.

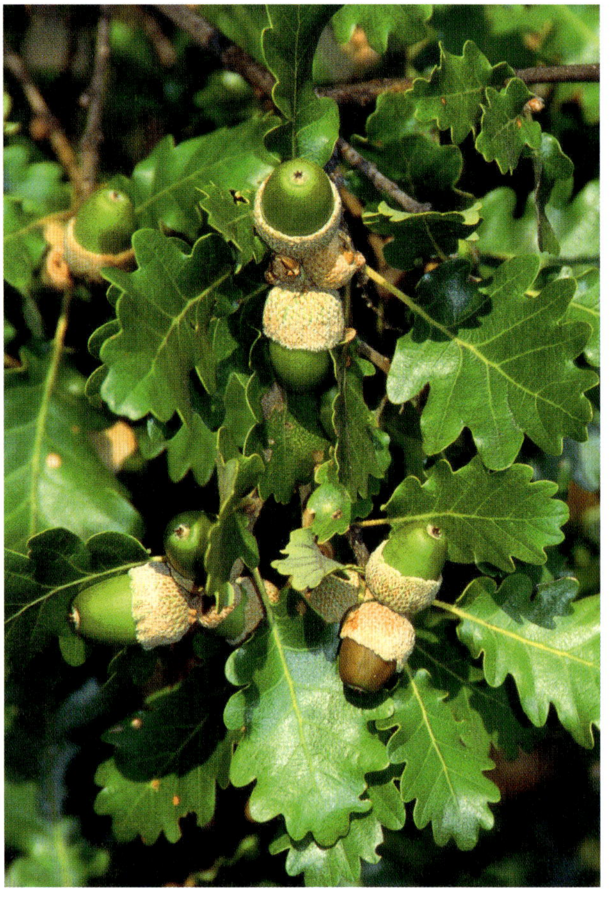

Nach einer Legende wettete einst ein tollkühner Bauer mit dem Teufel um seine Seele. Der Teufel, so versprach der Bauer, würde seine Seele bekommen, sobald die Eiche keine Blätter mehr trägt. Da freute sich der Teufel und setzte sich geduldig neben den Eichbaum. Doch als es Herbst ward, da behielt die Eiche immer noch ihre Blätter, und auch im Winter warf sie das alte Laub nicht ab. Als es dann Frühling wurde, dachte der Teufel, dass nun seine Zeit gekommen sei. Doch die alten Blätter fielen erst ab, als das neue Laub bereits ausgetrieben hatte. Da erkannte der Teufel, dass er betrogen worden war, und zerfurchte vor Wut die Blätter. (Foto: M. Madejsky)

Weil die gerbstoffreiche Eiche zusammenziehend, bindegewebskräftigend und allgemein sekretionshemmend wirkt, ist sie auch Bestandteil alter Traditionsrezepte gegen das Verlieren des Fruchtwassers. Solche Verluste kommen beispielsweise nach Fruchtwasserpunktionen vor, wenn die Fruchtblase verletzt wurde. Nicht alle Verletzungen schließen sich von allein, und je mehr Fruchtwasser abgeht, umso bedrohlicher wird das Ganze für die Leibesfrucht. Daher sollte man in solchen Fällen keineswegs nur untätig abwarten. Wenn vorzeitig Fruchtwasser verloren geht, dann müssen in jedem Fall Frauenarzt und Hebamme zu Rate gezogen werden! Neben absoluter Bettruhe und Einzelgaben homöopathischer Arzneien wie Staphisagria C30 und/oder Arnica C30 kann man jedoch zusätzlich durch eine Teemischung mit Eichenblättern und -rinde versuchen, die Flüssigkeitsverluste gering zu halten und die Neubildung von Fruchtwasser anzuregen (s. u., Teerezept).

Äußerlich wirken Sitzbäder, denen 1 oder 2 l Eichenrindenabkochung beigemengt wurden, entzündungswidrig, antimikrobiell und straffend auf das Bindegewebe. Hauptanwendungsgebiete solcher Eichenrindenbäder sind etwa Hämorrhoiden, nässende Ekzeme im Urogenitalbereich, Herpesausschläge oder Hautpilz am After und im Dammbereich. Wer keine Möglichkeit hat, Sitzbäder durchzuführen, kann die betroffenen Hautpartien ebenso mit 10-prozentig verdünnter Quercus-Essenz betupfen. Dies wirkt vor allem bei nässenden Analekzemen wohltuend oder trägt bei brennenden Analfissuren zum rascheren Wundschluss bei. Hilfreich können ebenfalls Vaginalspülungen mit einer Eichenrindenabkochung sein, wenn es darum geht, einen übermäßigen Weißfluss zu regulieren. Vor allem wenn chronisch entzündliche Prozesse zu vermehrtem Ausfluss führen, wirken solche gerbstoffreichen Spülungen austrocknend und keimtötend. Doch täglich oder über längere Zeiträume hinweg sollten die Gerbstoffe nicht gebraucht werden, da sie die zarte Scheidenhaut sonst gerben und die Hautfunktion herabsetzen.

Rezept: Kräutertee gegen das Verlieren des Fruchtwassers (Kräuterladen)
Das nachfolgende Rezept lehnt sich stark an ein altes Rezept des Münchner Kräuterparadieses Lindig an, das von dem traditionsreichen Unternehmen gegen den Verlust von Fruchtwasser empfohlen wird (siehe »Adressen und Bezugsquellen«). Weil man heute weiß, dass das Kind im Mutterleib das Fruchtwasser größtenteils selbst bildet, wird durch den Zusatz von Goldrute die kindliche Nierentätigkeit angeregt. Hauptursache für den Verlust ist die mechanische Schädigung der Fruchtwand durch Punktion, daher darf auch die Ringelblume in der Rezeptur nicht fehlen.

Eichenblätter	30 g
Eichenrinde	10 g
Frauenmantelkraut	20 g
Goldrutenkraut	30 g
Ringelblumenblüten	20 g
Sanikel	20 g
Silbermantelkraut	20 g

Alle Kräuter mischen, 2 Teelöffel pro Tasse à 200 ml heiß überbrühen, etwa 8 bis 10 Minuten ziehen lassen, abseihen und über den Tag verteilt 3 bis 4 Tassen trinken.

Der Tee versteht sich als Ergänzung zu absoluter Bettruhe und allen anderen medizinisch notwendigen Maßnahmen. Er kann bei Bedarf durch die Einnahme von Calcium Quercus Globuli velati von Wala ergänzt werden.

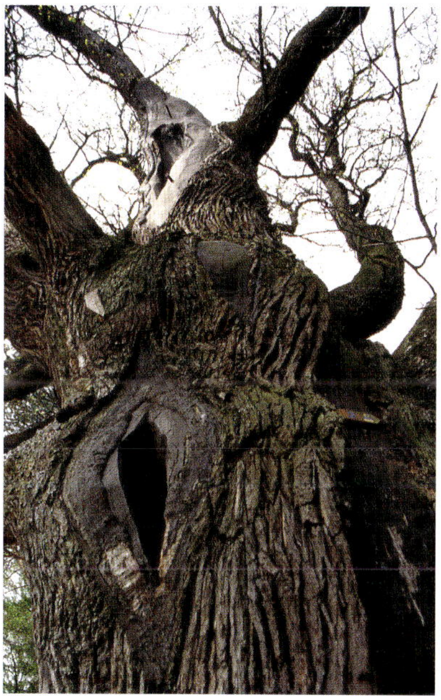

Bühleiche bei Plochingen (Foto: O. Rippe) Das bewahrende Wesen der Eiche zeigt sich darin, dass die Eichen ihre toten Äste lange behalten.

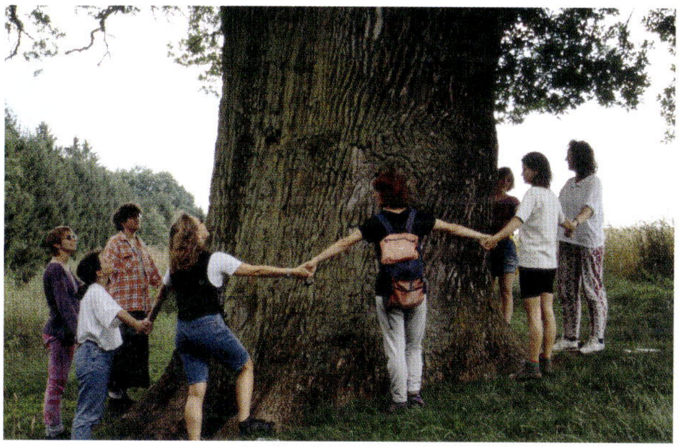

Moderne Kräuterweiber umtanzen eine 500-jährige Eiche bei Hexenagger in der Nähe von Kehlheim. (Foto: M. Madejsky)

Rezept: Blutflusshemmende Teemischung (Kräuterladen)

Eichenrinde	20 g
Hirtentäschel	30 g
Schafgarbe	30 g
Tormentillwurzel	20 g

Mischen, 1 gut gehäuften Teelöffel mit 200 ml kaltem Wasser ansetzen, 2 bis 3 Stunden zugedeckt ziehen lassen, kurz aufkochen und weitere 10 Minuten ziehen lassen, abseihen; 2 bis 3 Tassen über den Tag verteilt trinken.

Anmerkung: Die Teemischung eignet sich vor allem bei Neigung zu sehr starken Blutungen.

Praxistipp: Analfissuren und Hämorrhoiden
Bei Analfissuren und leicht entzündeten Hämorrhoiden hat sich die Kombination von Wala-Quercus-Hämorrhoidalzäpfchen am Abend und Weleda-Hamamelis-Salbe 10 % morgens vor dem Stuhlgang bewährt. In der Regel tritt bereits nach einigen Tagen deutliche Besserung der Beschwerden wie etwa Brennen und Schmerzen beim Stuhlgang ein. Die Kombination eignet sich ebenso für Schwangere.

Handelsprodukte:
Eichenblätter (Quercus folia; im Kräuterparadies Lindig erhältlich [siehe »Adressen und Bezugsquellen«])
Eichenrinde (Quercus cortex)
Eichenrinden-Urtinktur (Quercus robur e Cortice, Urtinktur; DHU, Weleda, Spagyra)
Eichenrindensalbe (Quercus, ethanol. Decoct. 5% Salbe; Weleda)
Eichenrindentinktur zum äußerlichen Gebrauch (Quercus-Essenz 10%; Wala; Quercus, ethanol. Decoct. 20%; Weleda)
Quercus-Salbe bei Hämorrhoiden (Wala)
Quercus-Hämorrhoidalzäpfchen (Wala)
Quercus 1%, Zäpfchen (Weleda)

Sammeltipps: Junge Eichenblätter für Tees oder Tinkturen sammelt man am besten bei zunehmendem Mond, wenn die zarten Blätter sich Ende April oder Anfang Mai gerade entfalten und noch ganz harzig-klebrig sind. Idealer Sammelzeitpunkt ist ein Mond im Zeichen Schütze. Eine Trocknung bei etwa 40 Grad im Ofen ist möglich.

Anwendungsbeschränkungen: In größeren Mengen können Eichenrinde sowie -blätter zu Magenbeschwerden und Verstopfung führen. Die Einnahme von gerbstoffreichem Eichenrinden- oder -blättertee kann die Resorption von schulmedizinischen Medikamenten (vor allem von Alkaloiden, anderen basischen Arzneistoffen oder Eisen) stören.

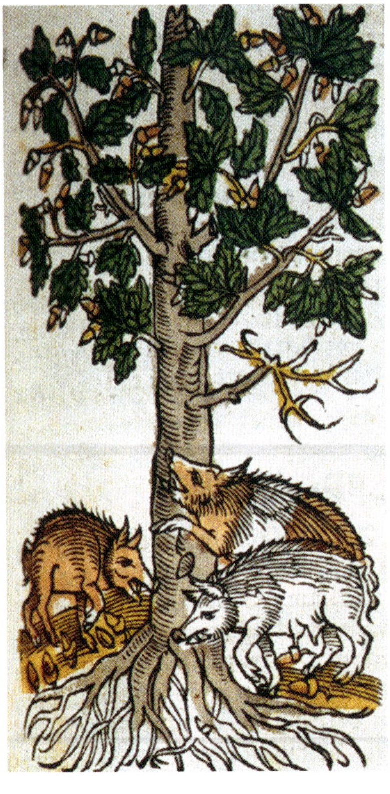

Eiche mit Schweinen (Lonitzer [Lonicerus], 1560). Die gerbsäurehaltigen Eicheln werden bis heute in der Schweinemast gebraucht.

Einhornwurzel – Das Gebärmuttertonikum der Indianerfrauen

»Wir kennen alle diese übermüdeten und niedergeschlagenen Frauen, die Anfälle von akutem ›Hausputzfieber‹ bekommen und das Bedürfnis, ihr Parkett zu scheuern oder große Wäsche zu halten – ausgerechnet dann, wenn sie besonders abgehetzt sind. Und das Tollste ist, dass sie morgens zwar über ihre Erschöpfung lamentieren, dann aber so lange nichts mehr davon spüren, als sie putzen, bohnern und schuften – auf die Gefahr hin, abends völlig ermattet und kreuzlahm zu sein. Das ist Helonias.«

(Henri Voisin, Die vernünftige kritische Anwendung der Homöopathie, 1960; zitiert nach Julius Mezger, Gesichtete homöopathische Arzneimittellehre, 2005)

Namen: Falsches Einhorn, Teufelsbiss (Devil's Bit). Der botanische Name Helonias leitet sich vom griechischen hélos (= »Sumpf«) ab, weil die Pflanze feuchte Standorte bevorzugt.

Botanischer Name: Falsche Einhornwurzel (Helonias dioica = Chamaelirium luteum), Germergewächse (Melanthiaceae).

Signaturen und Astrologie: Die schlanke Gestalt der Einhornwurzel sowie die länglichen Blätter zeigen die Zuordnung zur Planetenkraft Merkur an, der im weiblichen Körper über Drüsen, Hormone und Stoffwechsel regiert. Die weißlichen Blüten stellen zusammen mit dem feuchten Standort den Bezug zum Mond und zu den mondregierten Unterleibsorganen her, für die Helonias als ausgezeichnetes Tonikum bei Erschlaffungszuständen gilt.

Wirkstoffe: Der Wurzelstock enthält vor allem Steroidsaponine und Glykoside (Chamaelirin, Diosgenin).

Heileigenschaften: harntreibend, menstruationsfördernd, gebärmutterstärkend, östrogenähnlich, entzündungswidrig.

Verwendung in der Frauenheilkunde: Die Falsche Einhornwurzel wird von den nordamerikanischen Ureinwohnern seit Urzeiten als Wund- und Geschwürmittel sowie als Tonikum bei verschiedenen Frauenleiden eingesetzt. Indianerfrauen sollen die Wurzel einst zum Verhüten von Fehlgeburten gekaut haben. Doch dies widerspricht dem heutigen Gebrauch als Emmenagogum, da man in der Schwangerschaft grundsätzlich auf alle blutflussanregenden Heilpflanzen verzichten sollte.

In der Frauenpraxis gebraucht man heute vor allem die Urtinktur sowie die homöopathischen Tiefpotenzen als Uterustonikum für geschwächte Frauen. Die Einhornwurzel (Helonias D2 bis D6) kräftigt beispielsweise den Beckenboden und fördert die Rückbildung der Gebärmutter nach der Geburt. Helonias (meist D2) ergänzt bei Gebärmuttervorfall auch andere bewährte Bindegewebsmittel wie etwa das Kreuzkraut (z. B. Senecio comp., Zäpfchen von Wala), den homöopathisch

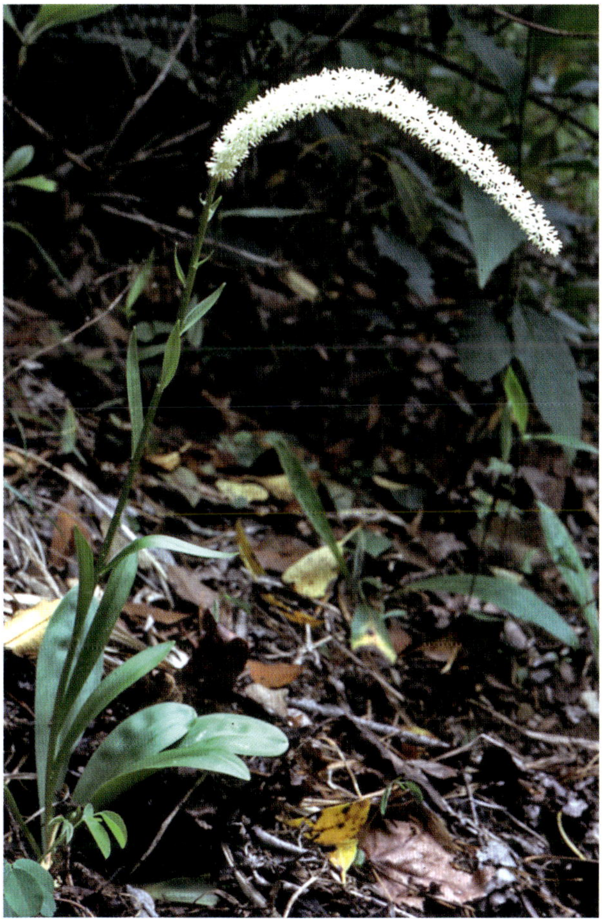

Blühende Einhornwurzel (Foto: I. u. P. Schönfelder)

aufbereiteten Tintenbeutel des Tintenfischs (Sepia D12) oder das bindegewebsstraffende Zinn (Stannum metallicum D6/D8). Wegweisend sind hier eventuell Symptome wie Schwere- oder Wundheitsgefühl der Gebärmutter.

Der Homöopath Karl Stauffer lobte Helonias speziell als Uterustonikum für blutarme, rückenschwache und erschöpfte Frauen: »Helonias ist ein gutes Frauenmittel und Tonikum bei Schwächezuständen. Bei Anämie mit Rücken- und Kreuzweh wirken die niederen Potenzen gut, ebenso bei Amenorrhoe und Fluor« (Karl Stauffer, Klinische homöopathische Arzneimittellehre, 1988). Leitsymptome, die zu Helonias als Frauenmittel führen. sind vor allem Rückenschmerzen und Kreuzschwäche sowie die Besserung aller Beschwerden durch Ablenkung, was nicht selten einen Beschäftigungszwang oder »Putzfimmel« mit sich bringt. Die Einhornwurzel greift harmonisierend in den weiblichen Hormonzyklus ein und vermag mitunter sogar heftige Regelkrämpfe zu lindern, so dass sie unter anderem auch bei Endometriose Einsatz findet.

Die Anwendungsgebiete der homöopathischen Tiefpotenzen (D2 bis D6) reichen von Zyklusstörungen mit Neigung zu ausbleibender Regelblutung oder auch Gebärmutterblutungen, die durch jede kleine Anstrengung wieder in Gang gebracht werden, über Gebärmutterentzündungen oder Muttermundgeschwüre mit übelriechendem Ausfluss bis hin zu Nieren- oder Blasenleiden mit Eiweißausscheidung im Urin. Noch ist die Wurzel leider nur unzureichend erforscht. Doch die Ergebnisse der wissenschaftlichen Untersuchungen lassen vermuten, dass sich die Einhornwurzel möglicherweise zur Vorbeugung und Behandlung von Prostatakrebs eignen könnte.

Rezept: Krampflösende Endometriosemischung (Apotheke)
Die Rezeptur soll vor allem bei sehr schmerzhaften Menstruationsbeschwerden, wie sie etwa bei Endometriose vorkommen, als Begleitmittel dienen, das langfristig angewandt die Krampfbereitschaft mindert.

Alchemilla vulgaris (Frauenmantel) Urtinktur	20 ml
Caulophyllum (Frauenwurzel) Dil. D4	20 ml
Chamaelirium luteum (Einhornwurzel) Dil. D	20 ml
Sepia Dil. (Tintenbeutel des Tintenfischs) D12	20 ml
Viburnum opulus (Schneeball) Dil. D2	20 ml

Über die Apotheke von Spagyra bestellen und mischen lassen; zur Vorbeugung von krampfartigen Menstruationsbeschwerden ab der Zyklusmitte zweimal täglich – je nach Reaktionslage – 15 bis 25 Tropfen im Mund zergehen lassen.

Handelsprodukte:
Falsche Einhornwurzel, geschnitten oder gemahlen
Einhornwurzel-Urtinktur (Helonias-Urtinktur; DHU;
Chamaelirium-luteum- Urtinktur; Spagyra)

Sammeltipps: Die Wurzel wird entweder bei abnehmendem Mond im Zeichen Skorpion geerntet; oder man verwendet die getrocknete Wurzel aus dem Kräuterladen.

Anwendungsbeschränkungen: Wie alle menstruationsfördernden Pflanzen sollte auch die Einhornwurzel nicht in der Schwangerschaft zum Einsatz kommen. Große Dosen rufen Übelkeit und Erbrechen hervor.

Eisenkraut – Das Geburtskraut der Mondgöttin Isis

»Eisenkraut hilft den Gebährenden leichtlich gebähren.«
(Jakobus Tabernaemontanus, Kräuterbuch, 1731)

»Die in der älteren Literatur mehrfach genannte Anwendung des Eisenkrautes als ›Uterusmittel‹ ließ sich durch einige neuere Untersuchungen zumindest teilweise erklären. Schon 1918 hatte Holste erwähnt, dass das von ihm isolierte Verbenalin am Kaninchen u. a. eine Uteruskontraktion hervorruft. 1974 beschrieb eine chinesische Arbeitsgruppe, dass Herba Verbenae einen synergetischen Effekt zu Prostaglandin E2 besitzt.«
(Max Wichtl, Eisenkraut – Verbena officinalis, 1999)

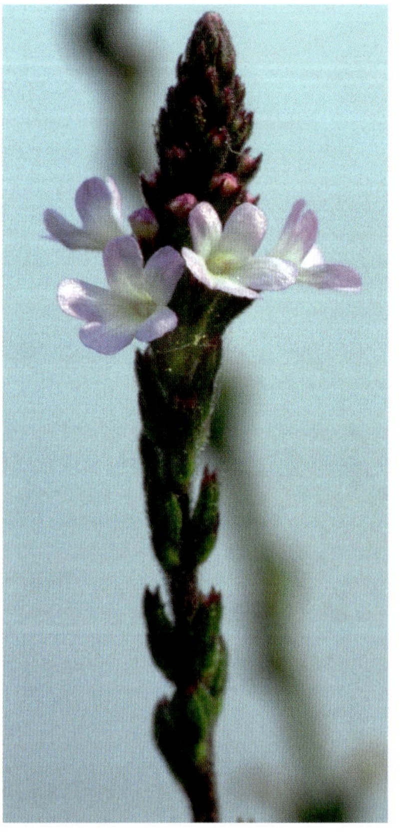

Das Kraut der Mondgöttin Isis wird seit vielen Jahrhunderten in der Geburtshilfe verwendet. Inzwischen weiß man, dass das bitter schmeckende Verbenalin für die wehenerregende Wirkung verantwortlich ist. (Foto: M. Madejsky)

Namen: Diplomatenkraut, Druidenkraut, Eisenhart, Heiligkraut, Isiskraut, Sagenkraut, Taubenkraut.

Botanischer Name: Echtes Eisenkraut (Verbena officinalis), Eisenkrautgewächse (Verbenaceae).

Signaturen und Astrologie: Der vierkantige, zähe und verholzende Stengel zeigt die Planetenkraft Jupiter an. Weil man das Echte Eisenkraut häufig auf alten Schlachtfeldern, zum Beispiel in der Nähe von Burgen, findet, untersteht es auch dem kriegerischen Mars. Paracelsus berichtete, dass man mit dem Pflanzensaft Eisen härten könne. Die annähernd schwertförmigen Blätter unterstreichen das marsianische Wesen. Die schlanke Gestalt der Pflanze deutet dagegen auf Merkur hin, der unter anderem über die Hormone regiert.

Der bittere Geschmack der Blätter lässt eine starke Wirkung vermuten – was hier bitter schmeckt, ist das wehenerregende Verbenalin.

Wirkstoffe: Das Kraut enthält das bitter schmeckende Iridoidglykosid Verbenalin sowie Kaffeesäurederivate, Flavonoide, Beta-Sitosterol und wenig ätherisches Öl.

Heileigenschaften: entzündungswidrig, magen-, nervenstärkend, wehenerregend, regt über die Hypophyse Eisprung und Menstruation an, milchbildend, schilddrüsenregulierend (antithyreotrop), immunmodulierend, antibakteriell, antiviral (gegen Zytomegalie- und andere Viren wirksam).

Verwendung in der Frauenheilkunde:
Das Echte Eisenkraut genoss bereits im alten Rom allergrößte Wertschätzung. Der römische Feldherr Plinius schrieb etwa: »Keine Pflanze ist aber bei den Römern zu größerer Berühmtheit gelangt als Hierobotane, auch Peristereum und Verbenaca genannt. Es ist dieselbe, von der ich gesagt habe, sie würde von den Gesandten zum Feinde getragen. Man kehrt damit den Opfertisch Jupiters ab, reinigt und weihet die Häuser ein. Es gibt zwei Arten, eine stark beblätterte, welche man für die weibliche hält, und eine männliche mit weniger Blättern« (zitiert nach Möller/Vogel [Hrsg.], Die Naturgeschichte des Caius Plinius Secundus, 2007).

Das Echte Eisenkraut blickt jedoch nicht nur als Diplomatenkraut auf eine lange Tradition zurück, denn die Hippokratiker empfahlen es bereits gegen die Unfruchtbarkeit. In der Schweiz spielte das Kraut einst im Hochzeitsbrauchtum eine Rolle, was stets ein Hinweis auf die Heilkräfte bezüglich der »ehelichen Werke« und des Kindersegens ist. Daher verwundert es nicht, dass sich der Tee wie auch die Extrakte in der Praxis als fruchtbarkeitssteigernd erwiesen haben. Inzwischen konnten Wissenschaftler sogar nachweisen, dass das Eisenkraut die Ausschüttung des für den Eisprung erforderlichen follikelstimulierenden Hormons (FSH) zu steigern vermag (siehe das Rezept Eisprungtee auf Seite 48). Das Kraut stimuliert die Hypophyse und regt, in der ersten Zyklushälfte gebraucht, den Eisprung an, in der zweiten Zyklushälfte fördert es dagegen die Menstruationsblutung.

Ein weiteres und möglicherweise noch viel älteres Anwendungsgebiet des Eisenkrauts ist die Geburtserleichterung. Der Name Eisenkraut soll nämlich ursprünglich auf die geburtsmächtige Mondgöttin Isis zurückgehen. In jedem Fall erregt sein bitter schmeckendes Glykosid Verbenalin die Wehen. Insbesondere die alkoholischen Extrakte, aber auch das gepulverte Kraut können daher während der Geburt hilfreich sein. Vor allem häufige Gaben der Verbena-officinalis-Urtinktur (z. B. jede Viertelstunde 10 bis 15 Tropfen) bewähren sich bei Wehenschwäche, wenn die Austreibungsphase sich zu lange hinzieht oder wenn unter der Geburt die Kraft schwindet. Nicht zuletzt fördert das Echte Eisenkraut noch die Austreibung der Nachgeburt und könnte auf diesem Gebiet in vielen Fällen sogar Oxytocin ersetzen. Doch hierbei kam es zu zahlreichen Verwechslungen, weil Hebammen statt des Echten Eisenkrauts gegen die Wehenschwäche ätherisches Eisenkrautöl empfahlen. Aus dem Echten Eisenkraut lässt sich aber kein ätherisches Öl gewinnen, und das fälschlicherweise gewählte Zitroneneisenkraut enthält kein wehenerregendes Verbenalin. Beim Kraut der Isis handelt es sich aber in jedem Fall um die bitter schmeckende und wehenerregende Verbena officinalis. Das Eisenkraut, das in den Kräuterbüchern des 16. Jahrhunderts noch als Kropfmittel gelobt wurde, beeinflusst außerdem die Schilddrüse. Forschungsergebnissen zufolge kann es einer übermäßigen Schilddrüsenstimulation, wie sie etwa bei Stress vorkommt, entgegenwirken. Möglicherweise gebrauchten die alten Römer das Eisenkraut eben wegen seiner hormonell ausgleichenden und nervenstärkenden Eigenschaften als Diplomatenkraut.

Rezept: Nervenstärkende Teemischung (Kräuterladen)
Nachfolgende Rezeptur macht nicht müde und eignet sich daher tagsüber zur sanften Nervenstärkung bei Lebenskrisen oder bei Mobbing.

Echtes Eisenkraut	30 g
Johanniskraut	20 g
Melissenblätter	30 g
Thymian	20 g
Passionsblumenkraut	50 g

Mischen, 2 Teelöffel pro Tasse à 200 ml heiß überbrühen, etwa 10 bis 12 Minuten ziehen lassen und abseihen. 2 bis 3 Tassen über den Tag verteilt trinken.

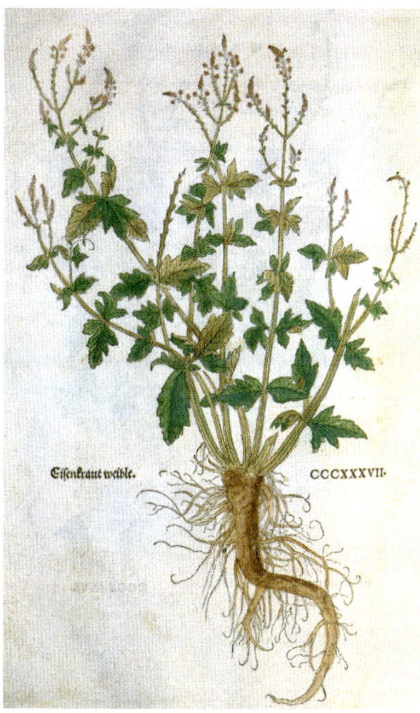

Eisenkrautweible
(L. Fuchs, 1543)

Rezept: Eisenkrauttinktur
Die Eisenkrauttinktur gehört in die Haus- und Notfallapotheke jeder Hebamme und jeder Gebärenden. Sofern man keine blühenden Pflanzen in der Umgebung findet, genügt zur Herstellung der Tinktur auch die getrocknete Handelsware.

So wird's gemacht:

- Mehrere Handvoll blühendes Eisenkraut sorgfältig verlesen, zunächst grob zerschneiden und dann zu möglichst feinem Pflanzenbrei verarbeiten.
- Den Brei in ein sauberes Schraubglas geben und mit einem 50:50-Gemisch aus 95-prozentigem Trinkalkohol und Quellwasser randvoll übergießen, so dass möglichst wenig Luft im Glas verbleibt.
- Das gut verschlossene Glas im Dunkeln aufbewahren, ab und zu kräftig schütteln und mindestens 4 Wochen lang ziehen lassen.
- Dann den Alkoholauszug durch ein sauberes Küchentuch abfiltern, den Rückstand kräftig auspressen und die Tinktur in ein Braunglas umfüllen. Kühl und dunkel aufbewahrt, hält sich die Eisenkrauttinktur meist jahrelang.

Anwendung: Zur Anregung der Wehentätigkeit bis zu viertelstündlich 10 bis 15 Tropfen in etwas Wasser einnehmen. Zur Verhütung einer Übertragung kann die Tinktur ab dem errechneten Geburtstermin eingenommen werden; zwei- bis dreimal täglich 10 Tropfen, am besten in Kombination mit Beifußwein. Zur Fruchtbarkeitssteigerung hat es sich bewährt, ab dem Ausklingen der Regelblutung bis zum Eisprung zwei- bis dreimal täglich 15 bis 20 Tropfen der Tinktur einzunehmen.

Handelsprodukte:
Eisenkraut (Verbenae herba)
Verbena-officinalis-Urtinktur (DHU, Spagyra)

Sammeltipps: Ab der Sommersonnenwende erntet man meist nur die oberirdischen Teile der blühenden Pflanze. Interessant wäre jedoch auch, eine Tinktur aus der ganzen Pflanze mitsamt Wurzel anzufertigen, weil die Wurzel einst als Kropfmittel in Gebrauch war und vermutlich die Schilddrüse reguliert. Idealer Erntezeitpunkt ist ein Mond in den Zeichen Stier oder Skorpion.

Anwendungsbeschränkungen: Wegen seiner wehenerregenden und abortiven Wirkung darf Eisenkraut nicht in der Schwangerschaft gebraucht werden.

Erdrauch – Aktiviert den Hautstoffwechsel bei Kraurose

»Das Kraut besaß übrigens einen Liebeszauber: wenn die Dirne es beim Jähten findet und es ins Mieder steckt, so begegnet ihr auf dem Heimweg ihr künftiger Bräutigam, daher nennen es die Mädchen auf dem Lande ›Brautkraut‹.«
(Dr. Aigremont, Volkserotik und Pflanzenwelt, 1907–1910)

Namen: Ackerraute, Freierkraut, Grindkraut, Erdrautenkraut, Franzosenkraut, Taubenkröpfl. Der botanische Name Fumaria leitet sich vom lateinischen fumus (= »Rauch, Dampf«) ab, weil man mit dem Kraut einen beißenden Rauch erzeugen kann.

Botanischer Name: Erdrauch (Fumaria officinalis), Erdrauchgewächse (Fumariaceae).

Signaturen und Astrologie: Die fein gefiederten Blätter sind ein pflanzliches Ebenbild besonders feinsinniger Menschen, sogenannter Dünnhäuter, die zwar viele Antennen haben, denen aber meist die Schutzhülle fehlt, um sich nach außen hin abzugrenzen.

Die rötlichen Blüten zeigen Sympathie zu Entzündungen.

Insgesamt geht die Blütenfarbe jedoch ein wenig ins Rosa, so dass im Erdrauch auch etwas Venuskraft wirkt; die schöne Venus regiert zusammen mit dem Mond über das Hautorgan, für das der Erdrauch eine Kardinalheilpflanze ist. Weil Mars zusammen mit Saturn über die Gifte regiert, erlauben der Alkaloidgehalt des Erdrauchs sowie seine Eigenschaft, im Verbrennen einen beißenden Rauch zu erzeugen, eine Zuordnung zur Planetenkraft des Mars, der im Menschen über die Gallenblase und über Entzündungen herrscht.

Im bitteren Geschmack offenbart sich der heilsame Einfluss auf die Gallentätigkeit, die bei vielen Hautleiden gestört ist. Wie auch in anderen eher kleinen und erdnah wachsenden Kräutern erkannten die Alten im Erdrauchkraut ein Heilmittel für die Milz, die bei Lebererkrankungen mit Pfortaderstau manchmal mitbetroffen ist.

Wirkstoffe: Das blühende Kraut enthält Alkaloide (vor allem Fumarin), Flavonoide, Pflanzensäuren (besonders Fumarsäure), Schleimstoffe, Cholin, Kaffee- und Hydroxyzimtsäurederivate.

Heileigenschaften: mild krampflösend, verdauungsfördernd; wirkt ausgleichend auf den Gallenfluss sowie auf die Gallenproduktion, anregend auf den Hautstoffwechsel, blutreinigend, harntreibend.

Verwendung in der Frauenheilkunde: In erster Linie handelt es sich beim Erdrauch um ein Kardinalmittel bei Gallenleiden aller Art. Man konnte dem kleinen Kraut eine regulierende Wirkung auf den Gallenfluss nachweisen, so dass es sowohl bei einem Zuviel an Gallenflüssigkeit und bei dem entsprechend galligen Temperament wie auch bei einem Zuwenig an Gallenflüssigkeit zum Einsatz kommt. Die Hauptanwendungsgebiete umschließen daher leichte Gallenblasenentzündungen bis hin zu Gallensteinleiden, aber auch leberbedingte Verdauungsschwäche, und nicht zuletzt gehören Hauterkrankungen dazu.

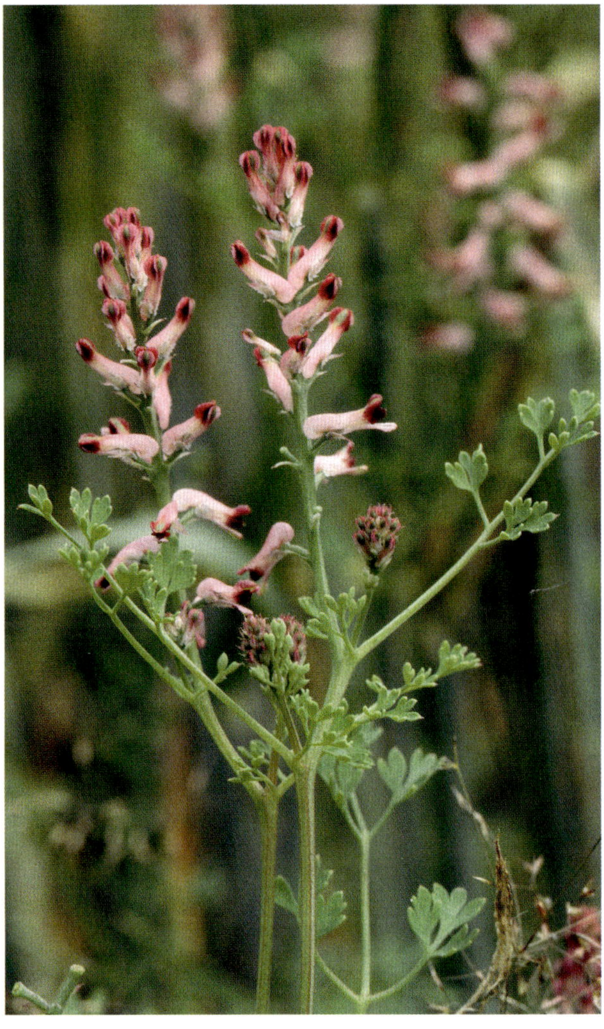

Erdrauchkraut findet sich häufig in Hautteemischungen, denn das bittere Kraut reguliert die Gallensekretion und entlastet den Hautstoffwechsel. (Foto: M. Madejsky)

In der Volksmedizin wird der Erdrauch seit langem bei Schuppenflechte (Psoriasis) wie auch bei anderen chronischen Hautleiden wie etwa Milchschorf oder Neurodermitis verwendet. Die in ihm enthaltene Fumarsäure lässt Erkrankungsschübe rascher abklingen und findet daher – allerdings meist nur synthetisch hergestellt – inzwischen sogar in der Schulmedizin Anwendung bei Psoriasis.

Obwohl der Erdrauch eine Universalheilpflanze für die Haut ist, spielt er in der Frauenheilkunde eine recht unterge-

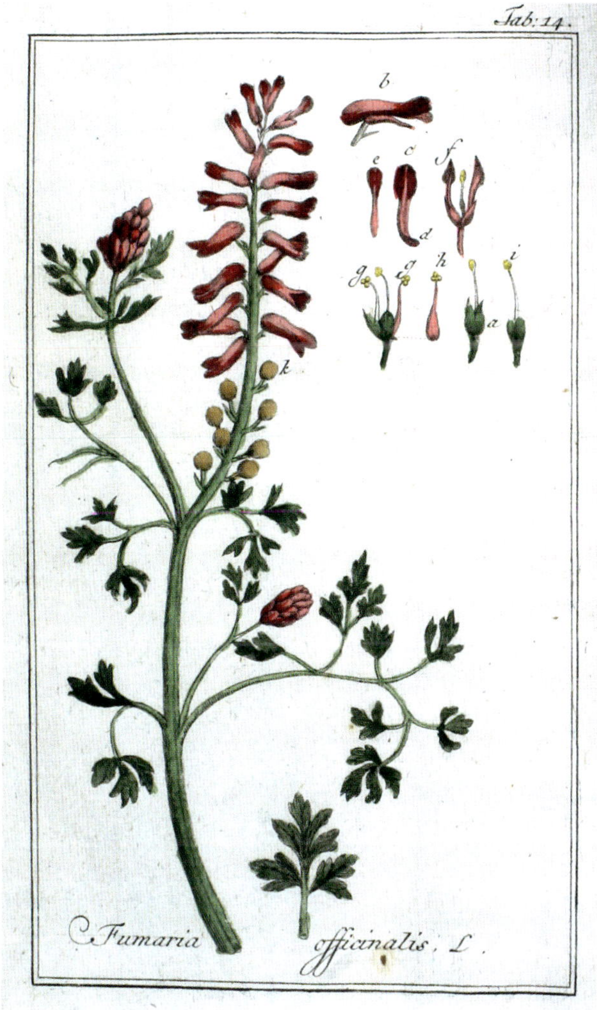

Erdrauch (Kupferstich, um 1800)

ordnete Rolle. Doch zum Hautorgan gehört unter anderem die Scheidenhaut. Insbesondere bei chronischen Hautleiden im Urogenitalbereich wie etwa bei Neigung zu Scheidenrhagaden oder Analfissuren, bei Analekzemen oder bei Dammekzemen kann Erdrauchkraut den Hautstoffwechsel entlasten und zu einer Heilung von innen heraus beitragen. Daher sollte der Erdrauch zum Beispiel auch bei Craurosis vulvae (= Lichen sclerosus et atrophicus) in Form von Hautfunktionstropfen oder -tees (siehe Seite 243) versucht werden. Manche Frauenärzte bezeichnen die Kraurose nämlich als eine Art »Neurodermitis der Scheidenhaut«, da die Beschwerden einer Neurodermitis ähnlich sind. Die Betroffenen klagen häufig über quälenden Juckreiz im Schambereich, neigen zu Rhagaden am Scheideneingang und leiden wegen der feinen Risse unter heftigen Brennschmerzen beim Harnlassen oder beim Geschlechtsverkehr. Eine spürbare Besserung dieses Leidens lässt sich langfristig vor allem dann erreichen, wenn der blutreinigende Erdrauch hier zusammen mit Pflanzenhormonen etwa in Form von Rotklee und der richtigen Hautpflege, beispielsweise mit Aloegel und Calendula-Essenz, zum Einsatz kommt.

Rezept: Hautfunktionstropfen (Apotheke)

Dulcamara (Bittersüß) Dil. D6	10 ml
Fumaria officinalis (Erdrauch) Urtinktur	20 ml
Staphisagria (Stephanskörner) Dil. D6	10 ml
Sulfur (Schwefel) Dil. D6	10 ml
Stannum metallicum (Zinn) Dil. D8	10 ml
Trifolium pratense (Rotklee) Urtinktur	20 ml
Viola tricolor (Stiefmütterchen) Urtinktur	20 ml

Von DHU oder Spagyra in der Apotheke mischen lassen; mindestens 2 bis 3 Monate lang zweimal täglich 15 bis 20 Tropfen im Mund zergehen lassen.

Die Mischung versteht sich bei chronischen Ekzemen im Urogenitalbereich wie auch bei Kraurose als Ergänzung zu anderen heilsamen Maßnahmen, zum Beispiel Hautfunktionstee und Sitzbädern oder Vaginalzäpfchen mit Rotklee.

Rezept: Volksmedizinische Hautteemischung (Kräuterladen)

Erdrauchkraut	30 g
Stiefmütterchenkraut	50 g
Walnussblätter	20 g

Mischen, 2 Teelöffel pro Tasse à 200 ml heiß überbrühen, etwa 8 bis 10 Minuten ziehen lassen, abseihen und täglich 2 bis 3 Tassen ungesüßt trinken.

Diese Basismischung kann grundsätzlich bei allen Hautleiden versucht werden und bewährt sich ebenso in der Kinderheilkunde. Sofern Säuglinge Hautprobleme haben, sollte die Mutter reichlich von dieser Teemischung trinken, damit die Heilstoffe über die Muttermilch zum Kind gelangen. Bewährt hat sich auch, den Tee vorbeugend in kleinen Mengen während der gesamten Schwangerschaft zu trinken (z. B. 1 Tasse pro Tag).

Handelsprodukte:
Erdrauchkraut (Fumariae herba)
Erdrauchkraut Urtinktur (Fumaria-officinalis-Urtinktur als Sonderanfertigung; Spagyra, DHU)

Sammeltipps: Das blühende Kraut kann von Mai bis September geerntet und in Büscheln getrocknet werden. Allerdings ist darauf zu achten, dass das Sammelgut von ungespritzten Feldern oder unbelasteten Brachflächen stammt.

Anwendungsbeschränkungen: keine.

Färberginster – Bietet Schutz vor Osteoporose

»Mesues schreibet / dass der Genster sonderlich gut sey wieder den Nieren und Blasenstein / und wann man des Gensters gebrauche / so laß er nichts in den Nieren oder Blasen von schleimiger Materien sitzen / laß auch nichts darin verharren / dass es zum Stein werden könne.«

(Jakobus Tabernaemontanus, Kräuterbuch, 1731)

Namen: Drachenkraut, Farbkraut, Gilbblum, Goldkraut, Hasenbrot, Kuckucksblume, Weiberzorn.

Botanischer Name: Färberginster (Genista tinctoria), Schmetterlingsblütler (Fabaceae).

Signaturen und Astrologie: Der lateinische Name bedeutet sinngemäß »kleiner Strauch, der sich zum Färben eignet«, denn die Blütenknospen wurden schon vor vielen Jahrhunderten zum Gelbfärben gebraucht. Der Signaturenlehre zufolge birgt der Färberginster daher Heilkräfte gegen die Gelbsucht in sich.

Wenn dem Kraut bislang noch keine Leberwirksamkeit nachgewiesen wurde, so wirkt es doch auf das Sonnenorgan Herz, denn die gelb färbende Eigenschaft kann in diesem Fall auch als Sonnensignatur gewertet werden. Die lanzettlichen Blätter und die rutenartigen Zweige zeigen ferner etwas Merkur an, der unter anderem über den Stoffwechsel und über das Hormonsystem regiert. Blätter und Blüten sind außerdem rhythmisch angeordnet und offenbaren damit ihren Einfluss auf rhythmische Prozesse wie etwa Herzrhythmus oder Menstruationszyklus.

Wirkstoffe: Das blühende Kraut enthält Flavonoide (Luteolinderivate, Isoflavone wie Genistein), Alkaloide (Spartein), Gerbstoffe und wenig ätherisches Öl.

Heileigenschaften: harntreibend, entwässernd, regt den Stoffwechsel an, mild abführend, östrogenartig, krebsfeindlich; hemmt den Knochenabbau, beugt Blasengrieß und Nierensteinen vor.

Verwendung in der Frauenheilkunde: In Studien erwies sich der Färberginster als hemmend auf den Knochenabbau. Insbesondere das Isoflavon Genistein inaktiviert die knochenabbauenden Osteoklasten, so dass die Pflanze einer Osteoporoseentstehung entgegenwirkt. Genistein zeigt darüber hinaus hormonähnliche Eigenschaften und bindet sich im menschlichen Körper an Östrogenrezeptoren. Phytopharmakologen gehen sogar davon aus, dass der Färberginster der Entstehung von Brustkrebs vorbeugen könnte, indem seine Isoflavone Östrogenrezeptoren blockieren und somit eine krebserregende Stimulation etwa durch hormonartige Chemikalien oder durch körpereigne Sexualhormone verhindern.

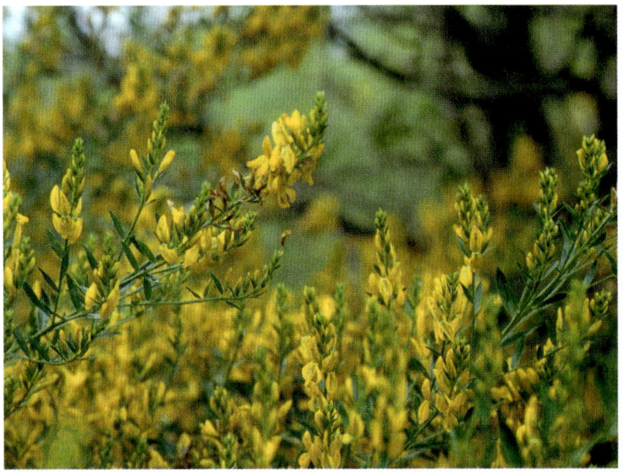

Blühender Färberginster (Foto: O. Rippe)

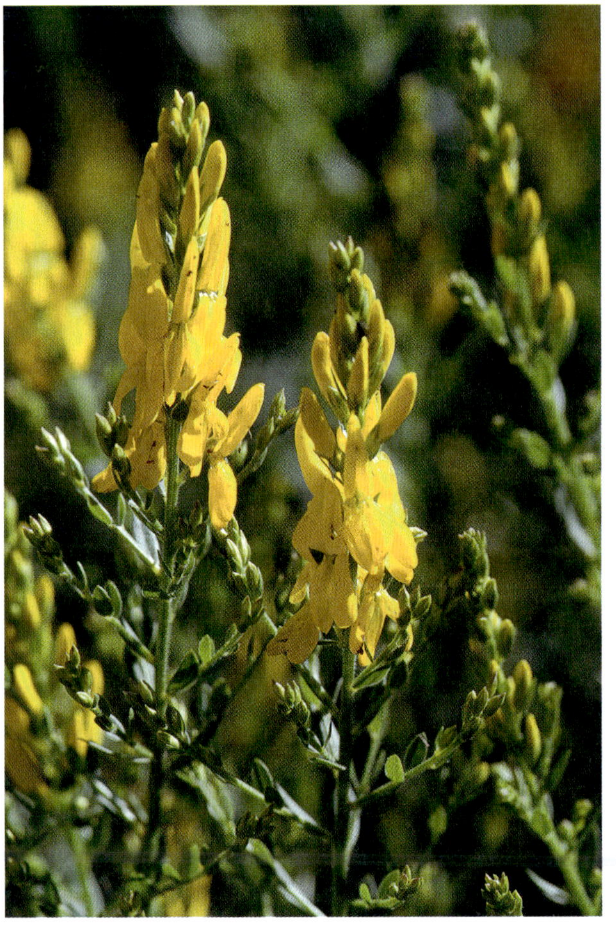

Färberginster enthält hormonartig wirksames Genistein, das Wechseljahrsbeschwerden günstig beeinflussen kann. (Foto: M. Madejsky)

Außerdem zeigten die gelben Farbstoffe des Ginsters (Flavonoide) in Untersuchungen einen heilsamen Einfluss auf die Schilddrüsenhormone, denn sie regulieren auf sanfte Weise den Thyroxinblutspiegel. Daher kommt dem Färberginster durchaus eine Bedeutung in der Prophylaxe typischer Menopausenleiden wie Osteoporose, Schilddrüsenfehlfunktionen und Brustkrebs zu. Wie der nah verwandte Besenginster (Cytisus scoparius = Sarothamnus scoparius) enthält auch der Färberginster herzwirksames Spartein, das den Kreislauf anregt, den Blutdruck reguliert und leichte Herzrhythmusstörungen besänftigt. Daher eignet er sich auch zur sanften Kreislaufregulation bei Altersherz oder in der Rekonvaleszenz. In der Volksmedizin wurden die blühenden Triebe wegen ihrer harntreibenden Eigenschaften überwiegend gegen Wassersucht und zur Vorbeugung von Blasengrieß oder Nierensteinen gebraucht.

Rezept: Menopausentee (Kräuterladen)
Diese Teemischung soll ab der Menopause das Herz kräftigen und auf sanfte Weise die Hormone regulieren.

Färberginsterkraut	20 g
Frauenmantelkraut	30 g
Herzgespannkraut	20 g
Rotkleeblüten	20 g
Weidenröschen	20 g
Weißdornblätter	40 g

Alle Kräuter mischen, 1 bis 2 Teelöffel pro Tasse à 200 ml heiß überbrühen, etwa 10 Minuten ziehen lassen und abseihen. 1 bis 2 Tassen täglich trinken.

Handelsprodukte:
Färberginsterkraut (Genistae herba)
Färberginster-Urtinktur (Genista-tinctoria-Urtinktur; Spagyra, von DHU als Sonderanfertigung)
Ginster absolue (Maienfelser Naturkosmetik)

Sammeltipps: Zu Beginn der Blüte erntet man die jungen, blühenden Triebe mit möglichst wenig Holz und hängt diese in Büscheln kopfüber zum Trocknen auf. Idealer Zeitpunkt ist bei zunehmendem Mond im Zeichen Löwe.

Anwendungsbeschränkungen: Färberginster nicht anwenden in der Schwangerschaft und Stillzeit. Bei Neigung zu Durchfällen und Bluthochdruck sollte er nicht oder nur in kleinen Mengen gebraucht werden.

Fenchel – Regt die Milchbildung an

»Den Frauen so Kinder säugen / ist gar gut / dass sie Fenchel essen / dann er vermehret die Milch.«
(Adamus Lonicerus, Kreuterbuch, 1679)

Namen: Brotsamen, Frauenfenchel, Gartenfenchel, Gewürzfenchel.

Botanischer Name: Fenchel (Foeniculum vulgare), Doldenblütler (Apiaceae).

Signaturen und Astrologie: Wie alle Doldenblütler, so untersteht auch der Fenchel dem Element Luft und seinem Herrscher Merkur, die über den Stoffwechsel regieren. Die gelben Blüten und das würzige Aroma offenbaren die erwärmenden und verdauungsfördernden Sonnenkräfte. Der süßliche Geschmack der Früchte zeigt, dass diese die Mitte stärken, und erlaubt nach der chinesischen Elementenlehre eine Zuordnung

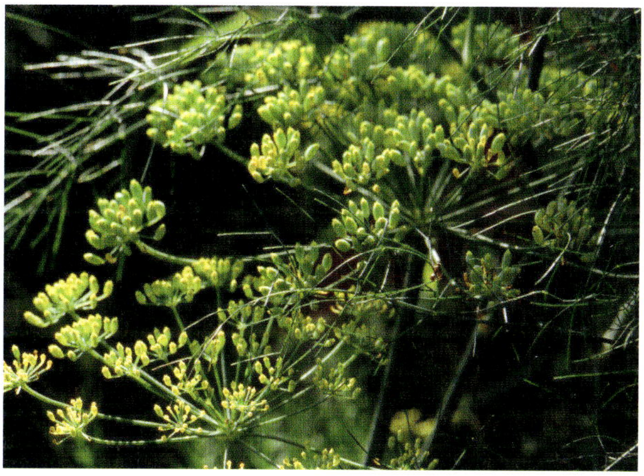

Fenchelblüte (Foto: M. Madejsky)
Fenchelfrüchtetee, aber auch Fenchelgemüse regen die Milchbildung an und sollten daher von Stillenden täglich genossen werden.

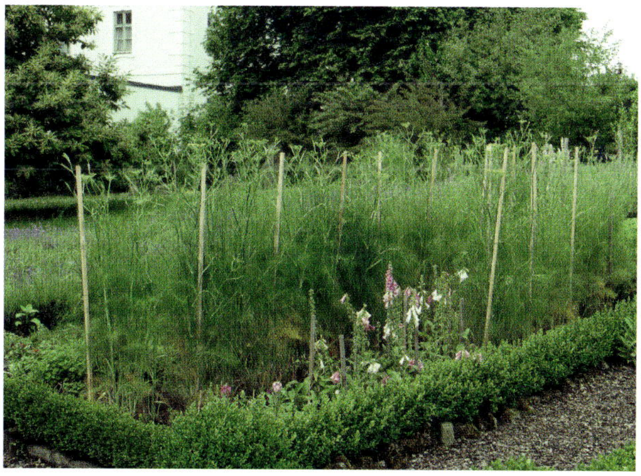

Fenchel im Klostergarten auf der Fraueninsel, Chiemsee (Foto: O. Rippe)

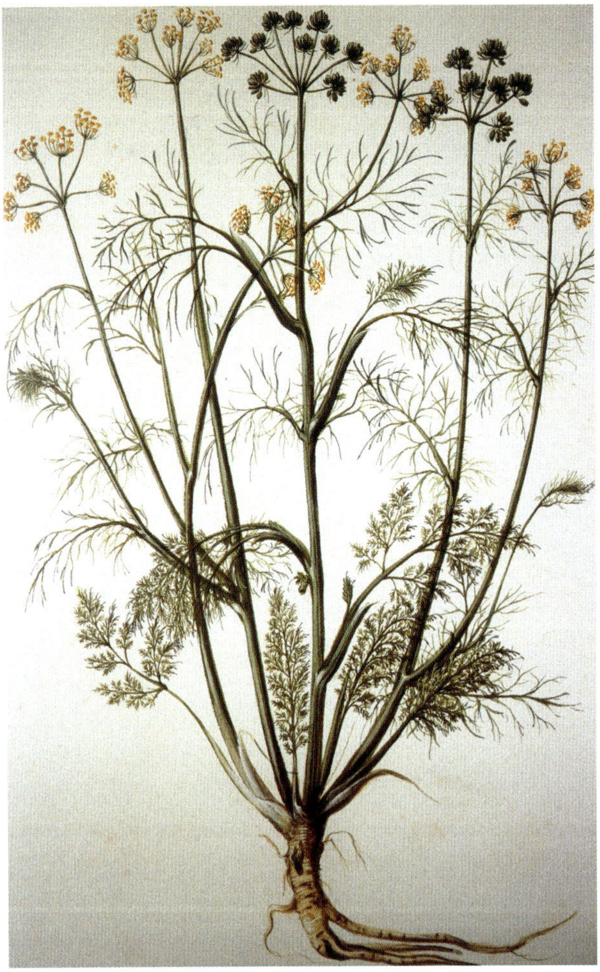

Fenchel (Aquarell, J. Kentmann, 1563)

zur Erde, der der Magen und die Bauchspeicheldrüse zugehören.

Die feingliedrigen, fast fadenförmigen Blätter sind schließlich ein Ebenbild der feinsinnigen Menschen, deren Antennen stets auf Empfang sind, die Wahrgenommenes jedoch nicht immer gut genug »verdauen« können und daher mit Blähungen oder Darmkrämpfen reagieren.

Wirkstoffe: Fenchelfrüchte enthalten vor allem ätherisches Öl mit Anethon, Fenchon, Estragol usw.; fettes Öl, Proteine, Flavonoide, Phenolcarbonsäuren, Cumarine und Furanocumarine.

Heileigenschaften: verdauungsfördernd, blähungstreibend, krampflösend, magenstärkend, milchbildend, schleimlösend.

Verwendung in der Frauenheilkunde: Fenchel wird seit Urzeiten als Gemüse-, Gewürz- und Heilpflanze angebaut. Wegen seiner verdauungsfördernden und blähungswidrigen Heileigenschaften wird Fenchelgemüse vor allem stillenden Frauen als Speise empfohlen. Die Fenchelfrüchte sind einer der vier Bestandteile des sogenannten Vier-Winde-Tees (Anis, Fenchel, Koriander und Kümmel), der zur Verhütung von Blähkoliken in der Stillzeit getrunken wird oder den Kindern bei Blähkoliken gereicht wird. Das frauenheilkundliche Hauptanwendungsgebiet der Fenchelfrüchte ist die Anregung der Milchbildung. Doch Fenchelfrüchtetee wirkt auch bei leichten krampfartigen Menstruationsbeschwerden wohltuend.

Rezept: Milchbildungstee (Kräuterladen)

Brennnesselblätter	20 g
Fenchelfrüchte	20 g
Frauenmantelkraut	20 g
Geißklee	20 g
Kümmelfrüchte	20 g

Kräuter und Früchte mischen und möglichst ein wenig im Mörser quetschen; 2 Teelöffel pro Tasse à 200 ml heiß überbrühen, etwa 10 Minuten ziehen lassen, abseihen und jeweils etwa ½ Stunde vor dem Stillen 1 Tasse trinken.

Rezept: Fenchel zur Anregung der Milchbildung
»Fenchelkraut das frisch in weissem Wein gesotten / und darvon getruncken / bringet den säugenden Weibern viel Milch. Grün Fenchelkraut in frischer Milch gesotten und getruncken / thut deßgleichen. Es sollen auch die säugenden Weiber in allen ihren Speisen Fenchelwurtzel sieden lassen / welches dann die Milch gewaltig mehret.« (Jakobus Tabernaemontanus, Kräuterbuch, 1731)

Handelsprodukte:
Fenchelfrüchte (Foeniculum fructus)
Fenchel-Urtinktur (Foeniculum-vulgare-Urtinktur; DHU, Spagyra)
Fenchel, ätherisches Öl (Maienfelser Naturkosmetik, Primavera, Neumond)

Sammeltipps: Fenchelfrüchte erntet man am besten bei zunehmendem Mond im Zeichen Jungfrau.

Anwendungsbeschränkungen: Allergische Reaktionen sind möglich (Hautreaktionen, Juckreiz, Atemnot). Das ätherische Öl eignet sich nicht zur Einnahme und sollte auch äußerlich nicht bei Säuglingen angewendet werden.

Frauenhaarfarn – Venuskraft für die Nieren

»Welche Dinge der Venus zugehören ... unter den Pflanzen und Bäumen das Eisenkraut, das Veilchen, das Frauenhaar, der Baldrian, welcher im arabischen Phu heißt; desgleichen der Thymian, das Ladangummi, die Ambra, der Moschus, das Sandelholz, der Koriander und alle gewürzhaften Pflanzen, sowie die angenehmen und lieblichen Obstarten, als: süße Birnen, Feigen und Granatäpfel, welche, wie die Dichter sagen, zuerst auf Zypern von der Venus gepflanzt wurden. Besonders aber sind ihr die Rose und die Myrte geweiht.«
(Agrippa von Nettesheim, Die magischen Werke, 1988)

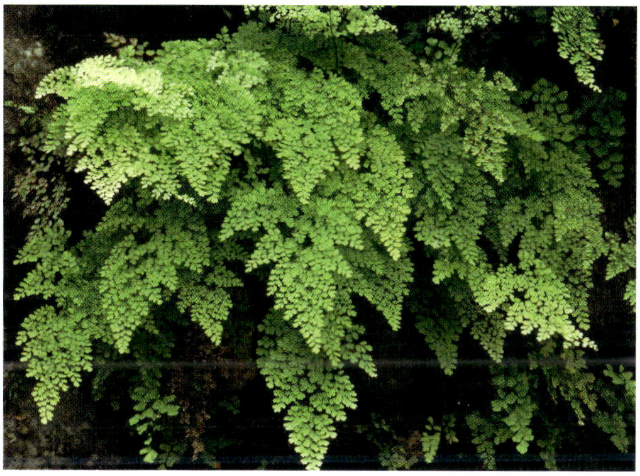

Frauenhaarfarn in einer Schlucht auf Zypern (Foto: M. Madejsky)

Namen: Frauenfarn, Frauenmoos, Haarfarn, Minnewurz, Steinraute, Venushaar.

Botanischer Name: Frauenhaarfarn (Adiantum capillus-veneris), Frauenhaarfarngewächse (Adiantaceae).

Signaturen und Astrologie: Wie der Beiname Venushaar schon sagt, untersteht die Pflanze der Liebesgöttin. Bereits das freundliche Hellgrün der zarten Blättchen zeigt diese Zugehörigkeit deutlich an.

Darüber hinaus sind sie annähernd nierenförmig und stellen durch ihre Form den Bezug zum Zielorgan, also zu den Nieren, her, für die sie volksmedizinisch seit langem als Heilmittel gelten. Der Standort auf felsigem Grund offenbart die steinbrechenden Eigenschaften dieser edlen Farnart.

Wirkstoffe: Farnkraut enthält Bitter-, Gerbstoffe, ätherische Öle, Schleimstoffe, Flavonoide (Rutin, Isoquercetin u. a.), Chinasäure und Triterpene.

Heileigenschaften: harntreibend, blutflussregulierend, krampflösend, steinauslösend, haarwuchsfördernd, nierenstärkend.

Verwendung in der Frauenheilkunde: Während der Frauenhaarfarn heute zu den vergessenen Pflanzen gehört, war er in der Antike als Heilmittel bekannt und geschätzt. Wegen seiner haarfeinen Blattstiele nutzte man die Abkochung als haarwuchsförderndes Mittel und gab dieser kleinen Farnart den Beinamen Haarfarn. »Frauenhaar hat seinen Namen / dass es dick und schön Haar machen soll / wann man es in den Laugen brauchet / und das Haupt damit zwaget: soll auch das Haar wiederum wachsen machen«, berichtet beispielsweise der Kräuterkundige Jakobus Tabernaemontanus (Kräuterbuch, 1731). Volksmediziner empfehlen die Abkochung der oberirdischen Pflanzenteile immer noch mit Erfolg bei Haarausfall oder einfach als verschönerndes Haarkosmetikum.

Die volksmedizinischen Anwendungsgebiete dieser edlen Farnart reichten einst von Bronchitis über Asthma bis hin zu Milzleiden oder Nierenerkrankungen und Menstruationsbeschwerden. Kräuterkundige sprachen dem Venushaar vor allem schmerzstillende, milchbildende und blutungsregulierende Heilkräfte zu. Doch auf allen genannten Einsatzgebieten haben andere Kräuter dem Frauenhaarfarn den Rang abgelaufen. Von dem einstigen breiten Anwendungsspektrum sind heute noch die Nierenleiden geblieben. Frauenfarn kommt fast nur noch in der mediterranen Volksmedizin zum Einsatz, wenn Nierenschwäche mit Neigung zu Blasengrieß besteht oder es im Rahmen von Nierensteinkoliken zu blutigem Urin kommt. Doch das Wesen dieser Pflanze ist kühlend und ausgleichend, nierenstärkend und blutungsregulierend, so dass der Frauenhaarfarn im Zusammenspiel mit anderen Kräutern als Nierentonikum gebraucht werden sollte.

Rezept: Venusmischung für die Nieren (Kräuterladen)
Folgende Mischung kann von »Teemuffeln« mit Alkohol angesetzt oder auch als Teekur gebraucht werden.

Birkenblätter	20 g
Betonie	20 g
Brennnesselblätter	20 g
Frauenhaar	20 g
Schafgarbe	20 g
Weinbrand	nach Bedarf

So wird's gemacht:

- Die Kräuter mischen, in ein sauberes Schraubglas (ca. 400 ml) geben und mit Weinbrand randvoll übergießen, so dass möglichst wenig Luft im Glas verbleibt.
  Das Ganze gut verschlossen an einen zimmerwarmen und dunklen Platz stellen (z. B. Küchenschrank) und am besten täglich kräftig schütteln.
- Nach 4 bis 6 Wochen kann der Alkoholauszug durch ein sauberes Leintuch abgefiltert und der Rückstand ausgepresst werden.
- Zur Aufbewahrung wird die Nierenmixtur in eine Braunflasche umgefüllt und ins Dunkle gestellt, dann hält sie sich mindestens 2 bis 3 Jahre lang.

Anwendung: Bei Nierenschwäche mit Neigung zu Blasengrieß oder Nierensteinkoliken mit Blut im Urin täglich – je nach Reaktion – zwei- bis fünfmal 1 Teelöffel in Tee oder Wasser verdünnt einnehmen.

Rezept: Haarspülung

So wird's gemacht:

- Je 25 g Brennnesselblätter und Frauenhaarfarn in 300 ml Apfelessig etwa 5 10 Minuten auf kleiner Flamme sieden lassen.
- Das Ganze zugedeckt abkühlen lassen, durch ein sauberes Leintuch abfiltern und den Rückstand auspressen.
- Die Essigabkochung in einen Messbecher geben und mit etwa 50 ml reinem Trinkalkohol auffüllen, so dass ein Mischverhältnis von zirka 4:1 entsteht (4 Teile Essigabkochung, 1 Teil 95%iger Alkohol).
- Das Essig-Akohol-Gemisch zur Aufbewahrung in eine Braunflasche füllen und als Haarspülung gebrauchen.

Anwendung: 2 bis 3 Esslöffel von dem Essig-Alkohol-Gemisch auf ¼ l lauwarmes Wasser geben und die Haare nach dem Waschen damit übergießen – je nach Haartyp nur mit wenig Wasser oder auch gar nicht nachspülen, dann glänzen die Haare und sind leichter kämmbar.

Handelsprodukte:
Frauenhaar (Adiantii herba)

Sammeltipps: Frauenhaar findet man in vielen Mittelmeerländern an quelligen Orten. Doch die Wildvorkommen sollten geschont werden. Wenn man diese Farnart selbst zieht und sie verarbeiten möchte, wäre der ideale Erntezeitpunkt bei zunehmendem Mond im Zeichen Waage.

Anwendungsbeschränkungen: keine.

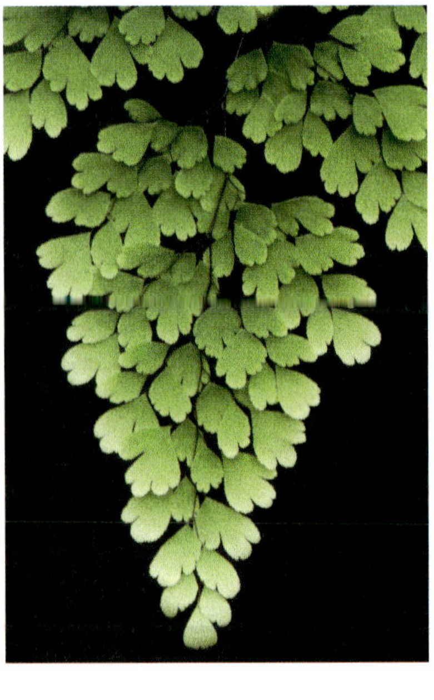

Die nierenförmige Blattform zeigt das Zielorgan, die Nieren, an. (Foto: M. Madejsky)

Frauenmantel – Die Allesheilerin unter den Frauenkräutern

»Jede Frau, die es gut mit dem ›Organ ihrer Schöpfungskraft‹ [Gebärmutter] meint, sollte Alchemilla-Tinktur im Hause haben und sich ihrer bedienen.«

(Jaap Huibers, Frau sein ... Frau bleiben, 1983)

Namen: Alchimistenkraut, Allerfrauenheil, Marienmantel, Muttergottesmantel, Sinnau, Taubecher, Taurose, Tauschüsselchen, Venusmantel.

Botanischer Name: Gemeiner Frauenmantel (Alchemilla vulgaris = Alchemilla xanthochlora), Rosengewächse (Rosaceae).

Signaturen und Astrologie: Wie so viele Rosengewächse untersteht auch der Frauenmantel der Venus, die im Körper über die Gebärmutter herrscht. Diese Zugehörigkeit ergibt sich aus den fein gezähnten Blatträndern, aus dem freundlichen Blattgrün und der edlen Gestalt. Daneben wirkt im Frauenmantel noch der Mond, der über Haut, Schleimhaut und Menstruationszyklus herrscht. Eine mondhafte Signatur ist der Wasserbezug, denn die Pflanze scheidet überschüssiges Wasser über winzige Drüsen am Blattrand aus (Guttation). Wenn die Guttationstropfen vom Blattrand ins Innere fließen, dann bildet sich oftmals eine große »Tauperle«, die auch dann noch in dem schüsselförmigen Blatt ruht und in der Sonne wie ein Edelstein funkelt, wenn der Morgentau abgetrocknet ist. Dieses Phänomen erregte einst das Interesse der Alchimisten, die stets auf der Suche nach besonders reinem Wasser zur Herstellung ihrer Lebenselixiere waren. Andererseits erkannten die Signaturkundigen in dem schüsselförmigen Blatt mit der Tauperle den Bezug zum weiblichen Schoß, in dem die Leibesfrucht heranreift. In jedem Fall wirken die weiblichen Kräfte von Mond und Venus im Frauenmantel und machen das Alchimistenkraut zu einer Universalmedizin für Frauen.

Der Frauenmantel ist auch eine Symbolpflanze für den Mantelschutz und verhilft als solche zu einer besseren Abgrenzung. Das Wesen dieser Pflanze ist es, das Frausein in all seinen Facetten zu erleichtern, die Hormone auszugleichen, die Gebärmutter zu kräftigen und die Leibesfrucht zu bewahren.

Wirkstoffe: Das Kraut enthält Gerbstoffe (Agrimoniin), Flavonoide, Carotinoide, Chlorophyll, Phytosterine, Leukocyanidine, etwas Salicylsäure und Kieselsäure.

Heileigenschaften: gestagenartig, krampflösend, empfängnisfördernd, entzündungswidrig, wundschlussfördernd, antirheumatisch, antimikrobiell, antibakteriell, antiviral, fungizid, blutgerinnungsfördernd.

Verwendung in der Frauenheilkunde: Während die moderne Kräuterheilkunde den Frauenmantel als leicht stop-

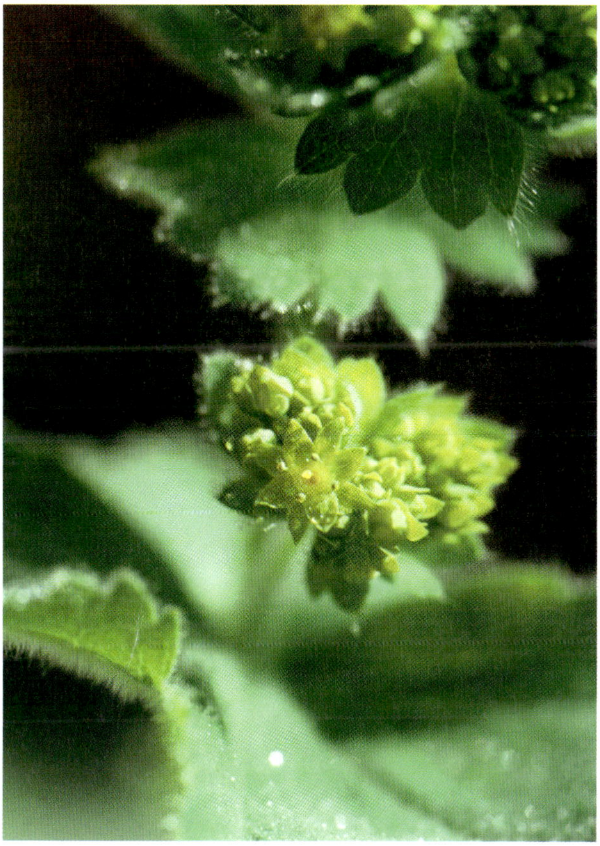

Die selbst gesammelten unscheinbaren Blüten verleihen dem Frauenmanteltee ein besonders zartes und blumiges Aroma. (Foto: M. Madejsky)

fende Gerbstoffdroge abwertet und in seiner breitgefächerten Heilwirkung eindeutig verkennt, erfreut sich die Alchemilla in der Volksmedizin nach wie vor allergrößter Beliebtheit. Namen wie Marienmantel oder Allerfrauenheil deuten die weitreichenden Heilkräfte dieser altbewährten Heilpflanze an. Der Frauenmantel ist die Alchimistin unter den Frauenkräutern und vermag als solche fast alle Frauenleiden günstig zu beeinflussen. Viele Frauen berichten, dass der regelmäßige Genuss von bereits einer Tasse Frauenmanteltee pro Tag krampfartige Regelbeschwerden zum Verschwinden bringen konnte. Allerdings wirkt hier nur qualitativ hochwertige Ware, wie man sie meist nur in Kräuterläden bekommt. »Teemuffel« können auf die Urtinktur ausweichen, die sich ebenfalls zur sanften Hormonregulation bewährt hat (z.B. Ceres-Alchemilla-Urtinktur, zwei- bis dreimal täglich 5 bis 7 Tropfen).

In der ersten Zyklushälfte regt der Frauenmantel mehr den Eisprung an, fördert die Hingabefähigkeit und erhöht die Empfängnis. In der zweiten Hälfte reguliert er dagegen die Gelbkörperhormone, gleicht prämenstruelle Stimmungsschwankungen aus und beugt Regelbeschwerden vor. Seine mild hormonartige Wirkung lässt sich mit der von Gelbkörperhormonen vergleichen (gestagenartig), wobei er im Gegensatz zu schulmedizinischen Progesterongaben natürlich sehr viel sanfter wirkt, dafür aber weit verträglicher ist. Gelbkörperhormone sind in der zweiten Zyklushälfte wichtige Gegenspieler zu den Östrogenen. Ein Mangel kommt ab 30 häufig vor und wird durch Stress oder durch Drüsenschwäche begünstigt (z.B. Schilddrüsenfehlfunktion). Die Beschwerden reichen dann von Heißhungerattacken über tränenreiche Stimmungstiefs bis hin zu Bauchauftreibung oder Brustschwellung vor der Regel. Gelbkörpermangel stellt zugleich eine der häufigsten Ursachen von unerfülltem Kinderwunsch sowie von Fehlgeburten dar. Der Frauenmantel, entweder regelmäßig als Tee getrunken oder in Form einer (Ur)tinktur eingenommen, kann die Geburtsorgane jedoch derart kräftigen und die körpereigene Gelbkörperhormonbildung so verbessern, dass sich in vielen Fällen schulmedizinische Hormongaben erübrigen.

Volksmediziner loben das Kraut zur Verhütung von Fehlgeburten sowie zur Stärkung der Geburtsorgane über alle Maßen: »Das Frauenmänteli stärkt die Muskeln der Frau in geradezu auffallender Weise. Einer Frau im Glarnerland, welche schon 10 Geburten durchgemacht hatte, wobei die letzten drei sie zwischen Leben und Tod brachten, prophezeiten die Ärzte, die 11. Geburt werde ihr den sicheren Tod bringen. Die 11. Geburt kam wirklich, brachte jedoch keineswegs den Tod, war auch keine Fehlgeburt, sondern die leichteste und beste von allen elfen, und das Kind war das schönste und stärkste von allen; wie war dies nun gekommen. Die gute Frau hatte auf den Rat eines Kräutermannes vom dritten Monat an täglich eine Tasse Frauenmänteli getrunken« (Johann Künzle, Chrut und Uchrut, 1935).

Möglicherweise hängt die heilsame Wirkung der Alchemilla bei Neigung zu Fehlgeburten mit der im Kraut enthaltenen Salicylsäure zusammen, die in kleinen Mengen und vor allem in der besonders milden pflanzlichen Form zugeführt

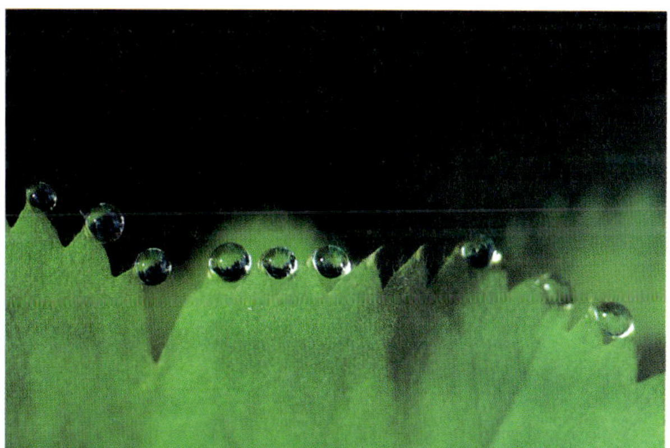

Am Blattrand scheidet der Frauenmantel über winzige Drüsen überschüssiges Wasser ab (Guttation). Dieses von der Pflanze »destillierte Wasser« war einst bei den Alchimisten begehrt, denn sie bereiteten damit Elixiere zu. (Foto: M. Madejsky)

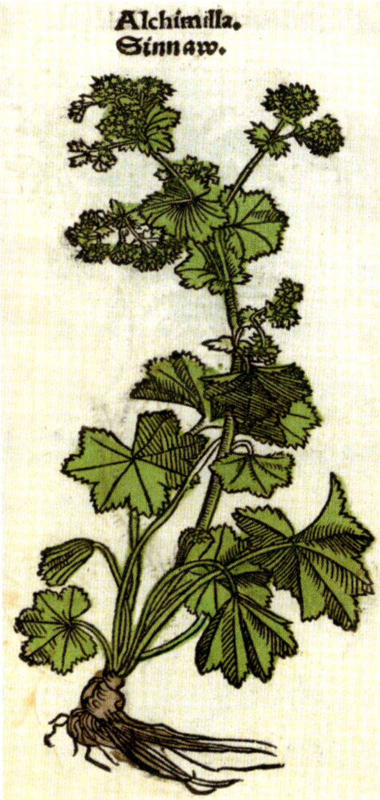

Frauenmantel (Holzschnitt, um 1550)

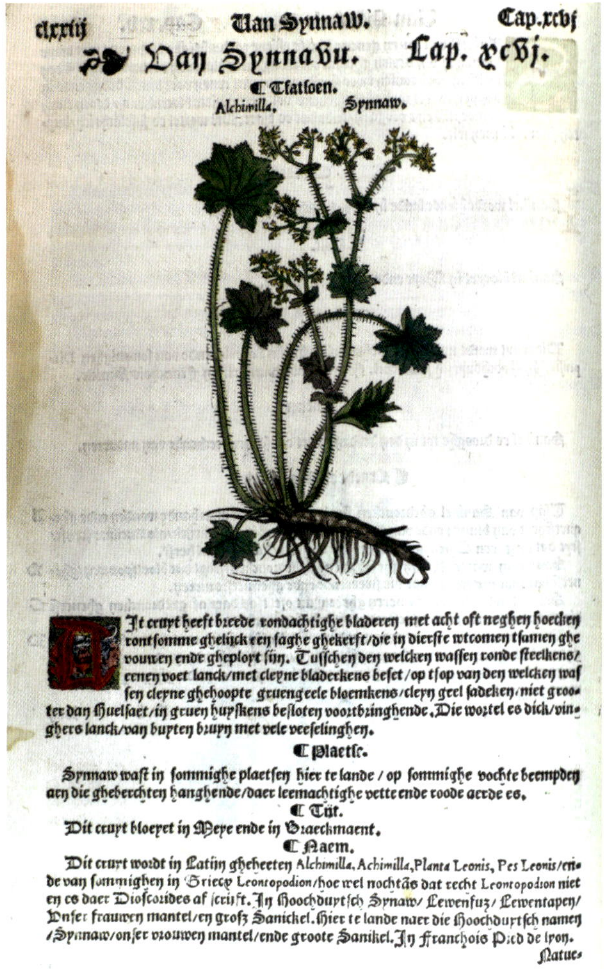

Van Synnaw. Cap. xcvj.
Nameren.
Alchimilla. Synnaw.

Dit cruyt heeft breede rondachtighe bladeren met acht oft neghen hoecken ront somme ghelijck een saghe ghekerft/die in dierste wtcomen tsamen ghe vouwen ende gheplooyt sijn. Tusschen den welcken wassen ronde steelkens/ eenen voet lanck/met cleyne bladerkens beset/op tsop van den welcken was sen cleyne ghehoopte gruengeele bloemkens/cleyn geel sadeken/niet grooter dan Hirsaet/in gruen huyskens besloten voortbringhende. Die wortel es dick/vinghers lanck/van buyten bruyn met vele veeselinghen.

Plaetse.

Synnaw wast in sommighe plaetsen hier te lande / op sommighe vochte beempden aen die gheberchten hanghende/daer leemachtighe vette ende roode aerde es.

Tijt.

Dit cruyt bloeyet in Meye ende in Braeckmaent.

Naem.

Dit cruyt wordt in Latijn gheheeten Alchimilla, Achimilla, Planta Leonis, Pes Leonis/ende van sommighen in Griecx Leontopodion/hoe wel nochtans dat recht Leontopodion niet en es daer Dioscorides af scrijft. In Hoochduytsch Synaw/ Lewenfuz/ Lewentapen/ Unser frauwen mantel/en grosz Sanickel. Hier te lande naer die Hoochduytsch namen /Synnaw/onser vrouwen mantel/ende groote Sanikel. In Francois Pied de lyon.

Natue-

Frauenmantel (Dodoens, 1554)

die Durchblutung der Plazenta verbessert. Dennoch sollte man die Alchemilla in solchen Fällen mit weiteren Fehlgeburtsmitteln kombinieren (siehe Seite 143).

Im Wochenbett verhütet Frauenmanteltee dann das gefürchtete Kindbettfieber, weil er zu einem rascheren Wundschluss beiträgt. Außerdem kräftigt er das Bindegewebe, fördert die Rückbildung und verbessert sogar die Qualität der Muttermilch, so dass er von jeder Wöchnerin rege gebraucht werden sollte.

Eben wegen der gestagenartigen Heilkräfte eignet sich die Alchemilla auch als pflanzliches Hormonregulans bei östrogenabhängigen Leiden wie etwa bei Myomen oder Zysten. Nebenbei beeinflusst die langfristige Einnahme von Frauenmantel auch die Menstruationsblutung günstig, so dass Frauen mit Myomen über weniger starke oder weniger schmerzhafte Blutungen berichten. In Einzelfällen ließ der alleinige Dauergebrauch des Frauenmantels sogar kleinere Myome wieder verschwinden. Doch selbst damit sind die weitreichenden Heilkräfte des Alchimistenkrauts noch lange nicht erschöpft. In der Lokalbehandlung von Scheidenentzündungen hat sich die Alchemilla ebenfalls bewährt. Die Frauenmantelgerbstoffe wirken antimikrobiell und bringen bei regelmäßigem Gebrauch mitunter Papillomaviren zum Verschwinden (z. B. durch Kuren mit Frauenmantelzäpfchen). Nicht zuletzt können Vaginalspülungen mit Frauenmanteltee oder mit der verdünnten Urtinktur sogar eine Neigung zu Weißfluss günstig beeinflussen.

Schließlich sei noch darauf hingewiesen, dass der Frauenmantel nicht nur ein sanftes Hormonregulans und Uterustonikum ist, sondern auch eine Heilpflanze für die Seele. Er gleicht die Stimmungsschwankungen vor der Regel sowie im Klimakterium aus und ist überhaupt eine Zauberpflanze, welche die weibliche Ausstrahlung verbessert und das Frausein in all seinen Facetten erleichtert.

Rezept: Mischung bei Fehlgeburtsneigung (Apotheke)

Alchemilla vulgaris (Frauenmantel) Urtinktur	20 ml
Aurum chloratum (Goldchlorid) Dil. D 8	10 ml
Chamaelirium luteum (Helonias/Einhornwurzel), Dil. D2	20 ml
Corpus luteum (Gelbkörper) Dil. D6	20 ml
Kalanchoe (Bryophyllum/Keimzumpe) Urtinktur	20 ml
Sepia (Tintenbeutel des Tintenfischs) Dil. D12	10 ml

Über eine Apotheke von Spagyra bestellen und mischen lassen oder selbst mischen.

Bei Neigung zu Fehlgeburten sollte die Mischung jeweils ab der Zyklusmitte bis zum Eintritt der Regelblutung und im Falle einer Schwangerschaft mindestens bis zum Ende des dritten Monats eingenommen werden. In der zweiten Zyklushälfte zwei- bis dreimal täglich 15 bis 20 Tropfen im Mund zergehen lassen; bei positivem Schwangerschaftstest dreimal täglich 10 Tropfen.

Rezept: Frauenmanteltinktur

So wird's gemacht:

– Mehrere Handvoll blühendes Frauenmantelkraut (Blätter, Blüten und Stiele) sorgfältig verlesen und auf einem Brett sehr fein zerschneiden.
– Den Pflanzenbrei in ein sauberes Schraubglas geben, die Pflanzenmasse soll das Glas ungefähr bis zur Hälfte füllen.
– Das Ganze mit gutem Weinbrand randvoll übergießen, so dass wenig Luft im Glas verbleibt, Luftblasen herausschütteln und gut verschließen.
– Das verschlossene Glas mit dem Pflanzenansatz an einen dunklen Ort stellen (z. B. Küchenschrank) und bis zu einmal täglich kräftig schütteln.
– Nach 4 bis 6 Wochen kann die Frauenmanteltinktur durch ein sauberes Leintuch abgefiltert und der Rückstand ausgepresst werden.
– Zur Aufbewahrung sollte die Tinktur in eine Braunflasche gefüllt und dunkel aufbewahrt werden. Sie hält sich meist einige Jahre lang.

Anwendung: Zur sanften Hormonregulation bei Fruchtbarkeitsstörungen, bei prämenstruellen Beschwerden, bei Regelkrämpfen oder Zyklusstörungen sowie in den Wechseljahren kann man je nach Reaktion einmal oder mehrmals täglich beispielsweise 15 bis 20 Tropfen pur oder in etwas Wasser einnehmen. Eine längerfristige oder dauerhafte Einnahme ist bei chronischen Leiden wie etwa bei Myomen, Eierstockzysten oder Endometriose als Begleitmittel sinnvoll.

Die Tinktur eignet sich ebenfalls als Zusatz zu entzündungswidrigen Vaginalspülungen bei Neigung zu Ausfluss, bei bakteriellen Entzündungen, bei Virusinfektionen oder nach Scheidenpilz. Dazu ein- bis zweimal täglich 10 Tropfen mit 2 Esslöffeln Wasser verdünnen und mit einer sauberen Einmalspritze vorsichtig zur Scheidenspülung gebrauchen.

Handelsprodukte:
Frauenmantelkraut (Alchemillae herba)
Frauenmantel-Urtinktur (Alchemilla-vulgaris-Urtinktur; Ceres, Spagyra)

Sammeltipps: Man erntet die oberirdischen Teile des blühenden Krauts ab Anfang Mai. Ideal ist ein zunehmender Mond in den Zeichen Stier, Krebs oder Skorpion. Das Kraut kann in Büscheln getrocknet werden und schmeckt zum Beispiel als Tee zubereitet besser, je höher der Blütenanteil ist. Gartenvarianten wie Alchemilla mollis können ebenfalls zur Teebereitung verwendet werden, jedoch wirkt diese Art vermutlich nicht im gleichen Maß hormonell regulierend.

Anwendungsbeschränkungen: Die hoch dosierte Einnahme kann eine bestehende Stuhlverstopfung verstärken.

Frauenwurzel – Wurzelkraft für eine sanfte Geburt

»Hauptsächlich wurde Frauenwurzel von den Indianern als außerordentlich probate Entbindungshilfe verwendet. Eine Woche vor der zu erwartenden Niederkunft wurde aus einem heißen Auszug der Wurzel eine konzentrierte Lösung hergestellt und diese in verdünnter, teeartiger Form täglich in vielen kleinen Schlucken genommen. Die frühen Squatter, Pioniere und Siedler vermerkten mit höchstem Erstaunen, dass hiernach die Niederkunft nahezu schmerzlos und sehr rasch verlief.«

(Heinz J. Stammel, Die Apotheke Manitous, 1986)

Namen: Blauer Cohosh, Blauer Ginseng, Blauer Hahnenfuß, Löwenblattwurzel, Squaw Root. Cohosh ist ein Wort aus der Algonkin-Sprache und bedeutet so viel wie »Behütet Frauen« (Stammel, s. o.). Der botanische Name leitet sich von den griechischen Wörtern kaulós (=»Stengel«) und phyllon (=»Blatt«) ab und bezieht sich darauf, dass aus dem Stengel nur ein einziges Blatt hervorgehen soll.

Botanischer Name: Frauenwurzel (Caulophyllum thalictroides = Leontice thalictroides), Berberitzengewächse (Berberidiaceae).

Signaturen und Astrologie: Die gelblichen Blüten stellen den Bezug zur Leber her, weshalb das homöopathische Caulophyllum mehr für die dunkeläugigen und -häutigen Lebertypen in Frage kommt. Die bläulichen Samen, die der Pflanze den Beinamen Blauer Cohosh (Blaue Heilwurz) eintrugen, erlauben eine Zuordnung zur Venus, die im Körper unter anderem über die Gebärmutter regiert. Die Staude gedeiht bevorzugt in schattigen Gebirgsgegenden, was einerseits den Bezug zu den »heimlichen Orten« (Unterleib) herstellt und andererseits auch eine saturnhafte Signatur ist. Saturn ist nämlich ebenso Herrscher über die Gebirgswelt und über die Pflanzengifte (Alkaloide u. a.).

Wirkstoffe: Die Wurzel enthält Alkaloide (vor allem Methylcytisin, Anagyrin), Triterpensaponine (Caulosaponin, Caulophyllosaponin u. a.), Gerbstoffe, wenig ätherisches Öl, Harze, Glykosid Leontin, Stärke und Mineralstoffe (z. B. Kalium, Magnesium, Kalzium, Eisen, Silicium, Phosphor).

Heileigenschaften: harntreibend, krampflösend, menstruationsfördernd, geburtserleichternd, wehenerregend, östrogenartig, oxytocinähnlich.

Verwendung in der Frauenheilkunde: Die Squawroot (Frauenwurzel) stammt wie die Silberkerze aus dem Arzneischatz der nordamerikanischen Indianer. Indianerfrauen trinken die Wurzelabkochung seit Urzeiten zur Geburtserleichterung, vor allem wenn Erschöpfungszustände ein Voranschreiten der Niederkunft verhindern. Durch den Frauen-

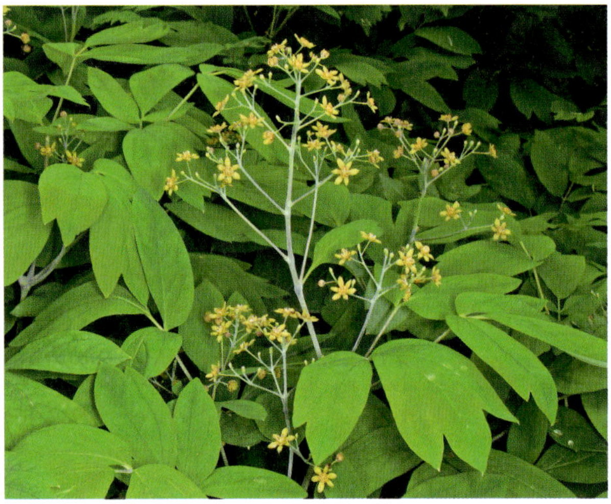

Frauenwurzelblüte (Foto: I. u. P. Schönfelder)
Nordamerikanische Indianerstämme gebrauchen die Frauenwurzel bis heute zur Geburtserleichterung. Die »Squaw Root« steht in dem Ruf, den Geburtsschmerz zu lindern wie kein anderes Gewächs.

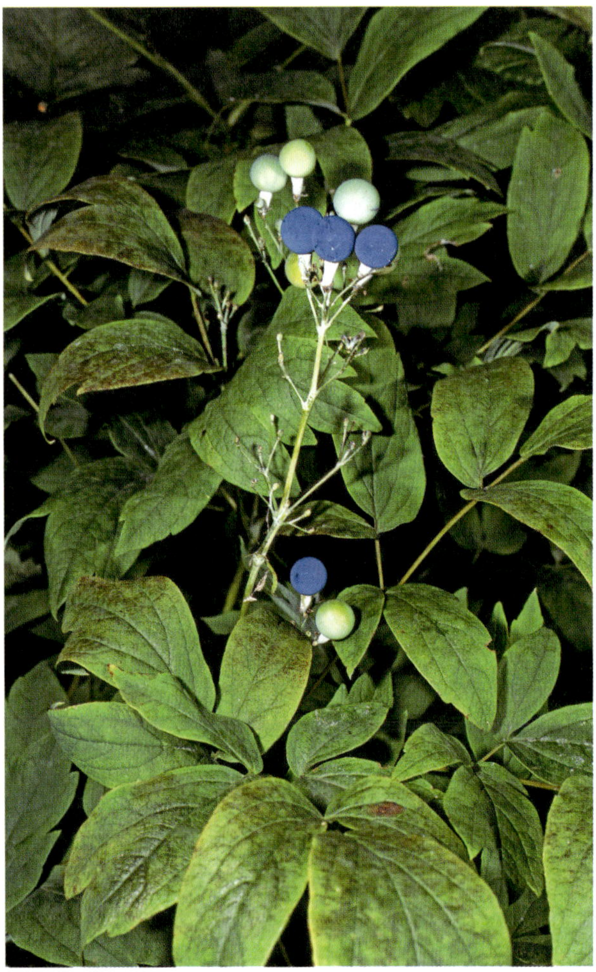

Frauenwurzel Fruchtstand (Foto: I. u. P. Schönfelder)
Wegen der blauen Früchte heißt Caulophyllum auch Blauer Cohosh.

wurzeltee öffnet sich der Muttermund rascher, und die Wehen nehmen wieder an Stärke zu. Ganz ähnlich gebraucht man auch die homöopathische Urtinktur sowie die Tiefstpotenzen (Caulophyllum D2). Zu den Hauptanwendungsgebieten zählen hier vor allem krampfartige Zustände der Gebärmutter. Daher findet Caulophyllum je nach Verdünnungsgrad Anwendung bei krampfartigen Regelbeschwerden (D2 bis D6), bei vorzeitigen Wehen (Caulophyllum D12), bei Krampfwehen ohne Geburtsfortschritt (D2 bis D6) oder bei schmerzhaften Nachwehen (D6).

Von erfahrenen Geburtshelfern wie Erwin Schlüren werden die Tiefpotenzen vor allem als Geburtsmittel gelobt, das mit Beginn der Wehentätigkeit zur Geburtserleichterung verabreicht werden kann oder auch erst gezielt bei Wehenschwäche zum Einsatz kommt. Leitsymptom für den homöopathischen Gebrauch ist das innere Zittern während der Regelblutung oder Wehenschwäche mit Zittern vor Erschöpfung ohne Geburtsfortschritt. Zur Anregung der Wehentätigkeit kann man in solchen Fällen von einer Caulophyllum-Urtinktur bis D2 – je nach Reaktion – halb- bis viertelstündlich 5 bis 10 Tropfen nehmen, bis sich der Muttermund weit genug geöffnet hat und die Wehen stark genug für die Austreibungsphase sind. Caulophyllum D6 kann ebenso versucht werden. Wenn nach einer anstrengenden Geburt mit Wehenschwäche die Nachgeburt nicht kommen will, kann man wiederum Caulophyllum nehmen. Häufige Gaben von Caulophyllum-Urtinktur bis D2 können in manchen Fällen Oxytocin ersetzen und die Nachwehen anregen, so dass die Nachgeburt ausgetrieben wird.

Weil die Frauenwurzel Kontraktionen der Gebärmutter bewirkt, dient sie nach der Geburt zur Beschleunigung der Rückbildung. Sie ist ein Gebärmuttertonikum, das insbesondere solchen Frauen hilft, die viele Kinder geboren haben und die von den Geburten Senkungsbeschwerden behalten haben (Caulophyllum D6).

Weil die Frauenwurzel die Wehen anregt, kann sie in geeigneter Verdünnung auch einer vorzeitigen Wehentätigkeit entgegenwirken. Sie gilt als Spezifikum bei drohender Fehlgeburt im zweiten und dritten Schwangerschaftsmonat, wenn diese sich durch Rückenschmerzen in der Nierengegend und Schmierblutungen ankündigt.

Natürlich kann keine Pflanze der Welt das Schicksal aufhalten, und so manche Fehlgeburt hat ihren tieferen Sinn, doch falls die Frucht im Leib gesund und lebensfähig ist, dann kann die Frauenwurzel die Wehentätigkeit hemmen (Caulophyllum D12). Allerdings dürfen Caulophyllum-Urtinktur oder auch die Tiefpotenzen bis einschließlich D6 erst dann gebraucht werden, wenn tatsächlich eine Geburt eingeleitet werden soll, also frühestens 1 Woche vor dem errechneten Geburtstermin und in Absprache mit der Hebamme.

Schließlich sei noch erwähnt, dass der Pflanze eine östrogenähnliche Wirkung nachgesagt wird. Daher kommt die Wurzel (z. B. Caulophyllum D6) auch bei Wechseljahrsbeschwerden zum Einsatz. Caulophyllum gilt als Spezifikum für

Frauen, die seit dem Ausbleiben der Regel unter rheumatischen Schmerzen der kleinen Gelenke leiden (z. B. Finger und Zehen).

Rezept: Krampflösende Mischung (Apotheke)

Alchemilla vulgaris (Frauenmantel) Urtinktur	20 ml
Caulophyllum (Frauenwurzel) Dil. D2	20 ml
Cuprum metallicum (Kupfer) Dil. D6	20 ml
Hyoscyamus (Bilsenkraut) Dil. D4	20 ml
Potentilla anserina (Gänsefingerkraut) Urtinktur	20 ml

In der Apotheke mischen lassen; in der zweiten Zyklushälfte oder auch erst 1 Woche vor der Regel zweimal täglich 15 bis 20 Tropfen im Mund zergehen lassen oder in etwas Wasser einnehmen; bei krampfartigen Regelbeschwerden stündlich 10 Tropfen im Mund zergehen lassen.

Rezept: Frauenwurzeltinktur (Kräuterladen)
So wird's gemacht:
- 100 g der getrockneten Wurzel (im Kräuterladen als »Hahnenfuß, Blauer« erhältlich) in ein Schraubglas geben und mit ½ l Weinbrand übergießen.
- Das gut verschlossene Glas für 4 Wochen ins Dunkle stellen und ab und zu kräftig schütteln.
- Dann den Alkoholauszug durch ein sauberes Küchentuch abfiltern, den Rückstand auspressen und die Tinktur in eine Braunflasche zurückfüllen.
- Dunkel und gut verschlossen aufbewahrt, hält sich die Tinktur einige Jahre.

Anwendung: Zur Anregung der Wehentätigkeit, zur Austreibung der Nachgeburt oder zum Anschieben einer überfälligen Menstruation ein- bis dreimal täglich 1 bis 2 Teelöffel in etwas Wasser oder Tee schluckweise einnehmen.

Handelsprodukte:
Hahnenfuß, Blauer (Wurzel, geschnitten)
Frauenwurzel (Caulophylli radix/rhizoma)
Frauenwurzel-Urtinktur (Caulophyllum-Urtinktur; DHU, Spagyra)

Sammeltipps: Weil die Frauenwurzel nicht heimisch ist, verwendet man für Alkoholansätze oder für wehenerregende Abkochungen die Handelsware. Die Indianer ernteten die Wurzel traditionell im Herbst und auch nur nach Mitternacht. Idealer Grabzeitpunkt ist ein abnehmender Mond im Zeichen Skorpion.

Anwendungsbeschränkungen: Die Urtinktur sowie die Tiefpotenzen bis einschließlich Caulophyllum D6 sollten während der Schwangerschaft nicht ohne therapeutische Begleitung durch Frauenärztin oder Hebamme gebraucht werden!

Gänseblümchen – Die »Arnika der Gebärmutter«

»Das kraut inn seiner jugent mit Saltz / Essig unnd Baumöl gessen / laxiert den harten Bauch.«
(Hieronymus Bock, Kreütterbuch, 1577)

»Das Gänseblümchen war bereits bei den alten Germanen eine Blume der Göttin Freya, ein Symbol für Fruchtbarkeit und Neubeginn.«
(Hirsch/Grünberger, Die Kräuter in meinem Garten, 2006)

Namen: Marienblume, Maßliebchen, Tausendschön. Der botanische Name setzt sich aus den lateinischen Wörtern bellus (= »hübsch«) und perennis (= »ausdauernd«) zusammen, weil das Gänseblümchen eine mehrjährige Pflanze ist. Allerdings findet man es auch das ganze Jahr hindurch blühend.

Botanischer Name: Gänseblümchen (Bellis perennis), Korbblütler (Asteraceae).

Signaturen und Astrologie: Weil das Gänseblümchen seine Blüten stets nach der Sonne richtet und sonnenähnliche Korbblüten hat, untersteht es der Sonne, die im Menschen unter anderem über das Immunsystem regiert. Die Rückseite der Zungenblüten ist meist rosarot, was zusammen mit der Beliebtheit dieser hübschen Frühlingsblume auch auf die Planetenkraft der Venus hindeutet, welche die Gebärmutter regiert. Nicht zuletzt zählt Bellis zu den Wetterorakelblumen, denn sie schließt ihre Blüten, wenn Regenwetter naht. Diese Reaktion auf die Luftfeuchtigkeit ist eine mondhafte Signatur und zeigt den Wirkungsbereich Haut und Schleimhäute an. Indem das Gänseblümchen seine Blüten in Abhängigkeit von Licht und Luftfeuchtigkeit rhythmisch öffnet und schließt, zeigt es Sympathie zum Muttermund, der sich in Einklang mit dem Mond öffnet und schließt.

Wirkstoffe: Im blühenden Kraut finden sich Saponine, Flavonoide, Gerb-, Bitterstoffe, Polyine, Schleimstoffe und etwas ätherisches Öl.

Heileigenschaften: wundheilend, entzündungswidrig, blutreinigend, stuhlerweichend, bindegewebsfestigend, antiviral, schleimlösend, regt den Hautstoffwechsel an.

Verwendung in der Frauenheilkunde: Ähnlich wie die verwandte Arnika und die Ringelblume gehört das Gänseblümchen seit unzähligen Jahrhunderten zu den bewährten Wundheilpflanzen. Als solche wurde es bei Quetschungen oder Blutergüssen meist zu Pflanzenbrei verarbeitet und aufgelegt. Einer der alten Beinamen lautet daher Solidago minor, denn alle Wundkräuter hießen einst Consolida oder Solidago (vom lateinischen solidum agere = »fest, gesund machen; heilen«). Heute gebraucht man die aus der frischen, blühenden Pflanze hergestellten Tiefpotenzen immer noch bei Blutergüssen,

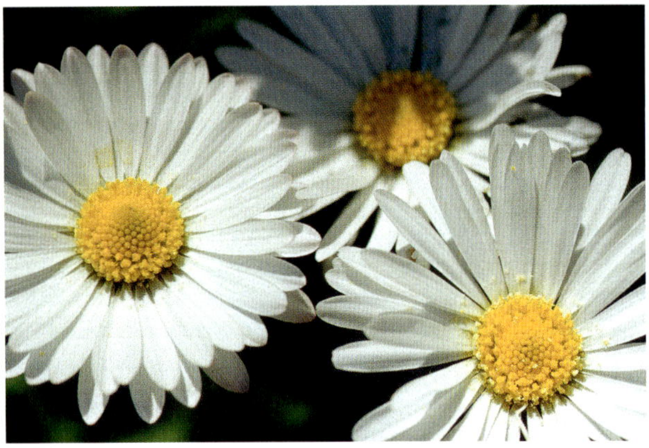

In der Homöopathie trägt das Gänseblümchen den Beinamen »Arnika der Gebärmutter«, denn Bellis fördert die Rückbildung nach der Geburt. (Foto: M. Madejsky)

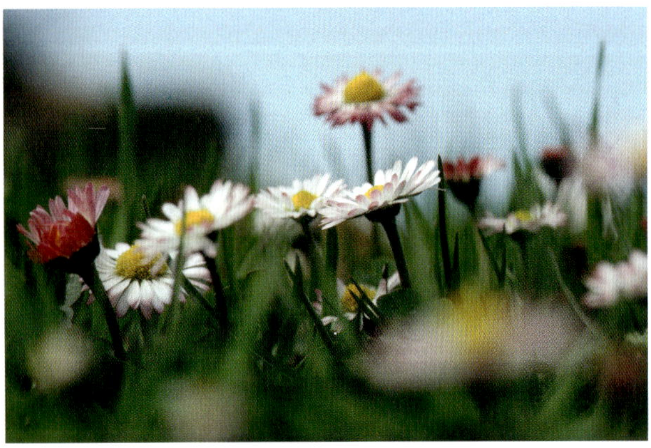

Frühlingswiese mit Gänseblümchen (Foto: O. Rippe)

Prellungen und Quetschungen, wo sie Wundmittel wie Arnica, Calendula und Hypericum ergänzen. Daher ist Bellis etwa in dem Komplexmittel Traumeel von Heel enthalten, das zum Beispiel nach Operationen das rasche Abschwellen und die Resorption von Blutergüssen sowie die allgemeine Wundheilung begünstigt.

Außerdem ist Bellis, im Volksmund nicht umsonst Tausendschön genannt, auch eine Heilpflanze für die Haut und die Schönheit. Ihre Blüten zieren nämlich nicht nur Teemischungen für die Schönheit, sondern sie regen den Hautstoffwechsel an und helfen, Eiter und Furunkel abzubauen. Nicht zuletzt wirkt Bellis wegen seiner antiviralen Saponine sogar einem Lippenherpes entgegen (z. B. Bellis-Urtinktur zweimal täglich 10 Tropfen innerlich und äußerlich zum Betupfen).

In der Frauenheilkunde und Geburtshilfe hat sich das Gänseblümchen ebenfalls einen festen Platz erobert. Es wird vor allem zur Förderung der Rückbildung nach der Geburt gebraucht, denn es strafft das Bindegewebe und wirkt speziell auf die Beckenorgane kräftigend. Daher wird Bellis von Homöopathen auch »Arnika der Gebärmutter« genannt. Wenn also nach einer anstrengenden oder langwierigen Geburt ein »Gefühl des Herabdrängens in der Gebärmutter, als ob alles unten hinausbrechen wollte«, besteht (Julius Mezger, Gesichtete homöopathische Arzneimittellehre, 2005), dann kann das Gänseblümchen hilfreich sein (z. B. Bellis D3, je nach Reaktion einige Wochen lang zwei- bis dreimal täglich 5 bis 10 Globuli im Mund zergehen lassen). Sofern eine ausgeprägte Bindegewebsschwäche besteht und die Frau unter Senkungsbeschwerden leidet, kann man ebenfalls eine Kur mit dem Rückbildungselixier versuchen, das zusammen mit Beckenbodentraining, Zinnkraut-Sitzbädern und Schüßlersalzen (z. B. Calcium fluoratum D6) das Bindegewebe auch dann noch strafft, wenn die Geburten vielleicht schon einige Jahre zurückliegen. In der Homöopathie bewährt sich Bellis darüber hinaus auch während der Schwangerschaft, wenn die Bauchdecke empfindlich ist und schmerzt, vor allem nach Überanstrengung, aber auch ohne Grund (Bellis D4). Höhere Potenzen (z. B. Bellis C30) kommen vor allem bei den »Bauchmenschen« in Frage, die ein

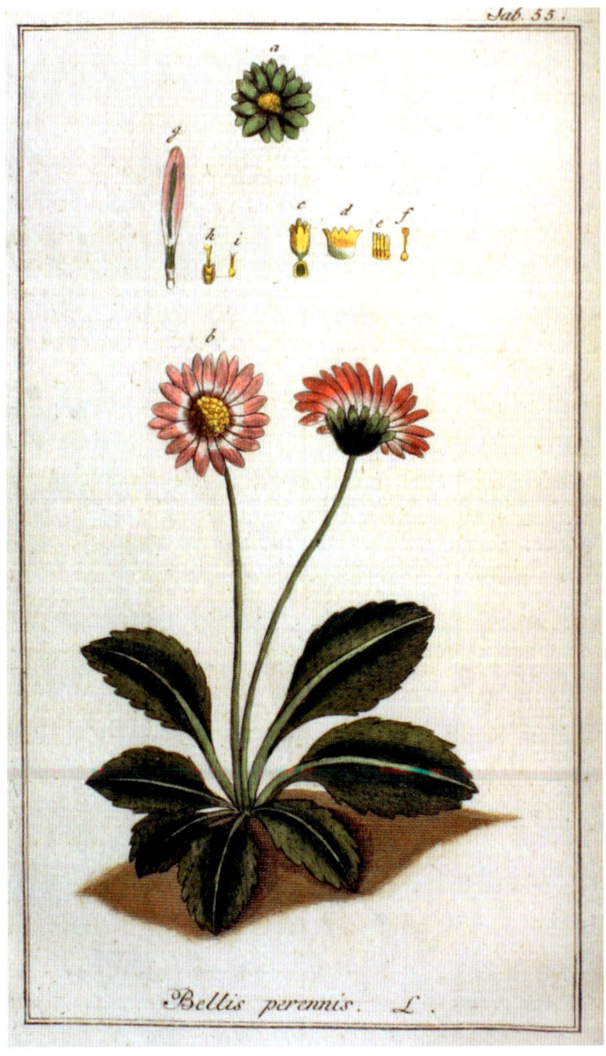

Gänseblümchen (Kupferstich, um 1800)

ständiges Wundheitsgefühl im Bauchraum spüren, nach Bauchoperationen unter Narbenzug leiden, deren Gebärmutter sich während der Regel wie gequetscht anfühlt und die während der Schwangerschaft wegen Bauchmuskel- oder Mutterbänderschmerz kaum gehen können.

Rezept: Rückbildungstee (Kräuterladen)

Frauenmantelkraut	30 g
Gänseblümchenblüten	20 g
Gänsefingerkraut	20 g
Hirtentäschelkraut	30 g
Zinnkraut	50 g

Mischen, 2 Teelöffel pro Tasse à 200 ml heiß überbrühen, 10 bis 12 Minuten ziehen lassen, abseihen und über den Tag verteilt 2 bis 3 Tassen trinken.

Ergänzend sind Rückbildungsgymnastik sowie bindegewebskräftigende Mittel sinnvoll (z. B. »metasilicea« von meta Fackler, zwei- bis dreimal täglich 20 Tropfen).

Rezept: Rückbildungselixier (Apotheke)

Acidum silicicum (Kieselsäure), Dil. D6	20 ml
Alchemilla vulgaris (Frauenmantel), Urtinktur	20 ml
Bellis perennis (Gänseblümchen), Dil. D3	20 ml
Helonias (Einhornwurzel), Dil. D2	20 ml
Stannum metallicum (Zinn), Dil. D8	20 ml

Über eine Apotheke von Spagyra bestellen, selbst mischen oder mischen lassen. Zur Förderung der Rückbildung nach der Geburt 6 bis 8 Wochen lang täglich zwei- bis dreimal 15 bis 20 Tropfen im Mund zergehen lassen oder in etwas Wasser einnehmen. Bei Neigung zu Bindegewebsschwäche im Unterleib mit Senkungsbeschwerden empfiehlt sich ergänzend eine Kur mit Senecio comp., Suppositorien von Wala (zweimal pro Woche 1 Zäpfchen rektal).

Handelsprodukte:
Gänseblümchenblüten (Bellidis flos)
Gänseblümchen-Urtinktur (Bellis-perennis-Urtinktur; Ceres, DHU, Spagyra)

Sammeltipps: Die Blüten und die zarten Blätter kann man im gesamten Sommerhalbjahr sammeln. Idealer Erntezeitpunkt ist ein zunehmender Mond in den Zeichen Stier oder Krebs. Das Sammelgut wird dann am besten auf ausgespannten Tüchern getrocknet – häufiges Wenden ist erforderlich.

Anwendungsbeschränkungen: keine.

Gänsefingerkraut – Das Krampfkraut der Volksmedizin

»Viele Leute haben ihm [dem Gänsefingerkraut], nach seiner Wirkungsweise, den Namen Krampfkraut gegeben. Tee von Anserinenkraut ist ein vortreffliches Mittel bei Krampfanfällen, seien dieselben im Magen, im Unterleib oder wo immer.«
(Sebastian Kneipp, Wasserkur und Pflanzenatlas, 1892)

Namen: Anserine, Fingerkraut, Gänserich, Krampfkraut, Silberkraut, Stierlikraut.

Botanischer Name: Gänsefingerkraut (Potentilla anserina), Rosengewächse (Rosaceae).

Signaturen und Astrologie: Der rhythmische Aufbau der gefiederten Blätter deutet bereits an, dass diese Pflanze Einfluss auf rhythmische Prozesse wie die Menstruationsblutung nimmt. Die edle Zähnung am Blattrand lässt sogleich das Rosengewächs erkennen und zeigt die Planetenkraft der Venus an, die im Menschen unter anderem über die Gebärmutter regiert. Die silbrige Behaarung offenbart eine gewisse Zugehörigkeit zum Mond, der über die Mondblutung regiert. Damit vereinen sich im Gänsefingerkraut die weiblichen Planetenkräfte von Mond und Venus auf harmonische Weise. Die gelben Blüten zeigen Sympathie zur Gelbsucht an und verleihen dem Gänsefingerkraut auch Sonnenkräfte. Das Wesen dieser Pflanze ist es, Gelassenheit zu spenden, einer Krampfneigung und übermäßigen Flüssigkeitsverlusten entgegenzuwirken.

Wirkstoffe: Das Kraut enthält 6 bis 10 Prozent Gerbstoffe (vor allem Ellagitannine) sowie Flavonoide, Anthocyanidine, Cholin, Phenolcarbonsäuren und Cumarine.

Heileigenschaften: krampflösend auf die glatte Muskulatur, blutflusshemmend, entzündungswidrig, zusammenziehend, stopfend.

Verwendung in der Frauenheilkunde: Wie der Beiname Krampfkraut schon besagt, sind die volksmedizinischen Hauptanwendungsgebiete des Gänsefingerkrauts Krämpfe aller Art. Großangelegte wissenschaftliche Studien liegen hierüber zwar nicht vor. Dafür konnten Pflanzenforscher die krampflösende Wirkung einer Abkochung von Gänsefingerkraut am isolierten Gebärmuttermuskel aufzeigen, und seit den dreißiger Jahren bestätigten auch forschende Ärzte mehrfach die volksmedizinischen Erfahrungen: »Bliss behandelte in Kooperation mit anderen Kollegen 25 Patientinnen mit starken Regelbeschwerden, die nicht arbeitsfähig waren, mit Gänsefingerkraut über mehrere Monate. Die Hälfte der Patientinnen reagierte mit nahezu völliger Beschwerdefreiheit« (Harnischfeger/Stolze, Bewährte Pflanzendrogen in Wissenschaft und Medizin, 1983).

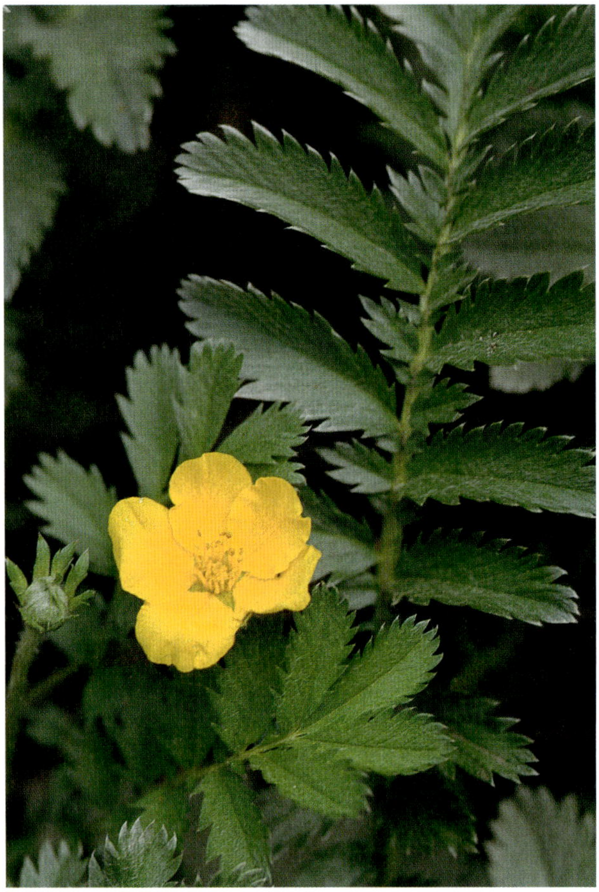

Volksmediziner wie etwa Kräuterpfarrer Kneipp nannten das Gänsefingerkraut wegen seiner spasmolytischen Heilkräfte »Krampfkraut«. (Foto: M. Madejsky)

Daher kommt das Gänsefingerkraut heute in Form von Kräuterteemischungen oder, wie einst bei den Kelten üblich, in Milch gesotten bei krampfartigen Regelbeschwerden zum Einsatz. Erfahrungsgemäß ist die beste Wirkung bei längerfristiger Anwendung zu erwarten oder wenn der Tee bereits einige Tage vor Blutungseintritt vorbeugend getrunken wird. Doch Spontaneffekte sind durchaus möglich.

Das Kraut wirkt keineswegs nur auf die Gebärmutter mild krampflösend, sondern es lindert ebenfalls Krämpfe der glatten Muskulatur von Darm, Harnblase, Gallenblase sowie der Gefäße. Daher lobte Pfarrer Kneipp das Gänsefingerkraut gleichermaßen bei Bauchkrämpfen und Blähkoliken der Kinder. Aber auch bei Darmkrämpfen im Rahmen eines Reizdarmsyndroms oder bei leichten krampfartigen Gallenblasenbeschwerden kann es Linderung bewirken, und ebenso hat es sich als krampflösendes Begleitmittel bei bakteriellen Blasenentzündungen bewährt. Deswegen findet sich das Gänsefingerkraut neben der Goldrute und dem Zinnkraut in dem pflanzlichen Komplexmittel Solidagoren N von Klein, das sich unter anderem zur vorbeugenden Durchspülung bei Neigung zu Harnblasensteinen oder Nierengrieß bewährt hat.

Nicht zuletzt kann das krampflösende und Gelassenheit spendende Gänsefingerkraut sogar eine Migräne günstig beeinflussen (Migränetee siehe Seite 180).

Als Helferpflanze eignet es sich vor allem für solche Frauen, die auch eine Neigung zu seelischen Verkrampfungen haben, die nicht loslassen können und die vielleicht durch Stress ihre natürlichen Rhythmen durcheinanderbringen und überhaupt alle Probleme im Unterleib austragen.

Es ist eine Kardinalheilpflanze für sogenannte Bauchmenschen, die ihren Darm oder ihre Gebärmutter immer wieder unangenehm spüren.

Schließlich sei noch darauf hingewiesen, dass die Pflanze als Gerbstoffdroge das Bindegewebe kräftigt wie kaum ein anderes Kraut. Aus diesem Grund ist sie häufiger Bestandteil sogenannter Rückbildungstees (siehe Seite 109) und wird von Volksmedizinern ebenso bei Gebärmuttersenkung gelobt. Wie auch andere gerbstoffreiche Rosengewächse (z. B. Frauenmantel), so erweist sich das Gänsefingerkraut vor allem in Form von Sitzbädern als gewebestraffend, weshalb es in alten Kräuterbüchern heißt, dass das Gänsefingerkraut die Frauen zusammenzieht, als wenn sie Jungfrauen wären. Diese im Fachjargon adstringierend genannten Heileigenschaften sind gleichermaßen bei Weißfluss nützlich. Vaginalspülungen mit gerbstoffhaltigem Gänsefingerkrauttee können dann die Zellen am Muttermund zusammenziehen und die Sekretion mindern.

Rezept: Gänsefingerkrautmilch (Kräuterladen)
Als Milchabkochung zubereitet, erweist sich das Gänsefingerkraut als recht magenverträglich. Die Kelten sollen das Kraut in Ziegenmilch gesotten haben.

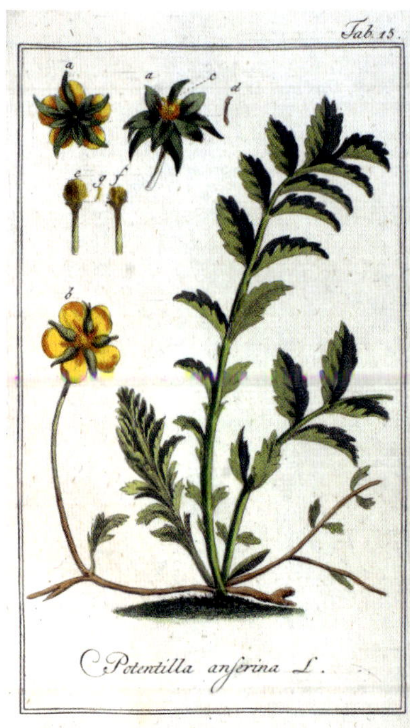

Gänsefingerkraut (Kupferstich, um 1800)

So wird's gemacht:
- 1 Handvoll frisches Gänsefingerkraut oder 2 Esslöffel getrocknete Handelsware in ¼ l Milch zum Kochen bringen.
- Das Ganze etwa 5 Minuten auf kleinster Flamme köcheln lassen, dann den Topf vom Herd nehmen und zugedeckt abkühlen lassen.
- Durch ein Sieb abseihen.

Anwendung: Bei Bedarf (Bauchkrämpfen, Menstrualkolik) die warme Gänsefingerkrautmilch schluckweise trinken.

Rezept: Krampflösende Teemischung (Kräuterladen)

Damianablätter	30 g
Frauenmantelkraut	40 g
Gänsefingerkraut	50 g
Klatschmohnblüten	20 g
Melissenblätter	20 g
Schafgarbe	20 g

Die Kräuter mischen, 2 Teelöffel pro Tasse à 200 ml heiß überbrühen, 8 bis 10 Minuten ziehen lassen und abseihen. Bei Unterleibskrämpfen 3 bis 5 Tassen über den Tag verteilt oder schon vorbeugend ab einer Woche vor Eintritt der Regelblutung täglich 2 bis 3 Tassen trinken.

Rezept: Gänserichwein bei Kinderwunsch

»Wider die Unfruchtbarkeit der Weiber: Nim Genserichkraut 2 Handvoll / Majeran 1 Handvoll / Nägelein (Gewürznelken) anderthalb Loth / fein Zucker 6 Loth. Zerschneide gemeldte Stück klein / thue sie in eine Kanne oder ander bequem Geschirr / schütte darüber ein Maß guten weissen Wein / verlutir den Ranfft der Kanten wol / stelle sie in ein siedenden Kessel mit Wasser / und lasse sie vier Stunden wol darinn sieden / wann es kalt geworden ist / so seihe den Tranck durch ein Tuch / und gib dem Weib alle Morgen und Abend / wann der Magen nüchtern ist / 3 oder 4 Untzen davon zu trincken.« (Jakobus Tabernaemontanus, Kräuterbuch, 1731)

Handelsprodukte:

Gänsefingerkraut (Anserinae herba)
Potentilla-anserina-Urtinktur (DHU, Spagyra)
Cefadian-Dragees (200 mg Trockenextrakt; Cefak)

Sammeltipps: Man erntet vor allem die Blätter der blühenden Pflanze und hängt diese in Büscheln zum Trocknen auf. Idealer Sammelzeitpunkt ist ein zunehmender Mond in den Zeichen Waage oder Skorpion. Für eine Milchzuckerverreibung wäre allerdings auch die ganze Pflanze mitsamt Wurzel interessant, da diese Bodenkupfer speichert.

Anwendungsbeschränkungen: Bei hoch dosierter Einnahme oder bei magenempfindlichen Personen kann sich eine bestehende Reizmagensymptomatik verstärken. Ebenso verstärkt das Gänsefingerkraut eine Neigung zu Stuhlverstopfung.

Geißraute – Kraftfutter für die Milchbildung

»Columella schreibet / dass dieser Klee den Bienen / Hünern / Geissen / Kühen und anderen Thieren fast gut sey / dann er gebe ihnen viel Milch / und macht sie feist.«
(Jakobus Tabernaemontanus, Kräuterbuch, 1731)

Namen: Bockskraut, Fleckenkraut, Geißklee, Suchtkraut, Ziegenraute.

Botanischer Name: Geißraute (Galega officinalis), Schmetterlingsblütler (Fabaceae).

Signaturen und Astrologie: Die gefiederten Blätter zeigen Merkur an, der im Körper unter anderem über die Hormone regiert. Und die weißlichen, schleimig-fad schmeckenden Blüten erlauben eine Zuordnung zum Mond, der als Regent über alle Flüssigkeiten auch über die Milchbildung herrscht.

Wirkstoffe: Im blühenden Kraut finden sich Guanidinderivate wie Galegin sowie Flavonoide, Saponine, wenig Gerbstoffe sowie Chromsalze.

Heileigenschaften: blutzuckersenkend, milchbildend, schweißtreibend.

Verwendung in der Frauenheilkunde: Wie der botanische Name (vom griechischen gála [= »Milch«]) bereits anklingen lässt, wird die Geißraute seit langem zur Anregung der Milch-

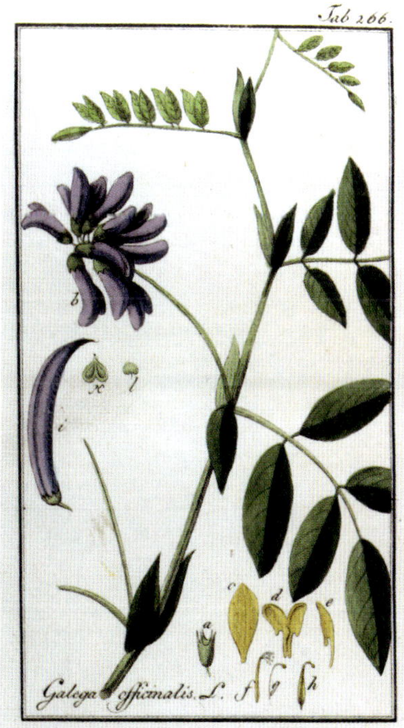

Geißraute
(Kupferstich, um 1800)

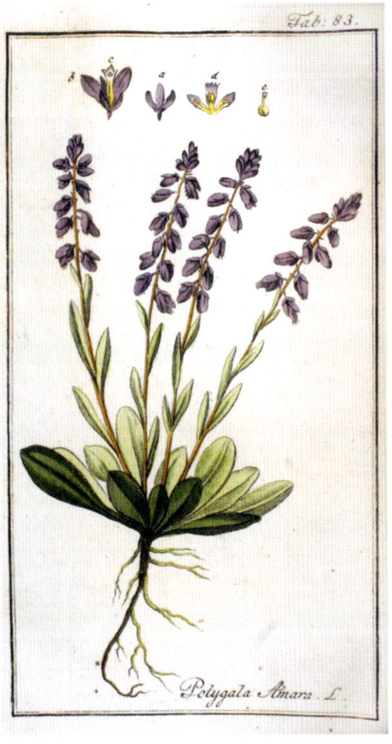

Bittere Kreuzblume (Polygala amara; Kupferstich, um 1800)
Nomen est omen: Im botanischen Namen Polygala findet sich wiederum das Wort gála (= »Milch«), das verspricht eine die Milchbildung anregende Heilwirkung.

bildung gebraucht. Die üppig blühende Staude dient als Bienenweide und Futterpflanze, die in dem Ruf steht, die Milchleistung der Kühe um bis zu 30 Prozent zu steigern und die Qualität der Milch zu verbessern. Die Kälber nehmen rascher an Gewicht zu und sind robuster, wenn man der Mutterkuh Galega zufüttert.

Was den Tieren hilft, hilft oft auch dem Menschen. Bereits Untersuchungen im 19. Jahrhundert ergaben, dass sich der Gebrauch von Geißrautenkraut zur Anregung der Milchbildung durchweg positiv auf die Säuglinge auswirkte. Die Kinder, deren Mütter während der Stillzeit Geißraute bekamen, zeigten ein besseres Allgemeinbefinden und waren ruhiger als andere Säuglinge. Das bedeutet, dass die Geißraute eigentlich in keinem Milchbildungstee fehlen sollte, denn sie erhöht die Menge der Milch und verbessert deren Qualität. Eine durch den Geißklee angeregte Milchbildung wirkt sich günstig auf die körperliche Entwicklung, die Abwehrkräfte und die Ausgeglichenheit des Säuglings aus.

Rezept: Milchbildungstee (Kräuterladen)

Brennnesselblätter	20 g
Frauenmantelkraut	50 g
Geißrautenkraut	30 g
Kreuzblumenkraut, Bitteres	20 g
Mariendistelkraut	30 g

Alle Kräuter mischen, 1 bis 2 Teelöffel pro Tasse heiß überbrühen, etwa 8 bis 10 Minuten ziehen lassen, abseihen und jeweils ½ bis 1 Stunde vor dem Stillen 1 Tasse trinken.

Handelsprodukte:
Geißrautenkraut (Galegae herba)
Geißrauten-Urtinktur (Galega-officinalis-Urtinktur; DHU, Spagyra)

Sammeltipps: Die Geißraute lässt sich leicht im Garten ziehen. Man erntet das blühende Kraut am besten bei zunehmendem Mond im Zeichen Krebs und hängt es an einem schattigen Platz in Büscheln kopfüber zum Trocknen auf.

Anwendungsbeschränkungen: keine.

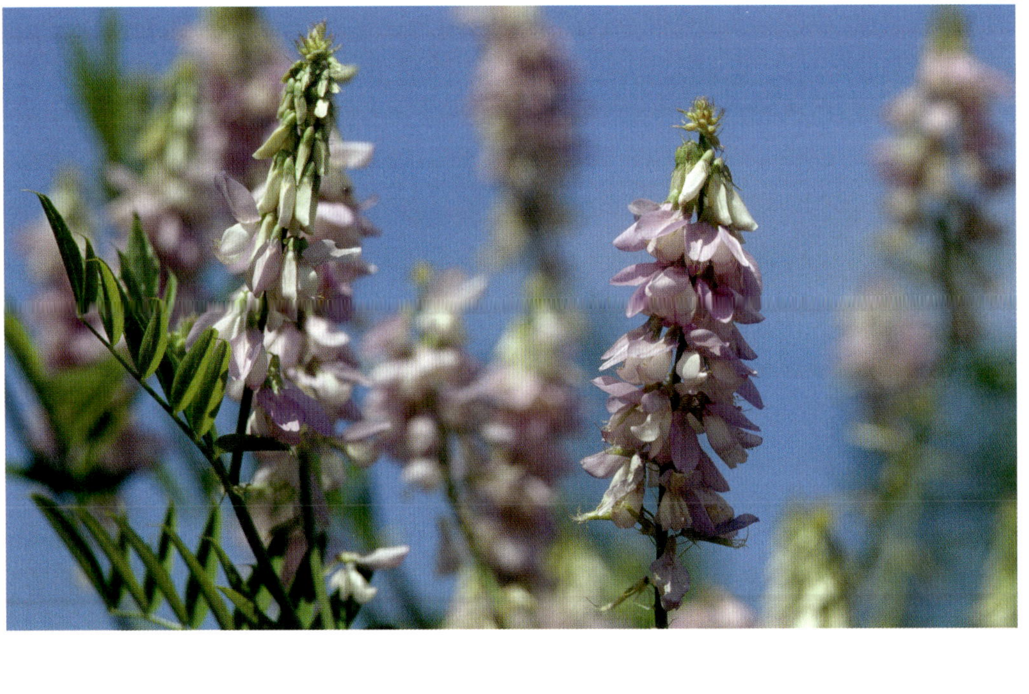

Milchmangel muss nicht sein: Als Futter- wie auch als Teekraut steigert die Geißraute beim Milchvieh sowie beim Menschen die Milchbildung und verbessert die Qualität der Milch. (Foto: M. Madejsky)

g

Gelbwurz, Kanadische – Heilt Muttermundentzündungen

»Äußerlich wird Hydrastis gebraucht bei Haut- und Krebsgeschwüren in Form von Umschlägen (1:10) oder als Hydrastis-Glyzerin (1:20) bei Schleimhautgeschwüren und chronischen Katarrhen der Nase und des Uterus in Form von Bepinselungen oder Tampons (bewährt).«
(Karl Stauffer, Klinische homöopathische Arzneimittellehre, 1988)

Namen: Gelbwurzel, Goldsiegel, Hydrastiswurzel, Kanadisches Wasserkraut.

Botanischer Name: Kanadische Gelbwurz (Hydrastis canadensis), Hahnenfußgewächse (Ranunculaceae).

Signaturen und Astrologie: Die großlappigen Blätter wie auch die gelbfärbenden Inhaltsstoffe der Wurzel (Berberin) lassen nach der Signaturenlehre auf eine Wirkung auf großlappige Organe wie die Leber schließen.

Die Bluten, deren weiße Staubblätter kranzartig oder auch wie kleine Antennen erscheinen, zeigen die Zugehörigkeit zum Mond an, der im menschlichen Körper unter anderem über Haut und Schleimhaut regiert. Mondhaft ist ebenso der Standort auf feuchten Böden. Die leichte Giftigkeit zeigt außerdem den Einfluss von Mars an, womit der Wirkungsbereich bereits grob eingegrenzt ist: entzündliche Prozesse (Mars) von Haut oder Schleimhaut (Mond).

Wirkstoffe: Die Wurzel enthält Alkaloide wie Hydrastin, Berberin und Canadin sowie Gerbstoffe, ätherisches Öl und Harz.

Heileigenschaften: entzündungswidrig, zusammenziehend, antibakteriell, antiviral, amöbizid, antimykotisch, uterusstimulierend, blutstillend.

Verwendung in der Frauenheilkunde: Ähnlich wie der in Europa heimische Sauerdorn (Berberitze siehe Seite 66) wurde auch die Kanadische Gelbwurz in ihrer Heimat ursprünglich als Heilmittel bei Wechselfieber oder Malaria sowie als Antiseptikum gebraucht. Die Wurzel, die wie Berberitze und Schöllkraut das antimikrobielle Alkaloid Berberin enthält, gelangte im 18. Jahrhundert zunächst nach England und wurde erst im 19. Jahrhundert in den deutschen Arzneischatz aufgenommen. Hierzulande bediente man sich vor allem der Alkoholextrakte (z.B. der Urtinktur) und gebrauchte diese bevorzugt bei gynäkologischen Leiden. Bis heute sind die Urtinktur wie auch die Tiefpotenzen von Hydrastis in erster Linie Bestandteile von entzündungswidrigen Komplexen, die bei entzündeten Schleimhäuten von Mund, Nase oder auch am Muttermund aufgetragen, zur Spülung oder als Tamponade gebraucht werden. Weil die Kanadische Gelbwurz zusammenziehende sowie entzündungswidrige Kräfte besitzt und darüber hinaus sogar eine breite antimikrobielle Wirkung zeigt, kommt die Urtinktur gleichermaßen bei Lippenherpes zum Einsatz.

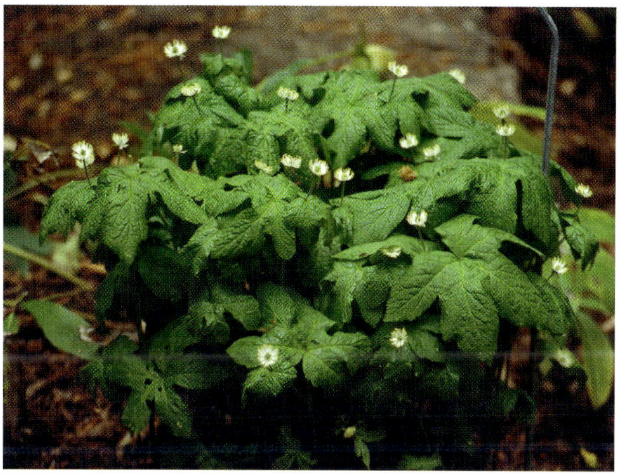

Blühende Gelbwurz im Botanischen Garten München (Foto: O. Rippe)
Die Urtinktur bewährt sich bei Schleimhauterkrankungen wie etwa bei gelblichem Ausfluss oder bei Gebärmutterpolypen.

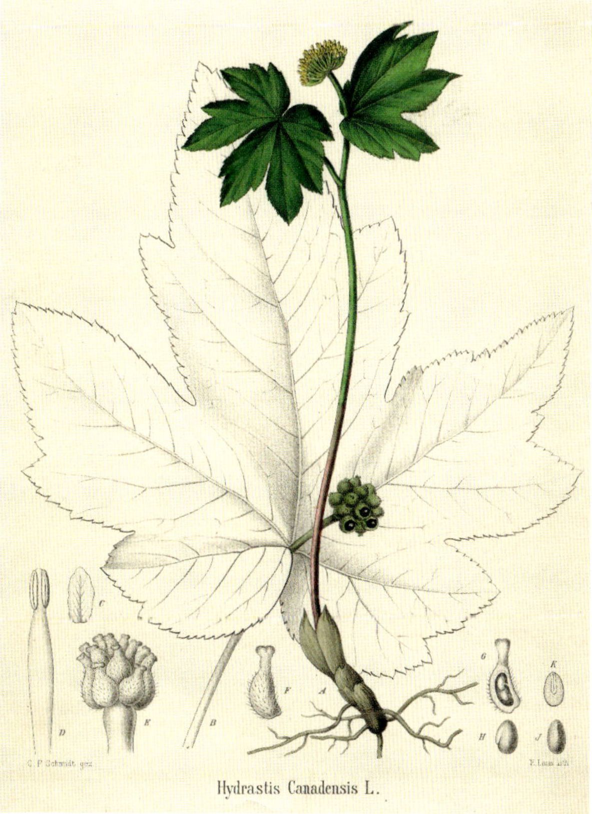

Kanadische Gelbwurz (Stahlstich, um 1880)

Eben wegen der antibakteriellen, antiviralen und antimykotischen Effekte der Hydrastis-Urtinktur wird diese von erfahrenen Frauenärzten wie dem Homöopathen Erwin Schlüren bei Entzündungen am Muttermund (Cervicitis) in

Form von Pinselungen am Muttermund empfohlen. Weil Pinselungen aufwendig sind und nicht alle Frauen diese selbst durchführen mögen, kann man es im Bedarfsfall genauso gut mit einer Tamponade versuchen: 1 ml Hydrastis-Urtinktur mit 20 ml Glyzerin vermischen und bei Bedarf ein- bis zweimal täglich einen Minitampon damit tränken und in die Scheide einführen. Solche Hydrastis-Tamponaden oder Vaginalzäpfchen mit Hydrastris können bei konsequenter Anwendung sogar virusbedingte Entzündungen am Muttermund bekämpfen. Bei den oftmals virusbedingten Zellveränderungen am Muttermund, also bei Pap-Abstrich-Ergebnissen ab Pap III, kann man eine Lokalbehandlung mit Hydrastis versuchen. In solchen Fällen führt man täglich mit der Hydrastis-Glyzerin-Mischung getränkte Tampons oder antivirale Vaginalkugeln bis einige Tage vor dem nächsten Pap-Abstrich in die Scheide ein. Nicht selten verbessern sich die Abstrichergebnisse durch solche Lokalbehandlungen schon innerhalb weniger Wochen, so dass manchmal eine Konisation umgangen werden kann.

Pinselungen, Tamponaden oder Zäpfchen mit Hydrastis können auch bei Polypen am Muttermund versucht werden. Denn Hydrastis wirkt innerlich wie äußerlich angewandt zusammenziehend, entzündungswidrig und blutstillend, so dass sich leicht blutende Polypen gut damit behandeln lassen. Die homöopathischen Tiefpotenzen (z. B. Hydrastis D4) bewähren sich darüber hinaus auch innerlich als Polypenmittel bei Gebärmutterpolypen (z. B. Nestmann Komplex Nr. 48 Hydrastis F, zweimal täglich 10 bis 15 Tropfen über einige Monate hinweg eingenommen).

Weitere frauenheilkundliche Anwendungsgebiete sind Störungen des Gallenflusses, Bindegewebsschwäche mit Senkungsbeschwerden, Neigung zu dickem und gelbem Ausfluss, Myome und Myomblutungen sowie Brustknoten (z. B. Truw Compositum Nr. 29 Hydrastis). Damit gehört die Kanadische Gelbwurz zu den sogenannten sykotischen Mitteln, die einer Neigung zu Knotenbildung, zu Myomen oder Polypen vor allem dann entgegenwirken, wenn diese durch entzündliche Prozesse mitverursacht wurden (z. B. Hydrastis D4, zweimal täglich 10 bis 15 Globuli oder Tropfen).

Nicht zuletzt nutzt man Hydrastis noch bei Gebärmutterblutungen. In der kanadischen Volksmedizin wurde die Wurzel einst ähnlich gebraucht wie hierzulande das giftige Mutterkorn oder das Hirtentäschel, nämlich zum Stillen von Geburtsblutungen.

Verantwortlich für die blutstillende Wirkung sind die in der Wurzel enthaltenen Gerbstoffe und ebenso die Alkaloide, die zu Gebärmutter- und vermutlich auch zu Gefäßkontraktionen führen und somit den Blutfluss hemmen. Ähnlich wie die Berberitze wird daher auch Hydrastis bei Gebärmutterblutungen empfohlen, und zwar bevorzugt dann, wenn die betroffenen Frauen gleichzeitig unter Gallenflussstörungen und Bindegewebsschwäche leiden und vielleicht sogar eine Tendenz zu geschwürigen oder krebsigen Entartungen und Neubildungen zeigen (Dyskrasie).

Rezept: Antivirale Vaginalkugeln (Apotheke)

Adeps solidus (Hartfett)	18 g
Ceres Echinacea (Sonnenhut), Urtinktur	1 ml
Hydrastis canadensis (Kanad. Gelbwurz) Urtinktur	1 ml
Oleum aeth. Rosae verum (Echtes Rosenöl)	3 Tropfen
Vitamin-A-Fluid (für kosmetische Zwecke)	10 Tropfen

So wird's gemacht:
- Das Hartfett in einer Schüssel im Wasserbad erhitzen und verflüssigen.
- Die Schüssel aus dem Wasserbad nehmen und unter ständigem Umrühren nacheinander Echinacea- und Hydrastis-Urtinktur einrühren.
- Sobald die Zäpfchenmasse milchig wird, kann man das Rosenöl und das Vitamin-A-Fluid einarbeiten.
- Unter ständigem Umrühren die Masse allmählich abkühlen lassen, bis sie milchig trüb geworden ist und eine wachsartige Konsistenz hat.
- Dann aus jeweils ½ Teelöffel Zäpfchenmasse in den sauberen Händen 10 bis 15 Kugeln formen und diese in einem Döschen auf Watte legen. Im Kühlschrank aufbewahrt, halten sich die Vaginalkugeln einige Monate lang.

Anwendung: Die antiviralen Vaginalkugeln verstehen sich als ergänzende Maßnahme bei virusbedingten Entzündungen am Muttermund (z. B. Pap III) und können in solchen Fällen beispielsweise über einige Wochen hinweg im täglichen Wechsel mit Vagi-C-Vaginaltabletten von Taurus Pharma angewendet werden.

Rezept: Glyzerintamponade bei Polypen (Apotheke)

Hydrastis canadensis (Kanad. Gelbwurz) Urtinktur	3 ml
Sanicula europaea (Sanikel) Urtinktur	3 ml
Glyzerin	44 ml

Alles in eine Braunflasche mit Pipette geben und vor Gebrauch kräftig schütteln. Bei kleineren Polypen am Muttermund wenigstens 4 Wochen lang ein- bis zweimal täglich 15 bis 20 Tropfen auf einen Minitampon geben und diesen jeweils für 2 Stunden oder über Nacht in die Scheide einbringen.

Handelsprodukte:
Hydrastis-Urtinktur (Hydrastis-canadensis-Urtinktur; Spagyra)
Hydrastis canadensis (ab D4; DHU, Weleda)

Sammeltipps: Kanadische Gelbwurz lässt sich als Gartenpflanze ziehen. Die Wurzeln gräbt man am besten bei abnehmendem Mond im Zeichen Skorpion.

Anwendungsbeschränkungen: Hydrastis nicht in der Schwangerschaft gebrauchen, da es zu Gebärmutterkontraktionen führen kann! Die Kanadische Gelbwurzel ist wegen ihrer Alkaloide nicht zur hoch dosierten Dauereinnahme geeignet.

Ginseng – Ein Tonikum für weise Frauen

»Die auch bei Störungen der Sexualsphäre angewandte Droge enthält östrogene Stoffe, und bei Versuchen zeitigte sie beim männlichen Bitterling das Anlegen des Hochzeitskleides.«
(Gerhard Madaus, Lehrbuch der biologischen Heilmittel, 1938)

Namen: Allheilkraut, Echter oder Koreanischer Ginseng, Kraftwurzel, Lebensverlängerungswurzel, Menschenwurzel, Samwurzel. Der botanische Name Panax setzt sich aus den griechischen Wörtern pãn (= »ganz, all, jeder«) und ákos (= »Heilung, Heilmittel«) zusammen.

Botanischer Name: Ginseng (Panax ginseng), Efeugewächse (Araliaceae).

Signaturen und Astrologie: Wegen ihrer menschenähnlichen Gestalt erkannten die Signaturenkundigen in der Ginsengwurzel ein Heilmittel für den ganzen Menschen. Vor allem solche Wurzeln, die einen penisartigen Auswuchs hatten, hielt man für besonders aphrodisierend und wertvoll.

Die rötlichen Früchte zeigen einerseits Sympathie zu Entzündungen sowie zum Blut, andererseits ermöglichen sie eine Zuordnung zum Mars, der für die männliche Sexualkraft und für die Wehrhaftigkeit steht: So ist die Ginsengwurzel ein Tonikum und Lebenselixier, das in Stressphasen Durchhaltevermögen verleiht und Erschöpfungszuständen sowie frühzeitigem Altern nach Überarbeitung entgegenwirkt. Die weitreichenden Heilkräfte der Ginsengwurzel wie auch die Tatsache, dass traditionell nur die Wurzeln sechsjähriger Pflanzen verwendet werden, weist auf sonnenhaftes Wirken hin.

Wirkstoffe: Die Wurzel enthält Triterpensaponine (bislang sind etwa 25 verschiedene Ginsenoside bekannt, die zur übergeordneten Gruppe der Glykoside gehören), ferner Gerbstoffe, Bitterstoffe und Schwefelverbindungen, Aminosäuren, Steroide, Vitamine (B und C u. a.), Mineralstoffe (z. B. Germanium), Peptide, Polysaccharide, ätherische Öle und Stärke.

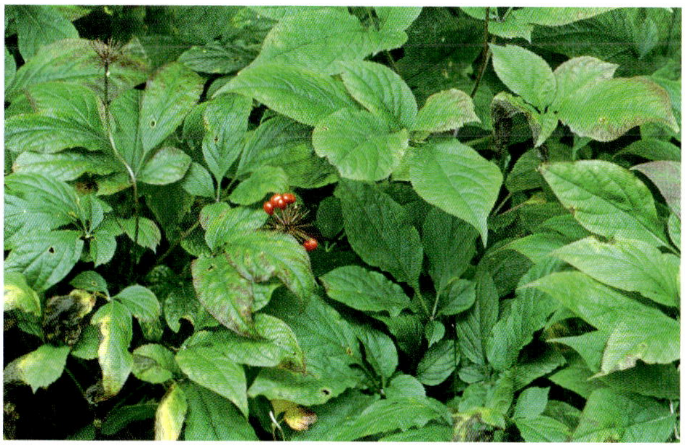

Die Kraft des Ginseng verbirgt sich unter der Erde. (Foto: C. Rätsch)

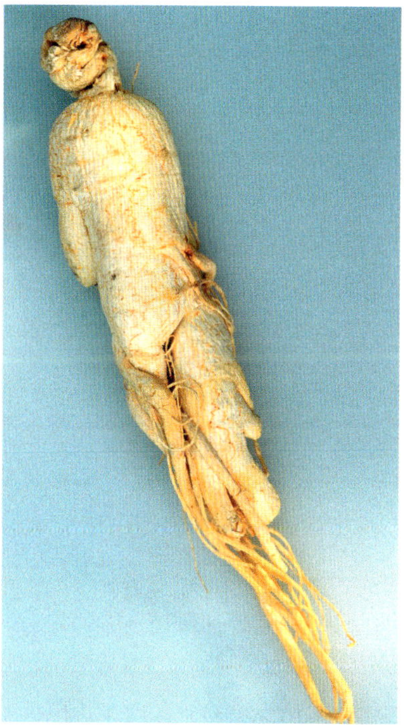

Ginsengwurzel (Foto: O. Rippe) In der Traditionellen Chinesischen Medizin (TCM) verwendet man die »Lebensverlängerungswurzel« als Tonikum für den Geist und für die Sexualkraft sowie als Nebennierentonikum und Lebenskraftspender.

Heileigenschaften: allgemein tonisierend, sexuell stimulierend, geistanregend und gedächtnisstärkend, östrogenartig, blutzuckersenkend; adaptogen (steigert die allgemeine Belastbarkeit und Leistungsfähigkeit), entzündungswidrig, immunmodulierend; stimuliert die Nebennieren.

Verwendung in der Frauenheilkunde: In der chinesischen und mongolischen Medizin spielt der Ginseng seit Jahrtausenden vor allem als Lebenskraftspender und Sexualtonikum eine große Rolle. Er genießt den Ruf eines Allheilmittels und gilt insbesondere als giftwidrig, verjüngend, lebensverlängernd sowie lungenstärkend. In der Traditionellen Chinesischen Medizin (TCM) gebraucht man den Ginseng darüber hinaus zum Ausgleich der Yin- und Yang-Kräfte im Menschen. In der Tat konnte man den Ginsenosiden unterschiedliche Wirkungen nachweisen: Ginsenosid Rg 1 Panaxatriol wirkt anregend (Yang-Wirkung), wohingegen Ginsenosid Rb 1 Panaxadiol mehr beruhigend wirkt (Yin-Wirkung). In der TCM wird der Ginseng speziell auch bei Nierenschwäche eingesetzt, wobei man die Nierenkräfte in China mit den Wurzelkräften gleichsetzt – die Niere gilt als Wurzel des Lebens und als Ursprung und Quelle aller primären Yin-Yang-Kräfte. Mit Ginseng nimmt man daher bei Erschöpfungszuständen aller Art Einfluss auf Nieren, Nebennieren und das Nervensystem.

In der westlichen Naturheilkunde hat sich der Ginseng ebenfalls seinen festen Platz erobert: als Mittel zur Nervenstärkung, als allgemein wirksames und sexuell stimulierendes Tonikum, als Rekonvaleszenzmittel oder bei nachlassender Spannkraft im Alter.

Obwohl intensiv erforscht, konnte man die breitgefächerten Heilkräfte bislang noch keinem isolierten Wirkstoff zuordnen. Wie so oft scheint auch beim Ginseng das gesamte Gemisch an der komplexen Wirkung beteiligt zu sein. Als effektiv gelten überwiegend hohe Dosen (ab 2 g der Wurzel täglich), die über einen längeren Zeitraum hinweg eingenommen werden (3 Monate und länger). Denn erst dann entfaltet sich die Wirkung in vollem Umfang.

Ginseng stimuliert nachgewiesenermaßen die Gehirnaktivität über die Hypophyse und verbessert die Gedächtnisleistung und Konzentrationsfähigkeit. Die Wurzel erhöht außerdem die Kapillardichte sowie die Sauerstoffkapazität der Skeletettmuskulatur und wirkt allgemein immunstimulierend. Wie die nah verwandte Taigawurzel zählt auch der Ginseng zu den sogenannten Adaptogenen, welche die allgemeine Leistungsfähigkeit verbessern und den Menschen gegenüber Stress und schädlichen Außeneinflüssen resistenter machen. Daher wird der Ginseng in der Frauenheilkunde meist erst ab der Menopause gebraucht, wenn Gedächtnisleistung, Spannkraft, Vitalität und Libido spürbar nachlassen. Seine mild östrogenartige Wirkung genügt bei ausgeprägten Wechseljahrsbeschwerden zwar nicht, um schulmedizinische Hormongaben zu ersetzen, aber dennoch steigert der Ginseng bei kurmäßiger Einnahme das allgemeine Wohlbefinden und die Belastbarkeit. Erst durch die langfristige Einnahme von großen Mengen Ginsengwurzel kann es zum »Ginseng-Abuse-Syndrom« kommen, das mit Nervosität und Schlafstörungen einhergeht und zu Brustspannen oder wiederkehrender Blutung in der Menopause führen kann. Diesen östrogenartigen Effekt kann man jedoch auch in der Pubertät nutzen, um beispielsweise die Entwicklung der weiblichen Brüste zu stimulieren (z. B. mit Ginseng-Urtinktur von Weleda, zweimal täglich 20 bis 25 Tropfen über 3 Monate hinweg).

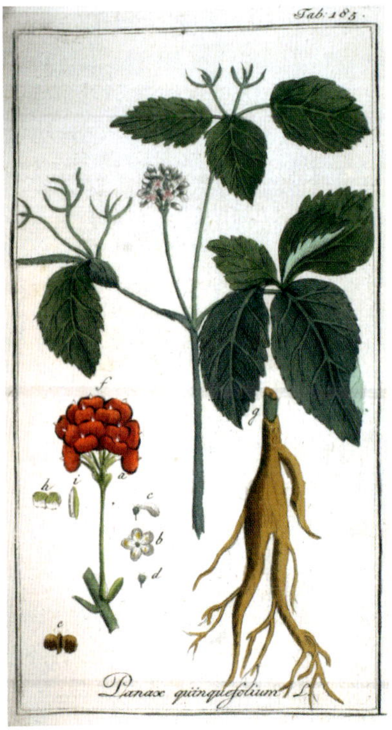

Ginseng (Kupferstich, um 1800)

Rezept: Frauentonikum für die Menopause (Kräuterladen)

Einhornwurzel	20 g
Ginsengwurzelpulver	40 g
Rotkleeblüten, ganz	30 g
Rosmarin, geschnitten	20 g
Silberkerzenwurzelpulver	40 g
Weißdornblätter, gerebelt	30 g
Weinbrand	nach Bedarf

So wird's gemacht:

- Alle Pflanzenteile mischen und zum gemeinsamen Ansatz in ein sauberes Einweckglas (ca. 750 ml) geben.
- Das Ganze randvoll mit Weinbrand übergießen, so dass möglichst wenig Luft im Glas verbleibt, und gut verschlossen an einen dunklen und zimmerwarmen Ort geben (z. B. Küchenschrank); ab und zu kräftig schütteln.
- Nach 4 bis 6 Wochen durch ein sauberes Küchentuch abfiltern, den Rückstand gründlich auspressen und das Frauentonikum zur Aufbewahrung in eine Braunflasche füllen, dann hält es sich mindestens 2 bis 3 Jahre.

Anwendung: Zur Steigerung des allgemeinen Wohlbefindens und der Gedächtnisleistung kurmäßig (z. B. ein- oder zweimal jährlich 2 Monate lang) zwei- bis dreimal täglich 1 bis 2 Teelöffel in etwas Wasser einnehmen.

Praxistipp: Wie man die Gedächtnisleistung steigert
Nach Dauerstress oder nach geistiger Überarbeitung weckt der Ginseng die Lebensgeister und verbessert die Gedächtnisleistung. Besonders bewährt hat sich eine Kur mit einer Kombination aus Ginseng (z. B. Ginseng-Urtinktur von Weleda, zweimal täglich 20 bis 30 Tropfen) und Neurodoron von Weleda (z. B. morgens und mittags je 1 bis 2 Tabletten im Mund zergehen lassen). Die Wirkung tritt in der Regel nach 2 bis 3 Wochen ein.

Handelsprodukte:
Ginsengwurzel, weiß (ganz, geschnitten oder gemahlen)
Ginsengwurzel (Ginseng radix)
Ginsengkapseln (verschiedene Hersteller)
Ginseng-Urtinktur (Panax-ginseng-Urtinktur = D1; Weleda, Spagyra, ab D2 von DHU)

Sammeltipps: Da Ginseng in unseren Breitengraden nicht so gut gedeiht, weicht man am besten auf die Handelsware aus.

Anwendungsbeschränkungen: Ginseng nicht in der Schwangerschaft oder bei Neigung zu Bluthochdruck einnehmen. Die hoch dosierte und/oder längerfristige Einnahme kann zu Blutdruckanstieg, Kopfschmerzen, Hautausschlägen und Erregungszuständen führen. Bei Dauereinnahme ab der Menopause kann es zum »Ginseng-Abuse-Syndrom« kommen, das unter anderem mit Wassereinlagerungen, schmerzhafter Brustschwellung und Blutungen einhergehen kann.

g

Goldrute – Pflanzengold für Haut und Nieren

»Solidago kräftigt die Nieren und verleiht emotionale Ausdauer.«
(Jaap Huibers, Frau sein ... Frau bleiben, 1983)

Namen: Goldwundkraut, heidnisch Wundkraut, Schoßkraut.

Botanischer Name: Echte Goldrute (Solidago virgaurea), Korbblütler (Asteraceae).

Signaturen und Astrologie: Die goldgelben Korbblüten, die wie kleine strahlende Sonnen anmuten, offenbaren sogleich das sonnenhafte Wesen dieser Pflanze. An der gelben Blütenfarbe erkennt man allerdings auch den heilsamen Einfluss auf die Leber. Die schmalen Blätter sowie der Standort der Kanadischen Goldrute entlang von Autobahnen oder Bahngleisen zeigt wiederum merkurielles Wirken an; wobei Merkur hier mehr über den Stoffwechsel als über die Hormone regiert. Die fein gezähnten Blätter deuten schließlich auf Venus, die im Menschen unter anderem über die Nieren herrscht, das Zielorgan der Goldruten.

Wirkstoffe: Das blühende Kraut enthält Saponine, Flavonoide (Rutosid, Quercitrin u. a.), Phenolglukoside, Kaffeesäurederivate, Polysaccharide und ätherische Öle. Was die Wirkstoffkonzentrationen angeht, so übertreffen die Hohe und die Kanadische Goldrute die bei uns heimische Echte Goldrute.

Heileigenschaften: harntreibend, entzündungswidrig, antiödematös, steinbrechend, mild krampflösend, wachstumshemmend auf Candida, krebsfeindlich; stimuliert die Nebenniere und regt die ACTH-Sekretion an.

Verwendung in der Frauenheilkunde: In der Goldrute erblicken wir die Kardinalheilpflanze für die Nieren und die ableitenden Harnwege. Sie gilt als sogenannte Nierenparenchympflanze, was bedeutet, dass sie die Nierentätigkeit auf sanfte Weise verbessert, ohne das Gewebe zu reizen. Daher kommen Zubereitungen aus dem Kraut gleichermaßen bei chronischen Leiden wie der Schrumpfniere zum Einsatz als auch bei akut entzündlichen Erkrankungen wie der Nierenbeckenentzündung.

Besonders die entzündungswidrigen und mild harnwegsdesinfizierenden Heileigenschaften des blühenden Krauts machen es zu einer unverzichtbaren Frauenarznei vor allem bei Neigung zu Blasenentzündungen und zu Reizblase. Die große Stärke dieser Nierenpflanze liegt darin, die durch die Krankheitserreger geschädigten Gewebe, etwa die gereizte Blasenschleimhaut, zu regenerieren. Daher bewährt sich die Goldrute (z. B. Tee oder Extrakte) bei akuten bakteriellen Blasenentzündungen als Begleitmittel, und nach dem Abklingen der akuten Beschwerden trägt sie zur völligen Ausheilung der Entzündung bei. Nicht selten leiden Frauen, die wegen einer bakteriellen Blasenentzündung vom Arzt Antibiotika bekommen haben, auch ohne Bakterien im Urin zu haben, noch wochen- oder monatelang danach unter häufigem Harndrang und Brennen beim Wasserlassen. Doch ebendie Blasenhalsreizung nach bakterieller Zystitis, aber auch eine Reizblase lassen sich zuverlässig mit Hilfe der Goldrute lindern. Studien, die an 640 Patienten mit Reizblase durchgeführt wurden, zeigten, dass die Pflanze Völlegefühl der Harnblase oder Brennen beim Harnlassen um bis zu 90 Prozent mindern und sogar den unfreiwilligen Harnabgang um 65 Prozent reduzieren konnte. Man muss sie nur lange genug gebrauchen (z. B. mehrere Wochen lang zweimal täglich 1 Solidago-Steiner-Tablette).

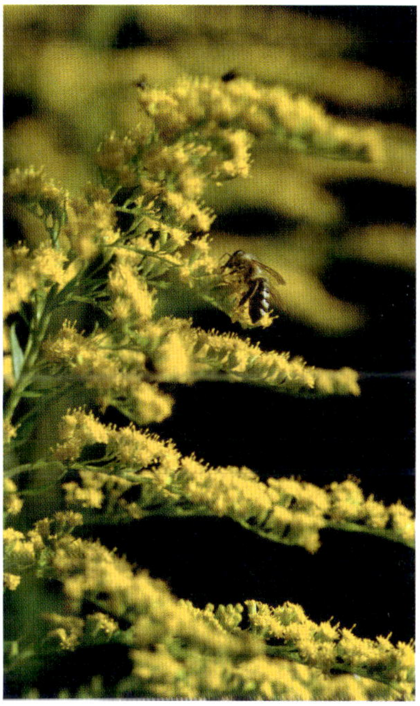

Die Kanadische Goldrute ist ein Neophyt, der sich entlang von Autobahnen und Bahngleisen ausbreitet. (Foto: O. Rippe)

In jedem Fall ist die Goldrute eine Universalheilpflanze bei Nierenleiden aller Art. Deswegen sollte man sich an sie erinnern und Tee oder Extrakte wenigstens als Begleitmittel gebrauchen bei Schrumpfniere, bei Nephrose, bei beginnendem Nierenversagen (Urämie), bei Nierensteinen oder bei Nierenschwäche, die sich durch ständig kalte Füße zeigt (an der Fußsohle beginnt der Nierenmeridian!).

Außerdem nutzt diese sonnenhafte Nierenheilpflanze in besonderem Maße Schwangeren, die in den letzten Monaten vor der Niederkunft vermehrt unter Wassereinlagerungen und Eiweißen im Urin leiden. Die Goldrute vermag nämlich die Nierenfunktion derart zu verbessern, dass eine Eiweißausscheidung über den Urin (Proteinurie) im gleichen Maß wie die Wassereinlagerungen zurückgeht. Pflanzenforscher fanden außerdem heraus, dass die ödemhemmenden Eigenschaften der Goldrute ähnlich stark wie die der Rosskastanie sind.

Nicht zuletzt sei noch darauf hingewiesen, dass Goldruten durchaus auch zu den Hautheilpflanzen zählen. In alten Kräuterbüchern aus dem 17. Jahrhundert heißt sie daher noch »heydnisch wundkraut«, und in der chinesischen Volksmedi-

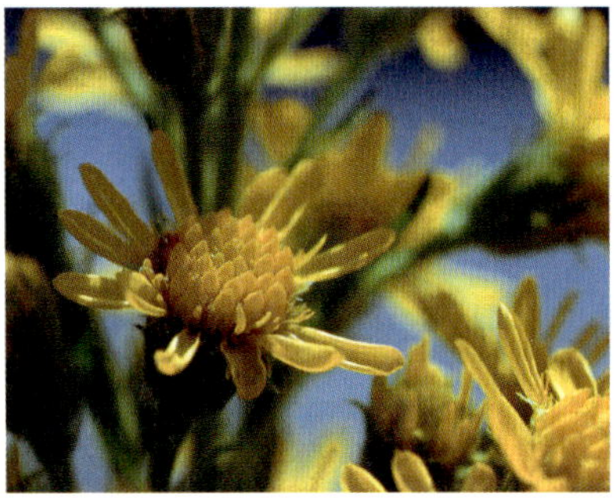

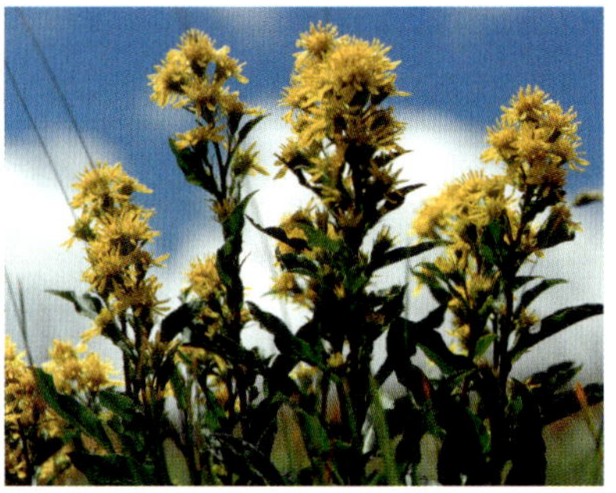

Echte Goldrute (Fotos: O. Rippe)
Der sonnenhafte Korbblütler verbessert auf sanfte Weise die Nierenfunktion.
Alle Goldruten finden heilkundlich Verwendung. Lange bevor sie sich in der Behandlung von Harnblasen- und Nierenerkrankungen unentbehrlich machten, zählten sie schon zu den Wundkräutern.

zin gebraucht man die dort heimischen Goldrutenarten seit langem zur Behandlung von Fußpilz. Goldrutenextrakte hielten auf diesem Gebiet auch neueren wissenschaftlichen Untersuchungen stand und erwiesen sich als wachstumshemmend bei Hautpilz (z. B. Candida), so dass auch bei Pilzbefall der Haut am äußeren Genital, also bei Analekzem oder bei Scheidenpilz, Sitzbäder mit Goldrutenkraut versucht werden sollten. Außerdem eignet sich die Pflanze sogar als Vorbeugemittel gegen Strahlenschäden der Haut. Insbesondere die im Goldrutenkraut vorkommenden Flavonoide dienen der Pflanzenzelle zum Schutz vor UV-Strahlen und erwiesen sich in Versuchen als Vorbeugemittel gegenüber Röntgenstrahlen.

Daher kann man die Goldrute zur Linderung von Hautirritationen durch Laserbehandlung oder von Hautentzündungen durch Bestrahlung wegen Krebs in Form von Extrakten oder Teekuren vorbeugend einnehmen. Nach Laser- oder Strahlentherapie bei Krebs können aus dem Goldrutenkraut Sitzbäder bereitet werden, um die Strahlenfolgen rascher abklingen zu lassen (Rezept siehe Seite 205).

Von innen heraus (z. B. Ceres-Solidago-Urtinktur) stärkt die Goldrute in schwierigen Lebensphasen nicht nur die Nieren und lässt Ödeme rascher abschwellen, sondern sie spendet darüber hinaus emotionale Ausdauer, wenn einem die Situation »an die Nieren geht«. Wie andere nierenstärkende Pflanzen, so stimuliert die Goldrute auch die Nebennieren, die von Ängsten oder Stress überlastet sind.

Rezept: Entzündungswidriger Blasentee (Kräuterladen)

Goldrutenkraut	50 g
Gundelrebe	40 g
Indischer Nierentee	40 g
Schafgarbe	50 g
Taubnesselblüten	20 g

Die Kräuter miteinander mischen, 2 Teelöffel pro Tasse à 200 ml heiß überbrühen, etwa 10 bis 15 Minuten ziehen lassen, abseihen und über den Tag verteilt trinken. Bei akuter bakterieller Blasenentzündung sowie begleitend bei Nierenbeckenentzündung trinkt man so lange 4 bis 5 Tassen täglich oder mehr, bis alle Beschwerden völlig abgeklungen sind.

Rezept: Teemischung bei Reizblase (Kräuterladen)

Breitwegerichblätter	20 g
Frauenmantelkraut	20 g
Goldrute	20 g
Johanniskraut	20 g
Weidenröschen	20 g

Alle Kräuter mischen; 2 Teelöffel pro Tasse à 200 ml heiß überbrühen, 10 bis 12 Minuten ziehen lassen, abseihen und mehrere Wochen lang über den Tag verteilt 2 bis 3 Tassen trinken.

Praxistipp: Nierenstärkungskur
Eine Nierenschwäche zeigt sich häufig durch ständig kalte Füße, weil an der Fußsohle der Nierenmeridian entspringt. Doch kalte Füße wirken sich auf das gesamte Wohlbefinden aus, denn sie verhindern ein rasches Einschlafen, sie senken die Liebeslust und sind Ausdruck mangelhafter Erdung. Wenn Sie also auch zu den »Sockenschläferinnen« gehören oder andere Zeichen einer Nierenschwäche an sich bemerkt haben, dann lohnt es sich, die Nierenfunktion einmal kurmäßig über einige Wochen hinweg zu stärken:

Goldrutentee: 2 Teelöffel pro Tasse à 200 ml heiß überbrühen, etwa 8 bis 12 Minuten ziehen lassen, abseihen; 2 bis 3 Tassen täglich trinken.

Solunat Nr. 16 (Renalin): jeweils 10 Tropfen in den trinkwarmen Goldrutentee geben.

Kupfersalbe, rot (Wala): Abends die Füße unter fließendes warmes Wasser halten oder, falls möglich, ein ansteigendes Fußbad nehmen und anschließend etwas Kupfersalbe in die Fußsohlen einmassieren, pro Fuß etwa 5 Minuten lang, dann Wollsocken überziehen, bis die Füße gut durchwärmt sind.

Handelsprodukte:
Goldrutenkraut (Solidaginis virgaureae herba)
Goldruten-Urtinktur (Solidago-Urtinktur; Ceres, DHU, Spagyra)
Goldrutentabletten (z. B. Solidago-Steiner-Tabletten)
Goldrute, ätherisches Öl (Maienfelser Naturkosmetik)

Sammeltipps: Man sammelt die oberirdischen Teile der blühenden Pflanze, je nach Gegend im Juli oder August, und hängt diese kopfüber in Büscheln zum Trocknen auf. Ideal ist ein zunehmender Mond im Zeichen Waage.

Anwendungsbeschränkungen: Bei Allergie gegen Korbblütler sind allergische Reaktionen selten, aber grundsätzlich möglich.

g

Granatapfel – Pflanzenhormone für die ewige Jugend

»Im Mittelalter war der Granatapfel das Symbol der die köstlichste Frucht gebärenden Jungfrau Maria, die Blüte das Sinnbild der feurigen Liebe.«
(Gerhard Madaus, Lehrbuch der biologischen Heilmittel, 1938)

Namen: Granatbaum, Grenadine, Paradiesapfel.

Botanischer Name: Granatapfel (Punica granatum), Granatapfelgewächse (Punicaceae).

Signaturen und Astrologie: Die leuchtend rote Farbe der Granatapfelblüten zeigt bereits Sympathie zur Menstruationsblutung. Die Blütenkelche erinnern ein wenig an die Gebärmutter, und der vielsamige Granatapfel ist im Querschnitt geradezu ein pflanzliches Ebenbild der Eierstöcke mit den Keimzellen. Wegen der vielen Samen ist der Granatapfel ein Symbol der Fruchtbarkeit und der Wiedergeburt.

In der Antike zählte er zu den Attributen der Göttinnen Ischtar, Aphrodite, Persephone und späterhin auch der Maria. Vor allem weil der saftig-süße Samenmantel essbar ist, untersteht der Granatapfel astrologisch in erster Linie der Venus, die über die Weiblichkeit und die Gebärmutter regiert.

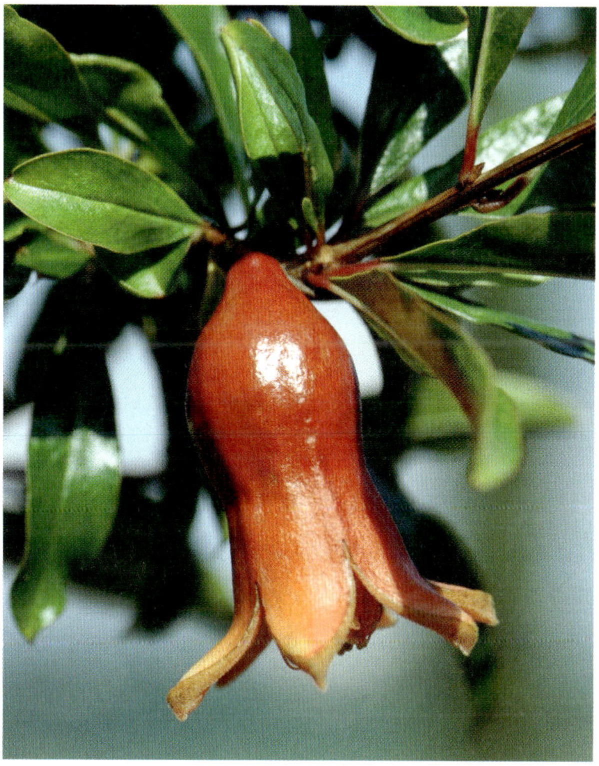

Die Blütenform wird von Signaturkundigen mit der Gebärmutter verglichen, für die Granatapfelkerne ein hormonelles Stimulans sind. (Foto: M. Madejsky)

Wirkstoffe: Im Samenmantel kommt reichlich Östron vor, in der Rinde Gerbstoffe (Gallotannine) und Piperidinalkaloide.

Heileigenschaften: Granatapfelsamen wirken östrogenartig und verjüngend, die Granatbaumrinde entzündungswidrig, gewebefestigend und wurmtreibend.

Verwendung in der Frauenheilkunde: Im Granatapfel erblickt man eine uralte Symbolpflanze der Fruchtbarkeit, die im Laufe der Zeiten als Attribut so mancher Liebes-, Vegetations- oder Muttergöttin diente. So findet sich der Granatapfel auf vielen Mariendarstellungen, wo er die Leibesfrucht der Jungfrau versinnbildlicht. Wie alle Marienpflanzen hat auch der Granatapfel einen frauenheilkundlichen Nutzen. In seinen Ursprungsländern kauen Frauen wie auch Männer die Granatapfelsamen seit Urzeiten, um ewig jung zu bleiben. Doch die Pflanze hat keineswegs nur Symbolkraft. In ihrem Samenmantel fand man reines Östron, das mit den in den Eierstöcken gebildeten weiblichen Sexualhormonen identisch ist. Genau genommen sind Granatapfelsamen eine der reichsten Quellen für sogenannte Phytoöstrogene. Diese Hormone pflanzlichen Ursprungs haben zwar eine viel schwächere Wirkung als die von der Schulmedizin verwendeten synthetischen Hormone. Dafür bergen sie im Gegensatz zu diesen aber auch kaum ein Krebsrisiko. Im Gegenteil: Neueren Untersuchungen zufolge soll der Granatapfelsaft sogar vor Prostatakrebs schützen. Zwar stehen hier noch eingehende Untersuchungen aus, doch gelang es kalifornischen Wissenschaftlern, zu zeigen, dass der tägliche Genuss von Granatapfelsaft (nach erfolgter Operation) ein erneutes Wiederauftreten von Prostatakrebs deutlich verzögert. Dies lässt vermuten, dass der Granatapfel möglicherweise auch andere Tumoren im Wachstum zu hemmen vermag. Jedenfalls enthält er neben den Pflanzenhormonen unter anderem auch viel Vitamin C und Polyphenole, weshalb er darüber hinaus ein großes antioxidatives Potenzial in sich birgt.

Trotz seiner Signaturen und der damit verknüpften Symbolik fanden die Granatapfelsamen erst vor kurzem Eingang in die Frauenheilkunde. Ähnlich wie die Isoflavone aus Rotklee oder Soja wird inzwischen auch das Granatapfelsamenöl als Nahrungsergänzung für die Wechseljahre angeboten. Leichte Wechseljahrsbeschwerden lassen sich durch den täglichen Verzehr frischer oder getrockneter Granatapfelsamen oder des daraus gewonnenen Öls gut beeinflussen. Doch die Wirkung ist meist zu sanft, so dass Granatapfelsamen auch bei leichtem Östrogenmangel und den damit verbundenen Beschwerden wie etwa Hitzewallungen und Scheidentrockenheit am besten in Kombination mit anderen östrogenisierenden Frauenheilpflanzen gebraucht werden.

Interessant ist schließlich, dass in arabischen Ländern ebenso Männer die Samen als Verjüngungsmittel verzehren. In der Tat leiden auch sie unter Wechseljahrsbeschwerden wie etwa erhöhter Schweißneigung oder nachlassender Spann-

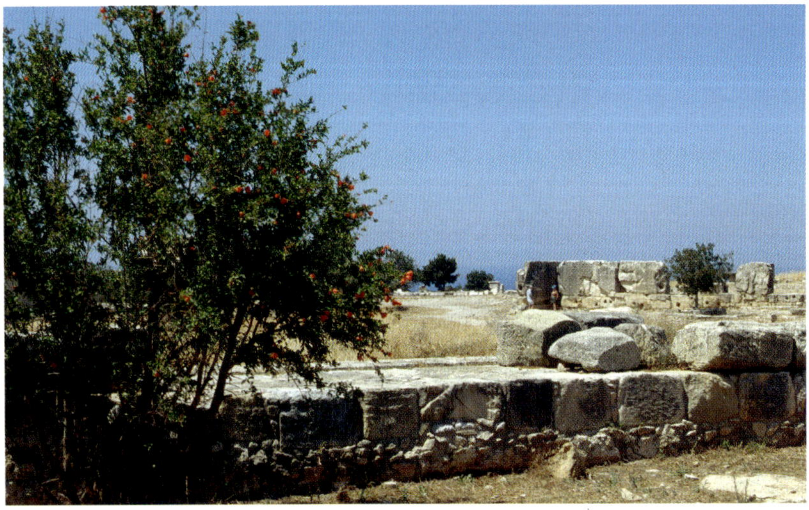

Granatapfelbaum im Aphrodite-Heiligtum bei Pafos, Zypern (Foto: M. Madejsky)

kraft und profitieren von der regelmäßigen Zufuhr kleiner Östrogenmengen.

Rezept: Granatapfeltropfen für den Wechsel
Zur Herstellung benötigt man getrocknete Granatapfelsamen aus Chinaläden oder, besser noch, die Samen frisch entsafteter Granatäpfel sowie Weinbrand.
So wird's gemacht:
- Die frischen oder getrockneten Granatapfelsamen im Mörser ausgiebig quetschen, bis alle Samen etwas geöffnet sind.
- Die Granatapfelsamen wiegen und mit der fünffachen Menge Weinbrand in einem sauberen Schraubglas ansetzen; das Glas sollte so gewählt werden, dass es mindestens zu einem Drittel mit Samen gefüllt ist und dass möglichst wenig Luft darin verbleibt.
- Das gut verschlossene Glas 4 bis 6 Wochen lang an einen sonnigen Platz stellen (z.B. Fensterbank) und am besten täglich kräftig schütteln.
- Dann das Ganze durch ein sauberes Küchentuch abfiltern und auspressen und die Granatapfeltropfen zur Aufbewahrung in ein Braunglas füllen.

Anwendung: Bei leichten Wechseljahrsbeschwerden hat sich bewährt, je nach Reaktion, ein- bis zweimal täglich 1 Teelöffel in etwas Wasser einzunehmen.

Rezept: Granatapfelöl für die Hautpflege
Die Inhaltsstoffe der Granatapfelsamen, vor allem aber die Pflanzenhormone, wirken langfristig angewandt hautverjüngend und faltenmindernd.
So wird's gemacht:
- Die Samen eines entsafteten Granatapfels im Mixer zerkleinern, in ein sauberes Schraubglas füllen und mit 200 ml Mandelöl übergießen.
- Das Ganze etwa 2 Wochen lang auf eine warme und sonnige Fensterbank stellen und ab und zu kräftig schütteln.
- Dann das Öl durch ein Leintuch abseihen und den Rückstand auspressen.
- Zur Aufbewahrung in eine Braunflasche füllen. Dann hält sich das Öl in der Regel 1 bis 2 Jahre lang.

Anwendung: Jeweils über Nacht etwas Öl in die Gesichtshaut einmassieren.

Handelsprodukte:
Granatapfelsamen aus Chinaläden
Granatapfelsamenöl (Primavera, Sinoplasan)
Delima-Kapseln (Nahrungsergänzungsmittel mit Granatapfel-Phytoöstrogenen und Vitamin E; Pekana)
Granatapfelsäfte (Apotheke, Bioladen, Reformhaus)

Sammeltipps: Man erntet die Granatäpfel in der Regel ab Herbst bei zunehmendem Mond. Idealer Erntezeitpunkt ist ein Mond in den weiblichen Zeichen Stier, Krebs oder Waage.

Anwendungsbeschränkungen: keine.

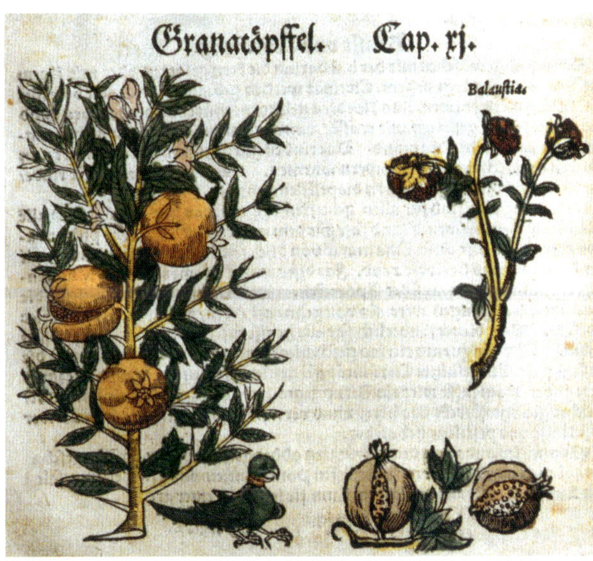

Granatapfel (Lonitzer [Lonicerus], 1560)

Greiskraut – Kräftigt den Beckenboden

»Ein Pflaster auß diesem Kraut gemacht / wann es grün ist / und aufgelegt / stillet alle hitzige Schmertzen / und zertheilt die Geschwulst / es sey an Brüsten / an heimlichen Orten / oder wo sich sonsten ein hitzige Geschwulst erhebt. Zu den heissen offenen Schäden soll diß Kraut mit Weihrauchpulver genommen und übergelegt werden.«
(Adamus Lonicerus, Kreuterbuch, 1679)

Namen: Baldgreiß, Fuchskreuzkraut, Hainkreuzkraut, Gemeines Kreuzkraut, Greiskraut, Grindkraut, Jakobskreuzkraut.

Botanischer Name: Greis- oder Kreuzkraut (Senecio sp.), Korbblütler (Asteraceae).

Signaturen und Astrologie: An den gelben Blüten erkennt man der Signaturenlehre zufolge die Heilpflanze für Gelbsucht und Leber-Galle-Leiden. Der zähe und faserige Stengel erlaubt eine Zuordnung zu Jupiter, der im Menschen unter anderem uber dıe Leber und über das Bindegewebe regiert. Der rötlich violett angelaufene Stengel zeigt Sympathie zur Mondblutung, die zu stillen das Kraut einst volksmedizinisch eingesetzt wurde.

Wirkstoffe: Das blühende Kraut enthält bis zu 0,1 Prozent Pyrrolizidinalkaloide sowie ätherisches Öl mit Sesquiterpenen, Flavonoide (Rutin, Quercitrin u. a.), Cumarinderivate, Chlorogensäure und Cynarin.

Heileigenschaften: menstruationsfördernd, zuweilen auch blutstillend, bindegewebskräftigend, entzündungswidrig, krampflösend.

Verwendung in der Frauenheilkunde: Im Mittelalter waren bereits verschiedene Kreuzkräuter unter der Bezeichnung herba consolidae sarracenicae im Handel. Wie alle Kräuter, die unter dem Begriff Consolida zusammengefasst wurden, so gehörte auch das Kreuzkraut einst zu den Wund- und Geschwürsmitteln, denen man erweichende und geschwürszerteilende Heilkräfte zusprach. In der Volksmedizin erhielt sich daher lange der Brauch, die Blätter der Greiskräuter als Zugpflaster auf die Wunden zu legen. In den alten Kräuterbüchern wurden Kreuzkrautarten immer wieder als blutflusshemmende Mittel erwähnt. So schrieb etwa Jakobus Tabernaemontanus: »Kreutzwurtzkraut zu Pulver gestossen / und mit Wein getruncken / dient wider den rothen Mutterfluß« (Jakobus Tabernaemontanus, Kräuterbuch, 1731).

Allerdings war das Kraut gleichermaßen als Emmenagogum in Gebrauch. Der englische Arzt William Murrell lobte das Kreuzkraut als menstruationsförderndes Mittel, vor allem wenn die Regel nach einer Geburt versiegt war. Ihm folgten andere Ärzte, die ebenfalls berichteten, dass Senecio in vielen Fällen die ausgebliebene Monatsblutung wieder in Gang gebracht hätte. Nicht nur die gegensätzlichen Angaben, die das Kreuzkraut einmal zu den Blutstillern und ein anderes Mal zu den blutungsfördernden Pflanzen stellen, machen eindeutige Anwendungshinweise auf diesem Gebiet schwierig.

Zudem hat man in den Greiskräutern sogenannte Pyrrolizidinalkaloide gefunden, die hoch dosiert oder langfristig angewandt leberschädigend, krebserregend und erbgutschädigend sind. Vergiftungen durch Kreuzkrautarten sind sogar beim Weidevieh aufgetreten. Sie führen unter anderem zu blutigen Durchfällen und zu Leberverfettung. Daher sollte man vom innerlichen Gebrauch der Greiskräuter bei Zyklusstörungen absehen und im Bedarfsfall andere Frauenkräuter

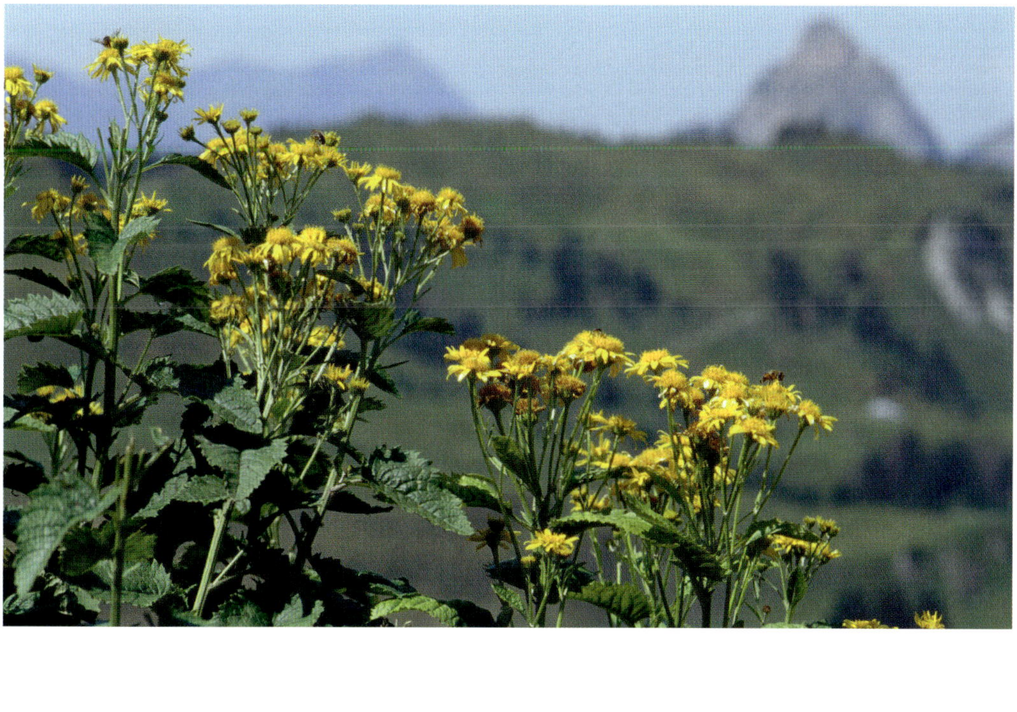

Alpengreiskraut
(Foto: O. Rippe)

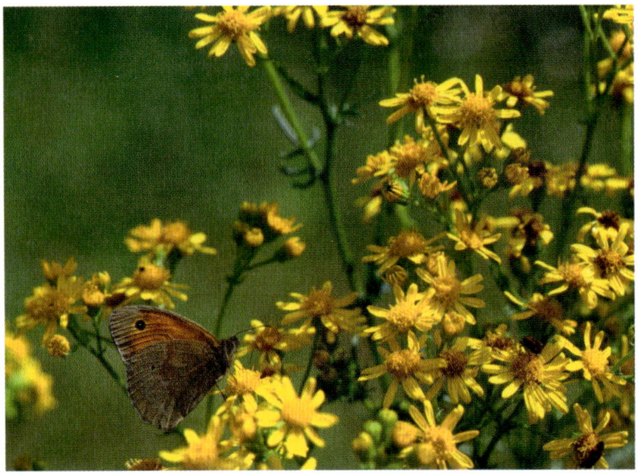

Jakobsgreiskraut (Foto: O. Rippe)
Kreuzkräuter enthalten krebserregende und leberschädigende Pyrrolizidinalkaloide und werden daher fast nur noch homöopathisch gebraucht.

wählen. Doch äußerlich kann man die wundheilenden Kräfte in jedem Fall nutzen, sofern man nicht gerade schwanger ist.

Unbedenklich ist natürlich auch die langfristige Anwendung homöopathischer Verdünnungen von Senecio, die sich vor allem bei Bindegewebsschwäche mit Senkungsbeschwerden und Reizblase bewährt haben. Die anthroposophische Heilmittelfirma Wala hat eigens zur Kräftigung des Beckenbodens bei Reizblase oder Gebärmuttersenkung eine Frauenarznei mit Greiskraut geschaffen: Senecio comp., Globuli oder Zäpfchen. Mit einer mehrwöchigen Zäpfchenkur (z. B. zwei- bis dreimal wöchentlich 1 Zäpfchen rektal einführen) lassen sich Senkungsbeschwerden oftmals günstig beeinflussen, so dass beispielsweise der unfreiwillige Harnabgang in vielen Fällen noch beseitigt werden kann. Bei ausgeprägten Senkungsbeschwerden hat es sich bewährt, mindestens zweimal jährlich eine sechswöchige Kur mit Senecio comp., Zäpfchen von Wala, zu machen.

Rezept: Grüne Geschwürspaste
So wird's gemacht:
- Die oberirdischen Teile einer Kreuzkrautpflanze gründlich säubern, alte, angenagte oder verdorrte Blätter entfernen und das Ganze zunächst grob zerschneiden und dann zu feinem Pflanzenbrei verarbeiten.
- In einem Mörser 1 Esslöffel Weihrauchgranulat zu feinem Pulver verarbeiten.
- Nun Weihrauchpulver und Pflanzenbrei miteinander vermengen und in einer Reibschale mit dem Mörser zu einer einheitlichen Masse verreiben.

Anwendung: Diese Masse kann messerrückendick auf schlecht heilende Geschwüre oder Abszesse aufgetragen und mit Hilfe einer Binde über Nacht als Zugpflaster befestigt werden.

Man kann der übrigen Masse auch etwas Johanniskrautrotöl zugeben und den Brei in einem gut verschlossenen Gefäß (z. B. Salbendöschen) für einige Zeit aufbewahren. Nichtheilende Geschwüre kann man damit einmal oder mehrmals täglich dünn bestreichen und mit einer Kompresse abdecken. Falls innerhalb weniger Tage keine Besserung eintritt, sollte ärztlicher Rat eingeholt werden.

Handelsprodukte:
Kreuzkraut (Senecio D6; DHU, Spagyra)
Kreuzkrautzäpfchen (mit Senecio D2: Senecio comp., Supp.; Wala)

Sammeltipps: Man erntet das blühende Kraut den ganzen Sommer über und hängt es zum Trocknen kopfüber in Büscheln auf. Idealer Erntezeitpunkt ist ein zunehmender Mond in den Zeichen Löwe oder Skorpion.

Anwendungsbeschränkungen: Wegen der enthaltenen Pyrrolizidinalkaloide ist von einer Einnahme in der Schwangerschaft oder Stillzeit unbedingt abzuraten. Bei langfristigem Gebrauch sind homöopathische Verdünnungen zu bevorzugen. Im Tierversuch erwiesen sich Pyrrolizidinalkaloide als krebserregend, leber- und erbgutschädigend. Daher wurde Kreuzkraut als bedenkliches Arzneimittel eingestuft und darf im Handverkauf nicht mehr abgegeben werden.

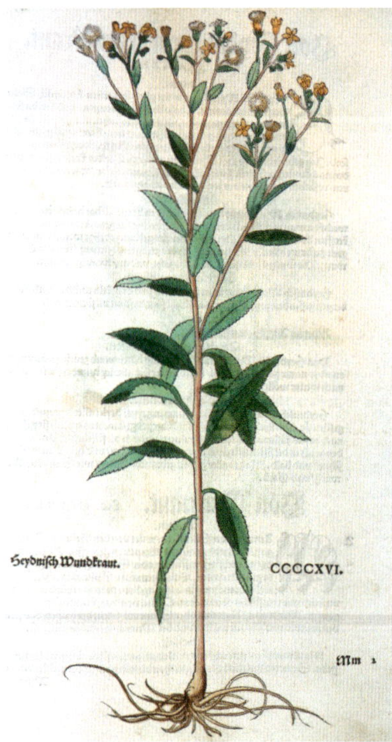

Fuchs-Greiskraut (L. Fuchs, 1543)
In der Kräuterheilkunde des Spätmittelalters zählten die Greis- oder Kreuzkräuter zu den Wundkräutern, daher die Bezeichnung »heidnisch Wundkraut«.

g

Gundelrebe – Reinigt Blut und Gebärmutter

»Gundelräben mit Chamillenblumen / Beyfuß / Poleyen und Dosten in Wein gesotten / und davon getruncken / eröffnet die verstopffte Mutter / und treibet fort die verstandene Zeiten.«
(Jakobus Tabernaemontanus, Kräuterbuch, 1731)

Namen: Donnerrebe, Frauenrebe, Grindrebe, Gundermann, Herr des Eiters, Suppenkraut, Wunderrebe. Der Name leitet sich vom althochdeutschen Wort gund ab und bezeichnet ein fauliges oder giftiges Körpersekret wie etwa Eiter.

Botanischer Name: Gundelrebe (Glechoma hederacea), Lippenblütler (Lamiaceae).

Signaturen und Astrologie: Die blauvioletten Blüten sowie die Ausläuferbildung zeigen die Zugehörigkeit zu Merkur an, der im Menschen über Drüsen, vor allem Lymphdrüsen, und den Stoffwechsel regiert. Der edel gekerbte Blattrand deutet ferner auf venushafte Kräfte hin.

Weil die Gundelrebe zu den Kulturfolgern zählt, die mitten in den Städten Gebüsche, Wegränder oder Parkwiesen besiedeln und damit große Resistenz gegenüber Umweltgiften beweisen, birgt sie Heilkräfte gegen vergiftungsbedingte Umwelterkrankungen in sich. In der Volksmedizin wird die Gundelrebe seit Jahrhunderten zum Ausleiten von Blei gebraucht. Ferner zählt sie zu den Bodenheilern, die belastete Böden regenerieren und als Arzneipflanzen Blut und Lymphe reinigen.

Wirkstoffe: Im blühenden Kraut finden sich Labiatengerbstoffe (Rosmarinsäure u. a.), ätherisches Öl mit Menthon, Pulegon und Pinocarvon sowie der Bitterstoff Glechomin, Flavonoide, Phenolcarbonsäuren, Sesquiterpene und Triterpenoide.

Heileigenschaften: entzündungswidrig, wundheilend, antibakteriell, blutreinigend; leitet speziell Blei und Quecksilber sowie Antibiotika aus.

Verwendung in der Frauenheilkunde: Die Gundelrebe blickt auf eine viele Jahrhunderte alte Tradition als Heil- und Nahrungspflanze zurück, denn sie erfreute sich schon bei den Kelten und Germanen großer Wertschätzung. Das Kraut ist bis heute Hauptbestandteil der Gründonnerstagssuppe, die traditionell am Donnerstag vor Ostern verspeist wird und dem Aberglauben zufolge den Menschen das ganze Jahr über gesund erhält. Tatsächlich liefert die Gundelrebe nicht nur heilsame Vitamine, sondern sie zählt zu den kräftigsten Blutreinigern der Volksmedizin. Der Volksmund nennt sie »Herr des Eiters«, und man gebrauchte sie einst als Gegenmittel gegen den Milchzauber. Wenn eine Kuh »behext« war und keine Milch mehr gab oder wenn die Milch verdorben war, dann wand man Kränze aus der Gundelrebe, durch die hindurch die

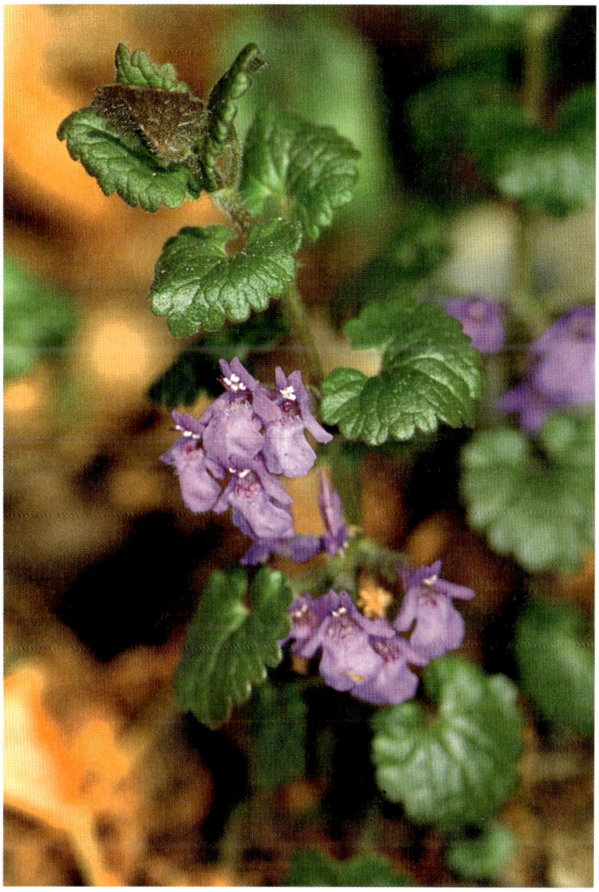

Bereits die Germanen schätzten den »Gundermann« als Bestandteil von blutreinigenden Frühlingsspeisen und verehrten in dem weitverbreiteten Zaunkraut einen wohlwollenden Hausgeist. (Foto: M. Madejsky)

Kuh unter Aufsagen von Zaubersprüchen gemolken wurde, und gab ihr den Kranz anschließend zu fressen: »Kuh, da geb ich dir die Gundelreben, dass du mir die Milch willst wiedergeben. Im Namen des Vaters, des Sohnes und des Heiligen Geistes. Amen.«

Heute weiß man, dass die Gundelrebe die Milch auch ohne Aufsagen von Zaubersprüchen wieder hervorbringt. Der »Herr des Eiters« birgt nämlich beachtliche antibiotische und wundheilende Kräfte in sich, für die unter anderem die Labiatengerbstoffe verantwortlich gemacht werden. Daher kann man die Gundelrebe auch bei eitriger Brustwarzenentzündung in der Stillzeit innerlich und äußerlich versuchen. Innerlich helfen mehrere Tassen Gundelrebentee über den Tag verteilt (2 Teelöffel pro Tasse à 200 ml heiß überbrühen, 10 bis 15 Minuten ziehen lassen), den Eiter abzubauen und die Eitererreger im Blut zu reduzieren. Daher bildet der Gundelrebentee oder die Urtinktur (z. B. Glechoma-hederacea-Urtinktur von Ceres) bei eitrigen Wunden die ideale Ergänzung zu anderen antibiotischen Pflanzen wie etwa der Kapuzinerkresse. Äußerlich kann man den Tee oder verdünnte Extrakte zwischen dem Stillen als feuchte Kompresse auf die entzündeten Brüste auflegen oder Gundelrebenöl pur auftragen. Das Öl muss jedoch selbst hergestellt werden (s. u., Wunderblättchenöl nach Susanne Fischer-Rizzi).

Natürlich kommt die Gundelrebe auch bei anderen eitrigen Erkrankungen zum Einsatz wie etwa bei eitriger Akne in Form von blutreinigenden Teekuren oder bei bakteriellem Ausfluss in Form von Vaginalspülungen (etwa Glechoma-hederacea-Urtinktur von Ceres; zweimal täglich 10 Tropfen auf 5 ml Wasser, mit einer Einmalspritze spülen).

Eben wegen ihrer blutreinigenden Heileigenschaften steigert die Gundelrebe auch die Fruchtbarkeit. Teekuren leiten speziell Schwermetalle wie Blei oder Quecksilber aus, die manchmal eine herabgesetzte Fruchtbarkeit bewirken. Ideal wäre es daher, wenn Frauen, die schwanger werden wollen, zuvor 1 bis 2 Monate lang gründlich entgiften und damit sozusagen das Nest reinigen. Eine gezielte Entgiftung kann zum Beispiel durch Teekuren unterstützt werden (Nestreinigungstee: Brennnesselblätter 2 Teile, Goldrutenkraut 2 Teile, Gundelrebe 3 Teile, Frauenmantelkraut 3 Teile, Schafgarbe 2 Teile, Stiefmütterchen 1 Teil, Storchschnabel 2 Teile und Taubnesselkraut 3 Teile; 2 Teelöffel pro Tasse à 200 ml heiß überbrühen, 10 bis 15 Minuten ziehen lassen; 3 bis 4 Tassen täglich).

Nicht zuletzt empfehlen Anhänger der Hildegard-Medizin die Gundelrebe sogar bei Myomen. Schließlich gebrauchten schon die mittelalterlichen Kräuterkundigen die »Frauenrebe« zur Reinigung und Entstauung der Gebärmutter, so dass eine Kur mit dem Myomelixier nach Hildegard bei kleineren Myomen oder als Begleitmittel bei mehreren Myomen einen Versuch wert ist.

Rezept: Myomelixier nach Hildegard von Bingen

Glechomae hederacea herba (Gundelrebe)	2 g
Anethi herba (Dillkraut)	2 g
Millefolii herba (Schafgarbenkraut)	2 g
Zingiberis rhizoma (Ingwer)	1 g
Caryophylli flos (Gewürznelken)	2 g
Apii semen (Selleriefrüchte)	1 g
Vinum album (Weißwein)	450 ml
Mel dep. (Honig)	50 ml

So wird's gemacht:

- Die zerkleinerten Kräuter mit dem Weißwein in einen Topf geben und zum Kochen bringen.
- Alles kurz aufkochen, dann vom Herd nehmen und abkühlen lassen.
- Noch im lauwarmen Zustand den Honig einrühren und dann abfiltern.
- Das Elixier in die gesäuberte Weinflasche zurückfüllen und gut verschlossen im Kühlschrank aufbewahren. Die Haltbarkeit beträgt nur einige Wochen.

Anwendung: als Begleitmittel bei Myomen mehrere Monate lang dreimal täglich 1 Esslöffel nüchtern oder vor den Mahlzeiten einnehmen (vgl. Claus Schulte-Uebbing, Hl. Hildegard-Frauenheilkunde, 1995).

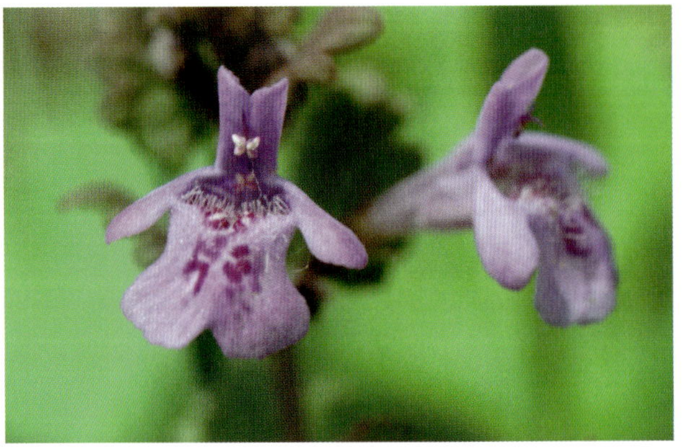

Im Volksmund heißt die Gundelrebe wegen ihrer antibiotischen Heileigenschaften auch »Herr des Eiters«. (Foto: M. Madejsky)

Rezept: Aknetee für Pubertierende (Kräuterladen)

Frauenmantelkraut	40 g
Edelgamander	20 g
Gänseblümchen	20 g
Gundelrebe	40 g
Löffelkraut	20 g
Stiefmütterchenkraut	40 g
Walnussblätter	20 g

Alle Kräuter mischen, 2 Teelöffel pro Tasse à 200 ml heiß überbrühen, etwa 8 bis 10 Minuten ziehen lassen, abseihen und am besten ungesüßt trinken. 2 bis 3 Tassen täglich mindestens 8 bis 12 Wochen lang trinken.

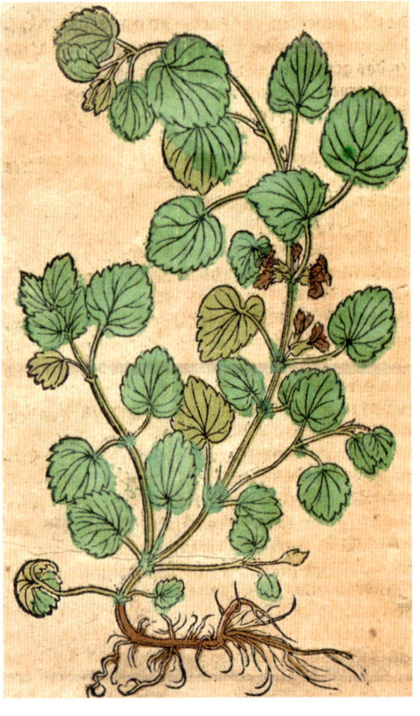

Gundelrebe (H. Bock, 1539)

Rezept: Wunderblättchenöl nach S. Fischer-Rizzi

Ein bewährtes Wundrezept aus der Volksmedizin ist das Gundelrebenöl, das bereits eine alchimistische Arznei ist, denn das Öl wird durch eine Art primitive Sonnendestillation hergestellt.

So wird's gemacht:

- 2 bis 3 Handvoll blühende Gundelreben (Stengel, Blätter, Blüten) sorgfältig verlesen, also von Erde, Schmutz und angenagten Blättern befreien.
- Ein sauberes Schraubglas mit dem locker gestopften Kraut füllen und dieses gut verschlossen an die Sonne stellen.
- Die Pflanze schwitzt unter Sonneneinwirkung eine ölige Flüssigkeit aus, die sich nach einigen Tagen am Boden ansammelt.
- Die ölige Flüssigkeit lässt sich gut mit einer Pipette oder Einmalspritze absaugen und zur Aufbewahrung in ein kleines Braunfläschchen füllen. Kühl und trocken gelagert, hält sich das Wunderblättchenöl etwa 1 Jahr lang.

Anwendung: eitrige oder schlecht heilende Wunden mehrmals täglich mit dem Wunderblättchenöl bestreichen. Das Öl eignet sich ebenso zur Pflege wunder Brustwarzen in der Stillzeit (vgl. Susanne Fischer-Rizzi, Medizin der Erde, 2005).

Handelsprodukte:

Gundelrebenkraut (Glechomae hederaceae herba = Hederae terrestris herba)

Gundelreben-Urtinktur (Glechoma-hederacea-Urtinktur; Ceres, Spagyra, von DHU als Sonderanfertigung)

Sammeltipps: Man erntet die oberirdischen Teile der blühenden Pflanze am besten bei zunehmendem Mond ab Anfang Mai. Idealer Erntezeitpunkt ist bei zunehmendem Mond in den Zeichen Stier und Zwilling.

Anwendungsbeschränkungen: In der Schwangerschaft sollte die Gundelrebe nur in Maßen genossen werden, unter anderem weil sie Giftstoffe wie etwa Schwermetalle aus den Depots mobilisieren kann.

Himbeere – Die bewährte Dammschnittprophylaxe

»Ab der vollendeten 34. Schwangerschaftswoche rate ich zum regelmäßigen Genuß von Himbeerblättertee.«

(Ingeborg Stadelmann, Die Hebammensprechstunde, 1994)

Namen: Haarbeere, Hochbeere, Mutterbeere, Runzelbeere, Waldbeere.

Botanischer Name: Himbeere (Rubus idaeus), Rosengewächse (Rosaceae).

Signaturen und Astrologie: Wie so viele Rosengewächse und vor allem jene, die süße Früchte hervorbringen, untersteht die Himbeere der weiblichen Planetenkraft Venus, der im weiblichen Körper unter anderem die Gebärmutter untersteht. Wegen der Ausläuferbildung wirkt in der Himbeere auch etwas Merkur, dem im Menschen die Hormone und der Stoffwechsel zugeordnet werden.

Die Stacheln zeigen der Signaturenlehre zufolge den Blutreiniger an. Im Blattrhythmus erkennt man den Bezug zu rhythmischen Prozessen wie etwa Mondblutung oder Wehentätigkeit.

Wirkstoffe: Die Blätter enthalten vor allem Gerbstoffe, Flavonoide und Vitamin C.

Heileigenschaften: entzündungswidrig, zusammenziehend, stopfend, leicht krampflösend, kräftigt das Bindegewebe, blutreinigend, leicht blutzuckersenkend, geburtserleichernd (öffnet und erweicht den Muttermund).

Verwendung in der Frauenheilkunde: Im Gegensatz zur Brombeere finden sich über die Himbeere nur sehr spärliche Informationen in den alten Kräuterbüchern. Doch möglicherweise kam es bei den Übersetzungen der griechischen Schriften zu Übertragungsfehlern, bei denen die zwei Arten versehentlich miteinander vertauscht wurden. Denn beide waren sicher schon unseren frühesten Vorfahren bekannt und bestimmt auch heilkundlich genutzt. In jedem Fall zählen ihre Blätter bis heute zu den beliebten Bestandteilen sogenannter Hausteemischungen, die von unseren Großeltern noch als Schwarzteeersatz übers ganze Jahr hinweg getrunken wurden. Manchmal hat man die Himbeerblätter dazu einer Fermentation unterzogen, indem die Blätter im Trocknungsprozess wiederholt mit etwas Wasser besprüht wurden. Meist sammelte man vom Frühling bis in den Herbst hinein immer wieder neue Heilkräuter für den Haustee. Die Zusammensetzung solcher Familienmischungen variiert natürlich bis heute von Gegend zu Gegend. Aber die Basis bildeten doch stets die jungen Blätter von Rosengewächsen wie Walderdbeere, Himbeere, Brombeere, Frauenmantel und Odermennig, denen je nach Belieben Brennnessel-, Walnussblätter, Ringelblumen-

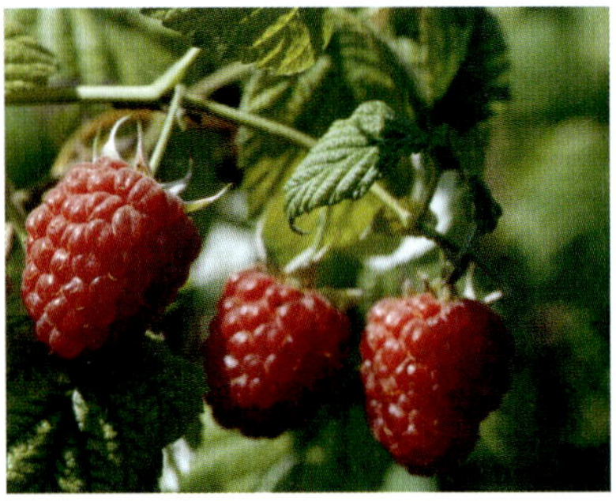 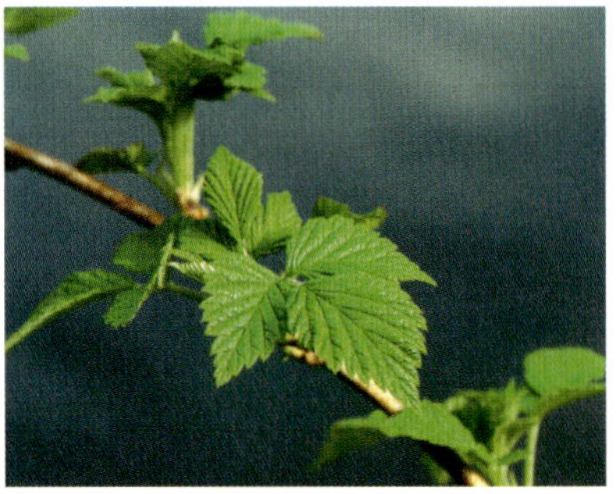

Wie so viele Rosengewächse bringt auch die Himbeere süße Früchte hervor und untersteht damit dem Venusprinzip.
Tee aus Himbeerblättern gilt unter kräuterkundigen Hebammen als die beste Dammschnittprophylaxe.
(Foto links: O. Rippe, rechts: M. Madejsky)

blüten, entkernte Hagebutten oder getrocknete Apfelschalen hinzugefügt wurden.

Volksmedizinisch nutzte man die leicht stopfende und entzündungswidrige Wirkung der Himbeerblätter in erster Linie bei Durchfällen oder zum Gurgeln bei Entzündungen der Mund- oder Rachenschleimhaut. Auch Fieber, Hautleiden, Menstruationsbeschwerden und Unfruchtbarkeit zählten einst zu den Anwendungsgebieten der Himbeerblätter.

Inzwischen sind die Himbeerblätter vor allem in der Geburtsvorbereitung unentbehrlich geworden. Viele Hebammen schwören auf Himbeerblättertee zur Dammschnittprophylaxe. Allerdings streiten sich die Expertinnen, ab welcher Schwangerschaftswoche der Tee nun getrunken werden soll. Erfahrene Geburtshelferinnen berichten, dass durch den Genuss von Himbeerblättertee in den letzten Schwangerschaftswochen die Dammschnittrate fast bis an den Nullpunkt gesunken sei. Denn dieser Trank steht in dem Ruf, die Gebärmutter und das Bindegewebe zu kräftigen, die Elastizität von Beckenboden, Gebärmutter und Dammbereich zu steigern, die Muskulatur im Unterleib zu lockern und somit den Geburtsverlauf überaus positiv zu beeinflussen. Manche Autoren warnen jedoch vor dem frühzeitigen Gebrauch der Himbeerblätter, insbesondere bei Neigung zu Fehlgeburt sowie bei frühzeitig geöffnetem Muttermund, da sie die Gebärmutter stimulieren könnten und den Muttermund eventuell weicher werden lassen. Andere Autoren empfehlen die Himbeerblätter wiederum gegen Fehlgeburtsneigung und bei frühzeitigen Wehen schon ab der zwölften Schwangerschaftswoche.

Weil hierzu bislang keine wissenschaftlichen Untersuchungen vorliegen, empfiehlt es sich, während der Einnahme einfach den Körper zu beobachten. Wenn sich der Muttermund tatsächlich vorzeitig öffnen oder zu weich werden sollte, dann setzt man Mischungen, die Himbeerblätter enthalten, vorsichtshalber ab und gebraucht diese erst wieder einige Wochen vor der Geburt. Sofern man sich wohl fühlt und der Muttermund fest verschlossen bleibt, gibt es jedoch keinen Anlass, auf Schwangerschaftsteemischungen mit Himbeerblättern zu verzichten. Erfahrungsgemäß verträgt eine Schwangere kleinere Mengen völlig problemlos und nebenwirkungsfrei. Spätestens in den letzten 2 bis 4 Wochen vor dem errechneten Geburtstermin sollte jedoch jede Frau eine Himbeerblätterteekur machen. Dazu können die Schwangeren – je nach Verträglichkeit – täglich 2 bis 3 Tassen à 200 ml des Tees trinken. Die genaue Menge richtet sich dann vor allem nach der Darmfunktion. Bei Neigung zu tagelanger Verstopfung in der Spätschwangerschaft muss eventuell 1 Tasse täglich genügen, da größere Mengen Himbeerblättertee wegen ihres Gerbstoffgehalts stopfend wirken.

Auf der seelischen Ebene wirken die Himbeerblätter in sanfter Weise entkrampfend und spenden Gelassenheit im Hinblick auf das bevorstehende Ereignis. Daher sollten vor allem Frauen, die bei vergangenen Geburten schlechte Erfahrungen gemacht haben, oder Frauen, die ihrer ersten Niederkunft mit Angst und Bangen entgegenblicken, Himbeerblättertee zu sich nehmen.

Rezept: Himbeerblättertee zur Dammschnittprophylaxe (Kräuterladen)
1 bis 2 Teelöffel pro Tasse mit siedendem Wasser überbrühen, etwa 10 Minuten ziehen lassen, abseihen und nicht süßen. Je nach Gefühl 2 bis 4 Wochen vor dem errechneten Geburtstermin täglich 2 bis 3 Tassen Himbeerblättertee trinken, einige Tage vor der Geburt kann die Dosis – sofern keine Stuhlverstopfung besteht – erhöht werden.

Rezept: Schwangerschaftstee (Kräuterladen)

Brennnesselblätter	20 g
Edelgamander	20 g
Frauenmantelkraut	50 g
Goldrutenkraut	20 g
Himbeerblätter	20 g
Melissenblätter	20 g

Mischen, 1 bis 2 Teelöffel pro Tasse à 200 ml heiß überbrühen, etwa 8 Minuten ziehen lassen, abseihen und am besten ungesüßt trinken. 2 Tassen am Tag trinken.

Handelsprodukte:
Himbeerblätter (Rubi idaei folium)

Sammeltipps: Für Teemischungen sammelt man die jungen Blatttriebe vor der Blüte rund um den Frühlingsbeginn. Ideal ist ein zunehmender Mond im Zeichen Skorpion.

Anwendungsbeschränkungen: Eine Stuhlverstopfung kann sich durch Himbeerblättertee verstärken. Bei vorzeitig geöffnetem Muttermund sollte er wieder abgesetzt werden.

h

Hirtentäschelkraut – Die Blutstillerin der Volksmedizin

»Es schreiben ettlich das diß kraut das bluten stelle / so mans nur in der hand halte. Das kraut gedörrt und in rotem wein gesotten und getruncken / stelt allerley bauchflüß / das blutspeyen / und den überigen fluß der weiber.«
(Leonhard Fuchs, Kräuterbuch, 1543)

Namen: Bauernsenf, Beutelschneider, Blutkraut, Herzelkraut, Säckelekraut, Täscherlkraut.

Botanischer Name: Gemeines Hirtentäschelkraut (Capsella bursa-pastoris), Kreuzblütler (Brassicaceae).

Signaturen und Astrologie: Die herzförmigen Früchte deuten an, dass diese Pflanze dem Herzen nützlich sein könnte – in der Tat wirkt Hirtentäschelkraut tonisierend auf die Muskeln und wird volksmedizinisch unter anderem zur Herzkräftigung gebraucht. Die Vielsamigkeit lässt auf eine Heilpflanze für die Fruchtbarkeit schließen. Weil das Hirtentäschel das ganze Jahr über blüht und fruchtet, ist sie ein Durchhaltemittel. Ihr häufiges Vorkommen und die Tatsache, dass sie uns bis zur Haustür folgt, zeigt, dass sie eine Heilpflanze für Zivilisationskrankheiten ist.

Astrologisch lässt sich das Hirtentäschel dem Mond (Fruchtbarkeit, Mondblutung) und dem Uranus (nervöse oder stressbedingte Leiden) zuordnen. Der Standort Wegrand deutet darüber hinaus etwas merkuriellen Einfluss an und lässt eine gewisse hormonelle Wirkung vermuten.

Wirkstoffe: Das blühende Kraut enthält Aminosäuren, Prolin, Proteine, Flavonoide (Rutin u. a.), organische Säuren (Fumarsäure u. a.), Calcium und Kaliumsalze. Für die blutflusshemmende Wirkung soll ein Peptid im Kraut verantwortlich sein.

Heileigenschaften: blutflusshemmend, krampflösend, blutreinigend; oxytocinähnlich, weswegen das Hirtentäschel manchmal auch anregend auf den Blutfluss wirkt und in der Geburtshilfe zur Austreibung der Nachgeburt sowie zur Anregung des Wochenflusses gebraucht wird.

Verwendung in der Frauenheilkunde: Schon Hippokrates führte das Hirtentäschelkraut als Gebärmutterarznei auf, und Paracelsus kannte die blutstillende Wirkung ebenfalls. In der Volksmedizin wurde das Täschelkraut lange Zeit als Mutterkornersatz zum Stillen von Blutungen aller Art gebraucht. Das Stillen von Gebärmutter- sowie von Geburtsblutungen ist bis heute noch das Hauptanwendungsgebiet dieses häufigen »Unkrauts«. Insbesondere die Extrakte (z. B. Ceres-Bursa-pastoris-Urtinktur, zwei- bis fünfmal täglich 5 Tropfen), aber auch Hirtentäscheltee erweisen sich in vielen Fällen als blutflusshemmend. In einigen Fällen kann sich durch die uterustonisierende Eigenschaft eine bestehende Blutung jedoch verstärken. Allerdings klingen solche unerwünschten Reaktionen nach Absetzen der Pflanze rasch ab. Von diesen Ausnahmen abgesehen, handelt es sich beim Hirtentäschelkraut um die stärkste Blutstillerin unter den heimischen Gewächsen. Sie vermag vor allem im Zusammenspiel mit anderen blutflusshemmenden Kräutern Blutungen aller Art zu stillen, zum Beispiel funktionelle Gebärmutterblutungen, starke Monatsblutungen bei Myomen oder durch den Einsatz der Spirale, klimakterische Blutungen, übermäßige Geburts- sowie Darmblutungen ohne organische Ursache. Bewährte Kombinationen mit Hirtentäschel sind zum Beispiel Menodoron-Tropfen von Weleda und Solunat Nr. 21 (Styptik) von Soluna, welche sich beide bei Blutungen aller Art bewährt haben.

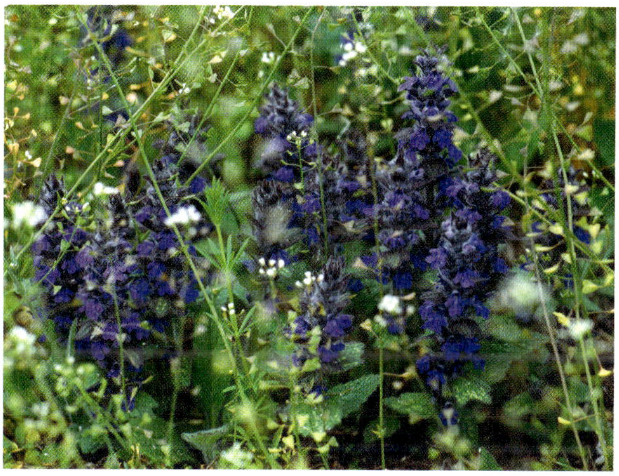

Pflanzengemeinschaft: Hirtentäschelkraut und Günsel (Foto: H. Amann)

Wegen ihrer tonisierenden Wirkung auf die Gebärmutter nutzen Hebammen die Bursa pastoris ferner, um die Austreibung der Nachgeburt anzustoßen. Das Hirtentäschel hat nämlich eine oxytocinähnliche Wirkung und kann daher Gebärmutterkontraktionen hervorrufen. Aus demselben Grund dient das Kraut den Hebammen, um einen zu spärlichen Wochenfluss in Gang zu halten.

Rezept: Blutflusshemmender Frauentee (Kräuterladen)

Brennnesselblätter	20 g
Frauenmantelkraut	30 g
Hirtentäschelkraut	40 g
Schafgarbenkraut	40 g
Silbermantelkraut	20 g

Die Kräuter mischen, 2 Teelöffel pro Tasse à 200 ml heiß überbrühen, 10 bis 12 Minuten ziehen lassen und abseihen. Im Bedarfsfall 2 bis 4 Tassen täglich trinken.

Wichtig: Dieser Frauenkräutertee versteht sich als pflanzliche Erste Hilfe bei übermäßigen Blutungen. Sofern trotz ärztlicher Untersuchung keine organische Erkrankung wie etwa ein Myom, Polypen oder Ähnliches gefunden werden konnte, kann die Mischung bei Blutungsneigung vorbeugend ab der Zyklusmitte getrunken werden.

Bei Neigung zu starken oder verlängerten Regelblutungen kann man den Tee durch Rote Koralle ergänzen (z. B. Corallium rubrum D6 von Weleda) oder/und durch Solunat Nr. 21 (Styptik).

Rezept: Teemischung bei Myomblutungen (Kräuterladen)

Hirtentäschelkraut	30 g
Mistelkraut	50 g
Vogelknöterich	20 g

Alles mischen, 2 Esslöffel in 500 ml kaltem Wasser über Nacht ansetzen, kurz auf Trinkwärme erhitzen, abseihen und über den Tag verteilt trinken.

Handelsprodukte:
Hirtentäschelkraut (Bursae pastoris herba)
Hirtentäschel-Urtinktur (Bursa-pastoris-Urtinktur; Ceres, DHU, Spagyra)
Hirtentäschelkrauttinktur (Tinctura Bursae pastoris 70 % 1:5; Caelo)

Sammeltipps: Das blühende Kraut sollte nur von ungespritzten Feldern oder Brachflächen stammen. Der beste Erntezeitpunkt ist ein zunehmender Mond im Zeichen Skorpion.

Anwendungsbeschränkungen: In der Schwangerschaft darf Hirtentäschel wegen der oxytocinähnlichen Wirkung nicht gebraucht werden.

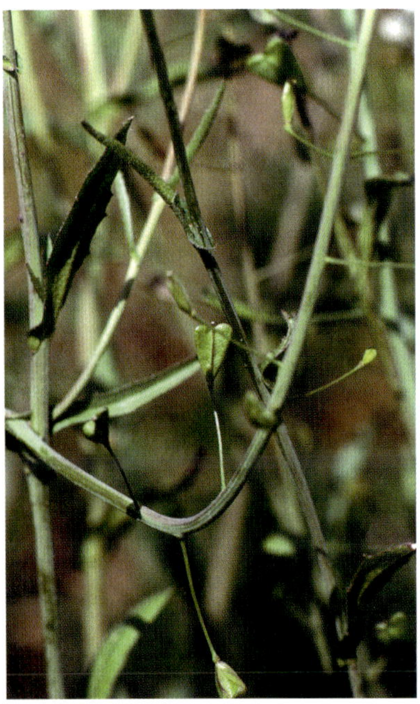

In den herzförmigen Früchten erblicken Signaturenkenner das volksmedizinische Herztonikum. In der Tat erweist sich das Hirtentäschelkraut als Muskeltonikum für Herz und Uterus. (Foto: H. Amann)

Holunder – Spendet Fruchtbarkeit und entgiftet die Seele

»Der Geist dieses Baumes war Schutzgeist des Hauses; er half in Krankheiten, stand den Frauen in Kindsnöten bei und beschützte die Kinder.« (Siegfried Seligmann,
Die magischen Heil- und Schutzmittel aus der belebten Natur, 1996)

Namen: Aalhornblüten, Frau Ellhorn, Fliedertee, Holder, Holler, schwarzer Holunder, Schwitztee. Der Name Holunder leitet sich vom althochdeutschen tar (= »Baum«) ab und bedeutet so viel wie »hohler Baum«, weil sich das Mark leicht aus den älteren Ästen entfernen lässt, so dass man ein hölzernes Rohr erhält.

Botanischer Name: Schwarzer Holunder (Sambucus nigra), Moschuskrautgewächse (Adoxaceae).

Signaturen und Astrologie: Astrologisch ordnet man den Holunder wegen seiner kleinen, weißen Blüten und dem mütterlichen Duft in erster Linie dem Mond zu, der unter anderem über fieberhafte Erkrankungen herrscht. Die rissige, graue Rinde und die schwarzen Beeren, die roh genossen drastisch abführend wirken, zeigen saturnalen Einfluss an. Die gefiederten Blätter und die leicht aushöhlbaren Äste sind dagegen eine merkurielle Signatur und zeigen den Einfluss auf das hormonelle Geschehen an. Doch die Signaturen und Heilwirkungen sind hier bei jedem Pflanzenteil anders.

Weil der Holler ein fruchttragender Strauch ist, galt er in der Sympathiemedizin als ein Fruchtbarkeitsspender. Arzneilich werden heute fast nur noch die Blüten gebraucht, und diese haben vor allem erwärmende, öffnende und reinigende Heileigenschaften.

Wirkstoffe: In den Blüten finden sich Flavonoide (Hyperosid, Rutin, Isoquercitrin), ätherisches Öl, Hydroxyzimtsäurederivate, Chlorogensäure, Schleimstoffe, Blausäureglykoside (Sambunigrin) und Mineralstoffe (besonders Kalium und Lithium). Die Blätter und die Rinde enthalten vor allem Gerbstoffe sowie höhere Konzentrationen an Blausäureglykosiden. Die Früchte sind reich an Anthocyanen, Gerbstoffen, Vitaminen und Mineralstoffen (je nach Standort Barium, Lithium, Kalium, Schwefel und Jod).

Heileigenschaften: schweißtreibend, fiebersenkend, schleimlösend, abwehrsteigernd, harntreibend, östrogenartig (Blüten); antineuralgisch (Beerensaft); schmerzlindernd (Rinde, als Auflage); stark abführend (Beeren, Blätter).

Verwendung in der Frauenheilkunde: Der Holunder gehört heute zu den eher vergessenen Frauenheilpflanzen, obwohl er schon von den Hippokratikern im 5. und 4. Jahrhundert vor unserer Zeitrechnung als gynäkologisches Mittel beschrieben wurde. Möglicherweise handelt es sich bei dem

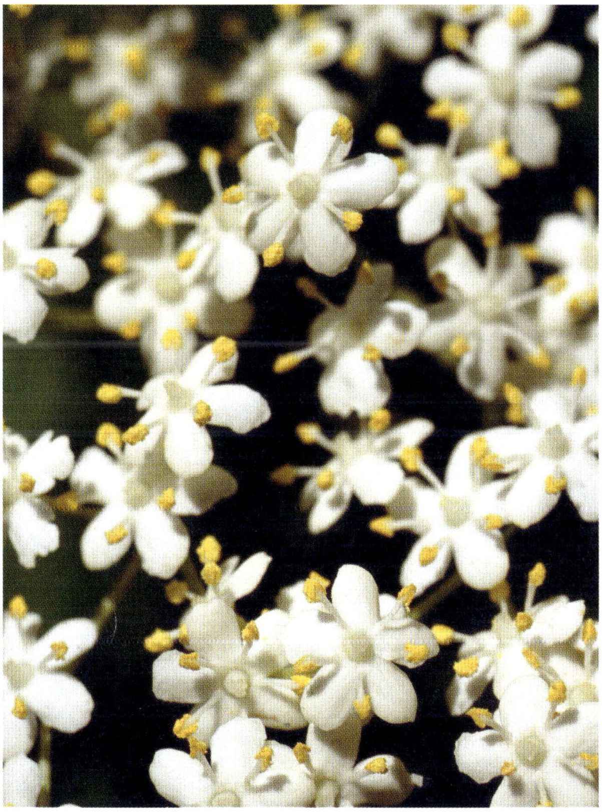

Die weißen Holunderblüten sind eine lunare Signatur. (Foto: M. Madejsky)

weitverbreiteten Strauch sogar um den in der »Edda« erwähnten Lebensbaum, denn im Gegensatz zur Esche bringt der Holunder Beerenfrüchte hervor. In der Edda steht, dass man die Früchte des Lebensbaumes ins Feuer legen soll, um der kreißenden Frau zu helfen, damit sie die Leibesfrucht auswirft. Ob der Holunder tatsächlich die in der »Edda« beschriebene gebärmutterkontrahierende Wirkung hat, bleibt zu prüfen: »Bei Blutungen der Nachgeburtsperiode vor der Ausstoßung der verborgenen Bürde (Placenta retenta) sollten die am Herdfeuer getrockneten Früchte des Lebensbaumes die Blutung stillen, indem die Nachgeburt zur Ausstoßung gebracht wird« (Max Höfler, Volksmedizinische Botanik der Germanen, 1908).

Jedenfalls erblicken wir im Holunder einen Heilstrauch, der ganz dem weiblichen Prinzip entspricht. Den weißen, mondhaften Blüten entströmt ein geradezu mütterlicher Geruch, und die schwarzen Beeren machen den unverwüstlichen Strauch zu einer Symbolpflanze für die Fruchtbarkeit. Dem Baum der Frau Holle, die als Lichtgöttin verehrt wurde, sprach man einst heilsamen Einfluss auf die Fruchtbarkeit und den Kindersegen zu, was in einem alten Sprichwort anklingt: »Zu Johanni blüht der Holler, da wird die Liebe toller.« Eine andere Redensart besagt, dass man die »Kinder vom Holerbam aberbeuteln« könne.

Vor allem die nordischen Völker haben die Pflanzenbräuche lange gepflegt, der Holundermutter (Hyldemoer) Milchopfer dargebracht und die Fruchtbarkeit wie auch die Lebenskraft des Holunders durch Berührung auf den Menschen zu übertragen versucht. Lange Zeit galt der Holunder als Schutzbaum der Sippe, und allein seine Nähe zum Haus sollte der Kreißenden hilfreich sein.

Heilkundlich gebrauchte man früher die Abkochung der Blätter oder Wurzeln zu Sitzbädern, denn der Holler stand in dem Ruf, Geschwülste zu zerteilen und die Gebärmutter zu erweichen. Im Kräuterbuch des Jakobus Tabernaemontanus von 1731 finden sich konkrete Empfehlungen zur frauenheilkundlichen Anwendung des Holunders: »Dieselbigen Wurtzeln in Wasser gesotten / erweichen die härtigkeit der Beermutter / eröffnen die Verstopfungen / und heilen die andern Fehl und Gebrechen derselbigen / wenn sich die Frauen in die Brüh setzen / darinn die Wurtzel gesotten haben … Ein Bad von Holderblätter gemacht / und darein gesessen / erweicht die harte Mutter so verschlossen ist.«

Heute ist der Holunder auf diesen Gebieten längst von anderen Heilpflanzen abgelöst. Zwar sollen die Blüten sogar eine östrogenartige Wirkung haben, und den Farbstoffen (Anthocyanen), die sich in den Beeren finden, sagt man ebenfalls eine östrogenähnliche Wirkung nach. Trotzdem wird der Holunder in der Frauenheilkunde kaum genutzt. Doch die schweißtreibenden Heilkräfte der Holunderblüten nutzen uns nicht nur bei fieberhaften Erkrankungen, sondern auch im Klimakterium. Wenn die Blutungen allmählich versiegen, versucht der Körper eben auf andere Weise, sich zu reinigen. Die Schweiße stellen eine Entgiftung der Seele dar, die sich nun häuten muss, um die nächste Stufe des Frauenlebens zu erklimmen, denn mit dem Wechsel beginnt die Lebensphase der weisen Frau. Wenn sich der Körper in diesem Lebensabschnitt über den Schweiß entgiften und somit selbst regulieren möchte, dann sollte dies nicht unterdrückt werden. Daher empfiehlt sich für alle, die nur unter leichten Hitzewallungen leiden und das Schwitzen nicht als allzu erschöpfend empfin-

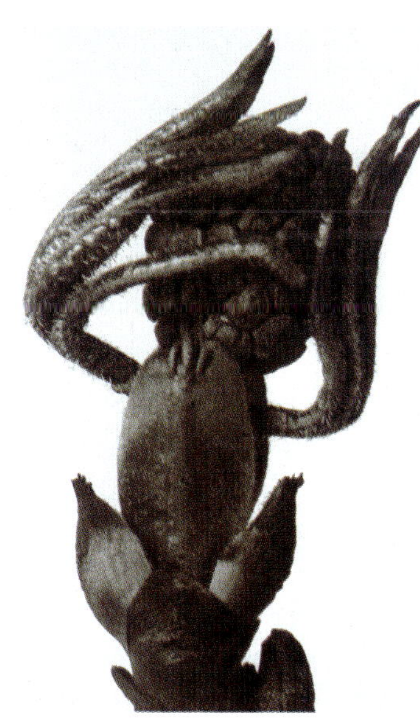

Holundertrieb (Foto: K. Blossfeldt) Für die Kelten und Germanen war der Holler noch der Gedeihbaum der Sippe und Wohnsitz der Seelengeleiterin Frau Holle. Der Holundermutter (Hyldemoer) brachte man unter dem Holunder sogar Milchopfer dar.

den, die Schweißporen zu öffnen, indem sie vor dem Saunagang oder vor der Schwitzhütte den Holunderblütentee trinken, denn »der Holunder unterstützt die Vollendung seelischer und körperlicher Reifungsprozesse« (Roger Kalbermatten, Kompendium der Ceres-Heilmittel, 1997).

Rezept: Schwitzhüttenteemischung (Apotheke)

Beifußkraut	20 g
Bittersüßstengel	20 g
Hollerblüten	20 g
Lindenblüten	20 g
Schafgarbenblüten	20 g

Mischen, 2 Teelöffel der Mischung mit 200 ml kochendem Wasser überbrühen, 10 bis 15 Minuten ziehen lassen, abseihen. Zur Anregung der Schweißsekretion etwa ½ Stunde vor der Schwitzhütte oder dem Saunagang so heiß wie möglich trinken.

Handelsprodukte:
Holunderblüten (Sambuci flos)
Holunderblüten-Urtinktur (Sambucus-nigra-Urtinktur; Ceres, DHU, Spagyra)
Holunderbeerensaft (Voelkl, Florabio, Rabenhorst u. a.)
Holunder-Absolue (Maienfelser Naturkosmetik)

Sammeltipps: Traditionell erntet man die gerade erblühten Doldenrispen ab Johanni (24. Juni) und legt sie auf Tüchern im luftigen Schatten zum Trocknen aus – häufig wenden!

Anwendungsbeschränkungen: Blätter, Rinde, Wurzel wie auch die rohen Beeren nicht in der Schwangerschaft gebrauchen! Die rohen Beeren sind ein drastisches Abführmittel, das zu Übelkeit, Brechdurchfall und Kolik führt.

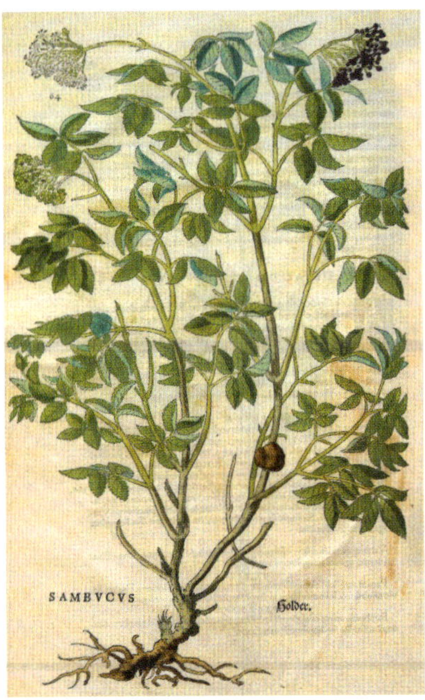

Holunder (L. Fuchs, 1543)

Hopfen – Pflanzenhormone für die Wechseljahre

»Hopffen genützt | treibet die Melancholey | und schwere des Geblüts | auß dem Leib.«

(Adamus Lonicerus, Kreuterbuch, 1679)

Namen: Bierhopfen, Gartenhopfen, Feldhopfen, Klimm-auf (Klimmauf oder Klimm-auf ist der Beiname für mehrere rankende Gewächse, siehe z. B. Kapuzinerkresse), Mönchsriemen. Der botanische Beiname lupulus ist eine Verkleinerungsform des lateinischen lupus (= »Wolf«). Der Wolf taucht deswegen im Namen auf, weil es sich beim Hopfen um ein schlingendes und pflanzenwürgendes Gewächs handelt.

Botanischer Name: Hopfen (Humulus lupulus), Hanfgewächse (Cannabaceae).

Signaturen und Astrologie: Weil der Hopfen eine kletternde Pflanze ist, untersteht er in erster Linie dem alles verbindenden Prinzip des Merkur, der im Körper über Drüsen, Hormone und Stoffwechsel regiert. Weil wilder Hopfen zu wucherndem Wachstum neigt, wirkt auch etwas Mondkraft in dem Gewächs.

Das muffig-harzige Aroma der Hopfenzapfen lässt bereits eine gewisse dämpfende Wirkung vermuten. Das Wesen des Hopfens ist es, die Elemente Luft und Erde miteinander zu verbinden, wobei er überwiegend erdet und, speziell von Frauen genossen, auch der Kopflastigkeit entgegenwirkt.

Wirkstoffe: Die Hopfenzapfen enthalten Harze mit Bitterstoffen (Hopfenbittersäuren) wie Humulonen und Lupulonen, Methylbutenol, ätherisches Öl mit Mono- und Sesquiterpenen wie Myrcen, Humulen und Caryophyllen sowie Gerbstoffe und Flavonoide (Xanthohumol).

Heileigenschaften: beruhigend und einschlaffördernd, östrogenartig, menstruationsfördernd, milchbildungshemmend, antibakteriell, triebdämpfend auf Männer, verdauungsfördernd, krebsfeindlich.

Verwendung in der Frauenheilkunde: Auf die hormonartige Wirkung des Hopfens kam man in den Anbaugebieten sehr früh, da die Hopfenpflückerinnen durch den intensiven Kontakt mit der Pflanze stets Zwischenblutungen oder verfrühte Regelblutungen bekamen. Die sogenannte Hopfenpflückerkrankheit wird auf östrogenartige Stoffe in den Blüten zurückgeführt, die vor allem in frisch gepflücktem Hopfen in großen Mengen vorkommen. Wegen dieser östrogenartigen Wirkung fielen auch die männlichen Pflücker abends der Schlafsucht anheim, wohingegen die Frauen durch den Hopfen sehr lustig und übermütig wurden. Denn was Frauen hormonell stimuliert, kann bei Männern – aber bekanntlich nur in größeren Mengen konsumiert – den Sexualtrieb zuverlässig

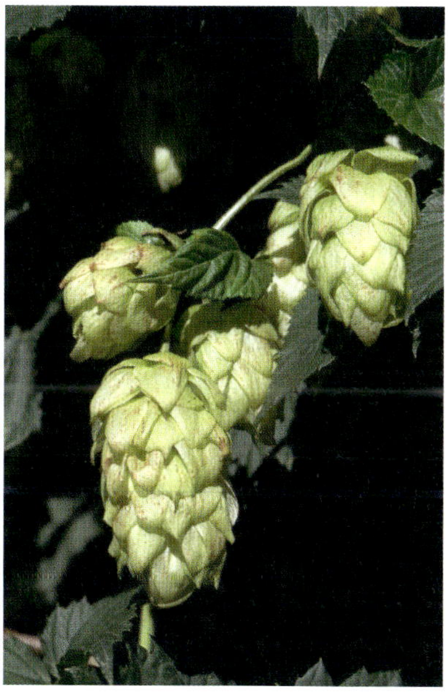

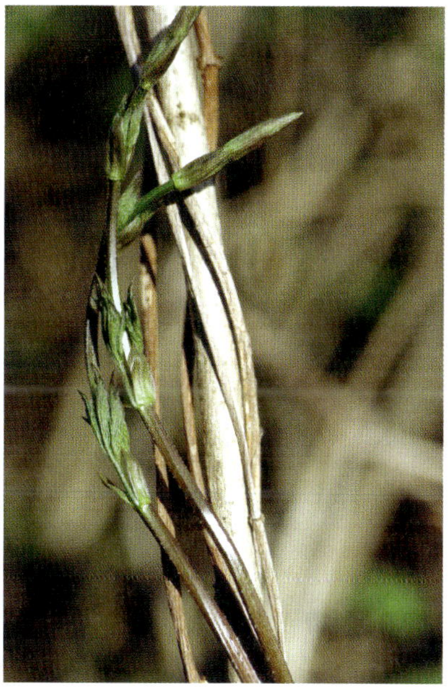

Links: Hopfenzapfen (Foto: M. Madejsky)
Die noch rundlichen Hopfenzapfen enthalten relativ viel östrogenartige Wirkstoffe.

Rechts: Junge Hopfentriebe gelten in manchen Gebieten als Fruchtbarkeitsspeise, die teurer als Spargel gehandelt wird. Isst man die Triebe eine Zeitlang regelmäßig als Spargelersatz, dann treibt dies zuweilen eine versiegte Menstruationsblutung hervor. (Foto: M. Madejsky)

dämpfen. Daher fand der Hopfen einst sogar Anwendung als Nervenmittel bei Onanieneigung sowie zusammen mit Baldrianwurzel zur Triebdämpfung bei Geschlechtskrankheiten. Ein ähnliches Motiv findet sich bereits in der germanischen Götterwelt: Die Germanen stellten sich nämlich ihre Lichtgöttin Bertha auf einem Hirsch reitend vor, der mit Hopfenranken gezäumt war und statt der Peitsche die Baldrianrute zu spüren bekam. Der Hirsch symbolisiert hier die befruchtende Manneskraft, die durch Hopfen und Baldrian von der Göttin im Zaum gehalten wird.

In der Volksmedizin sprach man den jungen Hopfensprossen einst eine fruchtbarkeitssteigernde Wirkung zu und empfahl, die jungen Triebe als Salat zu essen. Doch die Hopfentriebe sind eine Delikatesse, die meist teurer gehandelt wird als guter Spargel. Um die Lust und somit auch die Fruchtbarkeit zu steigern, genügt normalerweise gut gehopftes Bier. Vor allem Bio-Brauereien setzen ihren Bieren frischen Hopfen zu, der wesentlich stärker hormonell stimuliert als etwa getrocknete Hopfenpellets, die den gewöhnlichen Bieren zugesetzt werden.

Wegen der östrogenartigen Wirkung gebraucht man den Hopfen vor allem in der Volksmedizin bei zwei weiteren typischen Frauenangelegenheiten. Zum einen hemmt der Hopfen die Milchbildung und erleichtert daher das Abstillen. Meist wird dazu eine Kombination aus Hopfenzapfen, Salbeiblättern und Walnussblättern als Tee empfohlen (siehe Seite 256). Zum anderen lindert der Hopfen Wechseljahrsbeschwerden. Weil er eine mild beruhigende Wirkung hat, eignet er sich vor allem zur Behandlung nervöser Klimakteriumsbeschwerden wie etwa der inneren Unruhe (z. B. Ceres-Humulus-lupulus-Urtinktur, zwei- bis dreimal täglich 5 bis 6 Tropfen). Ab dem Wechsel klagen auch viele Frauen über Schlafstörungen – zum einen, weil sie unter Nachtschweißen leiden, zum anderen, weil in dieser Übergangsphase Spannungen und innere Unruhe nicht nachlassen wollen. Sofern diese Beschwerden nicht von der Schilddrüse kommen, kann der Hopfen möglicherweise Abhilfe schaffen. Selbst bei massiven Schlafstörungen zeigt er bei Frauen oft sogar bessere Wirkung als Baldrian (z. B. Hopfenkapseln von Galactopharm, abends 2 Kapseln vor dem Schlafengehen).

Nicht zuletzt trägt der Hopfen sogar noch zum Erhalt der Schönheit bei. Denn gut gehopftes Bier ist der beste natürliche Haarfestiger, den man sich gönnen kann, und die Pflanzenöstrogene lassen die Haare kräftig nachwachsen.

Rezept: Wechseljahrtee (Kräuterladen)
Die nachfolgende Teemischung will die hormonelle Situation im Wechsel ein wenig ausgleichen. Daher setzt sich die Mischung überwiegend aus östrogenartig wirkenden Kräutern wie Hopfen, Rotklee und Salbei zusammen. Den Walnussblättern sagt man ebenfalls eine östrogenähnliche Wirkung nach, doch sie sind vor allem enthalten, um die »Häutung« der Seele in den Wechseljahren zu erleichtern.

Abgerundet wird die Mischung durch die Venuspflanzen Melisse und Frauenmantel mit ihren ausgleichenden Heileigenschaften.

Frauenmantelkraut	20 g
Hopfenzapfen	30 g
Melissenblätter	20 g
Rotkleeblüten	30 g
Salbeiblätter	30 g
Walnussblätter	20 g

Alle Kräuter miteinander mischen, 2 Teelöffel pro Tasse à 200 ml heiß überbrühen, etwa 8 bis 10 Minuten ziehen lassen und abseihen. 2 bis 4 Tassen am besten lauwarm über den Tag verteilt trinken.

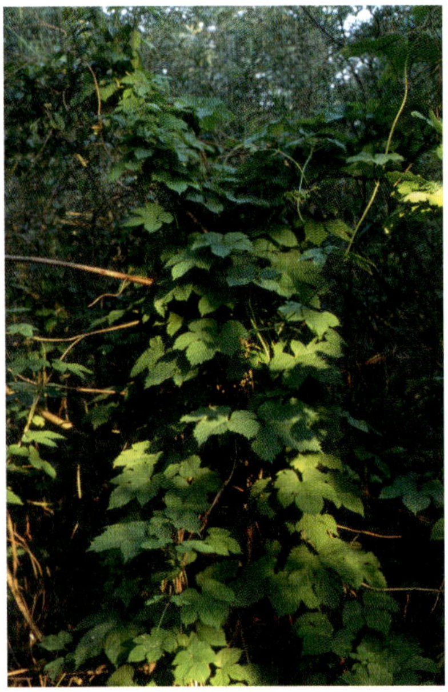

Hopfenranken im Auenwald (Foto: M. Madejsky)

Rezept: Bier-Ei-Shampoo für kräftigen Haarwuchs
Folgende Bier-Ei-Mixtur eignet sich als Shampoo-Ersatz. Erfahrungsgemäß regt der regelmäßige Gebrauch (z. B. ein- bis zweimal pro Woche) den Haarwuchs an, so dass die Haare im Laufe von einigen Wochen dichter und kräftiger nachwachsen.

Bier, gehopftes (Etikett beachten)	200 ml
Eigelb	1
Rosmarinöl, ätherisches	3 bis 4 Tropfen
Buchsbaumblätterabkochung (1 Esslöffel auf 200 ml)	200 ml
Bio-Apfelessig	1 bis 2 Esslöffel

Mit einer Gabel das Eigelb in das Bier quirlen und die Eihäute herausziehen. Nun das ätherische Öl und die Buchsbaumblätterabkochung zugeben. Alles gründlich miteinander vermischen.

Wie ein Shampoo ins nasse Haar einmassieren; eventuell einige Minuten einwirken lassen. Dann die Haare gründlich ausspülen und zuletzt 1 bis 2 Esslöffel Bio-Apfelessig mit ½ l lauwarmem Wasser vermengt als Glanzspülung verwenden. Falls nötig, nur kurz ausspülen – fertig!

Rezept: Öleinreibung zur Brustvergrößerung
Östrogenartig wirkende Essenzen können bei regelmäßiger äußerlicher Anwendung das Wachstum der Brustdrüse stimulieren (vgl. Valerie Ann Worwood, Liebesdüfte, 1987).

Mandelöl	30 ml
Angelikawurzelöl, ätherisch	5 Tropfen
Muskatellersalbeiöl, ätherisch	5 Tropfen
Rosengeranienöl, ätherisch	5 Tropfen
Rosenöl, ätherisch	5 Tropfen
Hopfenöl, ätherisch	10 Tropfen

Mandelöl in eine 50-ml-Braunflasche füllen und nacheinander die ätherischen Öle einträufeln. Dann alles kräftig miteinander verschütteln – fertig!

Über mehrere Wochen ein- bis zweimal täglich zur sanften Brusteinreibung gebrauchen. Bei Brusterkrankungen jedweder Art, vor allem aber bei Mastopathie oder bei familiärer Belastung mit Brustkrebs, sollte dieses Rezept vorsichtshalber nicht gebraucht werden. Während der Kurdauer sollte keine starke Sonnenexposition erfolgen.

Handelsprodukte:
Hopfenzapfen = Hopfenblüten (Lupuli flos, weibliche Blütenstände)
Hopfendrüsen (Lupuli glandula; durch Abklopfen der Blüten gewonnenes Pulver)
Hopfen-Urtinktur (Humulus-lupulus-Urtinktur; Ceres, DHU, Spagyra)
Hopfenkapseln (Galactopharm)
Hopfen, ätherisches Öl (Maienfelser Naturkosmetik)

Sammeltipps: Die Hopfenzapfen sollten Anfang September geerntet werden, solange sie rundlich und noch nicht länglich sind, denn dann enthalten sie am meisten Phytohormone. Ideal ist ein zunehmender Mond im Zeichen Zwillinge.

Anwendungsbeschränkungen: keine.

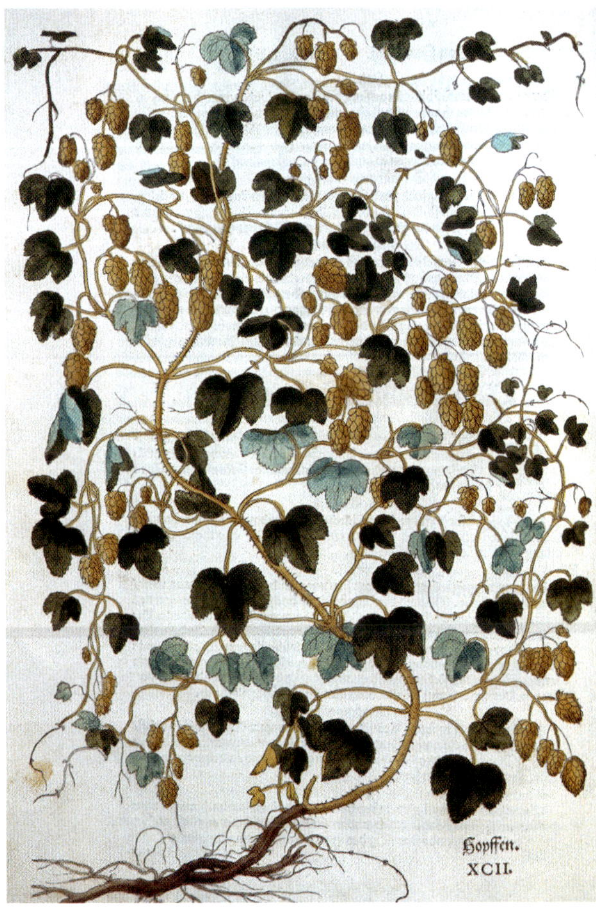

Hopfen (L. Fuchs, 1543)

Ingwer – Schenkt Lebenswärme und Sexualkraft

»Ingwertee und Ingwerkompressen sollten Sie bei Regelkrämpfen und prämenstruellem Syndrom anwenden, besonders dann, wenn Sie zu Kältegefühlen und Verdauungsproblemen neigen.«
(Anda Dinhopl, Frauenkräuter, 1999)

Namen: Ginger, Imber, Ingber.

Botanischer Name: Ingwer (Zingiber officinale), Ingwergewächse (Zingiberaceae).

Signaturen und Astrologie: Nach der Signaturenlehre eignen sich gelbblühende Pflanzen wie der Ingwer zur Behandlung von Leber-Galle-Leiden. Die gelben Blüten sind zusammen mit der erwärmenden Wirkung auch eine sonnenhafte Signatur. Wobei die Sonne im Menschen unter anderem über das Herz-Kreislauf- und das Immunsystem herrscht.

Doch die keulenartigen Blütenkolben zeigen auch Sympathie zum Penis, wohingegen die orchideenartigen Einzelblüten gewisse Formverwandtschaft zur Vagina haben. Somit erblickt man im Ingwer eine Pflanze, die weibliches und männliches Prinzip auf harmonische Weise in sich vereint und die sich daher für beide Geschlechter gleichermaßen eignet. Der knollig-vielgliedrige und kriechende Wurzelstock erinnert wie der des Kalmus an ein Stück Darmschlinge oder an Kot, was eine Signatur für die Heilwirkung auf den Darm ist.

Der scharfe Geschmack erlaubt ferner eine astrologische Zuordnung zum Mars, dem vor allem heiße, entzündliche Prozesse unterstehen. Nach der chinesischen Elementenlehre weist der scharfe Geschmack auf die Lungen- und Dickdarmwirkung hin. Wegen seines hitzigen Wesens ist der Ingwer mehr für Frauen oder Männer geeignet, die unter mangelnder Lebenswärme leiden.

Wirkstoffe: Das Rhizom enthält ätherisches Öl mit Zingiberen, Zingiberol, Curcumen, Beta-Eudesmol usw. sowie Scharfstoffe (Gingerole) und Stärke.

Heileigenschaften: schweißtreibend, verdauungsfördernd, krampflösend, magenstärkend, brechreizlindernd, entzündungswidrig, antisklerotisch, wehenerregend, immunstimulierend, krebsfeindlich, antiparasitär.

Verwendung in der Frauenheilkunde: Der Ingwer ist eine Gewürzpflanze, die seit unzähligen Jahrhunderten arzneilich Verwendung findet. In seinen Herkunftsländern, den tropischen Regionen Indiens, Malaysiens und Chinas, schätzt man das scharf schmeckende Rhizom wegen seiner erwärmenden, energetisierenden und nicht zuletzt auch mild aphrodisierenden Wirkung. In der ayurvedischen Medizin gilt der Ingwer sogar als Universalheilmittel und wird unter anderem zur Migräneprophylaxe sowie bei Frigidität oder Impotenz empfohlen. Doch die Heileigenschaften sind sehr breit gefächert. So konnte man einzelnen Inhaltsstoffen, vor allem den Gingerolen, sogar antiparasitäre, antivirale und tumorhemmende Wirkungen nachweisen.

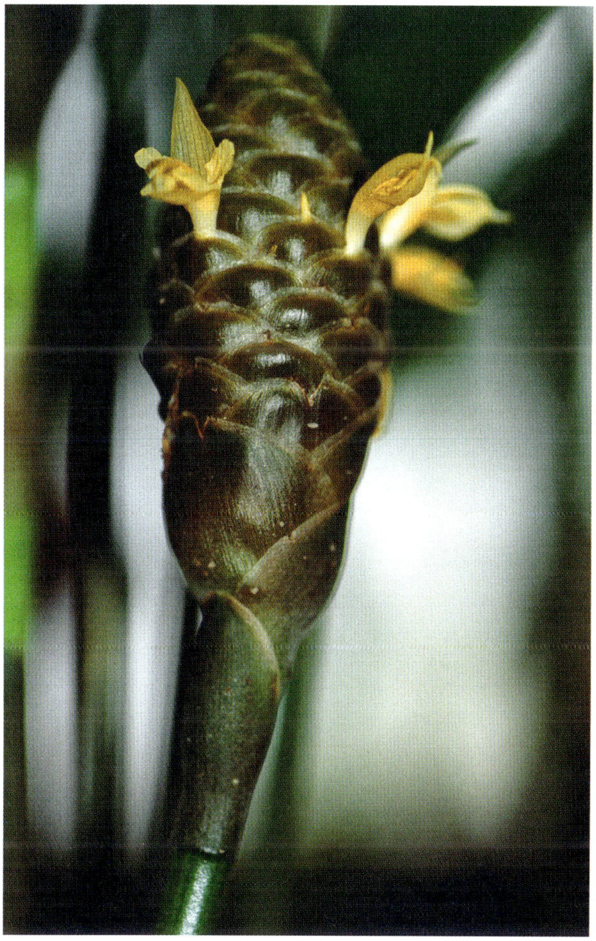

Ingwerblüte (Foto: O. Rippe)
Das scharf schmeckende Rhizom ist ein Yangmittel für Frauen, die unter mangelnder Lebenswärme leiden.

Am bekanntesten dürfte jedoch der brechreizlindernde Effekt der Ingwerwurzel sein, der seit langem bei der Reisekrankheit genutzt wird und inzwischen auch wissenschaftlich belegt werden konnte. In der Regel genügen etwa 2 g Ingwerpulver oder frisches Rhizom, um Übelkeit und Brechreiz zuverlässig zu lindern. Dies ist natürlich nicht nur bei der Reisekrankheit von Nutzen, sondern auch, um etwa die Nebenwirkungen einer Chemotherapie zu lindern. Eine Doppelblindstudie, an der 30 Schwangere beteiligt waren, konnte darüber hinaus bestätigen, dass Ingwerpulver ebenso bei Schwangerschaftserbrechen wirksam ist. Dennoch ist in den »anderen Umständen« mit allen erwärmenden Gewürzpflanzen eher Vorsicht geboten, vor allem dann, wenn es sich um eine Problemschwangerschaft handelt. Schwangere sollten den Ingwer nur in Maßen gebrauchen und »auf ihren Bauch

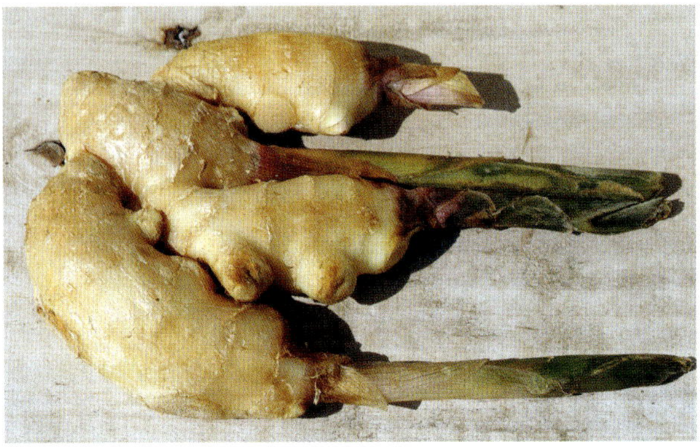

Der Ingwerwurzelstock hat gewisse Ähnlichkeit mit dem Darmgekröse und bewährt sich dieser Signatur entsprechend als Heilpflanze bei Darmpilzbelastung oder bei Verdauungsschwäche (Foto: O. Rippe)

hören«, der ihnen doch meist sagt, was ihnen guttut oder nicht.

Wegen seiner erwärmenden Heilkräfte eignen sich kleine Mengen Ingwer (z. B. weniger als 1 g [½ Teelöffel]) täglich zur Verbesserung der Verdauung sowie zur Bekämpfung von Verschleimung, üblem Mundgeschmack oder latenter Übelkeit im ersten Schwangerschaftsdrittel vor allem für solche Frauen, die während der Schwangerschaft ständig frösteln.

Inzwischen findet sich der Ingwer in zahlreichen Frauenteemischungen, die alle zum Ziel haben, den »unteren Menschen« zu erwärmen, die Verdauung zu fördern, muskuläre Verspannungen zu lösen oder die Sexualkraft zu stärken. Daher ist der Ingwer beliebter Bestandteil von Teemischungen für die Wechseljahre. Doch er eignet sich mehr für Frauen, die leicht frieren, eher libidoschwach sind und nicht unter Hitzewallungen mit heftigen Schweißausbrüchen leiden. Ingwer erleichtert nämlich das Schwitzen, das, sofern es nicht als erschöpfend erlebt wird, ein unentbehrlicher Entgiftungsprozess ist, der keineswegs unterdrückt werden sollte.

Weil der Ingwer vor allem Krankheiten bekämpft, die vom Erkalten sowie von übermäßiger Feuchte oder Verschleimung herrühren, hat er zugleich einen ausgleichenden Einfluss auf das in den Wechseljahren manchmal entgleiste Stoffwechselgeschehen. Ingwer spendet nicht nur Vitalität und Lebenswärme, sondern er gleicht vor allem die Energien zwischen oben und unten aus. Insbesondere wenn Frauen »oben zu heiß«, also kopflastig sind, vielleicht unter Migräne oder Nackenverspannungen leiden, und »unten zu kalt«, wenn also die Regelblutung frühzeitig versiegt und gleichzeitig die Libido erloschen sowie die Verdauung eher zu träge ist, dann ist Ingwer ihr Heilmittel.

Rezept: Darmsanierung mit Ingwertee
Je nach Schärfetoleranz 2 bis 3 Teelöffel frische Ingwerwurzel (ca. 5 g) aus dem Bioladen schälen, zerkleinern, mit 250 ml kochendem Wasser übergießen und 10 bis 15 Minuten ziehen oder die Hälfte der Menge etwa 8 bis 10 Minuten mitköcheln lassen – dann wird der Ingwertee jedoch recht scharf. Dem trinkwarmen Tee 1 Teelöffel Honig und den Saft einer halben, frisch gepressten Zitrone beimengen.

Kurmäßig 6 Wochen lang täglich 2 bis 3 Tassen (à 200 ml) vor oder zwischen den Mahlzeiten trinken.

Bei Neigung zu Darmpilz empfiehlt sich ergänzend eine Kur mit Myrrhinil-Intest von Repha (z. B. dreimal täglich 4 Dragees) und im Anschluss an die 6-Wochen-Kur ein Symbioseaufbau (z. B. Omniflora; dreimal täglich 1 Kapsel) und eine langfristige Stärkung von Leber und Bauchspeicheldrüse (z. B. mit Solunat Nr. 8 [Hepatik] von Soluna; dreimal täglich 10 Tropfen).

Handelsprodukte:
Ingwerwurzelstock (Zingiberis rhizoma)
Ingwer-Urtinktur (Zingiberis-Urtinktur; DHU, Spagyra)
Ingwerkapseln (Ingwerpulver, 250 mg; Zintona)
Ingwer, ätherisches Öl (Maienfelser Naturkosmetik, Primavera, Neumond)

Sammeltipps: Ein Anbau ist hierzulande nur im Gewächshaus möglich. Daher greift man zur Herstellung von Ingwertropfen oder für Abkochungen auf die frische Handelsware aus dem Bioladen zurück.

Anwendungsbeschränkungen: In der Schwangerschaft, bei Reizdarm oder bei Magen-Darm-Geschwüren sowie bei Gallensteinen sollte Ingwer nur in Maßen gebraucht werden. Bei Schwangerschaftserbrechen Ingwer nur vorübergehend einnehmen. Bei Fehlgeburtsneigung sollten Schwangere den wehenerregenden Ingwer vorsichtshalber gänzlich meiden.

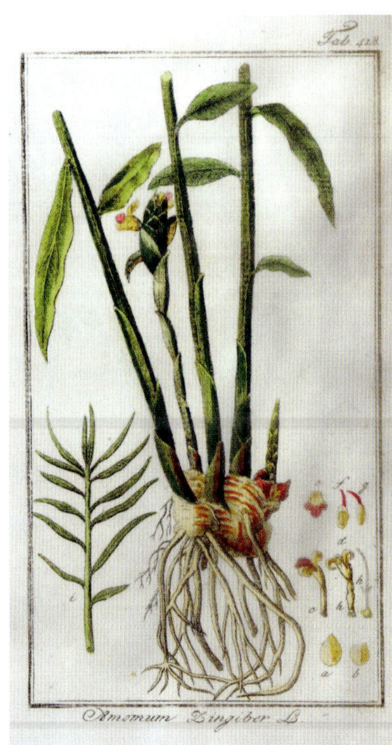

Ingwer (Kupferstich, um 1800)

Johanniskraut – Spendet Seelenbalsam und pflegt Narben

»Die Blüten faulen in der Form des Blutes. Das ist ein Zeichen, dass sie für Wunden und was von Wunden kommt, gut sind, auch soll man sie gebrauchen, wo man Fleisch [Narben oder Keloid] zügeln muss.«
(Paracelsus, Sämtliche Werke, Aschner-Ausgabe, 1926)

Namen: Hartheu, Perforata, Tausendlöcherlkraut, Tüpfel-Hartheu.

Botanischer Name: Johanniskraut (Hypericum perforatum), Johanniskrautgewächse (Clusiaceae).

Signaturen und Astrologie: Die gelben Blüten mit ihren strahlenartigen Staubblättern sind ein pflanzliches Ebenbild der Sonne. Daher untersteht das Johanniskraut astrologisch hauptsächlich der Sonne, die im Menschen über das Ich-Bewusstsein sowie über das Herz-Kreislauf- und das Immunsystem regiert. Das Wesen dieser Lichtblume ist es, die Seele zu erwärmen und das Krankheitsgeschehen, wo immer es sich im Körper befindet, zu durchlichten. Abgesehen davon zeigt sich durch den roten Pflanzensaft Sympathie zum Blut wie auch eine gewisse Zugehörigkeit zu Mars, dem Herrn der Entzündungen. Wenn also die erhellenden Eigenschaften der Sonne zugeordnet werden, so untersteht die magische Schutzpflanze Hypericum unter anderem auch dem wehrhaften Kriegsgott.

Wirkstoffe: Das blühende Kraut enthält Hypericine, Hyperforine, Flavonoide (Rutosid, Hyperosid u. a.), Gerbstoffe, Xanthone und etwas ätherisches Öl.

Heileigenschaften: Innerlich wirkt es stimmungsaufhellend, angstlösend, euphorisierend, blutbildend, zentral schmerzlindernd (z. B. bei Migräne) und wurmtreibend; äußerlich wundheilend und wundschlussfördernd, entzündungswidrig, antibiotisch (z. B. antiviral), (nerven-)schmerzlindernd und beugt der Narbenwulstbildung vor.

Verwendung in der Frauenheilkunde: Am bekanntesten ist das Johanniskraut als Antidepressivum bei leichten depressiven Verstimmungen vor allem in der dunklen Jahreszeit. Doch das sonnenhafte Gewächs birgt viele weitere Kräfte in sich, die in der Frauenheilkunde von Nutzen sind. Zum Beispiel gehört Johanniskraut mit zu den wirksamsten Erste-Hilfe-Mitteln bei Migräne. Experten verglichen die Wirkung des Johanniskrauts sogar mit der von Opiaten, weil Hypericum den Schmerz zentral bekämpft, also direkt in den Schmerzzentren des Gehirns. Am hilfreichsten erweist sich die hoch dosierte Einnahme von Johanniskraut zu Beginn einer Migräneattacke (z. B. 4 Esbericum-Dragees von Schaper & Brümmer mit reichlich Wasser einnehmen).

In der Volksmedizin erfreut sich insbesondere das Johanniskrautrotöl großer Beliebtheit. Der durch den Farbstoff Hypericin blutrot gefärbte Ölauszug bewährt sich etwa zur schmerzlindernden Einreibung bei rheumatischen Muskel- oder Gelenksentzündungen sowie bei Hexenschuss und bei Nervenschmerzen. Doch das Rotöl erweist sich in der Geburtshilfe als ebenso nützlich, denn in der täglichen Dammpflege gebraucht, erhöht es die Gewebeelastizität und mindert das Risiko von Dammrissen oder -schnitten. Wenn es unter der Geburt dennoch zu einem Dammriss gekommen ist, dann bietet sich das Johannisöl zur Wund- und Narbenpflege des nun meist über Wochen hinweg empfindlichen Gewebes an.

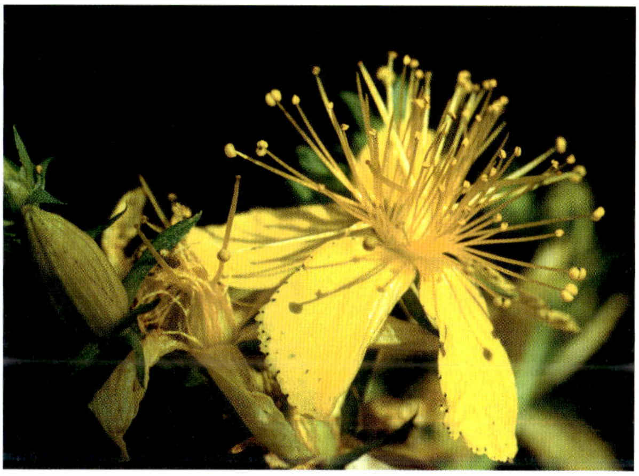

Die goldgelben Blüten mit ihren strahlenartigen Staubblättern machen das Johanniskraut zu einer Lichtblume. (Foto: M. Madejsky)

Natürlich eignet es sich genauso zur täglichen Narbenpflege nach genähten Dammschnitten, die erfahrungsgemäß häufiger zu Narbenwülsten führen als Risse und dementsprechend wichtige Akupunkturpunkte im Dammbereich blockieren können. Die tägliche Massage der Narbenwülste mit Rotöl lässt das Narbengewebe allmählich einschmelzen und stellt langfristig den Energiefluss in diesem Gebiet wieder her. Die besten Erfolge erzielt man, wenn Johanniskrautöl mit anderen narbenentstörenden Maßnahmen kombiniert wird (z. B. Aurum comp., Salbe von Wala, und/oder kurmäßiges Unterspritzen der Narbe mit einer Mischampulle aus Calendula D4 und Cutis D4 von Wala). Selbstverständlich eignet sich das Johannisöl ebenso zur Narbenpflege nach operativen Eingriffen, selbst wenn die Narbe rot und entzündet ist, denn es verfügt über antibiotische Kräfte.

In der Volksmedizin gebraucht man das Rotöl auch gern zur Hautpflege nach Sonnenbrand. Doch seine regenerierenden Heilkräfte entfaltet es ebenso bei Hautreizungen, die durch Bestrahlung oder Lasertherapie hervorgerufen wurden. Wegen seiner antiviralen und schmerzlindernden Wirkung kann man das Rotöl oder Johanniskrautsalben daher bei Vulvaschmerzen (Vulvodynie) versuchen, vor allem wenn diese etwa Folge einer Laserbehandlung oder einer Herpesinfektion ist. Nur während einer Strahlenbehandlung darf man das Rotöl nicht gebrauchen, da es die Lichtempfindlichkeit erhöht. Johanniskrautöl kommt also im Gegensatz zu Calendula erst

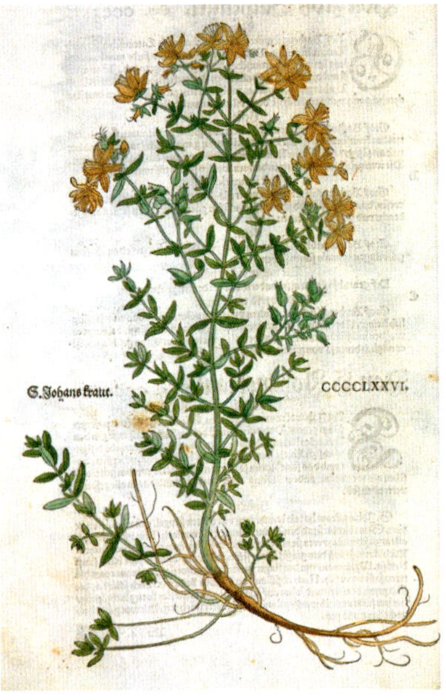

Johanniskraut (L. Fuchs, 1543)
Im Mittelalter wurde das Johanniskraut noch unter der Bezeichnung Herba daemonis fuga (»teufelwidriges Kraut«) gehandelt. Man verwendete es bei Besessenheit und Wahnsinn sowie zum Exorzismus bei Hexen.

nach Abschluss der Bestrahlungen zum Einsatz. Von der Einnahme von Johanniskrautpräparaten als Antidepressivum ist während einer Strahlenbehandlung oder Chemotherapie ebenfalls abzuraten, da der Einfluss der Strahlen unkontrollierbar verstärkt und die Wirkung mancher Medikamente (z. B. Pille) herabgesetzt wird. In solchen Fällen oder auch wenn man im Wochenbett unter depressiven Verstimmungszuständen leidet, dem sogenannten Wochenbettblues, ist es sinnvoller, zu feinstofflicheren Zubereitungen zu greifen, die keinerlei Nebenwirkungen haben (z. B. Hypericum Auro cultum Rh Dil. D3 von Weleda).

Rezept: Johannisöl nach Kräuterpfarrer Künzle
»Nimm ein paar Handvoll Johannisblüten, zerquetsche sie, bis sie bluten, lege sie in Olivenöl, stelle es zehn Tage an die Sonne, bis das Öl rot wird; nimm nochmals so viel frische Blüten, zerquetsche sie wieder, lege sie wieder ins gleiche Öl und wieder an die Sonne zehn Tage; so kannst du es drei- bis viermal machen, bis das Öl dunkelrot wird.« (Johann Künzle, Chrut & Uchrut, 1935)
Anmerkung: Zur Herstellung des Rotöls werden traditionell ab Johanni (24. Juni) die noch ungeöffneten Blüten gesammelt. Der Wirkstoffgehalt ist höher, wenn man nach 2 oder 3 Sonnentagen um die Mittagszeit herum sammelt. Erfahrungsgemäß wird das Öl am schnellsten und intensivsten rot, indem man das Glas etwa zur Hälfte mit im Mörser leicht angequetschten Blütentrieben füllt und das Ganze an einem sonnigen und warmen Platz stehen lässt (z. B. auf der Fensterbank). Damit das Öl nicht schimmelt, sollte man mit einem trockenen Tuch täglich den Glasrand und -deckel abtupfen, denn dort kondensiert das Pflanzenwasser. Für den Ölauszug eignen sich Oliven- oder Sonnenblumenöl, wobei Ersteres den stärkeren Eigengeruch hat und Letzteres schneller ranzig wird.

Rezept: Reizlindernde Vulvasalbe (Apotheke)

Bienenwachs, gelbes	6 g (ca. 3 Teelöffel)
Wollwachs	10 g
Johanniskrautrotöl	45 ml
Calendula (Ringelblume) Urtinktur	5 ml
Lavendelöl, ätherisches	6 bis 8 Tropfen
Rosenöl, ätherisches	3 bis 5 Tropfen

So wird's gemacht:
- Bienen- und Wollwachs zusammen mit dem Johanniskrautöl in einer Schale im Wasserbad erhitzen.
- Sobald sich alles verflüssigt hat, die Schale aus dem Wasserbad nehmen und unter ständigem Umrühren die Urtinktur sowie die ätherischen Öle einarbeiten.
- Unter weiterem ständigem Umrühren noch etwas abkühlen lassen und die Salbe dann mit Löffel oder Messer in ein Salbendöschen füllen. Gut verschlossen und im Kühlschrank aufbewahrt, hält sie sich einige Monate lang.

Anwendung: Bei chronischem Wundsein oder bei neuralgischen Vulvaschmerzen – speziell nach Bestrahlung, Laserbehandlung oder Verbrennungen – ein- bis zweimal täglich dünn auf die betroffenen Hautpartien auftragen.

Handelsprodukte:
Johanniskraut-Urtinktur (Hypericum-Urtinktur; Ceres, Weleda, Spagyra)
Johanniskrautöle (Johanniskrautrotöl von Lunasol, Hypericum ex Herba 5 % Oleum von Wala, Hypericum Flos 25 % von Weleda)
Esbericum, 250-mg-Dragees (Schaper & Brümmer)
Laif, 600-mg/900-mg-Tabletten (Steigerwald)
Spezielle Zubereitung als vegetabilisiertes Metall:
Hypericum Auro cultum D2 oder D3 (als flüssige Verdünnung oder Injektionslösung, auch rhythmisiert [Rh = alkoholfrei]; Weleda).

Sammeltipps: Traditionell sammelt man ab Johanni (24. Juni) die noch ungeöffneten Blütentriebe, um daraus das Rotöl zu bereiten, doch kann man auch von Sommeranfang bis Herbstbeginn vom Tal bis in die Berge sammeln. Idealer Erntezeitpunkt ist bei zunehmendem Mond im Zeichen Löwe.

Anwendungsbeschränkungen: Johanniskraut nicht in der Schwangerschaft und Stillzeit einnehmen! Eine längerfristige und hoch dosierte Einnahme kann bei hellhäutigen Personen die Lichtempfindlichkeit steigern und nach Einwirkung von UV-Strahlung oder Solarium sonnenbrandähnliche Hautentzündungen hervorrufen. Bei gleichzeitiger Einnahme von Psychopharmaka, Gerinnungshemmern und anderen Medikamenten (z. B. der Antibabypille) kann durch Johanniskraut die Wirkung dieser Medikamente herabgesetzt oder auch verstärkt werden.

Kaffee – Verhütet Dammschnitte

»Der Kaffeegenuß bringt rhythmische Prozesse, wenn der Mensch seelisch nicht stark genug ist, sie zu regulieren, in eine gewisse Regulation hinein. Kaffee trinken wir eigentlich aus dem Grunde, damit eine fortwährende Rhythmisierung zustande kommt zwischen unseren inneren Organen und dem, was in der Nachbarschaft der Organe geschieht mit den aufgenommenen Nahrungsmitteln.«
(Rudolf Steiner, Vortragsreihe »Geisteswissenschaft und Medizin«, zitiert nach Wilhelm Pelikan, Heilpflanzenkunde, 1958)

Namen: Araberkaffeebaum, Arabischer Bohnenbaum, Kaffeestrauch.

Botanischer Name: Kaffeestrauch (Coffea arabica), Rötegewächse (Rubiaceae).

Signaturen und Astrologie: Die Anordnung der Blüten und der Früchte rhythmisiert den Blattbereich außerordentlich und lässt einen Einfluss auf rhythmische Prozesse im Menschen erkennen (z. B. Herzschlag).

Die weißen, jasminartig duftenden Blüten kennzeichnen das Nervenmittel und erlauben eine Zuordnung zum Mond. An den roten Früchten, die dem kriegerischen Mars unterstehen, erkennt man die kreislauftonisierenden Kräfte. Vor allem die edel gewellten Ränder der ledrigen Blätter sowie die Tendenz zu verholzen und auch der Gerbstoffgehalt erlauben eine Zuordnung zu Jupiter, der im Körper unter anderem über die Leber und das Bindegewebe herrscht.

Wirkstoffe: Kaffeebohnen enthalten Coffein, Theobromin, Theophyllin, Chlorogen-, Zitronen-, Gallus-, Chinasäure, Diterpenalkohole, Trigonellin und Gerbstoffe.

Heileigenschaften: zentral stimulierend und tonisierend, harntreibend, verdauungsfördernd, lokal durchblutungsfördernd.

Verwendung in der Frauenheilkunde: Der Kaffee ist das meistgebrauchte Genussmittel unserer Zeit. Sein regelmäßiger Konsum bringt jedoch nicht selten weitreichende Nebenwirkungen und Folgeschäden mit sich. Kaffee fördert Magen- und Dünndarmgeschwüre, Bluthochdruck, Gallenkoliken, Neuralgien und vieles mehr. Bei Frauen, die sich in den Wechseljahren befinden, kann bereits der Genuss von 1 bis 2 Tassen Hitzewallungen und Schweißneigung spürbar verstärken. Auch die Schmerzempfindlichkeit bei Neigung zu Unterleibskrämpfen nimmt durch Kaffee zu. Bei Schilddrüsenüberfunktion, Schlafstörungen, Krampfneigung oder in der Schwangerschaft sollte man eigentlich ganz auf Kaffee verzichten, um nervlich wieder in die Mitte zu kommen und um im Falle einer Problemschwangerschaft keine Fehlgeburt auszulösen.

Obwohl der Körper einen Coffeinverzicht mit mehr innerer Ruhe, mit tieferem Schlaf und mit geringerer Schweißneigung dankt, fällt es den meisten Frauen schwer, von ihren täglichen Kaffeeritualen Abschied zu nehmen. Kaffee wird in unserer Kultur fälschlicherweise mit Gemütlichkeit und Gastfreundschaft assoziiert, dabei fördert er das Yang (männliches Prinzip) und erhöht die nervliche Erregbarkeit in einer ohnehin eher hektischen und reizüberfluteten Zeit. In Wahrheit handelt es sich nämlich um eine relativ stark wirksame Arznei pflanzlicher Herkunft, die, als tägliches Genussmittel zugeführt, Gefahren in sich birgt. Dagegen kann der Kaffee, sofern er arzneilich gebraucht wird, von großem Nutzen sein.

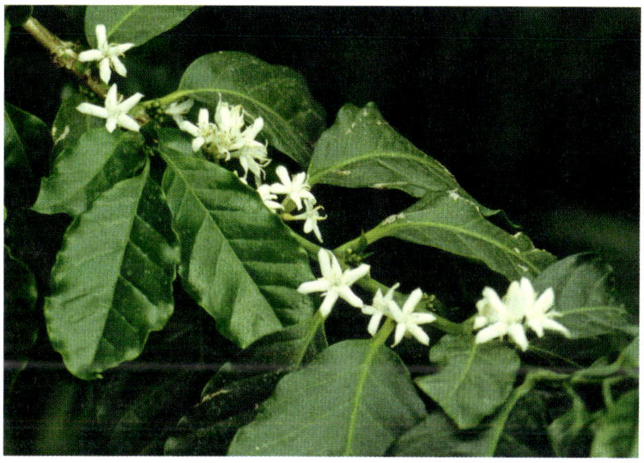

Blühender Kaffeestrauch (Foto: O. Rippe)
An den weißen Blüten erkennt man das Nervinum. In der Homöopathie gebraucht man Coffea vor allem bei Erregungszuständen und Schlaflosigkeit.

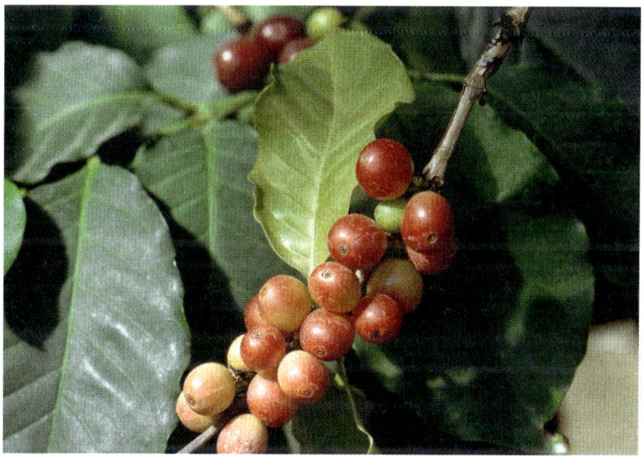

Die roten Früchte zeigen das heiße Wesen des Kaffees an. Heißer Kaffee ist nicht nur ein Tonikum für müde Amazonen, sondern er bewährt sich zum Bestreichen des Dammbereichs unter der Geburt und gilt als hervorragende Dammschnittprophylaxe. (Foto: M. Madejsky)

Samuel Hahnemann lobte ihn einst in seinem »Apothekerlexikon« (1793) als bestes Mittel zur Wiedererweckung Scheintoter und als Gegengift für Narkotika: »Dieser Kaffeeaufguß ist eins der schätzbarsten Arzneimittel, die wir kennen; er erwecket und erhöhet die Reizbarkeit aller Muskelfasern des Körpers, je nachdem die Gabe stark ist, bis zum höchsten Grade, und gibt daher das beste Erweckungsmittel für Scheintote ab … Er ist das wirksamste und beste Gegengift aller narkotischen Pflanzen, des Kirschlorbeerwassers, des Mohnsafts, des Bilsenkrautes, des Stechapfels, der Tollkirsche, des Wütherichs, des Schierlings, der Rebendolde usw. … Aus Unkunde braucht man ihn selten arzneilich, missbraucht ihn aber ungeheuerlich diätetisch. Als tägliches häufiges Getränk fährt er fort unsere Generation zu erschlaffen, und Unvermögenheit, allgemeine Schwächlichkeit, Zittern, Bleichsucht, weißen Fluss und Empfindelei hervorzubringen.«

In der Frauenheilkunde gibt es mindestens zwei wichtige Anwendungsgebiete: Zum einen ist schwarzer Kaffee ein bewährtes Erste-Hilfe-Mittel bei Migräne. Insbesondere die Kombination von schwarzem Kaffee und dem Saft einer frisch gepressten Zitrone gilt als wirksames Hausmittel, das einer Mirgäneattacke manchmal schon zu Beginn Einhalt gebieten kann. Weil das Coffein unter anderem die Blutzufuhr zum Gehirn verbessert, wirkt Kaffee mit Zitrone speziell bei Kopfschmerzen oder Migräne infolge mangelnder Sauerstoffzufuhr. Die Zitrone entlastet die Leber und hilft beispielsweise, Toxine rascher abzubauen, die vielleicht an der Migräneentstehung beteiligt waren. Am wirksamsten erweist sich jedoch der auf türkische oder griechische Art zubereitete Kaffee, bei dem stets ein Teil des gerbstoffreichen Kaffeesatzes mitgetrunken wird, denn er bindet zusätzlich Giftstoffe im Darm.

Außerdem erfreut sich der Kaffee in der Geburtshilfe großer Beliebtheit. Kräuterkundige Hebammen bestreichen das Dammgebiet während der Presswehen gern mit heißem Kaffee. Dies führt zu einer besseren Durchblutung und macht den Dammbereich dehnbarer. Manche Hebammen berichten, dass durch das Trinken von Himbeerblättertee in den letzten Wochen vor der Geburt und durch den Gebrauch von heißem Kaffee zur Durchblutungsförderung kaum noch Dammschnitte nötig seien. Vor allem wenn Frauen genug Zeit zum Gebären haben und sich in einem vertrauensvollen Umfeld befinden, können diese einfachen Hilfsmittel aus dem Pflanzenreich zu einem leichteren Verlauf des Geburtsgeschehens beitragen. In jedem Fall aber ist das vorsichtige Betupfen des jetzt strapazierten Dammbereichs mit Kaffee eine Wohltat.
Nicht zuletzt gehört Coffea noch zu den großen Frauenmitteln der Homöopathie. Es eignet sich vor allem für leicht erregbare Naturen, die den Eindruck machen, dauerhaft eine Überdosis Coffein im Blut zu haben. Solche Frauentypen wirken meist hellwach, sind phantasiereich und sehr leicht erregbar, so dass eine Schmerzüberempfindlichkeit besteht und auch das Einschlafen nicht besonders leicht fällt, vor allem wenn der Tag Aufregungen und vielleicht sogar freudige Überraschungen mit sich gebracht hat. Sofern ein übermäßiger Kaffeegenuss nicht die Ursache dieser Einschlafstörungen ist, kann die homöopathische Coffea solche Zustände ausgleichen. Zum Beispiel enthält das anthroposophische Komplexmittel Avena sativa comp., Mischung von Weleda, unter anderem Coffea D60 und hat sich bei Einschlafstörungen bewährt.

Rezept: Einschlaffördernde Mischung (Apotheke)

Avena sativa (Hafer) Urtinktur	20 ml
Humulus lupulus (Hopfen) Urtinktur	20 ml
Coffea arabica (Kaffeebohnen) Dil. D12	10 ml
Corydalis cava (Lerchensporn) Dil. D1	20 ml
Kalium bromatum (Kaliumbromat) Dil. D4	20 ml
Phosphorus (Phosphor) Dil. D12	10 ml

Über eine Apotheke von DHU oder Spagyra bestellen und mischen lassen oder selbst mischen; abends vor dem Schlafengehen – je nach Reaktion – 15 bis 25 Tropfen im Mund zergehen lassen und bei Bedarf ein- bis zweimal wiederholen.

Praxistipp: Hebt Kaffee die Wirkung von Homöopathie auf? Viele Frauen sind verunsichert, ob sie während einer naturheilkundlichen Behandlung, insbesondere während der Einnahme von homöopathischen Arzneien, noch Kaffee trinken dürfen. Sofern der Kaffeegenuss nicht ursächlich zur Krankheitsentstehung beigetragen hat, spricht nichts gegen eine Tasse Kaffee pro Tag. Falls man unter Bluthochdruck, Gallensteinen, Hitzewallungen, Schweißneigung, Schlafstörungen oder Schilddrüsenüberfunktion leidet, sollte man Kaffee aber möglichst meiden, da er solche Beschwerden verschlimmert. Wenn man nichts falsch machen möchte, lässt man die homöopathischen Komplex- oder Einzelmittel einfach ½ Stunde vorher im Mund zergehen, dann stört der Kaffee deren Resorption nicht. Diese Vorgehensweise hat sich in der Praxis vielfach bewährt.

Sammeltipps: Der Kaffeestrauch lässt sich gut im Gewächshaus ziehen. Die homöopathische Urtinktur wird dann aus den reifen, aber unbehandelten Kaffeebohnen (Rohkaffee) hergestellt.

Handelsprodukte:
Coffea-arabica-Urtinktur (DHU, Spagyra)
Carbo coffeae D1 (Verreibung; Weleda)

Anwendungsbeschränkungen: Bei Neigung zu Bluthochdruck, Herzrhythmusstörungen, Sodbrennen, Reizmagen oder Reizdarm, Gallenkoliken, Schlafstörungen und Schweißausbrüchen sollte auf Kaffee verzichtet werden. In der Schwangerschaft begünstigt der Kaffeegenuss eine Fehlgeburtsneigung.

k

Kamille – Venuskraft für die Gebärmutter

»Chamillenpulver auf die anderthalb Quintlein mit Wein getruncken / deßgleichen auch das Kraut und die Blumen in Wasser gesotten / und den Dampff darvon in die Mutter empfangen / führet aus die todte Geburt / Derowegen sollen die Weiber / und sonderlich aber die Hebammen sich allwegen mit einem Vorrath dieses Krauts versehen / dass sie solches in der Noth zu gebrauchen haben.«
(Jakobus Tabernaemontanus, Kräuterbuch, 1731)

»Die Blumen vorzüglich besitzen eine krampfwidrige, beruhigende Kraft, die sie in der Hemmung der Wechselfieber, der Blähungs- und Nierenkolik, im Magendrücken, der Hysterie aus Magenschwäche und den Nachwehen vielfältig geäußert haben, am besten bei unvollblütigen Kranken.«
(Samuel Hahnemann, Apothekerlexikon, 1793)

Namen: Apfelblümli, Deutsche Kamille, Feldkamille, Kamellen, Mutterkraut. Der botanische Name Matricaria leitet sich vom lateinischen Wort matrix (= »Mutter, Stammmutter, Gebärmutter«) ab.

Botanischer Name: Echte Kamille (Matricaria recutita), Korbblütler (Asteraceae).

Signaturen und Astrologie: Das hohle Blütenköpfchen zeigt Sympathie zu dem Hohlorgan Gebärmutter. Der kräftig-aromatische Duft lässt große Heilkräfte ahnen. Die Kamille hat ein besonders wohlwollendes und entkrampfendes Wesen. Beim Destillieren von Kamillenblüten erhält man Blauöl, das seiner Farbsignatur entsprechend kühlende und entzündungswidrige Eigenschaften hat.

Aufgrund der freundlichen Erscheinung, des angenehmen Duftes und der wohltätigen Wirkung ordnet man die Kamille der Venus zu, wobei die filigranen Blätter und das Blauöl ebenso auf Merkur hindeuten. Die Blüte erinnert jedoch auch an eine Sonnenscheibe, weshalb die Kelten in der Kamille ein Attribut ihres Sonnengottes Baldur sahen.

Wirkstoffe: Hauptwirkstoff der Blüten ist das ätherische Öl, das Bisabolol und Chamazulen enthält. Außerdem finden sich in den Blüten Sesquiterpenlactone (Matricin, Matricarin u. a.), Flavonoide, Cumarine sowie Schleimstoffe.

Heileigenschaften: entzündungswidrig, wundheilend, antibakteriell, pilzfeindlich, krampflösend, menstruationsfördernd, mild beruhigend.

Verwendung in der Frauenheilkunde: Den meisten dürfte die Kamille noch aus Kindertagen in angenehmer oder auch unangenehmer Erinnerung geblieben sein, wenn die Mutter oder die Großmutter bei Schnupfen Kamillendämpfe inhalieren ließ, die verdünnte Kamillentinktur zum Gurgeln bei Halsentzündungen reichte oder den Tee gegen Bauchweh bereitete. Alle Anwendungsgebiete haben heute noch ihre Berechtigung, denn bereits kleinste Mengen des ätherischen Kamillenöls können nachweislich Streptokokken- und Staphylokokkengifte binden. Es gilt als erwiesen, dass die Kamillenblüten in ihrem ätherischen Öl antibiotische Stoffe enthalten (z. B. Chamazulen), die Bakterien und Pilze im Wachstum hemmen. Daher ist die Pflanze ein wichtiges Frauenmittel bei

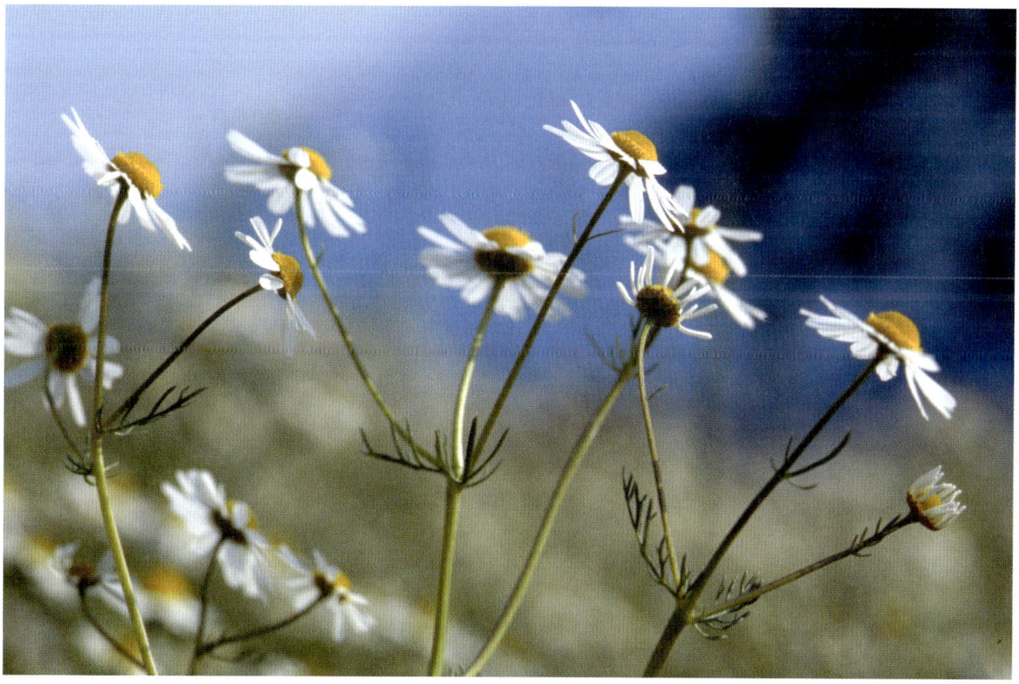

Blühende Kamille im Heilkräutergarten der spagyrischen Firma Soluna in Averara (Foto: M. Madejsky) Die charakteristisch duftenden Blüten sind Bestandteile der Solunate 10 und 11 (ehemals Matrigen I aktivierend und Matrigen II retardierend).

bakteriellem Ausfluss oder bei akuter Scheidenpilzinfektion. Weil die Kamille jedoch auch austrocknet, sollte sie vor allem als Akutmittel und pflanzliche Erste Hilfe zum Einsatz kommen.

Der Blütenaufguss kann zum Beispiel in Form von Vaginalspülungen angewendet werden, um Entzündung und Juckreiz zu lindern. Oder man bedient sich des ätherischen Öls, das zusammen mit Naturjoghurt in die Scheide eingeführt wird (z. B. 1 Tröpfchen Kamillenblauöl auf 2 Teelöffel Joghurt). Natürlich kann man ebenso Urtinktur oder Tinktur zu Umschlägen, Spülungen und Tamponaden verwenden oder ein Sitzbad machen (z. B. mit Kamillen-Bad Ritsert oder mit Kamillin von Robugen). Bei Juckreiz am Scheideneingang oder bei Dammekzemen, speziell nach Antibiotikagaben, hat sich die Lokalbehandlung mit Kamille immer wieder bewährt. Daher ist es kein Wunder, dass die antibiotischen Heilkräfte der Kamille bereits in einem altenglischen Neunkräutersegen besungen wurden: »Erinnere dich, Kamille, was du anmeldest, was du zustande brachtest: dass der niemals an einer Infektion starb, dem Kamille zu essen gegeben wurde.«

Nicht weniger bedeutsam ist die krampflösende und mild beruhigende Wirkung der Kamille. Insbesondere bei leichten krampfartigen Regelbeschwerden junger Mädchen bringen sowohl der Blütentee als auch die Urtinktur (z. B. Ceres-Chamomilla) und ebenso die homöopathische Chamomilla (D6 oder C30) Linderung. Eine besonders interessante Zubereitung für krampfartige Regelbeschwerden stellt die anthroposophische Heilmittelfirma Weleda her: Das sogenannte vegetabilisierte Metall Chamomilla Cupro culta. Im Heilpflanzengarten der Weleda werden dazu Kamillen mit flüssigen Kupferverdünnungen gedüngt. Im zweiten und dritten Jahr werden die metallgedüngten und verkompostierten Pflanzen der neuen Saat zugesetzt. Erst die dritte Generation wird geerntet und zur Arznei verarbeitet. Eine weitere Besonderheit dieser alchimistischen Zubereitung ist, dass die Wurzeln und nicht die Blüten verarbeitet werden. Nach anthroposophischer Ansicht wirkt nämlich die Wurzel vor allem auf die Sinnesorgane, weshalb sich das Mittel Chamomilla Cupro culta speziell bei nervös bedingten Krampfleiden bewährt. Nicht zuletzt ist die homöopathische Chamomilla (z. B. häufige Gaben der D6 oder Einzelgaben der C30) in der Kinderheilkunde unentbehrlich, besonders bei Zahnungsbeschwerden. Chamomilla (z. B. D6) lindert die Schmerzen, behebt Zahnungskrämpfe, nimmt den Kindern die innere Unruhe und lässt sie zum Wohl der Mütter besser schlafen.

Rezept: Juckreizlindernde Vaginalspülung (Kräuterladen)
So wird's gemacht:
2 Esslöffel Kamillenblüten mit 250 ml kochendem Wasser überbrühen.
Etwa 15 Minuten ziehen lassen, abseihen und auf Körpertemperatur abkühlen lassen.
Dann 1 bis 2 Esslöffel Bio-Molke oder Bio-Apfelessig unterrühren.

Anwendung: Die körperwarme Mischung kann man in eine Frauendusche füllen und damit vorsichtig über der Toilette oder in der Dusche stehend die Scheide ausspülen; statt der Frauendusche kann man zum Beispiel auch eine saubere 10-ml-Einmalspritze benutzen. Mit dieser Vaginalspülung beugt man einer Scheidenreizung nach dem Geschlechtsverkehr vor, oder man gebraucht sie zur Reinigung der Scheide bei übelriechendem oder juckendem Ausfluss. Im Akutfall kann man ohne Bedenken zwei- bis dreimal täglich damit spülen. Bei häufigem oder länger andauerndem Gebrauch trocknet die Kamille jedoch die zarte Scheidenhaut aus, weshalb sie mehr als pflanzliche Erste Hilfe dient. Sollten Ausfluss und Juckreiz anhalten, ist eine gynäkologische Abklärung ratsam.

Rezept: Teemischung bei schmerzhafter Regel nach Josef Karl (Kräuterladen)

Hb. Hyperici (Johanniskraut)	20 g
Hb. Millefoliii (Schafgarbe)	15 g
Fol. Melissae (Melisse)	20 g
Hb. Alchemillae (Frauenmantel)	20 g
Flor. Chamomillae (Kamille)	25 g

1 bis 2 Teelöffel pro Tasse à 200 ml mit kochendem Wasser überbrühen und etwa 8 bis 12 Minuten ziehen lassen, abseihen. Bei Neigung zu krampfartigen Regelbeschwerden dauerhaft über Wochen und Monate hinweg täglich 1 bis 3 Tassen (vgl. Josef Karl, Neue Therapiekonzepte für die Praxis der Naturheilkunde, 1995).

Handelsprodukte:
Kamillenblüten (Chamomillae flos)
Chamomilla-Urtinktur (Ceres, DHU, Spagyra)
Chamomilla Cupro culta (flüssige Verdünnung oder Injektionslösung D2 oder D3; Weleda)
Kamillenbad (Ritsert)
Kamillin (Robugen)
Kamille, ätherisches Öl (Maienfelser Naturkosmetik, Primavera, Neumond)
Kamillenöl, fettes (Oleum Chamomillae infusum)
Kamillentinktur = Tinctura Chamomillae (70 %) 1:5 (Caelo)

Sammeltipps: Die Blüten zupft man an einem sonnigen Tag im Juni oder Juli möglichst frühmorgens und legt sie dann zum Trocknen am besten auf aufgespannte Seide aus – unbedingt mehrmals täglich wenden. Idealer Sammelzeitpunkt ist bei zunehmendem Mond in den Zeichen Stier oder Skorpion.

Anwendungsbeschränkungen: Bei bekannter Allergie gegen Korbblütler oder speziell gegen Kamille sollte man die Pflanze nicht anwenden!

Kapuzinerkresse – Das Breitband-antibiotikum aus dem Pflanzenreich

»Die Kapuzinerkresse führt Licht- und Wärmekräfte in das ›Dunkel des Stoffwechsels‹ ein und schafft auf diese Weise die Voraussetzungen für eine Änderung des Milieus, ein ›Austrocknen‹ der Pilze.«
(Roger Kalbermatten, Kompendium der Ceres-Heilmittel, 1997)

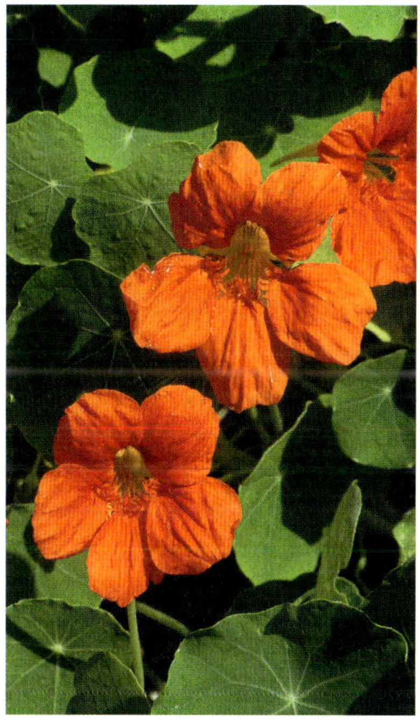

Blühende Kapuzinerkresse (Foto: M. Madejsky) Die jungen Blätter enthalten antibiotisch wirksame Senfölglykoside, die sich bei bakteriellen Harnwegsinfekten oder auch zur Begleitbehandlung von Scheidenpilzen bewährt haben.

Namen: Fensterguckerl, Kapuzinerlein, Klimmauf (Klimmauf oder Klimm-auf ist der Beiname für mehrere rankende Gewächse, siehe z. B. Hopfen), Mönchskappe, Spanische Kapuzinerkresse. Der botanische Name Tropaeolum bedeutet so viel wie »kleiner mit Waffen behängter Baum« und bezieht sich auf die schildförmigen Blätter und die helmartigen Blüten.

Botanischer Name: Große Kapuzinerkresse (Tropaeolum majus), Kapuzinerkressegewächse (Tropaeolaceae).

Signaturen und Astrologie: Die schildförmigen Blätter weisen eine Formverwandtschaft mit dem Immunorgan Milz auf und deuten die blutreinigenden Kräfte der Pflanze an. Die Form der Teilfrüchte erinnert mehr an das Zielorgan Niere, für die sich die Kapuzinerkresse als pflanzliches Antibiotikum bewährt hat. Die rote Blütenfarbe zeigt einerseits Sympathie zur Entzündung, die durch Kapuzinerkresse geheilt werden kann. Andererseits offenbart sich durch die warmen Blütenfarben der feurige Charakter dieser antimikrobiellen Heilpflanze. Der scharfe Geschmack unterstreicht den optischen Eindruck und zeigt auch Heilwirkungen auf Lunge und Dickdarm an.

Astrologisch ordnet man die Kapuzinerkresse wegen der Schärfe und der roten Blüten Mars zu, der im Menschen unter anderem über die Abwehrkräfte herrscht.

Wirkstoffe: Hauptwirkstoffe sind in den Blättern und Samen vorkommende Senfölglycoside (Benzylsenföl). In den Blättern finden sich außerdem Vitamine (vor allem Vitamin C), Oxalsäure und Flavonoide. In den Samen kommen Curcubitacine und Xylogluccone vor. Die Blüten enthalten unter anderem Carotinoide.

Heileigenschaften: antibakteriell (Benzylsenföl hemmt grampositive und gramnegative Bakterien im Wachstum und macht deren Toxine unschädlich), antimykotisch (Benzylsenföl hemmt das Wachstum von Hefe- und Sprosspilzen wie Candida albicans), abwehrsteigernd, bewirkt Lymphozytose, antiviral, krebsfeindlich, hemmt die Entstehung des Bronchialkarzinoms, abführend (Samenpulver).

Verwendung in der Frauenheilkunde: In ihrer Heimat in Peru wird die Kapuzinerkresse seit vielen Jahrhunderten als Heilmittel gebraucht. Ihre volksmedizinischen Anwendungsgebiete reichen dabei von Gerstenkörnern (äußerlich) über Husten und Bronchitis bis hin zu Hautpilzen. Inzwischen gehört die Kapuzinerkresse zu den gründlich untersuchten Arzneipflanzen, und die Wissenschaft konnte wieder einmal nur bestätigen, dass die traditionellen Anwendungsgebiete mit den Forschungsergebnissen übereinstimmen, denn man konnte der Pflanze beachtliche antibiotische Kräfte nachweisen: »Benzylsenföl wirkt oberhalb einer Verdünnung von 1:50 000 antibiotisch gegen verschiedene Bakterien, so gegen Eitererreger (Staphylokokken und Pseudomonas pyocyanea) und die Gattung Proteus, die Harnwegsinfekte verursachen kann, sowie gegen Hautpilze« (Bruno Wolters, Drogen, Pfeilgift und Indianermedizin, 1994).

Die antibiotischen Stoffe liegen in den Blättern jedoch nur als Vorstufen vor (Benzylglucosinolat) und werden beim Zerreiben oder beim Kauen durch ein Enzym zu Benzylsenföl und Traubenzucker aufgespalten. Diese Senfölglykoside (Benzylisothiocyanat) hemmen dann das Wachstum vieler grampositiver und gramnegativer Bakterien und bekämpfen sogar resistente Problemkeime wie Staphylokokken, Streptokokken, Pseudomonas oder Proteus. Im Gegensatz zu chemisch definierten Antibiotika kommt es durch die Kapuzinerkresse zu keinen Resistenzen. Die Senfölglykoside hemmen darüber hinaus auch Hefe- und Sprosspilze im Wachstum, unter anderem Candida albicans. Außerdem konnte der Pflanze eine antivirale und abwehrsteigernde Wirkung nachgewiesen werden. Alles in allem handelt es sich also um ein antibiotisches Universalgenie aus dem Pflanzenreich, das inzwischen in manchen naturheilkundlich orientierten Krankenhäusern sogar als pflanzliche Alternative zu Antibiotika angeboten wird.

In der Frauenpraxis erweist sich die Kapuzinerkresse als besonders hilfreich bei akuten bakteriellen Blasenentzündungen sowie bei leichten Formen der Nierenbeckenentzündung, wo sie – möglichst hoch dosiert – chemisch definierte Antibiotika ersetzen kann. Vorteil dieser pflanzlichen Antibiotikaalternative ist, dass sich keine resistenten Bakterienstämme bilden und die Rückfallgefahr somit deutlich sinkt. Zwar konnten Wissenschaftler nachweisen, dass allein der Verzehr von Kapuzinerkressensalat im Harntrakt antibakteriell wirkt, doch eine zuverlässigere Wirkung ist von Kapuzinerkressetabletten zu erwarten (z. B. Angocin-Antiinfekt-N-Tabletten von Repha; drei- bis fünfmal täglich 4 bis 5 Tabletten, bis keine Bakterien mehr im Urin nachweisbar sind).

Bewährt hat sich auch die vorbeugende Einnahme von Kapuzinerkresse bei Neigung zu wiederkehrenden Infektionen mit Candida albicans. Die größten Erfolge haben hier mehrwöchige Kuren mit Angocin-Antiinfekt-N-Tabletten (z. B. zwei- bis dreimal täglich 2 Tabletten). Betroffene Frauen berichteten beispielsweise, dass es ihnen genüge, wenn sie nur in der Woche vor Eintritt der Regelblutung Kapuzinerkresse einnehmen, um die sonst üblichen Beschwerden wie Ausfluss und Juckreiz in den Tagen vor der Regel spürbar zu lindern.

Aufgrund der antimykotischen Wirkung, die mit Candida albicans auch den häufigsten Erreger von Scheidenpilz erfasst, empfehlen einige naturheilkundlich aufgeschlossene Frauenärzte bei Scheidenpilz sogar eine Lokalbehandlung mit Kapuzinerkresse. Dazu bietet sich beispielsweise die qualitativ hochwertige Tropaeolum-majus-Urtinktur von Ceres an, die sich entweder verdünnt als Vaginalspülung gebrauchen lässt (ein- bis zweimal täglich 5 bis 6 Tropfen Urtinktur mit 2 Esslöffeln Wasser verdünnt zur Vaginalspülung) oder zusammen mit Joghurt eingeführt wird (s. u., Rezept »Erste Hilfe bei Scheidenentzündung«).

Rezept: Antibiotisches Kapuzinerkressenpulver

So wird's gemacht:

- Mehrere Handvoll Kapuzinerkresseblätter ernten und sorgfältig verlesen.
- Die Blätter wiegen und auf einem Brettchen sehr fein zerschneiden.
- Den Pflanzenbrei in eine Reibschale geben und mit der gleichen Menge Milchzucker einige Minuten lang zu einem einheitlichen Brei verarbeiten.
- Den milchzuckerhaltigen Pflanzenbrei nun messerrückendick auf Backpapier streichen und etwa 3 Tage an einem luftigen Ort trocknen lassen.
- Die getrockneten Breistücke schließlich mit dem Mörser zu Pulver verreiben und zur Aufbewahrung in ein Braunglas füllen. Das Pulver hält sich in der Regel einige Monate lang und verliert dann zunehmend an Heilkraft.

Anwendung: Bei Neigung zu Candidainfektionen oder zu Blasenentzündungen kann man das Pulver vorbeugend einnehmen; zweimal täglich 1 Teelöffel pur oder in Wasser verrührt. Bei akuten Entzündungen oder begleitend zu einer schulmedizinischen Pilzkur sollte das Pulver so hoch dosiert wie möglich eingenommen werden, zum Beispiel vier- bis fünfmal täglich 1 bis 2 Teelöffel.

Rezept: Aknewasser für Pubertierende (Apotheke)

Nachfolgendes Rezept kann innerlich wie auch äußerlich angewandt werden. Innerlich reinigt es Blut und Lymphe von Antibiotikaresten und hilft, Eiter abbauen. Äußerlich regen die Pflanzen den Hautstoffwechsel an, wirken entzündungswidrig und helfen ebenfalls, Eiter abzubauen.

Glechoma hederacea (Gundelrebe), Urtinktur	20 ml
Tropaeolum majus (Kapuzinerkresse), Urtinktur	20 ml
Viola tricolor (Stiefmütterchen), Urtinktur	10 ml

Von Ceres über eine Apotheke bestellen und mischen lassen oder selbst mischen. Zweimal täglich 5 bis 6 Tropfen im Mund zergehen lassen und zweimal täglich 5 bis 6 Tropfen auf 1 Esslöffel Wasser träufeln, mit einem Wattebausch als Gesichtswasser auftragen und kurz einwirken lassen.

Rezept: Erste Hilfe bei Scheidenentzündung

Bio-Joghurt natur	2 Teelöffel
Tropaeolum (Kapuzinerkresse)	
Urtinktur (Ceres)	8 bis 10 Tropfen
Lavendelöl, ätherisches	2 bis 3 Tropfen

Alles in einem kleinen Schälchen verrühren und mit einer sauberen 5-ml-Einmalspritze am besten abends vor dem Schlafengehen vorsichtig in die Scheide einführen, Watte vorlegen – fertig!

Anmerkung: Bei leichten Scheidenentzündungen, bei bakteriellem Ausfluss oder nach einer schulmedizinischen Pilzkur bewährt sich die kurmäßige Anwendung über 7 bis 10 Tage.

Handelsprodukte:

Kapuzinerkresse-Urtinktur (Tropaeolum-majus-Urtinktur; Ceres, DHU, Spagyra)

Angocin-Antiinfekt-N-Tabletten (Repha)

Sammeltipps: Die Blüten dienen als essbare Verzierung für Salate oder Brote. Die stärkste antibiotische Wirkung haben junge Blätter, die man für Verreibungen oder Alkoholauszüge am besten bei zunehmendem Mond in einem Feuerzeichen (z. B. Widder oder Löwe) sammelt. Die antibiotischen Wirkstoffe (Senföle) sind flüchtig, deshalb sind das Sammelgut sowie die daraus hergestellten Pulver oder Extrakte nur sehr begrenzt haltbar.

Anwendungsbeschränkungen: Bei Magenempfindlichkeit wie auch bei Reizdarm kann eine hoch dosierte Einnahme zu Magen-Darm-Beschwerden führen. In der Schwangerschaft ist die hoch dosierte Einnahme nur nach Absprache mit dem Arzt oder der Hebamme sinnvoll.

Keimzumpe – Wehenhemmerin verhütet Fehlgeburten

»Was andere ›normale‹ Pflanzen an die Orte der Blüte- und Fruchtbildung konzentrieren, den Blättern aber entziehen, ist hier als Vermehrungskraft über die ganze Pflanze ergossen. Wie ein großer Wassertropfen in viele kleine, so zerstiebt in jahreszeitlich bedingten, rhythmischen Abständen die Einheit in viele neue Einzelpflanzen.«
(Wilhelm Pelikan, Heilpflanzenkunde, 1958)

Namen: Brutblatt, Goethepflanze, Kindlipflanze, Lebenszweig, Sprossblatt. Der botanische Name setzt sich aus den griechischen Wörtern bryein (= »sprossen«) und phyllon (= »Blatt«) zusammen, bedeutet also »sprossendes Blatt«.

Botanischer Name: Keimzumpe (Bryophyllum calycinum = Bryophyllum pinnatum), Dickblattgewächse (Crassulaceae).

Signaturen und Astrologie: In erster Linie lässt sich die Keimzumpe dem Mond zuordnen, der über die irdische Fruchtbarkeit regiert. Mondhafte Signaturen sind die Fähigkeit, in den Blättern Wasser zu speichern, und die außergewöhnlich große Fortpflanzungsbereitschaft des Brutblattes, an dem bereits Goethe das Prinzip der Urpflanze erkannte: »Vorwärts und rückwärts ist die Pflanze immer nur Blatt.«

Was das Brutblatt (insbesondere Bryophyllum daigremontianum) von anderen Gewächsen unterscheidet, ist, dass aus jedem Blatt unzählige neue Pflanzen entstehen können und dass ein Blatt bereits eine ganze Pflanze darstellt: So wird das rötliche Muster am Blattrand durch Anthocyane hervorgerufen, die eigentlich zu den Blütenfarbstoffen zählen; die am Blattrand wachsenden Brutpflänzchen sehen samenähnlich aus und haben durch ihren hohen Stärkegehalt auch Samencharakter. Schließlich erinnern die fleischigen Blätter in ihrem Aufbau an eine Frucht. Das einzige Ziel dieser Urpflanze scheint die Vermehrung zu sein, und darin erblickt man auch den Schlüssel zu ihrem Wesen. Als Heilpflanze ist sie der Fruchtbarkeit zuträglich und verhilft zu einer natürlichen Geburt. Ähnlich wie sich die kleinen Brutpflänzchen irgendwann abnabeln, einwurzeln und selbst zur Mutterpflanze werden, so hilft auch das Brutblatt dem Menschen, wenn er wegen Ängsten oder Sorgen nicht loslassen kann. Die Keimzumpe hat daher großen Einfluss auf die Psyche und auf das Unbewusste sowie den Schlaf.

Wirkstoffe: Die Blätter enthalten herzwirksame Bufadienolide, Flavonoide (Quercetin, Kämpferol u. a.), Anthocyane, Gerbstoffe und Pflanzensäuren (Isocitronensäure u. a.).

Heileigenschaften: beruhigend und angstlösend (»pflanzliches Valium«), wehenhemmend, uterusrelaxierend und wehenrhythmisierend, antitumoral, antimikrobiell; hemmt das Wachstum von Staphylococcus aureus, Bacterium subtilis, E. coli und Pseudomonas aeruginosa.

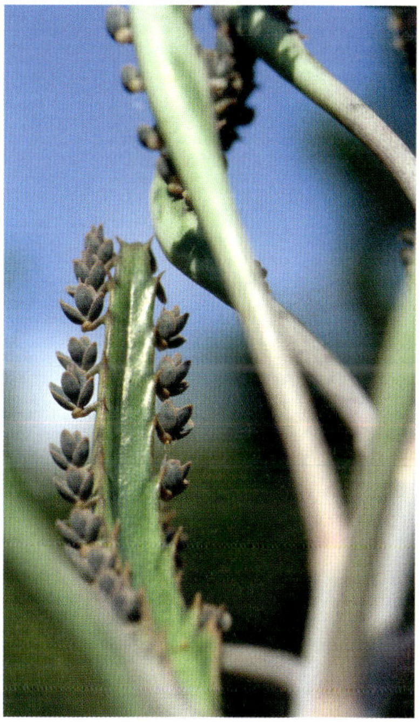

Keimzumpe mit Tochterpflanzen (Foto: O. Rippe)

Verwendung in der Frauenheilkunde: Die Keimzumpe wurde einst von Rudolf Steiner in die anthroposophische Medizin eingeführt, indem er diese Urpflanze zur Behandlung der Hysterie vorschlug. Er definierte auch genau, was er darunter verstand: »Hysterie wollen wir wählen als Terminus für das zu große Selbständigwerden der Stoffwechselprozesse« (zitiert nach Rist/Seitz-Gwehenberger/Kuck/Mandach, Zum Verständnis von Bryophyllum als Pflanze und Medikament, 2006). Damit fasste er unter dem häufig missverstandenen Begriff Hysterie im Grunde genommen alle seelischen Probleme zusammen, die mit einer Entgleisung des Stoffwechsels einhergehen, wie etwa Angstzustände oder Panikattacken, nicht beherrschbare innere Unruhe in den Wechseljahren, Schlafstörungen in der Schwangerschaft, im Klimakterium oder psychische Ausnahmezustände nach seelischen Traumen oder einem Schock. Wegen ihrer beruhigenden Wirkung gilt Bryophyllum in der anthroposophischen Medizin als eine Art »pflanzliches Valium«. Obwohl sich die Keimzumpe bei den genannten seelischen Beschwerden bewährt hat, so ist und bleibt das Hauptanwendungsgebiet dennoch die vorzeitige Wehentätigkeit.

Im Jahr 1970 wurde die Keimzumpe zur Behandlung vorzeitiger Wehentätigkeit durch Dr. W. Hassauer am Gemeinschaftskrankenhaus Herdecke eingeführt. Seither setzen anthroposophische Geburtskliniken Bryophyllum rege und mit großem Erfolg ein. Bei ausgeprägten vorzeitigen Wehen wird in der Klinik Bryophyllum per Infusion verabreicht (4 Ampullen à 10 ml Bryophyllum 5 % von Weleda auf 1000 ml Infusionslösung 0,9 % NaCl oder Ringerlactat über 12 bis 24 Stunden), wobei sich Bryophyllum ohne Weiteres mit anderen schulmedizinischen Wehenhemmern wie etwa mit Magnesiuminfusionen kombinieren lässt. Falls keine stationäre Behandlung der vorzeitigen Wehen erforderlich ist, genügt es doch meist, alle 2 Stunden 1 Messerspitze des Pulvers einzunehmen (Bryophyllum 50% von Weleda) und bei nachlassender Beschwerdelage mit täglich 3 bis 4 Messerspitzen noch einige Tage lang fortzufahren. Natürlich lässt sich auch die orale Verabreichung von Bryophyllum problemlos mit anderen wehenhemmenden Mitteln kombinieren, zum Beispiel mit Magnesium.

Zwar ist noch nicht genau erforscht, welcher Inhaltsstoff nun für die wehenhemmende Wirkung zuständig ist, doch man vermutet, dass sogenannte Bufadienolide dafür verantwortlich sind. Außerdem erwies sich der Presssaft aus den Blättern als antimikrobiell. Er hemmt das Wachstum von verschiedenen Bakterien, unter anderem von Staphylokokken und Colibakterien. Inzwischen ist bekannt, dass etwa 10 Prozent aller Schwangeren unter bakteriellen Harnwegsinfekten leiden (zu 80% durch E. coli hervorgerufen), die eine Frühgeburt begünstigen, so dass die antimikrobielle Wirkung von Bryophyllum in diesen Fällen zusätzlich das Frühgeburtsrisiko senken könnte. Im Vergleich zu den in der Schulmedizin üblichen Wehenhemmern zeichnet sich Bryophyllum bei gleicher Wirksamkeit durch bessere Verträglichkeit aus. Daher kommt es unter Bryophyllum seltener zu Tachykardien oder Atemstörungen als durch den Einsatz von Beta-Agonisten, welche die ‚Beta-1-Adrenorezeptoren des Herzens mitstimulieren.

Heute wird Bryophyllum auch unter der Geburt eingesetzt, vor allem bei zu starken, zu häufigen oder zu schmerzhaften Wehen. In Geburtskliniken verabreicht man in solchen Fällen manchmal eine Ampulle Bryophyllum 5% von Weleda intravenös. Dadurch erzielt man eine rasch eintretende Wirkung, die am Wehenschreiber sichtbar ist: Durch Bryophyllum werden die Geburtswehen nicht direkt gehemmt, sondern vielmehr rhythmisiert. Über die Rhythmisierung der Wehentätigkeit bewirkt die Keimzumpe einen insgesamt leichteren Geburtsverlauf mit weniger Komplikationen. Im Rahmen einer Hausgeburt kann Bryophyllum die Wehentätigkeit ebenfalls rhythmisieren oder auch einer oxytocininduzierten Wehentätigkeit entgegenwirken, wenn beispielsweise durch Oxytocin-Nasenspray die Austreibung der Nachgeburt angeregt wurde. In solchen Fällen kann man mit wiederholten Gaben von Bryophyllum-50%-Pulver von Weleda die Wehentätigkeit rascher abklingen lassen oder eine überschießende Wehentätigkeit harmonisieren und rhythmisieren.

Nicht zuletzt sei noch erwähnt, dass inzwischen sogar Reproduktionsmediziner ihre Erfolgsraten mit Hilfe der Keimzumpe erhöhen wollen. Manche Ärzte verordnen ihren Patientinnen daher nach künstlicher Befruchtung Bryophyllum, um einer Fehlgeburt entgegenzuwirken. Doch bislang ist noch kein Kraut gegen das Schicksal gewachsen, und auch die Keimzumpe wird eine Fehlgeburt nicht aufhalten, wenn vielleicht Erbgutschäden die Ursache sind. Aber die bis zur Hysterie gesteigerten Angstzustände, die einem Abortus manchmal vorangehen oder mit denen die Frauen sich zuweilen sogar in eine Fehlgeburt hineinsteigern, lassen sich mit Hilfe von Bryophyllum günstig beeinflussen.

Aber die Keimzumpe birgt, wie bereits angedeutet, viele weitere Heilkräfte in sich. Vor allem bei hysterischer Konstitution ist sie ein bewährtes Mittel zur Beruhigung und Nervenstärkung. Die psychischen Anwendungsgebiete der Keimzumpe umschließen daher beispielsweise auch Ängste, Schlafstörungen und Unruhezustände in der Schwangerschaft und in den Wechseljahren (z. B. Bryophyllum comp., Globuli oder Injektionslösung von Wala).

Schließlich hat sich das Brutblatt in der Kinderheilkunde sehr bewährt. Leitsymptome sind hier ebenfalls Unruhezustände und Schlafstörungen, die jedoch oftmals mit einer schwierigen Geburt (z. B. Kaiserschnitt) oder mit seelischen

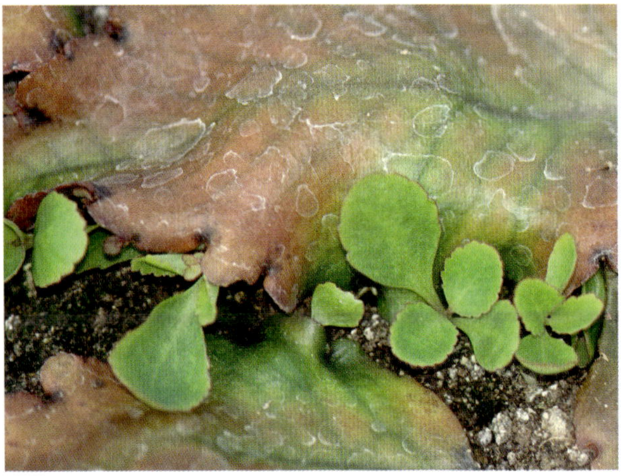

Keimzumpe im Gewächshaus der Firma Weleda (Foto: M. Madejsky)
Die Pflanze trägt zu Recht den Beinamen Brutblatt, denn am Blattrand entstehen unzählige Tochterpflanzen, die das fruchtbare Wesen dieses Bodendeckers anzeigen.

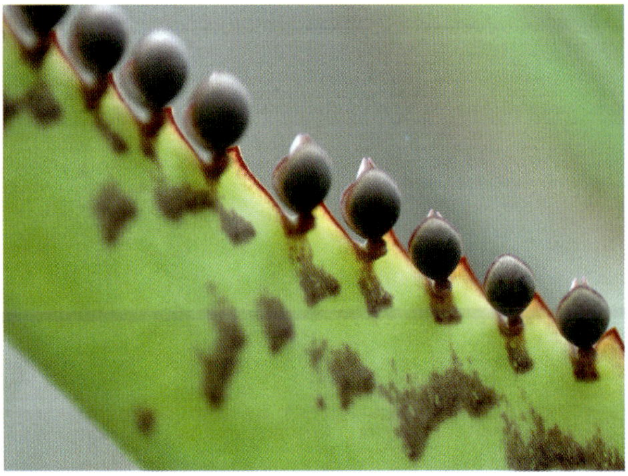

Keimzumpenart (Foto: M. Madejsky).
Am Blattrand reihen sich die Tochterpflanzen samenartig auf und lassen das rhythmische Wesen erkennen. Arzneilich gebraucht, hemmen Keimzumpen die vorzeitige Wehentätigkeit und rhythmisieren die Wehen unter der Geburt.

Traumen wie etwa der Scheidung der Eltern oder der Trennung von der Mutter in Verbindung stehen. Der anthroposophische Heilmittelhersteller Weleda bietet zur Behandlung seelischer Ausnahmezustände gleich zwei spezielle Arzneien aus dem Brutblatt an: Einmal wird die erste Generation der Keimzumpe mit flüssigen Silberverdüngungen gedüngt und dann in der dritten Generation zu einem sogenannten vegetabilisierten Metall verarbeitet, das mehr das Bewältigen von seelischen Traumen im Unbewussten fördern soll und sich daher zum Beispiel zur Behandlung von Schlafstörungen nach Verlustereignissen bewährt hat (Bryophyllum Argento cultum Rh D3 von Weleda). Das andere Mittel wird durch Düngung mit flüssigen Quecksilberverdünnungen hergestellt (Bryophyllum Mercurio cultum Rh D3). Dieses beeinflusst mehr Unruhezustände und Konzentrationsstörungen, wie sie im Rahmen des Aufmerksamkeitsdefizit-Syndroms vorkommen.

Rezept: Pulvermischung bei frühzeitigen Wehen (Apotheke)

Bryophyllum (Keimzumpenblatt), 50 %-Verreibung	40 g
Cuprum metallicum praeparatum D6 (Kupferspiegel), Verreibung	20 g
Magnesit D6 (natürliches Magnesiumkarbonat), Verreibung	40 g

Über die Apotheke von Weleda bestellen und selbst mischen oder mischen lassen. Bei frühzeitigen Wehen oder bei Mutterbänderziehen zwei- bis dreimal täglich vorbeugend 1 Messerspitze im Mund zergehen lassen.

In akuten Zuständen mit frühzeitigen Wehen, verkürztem Gebärmutterhals und leicht geöffnetem Muttermund stellt die Mischung eine Ergänzung medizinisch notwendiger Maßnahmen dar wie etwa Bettruhe und Magnesiumgaben.

Handelsprodukte:
Keimzumpe-Urtinktur (Bryophyllum-Urtinktur, D1, D3, D4, D6; Weleda; auch als Kalanchoe-pinnata-Urtinktur von Spagyra)
Keimzumpenpulver (Bryophyllum 50 %, Verreibung; Weleda)
Keimzumpen-Injektionslösung (Bryophyllum 5 %; Weleda)
Spezielle Zubereitungen als vegetabilisiertes Metall:
Bryophyllum Argento cultum (flüssige Verdünnung oder Injektionslösung, D2/D3; auch rhythmisiert [Rh] und somit alkoholfrei erhältlich; Weleda)
Bryophyllum Mercurio cultum (flüssige Verdünnung oder Injektionslösung, D2/D3; auch rhythmisiert [Rh] und somit alkoholfrei erhältlich; Weleda)

Sammeltipps: Die Keimzumpe lässt sich leicht im Topf ziehen. Die jungen Blätter können laufend geerntet werden. Idealer Erntezeitpunkt ist bei zunehmendem Mond in den Wasserzeichen Krebs oder Skorpion.

Anwendungsbeschränkungen: keine.

Kermesbeere – Die Helferpflanze für Brust und Stillzeit

»Auch gegen Tumoren, vor allem solche der weiblichen Brust, genießt Phytolacca einen verbreiteten Ruf. Hale berichtet, dass die Melker in Amerika die Wurzel verwenden, um irgendwelche Unregelmäßigkeiten in der Milchsekretion zu beseitigen, sei es, dass sie scharf, zu dick, zu dünn, geronnen, eitrig oder blutig sei. Bei Knoten in der Brust und bei Mastitis stillender Frauen hat sich die Anwendung bewährt.«

(Julius Mezger, Gesichtete homöopathische Arzneimittellehre, 2005)

Namen: Der botanische Name Phytolacca setzt sich aus dem griechischen phytón (= »Pflanze«) und dem mittellateinischen lacca (= »Lack«) zusammen, da der purpurrote Beerensaft einst als Schminke sowie zum Färben von Rotwein oder Süßigkeiten gebraucht wurde.

Botanischer Name: Amerikanische Kermesbeere (Phytolacca americana = Phytolacca decandra), Kermesbeerengewächse (Phytolaccaceae).

Signaturen und Astrologie: Vor allem die rotfärbende Eigenschaft der Kermesbeeren zeigt Sympathie zur Entzündung, die doch stets mit einer Rötung einhergeht, gleich, ob es sich um eine Brustdrüsen- oder Halsentzündung handelt.

Die lanzettlichen Blätter erlauben eine Zuordnung zu Merkur, dem unter anderem drüsige Gewebe wie etwa die Brustdrüse unterstehen. Die rosafarbenen Blüten zeigen darüber hinaus etwas Planetenkraft der Venus an, was die Kermesbeere zu einem wohlwollenden Frauenkraut macht, das bei allen möglichen Stillproblemen behilflich ist.

Wirkstoffe: Die Wurzel enthält Triterpensaponine (Phytolaccatoxin), Lektine, Neolignane (Isoamericanin) und antiviral wirksame Proteine (Pokeweed-Antiviral-Protein, PAP). Im Fruchtfleisch kommen ebenfalls Triterpensaponine vor sowie gefärbte Alkaloide (z. B. Betanidin, Betanin, Phytolaccin).

Heileigenschaften: entzündungswidrig, immunstimulierend (Lektine), antiviral, harntreibend, spermienabtötend, abortiv; je nach Dosierung hemmend oder regulierend auf die Milchbildung.

Verwendung in der Frauenheilkunde: Das homöopathische Phytolacca ist das Mittel der Wahl, wenn die weiblichen Brüste Mittelpunkt der Beschwerden sind. In der Stillzeit lindert es je nach Verdünnungsgrad Brustschmerzen beim Stillen, hilft, Milchknoten aufzulösen oder vorzubeugen und die Milchmenge zu regulieren. Die tiefen Potenzen (z. B. Phytolacca D2 bis D4) bremsen in häufigen Gaben mehr den übermäßigen Milchfluss und wirken der Bildung von Milchknoten entgegen. Die mittleren Potenzen (z. B. D12) bewähren sich zur Behandlung einer beginnenden Brustdrüsenentzündung

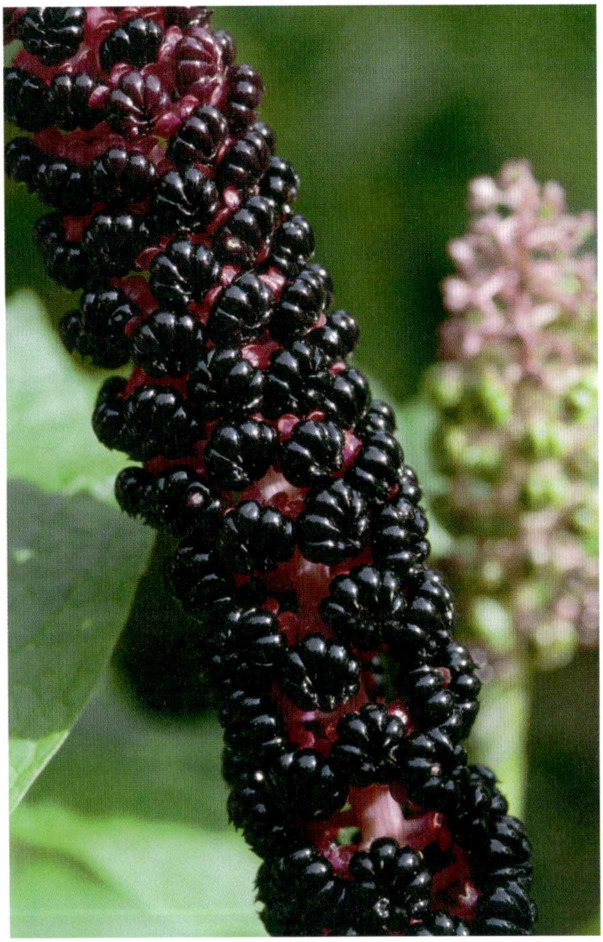

Der Saft der Kermesbeeren wird als Färbemittel genutzt, heilkundlich gebraucht man dagegen überwiegend die Wurzel. (Foto: M. Madejsky)

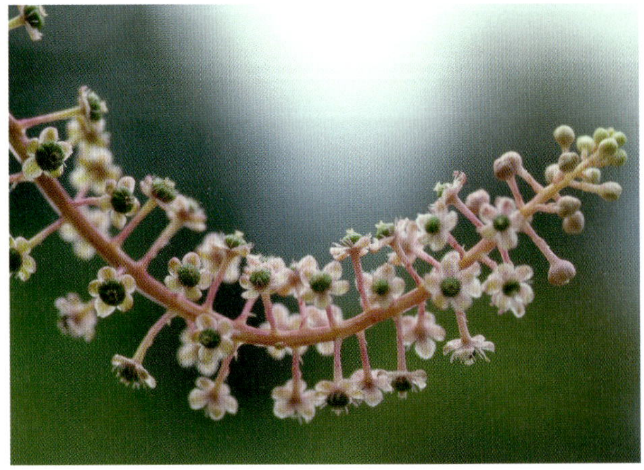

Kermesbeerenblüte (Foto: O. Rippe)

der stillenden Mütter, lösen ebenfalls Milchknoten auf und lindern erfahrungsgemäß sogar heftige Brustschmerzen beim Stillen. Homöopathisch arbeitende Hebammen gebrauchen bei Milchknoten oder wenn durch das Stillen Schmerzen durch den ganzen Körper schießen, genauso gern Einzeldosen von Phytolacca C30 (z. B. einmalig 3 bis 5 Globuli). Mit tiefen Potenzen lässt sich also der Milchfluss eher hemmen, mit höheren Potenzen bringt man die Milch dagegen ins Fließen.

Doch das Mittel wird ebenfalls gelobt bei knotig umgebauten Brustdrüsen (Mastopathie), egal, ob dies mit oder ohne Schmerzen einhergeht, weil Phytolacca (z. B. D12) den in solchen Fällen meist erhöhten oder grenzwertigen Prolaktinspiegel günstig beeinflusst. Prolaktin ist ein Hormon, welches das Brustdrüsenwachstum stimuliert und den Milchfluss in Gang setzt. Außerhalb der Stillzeit ist Prolaktin vor allem durch Dauerstress erhöht, und es gibt neben einer Stressreduzierung nur wenige Arzneipflanzen, die den Prolaktinspiegel im Blut senken können. Dies sind in erster Linie der Mönchspfeffer, der Steinsame, der Wolfstrapp und die Kermesbeere bzw. die aus der frischen, im Herbst geernteten Wurzel hergestellten homöopathischen Verdünnungen, wobei vor allem die Urtinktur sowie die Tiefpotenzen das Prolaktin senken. Bei Tumoren in der weiblichen Brust, aber auch bei Zysten sollte Phytolacca wenigstens als Begleitmittel zu Conium versucht werden (z. B. Phytolacca D6 über einige Wochen hinweg ein- bis zweimal täglich 5 bis 10 Globuli). In der Wurzel fand man immunstimulierende Lektine, die eine Anwendung bei Entzündungen und Tumoren begründen.

Nicht zuletzt schwören Hebammen auf Phytolacca als Mittel zum Abstillen, denn es hilft manchmal besser als die üblichen schulmedizinischen Medikamente. Daher wird Phytolacca von erfahrenen Frauenärzten wie dem Homöopathen Erwin Schlüren insbesondere dann empfohlen, wenn schulmedizinische Mittel versagt haben. Zum Abstillen bedient man sich meist der Urtinktur von Weleda oder DHU und nimmt davon so lange stündlich 10 Tropfen in etwas Wasser ein, bis die Milch vollständig versiegt. Zusätzlich empfiehlt sich die volksmedizinische Teemischung zum Abstillen, die aus Hopfenzapfen, Salbei- und Walnussblättern besteht (siehe Seite 256).

Nicht zuletzt lindert Phytolacca auch Brustdrüsenentzündungen der stillenden Mütter, wenn man die verdünnte Urtinktur zu Umschlägen gebraucht; mehrmals täglich 1 Esslöffel Urtinktur mit 10 Esslöffeln Wasser verdünnen und damit ein Tuch befeuchten, das man jeweils mindestens ¼ Stunde auf die entzündete Brustdrüse auflegt (siehe Seite 63).

Rezept: Mastopathietropfen (Apotheke)

Alchemilla (Frauenmantel) Urtinktur	20 ml
Conium (Schierling) Dil. D4	20 ml
Galium aparine (Klebkraut) Urtinktur	20 ml
Lycopus europaeus (Wolfstrapp) Dil. D2	20 ml
Phytolacca (Kermesbeere) Dil. D6	20 ml

Über eine Apotheke von Spagyra bestellen, selbst mischen oder mischen lassen. Bei schmerzhaft verhärteten Brustdrüsen mindestens 2 Monate lang zweimal täglich 15 bis 25 Tropfen im Mund zergehen lassen.

Wichtig: Die Mastopathietropfen verstehen sich als Ergänzung zu anderen Maßnahmen bei knotig umgebauten oder dauerhaft schmerzenden Brüsten. In solchen Fällen ist es empfehlenswert, zusätzlich eine Enzymkur zu machen (z. B. mit Wobenzym von Mucos), die Brüste täglich mit Heilsalben zu massieren (siehe Seite 163), tierische Fette und Milchprodukte in der Nahrung zu reduzieren, auf Bügel-BHs und auf Deos mit Aluminium zu verzichten.

Handelsprodukte:
Kermesbeerenwurzel (Phytolaccae radix)
Phytolacca-Urtinktur (Weleda, DHU, Spagyra)

Sammeltipps: Kermesbeeren lassen sich im Garten ziehen. Zur Herstellung einer Tinktur verwendet man die im September oder Oktober gegrabene Wurzel. Idealer Erntezeitpunkt ist bei abnehmendem Mond im Zeichen Krebs.

Anwendungsbeschränkungen: Vorsicht, die ganze Pflanze ist giftig und kann bei hoch dosierter Einnahme zu Schleimhautreizung mit Übelkeit und Erbrechen sowie zu tetanusähnlichen Zuständen führen.

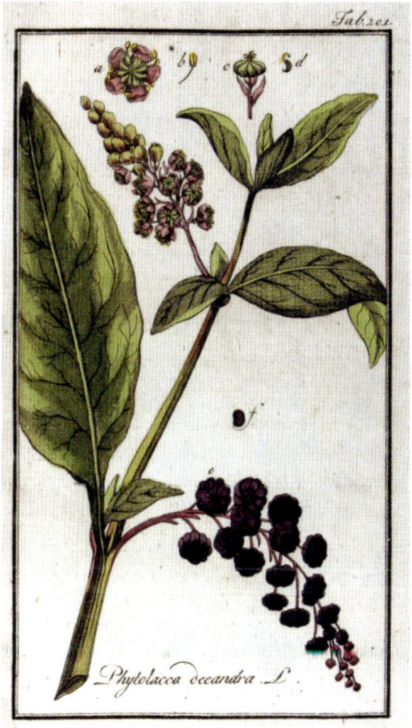

Kermesbeere (Kupferstich, um 1800)

Knoblauch – Schutz vor V(amp)iren und Bakterien

»Wenn eine Frau aufgrund unerheblicher Störungen an Unfruchtbarkeit leidet, empfehlen die hundertjährigen Frauen häufig Knoblauchzehen morgens und Zwiebelsaft. Sie haben erkannt, dass diese beiden Knollengemüse eine ausgezeichnete empfängnisfördernde Wirkung auf die Hormonlage haben.«
(Ranjay K. Singh, Das verborgene Heilwissen der hundertjährigen Frauen aus Gujarat, Indien, 2005)

Namen: Bauerntheriak, Gartenknoblauch, Knobloch, Knofel.

Botanischer Name: Knoblauch (Allium sativum), Lauchgewächse (Alliaceae).

Signaturen und Astrologie: Astrologisch ordnet man den Knoblauch Mars und Mond zu. Marshaft sind der brennende Geschmack, die hautreizende und die durchblutungsfördernde Wirkung sowie die antimikrobiellen Kräfte. Mondhaft sind die verspielte Gestalt sowie die silbrig weiße Farbe der Blütenknospen und der Zwiebelhüllblätter.

Weil der Knoblauch wie die Küchenzwiebel Hüllblätter hat, wirkt er heilsam auf unsere »Hülle«, nämlich auf das (Schleim-)Hautorgan. Eben an den Hüllblättern erkennt man jedoch auch die magische Schutzpflanze. Wie alle stark duftenden Pflanzen hielt man den Knoblauch für dämonenabwehrend.

Wirkstoffe: In der frischen »Zehe« kommen bis zu 1,5 Prozent der schwefelhaltigen Aminosäure Alliin vor sowie das Enzym Allinase, das für den typischen Knoblauchgeruch mitverantwortlich ist. Ferner enthält Knoblauch Steroid- und Triterpensaponine, Lektine, Flavonoide, Polysaccharide, Adenosin und Selen.

Heileigenschaften: blutdrucksenkend, antisklerotisch, blutfettsenkend, antithrombotisch, wachstumshemmend auf Tumoren, hormonartig, antimikrobiell, vor allem antibakteriell und fungizid, fruchtbarkeitssteigernd, blutreinigend, mobilisiert und fördert die Ausscheidung von Metallen wie Blei.

Verwendung in der Frauenheilkunde: Der charakteristisch duftende Knoblauch hält neben »Vampiren« auch eine Vielzahl von Bakterien und Pilzen in Schach, unter anderem die häufig schon gegen schulmedizinische Antibiotika resistent gewordenen Staphylokokken sowie Candida albicans. In Untersuchungen erwies sich die stark riechende Knolle bereits vor Jahrzehnten als derart antimikrobiell, dass sie alle getesteten Krankheitskeime im Wachstum hemmen konnte. Wegen der antibiotischen Kräfte empfehlen heute sogar Frauenärzte den Knoblauch als probate pflanzliche Erste Hilfe bei bakterieller Scheidenentzündung oder bei Scheidenpilz. Die Zwiebel lässt sich auf zweierlei Arten gebrauchen: Zum einen kann man

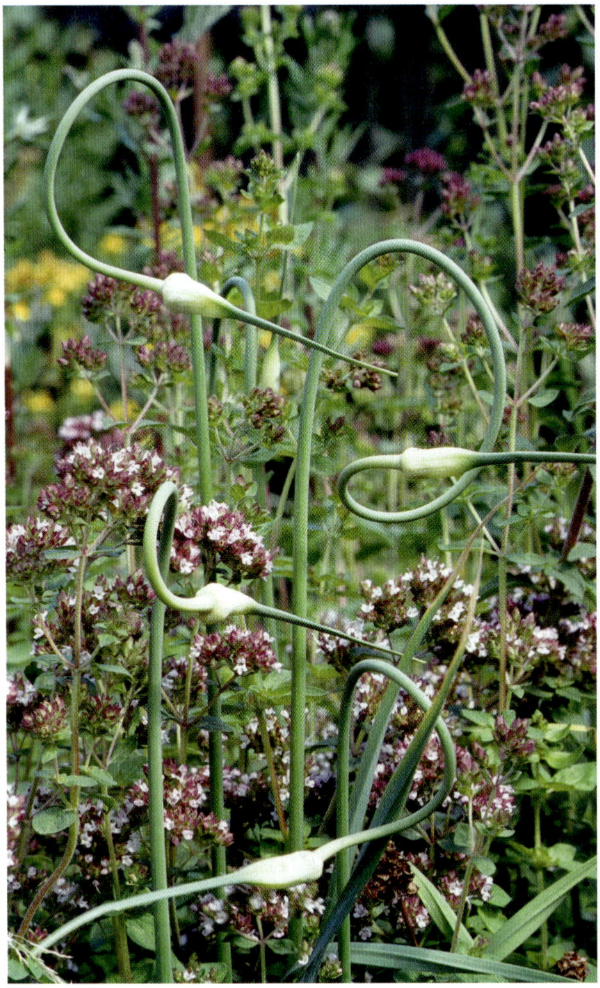

Knoblauch und Dost: eine antibiotische Pflanzengemeinschaft im Garten (Foto: M. Madejsky)

ihre Nebenzwiebeln, die sogenannten »Zehen«, kurmäßig wie eine Art Tamponade in die Scheide einführen, damit ihre Dämpfe die auf der Scheidenhaut befindlichen Keime vertreiben (siehe »Praxistipp«). Zum anderen lässt sich aus Knoblauchzehen ein Pflanzenbrei herstellen, der, in Baumwoll- oder Leintuch gewickelt, seine antimikrobiellen Dämpfe abgibt und daher beispielsweise bei bakteriellem Analekzem, wie es etwa nach dem Einsatz von Antibiotika vorkommt, wie eine Binde getragen wird. Dabei ist zu beachten, dass der unbestrahlte Knoblauch aus Bioläden wesentlich stärker antimikrobiell wirkt als die sonst übliche, meist bestrahlte Handelsware.

Vor allem der frische Knoblauch enthält Schwefelverbindungen, die besonders wirksam sind. Insbesondere den Schwefelverbindungen Alliin und Allicin konnten Wissenschaftler zahlreiche Heilwirkungen nachweisen. Wegen dieser Pflanzeninhaltsstoffe wirkt der Knoblauch, kurmäßig eingenommen, einer Arteriosklerose entgegen, senkt den Blutdruck sowie die Blutfettwerte und leitet sogar Schwermetalle wie Blei aus. Daher ist es kein Wunder, wenn in einer Forschungsarbeit über das Heilwissen der hundertjährigen Frauen in Indien herauskam, dass diese heilkundigen Frauen bei Unfruchtbarkeit einmütig Knoblauchkuren empfehlen. Eine solche Kur bewirkt im Körper eine tiefgreifende Reinigung von Antibiotika, Schwermetallen, Umweltproblemstoffen und Stoffwechselschlacken und wendet auf diese Weise eine Vielzahl von Krankheiten ab.

Die Knoblauchkur hilft vor allem solchen Menschen, deren Immunsystem durch häufige Antibiotikagaben geschädigt wurde. Besonders wertvoll sind solche Kuren für Städterinnen, die, ohne nennenswerten ärztlichen Befund, einfach nicht schwanger werden können. Allerdings sollten die Männer am besten gleich mitkuren, da sich eine Blutreinigung durch Knoblauch günstig auf ihre Hormone und auf die Spermienproduktion auswirkt. Nicht umsonst galt der Knoblauch im Aberglauben als eines der wirksamsten Schutzmittel gegen das »Nestelknüpfen neidischer Elfen«. Darunter verstand man das Anhexen von Impotenz und Unfruchtbarkeit. Deswegen war es einst Brauch, dass der Bräutigam in der Hochzeitsnacht Knoblauch in der Hosentasche trägt.

Rezept: Ayurvedischer Knoblauchtrank
Das nachfolgende Rezept stammt aus dem ayurvedischen Arzneischatz. Der Trank reinigt das Blut, leitet Antibiotika sowie Schwermetalle aus, entlastet die Leber und steigert kurmäßig gebraucht die Fruchtbarkeit beider Geschlechter.
So wird's gemacht:
- 200 ml Wasser abkochen und auf Trinkwärme abkühlen lassen.
- 1 Zitrone auspressen und den Saft einrühren.
- 1 mittelgroße Knoblauchzehe zu feinem Brei zerschneiden und ebenso unterrühren.
- Je nach Bedarf mit 1 bis 2 Teelöffeln echtem Bienenhonig süßen.

Anwendung: Der ayurvedische Knoblauchtrank eignet sich als Begleitmittel zu Entgiftungskuren. Am besten bereitet man sich ihn kurmäßig, zum Beispiel während einer abnehmenden Mondphase, ein- bis zweimal am Tag frisch. Er schmeckt sogar relativ gut – einfach ausprobieren!

Praxistipp: Antibiotische Knoblauchzehenkur
Manche Frauenärzte empfehlen bei bakterieller Scheidenentzündung oder bei Scheidenpilz folgende Kur: Man schält abends 1 mittelgroße Knoblauchzehe, zieht mitten durch die Zehe einen Rückholfaden hindurch und führt diese über Nacht tief in die Scheide ein. Am nächsten Morgen entfernt man die Knoblauchzehe wieder. Am Abend führt man wieder eine neue Zehe ein. Die Kurdauer beträgt je nach der Beschwerdelage etwa 7 bis 10 Tage.
Wichtig: Schwangere sollten statt der Knoblauchzehe lieber Lavendel sowie die homöopathischen Knoblauchtabletten bevorzugen, zum Beispiel Allium sativum D2 von DHU; zweimal täglich 2 Tabletten in die Scheide einführen.

Handelsprodukte:
Knoblauchpulver (Allii sativi bulbi pulvis)
Knoblauch-Urtinktur (Allium-sativum-Urtinktur; DHU, Spagyra)
Homöopathische Knoblauchtabletten (Allium sativum D2; DHU)

Sammeltipps: Man erntet die Zwiebel am besten noch vor der Blüte im Juni oder Juli und hängt sie in Büscheln oder Zöpfen zum Trocknen aus. Der beste Erntezeitpunkt ist ein abnehmender Mond in den Zeichen Widder, Löwe oder Jungfrau.

Anwendungsbeschränkungen: Nicht anwenden bei Knoblauchallergie – dann führt die Einnahme zu akuten Kreislaufproblemen mit Niederdruck und Übelkeit und die äußerliche Anwendung zu juckenden Hautreizungen. Bei Neigung zu niedrigem Blutdruck vorsichtig dosieren.

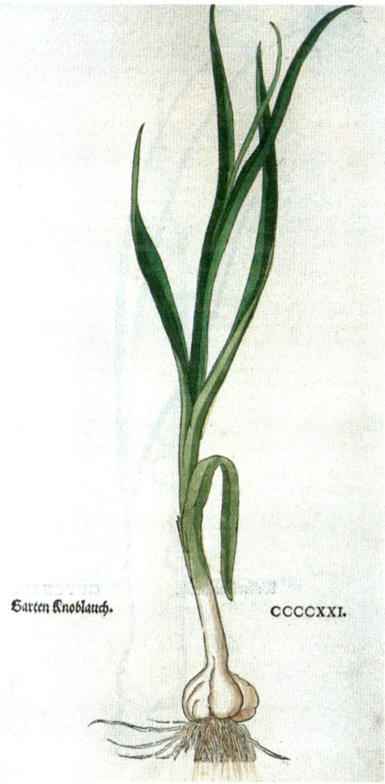

Knoblauch: Küchengewürz und Heilmittel (L. Fuchs, 1543)

Koloquinte – Das Zystenmittel der Homöopathie

»Man pflegt das Marck zu einem subtilen Pulver zu stossen / darnach mit süssem Mandelöl und Mastix zu vermischen / und Pillulen daraus zu machen: Man soll auch nicht über einen halben Skrupel des Pulvers einnehmen. Es gehört diß Pulver allein für starcke junge Personen / und nicht für schwangere Weiber.«
(Jakobus Tabernaemontanus, Kräuterbuch, 1731)

Namen: Bitterapfel, Bittergurke, Wilder Kürbis, Panzerbeere, Purgiergurke, Teufelsapfel, Echte Zitrulle.

Botanischer Name: Koloquinte (Citrullus colocynthis), Kürbisgewächse (Cucurbitaceae).

Signaturen und Astrologie: Beinamen wie Bitterapfel deuten bereits an, dass die Früchte ein apfelähnliches Aussehen haben und sehr bitter schmecken. Diese Bitterkeit zeigt zusammen mit der gelben Farbe der Früchte die Gallenwirksamkeit an. In den samenreichen Früchten erblickt man auch ein pflanzliches Ebenbild zu den Eierstöcken mit den unzähligen Keimzellen oder Zysten. Der abstoßend bittere Geschmack lässt eine Giftwirkung vermuten.

Astrologisch ordnet man die Koloquinte vor allem Merkur (lange Stengel) und Mars (Herr über alle akut reizenden Gifte) zu. Das Wesen der Bitteräpfel ist es, in geeigneter Verdünnung den Stoffwechsel anzufeuern und vor allem Stauungen im Bauchraum zu beheben. Colocynthis eignet sich daher besonders für Frauen, die viel sitzen müssen und ihre Bauchorgane ständig unangenehm fühlen.

Wirkstoffe: Die Früchte enthalten vor allem Cucurbitacine sowie Chlorogensäure, Kaffeesäure und Ferulasäure.

Heileigenschaften: drastisch abführend, schleimhautreizend, je nach Dosis menstruationsfördernd bis abortiv, krampferzeugend (homöopathisch krampflösend), nierenreizend; führt zu Blutandrang im Becken und in den Nieren.

Verwendung in der Frauenheilkunde: Eine Koloquintenart fand wegen ihrer abführenden Wirkung bereits im Alten Testament Erwähnung. In der Antike wurden ausgehöhlte Koloquintenäpfel mit Wein gefüllt, erwärmt und als Abführmittel getrunken. Doch die abführende Wirkung ist drastisch, denn die Koloquinte bewirkt flüssige und schmerzhafte Durchfälle und kann wegen ihrer schleimhautreizenden Wirkung sogar blutige Stühle und Bauchfellreizung hervorrufen. Daher bedient man sich heute fast nur noch der homöopathischen Verdünnungen, bei denen die abführende Wirkung in den Hintergrund tritt und es dennoch zu einer Entstauung in Darm, Becken und Uterus kommt.

Eben weil die Koloquinte Krämpfe auslösen kann, vermag sie – in geeigneter homöopathischer Verdünnung –

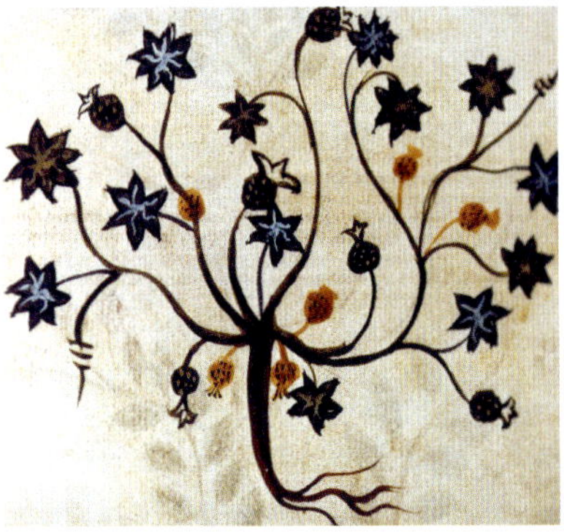

Schon in der Antike nutzte man die Koloquinte als Heilmittel (Handzeichnung, 7. Jahrhundert)

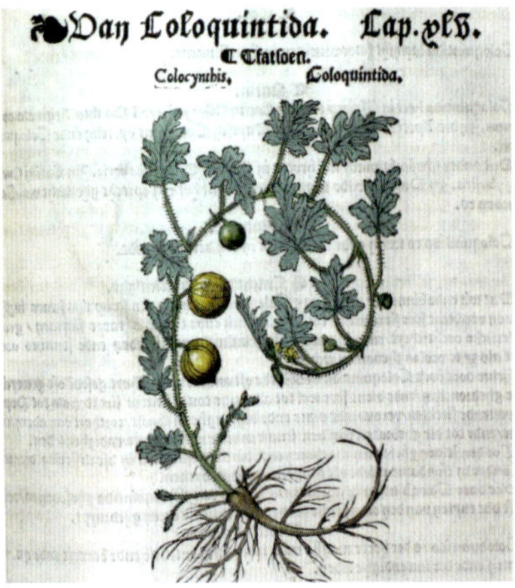

Koloquinte (Dodoens, 1554)

krampfartige Darm- oder Regelbeschwerden zu lindern. Das homöopathische Colocynthis ist ein bewährtes Schmerzmittel bei Bauchkoliken, krampfartigen Monatsbeschwerden sowie bei schmerzhaften Missempfindungen in den Eierstöcken (Ovarialgie). Wegweisend sind blitzartig einschießende oder schneidende Schmerzen, die sich auf Druck, Zusammenkrümmen oder Wärme bessern. Typisch sind Bauchkoliken nach Ärger oder Schreck. Die beste Wirkung erzielt man mit den Tief- oder Tiefstpotenzen (Colocynthis D6 bis D2), wobei Colocynthis D2 durchaus noch mild abführende Effekte haben kann und daher bevorzugt bei Neigung zu Stuhlverstopfung infolge sitzender Tätigkeit gebraucht wird. Immer noch schmerzlindernd, krampflösend und entstauend wirken im Akutfall halbstündliche Gaben von Colocynthis D6, die unter anderem als Spezifikum bei schmerzhaften Eierstockzysten gelten.

Ganz der Signatur entsprechend, kommt die Koloquinte auch beim polyzystischen Ovarial-Syndrom (PCO) zum Einsatz. Das PCO-Syndrom ist durch zystisch umgebaute Eierstöcke gekennzeichnet, die mit erhöhtem Testosteronspiegel im Blut und nicht selten auch mit Fettsucht einhergehen. Bei diesem Leiden bewirkt Colocynthis eine Schmerzlinderung sowie eine Entstauung im Unterleib. Weil die Eierstöcke durch den fortschreitenden zystischen Umbau zunehmend in ihrer Funktion eingeschränkt werden, kommt es im Verlauf zu einer Vermännlichung mit erhöhtem Testosteronspiegel im Blut, vermehrter Körperbehaarung, Zyklusstörungen und erschwerter Empfängnis. Im Zusammenspiel mit anderen Zystenmitteln (siehe das Rezept »Zystenelixier«) kann die Koloquinte das Fortschreiten dieses Leidens bremsen und die Eierstockfunktionen anregen.

Rezept: Zystenelixier (Apotheke)
Nachfolgende Rezeptur hat zum Ziel, den Unterleib zu erwärmen und zu entstauen, so dass man damit einer erneuten Zystenbildung entgegenwirkt und die Eierstöcke in ihrer hormonbildenden Funktion angeregt werden.

Angelica archangelica (Angelikawurzel) Urtinktur	20 ml
Apis mellifica (Honigbiene) Dil. D12	10 ml
Aurum metallicum (Gold) Dil. D12	10 ml
Colocynthis (Koloquinte) Dil. D4	20 ml
Dioscorea villosa (Yamswurzel) Dil. D4	10 ml
Magnesium sulfuricum (Magnesiumsulfat) Dil. D6	20 ml
Ovarium (Eierstock) Dil. D8	10 ml
Likörwein	auf 300 ml auffüllen.

In der Apotheke von Spagyra bestellen und selbst mischen oder mischen lassen und mit Likörwein auffüllen. Zunächst 2 bis 3 Zyklen lang zweimal täglich 1 Teelöffel pur oder in etwas Wasser einnehmen; danach eventuell per Ultraschall den Therapieerfolg kontrollieren lassen und bei Bedarf bis zu 1 Jahr lang fortfahren.

Wichtig: Eine ideale Ergänzung zum Zystenelixier sind Magnesium sulf./Ovaria comp., Globuli von Wala, und Mucokehl D3, Suppositorien von Sanum (zweimal pro Woche 1 Zäpfchen rektal einführen). Insbesondere beim PCO-Syndrom ist eine Dauerbehandlung über viele Monate hinweg sinnvoll. Während der Regelblutung sollte man für jeweils einige Tage mit der Einnahme pausieren.

Handelsprodukte:
Colocynthis ab D3 (DHU, Spagyra)

Sammeltipps: Wer in den Wüstengebieten Nord- und Westafrikas Urlaub macht, kann die Bitteräpfel ernten, schälen, entkernen und auf Papier zum Trocknen auslegen oder zerkleinern und mit Schnaps ansetzen, der dann allerdings nur in kleinsten Mengen zu gebrauchen ist (drastisches Abführmittel). Idealer Sammelzeitpunkt ist bei zunehmendem Mond im Zeichen Jungfrau.

Anwendungsbeschränkungen: In der Schwangerschaft oder bei Neigung zu Durchfällen sollte Colocynthis vorsichtshalber erst ab D4 gebraucht werden. Die giftigen Cucurbitacine wirken zytotoxisch und gehen in die Muttermilch über.

Küchenschelle – Reguliert die Gelbkörperhormone

»Das [Küchenschellen]kraut und Stengel mit gersten von ihren hülsen gereyniget / gesotten und gessen / mehret die Milch. Deßgleichen thun sie grün zerstossen über die brüst gelegt ... Gleiche krafft hat der safft auch / so auß dem kraut und Stengel getruckt würdt. Ein woll darin getunckt und in die weibliche scham gethon / bringt den frawen ihre kranckheyt.«

(Leonhard Fuchs, Kräuterbuch, 1543)

Namen: Bärblume, Eierblume, Kuckucksblume, Kuhglocken, Mutterblume, Mutterkraut, Osterblume, Schlottenblume. Volksnamen wie Bärblume gehen auf die einstige Verwendung der Küchenschelle zur Geburtserleichterung zurück.

Botanischer Name: Echte Kuhschelle oder Küchenschelle (Pulsatilla pratensis = Anemone pratensis), Hahnenfußgewächse (Ranunculaceae).

Signaturen und Astrologie: Die Komplementärfarben in den Blüten (Violett und Gelb) sowie die fein gefiederten Hahnenfußblätter zeigen die Zugehörigkeit zu Merkur an, dem im menschlichen Körper unter anderem die Hormondrüsen und der Stoffwechsel unterstehen.

Weil Violett die dunkelste Farbe ist und in der Kirchenmalerei traditionell die Sehnsucht nach dem Göttlichen ausdrückt, kennzeichnet das Blütenviolett die Heilpflanze für melancholische und religiös sehnsüchtige Menschen. Auch die nickenden Blütenköpfchen erinnern ein wenig an eine verzagte Person. Die dichte silbrige Behaarung mutet wie ein Pelzmantel an, der die zarte Blume vor Kälteeinflüssen und Frühlingswetter schützen soll. Frauen, für die die homöopathische Pulsatilla ein Konstitutionsmittel ist, sind ein Ebenbild dieser zarten Frühlingsblume: leicht frostige und empfindliche Personen, deren Stimmung ähnlich wie das Wetter zur Blütezeit schwankt, mal strahlend und überglücklich, mal zu Tränen geneigt, in jedem Fall aber wechselhaft. Die silbrig geschwänzten Nussfrüchtchen ähneln Mikroskopaufnahmen von Spermien und lassen eine fruchtbarkeitssteigernde Wirkung auf Männer vermuten.

Wirkstoffe: Das frische, blühende Kraut enthält Protoanemonine sowie Triterpensaponine. Der Hauptwirkstoff ist das Lacton Protoanemonin, früher auch als Anemonen- oder Pulsatillenkampfer bezeichnet. Protoanemonin ist ein haut- und schleimhautreizender Stoff, der beim Trocknungsprozess in unwirksames Anemonin übergeht. Urtinktur und Tiefstpotenzen sind daher nur begrenzt haltbar.

Heileigenschaften: menstruationsfördernd, wehenerregend, schleimlösend, krampflösend, nervenstärkend, stark keimtötend (Blattextrakte sind bakterizid und fungizid), fruchtbarkeitssteigernd und gelbkörperhormonartig (homöopathisch).

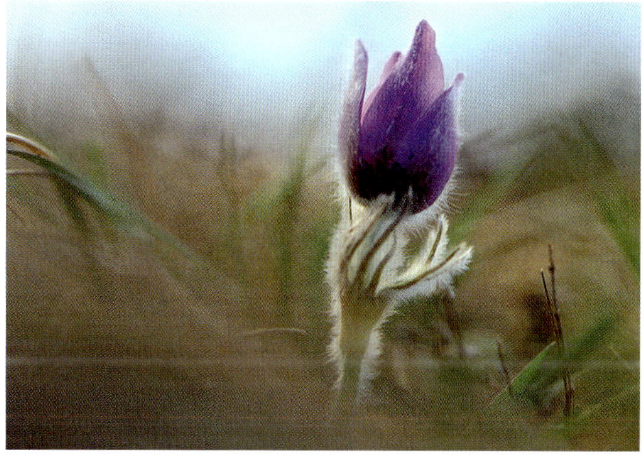

Küchenschelle als Wiesenelfe (Foto: M. Madejsky) Nicht nur in der Homöopathie zählt die Pulsatilla zu den großen Frauenheilmitteln, auch in der Volksmedizin verwendete man sie einst als gebärmutterreinigende »Bärblume«.

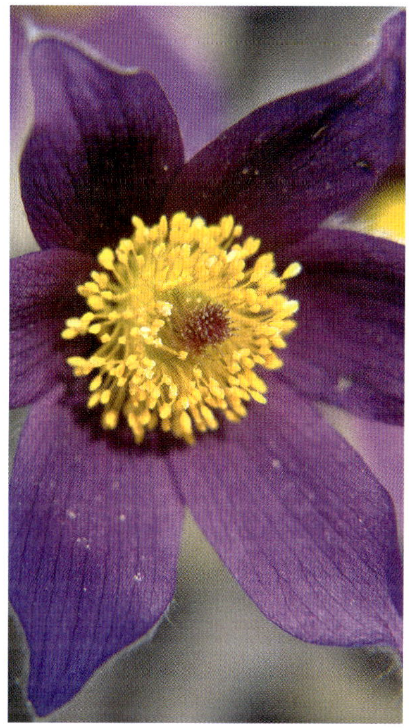

Küchenschellenblüte (Foto: M. Madejsky) Die Komplementärfarben Violett und Gelb zeigen das merkurielle Wesen dieser alten Frauenpflanze an.

Verwendung in der Frauenheilkunde: Als Frühlingsbotin und Osterblume genoss die Küchenschelle schon bei den Kelten und Germanen hohes Ansehen. Doch der Aberglaube, in dem sich stets ein Fünkchen des alten Pflanzenwissens verbirgt, weiß, dass die Hühner mit dem Eierlegen aufhören, wenn man diese Frühlingsblume ins Haus trägt. Dies dürfte ein Hinweis darauf sein, dass die Küchenschelle bereits vor vielen Jahrhunderten als menstruationsförderndes sowie als abortives Frauenmittel gebraucht wurde. In der Tat kannten die Alten ihre Wirkung auf die Gebärmutter und gaben ihr aus diesem Grund Beinamen wie Bär- oder Mutterblume.

Auch Hippokrates kannte bereits die Kräfte der Küchenschellen und wusste diese als Frauenheilmittel zu nutzen, vor allem um die überfällige Menstruationsblutung auszulösen und um hysterische Angstzustände zu lindern. In den Kräuterbüchern des 16. und 17. Jahrhunderts findet man dagegen kaum mehr etwas über die Verwendung der Küchenschelle in der Frauenheilkunde und Geburtshilfe. Dafür beschreiben die Kräuterkundigen Leonhard Fuchs und Jakobus Tabernaemontanus ausführlich die reinigenden Kräfte und bemerken, dass die Wurzel die schleimige Feuchtigkeit austreibt. Ferner loben sie das Kraut als Schutzmittel vor der Pestilenz, das auch Kinder regelmäßig erhalten sollten.

Heute hat die Volksmedizin die Küchenschellen völlig vergessen. Zum einen stehen sie unter Naturschutz, weswegen sie nicht gesammelt werden dürfen. Zum anderen sind Zubereitungen aus der frischen Pflanze rezeptpflichtig bis einschließlich D3, so dass keine Erfahrungen mehr mit dem Kraut gesammelt werden können. Wegen ihrer Hauptwirkstoffe, den Protoanemoninen, gilt die Küchenschelle zudem als Giftpflanze, doch giftig ist das Kraut nur im frischen Zustand. Denn das haut- und schleimhautreizende Protoanemonin geht beim Trocknen in das unwirksame Anemonin über, so dass das getrocknete Kraut als blutungsfördernder Tee oder Heilwein gebraucht werden könnte.

Interessante Erfahrungen machte Gerhard Madaus, der Begründer der Firma Madaus: So fand er heraus, dass mit Pulsatilla gefütterte Tiere schwerer trächtig werden, und wenn sie doch trächtig geworden waren, dann zeigte sich bei einigen eine fruchtschädigende Wirkung.

Heute wird die Küchenschelle eigentlich nur noch homöopathisch gebraucht, denn hier kehrt sich die Wirkung um: Die Pflanze, deren bloße Nähe die Hennen am Eierlegen hindern soll und die als Tierfutter die Fortpflanzung negativ beeinträchtigt, ist eines der wichtigsten Fruchtbarkeitsmittel der Homöopathie.

Untersuchungen an Hochpotenzen (z. B. Pulsatilla D30, C30) zeigten, dass die Küchenschelle eine progesteronähnliche Wirkung hat. Die Zellveränderungen in der Gebärmutterschleimhaut waren beim Homöopathikum genau dieselben wie beim schulmedizinisch gebrauchten Gelbkörperhormon.

Das breite Anwendungsspektrum der homöopathischen Pulsatilla kann hier nur grob umrissen werden, da es sich um ein großes Mittel der Homöopathie handelt, das sich auf vielen Gebieten der Frauenheilkunde und Geburtshilfe bewährt hat:

- Zu schwache oder ausbleibende Regelblutung (wirksam sind entweder häufige Gaben tiefer Potenzen wie etwa Pulsatilla D4 bis D6, zweimal täglich 10 bis 15 Globuli, oder Einzelgaben der Hochpotenzen Pulsatilla D30 bzw. C30).
- Hypophysenschwäche mit Neigung zu Fettsucht, Zyklusstörungen oder Unfruchtbarkeit (einmal täglich 5 bis 10 Globuli Pulsatilla D12 oder Einzelgaben C30).
- Prämenstruelles Syndrom: vor allem tränenreiche Stimmungsschwankungen, Brustschwellung, Wassereinlagerungen Bauchauftreibung und Steingefühl vor der Regel (ab der Zyklusmitte einmal täglich 5 bis 10 Globuli Pulsatilla D12 oder einmalig C30).

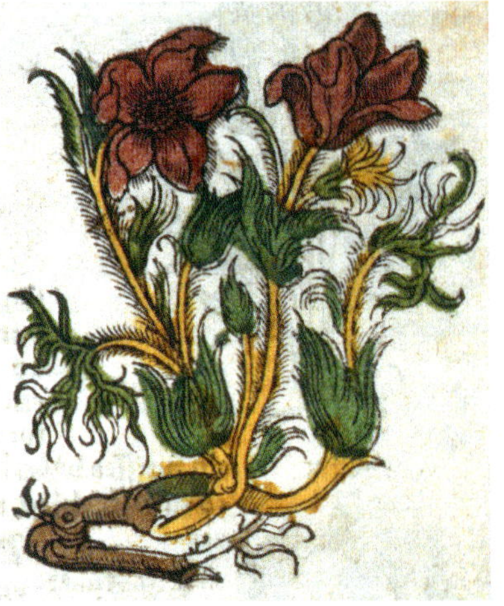

Küchenschelle (Lonitzer [Lonicerus], 1560)

- Blasenentzündungen, vor allem nach Durchnässung der Füße (häufige Gaben der Tiefpotenzen wirken antibakteriell, z. B. drei- bis fünfmal täglich 10 Globuli Pulsatilla D4 bis D6; auch Einzelgaben der Hochpotenzen können hilfreich sein).
- Weißfluss, vor allem bei mildem, milchigem oder rahmartigem Ausfluss (Kuren mit tiefen bis mittleren Potenzen, Pulsatilla D4 bis D12).
- Fehlgeburtsneigung, besonders infolge von Gelbkörpermangel und bei Nachuntendrängen im Unterleib (zwei- bis dreimal täglich 5 Globuli Pulsatilla D6 oder der Komplex bei Fehlgeburtsneigung Berberis/Nicotiana comp., Globuli von Wala).
- Geburtsvorbereitung und Geburtserleichterung: Pulsatilla soll das Kind in die richtige Lage bringen und die Geburt erleichtern (nach Erwin Schlüren: 4 bis 6 Wochen vor der Geburt dreimal täglich 7 Tropfen Pulsatilla D4 oder D6; Einzelgaben von Pulsatilla C30 sind ebenfalls gebräuchlich, um das Kind in die richtige Lage zu bringen).
- Beschwerden beim Abstillen wie etwa Milchknoten oder Milchüberschuss (mehrmals täglich 5 bis 10 Globuli Pulsatilla D6).
- Wechseljahrsbeschwerden: vor allem für sanfte und empfindliche Frauen, die zu depressiven Verstimmungen mit viel Tränen neigen und einen Hang zum Religiösen (Gebetskreise, Engel usw.) haben (Pulsatilla D6 bis D30).

Rezept: Blutungsfördernder Küchenschellenwein

Weil die Küchenschelle unter Naturschutz steht, sollte das verwendete Kraut von Topfpflanzen aus der Gärtnerei oder aus dem eigenen Garten stammen.

So wird's gemacht:

- 40 g getrocknetes Küchenschellenkraut fein gerebelt zusammen mit 0,7 l Weißwein in einen Topf geben und unter Umrühren erhitzen.
- Sobald der Wein siedet, den Topf vom Herd nehmen und zugedeckt noch mindestens ½ Stunde ziehen lassen.
- Im lauwarmen Zustand mit 1 bis 2 Teelöffeln Honig süßen.

- Den Wein durch ein Küchentuch abfiltern und den Rückstand auspressen.
- Nun den Wein in die gesäuberte Weinflasche zurückfüllen. Im Kühlschrank aufbewahrt, hält sich der Küchenschellenwein einige Wochen lang.

Anwendung: Zur Anregung der Menstruationsblutung sollten Nichtschwangere 2 bis 3 Likörgläschen à 20 bis 30 ml pro Tag trinken, bis die erwartete Blutung einsetzt.

Praxistipp: Pulsatillakur für die Fruchtbarkeit nach Jaap Huibers

In seinem Buch »Frau sein … Frau bleiben« (1983) führt der anthroposophische Arzt Jaap Huibers eine Pulsatillakur auf, die »so schwanger wie ein Kamel« machen soll. Diese Kur eignet sich vor allem für Frauen, die ohne körperliche Ursache ungewollt kinderlos bleiben. Der Frauentyp, der auf eine solche Kur leichter anspricht, ist eher blond, sanftmütig, hat »nah am Wasser gebaut« und neigt zu Bauchauftreibung, Brustschwellung oder Wassereinlagerungen vor der Regel.

So wird's gemacht:

- Am ersten Zyklustag, also am ersten Tag der Menstruation, sollte man – möglichst nüchtern – 5 Globuli Pulsatilla D200 im Mund zergehen lassen.
- Ab dem 14. Zyklustag lässt man dann einmal täglich – möglichst morgens und nüchtern – 10 Globuli Pulsatilla D12 im Mund zergehen, bis die Blutung eintritt.
- Am ersten Zyklustag beginnt die Kur von neuem mit einer Einzeldosis Pulsatilla D200, der dann wieder ab dem 14. Zyklustag Pulsatilla D12 folgt.
- So fährt man mindestens 3 Zyklen lang fort.

Anmerkung: Bei ungewollter Kinderlosigkeit lässt sich diese Konstitutionskur mit anderen fruchtbarkeitssteigernden Maßnahmen wie etwa Eisprungtee (siehe Seite 48), Gelbkörpertropfen (siehe Seite 176), Frauenmantel oder Storchschnabel kombinieren.

Handelsprodukte:

Küchenschelle, blühende Pflanze (Pulsatilla ab D4; DHU, Spagyra, Weleda)

Sammeltipps: Küchenschellen stehen unter Naturschutz, daher verwendet man nur Topf- oder Gartenpflanzen. Man erntet die blühende Pflanze ab Ende März am besten bei zunehmendem Mond in einem Luftzeichen (z. B. Zwillinge).

Anwendungsbeschränkungen: Eine Allergie ist selten, aber möglich. Das Kraut sollte nicht im frischen Zustand gebraucht werden.

Kümmel – Der Milchbildner der Volksmedizin

»Feldkümmel gessen / macht die Frauwen fruchtbar.«
(Albertus Magnus), Von den Geheimnissen derer Weiber, 1716)

»Er [Kümmel] wärmet und tröcknet im 3. Grad / zertheilet / dienet dem Magen / treibet den Harn / vermehret die Milch / dahero gebrauchet man ihn in der Colic … / er tauget auch in der Melancholie / und verrichtet im Schwindel Wunder.«
(Johann Schröder, Chymische Apotheke, 1685)

Namen: Brotkümmel, Feldkümmel, Kimm, Kümmich, Wiesenkümmel.

Botanischer Name: Echter Kümmel (Carum carvi), Doldenblütler (Apiaceae).

Signaturen und Astrologie: Wie auch andere Doldenblütler, so untersteht der Kümmel vor allem dem Merkur, der unter anderem über den Stoffwechsel regiert. Seine erwärmenden Kräfte bezieht der Kümmel jedoch von der Sonne, und dies macht ihn zu einer Universalmedizin.

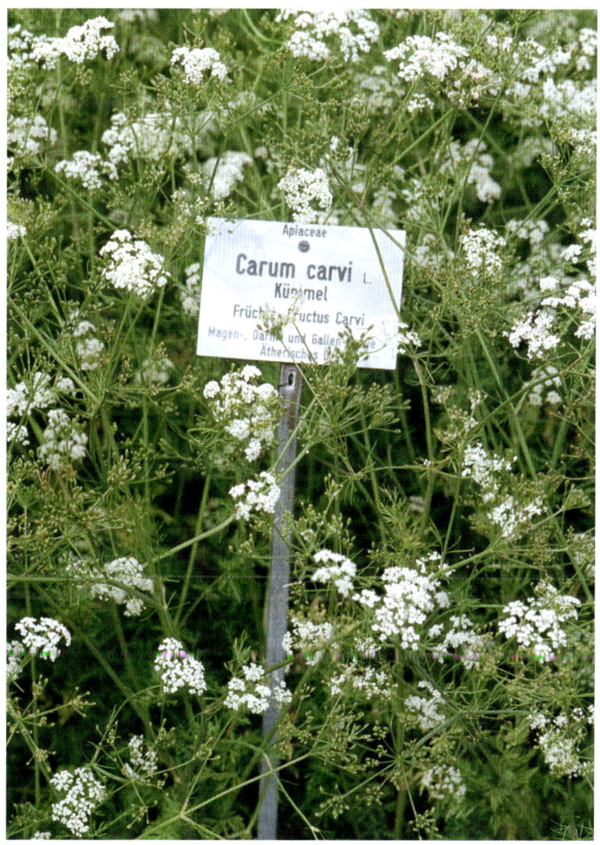

Blühender Wiesenkümmel (Foto: M. Madejsky)
Als Tee oder Tinktur zugeführt, wirken Kümmelfrüchte einer Fehlbesiedlung des Darms mit Pilzen entgegen und fördern in der Stillzeit die Milchbildung.

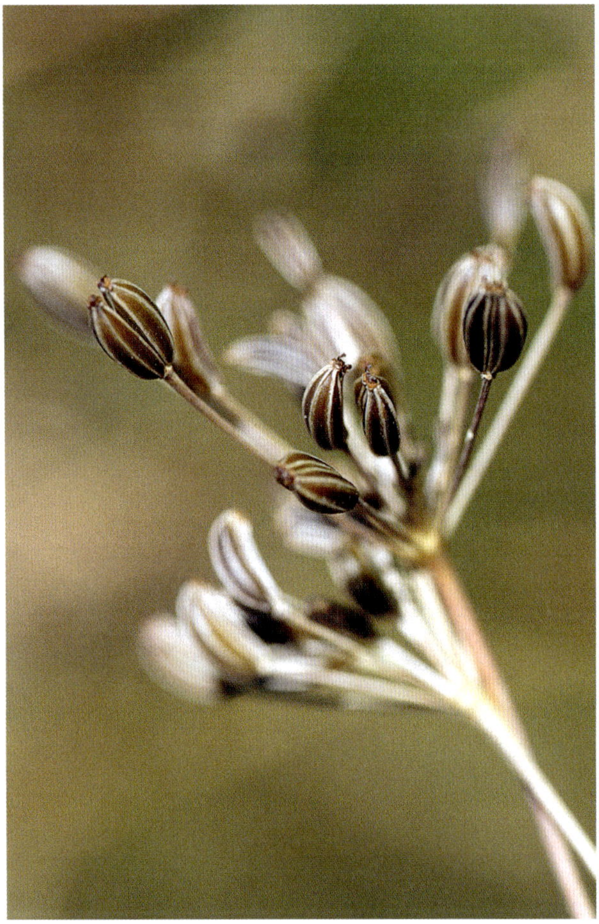

Kümmelfrüchte (Foto: M. Madejsky)

Der würzig-aromatische Geruch, der den Früchten beim Zerreiben entströmt, lässt bereits große Heilkräfte auf die Verdauungsorgane vermuten. Der Geschmack der Früchte, der zunächst süßlich und dann sehr scharf ist, deutet Wirkungen im Bereich von Magen und Bauchspeicheldrüse (süß) und Dickdarm (scharf) an: Das Wesen des Kümmels ist es, den Darm zu reinigen, Fäulnisprozesse zu hemmen und vor Pilzbefall sowie vor Darmkrebs zu schützen. Die fadenartigen Blätter weisen darauf hin, dass der Kümmel sich besonders für feinsinnige Menschen eignet, deren Antennen stets auf Empfang stehen, die jedoch die aufgenommenen Sinneseindrücke nicht immer gut genug verdauen können.

Wirkstoffe: Kümmelfrüchte enthalten bis zu 7 Prozent ätherisches Öl mit dem Hauptwirkstoff Carvon und Limonen, fettes Öl, Proteine, Kohlenhydrate, Spuren von Flavonoiden und Furanocumarinen.

Heileigenschaften: blähungstreibend, gärungswidrig, krampflösend, regt die Magensaft- und Bauchspeicheldrüsensekretion an, milchbildend, pilzfeindlich; die fungizide Wirkung ist nachweislich stärker als die von Nystatin!

Verwendung in der Frauenheilkunde: Vor allem in der Volksmedizin zählt der Kümmel zu den Kardinalpflanzen zur Anregung der Milchbildung. Daher gibt es kaum einen Stilltee, der nicht Kümmelfrüchte enthält. Die beste Wirkung erzielt man, wenn man Kümmel mit anderen milchbildenden Pflanzen kombiniert, zum Beispiel mit Brennnessel, Frauenmantel und Geißraute (Milchbildungstee siehe Seite 100). Kümmel verbessert die Verdaulichkeit der Muttermilch und mindert daher die Dreimonatskoliken der Säuglinge.

Das urgesunde Feld- und Wiesengewürz sollte in keiner Küche fehlen, denn der Kümmel gehört zu den sogenannten Bodenheilern, die übersäuerte und überdüngte Böden regenerieren und im Menschen den Darm sanieren. Insbesondere nach dem Einsatz von Antibiotika, wenn die Darmflora gestört ist und es zu Blähungen oder klebrigem Stuhl kommt, wirken Kuren mit Kümmeltee oder mit Kümmelschnaps wohltuend. Denn der Kümmel verhindert Fäulnisprozesse im Darm, bringt die Magensäfte ins Fließen und regt sogar die Bauchspeicheldrüsensekretion an, so dass es durch ihn zu einer tiefgreifenden Verbesserung der gesamten Verdauungsleistung kommt. Doch damit nicht genug (der Kümmel wird im Allgemeinen völlig unterschätzt): »Für Kümmelöl ist eine beträchtliche fungizide Wirkung (vergleichsweise stärker als Nystatin) festgestellt worden« (Max Wichtl, Teedrogen, 2002).

Insbesondere für Carvon, den Hauptwirkstoff im ätherischen Kümmelöl, konnte eine wachstumshemmende Wirkung auf Bakterien und Pilze nachgewiesen werden. Dabei beschränkt der Kümmel seine Heilwirkung keineswegs nur auf die Darmschleimhaut, mit der er etwa durch den Genuss von Kümmeltee in Kontakt kommt.

Darüber hinaus soll der regelmäßige Gebrauch von Kümmel die Abwehr des gesamten Schleimhautorgans stärken und kann daher, beispielsweise in Form von Teemischungen zugeführt, auch zur Besserung von Scheidenpilzinfektionen beitragen.

Wer jedoch nicht genug Kümmel mit dem Brot und in der Speise zu sich nehmen kann oder will, kann genauso gut eine mehrwöchige Darmpilzkur mit dem ätherischen Öl machen: zwei- bis dreimal täglich 1 bis 2 Tropfen ätherisches Kümmelöl auf einem Stück Zucker oder Brot aufgeträufelt einnehmen.

Rezept: Kümmelschnaps gegen Blähkolik

In der Volksmedizin erfreut sich der Kümmelschnaps bis heute großer Beliebtheit, weil er Blähkoliken im Handumdrehen lindert.

So wird's gemacht:

- 2 bis 3 Handvoll frisch gepflückte Kümmelfrüchte oder getrocknete Handelsware im Mörser gründlich zerquetschen.
- Die mit dem Mörser bearbeiteten Kümmelfrüchte in ein sauberes Schraubglas (300 bis 400 ml) geben und randvoll mit Grappa übergießen.
- Das Glas auf eine sonnige Fensterbank stellen und ab und zu schütteln.

- Nach etwa 4 Wochen kann man den Kümmelschnaps durch ein sauberes Küchentuch abfiltern und den Rückstand auspressen.
- Zur Aufbewahrung füllt man ihn in eine Braunflasche um. Die Haltbarkeit beträgt mindestens 1 bis 2 Jahre.

Anwendung: Bei Blähkolik oder bei leichten Regelschmerzen kann man 1 bis 2 Teelöffel Kümmelschnaps in etwas Wasser oder Tee einnehmen. Der Schnaps lindert Blähungen, wenn man den Bauch damit einreibt.

Wichtig: Der Kümmelschnaps ist kein Kindermittel. Wenn Kinder unter Blähungen und Bauchkolik leiden, dann kann man ihnen alternativ 1 Esslöffel frisch zerdrückte Kümmelfrüchte in etwa 250 ml Milch sieden und im trinkwarmen Zustand noch ein wenig echten Bienenhonig unterrühren.

Rezept: Milchbildender Brotgewürzetee (Kräuterladen)
In der Volksmedizin heißt dieser Tee auch Vier-Winde-Tee, weil er die Winde im Bauch bekämpft. In kleinen Mengen kann man ihn, eventuell mit etwas Honig oder Apfelsaft im Geschmack verbessert, den Säuglingen gegen die Dreimonatskolik reichen. Doch meist genügt es, wenn die Mutter davon trinkt.

Anisfrüchte	25 g
Fenchelfrüchte	25 g
Korianderfrüchte	25 g
Kümmelfrüchte	25 g

Mischen; 1 Esslöffel pro Tasse à 200 ml erst im Mörser etwas anquetschen und dann mit kochendem Wasser überbrühen, etwa 8 bis 10 Minuten ziehen lassen und abseihen. 2 Tassen täglich zur Anregung der Milchbildung trinken. Der Brotgewürzetee kann bereits 2 bis 4 Wochen vor dem errechneten Geburtstermin vorbeugend getrunken werden.

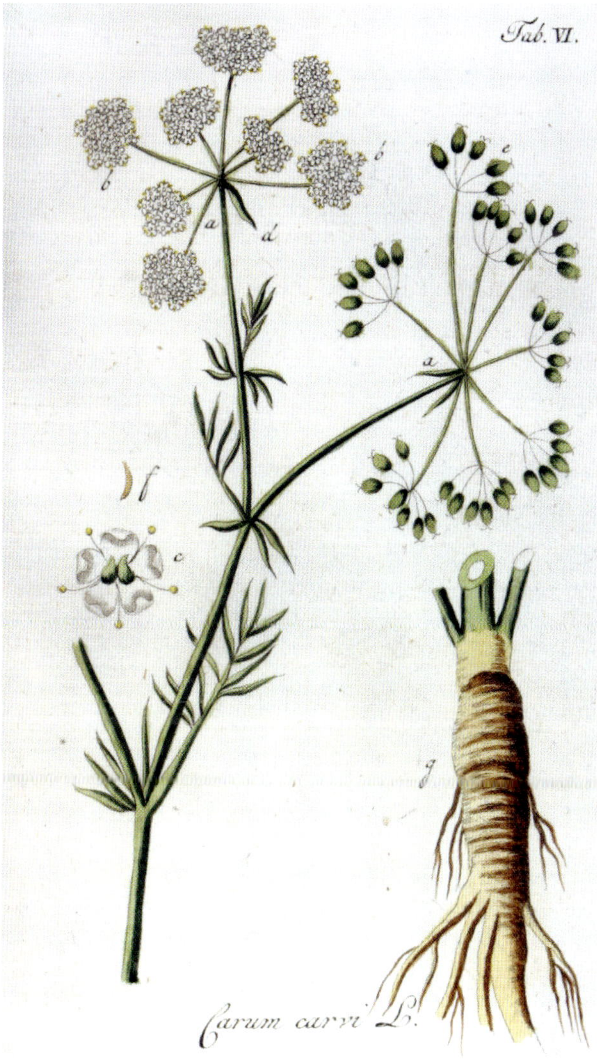

Kümmel (Kupferstich, um 1800)

Praxistipp: Erste Hilfe bei Dreimonatskolik
Damit die Kinder und die jungen Mütter besser schlafen können, benötigt man wirksame Mittel gegen die Dreimonatskoliken der Säuglinge. Bewährt hat sich eine Kombination aus Baucheinreibungen mit Melissenöl von Wala, das unter anderem ätherisches Kümmelöl enthält, und Nicotiana comp., Globuli von Wala (dem Säugling abends 3 Globuli in den Mund geben, nachts bei Bedarf wiederholen). Bei starken Koliken kann man zusätzlich am Abend ein Carum-carvi-Kinderzäpfchen von Wala einführen, damit Mutter und Kind wieder besser zur Ruhe kommen.

Handelsprodukte:
Kümmelfrüchte (Carvi fructus)
Kümmel-Urtinktur (Carum-carvi-Urtinktur; DHU, Spagyra)
Ätherisches Kümmelöl (Oleum aethereum Carvi; Maienfelser Naturkosmetik, Primavera, Neumond)

Sammeltipps: Die reifen Kümmelfrüchte kann man im Juli oder August von den Wiesen sammeln, sie sind am typischen Aroma leicht zu erkennen. Zum Trocknen legt man sie dann auf Papier aus und wendet sie ab und zu. Der ideale Erntezeitpunkt ist bei zunehmendem Mond im Zeichen Jungfrau.

Anwendungsbeschränkungen: Eine Allergie ist selten, aber möglich.

Lavendel – Die Pflanze der Abgrenzung und Reinheit

»Den erkalteten Weibern ist es ein nützliche Artzney / machet sie fruchtbar / verzehret alle böse Feuchte ihrer Geburtglieder / so die Empfängnuß verhindern.«
(Jakobus Tabernaemontanus, Kräuterbuch, 1731)

Namen: Balsamblümli, Bettstroh. Der botanische Name Lavandula leitet sich vom lateinischen lavare (= »waschen«) ab, weil man die Duftpflanze früher dem Waschwasser und Bädern beigemengt hat.

Botanischer Name: Echter Lavendel (Lavandula officinalis = Lavandula angustifolia), Lippenblütler (Lamiaceae).

Signaturen und Astrologie: Das Lavendelblau der Blüten und die schmalen, lanzettlichen Blätter sowie die schlanke Gestalt der Pflanze erlauben eine Zuordnung zur Planetenkraft Merkur, der im Körper über den Stoffwechsel, die Drüsen, die Atmung und die Lungen herrscht.

Der charakteristische Lavendelduft, der den Geist erfrischt und die Atmung entspannt, zeigt große reinigende Heilkräfte an. Die Pflanze wird kaum von Parasiten befallen und scheint daher große Abwehrkräfte zu besitzen. Ihr Duft ist wie eine Art chemische Waffe zu verstehen, denn er hält sowohl an der Pflanze als auch im Kleiderschrank Ungeziefer ab. So wie er die Pflanze schützt, so verhilft er auch den Frauen, die ihn einsetzen, zu einer besseren Abgrenzung.

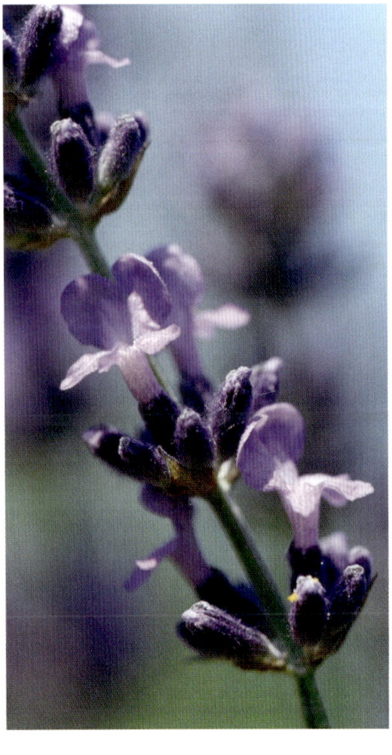

Lavendelduft assoziiert man mit Reinheit, weil die Großmütter die getrockneten Blüten in Duftsäckchen zwischen die Wäsche legten. Doch Lavendel vertreibt nicht nur Motten, sondern er hält auch Scheidenpilze auf Distanz, wenn man beispielsweise ein oder zwei Tröpfchen ätherisches Öl auf eine Binde gibt. (Foto: M. Madejsky)

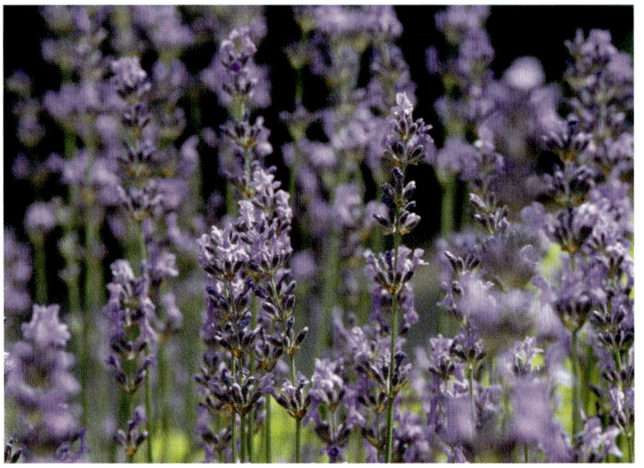

Blühender Lavendel (Foto: M. Madejsky)

Wirkstoffe: Die Blüten enthalten ätherisches Öl mit Monoterpenen (vor allem Linalylacetat und Linalool), Gerbstoffe (vor allem Rosmarinsäure), Flavonoide und Phytosterole.

Heileigenschaften: nervenstärkend, mild beruhigend, einschlaffördernd, krampflösend, entzündungswidrig, wundheilend (Verbrennungen), antibakteriell, antimykotisch (fungizid), insektizid, leicht galletreibend.

Verwendung in der Frauenheilkunde: Der typische Lavendelduft wird von vielen Menschen mit Reinheit assoziiert, weil unsere Großmütter einst kleine Säckchen mit Lavendelblüten zwischen die Wäsche legten oder den Blütenaufguss zum Aromatisieren von Waschwasser gebrauchten. Im übertragenen Sinne vermittelt die Aromapflanze tatsächlich Reinheit und Klarheit. Zum einen klärt und beruhigt Lavendelduft den Geist und verbessert dadurch das Konzentrationsvermögen sowie die geistige Leistungsfähigkeit (z. B. als Duftmischung für die Aromalampe: Bergamotte, Lavendel und Rosmarin zu gleichen Teilen). Zum anderen sorgen die antimikrobiellen Inhaltsstoffe des ätherischen Lavendelöls tatsächlich für körperliche Reinheit, denn sie bekämpfen Bakterien und Pilze. Vor allem nach Scheidenpilz, wenn das Pilzwachstum durch antimykotische Cremes oder Zäpfchen vielleicht nur vorübergehend unterdrückt wurde, beugt der Lavendel einer erneuten Pilzinfektion vor.

Hebammen empfehlen Schwangeren daher, vorbeugend 1 oder 2 Tropfen ätherisches Lavendelöl auf die Unterwäsche oder auf eine Binde zu träufeln. Allerdings lässt sich das nachweislich pilzfeindliche Lavendelöl auch zusammen mit Joghurt in die Scheide einführen: 2 bis 3 Tropfen ätherisches Lavendelöl mit 2 gehäuften Teelöffeln Bio-Joghurt verrühren und abends im Liegen mit einer sauberen Einmalspritze vorsichtig in die Scheide einführen. In besonders hartnäckigen Fällen kann man das ätherische Lavendelöl natürlich auch mit anderen pilzfeindlichen Ölen mischen und kurmäßig über 2 bis 3 Wochen hinweg zur Lokalanwendung gebrauchen (siehe Seite 250). Wichtig ist nur, dass die Ursache der Pilzinfektion beseitigt wird, da es sonst immer wieder zu Rückfällen kommt. Meist wird der Scheidenpilz durch Geschlechtsverkehr übertragen, so dass in vielen Fällen schon eine sorgfältige Genitalhygiene des Mannes vor dem Verkehr Abhilfe schaffen könnte. Doch Tampons, Antibabypille, Antibiotika, Schwermetalle oder erhöhter Blutzucker können ebenfalls ein für Pilze günstiges Milieu erzeugen. Nicht zuletzt erhöht sich das Infektionsrisiko durch Scheidentrockenheit, wie sie bei sexueller Unlust vorkommt oder auch in der zweiten Zyklushälfte sowie im Klimakterium durch Östrogenmangel bedingt. Doch auch hier hilft der Lavendel, und zwar als Pflanze der Abgrenzung. Lavendelduft hält nämlich nicht nur Insekten auf Abstand, sondern er signalisiert auch dem Sexualpartner, dass die Frau jetzt keinen Sinn für Erotik hat. Daher tun in der Schwangerschaft oder in den Wechseljahren Lavendelbäder und Ganzkörpereinreibungen mit Lavendelöl besonders gut. Nebenbei beruhigt der Duft die Nerven und wirkt auf sanfte Weise einschlaffördernd.

Rezept: Nerven- und Schlafteemischung (Kräuterladen)

Angelikawurzel	40 g
Hafer, grün	20 g
Hopfenzapfen	40 g
Kornblume, blau	20 g
Labkraut	20 g
Lavendelblüten	20 g
Melissenblätter	20 g
Weißdornblätter	20 g

Alle Kräuter mischen, 2 Teelöffel pro Tasse heiß überbrühen, etwa 8 bis 10 Minuten ziehen lassen und abseihen. Abends 1 bis 2 Tassen vor dem Schlafengehen trinken.

Anmerkung: Die Teemischung hat zum Ziel, auf sanfte Weise die Nerven zu beruhigen und den Schlaf zu fördern. Daher eignet sich der Tee am besten als Ergänzung zu anderen ein- und durchschlaffördernden Maßnahmen wie etwa warmen Fußbädern, Magnesiumgaben etc.

Rezept: Aromabinde

Eine Slipeinlage mit 2 bis 3 Tropfen ätherischem Lavendelöl beträufeln und als Binde tragen; bei Bedarf mehrmals täglich erneuern.

Anmerkung: Diese Anwendungsart eignet sich vor allem als Vorbeugemittel, wenn zum Beispiel nach einer Antibiotikakur oder nach einer Pilzbehandlung ein erhöhtes Rückfallrisiko besteht. Bei leichten Infektionen der Haut am äußeren Genital (z.B. Analekzem) genügt diese Vorgehensweise manchmal auch. Die auf eine Slipeinlage geträufelten ätherischen Öle verdampfen allmählich und halten so mögliche Erreger wie etwa Candida albicans in Schach (vgl. Gudrun Zeuge-Germann, Aromatherapie bei vaginalen Indikationen, 2008).

Wichtig: Für eine Aromabinde eignen sich wegen des möglichen Hautkontakts nur milde ätherische Öle wie etwa Cajeput, Lavendel, Rose oder Rosengeranie.

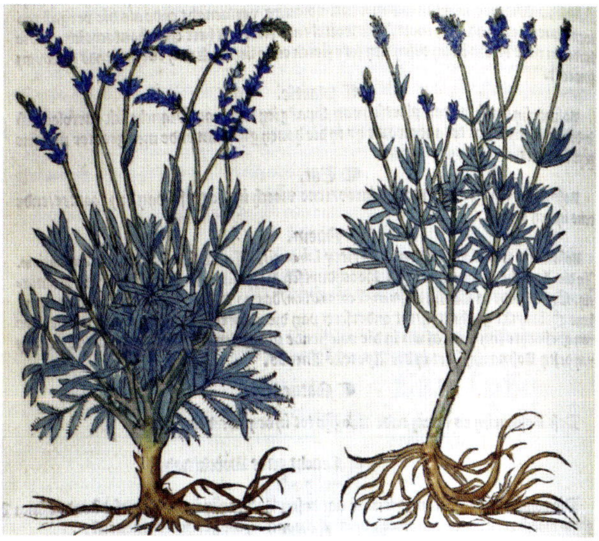

Lavendel (Dodoens, 1554)

Rezept: Wehenhemmende Baucheinreibung

Lavendelöl, ätherisches	8 bis 10 Tropfen
Rosenöl, ätherisches	2 bis 3 Tropfen
Mandelöl	20 ml

Alles in einer Braunflasche mischen und vor Gebrauch kräftig schütteln. Bei vorzeitiger Wehentätigkeit mehrmals täglich zur sanften Baucheinreibung gebrauchen. Die Einreibung eignet sich als Begleitmittel zu anderen wehenhemmenden Maßnahmen, zum Beispiel Keimzumpe und Magnesium.

Handelsprodukte:

Lavendelblüten (Lavandulae flos)
Lavendel-Urtinktur (Lavandula-Urtinktur; Ceres, Spagyra)
Lavendel, ätherisches Öl (Oleum aethereum Lavandulae; Maienfelser Naturkosmetik, Primavera, Neumond)
Lavendel-Entspannungsbad (Weleda)
Lavendelöl 10-prozentig (Weleda)

Sammeltipps: Die Lavendelblüten werden traditionell bei Sonnenaufgang geerntet, bevor sich das Aroma in die Sommerluft verliert. Ideal ist bei zunehmendem Mond in den Zeichen Zwillinge, Waage oder Wassermann. Wer den Gartenlavendel frühzeitig beschneidet, regt die Pflanze dadurch oftmals zum erneuten Austreiben von Blüten an.

Anwendungsbeschränkungen: Bei langfristiger und hoch dosierter Anwendung sind allergische Hautreaktionen möglich.

Lebensbaum – Bekämpft Feigwarzen und stärkt die Abwehrkräfte

»Äußerlich wird die Thujaessenz auf Warzen und Kondylome aufgepinselt, bei Schleimhautwucherungen in der Nase und bei Cervixaffektionen, Polypen, Epitheliomen usw. kann eine Glyzerinmischung (1:10) in Form von Pinselungen und Tampons mit Vorteil gebraucht werden.«

(Karl Stauffer, Klinische homöopathische Arzneimittellehre, 1988)

Namen: Balsambaum, Abendländischer Lebensbaum, Trauerbaum, Totenbaum.

Botanischer Name: Lebensbaum (Thuja occidentalis), Zypressengewächse (Cupressaceae).

Signaturen und Astrologie: Der Lebensbaum untersteht astrologisch in erster Linie Sonne und Saturn, die im Menschen über das Immunsystem sowie über chronische Altersleiden regieren. Der hohe Schleimstoffgehalt zeigt den Einfluss des Mondes an, der über die Schleimhäute und das wuchernde Prinzip herrscht.

Als Symbolpflanze für die Unsterblichkeit findet man Lebensbäume hierzulande bevorzugt auf Friedhöfen. Der balsamische Duft, den die Blätter beim Zerreiben verströmen, lässt starke antimikrobielle Heilkräfte vermuten. Die zapfenartigen Früchte erinnern entfernt an eine Ansammlung von Feigwarzen, für die Thuja sowohl phytotherapeutisch als auch homöopathisch eines der Kardinalheilmittel ist.

Wirkstoffe: Die Zweigspitzen enthalten ätherisches Öl (mit Thujon, Iso-Thujon, Fenchon, Sabinen, Alpha-Pinen u. a.), Sesquiterpene (Occidentalol, Occidol, Eudesmol u. a.), Thujasäure, Lignane (Deoxypodophyllotoxin), Flavonoide (Quercitrin u. a.), Gerbstoffe, Polysaccharide und Schleimstoffe.

Heileigenschaften: schweiß-, harntreibend, abwehrsteigernd, antiviral, je nach Dosis menstruationsfördernd bis abortiv, hautreizend.

Verwendung in der Frauenheilkunde: Ähnlich wie der verwandte Sadebaum wurden auch die Triebspitzen des Lebensbaums einst als Abtreibungsmittel gebraucht. Bestandteile des ätherischen Öls, vor allem das Thujon, führen zum Blutandrang in den Beckenorganen, so dass die Abkochung aus den Triebspitzen je nach Dosierung Gebärmutterblutungen bis hin zu Fehlgeburten auslösen kann. Allerdings liegt die abortive Dosis nahe bei der tödlichen Dosis. Zuvor kommt es im Rahmen der Vergiftung zu Übelkeit und Erbrechen, Blutdruckkrisen, epilepsieartigen Krämpfen, Lungenödem und irreversiblen Organschäden bis hin zu tiefem Koma oder Tod.

Trotz der sehr unangenehmen bis lebensgefährlichen Vergiftungserscheinungen wurden die Triebspitzen von alters her von den nordamerikanischen Ureinwohnern zu Heilzwecken gebraucht, vor allem äußerlich zur schmerzstillenden Gelenkseinreibung sowie als schweißtreibendes Mittel. Vor der Einführung der Antibiotika und anderer chemisch definierter Substanzen, mit denen heute Infektionen bekämpft werden, galt der Lebensbaum als eine der wichtigsten Arznei-

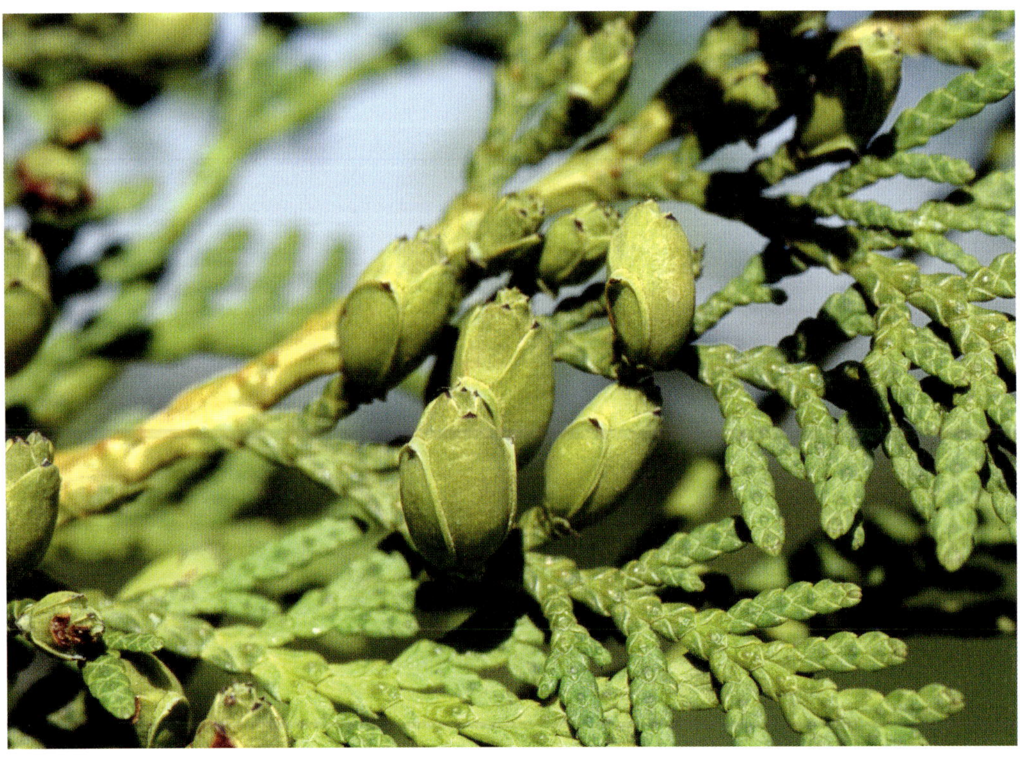

Die Thujafrüchte erinnern an eine Ansammlung von Warzen, für die Thuja-Essenz wie auch das homöopathische Thuja eine bewährte Arznei sind. (Foto: M. Madejsky)

pflanzen bei Geschlechtskrankheiten wie Gonorrhoe (»Tripper«) oder Syphillis. Auch wenn der Lebensbaum heute zur Behandlung von Geschlechtskrankheiten nicht mehr gebräuchlich ist, so hat er in der Frauenheilkunde doch immer noch seine Berechtigung als Warzenmittel. Inzwischen weiß man, dass sich im Lebensbaum mehrere Inhaltsstoffe finden (Deoxypodophyllotoxin u. a.), die antiviral und immunstimulierend wirken. Daher ist Thuja auch Bestandteil abwehrsteigernder Komplexe wie etwa der Esberitox-N-Tabletten von Schaper & Brümmer, die sich in der Grippeprophylaxe bewährt haben. Außerdem konnten Wissenschaftler herausfinden, dass Thuja die T-Zell-Proliferation sowie die Interleukin-II-Produktion anregt. Eine Studie mit 106 an Lippenherpes Erkrankten konnte zeigen, dass durch den Einsatz von Thuja die Heilung rascher als sonst erfolgte, es zu weniger Begleiterscheinungen und zu weniger Rückfällen kam.

Gynäkologisch behauptet sich Thuja, wie bereits angedeutet, vor allem in der Warzenbehandlung. Dazu kommen Tinktur oder Urtinktur verdünnt (1:10) in Form von feuchten Umschlägen, Pinselungen oder Waschungen zur Anwendung. Vor allem Feigwarzen, auch Kondylome genannt (Condylomata acuminata), reagieren gut auf eine Lokalbehandlung mit Thuja-Extrakten. Doch es gilt die Regel: Entweder sprechen die Warzen innerhalb von 2 bia 3 Wochen an oder gar nicht. Volksheiler empfehlen häufig, die Warzen bei abnehmendem Mond zu besprechen – und das ist gar nicht dumm, da Autosuggestion das Immunsystem zusätzlich stärkt. Wenn man dann noch antivirale Heilpflanzen wie Thuja, Schöllkraut, Walnuss oder Frauenmantel zu Hilfe nimmt, bestehen gute Heilungsaussichten. So oder so erzielt man durch eine Nachbehandlung von virusbefallenen Hautarealen gute Erfolge, wenn die Warzen zuvor weggelasert wurden. Dann kann man mit Thuja-Pinselungen einem Rückfall vorbeugen.

Eine interessante Arznei hat auch der anthroposophische Heilmittelhersteller Weleda geschaffen: Thuja Argento culta, erhältlich als flüssige Verdünnung in D3 oder auch rhythmisiert (Rh = alkoholfrei) und als Injektionslösung. Dazu wurde der Lebensbaum mit flüssigen Silberverdünnungen gedüngt und somit in seinen mondhaften Heileigenschaften verstärkt. Weil sich Haut und Schleimhaut im Mondrhythmus regenerieren, wirkt diese spezielle Zubereitung als vegetabilisiertes Metall vor allem heilsam auf chronische Hautleiden wie etwa Neigung zu Warzen. Thuja Argento culta D3 von Weleda kann beispielsweise auch bei Impfschäden versucht werden, insbesondere wenn es nach HPV-Impfung zu Hautirritationen kommt.

In der Homöopathie schätzt man Thuja darüber hinaus bei Wucherung von Haut oder Schleimhaut, abgesehen von Warzen kommt das Mittel ebenfalls bei Polypen am Muttermund zum Einsatz. In beiden Fällen kann Thuja sowohl innerlich als als auch äußerlich verwendet werden (z. B. Einzeldosis Thuja C30 und Tamponaden mit 10%iger Thuja-Urtinktur in Glyzerin).

Die Leitsymptome, die zu Thuja als Warzenmittel führen, sind Impfung oder Tripper in der Vorgeschichte, blumenkohlartige oder spitze Kondylome an Anus oder Scheideneingang, Brennen und Jucken der betroffenen Hautpartien.

Rezept: Feigwarzenmischung zum äußerlichen Gebrauch (Apotheke)

Calendula (Ringelblume) 20%, Tinktur zum äußerlichen Gebrauch	20 ml
Echinacea (Sonnenhut) 1%, Tinktur zum äußerlichen Gebrauch	20 ml
Thuja (Lebensbaum) 20%, Tinktur zum äußerlichen Gebrauch	20 ml
Chelidonium (Schöllkraut) Dil. D1	10 ml

Über eine Apotheke bestellen und mischen lassen oder selbst mischen. 1 bis 2 Teelöffel auf ¼ l Wasser oder Frauenmanteltee geben und je nach Bedarf einmal oder mehrmals täglich zur Waschung, zum Betupfen oder zu feuchten Umschlägen auf die betroffenen Hautareale aufbringen.
Wichtig: Feigwarzen sind durch Geschlechtsverkehr übertragbar und müssen ärztlich behandelt werden; die Mischung eignet sich daher nur als Begleitmittel zu den medizinischen Maßnahmen oder zur Nachkur.

Handelsprodukte:
Lebensbaum-Urtinktur (Thuja-Urtinktur; DHU, Weleda und Spagyra)
Lebensbaumsalbe (Thuja 10%; Weleda)
Lebensbaumessenz (Thuja 20%, zum äußerlichen Gebrauch; Wala)
Lebensbaumtinktur (Thuja 20%, zum äußerlichen Gebrauch; Weleda)
Thuja, ätherisches Öl (Maienfelser Naturkosmetik, Primavera, Neumond)

Sammeltipps: Zur Herstellung einer homöopathischen Urtinktur erntet man die frischen Zweigspitzen mitsamt den Blättern kurz vor der Blüte im Mai. Idealer Zeitpunkt ist bei zunehmendem Mond in den Zeichen Krebs oder Steinbock.

Anwendungsbeschränkungen: Thuja-Urtinktur und D1 nicht während der Schwangerschaft einnehmen! Die äußerliche Anwendung sollte in der Schwangerschaft in Absprache mit der Hebamme oder Frauenärztin erfolgen.

Liebstöckel – Maggikraut löst die »Verhocktheit« der Frauen

»Die aus der Wurzel hergestellte Tinktur ist hilfreich bei zu schwacher Menstruation. Liebstöckel ist angezeigt, wenn die Hypomenorrhoe durch Stauungen im Gefühlsleben verursacht wird.«
(Jaap Huibers, Frau sein … Frau bleiben, 1983)

Namen: Gebärmutterwurzel, Gichtstock, Lebensstock, Luststock, Maggikraut.

Botanischer Name: Liebstock (Levisticum officinale), Doldenblütler (Apiaceae).

Signaturen und Astrologie: Wie alle Doldenblütler gehört auch der Liebstock dem Element Luft an und untersteht somit dem Planetenprinzip Merkur, der unter anderem über Stoffwechselprozesse regiert. Die anregende Wirkung auf den (Leber-)Stoffwechsel zeigt sich außerdem in den gelben Blüten, die allerdings auch auf sonnenhafte Heileigenschaften hindeuten.
Der eigentümliche Geruch soll die Liebeslust steigern – er stammt von Pheromonen, das sind hormonartig wirkende Sexuallockstoffe der Pflanzen. Das Wesen des Liebstocks ist es, die Beckenorgane zu entstauen, den Körper zu entwässern und einer Kopflastigkeit entgegenzuwirken.

Wirkstoffe: Die Wurzel enthält hauptsächlich ätherisches Öl mit bis zu 70 Prozent Alkylphthaliden (Geruchsträgern). Ferner enthält die Wurzel Furanocumarine (Bergapten, Umbilliferon u. a.), Beta-Sitosterol, Angelica- und Isovaleriansäure.

Heileigenschaften: harntreibend, stark entwässernd, leicht krampflösend, menstruationsfördernd, nierenreizend (in höheren Dosen); fördert die Ausscheidung von Harnstoff und Umweltproblemstoffen wie etwa Schwermetallen.

Verwendung in der Frauenheilkunde: Schon Hildegard von Bingen lobte den Liebstock als Frauenheilpflanze, denn er löse »die Verhocktheit der Frauen«. Damit meinte die kräuterkundige Äbtissin, dass die Pflanze Stauungen im Unterleib löst und alles wieder ins Fließen bringt. Die Liebstöckelwurzel treibt nämlich nicht nur den Harn und hilft dem Körper, Ödeme auszuschwemmen oder Umweltgifte wie etwa Amalgam über die Nieren auszuscheiden, sondern sie bringt gleichermaßen die zu schwache oder ausgebliebene Menstruationsblutung wieder in Gang (z. B. Levisticum officinale Urtinktur, zwei- bis dreimal täglich 10 bis 15 Tropfen). Diese Wirkung trug der eigentümlich riechenden Pflanze, die bis heute in keinem Klostergarten fehlen darf, den Namen Gebärmutterwurz ein. Das Münchener Kräuterhaus Lindig vertreibt eine Myomteemischung (siehe Seite 234), die unter anderem Liebstöckelwurzel enthält, weil Myome eben auch eine Art Stauung im Unterleib darstellen.

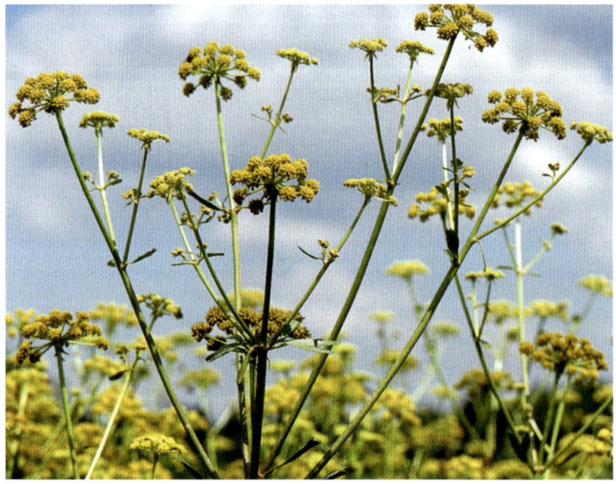
Liebstöckel entzieht den Böden, auf denen er gedeiht, Schwermetalle. Arzneilich gebraucht, wirkt die Wurzel blutreinigend, stark entwässernd, metallausleitend und menstruationsfördernd. (Foto: M. Madejsky)

Eben weil der Liebstock den Harn treibt und den Blutfluss fördert, sollte er in der Schwangerschaft nur mit Vorsicht gebraucht werden. Hebammen empfehlen die Liebstöckelwurzel zwar häufig, um Wassereinlagerungen zu bekämpfen. Doch in Problemschwangerschaften kann das Doldengewächs eine Blutung oder frühzeitige Wehen auslösen, so dass man bei Ödemen während dieser Zeit lieber auf andere Mittel ausweicht (z. B. Brennessel und Goldrute).

Abgesehen von Wassereinlagerungen oder zu schwacher Monatsblutung gebraucht man den Liebstöckel zur Anregung der Nierentätigkeit im Rahmen einer Schwermetallentgiftung sowie zur Durchspülung der ableitenden Harnwege bei Neigung zu Blasengrieß und als entwässerndes Suppengewürz.

Häufig liest man auch über eine aphrodisierende Wirkung, denn der Liebstöckel enthält viele Pheromone, jene hormonartig wirkenden Sexuallockstoffe aus dem Pflanzenreich. Doch der eigentümlich würzige Duft eignet sich heute kaum mehr als Sexuallockstoff für parfümverwöhnte Nasen. Wichtiger als der Geruch ist hier die Wirkung, denn die Liebstöckelwurzel regt die Nieren- sowie die Keimdrüsentätigkeit an und erwärmt den Unterleib. Vielleicht ist er nicht gerade die stärkste Liebespflanze, aber eine tiefgreifend entgiftende und fruchtbarkeitssteigernde Heilwirkung erzielt man bei kurmäßiger Anwendung durchaus.

Rezept: Fatburner-Teemischung (Kräuterladen)
Der Fatburner-Tee setzt sich aus blutreinigenden, entwässernden und den Stoffwechsel anregenden Heilpflanzen zusammen. Im Gegensatz zu manchen Pillen zum Abnehmen macht er nicht nervös. Er versteht sich als pflanzliches Begleitmittel, und als solches ergänzt er bei Übergewicht eine gezielte Behandlung von Darm, Leber und Schilddrüse sowie allgemeine

Maßnahmen wie viel Bewegung an frischer Luft sowie eine langfristige Ernährungsumstellung.

Artischockenblätter	20 g
Beifußkraut	50 g
Ehrenpreis	20 g
Liebstöckelwurzel	30 g
Löwenzahnwurzel	50 g
Schafgarbenkraut	20 g
Silbermantelkraut	30 g
Wegwartenwurzel	30 g

Alle Kräuter mischen, 2 gehäufte Teelöffel pro Tasse à 200 ml heiß überbrühen, etwa 12 bis 15 Minuten ziehen lassen, abseihen und 6 bis 8 Wochen lang 3 bis 4 Tassen täglich ungesüßt trinken.

Praxistipp: Gelbkörperregulation mit Melissa/Phosphorus
Mit der Mischung Melissa/Phosphorus comp. bietet Weleda eine Frauenarznei an, die sich zur Behandlung eines Gelbkörpermangels bewährt hat. Das anthroposophische Komplexmittel enthält neben dem Liebstöckel unter anderem Tiefpotenzen von Agnus castus, Corpus luteum und Pulsatilla. Daher lindert das Mittel vor allem die Neigung zu Wassereinlagerungen, zu Bauchauftreibung sowie Stimmungsschwankungen vor der Regel. Bei prämenstruellem Syndrom und zur Empfängnisförderung hat sich folgende Dosierung bewährt:

- In der ersten Zyklushälfte, also vom Ausklingen der Regelblutung bis zum Eisprung: zweimal täglich 10 Tropfen im Mund zergehen lassen.
- In der zweiten Zyklushälfte, also vom Eisprung bis zur Regelblutung: zweimal täglich 20 bis 25 Tropfen im Mund zergehen lassen.
- Im Falle einer Schwangerschaft, also ab positivem B-Test bis zum Ende des dritten Monats: zweimal täglich 5 bis 10 Tropfen in etwas Wasser einnehmen.

Handelsprodukte:
Liebstöckelwurzel (Levistici radix)
Liebstöckel-Urtinktur (Levisticum-officinale-Urtinktur; DHU, Spagyra)
Liebstöckel, ätherisches Öl (Maienfelser Naturkosmetik, Primavera, Neumond)

Sammeltipps: Zur Herstellung von Alkoholauszügen gräbt man die Wurzel vor der Blüte im Mai. Idealer Erntezeitpunkt ist bei abnehmendem Mond im Zeichen Waage.

Anwendungsbeschränkungen: In der Schwangerschaft ist der Liebstöckel wegen seiner menstruationsfördernden Eigenschaften nicht angezeigt. Nicht einnehmen bei Lichtempfindlichkeit oder bei Nierenentzündungen!

Löwenzahn – Der grüne Helfer bei Mastopathie

»Löwenzahn ist ein hervorragender Verbündeter der Leber und der Brust. Regelmäßige Anwendung vor den Mahlzeiten (innerlich) und vor dem Schlafengehen (äußerlich) hilft dir, deine Brüste gesund zu erhalten, macht krebsartige Veränderungen rückgängig und hält die Förderung von Onkogenen auf.«
(Susun S. Weed, BrustGesundheit, 1997)

Namen: Bettseicher, Kuhblume, Milchblume, Pfaffenröhrlein, Pusteblume.

Botanischer Name: Löwenzahn (Taraxacum officinale), Korbblütler (Asteraceae).

Signaturen und Astrologie: Der Signaturenlehre zufolge kennzeichnen die gelben Blüten eine Heilpflanze gegen Gelbsucht und Leber-Galle-Leiden. Der bittere Geschmack der Wurzel und des Milchsafts weist ebenfalls auf die Gallenwir-

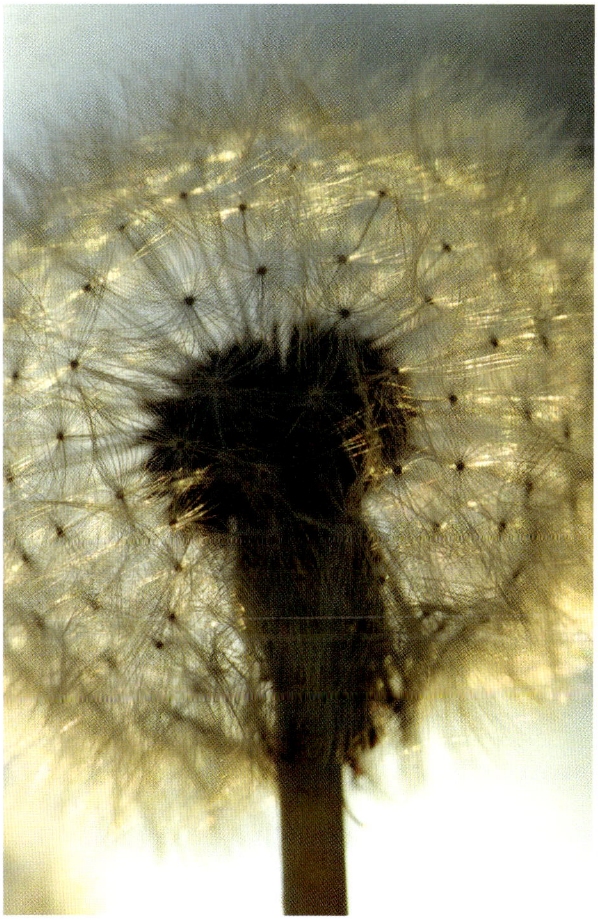

»Pusteblume« (Foto: M. Madejsky)
Wie alle Windsamer untersteht der Löwenzahn der Planetenkraft des Merkur, der über den Stoffwechsel und die Hormone regiert.

kung hin und lässt auf eine Beeinflussung der Verdauung schließen, speziell im Magen und Dünndarm. Der weiße Milchsaft zeigt schließlich Sympathie zur Lymphe sowie zur Muttermilch; zur Verbesserung der Milchleistung werden Kühe gern mit Löwenzahn gefüttert. Der Löwenzahn ist ein Universalreiniger der Bauchorgane und eignet sich vor allem für Frauen, die zu reichhaltig essen und die unter Pestizidbelastung leiden (z. B. Allergiker).

Weil sich die gelben Korbblüten nach der Sonne drehen, wirkt der Löwenzahn vor allem durchlichtend. Neben Jupiter, dem Regenten über die Leber, und der Sonne gehört die »Pusteblume« aber vor allem dem Element Luft und ihrem Herrscher Merkur an, dem im Menschen das Drüsengewebe und die Hormone unterstehen. Alle Windsamer sind merkuriell, und der hohle Blütenstengel hat eine ähnliche Bedeutung, wird jedoch auch als Kennzeichen von Krebsheilpflanzen gedeutet.

Wirkstoffe: Die Wurzel enthält Bitterstoffe, Triterpene (Taraxasterol), Sitosterol, Stigmasterol, Carotinoide, Xanthophylle, phenolische Verbindungen, Flavonoide (Quercetin, Luteolin), Phenolcarbonsäuren, Glykoside, Cumarine und Schleimstoffe. Die Blätter enthalten zusätzlich Vitamin C, A und D. In den Blüten finden sich reichlich Carotinoide.

Heileigenschaften: harntreibend, galletreibend, verdauungsfördernd, blutreinigend, insbesondere lymphentlastend, krebsfeindlich, entfettend.

Verwendung in der Frauenheilkunde: Heute erfreut sich der Löwenzahn wieder zunehmender Beliebtheit als essbares Wildkraut. Gibt es nach einem langen Winter überhaupt etwas Köstlicheres als die zarten Löwenzahnblätter, zubereitet als Wildsalat mit Ziegenkäse, gehackten Walnüssen und einer Vinaigrette? In jedem Fall wäre dies wesentlich vitaminreicher und gesünder als die unter Folie gezogenen Salate, die man im Handel bekommt, da diese meist viel mehr Nitrate anreichern und somit sogar eine Tumorentstehung begünstigen können. In der Volksmedizin schätzt man den Löwenzahn seit langem als harn- und galletreibendes Wildkraut und gebraucht ihn zur Frühjahrskur. Er bringt auch alle Verdauungssäfte ins Fließen und verbessert den Gallenfluss, so dass Kräuterkenner den Löwenzahn als Reiniger der Bauchorgane bezeichnen. Außerdem verbessert der Löwenzahn die gesamte Verdauungsleistung. Er erleichtert vor allem die Fettverdauung, wirkt einer Pestizidbelastung entgegen, regt das darmassoziierte Immunsystem an und bekämpft sogar die Fettsucht.

Was letztere Indikation angeht, so ergaben Versuche, dass Tiere, denen über 30 Tage hinweg täglich Löwenzahn verabreicht wurde, nach dieser Zeit einen Gewichtsverlust von bis zu 30 Prozent zeigten! Daher stellt der Löwenzahn bei Fettsucht eine ideale Ergänzung zu Low-Fat-Diäten und regelmäßiger sportlicher Betätigung dar. Vor allem vermehrter Hüftspeck ist ein Zeichen von Leberschwäche, da Hüfte und Leber

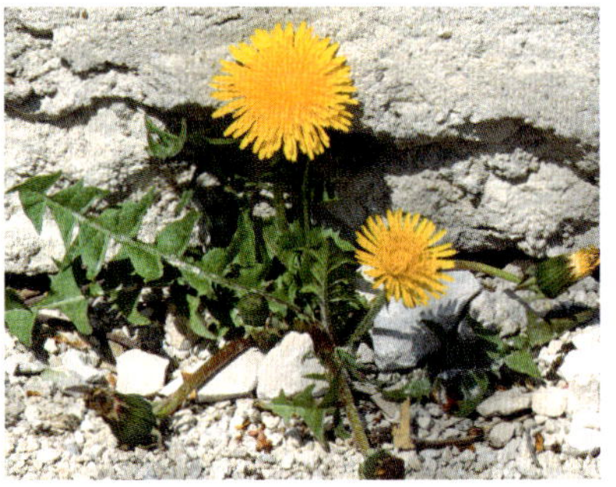

Löwenzahn als Mauerblümchen (Foto: M. Madejsky)

Jupiter unterstehen. Am effektivsten ist in solchen Fällen die Kombination mit entwässernden und blutreinigenden Arzneipflanzen (Fatburner-Teemischung siehe Seite 160).

Ein weiteres Gebiet, auf dem der Löwenzahn noch viel zu wenig genutzt wird, ist die Lymphentlastung. Sein weißer Milchsaft zeigt den Bezug zur Lymphe deutlich an, so dass verständlich wird, warum Taraxacum Bestandteil mancher Komplexmittel für die Lymphe ist (z. B. Lymphdiaral-Basistropfen von Pascoe). Solche Lymphmittel haben sich kurmäßig zur Ausleitung von Schwermetallen bewährt oder als Begleitmittel bei Myomen, bei Brustknoten oder zur Lymphentlastung bei oder nach Brustkrebs. Einer der Hauptwirkstoffe mit krebsfeindlichem Potenzial ist das in den Blättern und Blüten enthaltene Carotin. 100 g Löwenzahnblätter enthalten durchschnittlich 60 000 IE Carotin und zählen damit zu den besten Carotinlieferanten überhaupt. Carotinoide gehören zu den sogenannten Antioxidanzien, die freie Radikale unschädlich machen und somit einer Krebsentstehung entgegenwirken. Die krebsfeindlichen Kräfte entfalten sich gleichermaßen bei regelmäßigem Verzehr der jungen Blätter als Wildsalat oder durch die langfristige Einnahme von Frischpflanzenpresssaft oder Urtinktur (z. B. Ceres-Taraxacum-Urtinktur, zweimal täglich 5 bis 6 Tropfen).

Volksmediziner schätzen den Löwenzahn seit langem schon als Warzenmittel und als Krebsheilpflanze: »Die aus vielen, unterschiedlichen Kulturgebieten berichtete Anwendung von Löwenzahn bei Tumoren und Warzen ist in jüngster Zeit experimentell von Baba et al. nachgeprüft worden. Eine Anti-Tumor-Wirkung ähnlich der von Polysacchariden wie bspw. Lentinan konnte an den verschiedensten Modellsystemen bestätigt werden. Das Wirkprinzip befindet sich im wässrigen Extrakt« (Harnischfeger/Stolze, Bewährte Pflanzendrogen in Wissenschaft und Medizin, 1983).

In jedem Fall überträgt das beinah unverwüstliche Kraut seine unglaubliche Vitalität auf den Menschen, der es zu gebrauchen weiß. Die Signaturen des Löwenzahns sprechen Bände: Zum einen folgt er dem Menschen seit Urzeiten bis zur Haustür und bietet sich regelrecht an, als Nahrung oder Heilmittel gebraucht zu werden. Zum anderen zählt er zu den Überdüngungsanzeigern und Bodenheilern. Gleichsam heilt er auch den »überdüngten« Menschen, der an seiner Nahrungsfülle, vor allem aber an den in der Nahrung enthaltenen Umweltproblemstoffen erkrankt, zum Beispiel an Pestiziden.

Löwenzahn gedeiht sogar auf überdüngten oder herbizidbelasteten Böden und offenbart darin seine Resistenz gegen Umweltgifte sowie seine Heilkräfte bei Umwelterkrankungen wie etwa Allergien oder Krebs. Nicht zuletzt lässt der bittere Geschmack auf große Heilkräfte schließen, denn je kranker der Mensch ist, umso bitterer sollte die Arznei sein. So wie der Löwenzahn alle Verdauungssäfte ins Fließen bringt, Darm und Bauchspeicheldrüse reinigt und die Lymphe entlastet, wirkt er auch auf der seelischen Ebene entstauend und dient nach der Ähnlichkeitsregel als pflanzliches Mittel bei Verbitterungszuständen.

Ein gestörter Gallenfluss wie auch eine gewisse seelische Verbitterung können zu einer Brustkrebsentstehung beitragen, so dass der Löwenzahn in der Behandlung dieses Leidens unentbehrlich ist. Doch er unterstützt keineswegs nur innerlich die Heilung, sondern sollte auch in Form von lymphentlastenden Salben regelmäßig zur sanften Brustmassage genutzt werden (siehe Rezept).

Rezept: Brustsalbe bei Mastopathie (Apotheke)

Ringelblumenöl	90 ml
Gelbes Bienenwachs	12 bis 15 g
Wollwachs	20 g
Conium (Schierling) Urtinktur (Spagyra)	5 ml
Scrophularia nodosa (Braunwurz) Urtinktur	3 ml
Taraxacum (Löwenzahn) Urtinktur (Ceres)	5 ml
Rosenöl, ätherisches	4 bis 5 Tropfen
Rosengeranienöl, ätherisches	2 bis 3 Tropfen

So wird's gemacht:

– Das Ringelblumenöl mitsamt Bienen- und Wollwachs in eine Schüssel geben und im Wasserbad erhitzen, bis sich alles vollständig verflüssigt hat.
– Nun die Schüssel aus dem Wasserbad nehmen und im Erkalten unter ständigem Umrühren nacheinander die Tinkturen und zuletzt die ätherischen Öle beimengen und so lange weiterrühren, bis die Masse milchig trüb wird.
– Dann die Salbe in ein Salbendöschen geben, beschriften und in den Kühlschrank stellen. Kühl aufbewahrt, hält sie sich einige Monate lang.

Anwendung: Ein- bis zweimal täglich eine kirschgroße Menge in beide Brüste sowie in die Achseln einmassieren. Die Salbe eignet sich zur täglichen Massage bei gutartigen Brustknoten oder Zysten, bei Mastopathie sowie nach Brustkrebs.

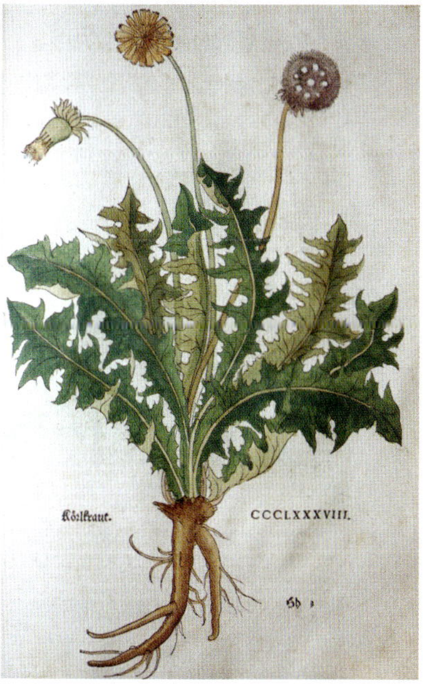

Löwenzahn (L. Fuchs, 1543)

Rezept: Darmteemischung (Kräuterladen)

Ehrenpreis	20 g
Löwenzahnwurzel	30 g
Majoran	20 g
Meisterwurz	30 g
Odermennig	50 g
Ringelblumenblüten	20 g
Schafgarbe mit Blüten	40 g
Walnussblätter	20 g

Alle Kräuter und Wurzeln gründlich mischen, 1 bis 2 Teelöffel pro Tasse à 200 ml heiß überbrühen, 5 bis 10 Minuten ziehen lassen.

Nach Antibiotikagabe oder bei chronischen Verdauungsbeschwerden zunächst kurmäßig über 6 bis 8 Wochen hinweg 2 bis 4 Tassen ungesüßt über den Tag verteilt trinken, danach eventuell mit 1 bis 2 Tassen am Tag bis zu ein Jahr lang fortfahren. Die Teemischung ergänzt andere Maßnahmen zur Darmsanierung (z. B. Milchsäurebakterien).

Handelsprodukte:
Löwenzahn (Taraxaci radix cum herba)
Löwenzahnwurzel (Taraxaci radix)
Löwenzahn-Urtinktur (Taraxacum officinale Urtinktur; Ceres, DHU, Spagyra)
Spezielle Zubereitung als vegetabilisiertes Metall:
Löwenzahn (Taraxacum Stanno cultum, erhältlich als Dilution und Injektionslösung sowie rhythmisiert und somit ohne Alkohol; Weleda)

Sammeltipps: Man erntet die Löwenzahnwurzel im Frühjahr vor der Blüte oder im Herbst. Idealer Zeitpunkt ist bei abnehmendem Mond im Zeichen Jungfrau. Die sonnenhaften Blüten erntet man am besten bei zunehmendem Mond im Zeichen Löwe. Die Blüten kann man auf ausgespannten Tüchern trocknen und als »Schmuckdroge« beispielsweise Leber-Galle-Teemischungen beimengen.

Anwendungsbeschränkungen: Der Milchsaft führt in seltenen Fällen zu Kontaktallergien. Bei Neigung zu Gastritis, Magengeschwüren oder Reizdarm ist der Löwenzahn innerlich nicht oder nur in geringer Dosierung anzuwenden, da er die Magensäurebildung steigern kann.

Madonnenlilie – Regeneration für rissige Scheidenhaut

»Bei Rhagaden der Scheide ist sie [die Lilie] auch eine Arznei.«
(Paracelsus, Sämtliche Werke, Aschner-Ausgabe, 1926)

»Die Wurtzel gebraten / und mit Rosenöl zu einem Pflaster gemacht / löschet den Brand / so vom Feuer geschehen / darauf gelegt. Erweicht den Frauen ihre Mutter / warm darauf gelegt / und bringet ihnen ihr Zeit oder Blume.«
(Adamus Lonicerus, Kreuterbuch, 1679)

Namen: Doktorlilie, Gilge, Weiße Lilie, Marienlilie, Unschuldsblume.

Botanischer Name: Weiße oder Madonnenlilie (Lilium candidum), Liliengewächse (Liliaceae).

Signaturen und Astrologie: Die schneeweißen Blüten sind ein Symbol der Reinheit und Jungfräulichkeit sowie ein mondhaftes Zeichen. Die faltenglättenden und regenerierenden Heileigenschaften erlauben ebenfalls eine Zuordnung zum Mond, der im Menschen unter anderem über Haut und Schleimhaut regiert. Der schwere Blütenduft lässt sich wiederum Frau Luna zuordnen. Die lanzettlichen Blätter deuten daneben noch etwas merkurielles Wirken an. Das Wesen der Madonnenlilien ist es, die Haut zu regenerieren und zu verjüngen, die Seele mit ihrem Duft zu erfreuen und die Hingabe zu fördern.

Wirkstoffe: In den Wurzeln kommen Saponine, Steroidalkaloide und Schleimstoffe vor. In den Blüten sind ebenfalls Saponine und Steroidalkaloide, es überwiegen jedoch die ätherischen Öle.

Heileigenschaften: erweichend, hautregenerierend, verjüngend.

Verwendung in der Frauenheilkunde: Der Sage nach entspross die erste Madonnenlilie aus einem Tropfen Muttermilch, der zur Erde fiel, weil der heldenhafte Herkules als Säugling zu heftig an der Brust Junos gesaugt hatte. Aus der übrigen Milch, die dabei aus Junos Brüsten hervorquoll, entstand die Milchstraße. Als dann das Gerücht durch die Lande eilte, dass es noch nie etwas Schöneres und Reineres auf Erden gegeben hätte als die Madonnenlilie, erregte dies den Neid der Liebesgöttin Aphrodite. Vor lauter Verärgerung darüber, dass es ein schöneres Geschöpf als sie selbst geben solle, zauberte die Göttin sogleich einen riesigen, geradezu obszönen Stempel in die schneeweiße Blüte, der fortan Eselspenis oder auch Rache der Aphrodite genannt wurde.

Als Symbol der Reinheit und Jungfräulichkeit begegnen uns die weißen Lilien in der christlichen Mythologie immer wieder. Die Blume ist ein Attribut des Erzengels Gabriel; und

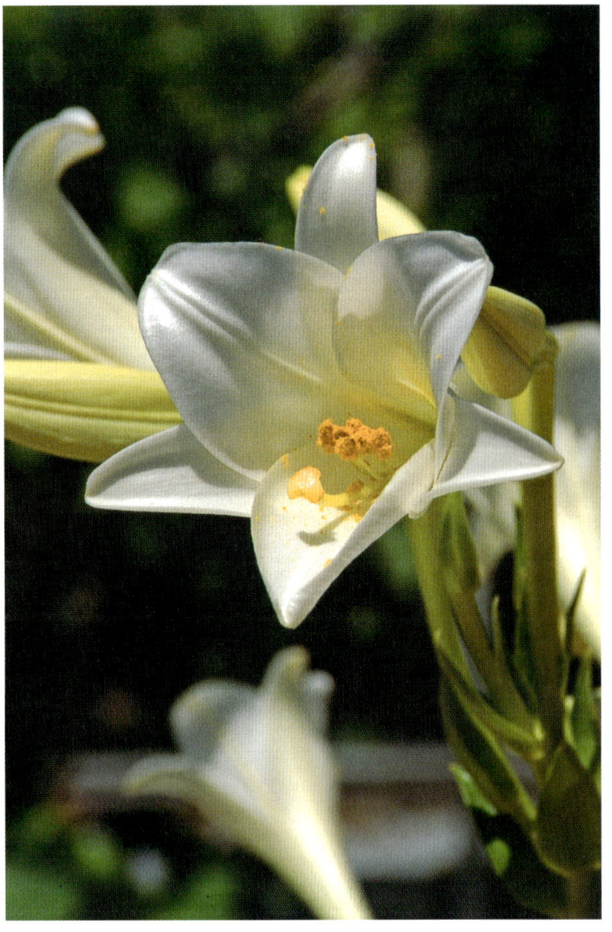

Die schneeweißen und samtreinen Blüten der Madonnenlilie sind eine lunare Signatur, die zeigt, dass die Lilie auf das Mondorgan Haut/Schleimhaut wirkt. (Foto: M. Madejsky)

als dieser die Jungfrau Maria aufsuchte, hielt er zum Zeichen ihres Auserwähltseins eine weiße Lilie in der Hand. Doch lange vor der Christianisierung war die Madonnenlilie bereits eine heilige Pflanze der heidnischen Muttergöttinnen. Wie alle Pflanzen, die als heilig angesehen wurden, gebrauchte man auch die Lilie von frühester Zeit an zu Heilzwecken. In ihrer Heimat in Vorderasien verwendete man vor allem die Zwiebeln der Madonnenlilie als erweichendes Heilmittel bei Gebärmutterleiden. Sie enthalten hormonartig wirkende Stoffe, die möglicherweise dafür verantwortlich sind, dass sich bei regelmäßiger äußerlicher Anwendung kleinere Hautfältchen sichtbar glätten.

Der berühmte Arzt Paracelsus lobte die Lilie bei Scheidenrhagaden, womit er feine Risse in der zarten Scheidenhaut meinte, wie sie bei hautempfindlichen Frauen manchmal nach dem Geschlechtsverkehr oder bei Östrogenmangel ab den Wechseljahren vorkommen. Um die Regeneration der zarten Haut anzuregen, kann man sowohl einen Brei aus Lilienzwiebeln gebrauchen als auch einen fetten Ölauszug aus den Blüten. Zur Herstellung des betörend duftenden Lilienblütenöls müssen 1 bis 2 sich gerade öffnende Blüten für etwa 2 Wochen in fettes Öl (z. B. Mandelöl) eingelegt werden, dann abfiltern und fertig! Dieses Öl kann beispielsweise 10-prozentig in Vaginalgels oder Scheidencremes eingearbeitet oder auch pur bei Analfissuren sowie bei Neigung zu Scheidenrhagaden in die betroffenen Hautareale einmassiert werden. Ab dem Wechsel kann man mit der Madonnenlilie auch einer Scheidentrockenheit vorbeugen, indem man 1 bis 2 ml fettes Lilienblütenöl zusammen mit etwa 20 ml Aloe-vera-Gel als Vaginalpflegemittel oder auch nur bei Bedarf als natürliches Gleitmittel gebraucht.

Rezept: Anti-Aging-Nachtkur

Lilienzwiebeln	1 bis 2 Stück
Bienenhonig	1 Esslöffel
Süßes Mandelöl	1 Esslöffel
Bienenwachs	20 g
Rosenwasser	50 ml

So wird's gemacht:

– Je nach Größe 1 bis 2 Lilienzwiebeln säubern, waschen und grob zerkleinert in den Mixer geben und fein pürieren.
– Das Ganze zusammen mit Honig, Mandelöl, Wachs und Rosenwasser in einen Topf geben und unter ständigem Rühren erhitzen – nicht kochen!
– Sobald sich das Bienenwachs vollständig verflüssigt hat, den Topf vom Herd nehmen und die Masse unter weiterem ständigem Umrühren abkühlen lassen.
– Die erstarrte Masse in ein sauberes Glas oder Salbendöschen füllen und im Kühlschrank aufbewahren. Die Haltbarkeit beträgt meist einige Wochen.

Anwendung: Jeden Abend eine kleine Menge der Liliencreme in die Gesichtshaut, rund um die Augen und am Dekolleté einmassieren. Dies glättet im Lauf der Zeit kleinere Fältchen und Krähenfüße.

Rezept: Fettes Lilienöl

So wird's gemacht:

– 1 bis 2 sich gerade öffnende Blüten einer Madonnenlilie in ein Glas geben (ca. 300 ml) und mit süßem Mandelöl übergießen.
– Nach 3 Tagen die Blüten erneuern; dies kann man mehrmals wiederholen.
– Nach etwa 14 Tagen das duftende Öl durch ein Sieb abseihen und in eine Braunflasche umfüllen. Gut verschlossen und dunkel aufbewahrt, hält es sich einige Monate lang.

Anwendung: zur Glättung von Falten über Nacht in die Gesichtshaut einmassieren oder bei Scheidenrhagaden dünn auf die Scheidenhaut auftragen.

Handelsprodukte:

Fettes Lilior-Lilienöl (NCM Nahrungsergänzung & Naturcosmetic [siehe »Adressen und Bezugsquellen«])

Madonnenlilie, homöopathisch (Lilium album ab D2; DHU)

Sammeltipps: Die Madonnenlilie lässt sich leicht im Garten oder in großen Pflanztrögen ziehen. Die Ernte der Wurzel erfolgt, noch bevor der Blütenstengel aufsteigt. Die Blüten erntet man im allerersten Beginn der Blüte. Idealer Zeitpunkt ist ein Mond im Zeichen Krebs.

Anwendungsbeschränkungen: keine.

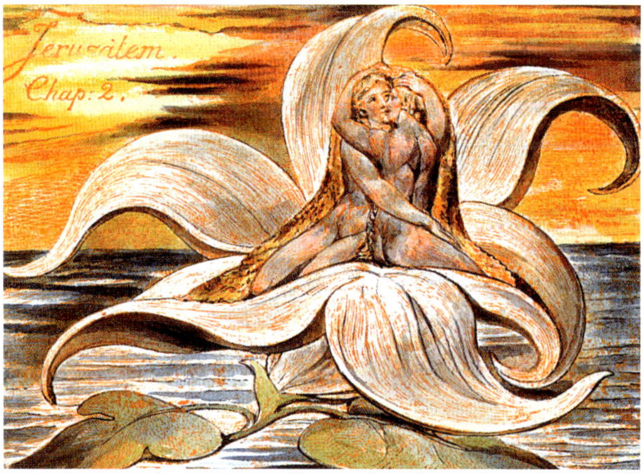

Liebespaar in einer Lilie (W. Blake)
»Wer dreimal an einer Lilie riecht, wird schwanger.« (Griechisches Sprichwort)

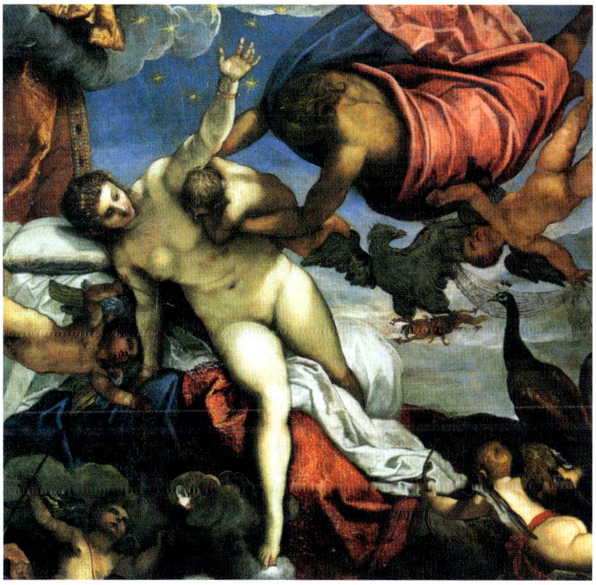

Der Ursprung der Milchstraße (Tintoretto, 1580)
Nach dem Mythos entspross die erste Lilie aus einem Tropfen Milch, der auf die Erde fiel, weil Herkules als Säugling zu heftig an Junos Brüsten saugte. Aus der übrigen Milch, die dabei aus der göttlichen Brust spritzte, soll die Milchstraße entstanden sein.

Majoran – Wärmende Gewürzpflanze vertreibt Pilze

»Maioranöl erwärmet den Frauen ihre Mutter / ist gut allen Kranckheiten / so von Kälte kommen / stärckt das Hirn / und alle Glieder des Leibs ... Vertreibt das Wehe im Leib / befördert den Harn und Frauenzeit.«

(Adamus Lonicerus, Kreuterbuch, 1679)

Namen: Gartenmajoran, Maran, Merum, Küchenkraut, Suppenkraut, Wurstkraut.

Botanischer Name: Echter Majoran (Origanum majorana), Lippenblütler (Lamiaceae).

Signaturen und Astrologie: Der aromatisch-würzige Duft der Blätter lässt bereits große Heilkräfte vermuten. Wie alle stark duftenden Gewürzpflanzen, so galt auch der Majoran einst als dämonenabwehrend. Eine weitere Schutzsignatur erblickt man in der kreuzförmigen Anordnung der Blätter. Der scharfe Geschmack zeigt die reinigenden Heilkräfte auf den Dickdarm an (z. B. bei Darmpilz oder Dysbiose). Die Blattbetonung der stark strukturierten Pflanze zeigt, dass sie Einfluss auf rhythmische Prozesse wie den Menstruationszyklus hat. Weil die Blätter jedoch reich an ätherischen Ölen sind und somit gewissermaßen Blütenfunktionen übernehmen, aktivieren sie auch den Stoffwechsel.

Das Wesen dieser Gewürzpflanze ist es, erwärmende Sonnenkräfte in den Bauchraum zu bringen. Majoran führt Lebenswärme zu den Keimdrüsen und stärkt somit deren Funktion. Außerdem verbessert er die Verdauung, wirkt Fäulnisprozessen sowie einer Pilzbesiedlung entgegen und bekämpft sogar ein wenig die Kopflastigkeit.

Wirkstoffe: Im blühenden Kraut finden sich ätherische Öle, Gerb- und Bitterstoffe.

Heileigenschaften: magenstärkend, verdauungsfördernd, blähungswidrig, menstruationsfördernd, antibakteriell, antimykotisch, nervenstärkend.

Verwendung in der Frauenheilkunde: Majoran darf eigentlich in keiner guten Küche fehlen. Er ist bekannt und beliebt als Gewürz für Fisch- oder Fleischgerichte sowie für Pasta. Mit seinem würzig-scharfen Geschmack rundet er Kartoffelsuppen ab. Seinen Einsatz in der mediterranen Küche hat er jedoch nicht nur seinem besonderen Aroma zu verdanken, sondern auch seinen antimikrobiellen Kräften, durch die er die Speisen in den warmen Ländern haltbarer macht.

Diese Eigenschaft lässt sich ebenso in der Frauenheilkunde nutzen, wo Majoran als antibakterielle und pilzfeindliche Frauenpflanze nicht genug gelobt werden kann. Gegen seine sehr scharf schmeckenden ätherischen Öle hat kaum ein Bakterium eine Chance, und Pilze wie Candida albicans werden durch Majoran im Wachstum gehemmt. Neben Nelke und Zimt gehört der Majoran mit zu den stärksten antibakteriellen und pilzfeindlichen Gewürzkräutern.

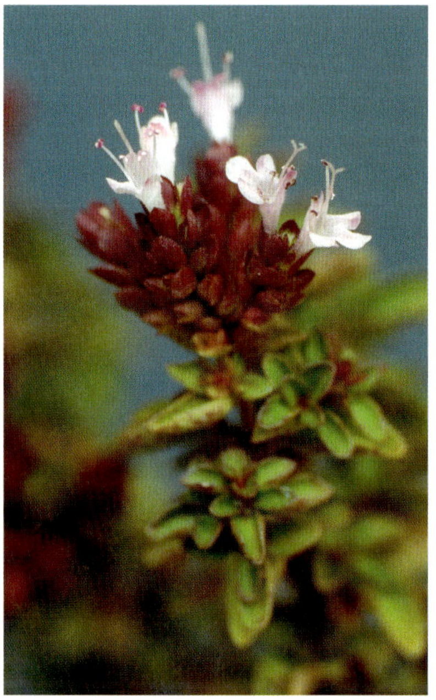

Blüte des Zwergmajorans (Foto: H. Amann)

Glücklicherweise bietet der Handel einige Majoranpräparate für die frauenärztliche Praxis an: Zum Beispiel empfehlen naturheilkundlich geschulte Frauenärzte bei bakteriellen Scheidenentzündungen zuweilen 10- bis 14-tägige Kuren mit Majorana-Vaginalgel von Wala. Das Mittel hat sich vor allem bei akuten Beschwerden nach dem Geschlechtsverkehr bewährt, wenn etwa übelriechender Ausfluss und quälender Juckreiz vorliegen. Manche Frauenärzte empfehlen bei Neigung zu Scheidenpilz, dass der Mann – nach gründlicher Genitalhygiene – vor dem Geschlechtsverkehr vorbeugend Majoransalbe auf die Eichel aufträgt (z. B. Majorana-10 %-Salbe von Weleda), damit er der Frau keine Bakterien oder Pilze überträgt. Der anthroposophische Heilmittelhersteller Weleda bietet gegen bakterielle Scheideninfektionen sowie zur Vorbeugung einer Pilzinfektion auch Majorana/Melissa-Vaginaltabletten und -zäpfchen an, die, kurmäßig gebraucht, selbst chronische Entzündungen günstig beeinflussen und daher bei langfristiger Anwendung sogar das Pap-Testergebnis verbessern können. Doch bei der Neigung zu Pilzinfektionen im Darm oder im Unterleib sollte der Majoran nicht nur zur Lokalbehandlung verwendet werden, es empfiehlt sich, dann auch innerlich über einige Wochen hinweg mit Majoranextrakten zu kuren (z. B. mit der Urtinktur von DHU, dreimal täglich 20 bis 25 Tropfen).

Inzwischen sprechen manche Labore bei positiven Pilzbefunden (z. B. Darmpilz oder Vaginalsoor) sogar explizit die Empfehlung aus, kurmäßig Majorantinktur einzunehmen. Da Pilzinfektionen erfahrungsgemäß sehr hartnäckig sein können, sollte jedoch stets nach der Ursache des Befalls gefahndet werden. Pilze wie Candida albicans besiedeln normalerweise

m

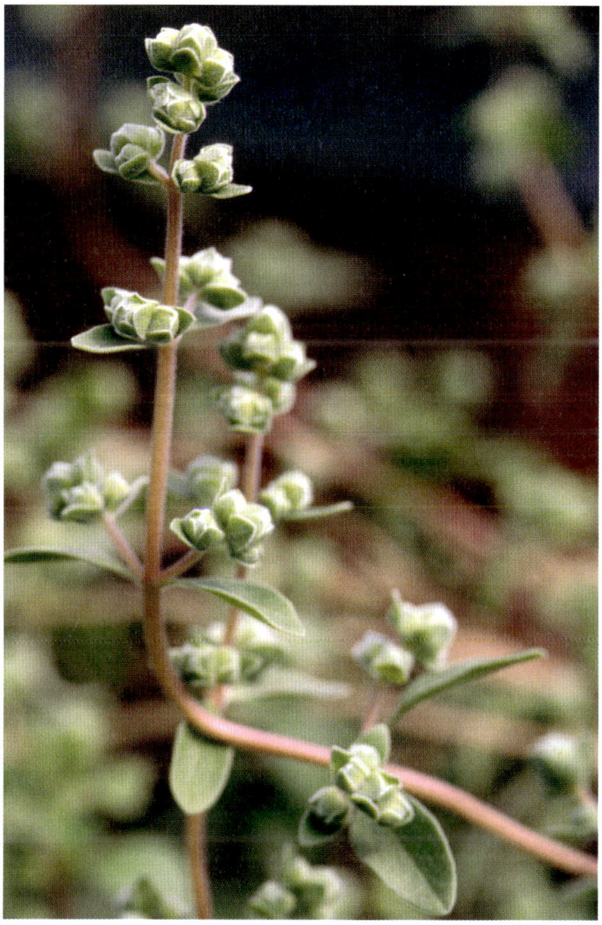

Majoran im Hortus Eystettensis (Foto: M. Madejsky)
Das beliebte Pastagewürz macht nicht nur Speisen haltbarer. Es zählt mit zu den stärksten pflanzlichen Antibiotika und hat sich in der Frauenheilkunde zur Bekämpfung von Problemkeimen wie Staphylokokken oder Candida albicans bewährt.

nur vorgeschädigte Gewebe! Erst wenn die Ursache beseitigt ist, kann die Heilung erfolgen. Hauptursachen für einen Pilzbefall sind Antibiotika, die Antibabypille, eine Schwermetallbelastung, die falsche Ernährung (zu viel Zucker und antibiotikabelastete Fleisch- oder Wurstwaren), Blutzucker; und nicht zuletzt spielt die Übertragung durch den Sexualpartner beim Verkehr eine Rolle.

Abgesehen von der heilsamen und pilzfeindlichen Wirkung der Gewürzpflanze auf Magen und Darm birgt sie noch weitere Heilkräfte für Frauen in sich. Der ursprünglich im Mittelmeergebiet heimische Majoran wandelt nämlich die empfangenen Sonnenkräfte in ätherische Öle um. Darum hat er ein erwärmendes und erhellendes Wesen. Insbesondere dann, wenn die Eierstockfunktionen in den Wechseljahren allmählich erlahmen und erkalten, erwärmt Majoran den Unterleib auf heilsame Weise und trägt zum Erhalt der Eierstocksfunktionen bei. Daher sollte er insbesondere zu Beginn der Wechseljahre in der Küche häufig eingesetzt werden.

Rezept: Antimikrobielle Tamponade

Lavendelöl, ätherisches	20 Tropfen
Majoranöl, ätherisches	5 Tropfen
Myrrhenöl, ätherisches	5 Tropfen
Rosengeranie, ätherisches	10 Tropfen
Rosenholz, ätherisches	8 Tropfen
Teebaumöl, ätherisches	10 Tropfen

Die Öle werden in einer Braunflasche miteinander vermischt und bei bakteriellem Ausfluss, bakteriellen Mischinfektionen der Scheide oder auch zur Ersten Hilfe bei Scheidenpilz auf zweierlei Arten gebraucht:

- Entweder nimmt man 2 gehäufte Teelöffel Bio-Joghurt und rührt je nach Empfindlichkeit der Scheidenhaut 2 bis 5 Tropfen der Aromaölmischung ein und führt das Ganze mit einer sauberen Einmalspritze (z. B. 5 ml) vorsichtig in die Scheide ein; manchmal genügt das Bestreichen des Scheideneingangs. Ein leichtes Brennen zu Beginn ist normal, sollte aber nach einigen Minuten abklingen, sonst ist das ätherische Öl zu hoch dosiert.
- Oder man gibt die Mischung der ätherischen Öle 5-prozentig in Olivenöl, tränkt damit einen Minitampon und führt diesen über Nacht in die Scheide ein. Je nach Beschwerdelage wiederholt man dies 7 bis 14 Tage lang. Bei chronischen Pilzinfektionen, die ständig wiederkehren oder sich als therapieresistent erweisen, kann diese Lokalanwendung zwei- bis dreimal pro Woche zusätzlich zu anderen Maßnahmen (z. B. Darmsanierung, Pilzdiät) durchgeführt werden.

Rezept: Milchbildungstee nach Bässler (Kräuterladen)

Anisfrüchte	25 g
Dillsamen	25 g
Fenchelfrüchte	25 g
Majorankraut	25 g

Alles miteinander mischen und vor allem die Früchte und Samen vor der Zubereitung im Mörser etwas quetschen, 1 bis 2 Teelöffel pro Tasse à 150 ml heiß überbrühen, zirka 10 bis 12 Minuten ziehen lassen, abseihen und jeweils etwa ½ Stunde vor dem Stillen 1 Tasse trinken (vgl. Friedrich A. Bässler, Heilpflanzen erkannt und angewandt, 1966).

Handelsprodukte:
Majoran (Majoranae herba)
Majoran, ätherisches Öl (Oleum aethereum Majoranae; Maienfelser Naturkosmetik, Primavera, Neumond)

Sammeltipps: Zur Herstellung eigener Alkoholauszüge erntet man das Majorankraut kurz vor oder beim Beginn der Blüte. Idealer Erntezeitpunkt ist bei zunehmendem Mond in den Zeichen Löwe oder Jungfrau.

Anwendungsbeschränkungen: Das ätherische Öl ist sehr scharf und sollte nur verdünnt auf der Scheidenhaut angewendet werden (z. B. 1 %ig).

Mariendistel – Schutz für Leber, Brust und Psyche

»Welcher Frawen oder Säugammen die Milch versiegen ist / sol diese Wurzel [der Mariendistel] mit Fenchel und langem Pfeffer in gleicher Wag mischen … und mit anderer Speiß essen etliche Tage nacheinander / es hilfft.«
(Matthiolus, zitiert nach Werner Christian Simonis, Heilpflanzen und Mysterienpflanzen, 1981)

Namen: Frauendistel, Krebsdistel, Milchdistel, Stechkraut, Stechkörner, Weiße Wegdistel. Einer christlichen Legende zufolge stammen die weißen Flecken auf den Blättern von der Milch der Muttergottes, daher auch der Name Mariendistel.

Botanischer Name: Mariendistel (Carduus marianus = Silybum marianum), Korbblütler (Asteraceae).

Signaturen und Astrologie: Die Mariendistel untersteht in erster Linie der Planetenkraft Mars, da die ganze Pflanze stachelig bewehrt ist und purpurrote Blütenköpfe trägt. Die stattliche Gestalt zeigt etwas Jupitereinfluss an. Die milchig weißen Flecken entlang der Blattnerven zeigen Sympathie zur Lymphe und zur Muttermilch und sind eine mondhafte Signatur. Damit sind die Hauptanwendungsgebiete bereits grob umrissen: entzündliche oder toxische Leberleiden (Mars/Jupiter) wie Hepatitis sowie die Entlastung der Lymphe und die Anregung der Milchbildung.

In der Schutzmagie gebrauchte man die Mariendistel einst, um mit ihren Stacheln Krankheitsdämonen zu bannen. Die Mariendistel entlastet die Leber und vermittelt auf seelischer Ebene Abgrenzung und Wehrhaftigkeit.

Wirkstoffe: In der Fruchtwand findet sich 1,5 bis 3 Prozent Silymarin, bei dem es sich um ein Gemisch aus Flavanonderivaten handelt (Silybin, Isosilybin, Silibinin u. a.). Des Weiteren enthalten die Früchte bis zu 30 Prozent fettes Öl mit bis zu 60 Prozent Linolsäure, Vitamin E, Sterole (Sitosterol u. a.), Eiweiße und Schleimstoffe. Im Mariendistelkraut kommen Flavonoide vor sowie Sterole (Sitosterol u. a.), Polyacetylene und Fumarsäure. Das Kraut wirkt daher nicht im selben Maß leberschützend und regenerierend wie die Mariendistelfrüchte. Es wird unter anderem volksmedizinisch zur Entlastung der Lymphe, bei Leber-Gallen-Störungen, Milzerkrankungen sowie bei Gebärmutterleiden eingesetzt.

Heileigenschaften: leberschützend und -regenerierend (hepatoprotektiv, antihepatotoxisch), stuhlerweichend, cholesterinsenkend, menstruationsfördernd, antioxidativ, krebsfeindlich; besonders bei Brust-, Haut- oder Prostatakrebs.

Verwendung in der Frauenheilkunde: Wie allen Marienpflanzen, so kommt auch der Mariendistel eine große Bedeutung in der Behandlung von Frauenleiden zu. Der Beiname

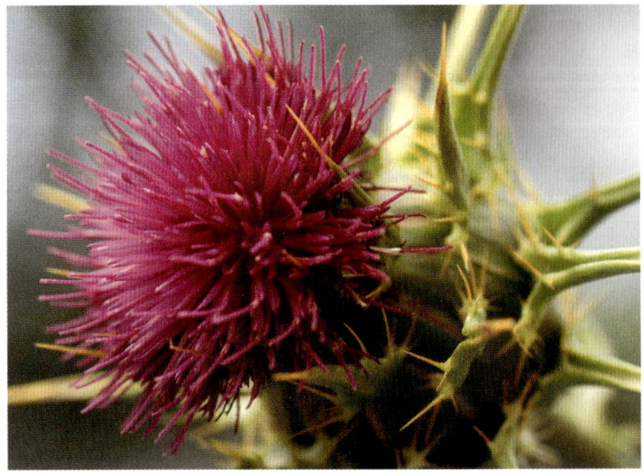

Die purpurrote und wehrhafte Mariendistelblüte zeigt den Lebenskraftspender an. (Foto: M. Madejsky)

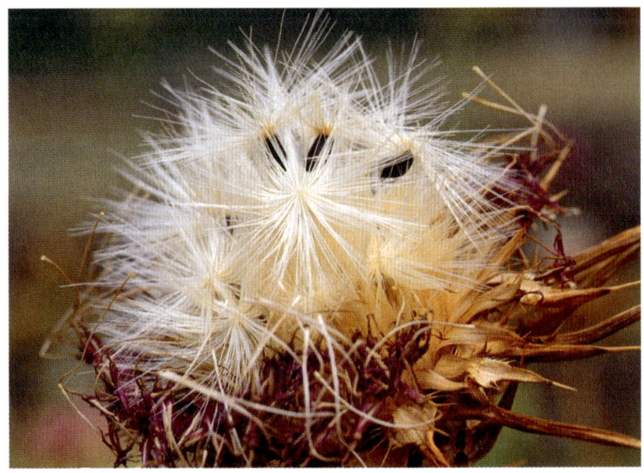

Mariendistelfrüchte enthalten Leberschutzstoffe (Silymarine) und eignen sich daher zur Leberentlastung. (Foto: M. Madejsky)

Frauendistel lässt bereits vermuten, dass die Pflanze bei typischen Frauenleiden heilsam wirken könnte. Insbesondere die Früchte, auch Stechkörner genannt, wurden in der Volksmedizin lange Zeit zur Anregung der Menstruationsblutung sowie bei Brustproblemen verwendet.

Als menstruationsfördernde Pflanze ist die Mariendistel inzwischen fast in Vergessenheit geraten. Die heutigen Hauptanwendungsgebiete sind Leberleiden aller Art, zum Beispiel Virushepatitis, Leberzirrhose, Fettleber, toxische Leberschäden. Eben wegen der schützenden und regenerierenden Wirkung auf die Leberzellen sollte die Mariendistel nach jahrelanger Einnahme von Hormonen, Schmerzmitteln oder nach häufigen Antibiotikagaben eingesetzt werden. Denn alle Medikamente werden von der Leber abgebaut und belasten diese entsprechend. Allerdings ist es nicht üblich, die Stechkörner als Tee zuzubereiten. Wer aber selbst Brot backt, kann jeder Mischung 1 Handvoll geschrotete Mariendistelfrüchte beimengen, so dass die Leber mit dem täglichen Brot Heil- und Schutzstoffe zugeführt bekommt. Sonst bedient man sich der

Mariendistelkapseln (z. B. Carduus-marianus-Kapseln von Weleda oder Legalon von Madaus) und kurt damit über einige Monate hinweg. Angenehmer Nebeneffekt solcher Leberkuren ist oftmals eine spürbare Straffung des Bindegewebes. Auch von einer besseren Fettverdauung wird berichtet.

Doch damit ist das Loblied, das die Mariendistel verdient hat, noch nicht zu Ende, denn inzwischen gilt als erwiesen, dass die Stechkörner sogar Brustkrebszellen im Wachstum hemmen können. Der Hauptwirkstoff Silymarin wirkt antioxidativ und fängt freie Radikale. Vor allem Frauen, in deren mütterlicher Linie Brustkrebs vorkam, sollten diese Schutzpflanze regelmäßig gebrauchen. Selbst höchste Dosen oder auch eine Dauereinnahme dieser Leberheilpflanze zeigt keine Nebenwirkungen oder Folgeschäden. Nur in höheren Dosen (z. B. 3 bis 4 Kapseln = 400 bis 500 mg Silymarin) kann sie zu einem etwas breiigeren Stuhl führen, was bei der Verstopfungsneigung der »Leberschwächlinge« oft sehr angenehm ist.

Nicht zuletzt waren für die Alten die Disteln auch wichtige Heilpflanzen für die Seele. Einerseits wirken sie einer vergiftungsbedingten Leberdepression entgegen, so dass eine Stechkörnerkur nicht selten auch die Antriebskräfte steigert. Andererseits verbessert eine derart wehrhafte Pflanze wie die Mariendistel auch die persönliche Abgrenzungsfähigkeit.

Rezept: Lymphentlastungstee (Kräuterladen)

Braunwurzkraut	20 g
Gundelrebe	20 g
Löwenzahnwurzel	40 g
Mariendistelkraut	40 g
Steinklee	20 g
Storchschnabelkraut	20 g
Walnussblätter	20 g

Alle Kräuter mischen; 2 gehäufte Teelöffel pro Tasse à 200 ml heiß überbrühen, 10 bis 12 Minuten ziehen lassen, abseihen und über den Tag verteilt 2 bis 4 Tassen trinken. Der Lymphentlastungstee eignet sich nach Brustkrebs als Wechselmittel zum Krebstee, er entlastet die Lymphe bei akut entzündlicher wie auch chronischer Lymphknotenschwellung.

Praxistipp: Leberkur mit Solunat Nr. 8 (Hepatik)
Ein bewährtes Lebermittel, das neben anderen Heilpflanzen für Leber und Galle auch die Mariendistel enthält, ist das Solunat Nr. 8 von Soluna, ehemals Hepatik. Der spagyrische Komplex entlastet die Leber und bringt erfahrungsgemäß sogar entgleiste Leberwerte wieder in die Norm.

Bei Leberschwäche, die sich etwa durch Fettverdauungsstörungen, rechtsseitige Migräne, Windempfindlichkeit oder durch Bindegewebsschwäche zeigen kann, wirkt sich die langfristige Einnahme über Monate hinweg am besten aus. Unentbehrlich ist eine solche Leberkur ebenso bei allen Krebsvorstufen wie auch bei oder nach Brustkrebs, denn einem Krebs geht oftmals schon Jahre zuvor eine Störung im Bereich der Gallenbildung und/oder des Gallenflusses voran. Daher eignen sich solche Leberkuren auch zur Vorbeugung.

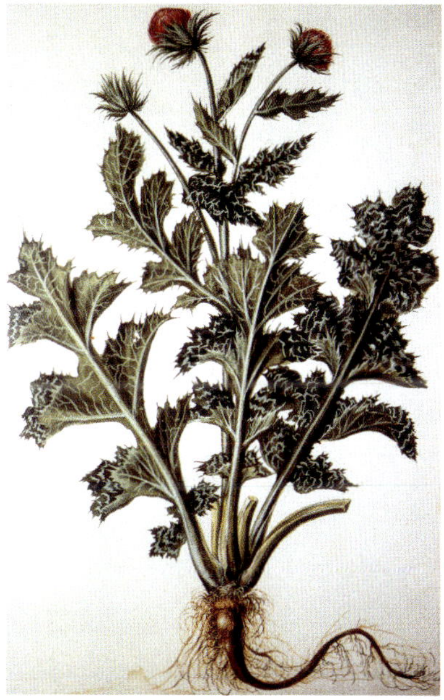

Mariendistel (Aquarell, J. Kentmann, 1563)

Die Dosierung erfolgt individuell; das heißt, bei ausgeprägter Leberschwäche beginnt man in der Regel mit zweimal täglich 10 Tropfen des Solunats und erhöht die Dosis dann eventuell bis zur Reaktionsschwelle. Ein gutes Zeichen sind beispielsweise Hautreaktionen, die eine Ableitung von Toxinen über die Haut anzeigen. Die Kurdauer soll bei Leberschwäche wenigstens zweimal jährlich 6 Wochen betragen.

Handelsprodukte:
Mariendistelkraut (Cardui mariae herba)
Mariendistelsamen (Cardui mariae fructus)
Mariendistel-Urtinktur (Carduus-marianus-Urtinktur; Ceres, DHU, Spagyra)
Stechkörnersamentinktur (Tinctura Cardui Mariae 45 %, 1:5; Caelo)
Mariendistelkapseln (Carduus-marianus-Kapseln; Weleda, Legalon, Madaus)

Sammeltipps: Die Mariendistel lässt sich leicht an sonnigen Standorten ziehen. Für Tees erntet man das Kraut kurz vor oder zu Beginn der Blüte, am besten bei zunehmendem Mond im Zeichen Krebs. Die Früchte sind sehr hart und müssen vor der Weiterverarbeitung geschrotet werden.

Anwendungsbeschränkungen: keine. Das Bundesinstitut für Risikobewertung (BfR) hat 2009 eine Stellungnahme verfasst, in der wegen möglicher embryotoxischer Wirkungen von der Einnahme von Mariendistel in der Schwangerschaft und Stillzeit abgeraten wird. Darüber hinaus sollen sogar Frauen im gebärfähigen Alter, sofern eine Schwangerschaft nicht ausgeschlossen werden kann, auf Mariendistel verzichten.

Diese Warnung gilt in Fachkreisen, also unter Apothekern und Naturheilkundlern, als übertrieben und steht im Widerspruch zu den Erfahrungen mit dieser Heilpflanze.

Melisse – Grünkraft kontra Viren

»Roßmarin und Melissen in Wasser gesotten / und die Mutter damit gereiniget / macht leichtlich fruchtbar.«
(Adamus Lonicerus, Kreuterbuch, 1679)

Namen: Frauenkraut, Gartenmelisse, Herzkraut, Honigblum, Zitronenmelisse.

Botanischer Name: Melisse (Melissa officinalis), Lippenblütler (Lamiaceae).

Signaturen und Astrologie: Der freundliche Grünton sowie die edel gezähnten Blätter, die an die Blätter von Rosengewächsen erinnern, machen die Melisse zu einer Pflanze der Venus, die im Menschen unter anderem über die Gebärmutter und die Schilddrüse regiert.

Dass die Melisse auf Nerven und Gemüt wirkt, zeigt sich in den weißen, perlartig schimmernden Blüten sowie in der ausgeprägten Äderung an der Blattunterseite, den »Blattnerven«. Das Wesen dieser wohlwollenden Duftpflanze ist es, auszugleichen, seelische und körperliche Verkrampfungen zu lösen und Gelassenheit zu spenden.

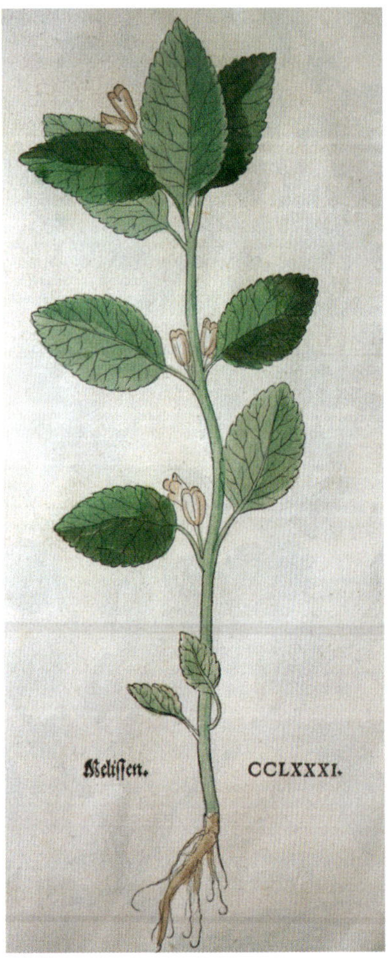

Melisse
(L. Fuchs, 1543)

Wirkstoffe: Die Blätter enthalten bis zu 7 Prozent Hydroxyzimtsäurederivate, etwa 4 Prozent Labiatengerbstoff (Rosmarinsäure), Chlorogensäure, Kaffeesäure, Flavonoide, Triterpene und maximal 0,8 Prozent ätherisches Öl mit Citral, Geranial, Neral usw.

Heileigenschaften: mild beruhigend, sanft schilddrüsenregulierend, nerven-, magenstärkend, krampflösend, antiviral.

Verwendung in der Frauenheilkunde: Schon Paracelsus erkannte in der Melisse eine Universalmedizin für den Menschen und lobte vor allem ihre herzerfreuende Heilkraft. Bis heute ist der zitronenartig duftende Lippenblütler einer der wichtigsten Hauptbestandteile von Lebenselixieren wie Aquavit oder Melissengeist. Wenn auch die breitgefächerte Wirkung des Melissengeistes (z. B. Balsamischer Melissengeist von Weleda) hier nicht erschöpfend abgehandelt werden kann, so sei doch darauf hingewiesen, dass er in jede Hausapotheke gehört. Seine mild entkrampfende Wirkung hilft bei Bauchkoliken wie auch bei Menstruationskrämpfen, bei Kreislaufschwäche oder bei verdorbenem Magen. Wohltuend wirken ebenfalls Einreibungen von Stirn oder Nacken bei Kopfschmerzen.

Ihre mild krampflösende Wirkung entfalten die Melissenblätter in Teemischungen (siehe Seite 111) oder in Form eines vegetabilisierten Metalls. Im Heilpflanzengarten des anthroposophischen Heilmittelherstellers Weleda wird die Melisse dazu eigens mit flüssigen Kupferverdünnungen gedüngt, um ihr venushaftes Wesen zu erhöhen. Nachdem die erste Generation mit Kupfer gedüngt wurde und der zweiten und dritten als Kompost zugeführt wurde, wird die dritte Generation schließlich geerntet und zu einer mild krampflösenden Frauenarznei verarbeitet: Melissa Cupro culta, flüssige Verdünnung oder Injektionslösung D2 bzw. D3, auch rhythmisiert (Rh), das heißt als wässrige Zubereitung von Weleda erhältlich. Dieses Venusmittel durchwärmt und entkrampft den Unterleib auf sanfte Weise und stellt eine ideale Ergänzung zu homöopathischen Kuren mit dem krampflösenden Venusmetall Kupfer dar (z. B. zweimal täglich 1 Messerspitze Cuprum metallicum praeparatum D6 von Weleda).

Ein weiteres Anwendungsgebiet dieser wohlwollenden Pflanze sind Herpesinfektionen der Haut. Verantwortlich für die antivirale Wirkung der Melisse sind vermutlich die in den Blättern reichlich vorkommenden Labiatengerbstoffe (Rosmarinsäure) sowie Bestandteile des ätherischen Öls. Vor allem die wässrigen Auszüge oder der Tee hemmen nachgewiesenermaßen das Wachstum von Herpesviren: »Gerade der wässrige Extrakt aus Melissa officinalis war die erste Pflanze, die auch bei uns eine ausgezeichnete Hemmwirkung auf das Herpes-, Influenza- und Vaccine-Virus bei gleichzeitig fehlender Cytotoxizität zeigte« (Gerhard May, Virustatische Wirkung von Pflanzenextrakten, 1981). Wegen dieser antiviralen Eigenschaften sollte die Melisse viel häufiger in der Frauenheilkunde zum Einsatz kommen. Insbesondere bei genitalem Herpes könnten Sitzbäder mit Melissenblättern hilfreich sein.

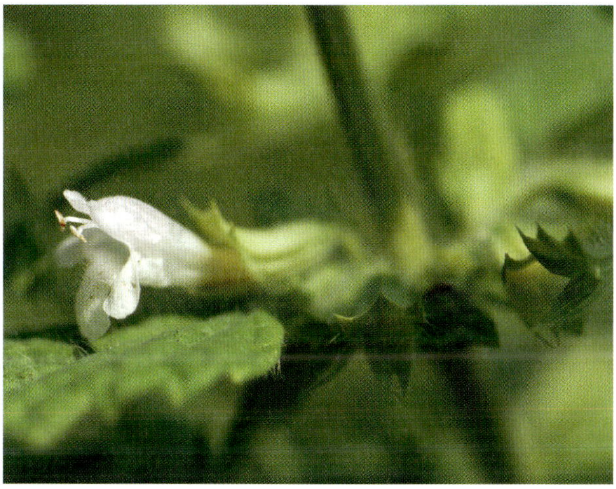

An den weißen Blüten wie auch an den fein geäderten Blättern erkennt man die nervenstärkenden Heileigenschaften der Melisse. (Foto: O. Rippe)

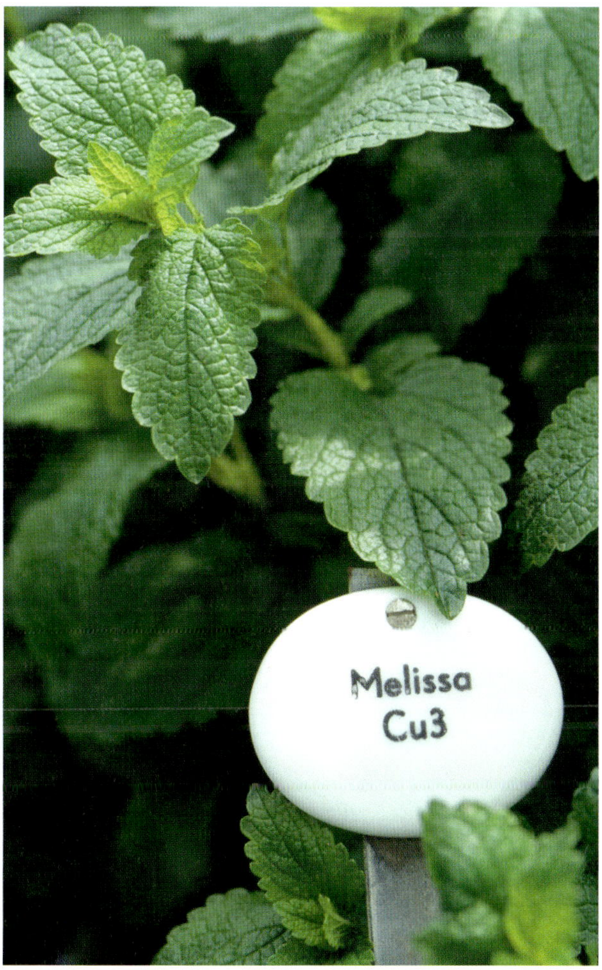

Im Heilpflanzengarten der Weleda in Schwäbisch Gmünd wird die Melisse mit potenziertem Kupfer gedüngt, verkompostiert und als Kompost zwei weiteren Generationen zugesetzt, so dass eine besonders venusische Frauenarznei entsteht. (Foto: M. Madejsky)

Rezept: Antivirale Kräuter fürs Sitzbad (Kräuterladen)

Frauenmantelkraut	50 g
Melissenblätter	50 g
Ringelblumenblüten	50g
Sanikel	50 g
Storchschnabelkraut	50 g
Walnussblätter	50 g

Die Kräuter mischen, etwa 5 bis 6 Esslöffel mit 2 l kochendem Wasser überbrühen, 20 bis 30 Minuten ziehen lassen, abseihen und dem Sitzbad beimengen. Bei Bedarf bis zu täglich ein 15-minütiges Sitzbad durchführen.

Anmerkung: Sofern keine Sitzbäder gemacht werden können, lässt sich die Kräutermischung auch zur lauwarmen Waschung gebrauchen.

Rezept: Antivirale Mischtropfen (Apotheke)

Alchemilla (Frauenmantel) Urtinktur	10 ml
Calendula (Ringelblume) Urtinktur	10 ml
Echinacea (Sonnenhut) Urtinktur	10 ml
Geranium (Storchschnabel) Urtinktur	10 ml
Melissa (Melisse) Urtinktur	10 ml

Über eine Apotheke von Ceres bestellen, selbst mischen oder mischen lassen. Die antiviralen Mischtropfen können bei Herpes innerlich und äußerlich versucht werden. Innerlich kann man bei den ersten Anzeichen eines Herpesrezidivs (z. B. Brennen) zweimal täglich 5 bis 6 Tropfen im Mund zergehen lassen. Äußerlich kann man die Mischtropfen 1:10 mit Wasser verdünnt zu Umschlägen oder zu Waschungen gebrauchen, oder man mischt die Tropfen 1:10 in eine neutrale Grundemulsion zur täglichen Hautpflege ein.

Handelsprodukte:

Melissenblätter (Melissae folium)

Melissen-Urtinktur (Melissa-officinalis-Urtinktur; Ceres, DHU, Spagyra)

Melissentinktur (Tinctura Melissae 70 %, 1:5; Caelo)

Ätherisches Melissenöl (Oleum aethereum Melissae; Maienfelser Naturkosmetik, Primavera, Neumond)

Anmerkung: Das im Handel befindliche Melissenöl von Caelo ist ein Citronellaöl! Ebenso stammt Oleum aethereum Melissae indicum 10 % von Weleda vom Zitronengras. Echtes ätherisches Melissenöl ist dagegen sehr teuer.

Spezielle Zubereitung als vegetabilisiertes Metall:

Melissa Cupro culta (erhältlich als Dilution oder Injektionslösung D2 oder D3 und rhythmisiert, somit ohne Alkohol; Weleda)

Sammeltipps: Man erntet die oberirdischen Teile der blühenden Pflanze. Idealer Erntezeitpunkt ist bei zunehmendem Mond in den Zeichen Stier oder Waage. Die Staude dankt das regelmäßige Zurückschneiden meist mit üppigem Wachstum.

Anwendungsbeschränkungen: keine.

Mistel – Die Fruchtbarkeitspflanze der Volksmedizin

»So ein Weib in Kindsnöhten ist | und nicht gebären kann | die nehme gestossen Eichenmistel | und trincks in Wein oder Bier ein | so gebührt sie bald. Und das Kind | so sie geboren hat | ist vor der fallenden Kranckheit [Epilepsie] sein Lebenlang behütet.«
(Adamus Lonicerus, Kreuterbuch, 1679)

Namen: Donarbesen, Drudenfuß, Gespensterrute, Omnia sanantem (Heil aller Schäden), Hexenbesen, Leimmistel, Marenzacken, Vogelmistel.

Botanischer Name: Mistel (Viscum album), Mistelgewächse (Viscaceae).

Signaturen und Astrologie: Von den Druiden wurde die Mistel als Himmelskind gesehen und durfte, sofern man ihre Magie und Allheilkraft bewahren wollte, die Erde nicht berühren. Dies steht möglicherweise mit der Verbreitung der Mistel durch Drosseln in Zusammenhang, welche die Beeren verspeisen, dadurch den grünen Mistelkern befreien und an andere Orte tragen.

Astrologisch untersteht die Mistel Sonne, Mond und Saturn, denn sie weist deren Signaturen auf: Fruchtreife zur Wintersonnenwende (Sonne), schleimige weiße Beeren (Mond), Langlebigkeit und Fruchtreife im Zeichen Steinbock (Saturn). Die auffälligste Signatur ist wohl das Fruchten im Mittwinter. Wenn man einmal den Jahreskreis mit dem Lebenskreis des Menschen zur Deckung bringt, wird verständlich, dass eine Mittwinterpflanze wie die Mistel ein Heilmittel gegen die Leiden des Lebenswinters ist, also des letzten Lebensabschnitts bis hin zum Tod. Doch das Fruchten im Mittwinter offenbart auch den Fruchtbarkeitsgeist, der sich in diesem außergewöhnlichen Gewächs verbirgt.

Nicht zuletzt gehören Misteln zu den Störzonenzeigern und haben durch ihren bevorzugten Standort etwa auf Erdverwerfungen einen Bezug zum Immunsystem, das sie in geeigneter Arzneiform stimulieren. Paracelsus wies darauf hin, dass die Mistel die Krankheit des Baumes sei, und forderte den Arzt auf, in der Natur nach Ebenbildern der Krankheiten des Menschen zu suchen. Rudolf Steiner erkannte in der Mistel ein pflanzliches Ebenbild von Krebsmetastasen und schlug die Mistel daher als Vorbeugemittel bei Krebs vor.

Wirkstoffe: Das Mistelkraut enthält Mistellektine, Viscotoxine, Flavonoide, Phenylpropane, Lignane, Kaffeesäurederivate, Polysaccharide und Cyclitole.

Heileigenschaften: mild blutdrucksendend (Kaltauszug oder Extrakte), leicht krampflösend, unspezifisch immunstimulierend (Injektionen), krebsfeindlich, zytostatisch im Tierversuch (Injektionen).

Verwendung in der Frauenheilkunde: Seit einigen Jahren erfreut sich der Mistelkult wieder zunehmender Beliebtheit. Inzwischen werden im Dezember in allen Blumengeschäften und auf Weihnachtsmärkten Misteln feilgeboten, die man als Winterschmuck über die Türen hängt. Im Volksmund heißt es, dass man sich unter Misteln küssen solle. Die Wurzeln dieses

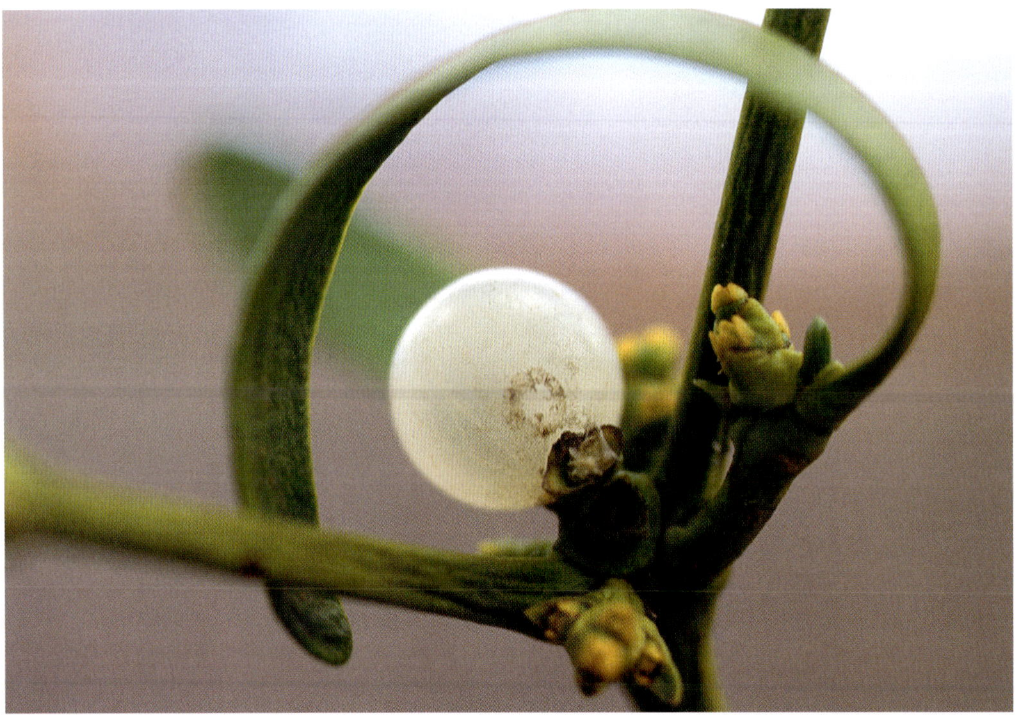

Ganz gegen den übrigen Sinn der Natur reifen mitten im Winter Mistelbeeren heran. Daran erkannten schon die Alten, dass in der Mistel ein besonders starker Fruchtbarkeitsgeist wohnt.
(Foto: O. Rippe)

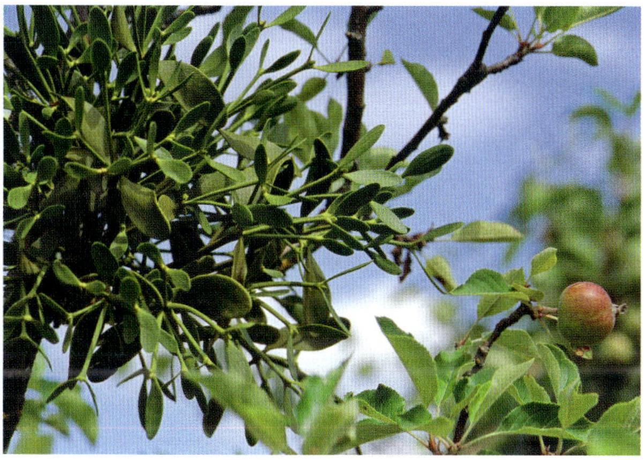

Mistel auf Apfelbaum im Garten der Firma Weleda (Foto: O. Rippe)

Brauchs reichen zurück in die Zeit des alten Babylon, in dem die Göttin Melitta verehrt wurde. Im Laufe ihres Lebens musste sich jede Frau einmal der Tempelprostitution hingeben. Wenn sie bereit war, setzte sich die Frau im Tempel der Melitta unter einen Mistelzweig und gab sich im Dienste der Göttin demjenigen hin, der ihr symbolisch eine Münze zusteckte. Kinder, die aus solchen Verbindungen erwuchsen, galten natürlich als Halbgötter.

Dass die Mistel eine uralte Symbolpflanze der Fruchtbarkeit ist, verwundert nicht, wenn man bedenkt, dass sie, ganz gegen den normalen Rhythmus der Natur, mitten im Winter fruchtet. Wenn die übrige Natur in todesähnlichem Schlaf liegt, ziehen sich die Vegetationsgeister in die Immergrünen zurück. Weil die Mistel immergrün ist und sogar noch rund um die Wintersonnenwende fruchtet, birgt sie dem Volksglauben zufolge auch einen stärkeren Fruchtbarkeitsgeist in sich als andere Pflanzen. Allerdings sprach man ihr auch schutzmagische Kräfte zu. Namen wie Drudenfuß und Marenzacke deuten an, dass die Mistel einst den Ruf einer dämonenfeindlichen Pflanze genoss: »Das Holz der Mistel mitsamt dem Baste an den Arm einer schwangeren Frau gebunden, oder der daraus gemachte Bastring an den Finger gesteckt sollte die Mar [Alb oder Nachtgespenst] von der Schwangeren ferne halten und so den Abortus verhindern; die Mistel ward so ein Fruchtbarkeits-Reis, das bei Frauenleiden Verwendung fand« (Max Höfler, Volksmedizinische Botanik der Germanen, 1908).

Der volksmedizinische Gebrauch der Mistel bei unerfülltem Kinderwunsch geht vermutlich auf die Kelten zurück, bei denen die Mistel eines der vier druidischen Sonnensymbole war und als Allheilmittel verehrt wurde. Der römische Feldherr Plinius (1. Jahrhundert n. Chr.) berichtete, dass die Druiden die Mistel im Rahmen eines Opferritus mit einer goldenen Sichel ernteten. Das Pulver von solchen kultisch geernteten Mistelzweigen galt als Allheimittel und sollte unter anderem Frauen fruchtbar machen.

In der Volksmedizin erhielt sich die Mistel als Fruchtbarkeitsmittel über die Jahrhunderte hinweg, bis die Kräuterkundige Maria Treben die Mistel in ihren Büchern und Vorträgen als Fruchtbarkeitspflanze anpries und somit deren verstärkten Gebrauch wieder anregte. Zwar gibt es keine wissenschaftliche Erklärung für dieses Anwendungsgebiet, aber interessant dürfte in dem Zusammenhang eine klinische Studie sein, die an der Uni-Frauenklinik Heidelberg in den neunziger Jahren durchgeführt wurde. Die damalige Oberärztin Dr. Astrid Blank berichtete, dass im Rahmen dieser Studie Frauen, die unter Myomen oder Endometriose litten, Mistelinjektionen (Helixor M) erhielten. Die Studie ergab zum einen, dass Frauen unter 35 mit kleineren Myomen, also weniger als 4 cm Durchmesser, relativ gut auf die Misteltherapie ansprachen. Zum anderen berichtete Dr. Blank, dass einige Endometriosepatientinnen die Mistelkur vorzeitig abbrechen mussten, weil sie unter der Therapie schwanger geworden waren, was im Falle einer Endometriose als das Beste überhaupt gilt. Trotz solch erfreulicher Ergebnisse ist die Mistel bei gutartigen Neubildungen wie etwa Myomen oder bei Endometriose vor allem deshalb nicht etabliert, weil sie bei diesen Indikationen nicht erstattet wird. Nur die Rezidivbehandlung bösartiger Krebserkrankungen wie auch die Behandlung inoperabler Tumoren werden von der Kasse bezahlt.

Bei Endometriose, Myomen, Brustknoten und anderen gutartigen Neubildungen sollte die Mistel dennoch auf die eine oder andere Weise versucht werden. Injektionskuren mit speziell aufbereiteten Misteln kommen leider aus finanziellen Gründen nicht immer in Frage. Auch sollte eine Injektionskur stets von erfahrenen Misteltherapeuten betreut werden, da es fest vorgeschriebene Therapieschemata mit ansteigender Dosierung gibt und weil es im Rahmen der Misteltherapie mitunter zu Nebenwirkungen kommen kann. Doch der Geist der Mistel kann ebenfalls hilfreich sein. Daher finden sich homöopathische Verdünnungen von Viscum album in bewährten Frauenmitteln der anthroposophischen Medizin wie etwa in dem Myommittel Berberis/Uterus comp. oder in dem Zystenmittel Magnesium sulf./Ovaria comp. von Wala. Beide Komplexe können bei Myomen oder Zysten sowie zur Rezidivprophylaxe nach Operationen in Form von Globuli eingenommen und/oder als Injektionskur versucht werden.

Rezept: Misteltropfen bei Unfruchtbarkeit nach Maria Treben »Frauen, deren Wunsch nach einem Kind unerfüllt bleibt, sollten täglich 25 Tropfen Mistel, morgens auf nüchternen Magen und abends vor dem Schlafengehen, einnehmen. Mistel-Tropfen sind in Apotheken, Reformhäusern und Kräutergeschäften erhältlich [z. B. Viscum Mali Dil. D1 von Weleda]. Wer die Tropfen selbst herstellen will, muss frisch gepflückte Misteln gründlich waschen und feucht in einem Entsafter auspressen. Der frische Mistelsaft kann die Unfruchtbarkeit der Frau beheben!« (Maria Treben, Frauenkrankheiten, 1993)

So wird's gemacht:

- Am besten erntet man die Apfelmistel im Frühling.
- Das Sammelgut gründlich verlesen, waschen und vorhandene Beeren vor der Weiterverarbeitung entfernen.

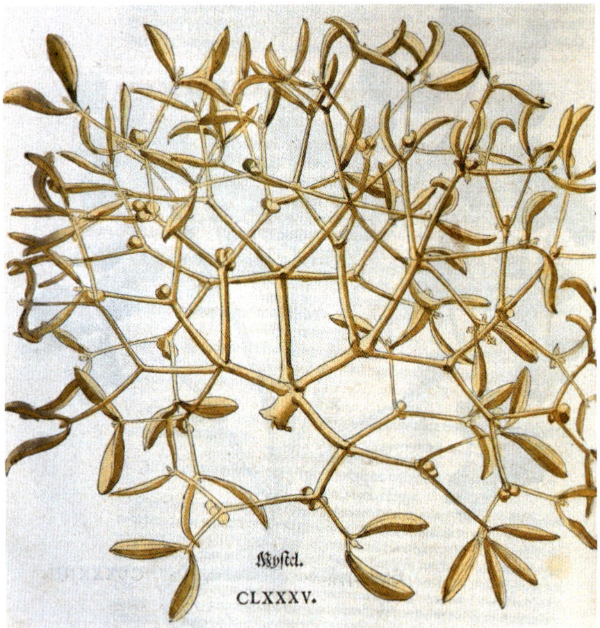

Mistel (L. Fuchs, 1543)
Nach sieben Jahren entwickelt die Mistel ihre Kugelgestalt.

- Blätter und Stengel so gut wie möglich zerkleinern und in den Entsafter geben oder zu einem sehr feinen Pflanzenbrei zerschneiden.
- Mistelsaft oder Pflanzenbrei wiegen und in ein sauberes Schraubglas geben.
- Saft oder Brei nun mit der doppelten Menge Weinbrand übergießen.
- Das gut verschlossene Glas für 4 bis 6 Wochen an einen dunklen Platz stellen (z. B. Küchen- oder Kellerschrank) und täglich kräftig schütteln.
- Dann durch ein Leintuch abseihen und den Rückstand gründlich auspressen.
- Die Misteltropfen zur Aufbewahrung in eine Braunflasche füllen, dann sind sie mindestens 1 Jahr lang haltbar.

Anwendung: Sofern keine organische oder hormonelle Ursache der Unfruchtbarkeit vorliegt, können Frauen mit Kinderwunsch die Misteltropfen nach Maria Treben einmal kurmäßig versuchen, zum Beispiel zweimal täglich 1 Teelöffel pur oder in etwas Wasser eingenommen. Ergänzend kommt zur Anregung der KeimdrüsenVitamin E in Frage.

Rezept: Misteltee bei Bluthochdruck (Kräuterladen)
1 gut gehäuften Teelöffel Mistelkraut mit 200 ml kaltem Wasser übergießen und zugedeckt etwa 10 bis 12 Stunden stehen lassen, dann abseihen und auf Trinkwärme erhitzen.

Bei grenzwertigen oder leicht erhöhten Blutdruckwerten 1 bis 2 Tassen täglich trinken – Blutdruckkontrolle nicht vergessen!

Rezept: Endometriosetee nach Heide Fischer (Kräuterladen)

Frauenmantelkraut	20 g
Johanniskraut	25 g
Majoran	20 g
Mistelkraut	30 g
Ringelblumenblüten	15 g
Weidenrinde	30 g

Mischen, 2 Teelöffel pro Tasse à 200 ml heiß überbrühen, 10 bis 12 Minuten ziehen lassen, abseihen und jeweils ab der Zyklusmitte über den Tag verteilt 2 bis 3 Tassen trinken (vgl. Heide Fischer, Frauenheilpflanzen, 2006).

Anmerkung: Aufgrund der Zusammensetzung beugt die Teemischung den bei Endometriose typischen Mensschmerzen vor, erwärmt den Unterleib und trägt zum Wohlbefinden bei. Ergänzt wird der Tee durch spezifische Zystenmittel (Zystenelixier siehe Seite 150) und durch Zinnkraut (z. B. Sitzbäder).

Handelsprodukte:
Mistelkraut (Visci herba)
Mistel-Urtinktur (Viscum-album-Urtinktur; Ceres, DHU, Spagyra)
Apfelmistel (Viscum Mali, flüssige Verdünnung ab D1; Weleda)
Kiefernmistel (Viscum Pini, flüssige Verdünnung ab D2, 5%-Mischung oder -Salbe; Weleda)

Anmerkung: Mistelpräparate werden je nach Wirtsbaum verordnet, wobei in der Frauenheilkunde vor allem die Apfelmistel (Viscum mali) Einsatz findet. Es gibt verschiedene Heilmittelhersteller, die nach anthroposophischen Gesichtspunkten Injektionslösungen aus speziell aufbereiteter Apfelmistel herstellen. Dies sind vor allem die Firmen Weleda (Iscador M), Wala (Iscucin Mali) und Helixor (Helixor M). Ausführliche Informationsmaterialien zur gezielten Misteltherapie bei Geschwulsterkrankungen erhalten Heilkundige (niedergelassene Ärzte oder Heilpraktiker) auf Anfrage vom jeweiligen Hersteller, und per Hotline oder im Internet erteilen die Firmen meist auch Auskünfte.

Sammeltipps: Interessant wäre, das Mistelkraut zu allen Eckpunkten im Jahreskreis zu ernten, also zur Frühlings- und zur Herbst-Tagundnachtgleiche, zur Sommer- und zur Wintersonnenwende, und das Sammelgut am Ende miteinander zu vermischen. Wichtig ist nur, dass die Beeren vor der Weiterverarbeitung entfernt werden.

Anwendungsbeschränkungen: Mistelinjektionen können an der Einstichstelle zu entzündlichen Hautreaktionen führen. Sofern diese größer als 4 bis 5 cm werden, sollte ärztlicher Rat eingeholt werden. Die Misteltherapie kann Nebenwirkungen wie allergische Reaktionen, Schüttelfrost sowie Herz- und Kreislauf-Störungen hervorrufen; auch dann ist ärztlicher Rat vonnöten.

Mönchspfeffer – Macht keusch wie ein Lamm

»Der Same getruncken ... bringt auß und fördert die milch / treibt die Monzeit der Frawen / eins quintlins schwehr in Wein getruncken / verstört den natürlichen Samen / beschwehrt das Haupt und bringt einen tieffen Schlaff / wider die Gebrechen und hitzige Geschwulsten der Beermutter setzen sich die Frauwen mit grossem nutz in das Wasser / da dieses Baums Same und Bletter inn gesotten sindt.«
(Dioscorides, Kreutterbuch, 1610)

Namen: Keuschbaum, Keuschlamm, Liebfrauenbettstroh, Schafmühle. Der botanische Name Vitex agnus-castus setzt sich zusammen aus dem griechischen agnós (= »heilig, rein, gottgefällig«) und dem lateinischen castus (= »keusch«), weil die scharf schmeckenden Früchte einst als triebdämpfender Pfefferersatz gebraucht wurden.

Botanischer Name: Mönchspfeffer (Vitex agnus-castus), Eisenkrautgewächs (Verbenaceae).

Signaturen und Astrologie: Die fingerförmigen und lanzettlichen Blätter erlauben zusammen mit den meist blauen Blüten eine Zuordnung zu Merkur, der im Körper über die Hormondrüsen regiert. Das dumpfe, fast ein wenig betäubende Aroma der Blätter lässt bereits eine dämpfende Wirkung ahnen. Weil die scharf schmeckenden Früchte einst als Pfefferersatz gebraucht wurden, wirkt etwas Marskraft im Mönchspfeffer.

Auffällig ist die streng rhythmische Anordnung der Blüten und später der Früchte, die darin ihren Einfluss auf zyklische Prozesse wie die Menstruationsblutung offenbaren. Der Standort auf feuchtem Grund zeigt außerdem mondhaftes Wirken an und weist zusammen mit dem rhythmischen Aufbau auf eine Beeinflussung der Mondblutung und der Fruchtbarkeit hin.

Wirkstoffe: Die Früchte enthalten ätherisches Öl mit Sabinen, Cineol, Pinen usw. sowie Iridoidglykoside (Aucubin und Agnusid), Diterpene, Vitexilacton, Labdanverbindungen, Flavonoide, Polyphenole und Gerbstoffe sowie fettes Öl.

Heileigenschaften: gestagenartig (stellt ein relatives Gleichgewicht zwischen Östrogenen und Gestagenen zugunsten der Gelbkörperhormone her), hemmt die Prolaktinsekretion, dämpft den Sexualtrieb beider Geschlechter, dopaminerg (bewirkt selektive Stimulation der Dopaminrezeptoren vom D2-Typ an den hypophysären, laktotropen Zellen), antibakteriell (z. B. Kokken).

Verwendung in der Frauenheilkunde: Der Mönchspfeffer, im Volksmund auch Keuschlamm genannt, ist mindestens seit der Antike eine Symbolpflanze der Enthaltsamkeit. Die Göttergattin Hera soll unter einem Keuschbaum das Licht der

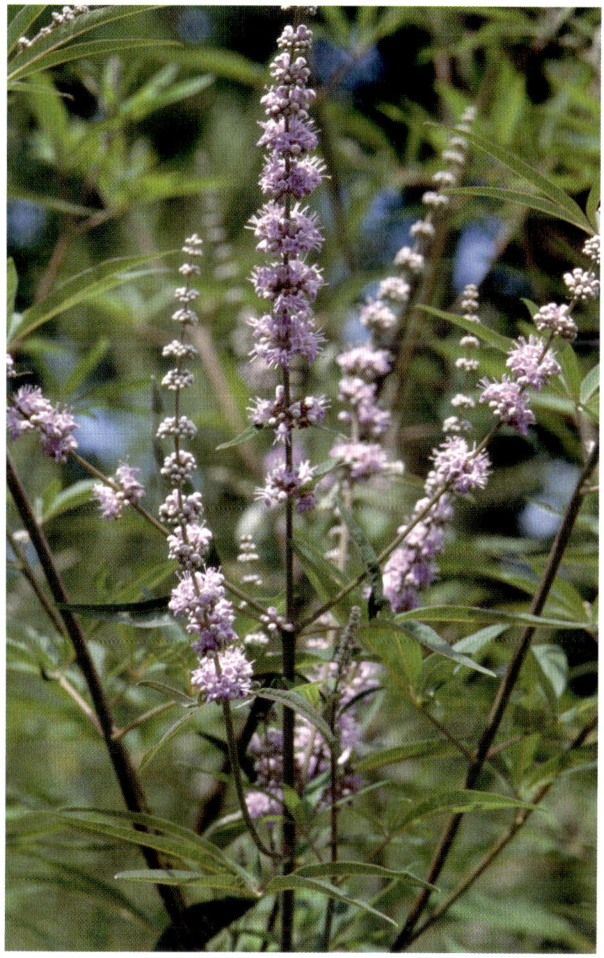

Aufgrund der hormonartigen Wirkung werden Mönchspfefferfrüchte bei Kinderwunsch sowie beim prämenstruellen Syndrom rege verordnet. Doch leider drosselt die Symbolpflanze der Keuschheit auch die bei langjährigem Kinderwunsch ohnehin meist geschwächte Libido. (Foto: M. Madejsky)

Welt erblickt haben, und bei den jährlichen Festen zu Ehren der Fruchtbarkeitsgöttin Demeter spielte der Mönchspfeffer ebenfalls eine Rolle. Jahrhundertelang bereiteten sich die Frauen und vor allem Priesterinnen, die ihre Keuschheit bewahren wollten, aus den aromatisch duftenden Blättern ein Lager. Agnus-castus gehört daher zu den Liebfrauenbettstrohkräutern; und weil mit der Liebfrau Maria gemeint ist, ist er auch ein Attribut der keuschen Muttergottes. Im Mittelalter gebrauchten Nonnen und Mönche die scharf schmeckenden Früchte als Pfefferersatz, was ihnen wegen der triebdämpfenden Eigenschaften des Mönchspfeffers das Zölibat erleichtern sollte. In Italien werden aus symbolischen Gründen bis heute manchmal die Wege, auf denen die Novizen ins Kloster einziehen, mit Keuschlammblüten bestreut.

Samuel Hahnemann fasste die Wirkung der Früchte in seinem »Apothekerlexikon« (1793) wie folgt zusammen: »Die hanfsamengroßen, grauschwarzen Samenbeeren haben einen gewürzartigen Geruch und einen schärflichten Geschmack, welcher noch lange nach dem Kauen ein Brennen im Halse zurücklässt. Er soll die Monatzeit erregen und wahre Samenflüsse hemmen. Von seiner Kraft, den Geschlechtstrieb zu mindern, und in der Mutterwuth, und der hysterischen Melancholie Dienste zu leisten, hat man sich ehedem viel versprochen.«

Heute gehört der Mönchspfeffer neben der Silberkerze zu den von Frauenärzten meistverordneten Heilpflanzen. Seine Hauptanwendungsgebiete sind vor allem Zyklusstörungen, prämenstruelle Beschwerden und Unfruchtbarkeit infolge von Gelbkörpermangel. Obwohl Mönchspfefferfrüchte Gegenstand vieler wissenschaftlicher Studien waren, konnte bis heute nicht eindeutig geklärt werden, welcher Stoff für die hormonartige Wirkung verantwortlich ist. Sicher ist nur, dass der aus den Früchten hergestellte Gesamtextrakt besser wirkt als einzelne Wirkstoffe. Den Mönchspfefferpräparaten wie etwa Agnucaston von Bionorica oder Agnolyt von Madaus kommt in jedem Fall eine gestagenartige und prolaktinsenkende Hauptwirkung zu. Dabei ersetzt Agnus castus keine körpereigenen Gelbkörperhormone, sondern reguliert vielmehr das Gleichgewicht zwischen Östrogenen und Gestagenen zugunsten der Gelbkörperhormone und greift regulierend an der Hypophyse an, wo er im Experiment Affinität zu den Dopaminrezeptoren zeigte. Daher wirken Zubereitungen aus den Früchten hormonell ausgleichend beim sogenannten prämenstruellen Syndrom (PMS), worunter typische Beschwerden in den Tagen vor der Regel zusammengefasst werden. Diese reichen von leichten Brustschwellungen oder Brustschmerzen über Kopfschmerzen, ein verschlechtertes Hautbild bis hin zu vermehrtem Appetit und Stimmungsschwankungen. Insbesondere die schmerzhaften Brustschwellungen (Mastodynie) in den Tagen vor der Regel sprechen gut und oftmals sogar spontan auf Mönchspfeffer an (z. B. Agnucaston von Bionorica). Aber auch bei vermehrter Akne oder bei Migräne vor der Regel kann man den Mönchspfeffer versuchen (z. B. ab dem Eisprung zweimal täglich 10 Globuli Agnus castus D4).

Ein weiteres Indikationsfeld sind Zyklusstörungen. Frauenärzte empfehlen den Mönchspfeffer sowohl bei ausbleibender Regelblutung als auch bei der zu häufig wiederkehrenden Regelblutung. Erfahrungsgemäß lässt sich die zu schwache oder ausgebliebene Blutung nur dann mit hoch dosierten Agnus-castus-Präparaten beeinflussen, wenn zugleich das Stresshormon Prolaktin erhöht ist. Denn der Mönchspfeffer vermag das Prolaktin nachgewiesenermaßen zu senken (vgl. Wolfstrapp). Bei Hyperprolaktinämie wie auch bei Dauerstress kann die hoch dosierte Einnahme von Agnus castus mitunter auch eine Zyklusverlängerung um 1 bis 2 Tage bewirken. Allerdings wird man bei Zyklusstörungen in den meisten Fällen erst nach einigen Einnahmewochen spürbare Effekte erzielen.

Nicht zuletzt geht auch ein unerfüllter Kinderwunsch häufig mit Gelbkörpermangel (Corpus-luteum-Insuffizienz) und/oder mit Hyperprolaktinämie einher, weshalb der

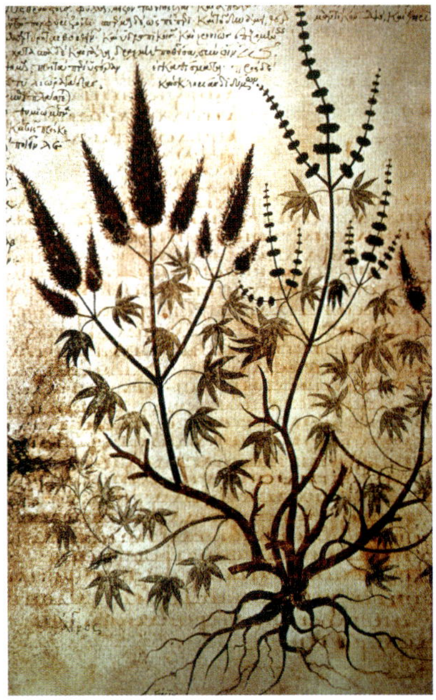

Mönchspfeffer-Darstellung (Handzeichnung, 7. Jahrhundert)
Die pfefferartigen Früchte des Keuschbaums wurden einst von Mönchen zur Triebdämpfung in die Speisen gestreut.

Mönchspfeffer auf diesem Gebiet eine der meistverordneten Arzneipflanzen ist. Immer wieder berichten Frauen, dass sie wegen prämenstrueller Beschwerden Agnus castus verschrieben bekamen und schon innerhalb der ersten beiden Einnahmezyklen schwanger wurden. Sofern tatsächlich nur ein Gelbkörpermangel vorliegt, kann der Mönchspfeffer Abhilfe schaffen, indem man ihn entweder hoch dosiert für wenigstens 3 Monate einnimmt oder indem man die Tiefpotenzen in Mischungen integriert (s. u., Gelbkörpermischung). Weil die meisten Paare nach langjährigem Kinderwunsch eher unter sexueller Unlust leiden, sind die Tiefpotenzen (z. B. Agnus castus D2 bis D6) zu bevorzugen. Denn eine hoch dosierte Kur mit Agnus castus, wie sie von Frauenärzten häufig empfohlen wird, kann die ohnehin abgeschwächte Libido bei Kinderwunschpaaren noch zusätzlich belasten. Sofern jedoch nach 3 bis 6 Zyklen keine Schwangerschaft eingetreten ist, sollte nach weiteren Ursachen für die ungewollte Kinderlosigkeit gesucht werden (z. B. mangelhafte Spermienqualität, Spermaantikörper, Myome, Endometriosezysten oder Eileiterundurchlässigkeit).

Schließlich sei noch erwähnt, dass kräuterkundige Hebammen den Mönchspfeffer während der Stillzeit empfehlen. Der erfahrene Geburtshelfer Erwin Schlüren rät beispielsweise bei Milchmangel dazu, wenigstens 10 Tage lang jeden Morgen nüchtern 40 Tropfen einer Agnus-castus-Tinktur einzunehmen (z. B. Agnolyt von Madaus).

Rezept: Gelbkörpermischung (Apotheke)

Alchemilla vulgaris (Frauenmantel) Urtinktur	20 ml
Calcium carbonicum (Austernschale) Dil. D6	20 ml
Corpus luteum (Gelbkörper) Dil. D6	20 ml
Pulsatilla (Küchenschelle) Dil. D6	20 ml
Vitex agnus-castus (Mönchspfeffer) Dil. D4	20 ml

Über eine Apotheke von Spagyra bestellen und selbst mischen oder mischen lassen. Bei prämenstruellen Beschwerden sowie bei Unfruchtbarkeit infolge von Gelbkörpermangel mindestens 3 Monate lang vom Ausklingen der Regelblutung bis zum Eisprung ein- bis zweimal täglich 10 bis 15 Tropfen, vom Eisprung bis zur nächsten Regelblutung zweimal täglich 25 bis 30 Tropfen im Mund zergehen lassen oder in etwas Wasser einnehmen.

Rezept: Mensteemischung (Kräuterladen)
Zur Vorbeugung leichter prämenstrueller Beschwerden wie etwa bei Brustschwellung, Wassereinlagerungen oder Stimmungsschwankungen vor der Regel hat sich folgende Teemischung bewährt:

Frauenmantelkraut	40 g
Johanniskraut	20 g
Liebstöckelwurzel	30 g
Melissenblätter	20 g
Mönchspfefferfrüchte	40 g
Schafgarbe	30 g
Wolfstrapp	20 g

Kräuter mischen, 2 Teelöffel pro Tasse à 200 ml heiß überbrühen, etwa 10 bis 12 Minuten ziehen lassen und abseihen. Ab dem Eisprung täglich 2 bis 3 Tassen trinken.

Handelsprodukte:
Mönchspfefferfrüchte = Keuschlammfrüchte (Agni casti fructus)
Mönchspfefferfrüchte-Urtinktur (Agnus-castus-Urtinktur = D1; DHU, Spagyra)
Mönchspfefferextrakt (PreMens; Zeller)
Mönchspfefferextrakt (Opran; Medichemie)
Agnolyt-Kapseln oder -Tropfen (Madaus)
Agnucaston-Filmtabletten (Bionorica)
Femicur-Kapseln (Schaper & Brümmer)

Sammeltipps: Wer in Mittelmeerländern Urlaub macht, findet Mönchspfeffer als strauchartig wachsende Pflanze meist in der Nähe von Bächen oder Flüssen, insbesondere in Meeresnähe. Man erntet die reifen Früchte und legt diese zum Trocknen auf Papier aus oder setzt sie mit Alkohol an (z. B. mit Grappa). Idealer Erntezeitpunkt ist bei zunehmendem Mond im Zeichen Zwillinge.

Anwendungsbeschränkungen: Eine Anwendung in der Schwangerschaft sollte wegen der fehlenden Erfahrungen unterbleiben. Aufgrund der dopaminergen Wirkung von Mönchspfeffer kann bei gleichzeitiger Gabe von Dopamin-Rezeptorantagonisten deren Wirkung abgeschwächt sein. Während der Einnahme von Mönchspfeffer kann es zu Hautreaktionen (z. B. Urtikaria) sowie zu Kopfschmerzen oder Magen-Darm-Beschwerden kommen, die jedoch nach Absetzen wieder verschwinden.

Muskatellersalbei – Weckt die sinnliche Seite der Frau

»Er [der Muskatellersalbei] macht Sie unbesonnen und euphorisch. Er hat Tiefenwirkung, vertreibt Melancholie, Stress und Paranoia. Er weckt die sexuelle Frau in Ihnen.«
(Valerie Ann Worwood, Liebesdüfte, 1987)

Namen: Königsstab, Muskatellerkraut, Mutterkraut, Römischer Salbei, Scharlach. Der Name leitet sich vom einstigen Gebrauch dieser aromatischen Salbeiart zum Würzen von Wein aus Muskatellertrauben her.

Botanischer Name: Muskatellersalbei (Salvia sclarea), Lippenblütler (Lamiaceae).

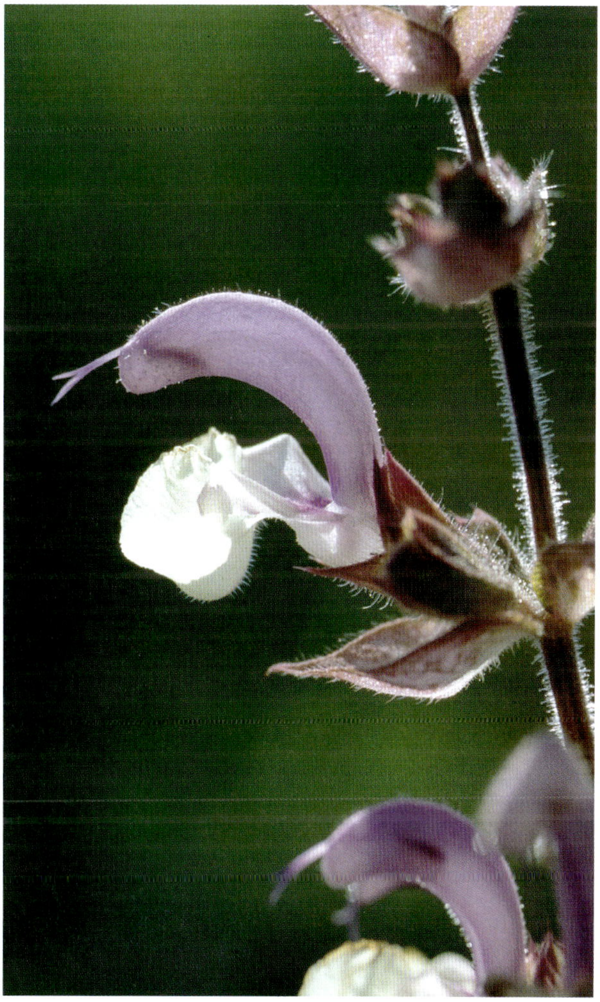

Handgezupfte Muskatellersalbeiblüten verleihen selbstgemachten Rauch- oder Räuchermischungen eine erotisierende Schweißnote. (Foto: M. Madejsky)

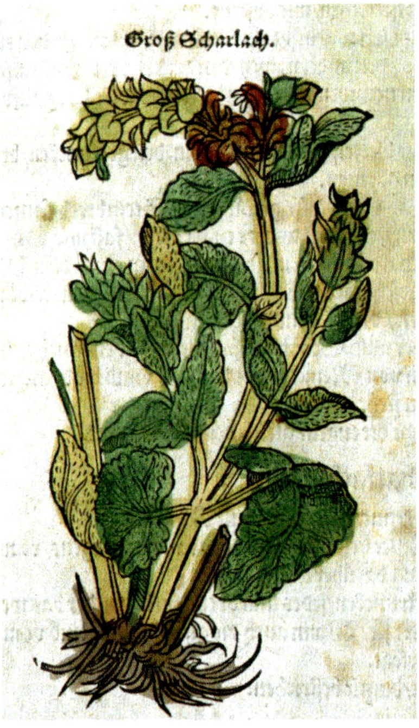

Muskatellersalbei (Dioscorides, 1610)

Signaturen und Astrologie: Der schweißartige Geruch der Pflanze erlaubt eine Zuordnung zum Mond (Ähnlichkeitsgerüche). Er zeichnet die nervenstärkende Pflanze aus (Schweißgeruch imitiert menschliche Nähe) und lässt zugleich eine sexuell stimulierende Wirkung vermuten. Die rosafarbenen bis blassvioletten Blüten zeigen venushaftes Wirken an. Weil der Muskatellersalbei die Kräfte von Mond und Venus harmonisch vereint, fördert er das weibliche Prinzip, stärkt den Yin-Pol und weckt die sinnlich-sexuelle Seite der Frau. Muskatellersalbei eignet sich mehr für Frauen, die unter Östrogenmangel und Libidoschwäche leiden, die also eher schlank sind und den schweißähnlichen Geruch mögen.

Wirkstoffe: Im blühenden Kraut kommen ätherische Öle mit Linalylacetat, Linalool und Myrcen vor sowie Diterpene (Sclareol).

Heileigenschaften: nervenstärkend, stimmungsaufhellend, aphrodisierend, östrogenartig, menstruationsfördernd, krampflösend.

Verwendung in der Frauenheilkunde: Der wohlriechende Muskatellersalbei wurde schon vor Jahrhunderten bei verschiedenen Frauenleiden gebraucht. Hieronymus Bock nannte ihn noch »Scharlach« und lobte das Gewächs in seinem »Kreütterbuch« von 1577 als fruchtbarkeitssteigerndes und aphrodisierendes Frauenkraut: »Ist nutz getruncken den kalten unfruchtbaren Weibern / die mit de weissen fluß bekümmert seind. / Der Samen des zamen Scharlachs mit wein gedruncke / befürdert die Eheliche werck [Geschlechtsverkehr].« Unter den Salbeiarten, die alle mehr oder weniger schweißähnliche Düfte hervorbringen, ist er der aromatischste. Der harzig-balsamische Schweißgeruch von frischen Muskatellersalbeiblüten ist ein unvergessliches Sinnenerlebnis, denn er enthält viele Pheromone, das sind hormonell stimulierende Duftstoffe, und er weckt daher die Sexualität der Frau.

Über den Geruch lässt sich natürlich streiten. Die einen verstehen ihn als wohltuend stimulierende Duftbotschaft und genießen das sinnliche Ambiente, welches das ätherische Öl zusammen mit anderen Venusölen wie etwa Benzoe, Rose, Sandelholz und Tuberose, in Duftlampen getan, verbreitet. Die anderen finden den schweißähnlichen Geruch abstoßend oder sogar widerlich, was in jedem Fall für einen Östrogenüberschuss spricht. Denn ein Übermaß an Östrogenen führt zu einer Vermehrung der Geruchsrezeptoren in der Nase, so dass Schwangere oder auch Frauen mit Östrogenüberschusserkrankungen wie Myomen meist einen überempfindlichen Geruchssinn haben. Für alle anderen, die eher unter Östrogenmangel leiden, dient der sexuell stimulierende und östrogenartige Muskatellersalbei als mildes Aphrodisiakum in Teemischungen, als sinnenbelebender Weinzusatz, als Zusatz zu Liebesbädern oder sinnlichen Massageölen (z. B. je nach Belieben 100 ml Mandelöl mit 2 bis 3 ml einer Aromaölmischung aus Benzoe, Jasmin, Muskatellersalbei, Rose, Sandelholz und Tuberose anreichern).

Rezept: Venusteemischung (Kräuterladen)
Der Tee soll vor allem angenehm schmecken, auf sanfte Weise den Unterleib erwärmen und die Sinne wecken. Daher enthält die Mischung krampflösende und hormonell regulierende Pflanzen wie Frauenmantel- und Gänsefingerkraut. Aphrodisierende Bestandteile sind Damiana- und Rosmarinblätter, deren hormonell anregende Wirkung durch die weiblichen Aromen von Muskatellersalbei und Rosenblüten abgerundet werden.

Damianablätter	30 g
Frauenmantelkraut	30 g
Gänsefingerkraut	20 g
Muskatellersalbei	30 g
Rosenblüten	20 g
Rosmarinblätter	20 g

Alle Kräuter miteinander mischen, 2 Teelöffel pro Tasse à 200 ml heiß überbrühen, etwa 8 Minuten ziehen lassen und abseihen. Je nach Lust und Verlangen 2 bis 3 Tassen täglich vor oder zwischen den Mahlzeiten trinken.

Rezept: Sinnliche Aromaspülung

Rosenwasser	20 ml
Muskatellersalbeiöl, ätherisches	1 bis 2 Tropfen
Warmes Wasser	100 ml

Alles zusammen in ein sauberes Schraubglas geben und das Glas gut verschlossen sehr kräftig schütteln. Dann die Mischung in eine Frauendusche füllen oder in eine saubere Einmalspritze (10 ml) aufziehen und zur Scheidenspülung gebrauchen. Die sinnliche Aromaspülung eignet sich beispielsweise als Vorbereitung auf den Geschlechtsverkehr und bewirkt, dass der Vagina ein unwiderstehlich sinnlicher Duft entströmt.

Rezept: Bad der Aphrodite

Kokosmilch	1 Dose
Benzoe, ätherisches Öl	5 Tropfen
Muskatellersalbei, ätherisches Öl	10 Tropfen
Rose, ätherisches Öl	5 Tropfen
Sandelholz, ätherisches Öl	5 Tropfen
Tuberose, ätherisches Öl	5 Tropfen
Ylang-Ylang, ätherisches Öl	5 Tropfen

Die Kokosmilch beim Wassereinfüllen in die Badewanne geben und nacheinander die ätherischen Öle einträufeln – fertig! Nach Belieben als sinnlich-aphrodisierendes Bad verwenden.

Handelsprodukte:
Muskatellersalbei (Sclareaea herba)
Muskatellersalbei-Urtinktur (Salvia-sclarea-Urtinktur; Spagyra)
Ätherisches Muskatellersalbeiöl (Salviae sclareae aetheroleum; Maienfelser Naturkosmetik, Primavera, Neumond)

Sammeltipps: Der Muskatellersalbei ist eine prächtige Gartenpflanze und lässt sich gut in großen Töpfen ziehen. Das Edelste sind die Blüten, die einzeln gezupft und auf ausgespannten Tüchern getrocknet werden; sie eignen sich zum Aromatisieren von Rauch- bzw. Räuchermischungen. Für Teezubereitungen, Alkoholauszüge usw. sammelt man die oberirdischen Teile blühender Pflanzen. Idealer Erntezeitpunkt ist bei zunehmendem Mond in den Zeichen Stier oder Waage.

Anwendungsbeschränkungen: Während der Schwangerschaft nur in kleinen Mengen verwenden.

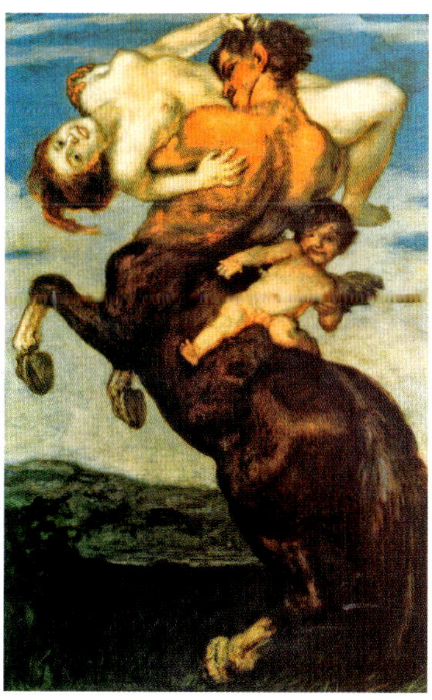

Nymphenraub (F. v. Stuck, 1920) Muskatellersalbei verströmt einen schweißähnlichen Pheromonduft, der die sexuelle Seite der Frau weckt, und ist daher Bestandteil sinnlicher Aromamischungen.

Mutterkraut – Das pflanzliche Aspirin des 19. Jahrhunderts

»Venus empfahl ihren Schwestern dieses Kraut, wann immer sie des Beistands bedurften, zur allgemeinen Stärkung des Schoßes und zur Heilung solcher Gebrechen, wie sie durch eine achtlose Hebamme verursacht werden. Das Kraut gekocht in weißem Wein und getrunken, reinigt den Schoß, treibt die Nachgeburt aus und tut der Frau so wohl, als sie es von irgendeinem Kraut nur wünschen kann.«
(David Potterton [Hrsg.], Culpeper's Colour Herbal, 2002)

Namen: Bertram, Falsche Kamille, Fieberkraut, Jungfernkraut, Mutterkamille.

Botanischer Name: Mutterkraut (Chrysanthemum parthenium = Tanacetum parthenium), Korbblütler (Asteraceae).

Signaturen und Astrologie: Der Kräuterkundige Nicholas Culpeper, auch der englische Paracelsus genannt, unterstellte das Mutterkraut der Venus. Diese Zuordnung kommt daher, weil das Mutterkraut seit vielen Jahrhunderten als reinigende Heilpflanze für die Gebärmutter in Gebrauch ist. Außerdem ähneln die Blüten denen der nah verwandten Kamille, die ebenfalls Mutterkraut heißt und Venuskräfte in sich birgt.

Dennoch unterscheiden sich beiden Pflanzen sehr, denn das Mutterkraut schmeckt viel bitterer als die Kamille und hat auch einen stärkeren Geruch, der fast schon etwas abstoßend ist. Doch eben an der Bitterkeit erkennt man das Tonikum, und der starke Geruch zeichnet unter anderem die antimikrobielle Heilpflanze aus.

Wirkstoffe: Im blühenden Kraut finden sich ätherisches Öl mit Campher, Trans-Chrysanthenylacetat, Sesquiterpenlactone (vor allem bis zu 1 % Parthenolid), Flavonoide (Apigenin, Luteolin) und Flavone (Kämpferol, Quercetin).

Heileigenschaften: schmerzlindernd, krampflösend, fiebersenkend, blutungsfördernd, magenstärkend, antimikrobiell, entzündungswidrig; hemmt die Freisetzung von Serotonin, Prostaglandin und Histamin

Verwendung in der Frauenheilkunde: Vor allem in der englischen Volksmedizin erfreut sich das Mutterkraut seinem Namen entsprechend großer Wertschätzung als Frauenheilpflanze. Sein Volksname lautet dort feverfew (= »Fieberkraut«), denn es wird volksmedizinisch bei fieberhaften Erkrankungen gebraucht, speziell bei Wochenbettfieber.

Angelsächsische Hebammen verabreichen das Kraut bzw. eine Abkochung davon, um die Wehen anzuregen und um eine Ausstoßung der Nachgeburt zu bewirken. Aber das bitter-aromatische Mutterkraut findet ebenso bei einer Neigung zu Fehlgeburten oder zu Menstruationskrämpfen vor allem in Teemischungen Anwendung.

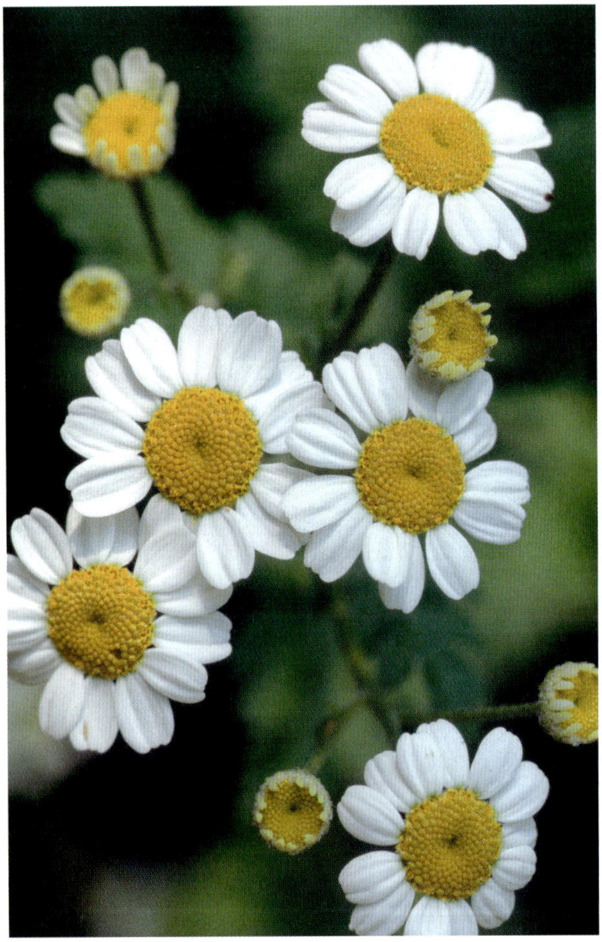

Mutterkraut gehört zu den Migränepflanzen der Volksmedizin. (Foto: M. Madejsky)

Auf die schmerzlindernden Kräfte kam man, weil die Frau eines walisischen Arztes durch diese Pflanze von ihrer fünfzig Jahre bestehenden Migräne geheilt wurde. Ein alter Mann hatte ihr das Kraut empfohlen, und die Frau war tatsächlich nach zehnmonatiger Einnahme von Mutterkrautblättern von ihrem Leiden befreit. Dies veranlasste eingehende wissenschaftliche Untersuchungen der Pflanze. Vor allem in den achtziger Jahren bestätigten zwei in England durchgeführte klinische Studien die Wirksamkeit von Mutterkraut in der Migräneprophylaxe. So wurde 1983 eine Umfrage bei etwa 300 Personen veröffentlicht, die wegen Migräne »täglich 2 bis 4 frische Mutterkrautblätter entweder zerstampft mit Honig auf dem Sandwich oder in Form von Bonbons zu sich nahmen. 70 Prozent davon gaben an, dass sie deutlich seltener und auch weniger schwere Migräneattacken hätten. Bei einem Drittel waren die Migräneattacken ganz verschwunden; bei 80 Prozent der Personen setzten nach dem Absetzen der Einnahme binnen 2 bis 3 Wochen wieder schwere Attacken ein (›postfeverfew syndrome‹)« (Elisabeth Stahl-Biskup, Mutterkraut – Potenzial zur Migräneprophylaxe, 2007).

Der genaue Wirkmechanismus ist allerdings noch nicht völlig aufgeklärt. Man vermutet, dass der Wirkstoff Parthenolid die Freigabe von Serotonin hemmt, das bei Migräne eine Rolle spielt. Andere Untersuchungen zeigten, dass das Mutterkraut die Blutgerinnung, die Prostaglandinsynthese und die Histaminfreisetzung hemmt. Dadurch erklärt sich unter anderem der Einsatz als menstruationsfördernde Heilpflanze. Durch die Hemmung der Prostaglandinsynthese setzt das Mutterkraut das Schmerzempfinden bei Migräne sowie bei Regelkrämpfen herab. Und die Hemmung der Histaminfreisetzung spielt bei Migräne wiederum eine Rolle, da inzwischen viele Migränepatientinnen eine Histaminintoleranz zeigen und beispielsweise nach Rotweingenuss unter Schmerzattacken leiden. Die beste Wirkung zeigt das Mutterkraut als Vorbeugemittel, wenn man es 1 Monat lang in kleinen Dosen regelmäßig zuführt. Dies kann in Form von Teemischungen geschehen oder auch mit Fertigpräparaten wie etwa Nemagran von Nestmann. Wie bei allen chronischen Leiden gilt hier die Regel, dass die Kur mindestens so lange dauert, wie das Leiden besteht. Bei Dauergebrauch sollte man jedoch je nach Gefühl alle 2 bis 3 Monate eine einwöchige Einnahmepause einlegen, damit sich der Körper nicht an den Heilreiz gewöhnt.

Rezept: Migränetee (Kräuterladen)

Frauenmantelkraut	30 g
Gänsefingerkraut	30 g
Mädesüßblüten	20 g
Mutterkraut	20 g
Schlüsselblumenblüten	20 g
Weidenrinde	30 g

Die Kräuter mischen, 2 Teelöffel pro Tasse à 200 ml heiß überbrühen, 10 bis 15 Minuten ziehen lassen, abseihen und vorbeugend täglich 1 bis 2 Tassen, im Akutfall täglich 3 bis 5 Tassen über den Tag verteilt trinken.

Wichtig: Die Teemischung sollte von Schwangeren nur in Absprache mit dem Arzt oder der Hebamme getrunken werden! Sie versteht sich als Ergänzung zu anderen bewährten Maßnahmen wie etwa einer langfristigen Leber- und Nierenstärkung (z. B. mit zweimal täglich 10 Tropfen Solunat Nr. 8 [Hepatik] in Goldrutentee) und Magnesiumgaben (z. B. Magnesium phosphoricum D6) usw.

Rezept: Teemischung bei Fehlgeburtsneigung (Kräuterladen)

Folgende Teemischung kann bei wiederholt abgestorbener Gravidität zur Verbesserung der plazentaren Durchblutung versucht werden, sofern keine Blutungsneigung besteht oder Blutgerinnungshemmer eingenommen werden.

Eichenblätter	20 g
Frauenmantelkraut	50 g
Mariengras	20 g
Mutterkraut	20 g
Silberweidenrinde	40 g

Alles mischen, 1 bis 2 Teelöffel pro Tasse à 200 ml heiß überbrühen, 8 bis 12 Minuten ziehen lassen, abseihen und nach Absprache mit dem Arzt oder der Hebamme täglich 1 bis 2 Tassen trinken.

Wichtig: Die Teemischung enthält salicinsäurehaltige Pflanzen wie Frauenmantel und Silberweide und darf daher nicht gleichzeitig mit Acetylsalicylsäure (z.B. ASS/Aspirin) oder zusammen mit Blutgerinnungshemmern wie Heparin eingenommen werden. Die Mischung versteht sich bei Fehlgeburtsneigung als sanftes Ergänzungsmittel zu bewährten Naturarzneien wie etwa Berberis/Nicotiana comp., Globuli von Wala. Schwangere sollten die Einnahme unbedingt mit den betreuenden Frauenärztinnen oder Hebammen absprechen.

Handelsprodukte:
Mutterkraut, geschnitten (Parthenii herba)
Mutterkraut-Urtinktur (Chrysanthemum-parthenium-Urtinktur; Spagyra; ab D1 von DHU)
Nemagran (Chrysanthemum-parthenium-Urtinktur; Nestmann)

Sammeltipps: Das Mutterkraut ist eine hübsche Gartenpflanze. Man erntet die oberirdischen Teile während der Blüte und hängt sie in Büscheln kopfüber zum Trocknen auf. Idealer Zeitpunkt ist bei zunehmendem Mond im Zeichen Widder.

Anwendungsbeschränkungen: Mutterkraut nicht bei Migräne in der Schwangerschaft und Stillzeit gebrauchen! Eine Anwendung in der Schwangerschaft sollte grundsätzlich mit Arzt oder Hebamme abgesprochen werden. In größeren Mengen oder bei magenempfindlichen Menschen kann es zu Verdauungsstörungen führen. Allergien sind möglich.

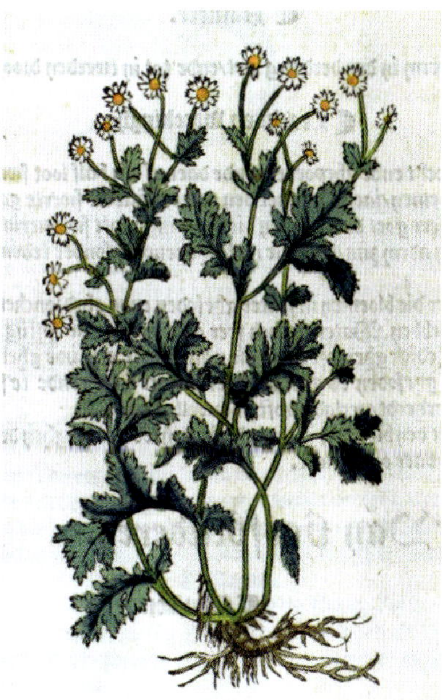

Mutterkraut (Dodoens, 1554)

Mutterkümmel – Beruhigt die Magensäfte

»Er vertheilet die windige Wassersucht / treibet aus die Geelsucht / miltert das Grimmen in Därmen / dienet wider den Schmertzen des Rücks und der Lenden / von Kälte verursacht / treibet die Monatblumen der Weiber / und leget die Unkeuschheit / in Speiß und Tranck / und auf alle andere Weiß gebraucht.«
(Jakobus Tabernaemontanus, Kräuterbuch, 1731)

Namen: Cumin, Kreuzkümmel, Pfefferkümmel, Römischer Kümmel, Wanzenkümmel. Der Beiname Wanzenkümmel bezieht sich auf den leicht wanzenartigen Geruch der Früchte.

Botanischer Name: Mutterkümmel (Cuminum cyminum), Doldenblütler (Apiaceae).

Signaturen und Astrologie: Astrologisch untersteht der Mutterkümmel in erster Linie Merkur, der über den Stoffwechsel regiert.

Die filigranen, fadenförmigen Blätter dieses Doldenblütlers sind ein pflanzliches Ebenbild der feinsinnigen Menschen, die überempfindlich auf Außeneinflüsse reagieren. Der würzig-brennende und leicht bittere Geschmack zeigt die Heilwirkung auf die Verdauungsorgane an, die beim Cumintyp auf Stress oder Ernährungsfehler mitunter heftig reagieren. Die Vielsamigkeit lässt einen positiven Einfluss auf die Fruchtbarkeit vermuten.

Wirkstoffe: Die Früchte enthalten ätherisches Öl mit Cuminaldehyd (Geruchsträger), Myrcen, Pinen, Alpha-Terpineol sowie Flavonoide (Apigenin u.a.).

Heileigenschaften: verdauungsfördernd, blähungswidrig, krampflösend, magenstärkend, milchbildend, menstruationsfördernd.

Verwendung in der Frauenheilkunde: Vor allem im östlichen Mittelmeergebiet wie auch in Indien erfreut sich der Mutterkümmel als Gewürz großer Beliebtheit. Am bekanntesten ist sein Gebrauch als Würze für Käse, weil er dessen Verdaulichkeit und Verträglichkeit verbessert. Experten empfehlen den Mutterkümmel rundweg bei allen Nahrungsmittelunverträglichkeiten, also auch bei der weitverbreiteten Laktoseintoleranz. Einen heilsamen Einfluss auf die Verdauungsorgane haben cuminhaltige indische Würzmischungen wie etwa Garam masala.

Die verdauungsfördernden und magenstärkenden Heilkräfte des Mutterkümmels sind natürlich auch in der Frauenheilkunde hilfreich. Zum einen entlastet der Kümmel den Darm und wirkt krampflösend, so dass er von »Bauchmenschen«, die auf Stress oder Ernährungsfehler mit Darmkrämpfen reagieren, rege gebraucht werden sollte. Zum anderen beruhigt er die Magensäfte und eignet sich daher als Heilmittel

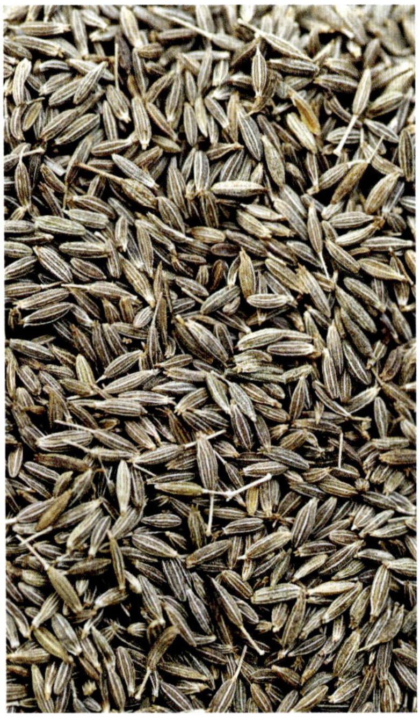

Mutterkümmelfrüchte verbreiten einen würzigen Duft, der an einen arabischen Basar erinnert. Arzneilich gebraucht, verbessern sie die Verdauung, fördern die Milchbildung und wirken einer Schwangerschaftsübelkeit entgegen. (Foto: M. Madejsky)

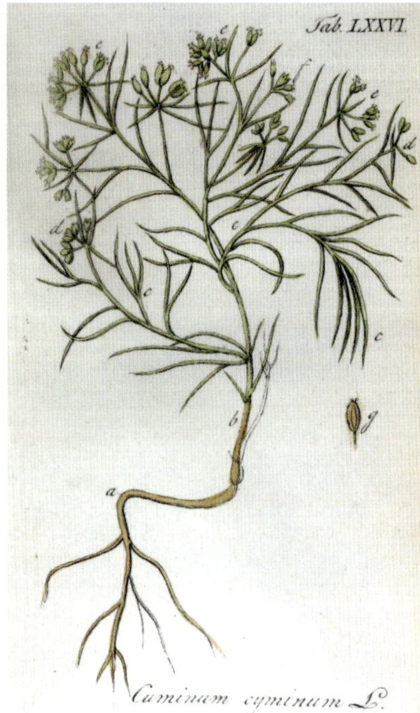

Mutterkümmel (Kupferstich, um 1800)

bei Schwangerschaftsübelkeit. Vor allem Anhänger der Hildegard-Medizin stellen dazu eigens eine Gewürzmischung her, die aus Bibernellwurzel, Mutterkümmel und weißem Pfeffer besteht (Rezept s. u.). In kleinen Mengen über die Speisen gestreut oder auf Brot gegessen, feuert diese Mischung die Verdauung an, wirkt Sodbrennen sowie einer aus dem Magen aufsteigenden Übelkeit entgegen.

Sofern Schwangere eine gute Verdauung haben und nur unter gelegentlicher Übelkeit leiden, genügt eventuell auch eine Kombination aus verdünntem Zitronensaft mit etwas Kreuzkümmel. Nicht zuletzt fördert der Mutterkümmel auch die Milchbildung, so dass man ihn während der Stillzeit in möglichst viele Speisen geben sollte.

Rezept: Magenberuhigende Gewürzmischung nach Hildegard von Bingen

Sofern in der Schwangerschaft Verdauungsbeschwerden sowie leichte Übelkeit bestehen, hat sich folgende Gewürzpulvermischung bewährt:

Bibernellwurzelpulver	2 g
Mutterkümmelpulver	7 g
Weißer Pfeffer	1 g

Alles gründlich miteinander mischen, bei Bedarf und je nach Verlangen ein- oder mehrmals täglich 1 Messerspitze in die Speisen geben, zum Beispiel in Fleisch- oder Käsegerichte, in Salatsaucen oder aufs Butterbrot gestreut (vgl. Hertzka/Strehlow, Große Hildegard-Apotheke, 1989).

Rezept: Trank gegen Schwangerschaftsübelkeit
Milder als obige Gewürzmischung und angenehm bei Verlangen nach Saurem schmeckt folgende Mixtur:

Den Saft von ½ Zitrone (möglichst unbehandelt) in ein Glas mit etwa 100 ml abgekochtem trinkwarmem Wasser geben. 1 bis 2 Messerspitzen Cumin unterrühren und bei Bedarf noch mit 1 Teelöffel echtem Bienenhonig süßen, umrühren – fertig! Bei leichter Schwangerschaftsübelkeit 1 bis 2 Gläser über den Tag verteilt trinken.

Handelsprodukte:
Mutterkümmel (Fructus Cumini)
Mutterkümmelpulver (Cumin)

Sammeltipps: Die Ernte der Früchte erfolgt, wenn diese im Hochsommer allmählich schwarz werden. Man legt sie zum Trocknen auf Papier aus. Idealer Erntezeitpunkt ist bei zunehmendem Mond in den Zeichen Jungfrau oder Schütze.

Anwendungsbeschränkungen: keine.

Myrrhe – Bekämpft Pilze und heilt Muttermundgeschwüre

»Die Myrrhen hat ein krafft und eygenschafft / damit sie erwärmet / ... die Wunden hefft / trucknet und zusammen zeucht. / Die Myrrhen erweycht die harte Geschwulst der Geburt Glider / eröffnet die verstopffte. Mit wermut / feygbonenbrü oder Rauden Safft vermischt / zeucht sie heraus die Monzeit der Frawen und Geburt.«
(Dioscorides, Kreutterbuch, 1610)

Namen: Balsambaum, Balsamstrauch, Echte Myrrhe.

Botanischer Name: Myrrhe (Commiphora molmol), Balsambaumgewächse (Burseraceae).

Signaturen und Astrologie: Harze wurden von dem Heilpflanzenkundigen Wilhelm Pelikan als Stoff gewordenes Sonnenlicht bezeichnet. Daher unterstehen alle harzreichen Bäume und Sträucher zunächst der Sonne, die unter anderem über das Immunsystem herrscht. Die Dornen zeigen marshaften Einfluss an, daher eignet sich Myrrhe zur Abwehrsteigerung und war im Mittelalter beispielsweise als Pestarznei in Gebrauch. Mars ist auch der Herr der Entzündungen, welche mit Hilfe der Myrrhe geheilt werden können.

Die stark abblätternde Borke erinnert ein wenig an Birken und stellt den Bezug zur Haut her. Weil Bäume ihre Wunden mit Harz verschließen und vor dem Eindringen von Parasiten schützen, sind grundsätzlich alle Harze Wundheilmittel und verfügen über antimikrobielle Kräfte. Das Wesen der Myrrhe ist es, alte oder schlecht heilende Wunden zu schließen, Licht ins Dunkel von Körper und Seele zu führen, chronische Entzündungen zu heilen und Geschwüre, Narben oder Verhärtungen, also erkaltete Geschehen, zu erwärmen und aufzulösen.

Wirkstoffe: Das Harz enthält 30 bis 60 Prozent Gummi, das überwiegend aus Proteinen, Arabinose, Galaktose und Methylglucuronsäure besteht, sowie Triterpensäuren, ätherische Öle mit Sesquiterpenen, Eudesman-Derivate und Furanogermacran-Derivate, Furanoguajane sowie Proteoglykane.

Heileigenschaften: entzündungswidrig, wundheilend, narbenauflösend, desinfizierend, antimikrobiell, -bakteriell, -viral, -mykotisch.

Verwendung in der Frauenheilkunde: Heute ist die Myrrhe wegen ihrer desinfizierenden Wirkung vor allem als Tinktur im Handel und wird zum Beispiel bei Entzündungen der Mund- oder Rachenschleimhaut empfohlen. Besonders bewährt sind Einreibungen oder Mundspülungen mit Myrrhentinktur bei Zahnfleischbluten. Die Hauptwirkung wird eher nüchtern als zusammenziehend, wundheilend und entzündungswidrig beschrieben. Doch die Myrrhe birgt viele weitere Heilkräfte, die sich unter anderem aus den Signaturen ableiten lassen: Das empfangene Sonnenlicht und die Wärme, die von dem Balsambaumgewächs in Harz umgewandelt wird, übertragen sich mit dem Harz auf den Menschen, der es als Heilmittel zu nutzen weiß. Zum anderen haben wir großes Glück, dass die Selbstheilungsstoffe der Pflanzenwelt auch unsere Verletzungen heilen: Harze eignen sich vor allem zur Behandlung schlecht heilender Wunden und Geschwüre sowie zur Pflege von derbem oder veraltetem Narbengewebe, denn sie steigern die Hautdurchblutung, bringen Wärme und Stoffwechselaktivität ins erkaltete Krankheitsgeschehen. Außerdem wirken alle Harze mehr oder weniger antimikrobiell. Immerhin lobte bereits Paracelsus die Myrrhe als Schutzmittel vor der Pest. Ihren Inhaltsstoffen, den sogenannten Sesquiterpenen, konnte eine antibakterielle und pilzfeindliche Wirkung nachgewiesen werden. Pflanzenforscher vermuten darüber hinaus eine antivirale Wirkung. Doch diese hat die Myrrhe bei virusbedingten Leiden wie etwa bei Herpesbefall der Mundschleimhaut oder gegen Warzen in der Praxis längst bewiesen.

In jedem Fall sollte die Myrrhe unbedingt wieder Eingang in die Frauenheilkunde finden. Schon Hippokrates fertigte aus Rose, Weihrauch und Myrrhe »Mutterzäpfchen«, die er bei Gebärmutterleiden empfahl. An diese alte Tradition kann man anknüpfen und die Myrrhe in Form von Salben,

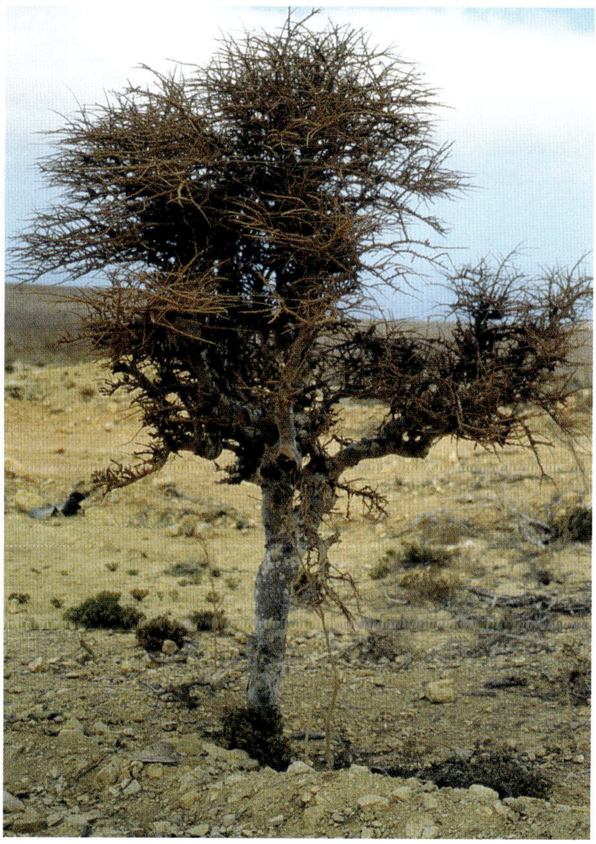

Der bis zu 3 Meter hohe Myrrhebaum kommt in Somalia, Jemen und Oman wild vor. Eine Kultivierung findet bis heute kaum statt. (Foto: U. Meyer)

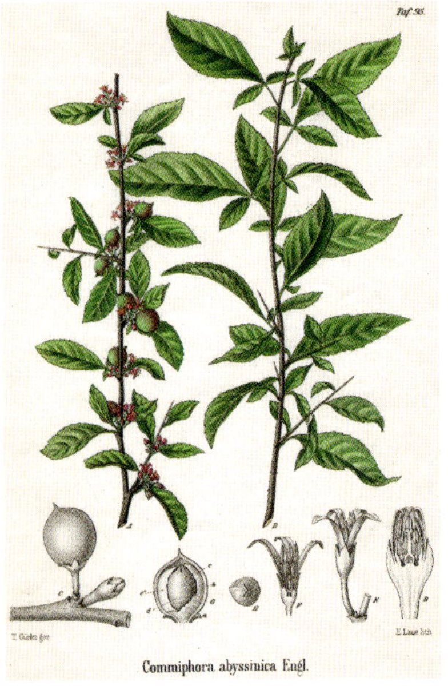

Myrrhe (Stahlstich, um 1800)

Zäpfchen oder Vaginalspülungen gebrauchen. Die Myrrhe könnte wegen ihrer entzündungswidrigen und pilzfeindlichen Kräfte vor allem bei schulmedizinisch austherapiertem Scheidenpilz und bei virusbedingten Muttermundentzündungen versucht werden.

Wenn Frauen unter chronisch wiederkehrenden Scheidenpilzen leiden, kann man mit Hilfe der Myrrhe sogar den Darm als mögliche Infektionsquelle sanieren. Bei Darmpilz haben sich Kuren mit dem myrrhehaltigen Naturheilmittel Myrrhinil-Intest von Repha sehr bewährt (dreimal täglich 4 bis 5 Dragees), denn bereits nach einer 4- bis 6-wöchigen Kur sind in der Regel keine Darmpilze mehr nachweisbar. Doch damit der Pilz nicht wiederkehrt, sollte man anschließend einige Monate lang die Leber entlasten (z. B. mit Solunat Nr. 8 [Hepatik] von Soluna) und die Bauchspeicheldrüse reinigen (z. B. mit »metaharonga«-Tropfen von meta Fackler). In der Volksmedizin gebraucht man zur Darmsanierung auch Schwedenkräutermischungen mit Myrrhe, die man über Kräuterläden oder Reformhäuser beziehen und selbst ansetzen kann.

Schließlich erfreuen sich Myrrhe und Weihrauch besonders bei den im Mittwinter geborenen Steinbockfrauen großer Beliebtheit, und auch gläubige Menschen wenden solche Arzneien erfahrungsgemäß sehr gern an. Denn Gold, Weihrauch und Myrrhe waren die Geschenke der drei Magier aus dem Morgenland an das Christuskind. Genau genommen handelt es sich um symbolische Sonnengeschenke an die Lichtgestalt Christus, die nach der Wintersonnenwende, wenn also die dunkelste Zeit gerade vorbei ist, in Erscheinung tritt. Die Geschenke der Magier dienen jedoch allesamt auch als Sonnenarzneien und sind als solche besonders für chronisch Kranke ein Lichtblick.

So haben die anthroposophischen Heilmittelhersteller Wala und Weleda aus Gold, Weihrauch und Myrrhe sehr interessante Arzneikomplexe hergestellt, die sich unter anderem für die Behandlung seelischer Erkrankungen eignen, also auch während Lebenskrisen die Stimmung durchlichten und Lebenswärme spenden (Aurum comp. von Wala und Myrrha comp. oder Olibanum comp. von Weleda). In Salbenform konnte die Kombination aus Gold, Weihrauch und Myrrhe manchmal sogar derbe Narbenwülste zum Einschmelzen bringen (Aurum comp., Salbe von Wala).

Rezept: Wunderbalsam mit Rose, Myrrhe und Weihrauch (Apotheke)

Mandelöl	44 ml
Bienenwachs, gelbes	4 g
Myrrhentinktur	6,25 ml
Weihrauchharz, gepulvert	1 g
Rosenöl, ätherisches	4 bis 5 Tropfen
Myrrhenöl, ätherisches	4 bis 5 Tropfen

So wird's gemacht:

- Das Mandelöl zusammen mit dem Bienenwachs in ein Glas geben und dieses im Wasserbad allmählich erhitzen.
- Sobald sich das Bienenwachs vollständig aufgelöst hat, das Glas aus dem Wasserbad nehmen.
- Unter ständigem Umrühren ein wenig abkühlen lassen und dann die Tinktur, den fein pulverisierten Weihrauch und die ätherischen Öle beimengen und noch ein wenig weiterrühren.
- Noch im leicht flüssigen Zustand in ein Salbendöschen füllen. Im Kühlschrank aufbewahrt, hält sich der Wunderbalsam monatelang.

Anwendung: bei chronischem Wundsein, veralteten Narbenwülsten oder bei Dammekzem mehrmals täglich dünn auf die betroffenen Hautareale auftragen.

Rezept: Mutterzäpfchen nach Hippokrates (Apotheke)

Weihrauch, pulverisiert	2 g (1 Teelöffel)
Kakaobutter	56 g
Myrrhenöl, ätherisches	1 ml
Echtes Rosenöl, ätherisches	6 bis 7 Tropfen

So wird's gemacht:

- Den Weihrauch im Mörser zu möglichst feinem Pulver zerstoßen.
- Die Kakaobutter in eine Schüssel geben und im Wasserbad erhitzen.
- Sobald sich die Kakaobutter verflüssigt hat, das pulverisierte Harz einrühren.
- Unter ständigem Umrühren, am besten in einer Reibschale, erkalten lassen und erst wenn die Masse milchig trüb wird, die ätherischen Öle einrühren.
- Alles nochmals sehr sorgfältig verreiben und von der nun wachsartigen Masse kleine Portionen (je ½ Teelöffel) in den sauberen Händen zu Vaginalkugeln formen (ergibt etwa 30 Zäpfchen à 2 g).
- Zur Aufbewahrung werden die Vaginalkugeln in einem Döschen auf Watte gelegt und in den Kühlschrank gestellt; dort halten sie sich einige Monate lang.

Anwendung: Bei Bedarf (z.B. Scheidenpilz oder chronischer Muttermundentzündung) bis zu täglich 1 Vaginalkugel in die Scheide einführen. Die Anwendung erfolgt kurmäßig über 2 Wochen hinweg und ergänzt schulmedizinische Therapien (vgl. Gerhard Madaus, Lehrbuch der biologischen Heilmittel, 1938; Bezugsquelle: Limes-Apotheke, Pohlheim [siehe »Adressen und Bezugsquellen«]).
Anmerkung: Wem die Harze zu bröselig sind, der kann auf die ätherischen Öle ausweichen, die etwa 1 bis 2 Prozent der Zäpfchenmasse ausmachen dürfen.

Praxistipp: Erste Hilfe bei Bläschenausschlag
Bei juckendem oder brennendem Bläschenausschlag der Scheide sollte man ärztlichen Rat einholen. Bis zum Termin der gynäkologischen Untersuchung kann die Myrrhe Linderung bringen: 10 ml Myrrhentinktur und 40 ml Wasser in einer Braunflasche gründlich miteinander verschütteln und mit einer sauberen 10-ml-Einmalspritze vorsichtig zur Scheidenspülung gebrauchen; die Anwendung kann bei Bedarf mehrmals täglich durchgeführt werden.

Handelsprodukte:
Myrrhentinktur (Tinctura Myrrhae; Caelo, Hetterich, Madaus, Steierl)
Myrrhe-Urtinktur (Myrrha-Urtinktur = D1; DHU, Spagyra)
Myrrhenöl, ätherisches (Maienfelser Naturkosmetik, Primavera, Neumond)

Sammeltipps: Wer in arabischen Ländern Urlaub macht, kann dort Myrrhe bester Qualität erstehen. Hierzulande bekommt man Harze wie etwa Myrrhe zuweilen sehr günstig in Läden für Malbedarf, da sie zum Anmischen von Farben und Lacken gebraucht werden.

Anwendungsbeschränkungen: Allergische Reaktionen sind möglich.

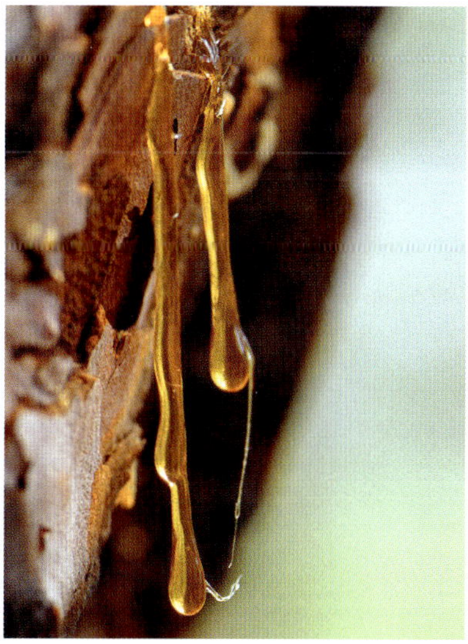

Harze, wie das hier abgebildete Kiefernharz, sind Sonnenheilmittel, die die Wunden der Bäume und der Menschen heilen.
(Foto: M. Madejsky)

Nachtkerze – Liefert hautregenerierende Omega-Fettsäuren

»Die Kalifornische Blütentherapie verschreibt die Essenz ›Evening Primrose‹ gegen die Folgen einer vorgeburtlichen, intrauterinen Traumatisierung bei Menschen, die aus einer ungewollten Schwangerschaft ins Leben gekommen sind.«
(Storl/Pfyl, Bekannte und vergessene Gemüse, 2002)

Namen: Eisenbahnerlaterne, Stolzer Heinrich, Nachtschlüsselblume, Rapontika, Gelbe Rapunzel, Schinkenwurzel, Roter Sellerie, Weinblume.

Botanischer Name: Gewöhnliche Nachtkerze (Oenothera biennis), Nachtkerzengewächse (Onagraceae).

Signaturen und Astrologie: Das abendliche Erblühen der Nachtkerze wie auch der angenehme Duft, den die zarten Blüten verströmen, zeigt mondenhaftes Wirken an. Der Mond gibt nicht nur die weiblichen Rhythmen vor, sondern er regiert auch über die Haut, die sich alle 4 Wochen, also im Mondrhythmus, erneuert. Die vierzähligen Blüten und die fettreichen Samen erlauben ferner eine Zuordnung zu Jupiter, der über so manche nahrhafte Pflanze herrscht und dem im Menschen vor allem die Leber untersteht. Die schlanke Gestalt, die lanzettlichen Blätter sowie die Verbreitung entlang von Autobahnen oder Eisenbahntrassen (bewegtes oder verbindendes Prinzip) deuten merkurielle Einflüsse an, so dass von dieser Pflanze auch eine hormonelle und den Stoffwechsel aktivierende Wirkung zu erwarten ist.

Somit ist die Nachtkerze ein pflanzliches Konstitutionsmittel für empfindsame Menschen, insbesondere für »Dünnhäuter«, die sowohl zu chronischen Hautleiden wie Neurodermitis als auch zu einer Schwäche der Hormondrüsen (Eierstöcke, Hypophyse, Schilddrüse) neigen.

Wirkstoffe: Das fette Öl der reifen Samen ist besonders reich an essenziellen Fettsäuren (etwa 65 bis 75% Linolsäure und 8 bis 12% Gamma-Linolensäure). Die Blätter enthalten unter anderem Phytosterin, Harze, Gerbstoffe, Phlobaphene, Flavonoide und Schleimstoffe.

Heileigenschaften: hautstoffwechselanregend, entzündungswidrig, blutreinigend, leicht blutfettsenkend, beruhigend.

Verwendung in der Frauenheilkunde: In ihrer Heimat in Nordamerika schätzt man die Nachtkerze seit langem als heilkräftige Nahrungspflanze. Vor allem die fleischige Wurzel, aber auch die jungen Blätter ergeben ein wohlschmeckendes Wildgemüse. Die nordamerikanischen Indianerstämme nutzen den Wurzelbrei wie auch die Wurzelabkochung unter anderem als Heilmittel bei Hautleiden. In unseren Breiten hat sich vor allem das aus den reifen Samen gewonnene Nachtkerzenöl einen festen Platz in der volksmedizinischen Kosmetik erobert.

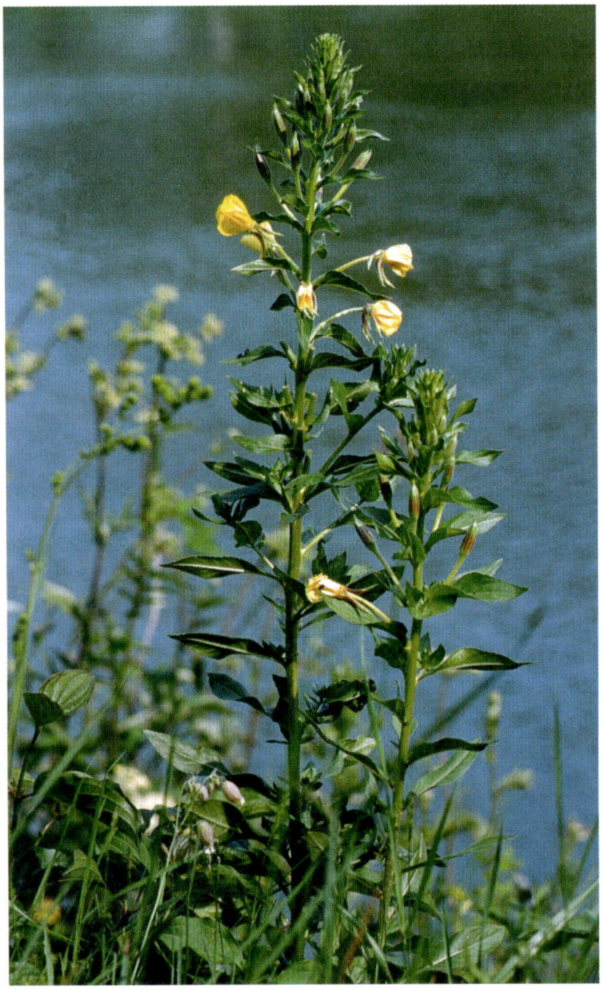

Durch das abendliche Erblühen offenbaren Nachtkerzen ihren Bezug zum lunaren Prinzip. Dem Mond untersteht in der Astromedizin auch die Haut, für die die ganze Pflanze wie auch das Samenöl bewährte Heilmittel sind. (Foto: H. Amann)

Wegen seines relativ hohen Gehalts an ungesättigten Fettsäuren gilt es als wertvolles Pflanzenöl bei atopischem Ekzem wie etwa Neurodermitis, wogegen es innerlich wie auch äußerlich zur Anregung des Hautstoffwechsels angewendet wird. Die Wirkung beruht vor allem auf dem Gehalt an Gamma-Linolensäure (GLA), die zur Synthese von entzündungshemmenden Prostaglandinen benötigt wird. Experten gehen davon aus, dass bei Neurodermitis ein spezielles Enzym fehlt, das Linolsäure (Omega-6) zu der wirkungsvolleren Gamma-Linolensäure (Omega-3) umbauen hilft. Daher bessert sich das Hautbild oftmals, wenn man das Nachtkerzenöl längerfristig in den Speiseplan integriert, etwa als Beigabe zu Quark oder Salatsaucen. Ähnliches erreicht man auch, wenn man die fettreichen Samen regelmäßig ins Müsli gibt oder sich aus dem Nachtkerzenöl Brotaufstriche herstellt, die reich an Omega-Fettsäuren sind (siehe Rezept).

Volksmediziner schätzen das Nachtkerzenöl sehr. Es soll erhöhte Blutfettwerte senken, die Leber schützen und sogar hyperaktiven Kindern zu mehr innerer Ruhe verhelfen, denn die Gamma-Linolensäure ist wahre Nervennahrung. Nicht nur Volksmediziner, sondern auch so mancher aufgeschlossene Gynäkologe empfiehlt die regelmäßige Einnahme von Nachtkerzenöl bei prämenstruellem Syndrom mit Brustschwellung vor der Regel oder als hormonell regulierende Nahrungsergänzung für die Wechseljahre. Das Nachtkerzenöl entfaltet allerdings erst nach 2 bis 3 Monaten seine volle Wirkung. Im Übrigen nutzt man Omega-Fettsäuren sogar in der Tiermedizin, um etwa bei Katzen ein glänzendes Fell zu erhalten.

Doch bei Hautleiden kommt keineswegs nur das wertvolle Samenöl zum Einsatz. Der Wurzel und dem blühenden Kraut sagt man ebenfalls eine hautheilende Wirkung nach. Die anthroposophische Heilmittelfirma Weleda hat aus den oberirdischen Pflanzenteilen der blühenden Nachtkerze eine spezielle Hautarznei geschaffen: Oenothera Argento culta D3. Dabei handelt es sich um ein sogenanntes vegetabilisiertes Metall, was bedeutet, dass die Nachtkerze in der ersten Generation mit flüssigen Silberverdünnungen gedüngt und dann verkompostiert wurde. Der zweiten und dritten Generation wurden die gedüngten Pflanzen als Kompost zugesetzt. Aber erst in der dritten Generation, zu Beginn der Blüte, wird die Nachtkerze zur oben genannten Arznei verarbeitet. Die Nachtkerze, die durch ihr abendliches Erblühen eine Beziehung zum Mond hat, wird durch das Mondmetall Silber in ihren regenerierenden Heileigenschaften verstärkt. Daher eignet sich Oenothera Argento culta D3 besonders zur dauerhaften Behandlung von chronischen Hautleiden wie etwa Kraurose oder Scheidentrockenheit im Wechsel. Ergänzend zum Samenöl kann diese spezielle Nachtkerzenzubereitung den Hautstoffwechsel verbessern, die Hautregeneration fördern und langfristig sogar die Nerven der meist dünnhäutigen Frauen, die von solchen Hautleiden betroffen sind, stärken.

Rezept: Pflegender Scheidenbalsam (Apotheke)

Ringelblumenöl	50 ml
Nachtkerzenöl	20 ml
Bienenwachs, gelbes	4 bis 6 g (2 bis 3 Teelöffel)
Lamecremepastillen (Hobbythekbedarf)	6 bis 8 g (3 bis 4 Teelöffel)
Vitamin-A-Fluid (für kosmetische Zwecke)	1 ml
Aloe-vera-Konzentrat	10 ml
Ceres-Viola-tricolor-Urtinktur	8 ml
Hamameliswasser	10 ml
Echtes Rosenöl, ätherisches	6 bis 8 Tropfen

So wird's gemacht:

- Ringelblumenöl, Nachtkerzenöl, Bienenwachs und Lamecremepastillen in ein sauberes Glas im Wasserbad unter ständigem Umrühren erwärmen.

n

– Sobald sich Bienenwachs und Lamecremepastillen vollständig aufgelöst haben, das Glas aus dem Wasserbad nehmen und nacheinander Vitamin-A-Fluid, Aloe-vera-Konzentrat, Viola-Urtinktur, Hamameliswasser und zuletzt das Rosenöl einrühren.
– Das Ganze unter ständigem Umrühren oder mit dem Stößel in der Reibschale rührend allmählich erkalten lassen und vor dem Erstarren abfüllen.
– Die Salbe zur Aufbewahrung in ein Salbendöschen füllen und verschlossen in den Kühlschrank stellen; dann hält sich der Scheidenbalsam einige Monate lang.

Anwendung: Bei chronischen Reizungen oder Rhagaden der Scheidenhaut ein- bis zweimal täglich dünn am Scheideneingang auftragen. Vor der Anwendung des Scheidenbalsams empfiehlt sich die Reinigung der betroffenen Hautpartien mit verdünnter Ringelblumenessenz (z. B. Calendula-Essenz von Wala oder Weleda 1:10).

Rezept: Der Omega-Kick nach Fred Weidmann

Nachfolgendes Rezept stammt aus dem Arzneischatz des in München wohnhaften visionären Künstlers Fred Weidmann. Es ist besonders reich an essenziellen Fettsäuren, sogenannten Omega-Fettsäuren, deren weitreichende Heilkräfte auch die Hautregeneration einschließen. Die Omega-Fettsäuren können nicht vom Körper selbst gebildet und müssen daher mit der Nahrung zugeführt werden.

Walnüsse	40 g
Mandeln	40 g
Kürbiskerne	40 g
Sesam	100 g
Leinsamen	200 g
Nachtkerzenöl	20 ml
Bienenhonig, flüssiger	4 bis 5 Esslöffel

So wird's gemacht:
– Nüsse und Körner so fein wie möglich schroten.
– Dann Nachtkerzenöl und nach Belieben echten Bienenhonig unterrühren.
– Das Ganze im Mixer gründlich miteinander pürieren – fertig!
– Die Haltbarkeit richtet sich nach der jeweiligen Haltbarkeit der Ausgangsstoffe und beträgt – kühl gelagert und gut verschlossen – meist mehrere Wochen.

Anwendung: Bei Neigung zu chronischen Hautleiden wie etwa Neurodermitis, Kraurose oder bei gereizter und zu Rissen neigender Scheidenhaut dauerhaft zweimal täglich 1 bis 2 Teelöffel pur oder als Brotaufstrich genießen.

Handelsprodukte:
Bio-Nachtkerzenöl (Maienfelser Naturkosmetik)
Raffiniertes Nachtkerzenöl (= fettes Samenöl; Oenothera oleum raffinatum)
Nachtkerzen-Urtinktur (von frischen, zur Blütezeit gesammelten oberirdischen Pflanzenteilen; Oenothera-biennis-Urtinktur; DHU, Spagyra)
Spezielle Zubereitung als vegetabilisiertes Metall:
Oenothera Argento culta D3, flüssige Verdünnung (Weleda)

Sammeltipps: Die blühende Nachtkerze kann mitsamt Wurzel zur hautregenerierenden Tinktur verarbeitet werden. Bester Erntezeitpunkt ist bei zunehmendem Mond im Zeichen Krebs. Man sammelt in der Abenddämmerung.

Anwendungsbeschränkungen: keine.

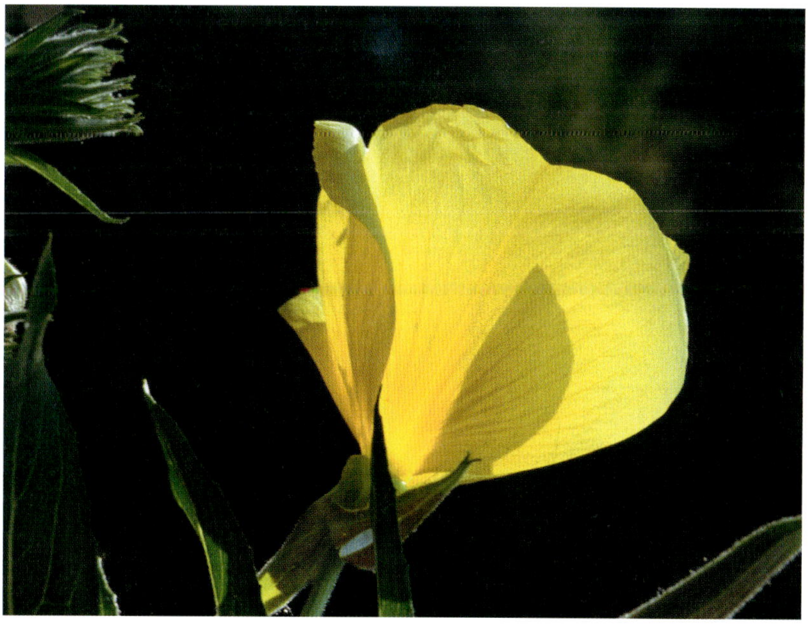

Nachtkerzenblüte, aufgenommen im Weleda-Heilpflanzengarten bei Schwäbisch Gmünd (Foto: M. Madejsky)

Odermennig – Der heimische Grüntee-Ersatz

»Odermenig in allen Speisen genossen / ist gut für den Krebs. Odermenig nimt alle Unreinigkeit deß Menschen hinweg / es sey auf dem Haupt oder sonsten am Leib / damit gewaschen.«
(Adamus Lonicerus, Kreuterbuch, 1679)

Namen: Ackermännli, Fünffingerkraut, Kaisertee, Kunigundenkraut, Leberklette.

Botanischer Name: Odermennig (Agrimonia eupatoria), Rosengewächse (Rosaceae).

Signaturen und Astrologie: An den gelben Blüten erkennt der signaturengeschulte Blick die Leberheilpflanze oder die Sympathie zur Gelbsucht. In erster Linie untersteht die gelb blühende und gerbstoffreiche Pflanze der Planetenkraft Jupiter, wobei Jupiter über die Leber und das Bindegewebe herrscht. Die edel gesägten Blätter zeigen das Rosengewächs und somit auch die Zugehörigkeit zur Venus an. Durch die Klettfrüchte, die sich leicht ans Hosenbein heften oder im Hundefell verfangen, erlangt die Pflanze Beweglichkeit, weshalb sie auch dem Planetenprinzip Merkur untersteht.

Wie alle Pflanzen mit Klettfrüchten eignet sich der Odermennig zur Blutreinigung. Sein Wesen ist es, einen Ausgleich zwischen Nahrungsaufnahme und Abgabe von Stoffwechselschlacken zu schaffen, Gifte zu binden, die Leber zu entlasten und das Bindegewebe zu kräftigen.

Wirkstoffe: Das blühende Kraut enthält bis zu 10 Prozent Gerbstoffe (vor allem Catechingerbstoffe) sowie Flavonoide, Triterpene und etwas ätherisches Öl.

Heileigenschaften: entzündungswidrig, leicht stopfend, antiviral, leicht blutzuckersenkend, krampflösend, blutreinigend, krebsfeindlich.

Verwendung in der Frauenheilkunde: Der Odermennig blickt auf eine lange Tradition als Heilkraut zurück, denn er war wegen seiner großen Kräfte bereits in der Antike der weisen Göttin Athene geweiht. In der Volksmedizin erfreut sich das Kraut bis heute großer Beliebtheit. Zum einen dient es als Gurgelmittel bei Heiserkeit der Redner und Sänger, denn Agrimonia strafft die Stimmbänder und heißt daher im Volksmund Sängerkraut. Zum anderen ist die »Leberklette« ein altbewährtes Blutreinigungsmittel, das einst Bestandteil vieler Hausteemischungen war. Darüber hinaus eignen sich die getrockneten Blätter sogar als nikotinfreier Tabakersatz, der so manchem Raucher beim Entzug helfen könnte.

Die Anwendungsgebiete des Odermennig reichen von Leberleiden aller Art über Milzschwäche bis hin zu Darmerkrankungen wie etwa Reizdarm, wo er, ähnlich wie das nah verwandte Gänsefingerkraut, die Neigung zu Krämpfen und

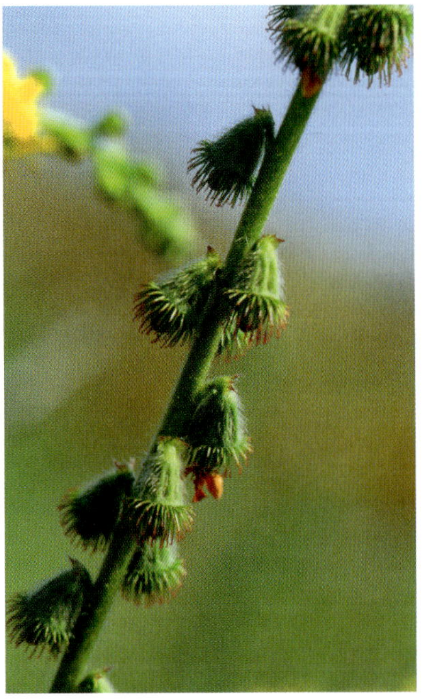

Im Volksmund heißt der Odermennig auch »Leberklette« und genießt große Wertschätzung als Teekraut, weil er Blut und Darm reinigt, die Leber entlastet und das Immunsystem auf ähnliche Weise wie Grüntee stärkt. (Foto: O. Rippe)

Durchfällen lindern kann. Ein richtiges Frauenkraut erblicken wir im Odermennig nicht, obwohl ihn manche Kräuterdoktoren als Heilmittel gegen den Weißfluss ins Feld führen. Wegen des Gerbstoffgehalts wirken Spülungen mit Odermennigtee durchaus entzündungswidrig, zusammenziehend und sekretionshemmend, was bei Weißfluss erwünscht und hilfreich ist. Dennoch bleibt Fluor albus das Hoheitsgebiet von Frauenmantel und Taubnessel, die den Odermennig bei diesem Leiden jedoch gern als Begleitmittel für Vaginalspülungen dulden.

Besonders wertvoll ist der Odermennig dagegen als heimischer Grüntee-Ersatz. Denn seine Gerbstoffe, speziell ein Stoff namens Agrimoniin, erwies sich als ebenso krebsfeindlich wie die Wirkstoffe des Grüntees. Eine japanische Forschergruppe fand nämlich heraus, dass Agrimoniin die Bildung von Interleukin I anregt. Diese Signalsubstanz des Immunsystems aktiviert B- und T-Lymphozyten, begünstigt fieberhafte Heilprozesse und hemmt auf diese Weise das Wachstum von Brustkrebszellen. Im Gegensatz zum Grüntee wird der bei uns angebaute Odermennig jedoch nicht gespritzt und muss auch nicht rund um den Erdball fliegen, um in unseren Teenetzen zu landen. Das wohlschmeckende Kraut gedeiht entlang von Feldwegen, auf mageren Wiesen oder an Waldrändern und gibt auch eine schöne Gartenpflanze ab, so dass man es für den Eigenbedarf manchmal sogar selbst sammeln kann.

Natürlich vermag eine Tasse Odermennigtee kein fortgeschrittenes Krebsleiden aufzuhalten, denn seine Stärke liegt mehr in der Prophylaxe. Daher sollten sich alle Frauen mit dem Odermennig anfreunden, die Brust- oder Darmkrebs in der Familie und vor allem in der mütterlichen Linie haben. Der Odermennig ist eine wohlwollende Pflanzenseele, die aufrichtet, auf sanfte Weise Blut und Darm reinigt, die Leber entlastet und das Bindegewebe kräftigt.

Rezept: Krebstee (Kräuterladen)

Die nachfolgende Teemischung ähnelt in ihrer Zusammensetzung einer Kräutermischung, die von der Uniklinik Belgrad bei chronischen Unterleibserkrankungen verordnet wird. Die Originalrezeptur wurde um krebsfeindliche Heilkräuter ergänzt und versteht sich bei Tumorleiden als Begleitmittel zu notwendigen medizinischen Maßnahmen.

Benediktenkraut	30 g
Gundelrebe	30 g
Ringelblumenblüten	30 g
Odermennig	60 g
Taigawurzel	80 g
Stiefmütterchen	30 g
Storchenschnabelkraut	20 g
Walnussblätter	20 g

Die Kräuter miteinander mischen, 2 gehäufte Teelöffel pro Tasse à 200 ml heiß überbrühen, etwa 15 Minuten ziehen lassen, abseihen und ungesüßt trinken; kurmäßig zweimal jährlich 6 bis 8 Wochen lang 3 bis 4 Tassen täglich oder 1 Jahr und länger täglich 1 bis 2 Tassen trinken.

Handelsprodukte:

Odermennigkraut (Agrimoniae herba)

Odermennig-Urtinktur (Agrimonia-eupatoria-Urtinktur; DHU, Spagyra)

Sammeltipps: Man sammelt das blühende Kraut bei zunehmendem Mond und hängt es in Büscheln kopfüber zum Trocknen auf. Idealer Erntezeitpunkt ist ein Mond in den Zeichen Löwe oder Schütze.

Anwendungsbeschränkungen: In großen Mengen kann der Tee eine leicht stopfende Wirkung haben.

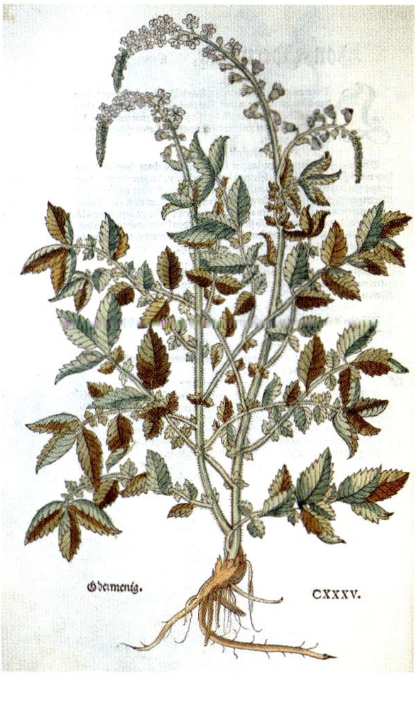

Odermennig (L. Fuchs, 1543)

Orthosiphon – Nierenstärkung für Feinsinnige

»… vor allem aber fördert sie [die Pflanze Orthosiphon] den Nierenprozess, gilt als gutes Mittel bei Blasen- und Nierenleiden, beginnender Schrumpfniere, chronischer Nierenentzündung, Nierengrieß- und Nierensteinbildung, Blutharnen, Albuminurie. Auflösende, im Sinne der Ichorganisation das Gleichgewicht zwischen Entzündung und Verhärtung haltende Wärmeprozesse werden bei dieser Labiate ins Nierengebiet getragen, das Venusorgan.«
(Wilhelm Pelikan, Heilpflanzenkunde, 1958)

Namen: Indischer Nierentee, Javatee, Javanischer Nierentee, Katzenbart. Der Name Orthosiphon leitet sich ab vom griechischen orthós (= »gerade, aufrecht, richtig«) und dem lateinischen sipho (= »[Wasser]röhre, Saugröhre, Feuerspritze«).

Botanischer Name: Indischer Nierentee (Orthosiphon aristatus), Lippenblütler (Lamiaceae).

Signaturen und Astrologie: Das gesamte Erscheinungsbild erinnert ein wenig an Basilikum, und doch ist der Orthosiphon viel feingliedriger. Besonders auffällig sind die Lippenblüten mit ihren sehr langen Staubfäden und dem ebenso langen Griffel, die der Pflanze den Beinamen Katzenbart eintrugen. Weil die Blüten sozusagen die Sexualorgane der Pflanzen sind, muss ein Gewächs mit derart auffälligen Blüten auf die Sexualorgane des Menschen wirken.

Die weißlich blassblauen und filigranen Blüten stellen den Bezug zum Mond her, der unter anderem über die Blasenschleimhaut regiert. Der schwach salzige Geschmack der Droge zeigt nach der chinesischen Elementenlehre den Bezug zum Wasserhaushalt und die Nieren als Zielorgan an. Orthosiphon ist ein pflanzliches Spiegelbild besonders feinsinniger Frauen, die sich gegenüber ihrem Partner nur schwer abgrenzen können und die nur selten nein sagen. Werden aber die Außeneinflüsse zu mächtig, dann geht das solchen Frauen stets an die Nieren.

Wirkstoffe: Im blühenden Kraut finden sich Kaffeesäurederivate (Rosmarinsäure u. a.), Flavonoide, Gerbstoffe, Triterpene (Ursolsäure, Beta-Sitosterin u. a.), glykosidische Bitterstoffe (Orthosiphonin), Orthosiphole, Saponine (vor allem Saponin), Kalium und etwas ätherisches Öl.

Heileigenschaften: harntreibend, verbessert die Nierentätigkeit, steigert die Ausscheidung von Kochsalz, Harnstoff und Harnsäure im Urin, hemmt die Ausscheidung von Eiweißen (Albuminurie) und Blut (Hämaturie), leicht krampflösend auf die Blasenmuskulatur, entzündungswidrig, bakteriostatisch (hemmt das Wachstum von Bakterien), galletreibend.

Verwendung in der Frauenheilkunde: Wie der Name schon sagt, ist der Indische Nierentee in der Volksmedizin des

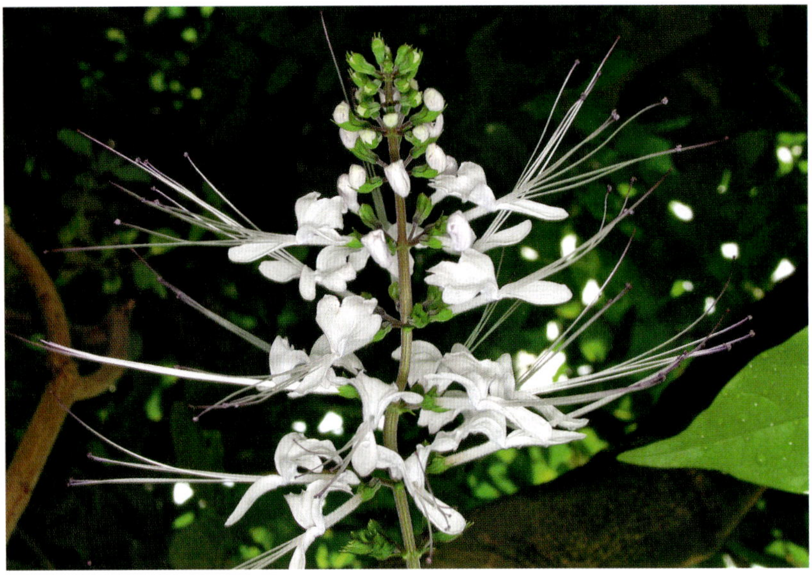

Der Indische Nierentee oder »Katzenbart« stärkt die Nierenfunktion und wirkt mild desinfizierend auf die Harnwege. (Foto: I. u. P. Schönfelder)

Subkontinents seit langem eine beliebte Heilpflanze bei Blasen- und Nierenleiden aller Art. Wie die Goldrute, so gehört der Orthosiphon ebenfalls zu den Nierenparenchympflanzen, welche die Nierentätigkeit auf sanfte Weise anregen und daher sogar bei chronischen und degenerativen Nierenleiden zum Einsatz kommen. Die Anwendungsgebiete lassen sich fast gänzlich mit denen der Goldrute zur Deckung bringen. Orthosiphon wird gleichermaßen bei Blasengrieß, Nierensteinen, Nephrose, beginnender Schrumpfniere sowie Blasenentzündungen oder als pflanzliches Begleitmittel bei Nierenbeckenentzündung angewendet. Ähnlich wie die Goldrute vermag er die Eiweißausscheidung über die Nieren zu senken und wirkt somit unter anderem der Entstehung von Ödemen entgegen. Zubereitungen aus Orthosiphonblättern fördern außerdem die Ausscheidung von harnpflichtigen Substanzen wie etwa Harnstoff und -säure. In der indischen Volksmedizin gebraucht man den Tee sogar bei blutigen Blasen- wie auch bei Nierenbeckenentzündungen. Wenn sehr starke Schmerzen und Fieber hinzutreten, dient der Indische Nierentee natürlich nur noch als Begleitmittel zu schulmedizinisch notwendigen Maßnahmen wie etwa Antibiotika. Doch in vielen Fällen lassen sich Antibiotika umgehen, wenn man mit Nierenheilpflanzen wie dem Orthosiphon ausgerüstet ist, bis zur völligen Ausheilung des Infekts Ruhe gibt und eventuell die akutesten Beschwerden zusätzlich mit einem heilsamen Sitzbad lindert (siehe Seite 220).

Rezept: Indischer Nierentee (Kräuterladen)
Über die korrekte Zubereitung von Orthosiphonblättern streiten sich die Gemüter. Älteren Quellen zufolge soll man durch den Kaltauszug der Droge eine deutliche Wirkungssteigerung erreichen: 1 Esslöffel des Krauts mit ¼ l kaltem Wasser über Nacht ansetzen, morgens abseihen, auf Trinkwärme erhitzen; über den Tag verteilt trinken.

Eben weil der Indische Nierentee kalt zubereitet wird, kann man ihn ideal mit Bärentraubenblättern kombinieren, die durch den Kaltauszug verträglicher sind und noch stärker harnwegsdesinfizierend wirken: je 50 g Bärentraubenblätter und Indischen Nierentee mischen; 2 Esslöffel in etwa 600 ml Wasser über Nacht kalt ansetzen, morgens abseihen und auf Trinkwärme erhitzen; über den Tag verteilt trinken.

Bei chronischen Entzündungen der ableitenden Harnwege trinkt man, sobald man erste Anzeichen einer Wiederkehr der Beschwerden verspürt, am besten gleich 4 bis 5 Tassen über den Tag verteilt. Vorbeugend genügen meist 2 Tassen täglich über einige Wochen hinweg. Bei akuten, bakteriellen Entzündungen der Harnblase oder des Nierenbeckens dient der Orthosiphontee als Begleitmittel zu anderen antibiotisch wirksamen Heilpflanzen wie etwa Kapuzinerkresse (z. B. Angocin Antiinfekt von Repha). Die besten Heilerfolge erzielt man durch die Kombination von Indischem Nierentee mit harnwegsdesinfizierenden und krampflösenden Kräuteranwendungen wie etwa Schafgarben-Sitzbädern.

Handelsprodukte:
Orthosiphonblätter (Orthosiphonis folium)
Orthosiphon-Urtinktur (Orthosiphon-stamineus-Urtinktur = D1; DHU, Spagyra)

Sammeltipps: Weil die Pflanze in unserem Klima nicht so gut gedeiht, weicht man zur Teebereitung auf die Handelsware aus.

Anwendungsbeschränkungen: keine.

Petersilie – Fördert die Mondblutung und die Geburt

»Sein Same und Wurtzeln in Wein gesotten und darvon getruncken / treiben den Harn und Monzeit der Frawen. Sie werden auch unter die Arzneien vermischt / die wider das Gifft einzunemmen sindt.«
(Dioscorides, Kreutterbuch, 1610)

Namen: Bittersilche, Felseneppich, Gartenpetersilie, Peterlein, Wurzelpetersilie.

Botanischer Name: Petersilie (Petroselinum crispum = Petroselinum hortense), Doldenblütler (Apiaceae).

Signaturen und Astrologie: Petersilie bevorzugt steinige Böden und zeigt damit ihre steinbrechende Kraft, die schon von Paracelsus bei Nierensteinen genutzt wurde.

Wie die meisten Doldenblütler, so untersteht auch die Petersilie wegen ihres luftigen Erscheinungsbilds mit den mehrfach gefiederten Blättern vor allem Merkur, der im menschlichen Körper unter anderem über die Hormone und den Stoffwechsel herrscht. Somit verfügt die Petersilie über öffnende Kräfte, sie treibt den Harn und die Menstruationsblutung, beschleunigt die Geburt und bringt den Wochenfluss in Gang.

Wirkstoffe: In allen Pflanzenteilen findet sich Petersilienöl, das überwiegend aus Apiol (Petersilienkampfer) und Myristicin besteht. Die Blätter gelten als reich an Mangan, Eisenoxid, Vitamin A, B1, B2, C und E und zeichnen sich durch ihren hohen Folsäuregehalt aus. Die Samen enthalten bis zu 6 Prozent ätherisches Öl mit Apiol, Myristicin, Pinen, Limonen, Myrcen; fettes Öl mit Petroselinsäureglyceriden, Flavonoide, Furanocumarine, Eisenoxid. In der Wurzel finden sich 0,3 Prozent ätherisches Öl mit Apiol, Myristicin, Pinen, Limonen usw., Flavonoide, Furanocumarine und Polyacetylene.

Heileigenschaften: harntreibend, nierenreizend, krampflösend, aphrodisierend, menstruationsfördernd bis abortiv, verdauungsfördernd.

Verwendung in der Frauenheilkunde: Während die Petersilie schon in der Antike als Heilmittel bei Steinleiden wie Blasengrieß oder Nierensteinen geschätzt wurde, nutzt man sie heute fast nur noch als Gewürzpflanze. Doch das beliebte Suppengewürz hat es in sich. Ein altes Sprichwort lautet: »Petersilie hilft dem Mann aufs Pferd und den Frauen unter die Erd.« Dies ist eine Anspielung auf die harnwegsreizende und aphrodisierende Wirkung der Petersilie auf den Mann und zugleich ein Hinweis darauf, dass es sich um eines der meistgebrauchten pflanzlichen Abtreibungsmittel handelt. Doch die Frauen erlitten durch solche Abtreibungsversuche meist schwere Vergiftungen mit Lähmungen, oder sie verbluteten. Bis heute findet man in manchen Städten Petersiliengassen, in denen einst die

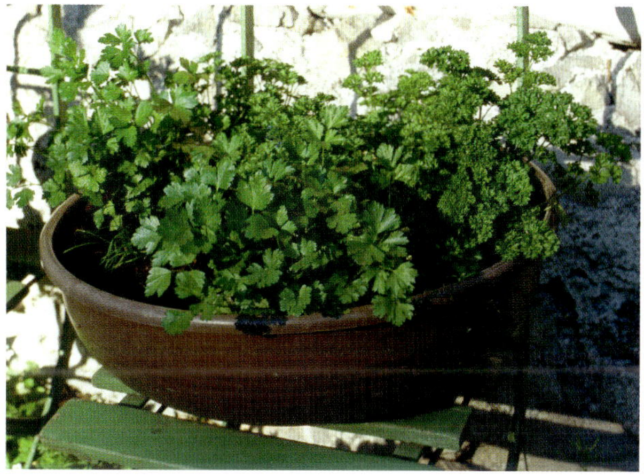

Wer hätte vermutet, dass die Petersilie bis ins 19. Jahrhundert hinein zu den meistgebrauchten Abtreibungspflanzen zählte? Vor allem im Samen findet sich relativ viel wehenerregendes Apiol. (Foto: M. Madejsky)

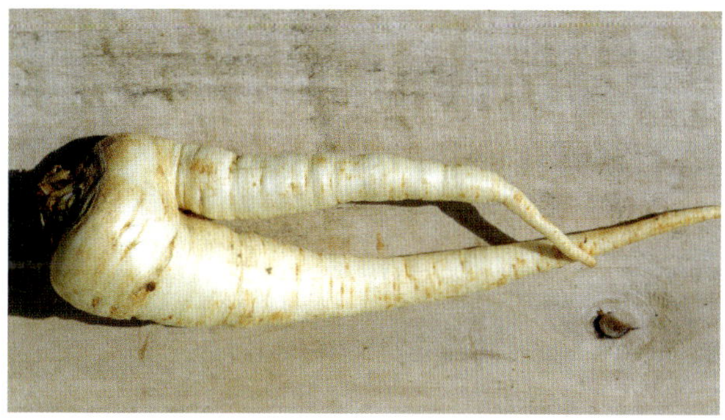

Die Petersilie ist mehr als nur schmackhaftes Suppengrün: Alle Pflanzenteile enthalten harnwegreizende und mild aphrodisierende Wirkstoffe. (Foto: O. Rippe)

Frauenhäuser waren, wo in früheren Zeiten vielleicht mit Petersilie abgetrieben wurde. Heute weiß man, dass das in den Samen reichlich enthaltene Apiol zu Blutandrang im Becken sowie zu Gebärmutterkontraktionen führt und daher in größeren Dosen abortiv wirkt.

Eben weil Apiol die glatte Muskulatur der Gebärmutter zu Kontraktionen anregt, wurden insbesondere Petersiliensamen einst zu Pulver zerstoßen und den Gebärenden zur Geburtserleichterung im Trank gereicht. Wie alle Pflanzen, die je nach Dosierung – menstruationsfördernd bis abortiv wirken, nutzte man die uteruserregende Eigenschaft der Petersilie ebenfalls zur Austreibung der Nachgeburt sowie zur Anregung des Wochenflusses. Doch hat die Petersilie bei Kräuterweibern und Volksmedizinern den Ruf, den Milchfluss zu hemmen, weshalb man die Samen nur denjenigen Wöchnerinnen zur Reinigung der Gebärmutter reicht, die ihre Kinder nicht selbst stillen können oder wollen.

Außerdem fand die Petersilie volksmedizinisch zur Unterstützung des Abstillens Verwendung, indem man das zerstoßene Kraut als Breiauflage auf die schmerzhaft geschwollenen Brüste auflegte. Äußerlich angewandt, soll die Petersilie Milchknoten auflösen. Hinweise auf diese Heileigenschaft finden sich bereits in den Kräuterbüchern des 16. Jahrhunderts: »Die Weiber so die junge Kindlein von der Milch abstossen und entwehnen wollen / sollen Peterleinkraut stossen / und ober die brüst legen / das zertheilt die zusamen gelauffene Milch / druckt nider die hitz und geschwulst inn wenig tagen / obgenandte tugend hat auch das gebrandt wasser [Destillat; entspricht der spagyrischen Urtinktur]« (Hieronymus Bock, Kreütterbuch, 1577).

Die heutigen Hauptanwendungsgebiete des würzigen Doldenblütlers sind jedoch vor allem Beschwerden beim Harnlassen infolge von Blasenentzündung, Nierensteinkolik oder Prostataentzündung und einst auch Harnverhalten bei Gonorrhoe (Tripper). Wegen ihrer harntreibenden Eigenschaften ist die Petersilie zusammen mit dem Liebstock eines der beliebtesten Suppengewürze. Doch das Kraut zeichnet sich auch durch einen hohen Flavonoidgehalt aus und erwies sich in Untersuchungen als antioxidativ. Nicht zuletzt liefert die Petersilie recht viel Vitamine und Mineralstoffe und soll sogar einen günstigen Einfluss auf die Schilddrüsenüberfunktion haben.

Rezept: Menstruationsfördernde Mischung (Apotheke)

Absinthium (Wermut) Urtinktur	20 ml
Levisticum officinale (Liebstöckel) Urtinktur	20 ml
Mentha pulegium (Poleiminze) Urtinktur	20 ml
Petroselinum (Petersilie) Urtinktur	20 ml
Ruta graveolens (Weinraute) Urtinktur	20 ml

Über eine Apotheke von DHU oder Spagyra bestellen und selbst mischen oder mischen lassen.

Vor der Anwendung sollte eine Schwangerschaft ausgeschlossen werden! Bei ausgebliebener Regelblutung oder zur Reinigung der Gebärmutter nach Fehlgeburt – je nach Reaktion – so lange zwei- bis dreimal täglich 25 bis 30 Tropfen in reichlich Wasser einnehmen, bis eine ausreichend starke Blutung eintritt.

Handelsprodukte:
Petersilienfrüchte (Petroselini fructus)
Petersilienwurzel (Petroselini radix)
Petersilien-Urtinktur (Petroselinum Urtinktur; DHU, Spagyra)
Petersilie, ätherisches Öl (Maienfelser Naturkosmetik, Primavera, Neumond)

Sammeltipps: Man erntet die Blätter in der Regel vor der Blüte, am besten bei zunehmendem Mond. Idealer Zeitpunkt ist ein Mond im Zeichen Skorpion.

Anwendungsbeschränkungen: Petersilie nicht bei entzündlichen Nierenerkrankungen oder in der Schwangerschaft einsetzen! Kontaktallergien sind möglich.

Pfingstrose – Heilt Hämorrhoiden und Analfissuren

»Die Körner sind in viel wege gut / und sonderlich treiben sie der Frauen monatliche Zeit / und zugleich auch die todte Geburt. Welche Frau an ihrer Geburt Schmertzen leidet / deren gebe man Päonienkörner mit Wein / sie treiben und helffen der Geburt wol fort.«
(Adamus Lonicerus, Kreuterbuch, 1679)

Namen: Bauernrose, Benedictenrosen, Freysamrosen, Gichtwurz, Königsrosen.

Botanischer Name: Pfingstrose (Paeonia officinalis), Pfingstrosengewächse (Paeoniaceae).

Signaturen und Astrologie: Die gefiederten Blätter deuten auf das Element Luft hin, weshalb in der Pfingstrose auch ein wenig Merkur wirkt. Doch als schöne Marienblume untersteht die Pfingstrose in erster Linie der Venus, die im Menschen über die Gebärmutter und speziell über Krampfleiden regiert. Die roten Blüten wie auch die leichte magen- und darmreizende Giftwirkung lassen einen gewissen marshaften Einfluss erkennen, weshalb die Paeonie in der Volksmedizin wie auch homöopathisch bei Entzündungen gebraucht wird.

Die roten Samen zeigen Sympathie zum Blut sowie zur Entzündung. Wenn sie fleischig-rot aus der reifen Frucht hervorquellen, erinnern sie an hochrot entzündete Hämorrhoiden, für die sie ein volksmedizinisches Heilmittel sind. In den knotig verdickten Wurzeln könnte man ebenfalls ein pflanzliches Ebenbild von Afterknoten erkennen.

Wirkstoffe: Die Blüten enthalten Anthocyane (besonders Paeonin), Flavonoide und etwas Gerbstoff, die Wurzeln neben Gerbstoffen vor allem Monoterpenesther wie Paeoniflorin.

Heileigenschaften: innerlich und äußerlich entzündungswidrig, venenkräftigend, abschwellend, gebärmuttertonisierend.

Verwendung in der Frauenheilkunde: Als Symbolpflanze für die unbefleckte Empfängnis findet man die »Rose ohne Dornen« immer wieder auf Altarbildern dargestellt. Wie alle Marienpflanzen birgt auch die Pfingstrose Heilkräfte in sich, die seit alter Zeit in der Frauen- und Kinderheilkunde genutzt wurden.

Einst galt die Pfingstrose als magische Schutzpflanze, die Kinder vor Krampfzuständen, den sogenannten »Gichtern«, bewahren sollte. Im Volksmund hießen die Samen daher »Schreckkörner« und wurden den Kindern zum Schutz vor dem bösen Blick in Amulette getan. Zum Schutz vor den »Gichtern«, aber ebenso zur Abwehr von Alben, Nachtmahren, Gespenstern und bösen Träumen, reihte man die Samen einst auch zu Ketten auf, die den Kindern dann um den Hals gehängt wurden.

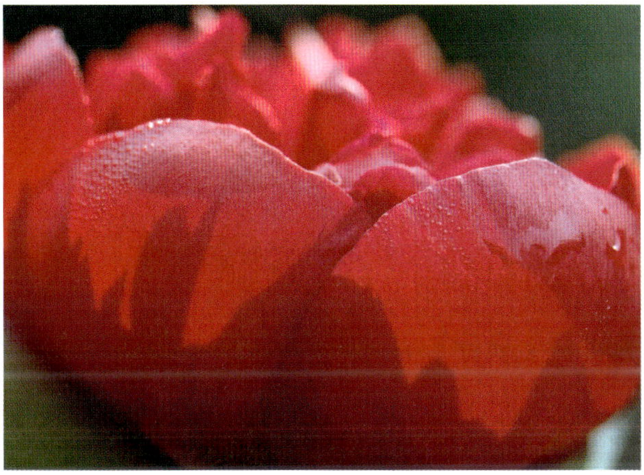

Die roten Pfingstrosenblüten dienen heute fast nur noch als Schönungsdroge. In alter Zeit galten sie auch als Seelenbalsam. (Foto: O. Rippe)

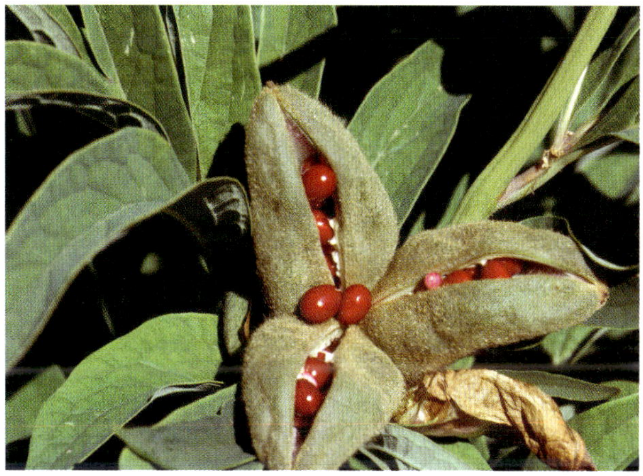

Die Samen der Pfingstrose sind geradezu ein pflanzliches Ebenbild von entzündeten Afterknoten. Möglicherweise führte ebendiese Signatur zur Anwendung von Paeonia bei Hämorrhoiden. (Foto: M. Madejsky)

Weil die leuchtend roten Blüten den Signaturenkundigen die Sympathie zum Blut anzeigten, erkannte man in der Pfingstrose bald das menstruationsfördernde und geburtserleichternde Frauenkraut.

Die Kräuterbücher des 16. und 17. Jahrhunderts sind bereits voller Empfehlungen, wie man mit Pfingstrosenblüten oder auch -wurzeln die »Monatsblum« der Frauen hervorbringen, die Geburt fördern, die Nachgeburt oder die tote Geburt austreiben kann.

Zwar ist die Pfingstrose auf diesen Gebieten heute nicht mehr gebräuchlich, vor allem weil eine Überdosierung zu unangenehmen Reizungen der Magen-Darm-Schleimhäute führen kann. Doch Berechtigung hätten diese jahrhundertealten Anwendungsgebiete durchaus: Das in der Pfingstrose vorkommende Glykosid Paeonin (Peregrinin) wirkt nämlich tonisierend auf die Gebärmutter und kann daher in geeigneter Dosierung eine Blutung anstoßen.

Heute finden die Pfingstrosenblüten fast nur noch als Schönungsdroge für Teemischungen Verwendung. Die Homöopathie bedient sich dagegen der Wurzel. Ganz dem Erscheinungsbild der roten Samen entsprechend, die aus der Frucht wie entzündete Afterknoten hervorquellen, gebraucht man die Tiefpotenzen (z. B. Paeonia officinalis D2 oder D3) bei Hämorrhoiden oder bei entzündeten Krampfadern. Leitsymptome, die zur homöopathischen Paeonia führen, sind die purpurrote Farbe der Hämorrhoiden sowie unerträgliche Schmerzen beim Stuhlgang und Afterfissuren. Zur Regeneration von Hautrissen oder entzündeten und juckenden Hämorrhoiden kommt in erster Linie die äußerliche Anwendung in Form von Salben oder Sitzbädern in Frage. Zur Kräftigung der Venen bei Krampfadern, Hämorrhoiden oder Analthrombosen empfiehlt sich die kurmäßige Einnahme, zum Beispiel enthalten Hirudo comp., Globuli oder Injektionslösung von Wala, unter anderem Paeonie D2.

Rezept: Päonienblumenzucker

»Welche Weibspersonen stätigs in Ohnmacht fallen / wegen Auffsteigens der Mutter / die sollen sich fleissig an diese Conservam halten / dann sie bekommt ihnen gar wohl« (Jakobus Tabernaemontanus, Kräuterbuch, 1731).

So wird's gemacht:

- 2 oder 3 Handvoll Pfingstrosenblüten verlesen, sehr fein zerschneiden und mit 3 Teilen Zucker im Mörser zu einem einheitlichen Brei zerstoßen.
- Den Päonienzucker in ein gut verschließbares Glas geben und für 3 Tage an einen sonnigen Platz stellen (z. B. Fensterbank) – täglich umrühren!
- Dann den Zucker für 2 oder 3 Tage zum Trocknen auf Backpapier aufbringen und erneut im Mörser zu feinem Pulver zerreiben.
- Das Pulver zur Aufbewahrung in ein Tongefäß oder Braunglas geben, er hält sich einige Wochen lang.

Anwendung: Bei Neigung zu Ohnmachten während der Regelblutung oder begleitend bei Epilepsie oder Migräne kann man vorbeugend 1 bis 2 Teelöffel Paeonienzucker pur oder in Tee aufgelöst einnehmen.

Rezept: Sitzbad bei Analfissuren und Hämorrhoiden (Kräuterladen)

Eichenrinde	50 g
Hamamelisblätter	50 g
Pfingstrosenblüten	30 g
Ringelblumenblüten	20 g
Walnussblätter	30 g
Wundkleeblüten	20 g

Alle Pflanzenteile gründlich miteinander mischen; eine großzügige Handvoll der Mischung (ca. 30 g) mit 2 l kochendem Wasser überbrühen, etwa 20 bis 30 Minuten ziehen lassen, abseihen und dem Sitzbad beimengen. Bei Bedarf bis zu einmal

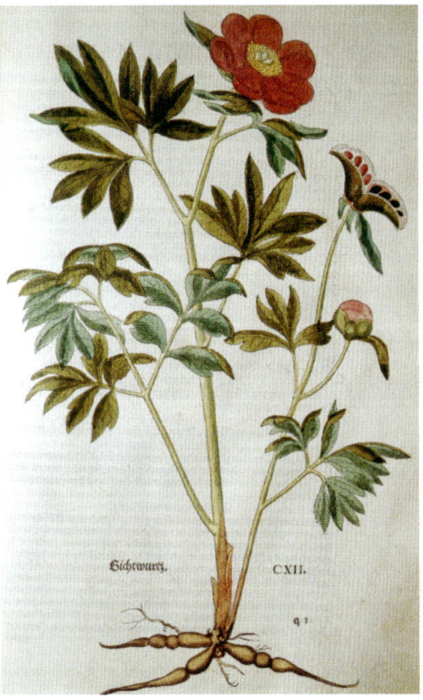

Pfingstrose
(L. Fuchs, 1543)

täglich etwa 15 Minuten lang als Sitzbad gebrauchen. Anschließend empfehlen sich bei bei starken Beschwerden wie etwa Entzündungen oder Analthrombosen Quercus-Hämorrhoidalzäpfchen von Weleda.

Handelsprodukte:
Pfingstrosenblüten, geschnitten (Paeoniae flos)
Pfingstrosenblüten (Paeoniae flos)
Pfingstrosenwurzel-Urtinktur (Paeonia-officinalis-Urtinktur; DHU, Spagyra)
Pfingstrosensalbe (Paeonia officinalis, Salbe; Weleda)

Sammeltipps: Die Päonienblüten sammelt man beim Beginn der Blüte im Mai und legt sie zum Trocknen auf aufgespannten Tüchern aus – die Blüten so oft wie möglich wenden. Damit sie ihre Farbe behalten, sollten sie in lichtundurchlässigen Gefäßen trocken und kühl aufbewahrt werden. Idealer Erntezeitpunkt ist bei zunehmendem Mond im Zeichen Skorpion.

Anwendungsbeschränkungen: In der Schwangerschaft sollte die Päonie wegen ihrer uterustonisierenden Wirkung nur äußerlich angewendet oder in homöopathischen Verdünnungen gebraucht werden. Alle Pflanzenteile, besonders aber Blätter, Samen und Wurzel, können bei Überdosierung zur Magen-Darm-Reizung mit Durchfall, Erbrechen und Kolikschmerzen führen.

Poleiminze – Die Uterusreinigerin unter den Frauenkräutern

»Es treibt die Nachgeburt aus, das sind die Häute bei Kindern, in denen sie eingehüllt waren. Wenn die Nachgeburt nicht austreten will, soll man Aqua Pulegii [Poleiminzenwasser] trinken, dies treibt sie aus.«
(Paracelsus, Sämtliche Werke, Aschner-Ausgabe, 1926)

Namen: Blökkraut, Flohkraut, Polei. Der botanische Name der Poleiminze leitet sich vom lateinischen pulex (= »Floh«) ab, weil die aromatisch duftende Pflanze seit dem Altertum zum Vertreiben von Ungeziefer gebraucht wurde.

Botanischer Name: Poleiminze (Mentha pulegium), Lippenblütler (Lamiaceae).

Signaturen und Astrologie: Die Poleiminze steht an ihren Naturstandorten gern mit den Füßen im Wasser oder gedeiht auch an zeitweise überfluteten Uferzonen, wo sie mitunter monatelang unter Wasser vegetieren kann. Dies bringt sie mit dem Wasserplaneten Neptun in Verbindung und zeigt ihre Wirkung auf die Nerven wie auch eine leichte Giftigkeit an.

Wegen ihres aromatischen Geruchs nutzte man das Poleiöl schon im Altertum als erfrischendes Riechmittel bei Ohnmachtsneigung. Wie alle stark duftenden Pflanzen sprach man der Poleiminze im Mittelalter dämonenabwehrende Kräfte zu. Ihre ätherischen Öle wirken zumindest insektizid. Der rhythmische Aufbau der Poleiminze zeigt die Urverwandtschaft zu zyklischen Prozessen wie der Menstruationsblutung an.

Wirkstoffe: Das blühende Kraut enthält ätherisches Öl mit Pulegon, Menthon, Piperiton und Menthol, Labiatengerbstoffe sowie Flavonoide.

Heileigenschaften: menstruationsfördernd, abortiv, harntreibend, verdauungsfördernd, magenstärkend, galletreibend, insektizid.

Verwendung in der Frauenheilkunde: Hauptbestandteil des ätherischen Öls ist das je nach Dosierung emmenagog bis abortiv wirksame Pulegon, weswegen die Poleiminze einst zu den meistgebrauchten Abtreibungspflanzen zählte. Durch die Einnahme des Poleiöls kam es immer wieder zu Todesfällen! Schon in den Kräuterbüchern des Mittelalters finden sich daher Warnungen vor dem Gebrauch der Pflanze zum Auslösen einer Fehlgeburt. Wenn solche Versuche der Engelmacherei nicht tödlich enden, dann schädigen sie die Leibesfrucht, so dass unbedingt davon abzuraten ist! Auch Paracelsus warnte vor dem falschen Gebrauch der Poleiminze: »Es ist eine wirksame Pflanze, die nicht viel Zusätze braucht. Man soll nur beachten, dass man es keiner schwangeren Frau gibt« (Paracelsus, Sämtliche Werke, Aschner-Ausgabe, 1926). Er lobte vor allem

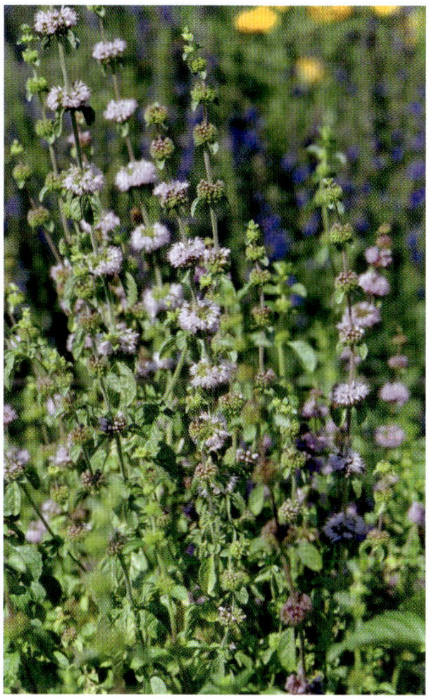

Die Poleiminze enthält wehenerregendes Pulegon und bewährt sich in menstruationsfördernden Teemischungen. (Foto: M. Madejsky)

die menstruationsfördernde Wirkung der Poleiminze, die er bei ausbleibender Regel für wesentlich wirksamer hielt als den Beifuß.

Bis heute bedient man sich der Poleiminze, um eine überfällige Regelblutung anzuregen. Der vorübergehende Gebrauch der Poleiminze zur Auslösung einer Blutung ist auch völlig unbedenklich, sofern eben keine Schwangerschaft vorliegt. Weil das Pulegon auf Dauer leberschädigende Nebenwirkungen hat, kommt diese Minzenart vor allem in solchen Fällen zum Einsatz, in denen sich eine Blutung schon nach wenigen Einnahmetagen anstoßen lässt. Dies ist zum Beispiel der Fall, wenn man nach einer Fehlgeburt eine Ausschabung umgehen möchte und aus diesem Grund eine vollständige Reinigung der Gebärmutter bewirken will. Oder wenn sich bei einer Frau – die nicht schwanger ist! – die Regelblutung um einige Tage verzögert. Natürlich ist die Poleiminze auch bei einer monatelang ausgebliebenen Regelblutung nach Absetzen der Antibabypille hilfreich. Doch in solchen Fällen ist es sinnvoll, sie mit anderen Kräutern zu mischen (siehe Seite 87) und die Einnahme beispielsweise auf 8 bis 10 Wochen zu begrenzen.

Rezept: Menstruationsfördernde Kräutertropfen (Apotheke)
Die nachfolgende Mischung kann bei »Teemuffeln« die menstruationsfördernde Teemischung von Seite 87 ersetzen. Vor der Einnahme sollte unbedingt eine Schwangerschaft ausgeschlossen werden, da die Kräutertropfen eine Fehlgeburt auslösen und die Leibesfrucht schädigen könnten!

Artemisia vulgaris (Beifuß) Urtinktur	20 ml
Levisticum officinale (Liebstöckel) Urtinktur	20 ml
Mentha pulegium (Poleiminze) Urtinktur	20 ml
Pulsatilla (Küchenschelle) Dil. D4	20 ml
Rosmarinus officinale (Rosmarin) Urtinktur	20 ml

Die Einzelbestandteile über eine Apotheke (z. B. von Spagyra) bestellen und mischen lassen oder selbst mischen. Je nach Reaktion zwei- bis fünfmal täglich 20 bis 30 Tropfen in etwas Wasser verdünnt vor den Mahlzeiten einnehmen.

Mit den menstruationsfördernden Kräutertropfen kann man vor allem eine überfällige Regelblutung anstoßen, sofern eine Schwangerschaft ausgeschlossen ist! Mit der Mischung kann auch eine vollständige Reinigung der Gebärmutter nach Fehlgeburt versucht werden. Meist genügt die hoch dosierte Einnahme (z. B. dreimal täglich 1 Teelöffel) über einige Tage hinweg. Eine Dauereinnahme wegen monatelang ausgebliebener Regelblutung ist wegen der langfristig leberschädigenden Wirkung nicht sinnvoll. *Achtung:* Die Mischung ist relativ teuer und kann bei Bedarf durch die Teemischung von S. 87 ersetzt werden.

Handelsprodukte:
Poleiminzenkraut (Pulegii herba)
Poleiminzen-Urtinktur (Mentha-pulegium-Urtinktur; Spagyra, von DHU als Sonderanfertigung)

Sammeltipps: Poleiminze lässt sich leicht im Garten ziehen. Man erntet das blühende Kraut und hängt es zum Trocknen in Büscheln auf. Idealer Erntezeitpunkt ist bei zunehmendem Mond in den Zeichen Skorpion oder Fische.

Anwendungsbeschränkungen: Poleiminze nicht in der Schwangerschaft gebrauchen, da der Inhaltsstoff Pulegon abortiv wirkt und die Leber schädigt!

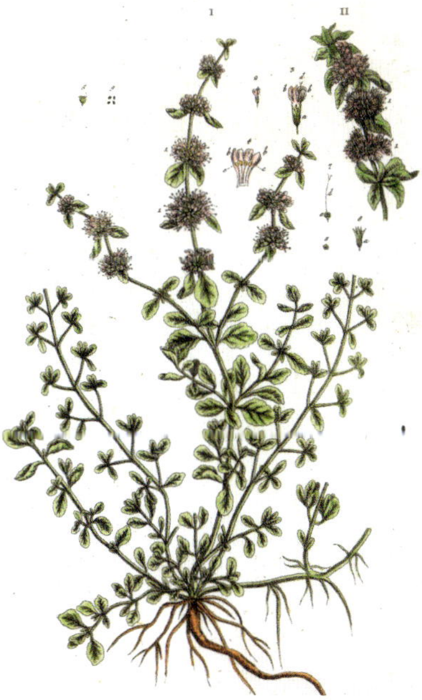

Poleiminze (E. Blackwell, 18. Jahrhundert)

Preiselbeere – Beugt bakteriellen Blasenentzündungen vor

»In der kalten Jahreszeit verhindert der tägliche Genuss von 1 Gläschen Preiselbeersaft oder täglich 1 EL ungesüßtes Kompott bei Frauen, die häufig unter Blasenentzündungen leiden, das Risiko einer Erkrankung um die Hälfte.«
(Hirsch/Grünberger, Die Kräuter in meinem Garten, 2006)

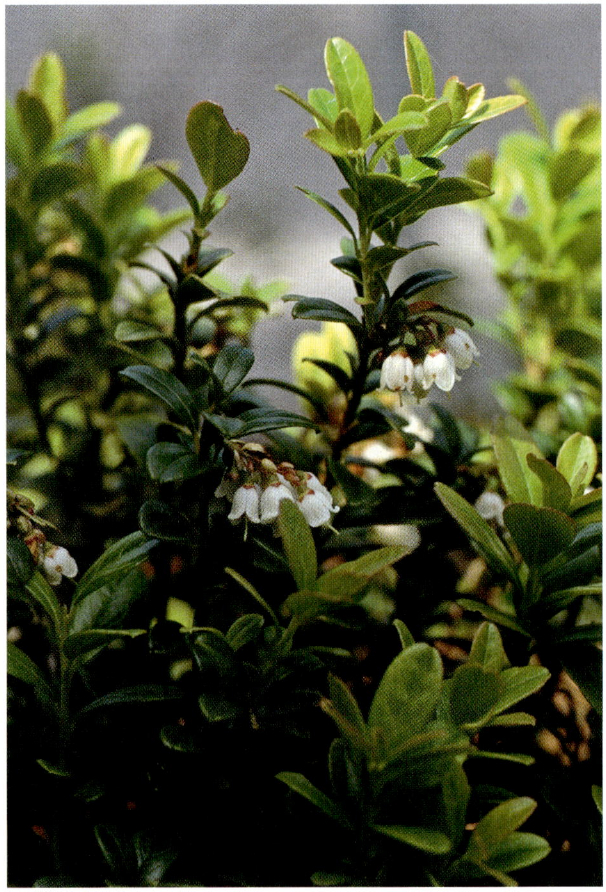

Mit Preiselbeerblättertee, aber auch mit Preiselbeersaft kann man bakteriellen Blaseninfekten vorbeugen. (Foto: H. Amann)

Namen: Grantlbeere, Kronsbeere, Moosbeere, Steinbeere.

Botanischer Name: Preiselbeere (Vaccinium vitis-idaea), Heidekrautgewächse (Ericaceae).

Signaturen und Astrologie: Die roten Beeren zeigen Sympathie zu Entzündungen, die stets mit einer gewissen Rötung einhergehen. Die glockigen Blütenkronen erinnern ein wenig an die Hohlorgane Gebärmutter oder Harnblase, und die Beeren haben wiederum eine Art Formverwandtschaft mit der Harnblase.

Nach der chinesischen Elementenlehre deutet der saure Geschmack eine Leberwirkung an. Zudem erlauben die ledrigen Blätter eine astrologische Zuordnung zu Jupiter, der über die Leber regiert. Weil die Preiselbeere vor allem Jupiter und Venus untersteht, hat sie ein wohlwollendes Wesen und bringt essbare Beeren hervor, die in der Vorbeugung von Blasenentzündungen zunehmend an Bedeutung gewinnen.

Wirkstoffe: Die Blätter und die Beeren enthalten Gerbstoffe, Proanthocyanidine, Phenolglykosid Arbutin, Salidrosit, Flavonoide, Triterpene, Vitamin C, Mineralstoffe (Kalium, Natrium), Fruchtsäuren (Benzoesäure) und Pektin.

Heileigenschaften: zusammenziehend, krebsfeindlich/antioxidativ, harntreibend, harnwegsdesinfizierend; wirkt speziell einer Anhaftung von Colibakterien an die Blasen- und Harnröhrenschleimhaut entgegen.

Verwendung in der Frauenheilkunde: In der Volksmedizin ist die Preiselbeere lange schon ein beliebtes Vorbeugungs- und Heilmittel bei bakteriellen Blasenentzündungen. Gebraucht werden sowohl der Blättertee als auch der Beerensaft. Der Preiselbeerblättertee ersetzt in manchen Gegenden den Bärentraubenblättertee, wenn eine harnwegdesinfizierende Wirkung erwünscht ist. Zwar enthält die Preiselbeere weniger antibiotisch aktives Arbutin, aber wegen des geringeren Gerbstoffgehalts ist sie verträglicher als die Bärentraube. Um dieselbe antibiotische Wirkung zu erzielen, muss der Preiselbeerblättertee allerdings in größeren Mengen zugeführt werden.

Zur Vorbeugung von bakteriellen Blasenentzündungen eignet sich ebenso der regelmäßige Verzehr von frischen Preiselbeeren oder daraus zubereitetem zuckerfreiem Kompott. Seit einigen Jahren bieten Reformhäuser und Apotheken daher auch den Preiselbeersaft als Harnwegdesinfiziens an. Die Wirkung ist vergleichbar mit der amerikanischen Cranberry, deren antiseptische Kräfte inzwischen durch einige klinische Studien bewiesen wurden. In den achtziger Jahren gelang es einem Forscher aufzuzeigen, dass Cranberrysaft die Anhaftung von Colibakterien an die Harnwegepithelien verhindert. Danach konnte immer wieder nachgewiesen werden, dass die Inhaltstoffe der Cranberry speziell Infektionen mit Escherichia-coli-Bakterien (E.-coli-Bakterien) entgegenwirken. Eine klinische Studie an 153 älteren Frauen bewies beispielsweise, dass der tägliche Genuss von 300 ml Cranberrysaft die Infektionsbereitschaft um mehr als 40 Prozent zu senken vermag. Eine andere Studie an 150 sexuell aktiven Frauen zeigte, dass der längerfristige tägliche Genuss von bereits 50 ml Saftgemisch aus Preiselbeer- und Moosbeerensaftkonzentrat Blasenentzündungen um 56 Prozent reduzieren konnte. In den Fällen, in denen es trotz Cranberry oder Preiselbeere zu Blasenentzündungen kam, mussten weniger Antibiotika eingesetzt werden, was an sich schon eine Rezidivprophylaxe darstellt, weil ein Antibiotikum die Blasenschleimhaut nachhaltig schädigt.

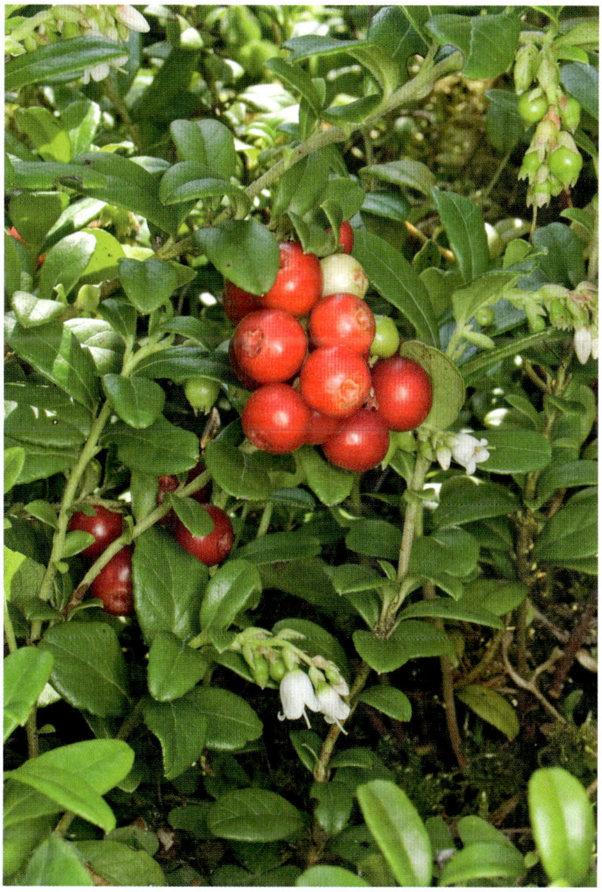

Fruchtende Preiselbeere (Foto: I. u. P. Schönfelder)
Der Genuss von Preiselbeersaft verhindert das Anhaften von Bakterien an der Blasenschleimhaut und verhütet somit Blasenentzündungen.

Seit mehr als einem Jahrzehnt wird außerdem untersucht, ob die Inhaltsstoffe der Cranberry und der Preiselbeere nicht auch gegen andere Bakterien wirksam sind. Eine israelische Forschergruppe fand dabei heraus, dass speziell die Cranberrywirkstoffe auch den gefürchteten Helicobacter pylori, bekannt als Auslöser von Magengeschwüren, bekämpfen und das Anhaften von Kariesbakterien verhindern.

Nicht zuletzt wird sogar eine krebsfeindliche Wirkung diskutiert. Den in den Beeren vorkommenden Proanthocyanidinen konnte bereits eine antioxidative Wirkung nachgewiesen werden, was bedeutet, dass krebserregende Substanzen wie etwa freie Radikale unschädlich gemacht werden. Im Tierversuch konnte der Cranberrysaft speziell das Wachstum von Brustkrebszellen reduzieren.

Rezept: Preiselbeerblättertee (Kräuterladen)
4 gehäufte Esslöffel Preiselbeerblätter über Nacht in 1 l Wasser kalt ansetzen, morgens abseihen, portionsweise auf Trinkwärme erhitzen und über den Tag verteilt am besten ungesüßt trinken.

Praxistipp: Mit Preiselbeersaft einer E.-coli-Zystitis vorbeugen
Schätzungen zufolge werden etwa 80 Prozent aller Blasenentzündungen von E.-coli-Bakterien verursacht. Sie stammen aus dem Darm, wandern über den Damm zur Scheide und gelangen von dort in die Harnröhre. An der Schleimhaut von Harnröhre und Blasenwand haften die Colibakterien an, vermehren sich und scheiden Stoffwechselprodukte aus, die zu den bekannten Beschwerden wie Brennen beim Harnlassen bis hin zu Blasenkrämpfen oder einer Nierenbeckenentzündung führen. Begünstigt werden die Infektionen zum einen durch mangelnde, zum anderen auch durch übermäßige Genitalhygiene, da Waschlotionen die zarte Schleimhaut chemisch schädigen und die natürliche Abwehr gegen die Bakterien senken. Auch die Antibabypille, Antibiotikagaben und ein Östrogenmangel in der Kindheit oder im Alter können ein für Colibakterien günstiges Milieu schaffen und daher Ursache für ständige bakterielle Blasenentzündungen sein.

Neben der Beseitigung der vorgenannten Ursachen kann die Preiselbeere E.-coli-Infektionen verhüten. Aufgrund der klinischen Studien und der zahlreichen Erfahrungsberichte empfiehlt es sich, zur Vorbeugung von bakteriellen Blasenentzündungen, insbesondere bei Neigung zu E.-coli-Zystitis, über Monate hinweg täglich 1 Glas Preiselbeer- oder Cranberrysaft zu trinken. Dies verhindert in vielen Fällen sogar als alleinige Maßnahme die Anhaftung der Bakterien an die Schleimhäute der Harnblase und der Harnröhre.

Handelsprodukte:
Preiselbeerblätter (Vitis idaei folium)
Preiselbeer-Ursaft (Biotta, Rabenhorst, Vitagarten)
Cranberry-Lutschtabletten (Avitale, Bergland)
Cranberry-Saft (Avitale)

Sammeltipps: Preiselbeerblätter sammelt man am besten im Mai oder Juni und legt sie zum Trocknen auf Papier aus – ab und zu wenden. Idealer Sammelzeitpunkt ist bei zunehmendem Mond in den Zeichen Krebs oder Waage.

Anwendungsbeschränkungen: Wegen des hohen Gerbstoffgehalts kann der Preiselbeerblättertee eine bestehende Stuhlverstopfung verstärken und bei magenempfindlichen Menschen in größeren Dosen Magenbeschwerden verursachen. Bei Neigung zu Nierensteinen ist der längerfristige und hoch dosierte Genuss von Preiselbeersaft wegen des Oxalgehalts nicht sinnvoll.

Rainfarn – Gürtelkraut erleichtert die Geburt

»Dieses Kraut gedörrt / zu Pulver gestossen / mit Wein auf ein halb Loth eingenommen / reiniget die Mutter.«
(Adamus Lonicerus, Kreuterbuch, 1679)

Namen: Kraftwurz, Muttergottesstab, Viehwermut, Wurmkraut, Wurmsame.

Botanischer Name: Rainfarn (Tanacetum vulgare = Chrysanthemum vulgare), Korbblütler (Asteraceae).

Signaturen und Astrologie: Die gelben Blüten zeigen eine Wirkung auf die Leber an. Doch das Fehlen der Zungenblüten ist eine auffällige Andersartigkeit, die eine gewisse Giftwirkung vermuten lässt. In seinem Wesen ist der Rainfarn den nah verwandten Korbblütlern Beifuß und Wermut ähnlich, denn er öffnet ebenfalls, bringt die Blutung ins Fließen und beschleunigt die Geburt. Doch wegen seiner Giftigkeit ist er kaum noch gebräuchlich.

Alle Pflanzenteile haben einen würzig-balsamischen Geruch, der von vielen Menschen als angenehm empfunden wird und eine astrologische Zuordnung zur Venus erlaubt, die im weiblichen Körper über die Gebärmutter regiert. Der starke Geruch galt einst auch als Signatur der dämonenabwehrenden Kräuter und kennzeichnet nach heutiger Vorstellung ein Nervenheilmittel. Ferner deuten die stark gefiederten Blätter auf merkurielles Wirken hin. Damit wird der Rainfarn astrologisch Venus und Merkur zugeordnet.

Wirkstoffe: Das blühende Kraut enthält ätherisches Öl mit bis zu 95 Prozent Thujon, Campher, Parthenolid, Crispolid und weiteren Mono- und Sesquiterpenen, Hydroxyzimtsäurederivate, Polyine, Flavonoide sowie Sterole.

Heileigenschaften: innerlich je nach Dosierung emmenagog bis abortiv, verdauungsfördernd, wurmtreibend, antimikrobiell; äußerlich insektizid, soll speziell Krätzemilben, Läuse, Motten und Flöhe vertreiben. Der Inhaltsstoff Crispolid erwies sich als wirksam gegen Malaria.

Verwendung in der Frauenheilkunde: Obwohl der Rainfarn in England bis heute im Kultgebäck Rainfarnkuchen und als Fastenspeise (Wurmkrautpudding) in Gebrauch ist, zählt er hierzulande zu den fast vergessenen Kräutern. Einst gehörte er in Deutschland zu den neunerlei zauberkräftigen Kräutern, die traditionell zu Mariä Himmelfahrt (15. August) kirchlich geweiht und dann im Schutzzauber Verwendung fanden. In manchen Gegenden gibt es noch moderne Kräuterhexen, die solche Weihbüschel mit Rainfarn bei nahendem Gewitter zur Blitzabwehr ins Herdfeuer streuen, kranken Menschen oder dem Vieh davon ins Essen bzw. ins Futter streuen oder die Büschel zum Fruchtbarkeitszauber übers Brautbett hängen.

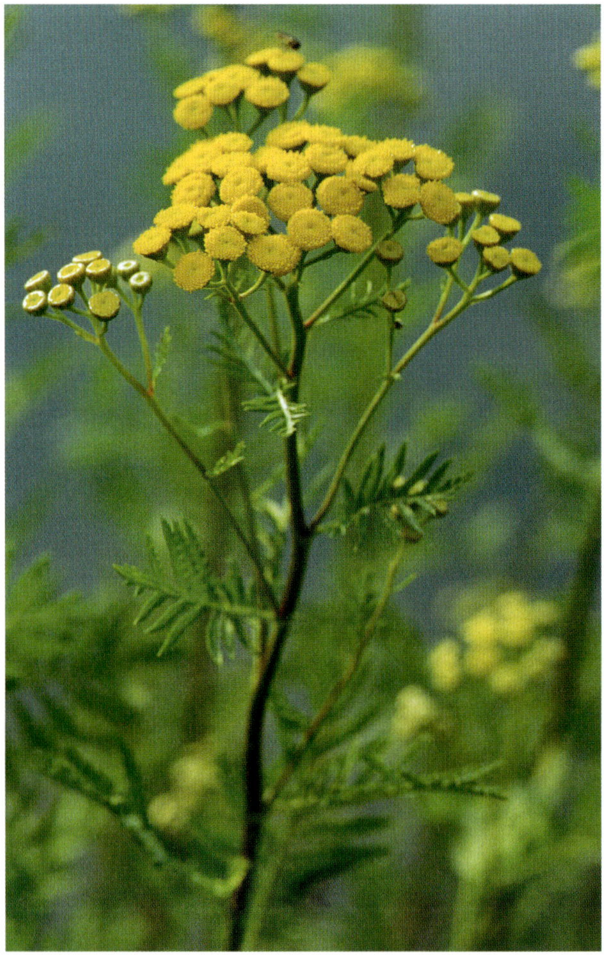

Der Rainfarn gehörte einst im Volksaberglauben zu den »Schlosskräutern«, die in dem Ruf standen, den weiblichen Schoß während der Geburt zu öffnen. Im blühenden Kraut findet sich Thujon, das je nach Dosierung eine Blutung auslösen oder eine Geburt vorantreiben kann. (Foto: M. Madejsky)

Wegen seines starken Dufts galt der Rainfarn im Mittelalter als dämonenfeindlich. Zur Abwehr von Krankheitsgeistern wurden den Neugeborenen Rainfarnbüschel in die Wiege gelegt, oder man räucherte das alte Schutzkraut während der Geburt: »Damit kein böße gespenst einem kinde schaden möge / so bereüch es mit dem rauch von dißem kraut« (Otto Brunfels, Kreüterbuch, 1532).

Leider sind solche Schutzräucherungen heute außer Gebrauch gekommen, vor allem weil in den Geburtskliniken Räucherungen wegen der Feuermelder oftmals nicht möglich sind. Doch wer sich für eine Hausgeburt entschieden hat, kann das Neugeborene wieder mit dem heilsamen Rauch von Rainfarn und anderen schutzmagischen Kräutern begrüßen. Der Rainfarn gehört nämlich, wie der Beifuß, zu den sogenannten Schloßkräutern, die den weiblichen Schoß während der Geburt aufschließen und die Geburt erleichtern.

Hierzulande ist der Rainfarn als Teekraut oder auch als Heilwein nicht mehr gebräuchlich, da es wegen des hohen Thujongehalts schon zu schweren Vergiftungen mit Lähmungszuständen kam. Das im ätherischen Öl enthaltene Thujon ist ein Nervengift mit je nach Dosierung menstruationsfördernder bis abortiver Wirkung und wurde daher zeitweise als Abtreibungsmittel benutzt. Außerdem führt Thujon zu Krämpfen, Lähmungen, schädigt Leber, Nieren und Magenschleimhaut. Noch vor wenigen Jahrzehnten gebrauchte man den Rainfarn in der Volksmedizin rege als Wurmmittel für Kinder und in Wein eingenommen zur Anregung der Menstruationsblutung. Doch Heil- und Giftwirkung liegen sehr nah beieinander, so dass man den Rainfarn heute nur noch sehr selten in Rezepturen findet, mit denen Würmer ausgetrieben oder eine Regelblutung in Gang gebracht werden soll.

Rezept: Geburtserleichternde Aromamischung

Weil in den Kreißsälen der Geburtskliniken wegen der Feuermelder meist keine Räucherungen erlaubt sind (siehe auch die Schutzräucherung für Gebärende, Seite 260) soll hier als Alternative eine Aromaölmischung für die Duftlampe aufgeführt werden:

Angelikaöl, ätherisches	5 Tropfen
Beifußöl, ätherisches	8 Tropfen
Rainfarnöl, ätherisches	10 Tropfen
Rosenöl, ätherisches	5 Tropfen
Sandelholzöl, ätherisches	7 Tropfen
Tuberoseöl, ätherisches	4 Tropfen
Alkohol (95 %)	zum Auffüllen

Die ätherischen Öle in eine Braunflasche (10 ml) träufeln, dann verschließen und kräftig schütteln. Das Ganze mit Alkohol auffüllen und bei Bedarf zur Verbesserung der Atmosphäre im Geburtszimmer 10 bis 15 Tropfen in eine Aromalampe geben oder auf einen Duftstein aufbringen.

Rezept: Rainfarnwein

So wird's gemacht:

- 2 großzügige Doppelhände voll selbstgesammeltem, blühendem Rainfarnkraut sorgfältig verlesen, grob zerkleinern und zusammen mit 0,7 l Weißwein in ein sauberes Schraubglas geben.
- Das gut verschlossene Glas auf eine sonnige Fensterbank stellen und 7 bis 10 Tage ziehen lassen.
- Dann den Wein durch ein Sieb abfiltern und in die gesäuberte Weinflasche zurückfüllen. Kühl aufbewahrt, hält er sich einige Wochen lang.

Anwendung: Bei Bedarf kann man mehrmals täglich 1 Likörgläschen (ca. 20 bis 30 ml) von dem Rainfarnwein trinken, um etwa eine zu schwache Regelblutung in Gang zu setzen, um die Austreibung der Nachgeburt oder die Gebärmutterreinigung nach einer Fehlgeburt anzuregen.

Handelsprodukte:

Rainfarnkraut (Tanaceti herba)
Rainfarn, ätherisches Öl (nicht zur innerlichen Anwendung; Maienfelser Naturkosmetik, Primavera, Neumond)
Rainfarnkraut, geschnitten (nur zur Herstellung von Spritzbrühen)
Rainfarn-Urtinktur (Chrysanthemum-vulgare-Urtinktur; Spagyra; Tanacetum vulgare, ab D1; DHU)

Sammeltipps: Für eine Räucherung oder für Heilweine eignen sich am besten die Blüten, die man im Juli sammelt und zum Trocknen auf Papier auslegt – häufig wenden! Idealer Sammelzeitpunkt ist bei zunehmendem Mond in den Zeichen Löwe oder Skorpion.

Anwendungsbeschränkungen: Rainfarn nicht in der Schwangerschaft gebrauchen! Thujon wirkt abortiv und kann zu Lähmungen führen, es wird auch bei äußerlicher Anwendung resorbiert. Kontaktallergien sind möglich.

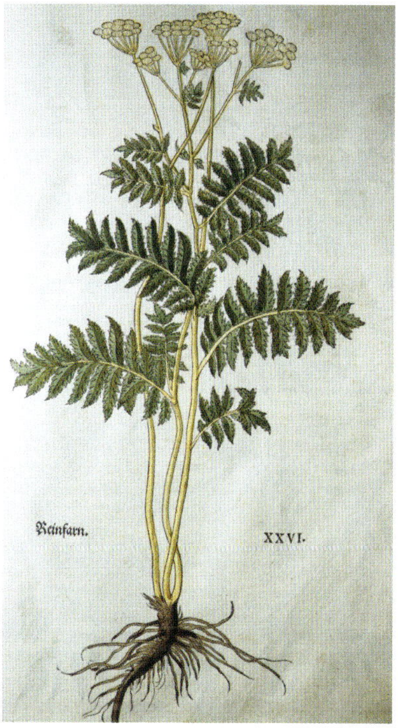

Rainfarn
(L. Fuchs, 1543)

Raute – Hormondoping bei frühzeitigem Wechsel

»[Rautenwasser] ist gut für die Spulwürm im bauch / und den Frauen so in Kindsnöthen seyn / dann es treibt die Geburt auß / und säubert nach der Geburt / bringt ihnen auch ihre rechte Zeit.«
(Adamus Lonicerus, Kreuterbuch, 1679)

Namen: Bitterkraut, Gartenraute, Weinraute.

Botanischer Name: Raute (Ruta graveolens), Rautengewächse (Rutaceae).

Signaturen und Astrologie: Die vierzähligen gelben Blüten, die dreilappigen Blätter und die Tendenz zum Verholzen zeigen die Zugehörigkeit der Raute zum Jupiter an, der im menschlichen Körper über die Leber und das Bindegewebe regiert. Die bläulich grünen Blätter wie auch der unangenehm bittere Geschmack weisen auf saturnalen Einfluss und die leichte Giftigkeit hin. Von den Alten wurde die Raute wegen ihrer Wirkung auf die Gebärmutter dagegen noch der Venus unterstellt. Das Wesen der Weinraute ist es, die Verdauungssäfte wie auch die Menstruationsblutung ins Fließen zu bringen, die Gebärmutter zu reinigen und einer Melancholie oder auch der Verbitterung entgegenzuwirken.

Wirkstoffe: Im blühenden Kraut finden sich ätherisches Öl mit Methylnonylketon, Flavonoide (Rutin), Cumarine, Furanocumarine (Bergapten) sowie Alkaloide (Chinoline).

Heileigenschaften: harntreibend, menstruationsfördernd, krampflösend, östrogenähnlich, triebdämpfend bei Männern, luststeigernd bei Frauen, verdauungsfördernd, antiödematös, venenkräftigend, abortiv.

Verwendung in der Frauenheilkunde: In der Antike hielt man die Raute noch für ein universelles Antidot, das sogar Tötungsgifte unschädlich machen sollte. Dies kommt in einem Volksspruch zum Ausdruck, der lautet: »Salbei und Rauten, vermengt mit Wein, lassen dir den Trank nicht schädlich sein.« Manche Autoren erblickten in der Raute gar die sagenumwobene Moly, mit der sich einst der Abenteurer Odysseus vor dem Liebeszauber der Erzhexe Circe geschützt haben soll. In dem alten Aberglauben, der sich um die bittere Blume rankt, schwingt natürlich mehr als ein Fünkchen Wahrheit mit, denn die Raute gehört zu den ältesten Schutz- und Zauberpflanzen der Menschheit. Auch Paracelsus, der vermutlich den Großteil seiner schutzmagischen Kenntnisse von den Zigeunern hatte, hielt die Raute für eines der besten »Verschreikräuter«, die man zum Schutz von Haus und Hof in die vier Ecken legen oder in Büscheln aufhängen sollte.

In den Klostergärten stand sie oftmals an erster Stelle, denn man gebrauchte das Kraut, um den Wein haltbarer zu machen – daher der Name Weinraute. Ein erwünschter Nebeneffekt des mit Raute gewürzten Weins war die anaphrodisierende Wirkung, die den Mönchen das Zölibat erleichterte. Hinweise auf die triebdämpfenden Eigenschaften finden sich in fast allen alten Kräuterbüchern, so zum Beispiel bei Hieronymus Bock (1577): »Weiter ist Rauten der art das sie den Harn treibt / dilget aber auß / stäts genützt / die natur der Ehelichen wercke. Das sollten alle Closter und Ordensleüt / (welche keüsch sein wöllen / und reinigkeit zuhalten vermessenlich geloben) stäts inn ihrer speiß unnd dranck brauchen.«

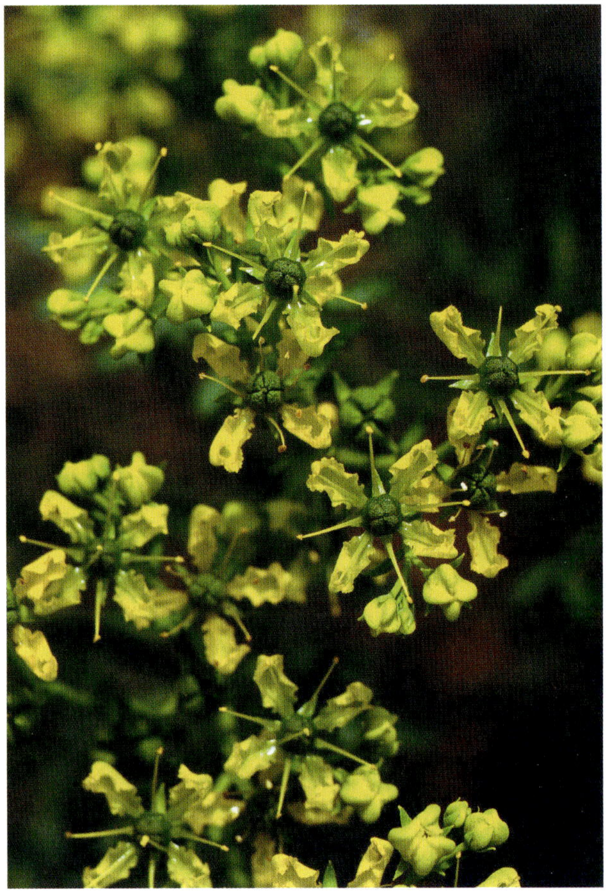

Blühende Weinraute (Foto: H. Amann)
Die Raute galt im Mittelalter als universelles Gegengift, weshalb ein Sprichwort lautet: »Salbei und Rauten, vermengt mit Wein, lassen dir den Trunk unschädlich sein.«

Einen ganz anderen Effekt hat die Raute allerdings auf Frauen, denn sie wirkt östrogenähnlich und weckt bei ihnen die sexuelle Lust. In manchen alten Kräuterbüchern finden sich deswegen Empfehlungen, dass Nonnen oder auch Witwen, die keusch bleiben müssen, das Kraut meiden sollten, weil es zu den »ehelichen Werken« reize.

Wegen der möglichen Nebenwirkungen ist die Raute heute jedoch nicht mehr als Liebespflanze im Gebrauch. Ihre hormonartige Wirkung lässt sich aber immer noch nutzen, vor allem wenn Frauen unter frühzeitig eintretendem Klimakterium leiden. Die Raute führt zu Blutandrang der Bekkenorgane und regt auf diese Weise den Blutfluss an. Eine Teekur mit dem Kraut setzt eine überfällige Regelblutung meist rasch in Gang und reinigt die Gebärmutter tiefgreifend, so dass sie sich vor allem für solche Frauen eignet, deren Regelblutung vorzeitig versiegt ist.

Die gebärmutterreinigende Wirkung ist in der Geburtshilfe ebenso nützlich. Mit der Urtinktur kann man die Austreibung der Nachgeburt anschieben; hier genügen eventuell halbstündliche Gaben von 20 Tropfen Ruta-Urtinktur in etwas Wasser. Auch wenn in der Frühschwangerschaft die Leibesfrucht abgestorben ist und nun abgeblutet werden soll, ist ein Versuch mit Ruta graveolens sinnvoll, da man mit Hilfe der Raute möglicherweise eine Ausschabung umgehen kann; dazu nimmt man mehrere Tage lang drei- bis fünfmal täglich 10 bis 15 Tropfen der Urtinktur, in etwas Wasser oder Tee ein, bis eine genügend starke Blutung eintritt – parallel sollte die Gebärmutter jedoch per Ultraschall untersucht werden.

In Marokko gebrauchen Kräuterkundige die Weinraute bis heute als universell einsetzbares Frauenkraut und Liebeszaubermittel: Als Tee oder in Wein eingenommen, bringt sie die versiegte Regelblutung wieder hervor, lindert Regelkrämpfe, steigert die Fruchtbarkeit und die sexuelle Lust. Mit ihrer Hilfe nehmen die kräuterkundigen Marokkanerinnen sogar Einfluss auf das Sexualleben ihrer Männer: Wenn die Frauen keine Lust auf Sex haben, dann dämpfen sie mit dem Kraut einfach den Trieb des Mannes. Und falls dieser zu frühzeitigem Samenerguss neigt, dann bekommt er ebenfalls kleine Mengen des pulverisierten Krauts ins Essen oder in den Wein gestreut, weil dies die Erregbarkeit herabsetzt.

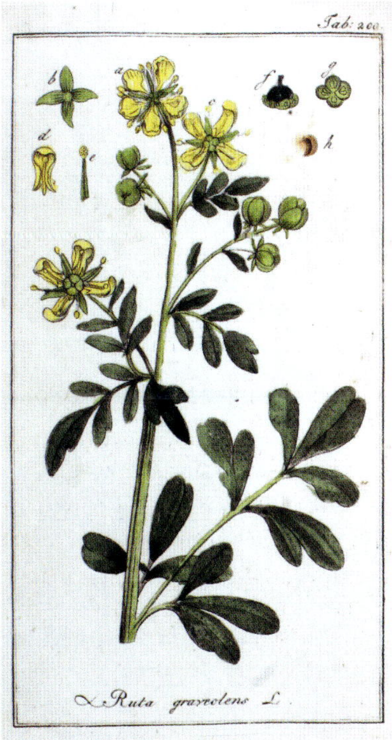

Weinraute (Kupferstich, um 1800)

Rezept: Teemischung bei frühzeitig versiegter Menstruation (Apotheke)
Die nachfolgende Teemischung soll die hormonelle Situation bei frühzeitigem Klimakterium mit Neigung zu ausbleibender Regelblutung ausgleichen. Daher setzt sich die Mischung aus östrogenähnlich wirkenden Pflanzen wie Hopfen und Rotklee zusammen und enthält ferner blutungsfördernde Kräuter wie Liebstöckel, Raute und Rosmarin.

Hopfenblüten	30 g
Liebstöckelwurzel	40 g
Raute	30 g
Rosmarin	20 g
Rotkleeblüten	30 g

Alle Kräuter miteinander mischen, 1 bis 2 gehäufte Teelöffel pro Tasse à 200 ml heiß überbrühen, etwa 8 Minuten ziehen lassen und abseihen. 8 bis 12 Wochen lang 2 bis 4 Tassen täglich, danach bei Bedarf mit 1 bis 2 Tassen pro Tag fortfahren.

Bei Klimakterium praecox wird die Teemischung ideal ergänzt durch zweimal täglich 10 bis 15 Globuli Ovaria comp. (Wala).

Rezept: Teemischung bei Regelkrämpfen (Apotheke)

Hirtentäschelkraut	20 g
Rosmarinblätter	30 g
Raute	50 g

Mischen, 1 bis 2 Teelöffel pro Tasse à 200 ml heiß überbrühen, etwa 8 Minuten ziehen lassen und abseihen. 2 bis 3 Tassen täglich vor allem in den Tagen vor und während der Regel trinken.

Anmerkung: Die Mischung eignet sich speziell für Frauen mit einer Neigung zu einer eher schwachen Blutung, niedrigem Blutdruck und ausgeprägtem Verlangen nach Bitterem.

Handelsprodukte:

Rautenkraut (Rutae graveolentis herba, ab 250 g; Caelo)
Raute-Urtinktur (Ruta-graveolens-Urtinktur; DHU, Spagyra)
Raute, ätherisches Öl (Maienfelser Naturkosmetik, Primavera, Neumond)

Sammeltipps: Man erntet das blühende Kraut im Hochsommer und hängt es zum Trocknen kopfüber in Büscheln auf. Idealer Erntezeitpunkt ist bei zunehmendem Mond im Zeichen Skorpion.

Anwendungsbeschränkungen: Raute nicht in der Schwangerschaft gebrauchen! Sie kann bei Hautkontakt zu Reizungen und Ausschlägen führen. Wegen der Furanocumarine kann es bei längerfristigem innerlichem Gebrauch sowie nach Hautkontakt und Sonneneinwirkung zu phototoxischen Reaktionen mit sonnenbrandähnlichen Hautentzündungen kommen.

Rhapontikrhabarber – reguliert Wechseljahrsbeschwerden

»Aktuelle In-vitro-Untersuchungen an verschiedenen Zellsystemen, u. a. an Karzinomzellen des Endometriums, haben gezeigt, dass weder der Gesamtextrakt [von Rhapontikrhabarber] noch einzelne Inhaltsstoffe oder deren Metaboliten den proliferationsfördernden Estrogenrezeptoren Alpha aktivieren. Dagegen konnte eine selektive Aktivierung des proliferationshemmenden Estrogenrezeptors Beta in diesen Zellen demonstriert werden. Insbesondere dadurch unterscheidet sich der Rhapontik-Rhabarber-Extrakt von den Isoflavon-haltigen pflanzlichen Extrakten (z. B. aus Soja oder Rotklee), die zwar hauptsächlich an den ER Beta andocken, bei höheren Dosierungen aber auch den Estrogenrezeptor alpha aktivieren.«

(Hans Uwe Feldmann, Mit Rheum rhaponticum kann der Estrogenrezeptor Beta selektiv aktiviert werden, 2007)

Namen: Rhapontik-Rhabarber, Sibirischer Rhabarber. Der lateinische Name Rheum rhaponticum bezieht sich auf die Herkunft dieser Rhabarberart aus den Gebieten rund um das Schwarze Meer (Pontus).

Botanischer Name: Rhapontikrhabarber (Rheum rhaponticum), Knöterichgewächse (Polygonaceae).

Signaturen und Astrologie: In erster Linie ordnet man die großwüchsige Pflanze dem Jupiter zu, der im Menschen über Leber und Bindegewebe herrscht. Der rispige Blütenstand zeigt die Zugehörigkeit zum Mond (viele weißliche Blüten) und Merkur (schlanke Gestalt) an, die im weiblichen Körper zusammen über die Hormondrüsen regieren.

Die großen Blätter sind auch eine Signatur von Heilpflanzen, die auf die großlappigen Organe, also auf Leber oder Lunge, wirken. Doch eine Heilwirkung auf diese ist nicht bekannt.

Wirkstoffe: Die Wurzel enthält Anthranoide (viel weniger als im Medizinalrhabarber!), Stilbenderivate (Glykosid Rhaponticosid = Rhaponticin) und Gerbstoffe.

Heileigenschaften: östrogenartig, entzündungswidrig, antiproliferativ (tumorhemmend).

Verwendung in der Frauenheilkunde: Die Rhapontikrhabarberwurzel wird wegen ihres östrogenartigen Wirkstoffs Rhaponticin bereits seit Jahrzehnten in der Frauenheilkunde genutzt. Das Hauptanwendungsgebiet dieser Rhabarberart ist die sanfte Hormonersatztherapie, wobei sich der Sibirische Rhabarber durch seine besonders gute Verträglichkeit auszeichnet. Daher wird er von manchen Frauenärzten sowohl bei Östrogenmangelzuständen ab den Wechseljahren verordnet als auch bei hormonellen Ausfallerscheinungen nach operativen Eingriffen. Ferner lässt sich durch rhaponticinhaltige Extrakte auch bei unterentwickelter Gebärmutter eine Stimulation erzielen, und nicht zuletzt ist es möglich, mit Rhapontikrhabarber eine sogenannte Abbruchblutung hervorzurufen, die bei einer Entzündung der Gebärmutterschleimhaut nach Geburt oder Fehlgeburt zu einer heilsamen Reinigung des Uterus führen kann.

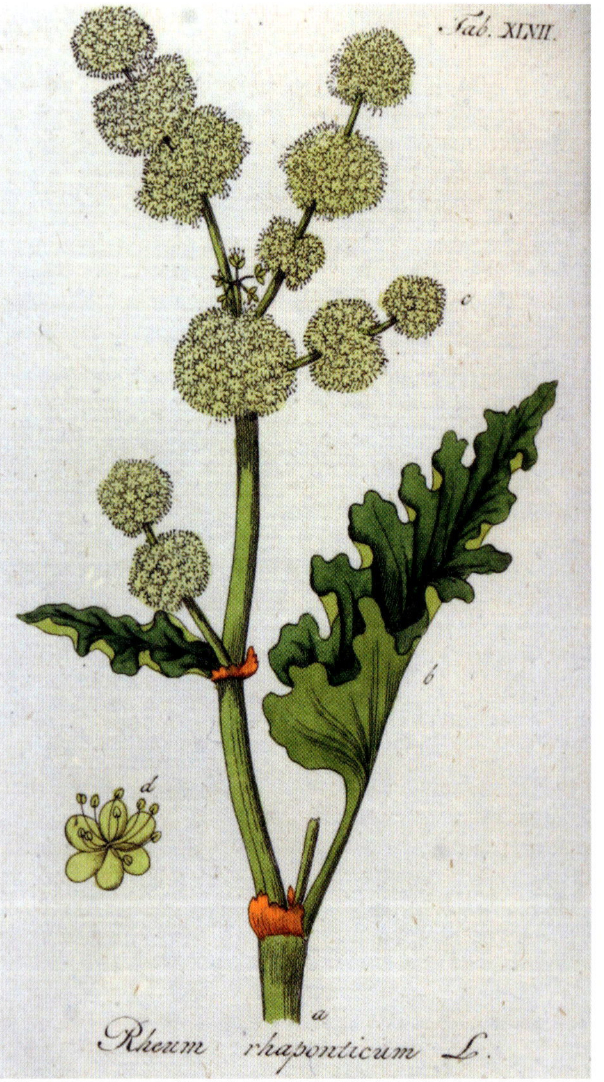

Rheum rhaponticum (Kupferstich, um 1800)
Nur die spezielle Rhabarberart Rheum rhaponticum eignet sich wegen ihrer östrogenartigen Inhaltsstoffe zur sanften Hormonersatztherapie in den Wechseljahren.

Trotz der zuverlässigen östrogenartigen Wirkungen dieser speziellen Rhabarberart und der guten Verträglichkeit der aus der Wurzel hergestellten Frauenarzneien streiten sich die Experten über eventuelle Nebenwirkungen und Langzeitfolgen. Zeitweise stand Rhaponticin unter dem Verdacht, das Erbgut zu schädigen und möglicherweise Krebs zu erregen. Aktuelle Studien lassen jedoch eher das Gegenteil vermuten: Rhaponticin scheint nämlich vor allem sogenannte, Estrogenrezeptoren Beta (ERβ) anzuregen, deren Stimulation eben

Rheum rhaponticum, aufgenommen im Heilpflanzengarten der Firma Staufen-Pharma (Foto: O. Rippe)

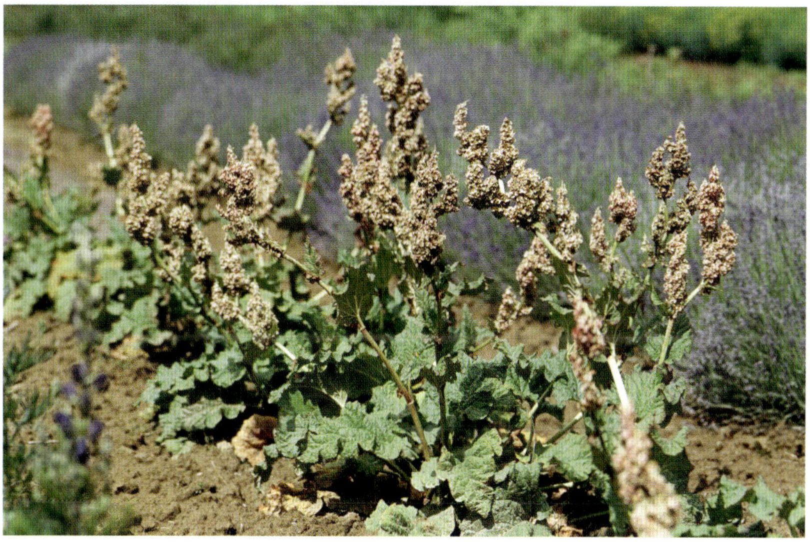

keine Gewebeproliferation in Gang setzt. Daher empfehlen sich Extrakte aus dieser Rhabarberwurzel vor allem bei Frauen, die eine östrogenartige Stimulation der Brustdrüsen wegen Mastopathie oder nach Brustkrebsoperationen vermeiden wollen. Eine Stimulation der Estrogen-Rezeptoren Beta hat eine antientzündliche und antiproliferative Wirkung. Obwohl der Rhapontikrhabarber das Tumorenwachstum nicht anregt, rät man bei östrogenabhängigen Erkrankungen wie etwa bei Myomen oder bei Brustkrebs aus grundsätzlichen Erwägungen von allen östrogenisierenden Maßnahmen abgeraten.

Sofern es sich jedoch um einen Östrogenmangel ab den Wechseljahren handelt, lassen sich die Beschwerden durch den Rhapontikrhabarber gut beeinflussen. Inzwischen belegen mehrere Studien die östrogenartige Wirkung seiner Wurzel. In den Jahren 2003 und 2004 wurde zum Beispiel in neun gynäkologischen Ambulanzen in der Ukraine eine Doppelblindstudie an 109 Frauen mit klimakterischen Beschwerden durchgeführt. Davon nahmen 54 über 12 Wochen hinweg einen Spezialextrakt aus der Rhapontikrhabarberwurzel (Phytoestrol) ein. 55 Frauen erhielten ein Placebo. Ergebnis: »In der globalen Einschätzung der Ärzte wurden 91 % der Patientinnen unter Verum gegenüber 2 % unter Placebo als wesentlich gebessert eingestuft« (Volker Schulz, Sibirischer Rhabarber bei klimakterischen Beschwerden, 2007).

In einer weiteren Studie, die 2006 von Marietta Kaszkin-Bettag (vgl. Schulz, a. a. O.) durchgeführt wurde, bewirkte die Einnahme von Rhapontikrhabarber nicht nur eine deutliche Reduzierung der üblichen Wechseljahrsbeschwerden wie etwa Hitzewallungen, sondern auch Kopfschmerzen und Migräneattacken gingen zurück.

Rezept: Rhapontikrhabarberextrakt

So wird's gemacht:

- Eine Rhapontikrhabarberwurzel säubern, waschen und zu feinem Pflanzenbrei zerschneiden.
- Den Wurzelbrei in ein Schraubglas geben, so dass er etwa ein Drittel vom Glas füllt, und mit einem 60-prozentigen Alkohol-Wasser-Gemisch übergießen.
- Das gut verschlossene Glas an einen dunklen und warmen Ort stellen und täglich ein- bis zweimal kräftig schütteln.
- Nach 6 bis 8 Wochen kann der Extrakt durch ein sauberes Küchentuch abgefiltert und der Rückstand kräftig ausgepresst werden.
- Zur Aufbewahrung wird der Extrakt in eine Braunflasche umgefüllt. Bei gut verschlossener Flasche hält er sich viele Jahre.

Anwendung: Zur Hervorrufung einer Reinigung der Gebärmutter bei Gebärmutterschleimhautentzündung nach Geburt oder Fehlgeburt etwa 1 Woche lang dreimal täglich 1 Teelöffel Rhabarberwurzelextrakt in etwas Wasser einnehmen. Bei Östrogenmangelzuständen empfiehlt sich die rhythmische Einnahme des Extrakts mit monatlichen Pausen, zum Beispiel 3 Wochen lang zweimal täglich 20 bis 30 Tropfen und dann eine Woche Pause. Eine gynäkologische Kontrolle des Therapieeffekts ist anzuraten.

Handelsprodukte:
Phyto-Strol-Tabletten (Rhapontikrhabarberwurzel-Trockenextrakt; Müller Göppingen und Dr. Loges)

Sammeltipps: Der Rhapontikrhabarber lässt sich im Garten ziehen. Man gräbt die Wurzel im Frühling oder im Herbst. Idealer Erntezeitpunkt ist bei abnehmendem Mond in den Zeichen Krebs, Stier oder Waage.

Anwendungsbeschränkungen: Rhapontikrhabarber nicht anwenden in der Schwangerschaft und Stillzeit oder bei östrogenabhängigen Tumoren sowie bei Leberfunktionsstörungen.

Ringelblume – Die sonnenhafte Wundheilerin

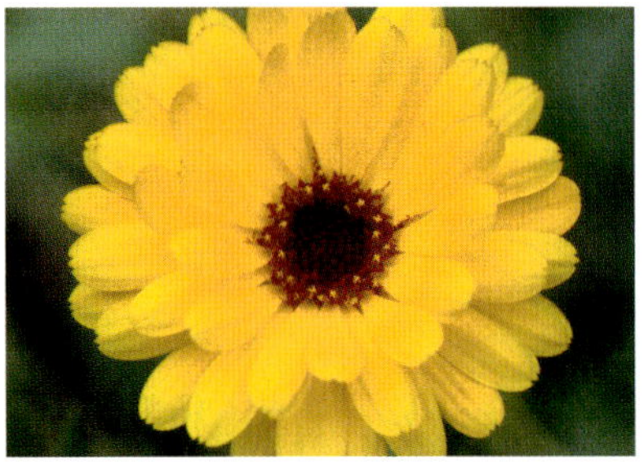

Die orangegelben Ringelblumenblüten enthalten krebsfeindliche Farbstoffe und Vitamine. (Foto: M. Madejsky)

»Ringelblumen mit dem Kraut gedörrt / angezündet und den Rauch untenauf empfangen / befürdert gewisslich die Bürden [Frauenbürd = Geburt] mit Gewalt.«
(Adamus Lonicerus, Kreuterbuch, 1679)

Namen: Goldblume, Ringelrose, Sonnwendblume, Totenblume.

Botanischer Name: Ringelblume (Calendula officinalis), Korbblütler (Asteraceae).

Signaturen und Astrologie: Wegen der orangegelben Blütenfarbe erkannten die Alten in der Ringelblume einst eine Leberheilpflanze. Die weithin leuchtenden Korbblüten zeigen zugleich die Zugehörigkeit zur Sonne an. Außerdem ist die Ringelblume eine Wetterorakelblume, denn ihre Blüten bleiben geschlossen oder schließen sich, wenn Regen naht. Diese Reaktion auf die Luftfeuchtigkeit hat sie mit anderen Korbblütlern wie zum Beispiel mit der Silberdistel oder dem Gänseblümchen gemein.

Es ist eine mondhafte Signatur, die den Bezug zur Gebärmutter herstellt, denn auch der Muttermund öffnet und schließt sich im Einklang mit dem Mond, dem Regenten über alle irdischen Flüssigkeiten, der den Menstruationsrhythmus vorgibt. Die gekrümmten Früchte erinnern an Würmer oder Sargnägel und gaben ihr den Beinamen Totenblume. Ringelblumen haben jedoch ein sonnenhaftes Wesen und schließen sowohl körperliche als auch seelische Wunden.

Wirkstoffe: In den Blüten kommt etwas ätherisches Öl vor sowie Triterpensaponine, Triterpenalkohole, Sterine, Carotinoide, Flavonoide, Cumarine, Polysaccharide und Bitterstoffe.

Heileigenschaften: entzündungshemmend, wundschlussfördernd, hautregenerierend, zum Beispiel bei Entzündungen und Strahlenschäden, antimikrobiell, vor allem antibakteriell und fungizid, antitumoral, blutfettsenkend.

Verwendung in der Frauenheilkunde: Das Wesen der Ringelblume ist sonnenhaft, balsamisch und wundheilend. Daher kommt sie bei allen möglichen Entzündungen von Haut und Schleimhaut, bei schlechter Wundheilung oder bei Wundheitsgefühl sowie zur Narbenpflege zum Einsatz. Vor allem frische, noch gerötete Operationsnarben und schmerzende Narbenwülste nach Dammschnitten danken die tägliche Einreibung mit Ringelblumenöl, -gel oder -salbe, wodurch das Narbengewebe rascher abschwillt und glatter verheilt.

Doch die Ringelblume ist auch eine Heilpflanze für die Psyche, wenn die Narben am Körper vielleicht Wunden in der Seele hinterlassen haben. Insbesondere bei Damm- oder Kaiserschnittnarben, die nicht heilen wollen, unterstützt sie die Wundheilung auf der körperlichen wie auf der seelischen Ebene (z. B. zwei- bis dreimal täglich 5 Tropfen Ceres-Calendula-Urtinktur).

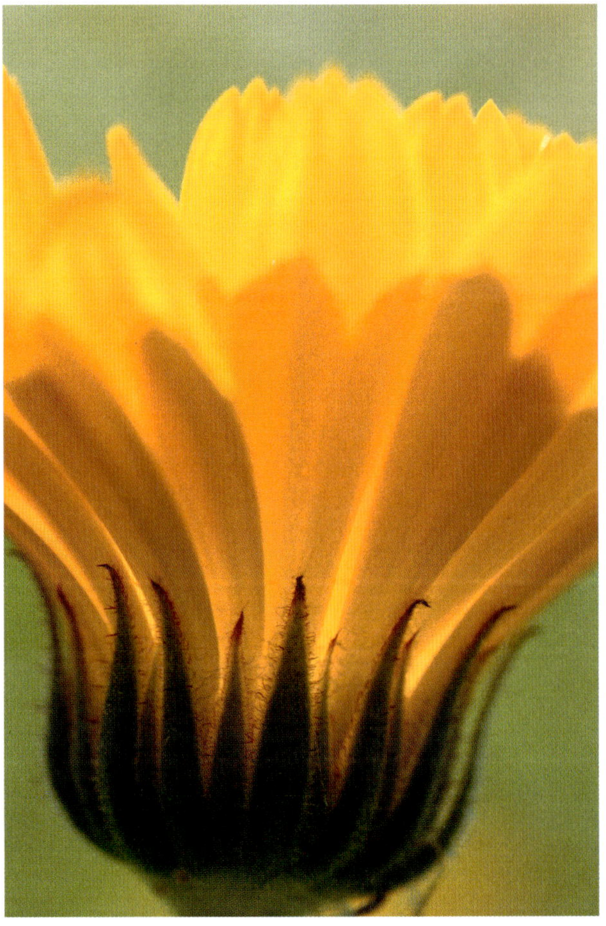

Nicht nur Volksmediziner schätzen die sonnenhafte Ringelblume als Krebsheilmittel und Wundarznei sowie zur Narbenpflege. Inzwischen konnten Pflanzenforscher nachweisen, dass Calendula sogar Strahlenschäden mindert. (Foto: M. Madejsky)

Die entzündungswidrigen und wundheilenden Kräfte der Ringelblume sind außerdem bei Wundsein oder Wundheitsgefühl der Haut am Scheideneingang und im Dammbereich hilfreich. Am besten reinigt man die betroffenen Areale so lange täglich mit verdünnter Calendula-Essenz (1 Esslöffel

Essenz mit 10 Esslöffeln Wasser verdünnen), bis die Reizerscheinungen vollständig abgeklungen sind. Insbesondere beim Dammekzem oder Scheidenpilz wie auch bei Reizerscheinungen wie einer Rötung, Mikrorissen oder Wundheitsgefühl bei Craurosis vulvae fördert die Ringelblume eine tiefgreifende Geweberegeneration. Wissenschaftlichen Untersuchungen zufolge bewirken Lokalanwendungen mit Calendula nicht nur einen Rückgang von Entzündungen, sie können dank ihrer antimikrobiellen Inhaltsstoffe (ätherische Öle und Flavonoide u. a.) eine Vielzahl von Bakterien im Wachstum hemmen und wirken leicht antimykotisch, so dass sie – statt Seife – beispielsweise nach schulmedizinischen Antipilzkuren vorbeugend zur täglichen Intimpflege gebraucht werden sollten. In der Volksmedizin stand die Ringelblume einst in so hohem Ansehen, dass sie selbst bei bösartigen Geschwülsten und Krebs gebraucht wurde. Sebastian Kneipp, Maria Treben und viele andere Volksheiler haben sie gegen Krebs, Brustkrebs und bösartige Hautgeschwüre empfohlen. Daher finden sich die sonnigen Blüten bis heute zum Beispiel in Krebsteemischungen (siehe Seite 189). Auf diesem Gebiet dient sie immer noch als pflanzliches Begleitmittel sowie zur Nachkur (z. B. Calendula D2 von DHU, nach der Konisation mehrere Wochen lang zweimal täglich 2 Tabletten in die Scheide einführen). Die Blüteninhaltsstoffe wirken ähnlich wie Vitamin A stark regenerierend auf Haut und Schleimhaut und erwiesen sich in Untersuchungen als wachstumshemmend auf Tumorzellen. Als Hauptwirkstoffe gelten hier speziell die Carotinoide. Doch diese sind fettlöslich, weshalb die Ringelblumen in der Volksmedizin zum innerlichen wie auch äußerlichen Gebrauch traditionell in Milch, Öl, Butter oder Schweinefett ausgezogen werden. So dringen ihre Sonnenkräfte tief in den Körper und bis in die zelluläre Ebene vor.

Schließlich sei noch darauf hingewiesen, dass sich die Ringelblume bei Strahlendermatitis bewährt hat. In einer klinischen Studie zeigte sich, dass Calendulasalbe, unmittelbar nach der Bestrahlung bei Brustkrebs aufgetragen, die Hautentzündung wie auch Ödeme reduziert (z. B. Calendula-10 %-Gel oder -Wundsalbe von Weleda).

Rezept: Sitzbad nach Bestrahlung oder Lasertherapie (Kräuterladen)

Goldruten-, Taubnesselkraut, Ringelblumen-, Rotklee- und Wundkleeblüten zu gleichen Teilen mischen.

Eine großzügige Doppelhand voll der Mischung (ca. 40 bis 50 g) mit 2 l kochendem Wasser überbrühen, 20 bis 30 Minuten ziehen lassen, abseihen und dem Sitzbadewasser beimengen. Nach Bestrahlung oder Laserbehandlung einmal täglich etwa 15 bis 20 Minuten als Sitzbad anwenden.

Praxistipp: Hautreizungen am Scheideneingang (Apotheke)

Bei Wundsein im Dammbereich oder bei ständig gereizter Haut am Scheideneingang hilft, langfristig angewandt, verdünnte Ringelblumenessenz von Wala oder Weleda. Dazu nimmt man über einige Wochen hinweg zweimal täglich 1 Esslöffel Calendula-Essenz und verdünnt diese mit 10 Esslöffeln Wasser. Mit dieser Lösung kann man die gereizten Hautareale reinigen oder betupfen oder bei starker Reizung zeitweise damit befeuchtete Tücher überlegen.

Trotz des Alkoholgehalts trocknen solche Anwendungen die zarte Scheidenhaut nicht aus, sondern tragen zu einer rascheren Hautregeneration bei. Diese Vorgehensweise ist vor allem bei Neigung zu Dammekzemen, Kraurose oder Scheidenpilz sinnvoll und sollte bei diesen Leiden eine Reinigung mit Intimlotionen oder mit Seife zum Wohle der Haut vollständig ersetzen.

Handelsprodukte:

Ringelblumenblüten (Calendulae flos)
Ringelblumenöl (Oleum Calendulae infusum auf Erdnussölbasis; Caelo)
Ringelblumenessenz (Calendula-Essenz; Wala, Weleda)
Ringelblumen-Urtinktur (Calendula-Urtinktur; Ceres, Spagyra)
Ringelblumengel (Calendula-10 %-Gel; Weleda)
Ringelblumensalbe (Calendula-Wundsalbe 10 %ig; Weleda)

Sammeltipps: Die sich gerade öffnenden Ringelblumenblüten erntet man an einem sonnigen Tag um die Mittagszeit und legt sie zum Trocknen am besten auf ausgespannte Tücher. Ideal wäre ein zunehmender Mond im Zeichen Löwe. Die Blätter kann man zum Beispiel für Sitzbäder verwenden.

Anwendungsbeschränkungen: Arzneizubereitungen mit Ringelblumen sind bei bekannter Überempfindlichkeit gegen Korbblütler nicht zu verwenden.

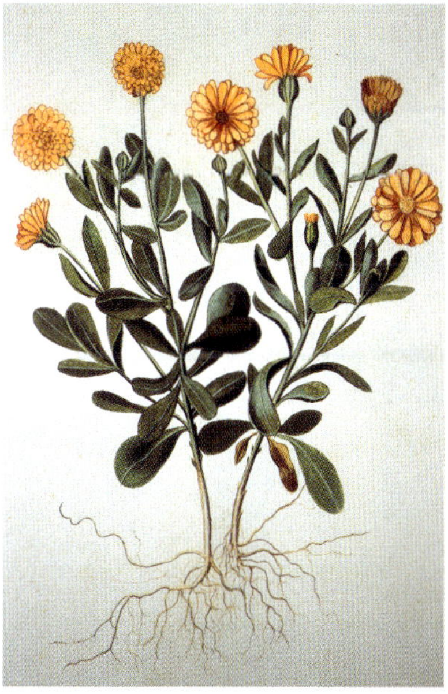

Ringelblume
(J. Kentmann, 1563)

Rose – Venusblume für die Vagina

»Was es bedeutet, rote Rosen zu schenken, versteht fast jeder Mensch auf dieser Erde. Die Bitte um Zuneigung und Liebe hat bis heute keinen besseren Ausdruck gefunden. In den Farben von Blättern und Blüten sind die Symbole von Hoffnung und Liebe vereint. Blüte und Dorn sind jene von Lust und Schmerz, von Vulva und Penis.«
(Marianne Beuchert, Symbolik der Pflanzen, 1995)

»Während dem Geburtsablauf gibt es keinen passenderen Duft als den der Rose. Denn beides, Rose und Geburt, stellen die Krönung der Liebe dar.«
(Inge Stadelmann, Die Rose – das ätherische Öl im Anwendungsbereich Schwangerschaft, Geburt und Wochenbett, 1992)

Namen: Gartenrose, Hundertblättrige Rose, Zentifolie.

Botanischer Name: Hundertblättrige Rose (Rosa centifolia), Hundsrose (Rosa canina), Damaszenerrose (Rosa damascena), Rosengewächse (Rosaceae).

Signaturen und Astrologie: Die Beliebtheit sowie der Wohlgeruch der Rosen erlauben eine Zuordnung zur Venus, die als Liebesgöttin über alles Schöne herrscht. Die Stacheln ordnet man dem kriegerischen Mars zu. Somit vereint die Rose weibliche und männliche Prinzipien auf harmonische Weise und symbolisiert darüber hinaus die Unio mystica, die Vereinigung mit dem Göttlichen. Das Wesen der Rosengewächse ist ausgleichend auf Yin und Yang, so dass sie bei beiden Geschlechtern einem Zuviel von diesem oder jenem entgegenwirken.

Außerdem sind die Stacheln eine häufige Signatur von Blutreinigern sowie von magischen Schutzpflanzen. Rosen verhelfen zu einer leichteren Abgrenzung, vermitteln Distinguiertheit und wecken im Mann eher den Edelmann oder Prinzen statt den stürmischen Liebhaber.

Wirkstoffe: Die Blütenknospen enthalten vor allem Gerbstoffe, ätherisches Öl mit Geraniol und Flavonoide (Quercitrin u.a.).

Heileigenschaften: entzündungswidrig, wundheilend, pilzfeindlich, blutreinigend, blutflusshemmend, antiallergisch.

Verwendung in der Frauenheilkunde: Einer Überlieferung zufolge soll die Rose einst von der ersten Morgenröte auf Erden zurückgeblieben sein. Von da an diente sie in allen Kulturen als Attribut der jeweiligen Liebesgöttin und wurde zur Symbolpflanze für die Liebe. Wegen ihrer Anmut, ihrer zarten Blüten und ihres Wohlgeruchs avancierte sie alsbald zur Königin der Blumen, der man schon im alten Ägypten große Heilkräfte zusprach. So wurde das kostbare Rosenöl bereits zur Einbalsamierung der Pharaonen gebraucht. Die duftenden Salböle, die neben der Rose oft noch Weihrauch, Myrrhe, Salbei oder Thymian enthielten, verhinderten den Zerfall der Mumien, so dass diese die Jahrtausende beinah unbeschadet überdauern konnten.

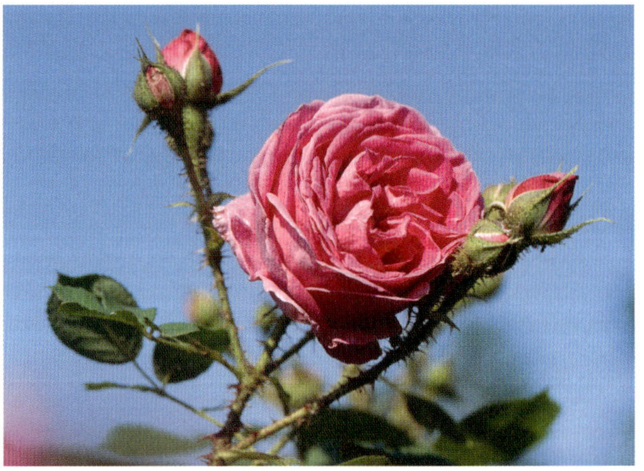

Rosa centifolia wurde in alter Zeit als Nervenmittel und als Tonikum bei Schwächezustanden verwendet. (Foto: O. Rippe)

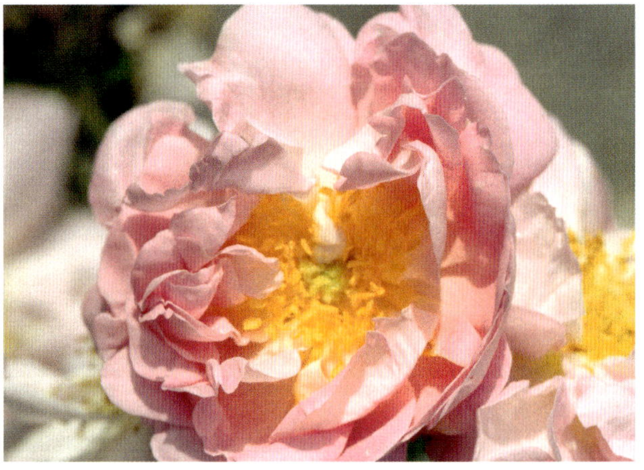

Rosa damascena (Foto: O. Rippe)
Bereits in der Antike gebrauchte man Rosen als Wundheilmittel.

Nicht nur die Ägypter verehrten die Rose als Universalheilmittel, auch in der griechischen Antike bediente man sich des Rosenöls, um daraus allerlei Arzneien herzustellen. Alle großen Heilkundigen vergangener Zeiten, zum Beispiel Hippokrates, Hildegard von Bingen oder Paracelsus, schätzten die Wundheilkräfte der Rose. So war das wohlriechende Rosenöl Bestandteil von Wundtränken, Pestarzneien sowie Mutterzäpfchen, die man als geschwürzerteilendes Wundmittel bei Gebärmutterleiden verwendete.

Obwohl Rosenblütenknospen eine Vielzahl kräftiger Wirkstoffe enthalten, werden sie heute fast nur noch in der Parfümerie sowie für kosmetische Zwecke oder zum Verschönern von Teemischungen verwendet. Doch bis zu 25 Prozent Gerbstoffe verleihen einer Rosenblütentinktur oder einer Weinabkochung aus Rosenblütenknospen große Heilkräfte, so dass sich damit Durchfälle oder Wunden austrocknen lassen. Die Hauptkomponente im ätherischen Öl, das Geraniol, besitzt außerdem beachtliche antibiotische Kräfte, deshalb können mit Hilfe von hochwertigem ätherischem Rosenöl auch Pilze wie etwa Candida albicans im Wachstum gehemmt werden. Die Rose ist also keineswegs nur Geruchskorrigens oder Schönungsdroge, sie ist vielmehr eine besonders wohlriechende Heilpflanze, die unbedingt wieder in den Frauenarztpraxen Einzug halten sollte.

Neben ihrem Wohlgeruch, der die Stimmung hebt, und ihren breitgefächerten Heilkräften vermittelt die Rose als Attribut der Aphrodite vor allem Sinnlichkeit. Dabei ist Rosenduft keineswegs nur betörend, er unterstreicht vielmehr die weibliche Ausstrahlung.

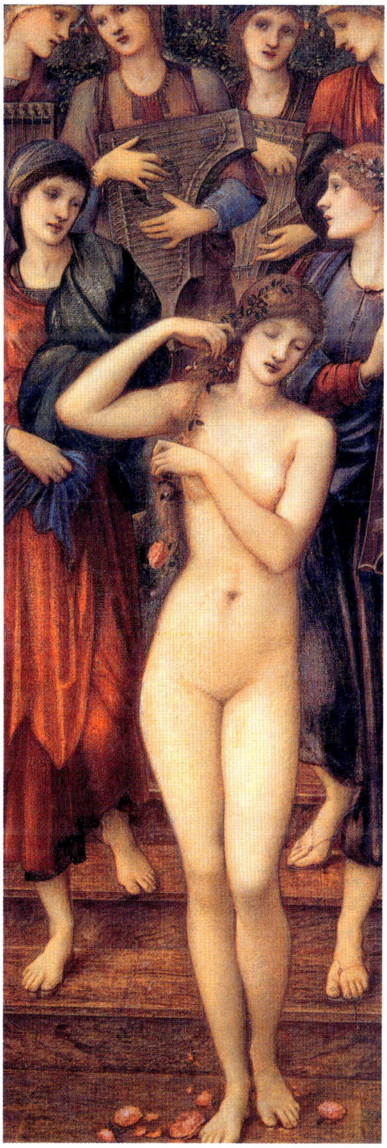

Bad der Venus (E. Burne-Jones, 1873–1888)

Rezept: Rosen-Vaginalgel (Apotheke)

Das folgende Gel-Grundrezept stammt von Sambuca e. V. (siehe »Adressen und Bezugsquellen«).

Aloe-vera-Gel, 10fach konzentriert	10 ml
Ceres-Calendula-Urtinktur	5 ml
Glyzerin	5 ml
Rösenöl, ätherisches	8 bis 10 Tropfen
Rosengeranienöl, ätherisches	3 bis 4 Tropfen
Zitronensäurepulver	1 Messerspitze
Rosenwasser	30 ml
Guarkernmehl	½ Teelöffel

So wird's gemacht:

- Aloe-vera-Konzentrat, Calendula-Urtinktur, Glyzerin, Rosen- und Rosengeranienöl sowie die Zitronensäure in ein sauberes Schraubglas geben, gut verschließen und sehr kräftig verschütteln.
- Dann das Rosenwasser dazugeben und nochmals sehr kräftig verschütteln.
- Zuletzt das Guarkernmehl einrühren und so lange kräftig schütteln, bis man eine gelartige Konsistenz erhält – fertig.
- Das Gel kann in einen Dosierspender oder in eine Braunglaskruke gefüllt und im Kühlschrank aufbewahrt werden; es hält sich einige Wochen.

Anwendung: Das Rosengel eignet sich als Gleitmittel bei Scheidentrockenheit sowie zur Vaginalpflege bei empfindlicher oder gereizter Scheidenhaut.

Rezept: Regenerierende Rosensalbe (Apotheke)

Mandelöl	85 ml
Gelbes Bienenwachs	2 Teelöffel
Lamecremepastillen	3 Teelöffel
Trifolium-pratense-Urtinktur	8 ml
Vitamin-A-Fluid (für kosmetische Zwecke)	4 ml
Rosenöl, ätherisches	8 bis 10 Tropfen
Rosengeranienöl, ätherisches	5 Tropfen

So wird's gemacht:

- Mandelöl, Bienenwachs und Lamecremepastillen in ein sauberes Glas geben und unter ständigem Umrühren im Wasserbad allmählich erwärmen.
- Sobald sich Bienenwachs und Lamecreme vollstandig aufgelöst haben, nacheinander die Rotklee-Urtinktur, das flüssige Vitamin A und zuletzt das ätherische Rosen- und Rosengeranienöl einrühren.
- Die beste Konsistenz erreicht man, indem man die Salbe bis zum Erkalten mit einem Mörser in der Reibschale rührt.
- In ein Salbendöschen umfüllen und im Kühlschrank aufbewahren. So hält sich die regenerierende Rosensalbe in der Regel einige Monate lang.

Anwendung: Bei Bedarf, also bei Wundsein, Fissuren oder Trockenheit, einmal oder mehrmals täglich dünn auf die betroffenen Hautpartien auftragen.

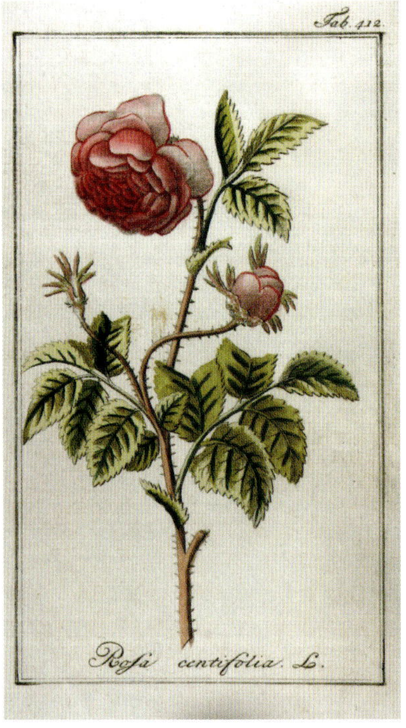

Rosa centifolia (Kupferstich, um 1800)

Kaum etwas ist derart verführerisch wie ein Bad im Duft von Rose und Jasmin. Erstere verleiht der Frau eine königliche Duftaura, Letztere enthält unwiderstehliche Duftlockstoffe, die dem Partner Lust auf Liebe signalisieren.

Handelsprodukte:
Rosenblütenknospen ganz, rot oder rosa (Flores Rosae tot.)
Rosenblüten-Urtinktur (Rosa-centifolia-Urtinktur; Spagyra, von DHU als Sonderanfertigung)
Ätherisches Rosenöl (R. centifolia oder R. damascena; Maienfelser Naturkosmetik, Primavera, Neumond)

Sammeltipps: Für Tees oder Heilweine sammelt man die noch geschlossenen Blütenknospen von Centifolien frühmorgens und legt diese zum Trocknen am besten auf ausgespannten Seidentüchern aus. Wenden nicht vergessen! Die meisten Garten- und Zierrosen eignen sich jedoch nicht für arzneiliche oder kosmetische Zwecke – im Zweifelsfall entscheidet die Nase. Idealer Erntezeitpunkt ist bei zunehmendem Mond in den venusregierten Zeichen Stier oder Waage.

Anwendungsbeschränkungen: keine.

Rezept: Rosen-Vaginalkugeln auf Kakaobutterbasis (Apotheke)

Kakaobutter	40 g
Sheabutter	20 g
Aloe-vera-Gel, 10fach konzentriert	5 ml
Rosenöl, ätherisches	7 bis 9 Tropfen

So wird's gemacht:
- Kakao- und Sheabutter abwiegen, in ein Schälchen geben und im Wasserbad langsam erhitzen, bis sich alles vollständig verflüssigt hat.
- Die flüssige Masse unter Umrühren ein wenig abkühlen lassen und, sobald sie milchig trüb ist, das Aloe-vera-Konzentrat und das Rosenöl einrühren.
- Unter Umrühren weiter abkühlen lassen und von der nun wachsartigen Masse kleine Portionen (etwa ½ Teelöffel) in den sauberen Händen zu Kugeln formen (ergibt etwa 30 Vaginalkugeln à 2 g).
- Die Rosen-Vaginalkugeln in einem Döschen auf Watte legen. Im Kühlschrank aufbewahrt, halten sie sich einige Wochen lang.

Anwendung: Bei Bedarf, zum Beispiel als Gleitmittel bei Scheidentrockenheit oder zur Vaginalpflege, bis zu täglich 1 Kugel in die Scheide einführen.

Rezept: Bad der Venus
Eine Dose Kokosmilch ins einlaufende Badewasser geben und dann nach Belieben einige Tropfen echtes ätherisches Rosenöl sowie echtes ätherisches Jasminöl einträufeln, alles mit der Hand kräftig umrühren – fertig!

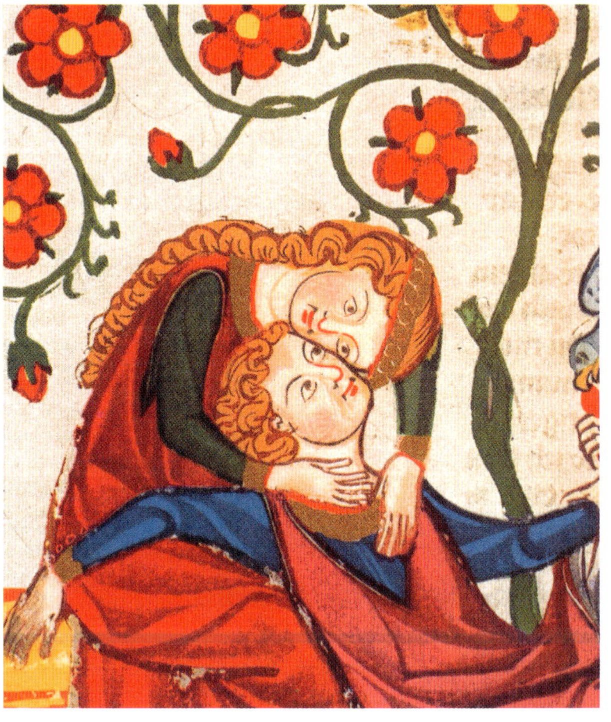

Liebespaar mit Rosenornament (Buchillustration, 13. Jahrhundert)
Die Rose, Attribut der Liebesgöttin Venus/Aphrodite, ist nicht nur die Symbolpflanze der Liebe, sondern auch eine gerbstoffreiche und pilzfeindliche Frauenheilpflanze.

Rosmarin – Pflanzenfeuer für die Liebeskraft

»Roßmarin wehret den weissen Mutterflüssen / so die Weiber davon trincken / und Dampffbäder oder Bähungen daraus machen.«
(Jakobus Tabernaemontanus, Kräuterbuch, 1731)

Namen: Gedenkemein, Hochzeitskraut, Kranzkraut, Tau des Meeres (nach den lateinischen Wörtern ros [= »Tau«] und mare [= »Meer«]).

Botanischer Name: Rosmarin (Rosmarinus officinalis) Lippenblütler (Lamiaceae).

Signaturen und Astrologie: Als immergrüner Strauch, dessen Zweige sich zu Kränzen winden lassen, symbolisiert der Rosmarin Beständigkeit und Wiedergeburt. Deshalb ist er als Symbol der ewigen Liebe in Hochzeitsbräuchen vertreten, was sich in einem Sprichwort niedergeschlagen hat: »Der Brautkranz, gewunden aus Rosmarin, erhält die Liebe ewig grün.« Als Symbol der Unsterblichkeit findet sich Rosmarin jedoch ebenso im Ahnenkult.

Eben weil er immergrün ist und ätherische Öle bildet, untersteht der Rosmarin der unsterblichen Sonne, die im Menschen vor allem über Herz und Kreislauf regiert. Doch wie bei allen Totenpflanzen, so wirkt auch ein wenig Saturn in ihm. Die lanzettlichen Blätter zeigen darüber hinaus merkuriellen Einfluss an. Merkur (Hermes) ist dabei der Regent über die Hormone, die der Rosmarin anzuregen vermag. Rosmarin erwärmt den Menschen, regt den Kreislauf und die Keimdrüsenfunktion an und wirkt einer Kopflastigkeit entgegen.

Wirkstoffe: Als Hauptwirkstoffe der Blätter gelten die ätherischen Öle, die vor allem Cineol, Borneol und Campher enthalten sowie Labiatengerbstoffe. Außerdem kommen in den Blättern unter anderem bittere Diterpenphenole vor, Flavone, Flavonglykoside, Triterpene und Steroide.

Heileigenschaften: kreislaufanregend, geisterfrischend (Aromalampe), verdauungs-, menstruationsfördernd; regt den Eisprung an; fruchtbarkeitssteigernd und mild aphrodisierend bei Frau und Mann, äußerlich angewandt durchblutungssteigernd.

Verwendung in der Frauenheilkunde: Der würzig duftende Rosmarin ist bis heute im Hochzeitsbrauchtum vertreten. Meist verteilen die Brautjungfern kleine Zweige als Symbol der ewigen Liebe an die Hochzeitsgäste. Doch in der Symbolik stecken bereits erste Hinweise auf die Heileigenschaften dieser aromatischen Gewürzpflanze. Pflanzen, die in Hochzeitsbräuchen eine Rolle spielen, haben doch meist einen günstigen Einfluss auf die ehelichen Werke, womit einst das Kindermachen bezeichnet wurde. Dies trifft beim Rosmarin in besonderem Maß zu: Zum einen wirkt er mild aphrodisierend.

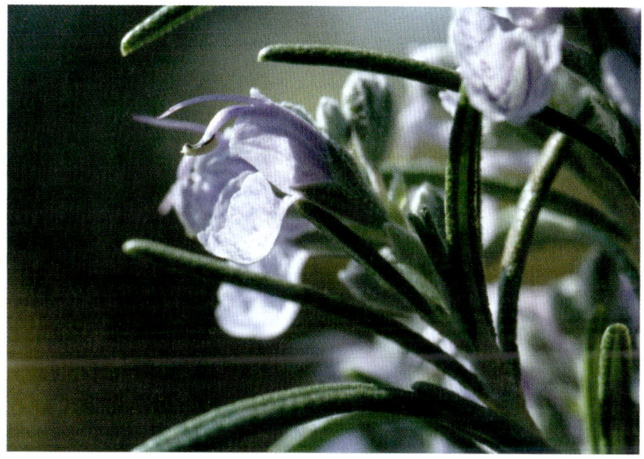

Aus den blühenden Rosmarinzweigen bereiten die Griechen bis heute einen anregenden Liebeswein. (Foto: M. Madejsky)

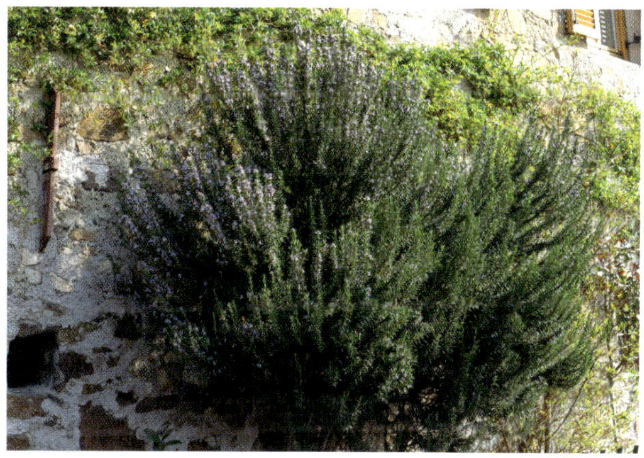

Der Name Rosmarin bedeutet »Tau des Meeres«, und ebenjene Frische überträgt die Pflanze: Rosmarinduft verbessert die Konzentration und erfrischt die Sinne. (Foto: M. Madejsky)

Das bedeutet nicht, dass Rosmarin willenlos und sexbesessen macht, sondern er erwärmt vielmehr den gesamten »unteren Menschen«, was bei Libidoschwäche unerlässlich ist (Frigidität leitet sich von frigidus [= »kalt«] ab). Außerdem regt Rosmarin den Kreislauf an, macht wach und spendet neue Energie, so dass er sich vor allem als Aphrodisiakum und Tonikum für müde Amazonen oder auch für müde Tiger eignet (z.B. in Form eines Rosmarinweins angewandt).

Die Wirkung wird von Jaap Huibers in seinem Büchlein »Frau sein ... Frau bleiben« (1983) genau beschrieben: »Rosmarin ist immer dann angebracht, wenn der Kopf überlastet ist und die Geschlechtsorgane zu kurz kommen. Das kann sich durch zu schwache Menstruation oder mangelhafte Funktion der Eierstöcke mit daraus resultierender Minderung der Fruchtbarkeit äußern. Angezeigt ist Rosmarin bei Frauen, die leicht frösteln, die also häufig unter kalten Füßen und Händen leiden, die – im Gegensatz zu blutvollen Frauen, welche im Bett sofort das Erlebnis der Zweisamkeit genießen – bibbernd ihre Kleider ablegen und auf eine Heizdecke nicht verzichten mögen.«

Zum anderen regt Rosmarin, der auch ein Attribut der Liebesgöttin Aphrodite ist, die Keimdrüsen beider Geschlechter an. In der ersten Zyklushälfte, also vom Ausklingen der Regelblutung bis zum Eisprung eingenommen, fördert er den Eisprung und steigert nebenbei ein wenig die sexuelle Lust (Eisprungstee siehe Seite 48). In der zweiten Zyklushälfte, also vom Eisprung bis zum Blutungseintritt getrunken, fördert er den Blutfluss, was bei Neigung zu schwacher Monatsblutung nützlich ist (Menstruationsfördernde Teemischung siehe Seite 87).

Doch der Rosmarin regt nicht nur den Eisprung an und bringt die Menstruation ins Fließen, er gilt gleichermaßen als wehenerregendes Geburtsmittel. Daher empfehlen Hebammen mitunter erwärmende Rosmarinbäder, um etwa eine zu schwache Wehentätigkeit zu verstärken. Wie fast alle blutflussanregenden Kräuter wirkt auch der Rosmarin als Gebärmuttertonikum und kann als solches einer Übertragung vorbeugen helfen (z. B. Ceres-Rosmarinus-Urtinktur, dreimal täglich 3 bis 4 Tropfen im Mund zergehen lassen, nicht abends einnehmen).

Rezept: Rosmarinwein

In Griechenland bedeutet »Rosmarinwein trinken« so viel wie, dass man eine heiße Liebesnacht vor sich hat. Bis heute bereiten sich manche Hellenen dazu diesen Trank, der Kreislauf und Libido gleichermaßen anregt.

So wird's gemacht:

- 2 bis 3 Handvoll möglichst frische Rosmarinzweige sorgfältig verlesen, das heißt von verdorrten Blättern befreien usw.
- Die vom Stengel abgestreiften Blätter in ein Einweckglas (ca. 750 ml) geben.
- Das Ganze mit 0,7 l hochwertigem Weißwein randvoll übergießen und gut verschlossen auf eine sonnige Fensterbank stellen, ab und zu schütteln.
- Nach 7 bis 14 Tagen kann der Rosmarinwein durch ein sauberes Küchentuch abgefiltert und ausgepresst werden.
- Schließlich wird der Wein in die gesäuberte Weinflasche zurückgefüllt und im Kühlschrank aufbewahrt. So hält er sich einige Wochen lang.

Anwendung: Man trinkt bei Bedarf oder kurmäßig über einige Wochen hinweg täglich 2 bis 3 Likörgläschen davon.

Rezept: Teemischung gegen das Übertragen (Kräuterladen)

Beifußkraut	1 Esslöffel
Echtes Eisenkraut	1 Esslöffel
Rosmarin	1 Esslöffel
Zimt	1 Stange

Alles zusammen mit 1 l Wasser in einen Topf geben, kurz aufkochen und auf kleiner Flamme etwa 5 Minuten köcheln lassen. Dann den Topf vom Herd nehmen und das Ganze noch 5 Minuten zugedeckt ziehen lassen, abseihen und in eine Thermoskanne füllen.

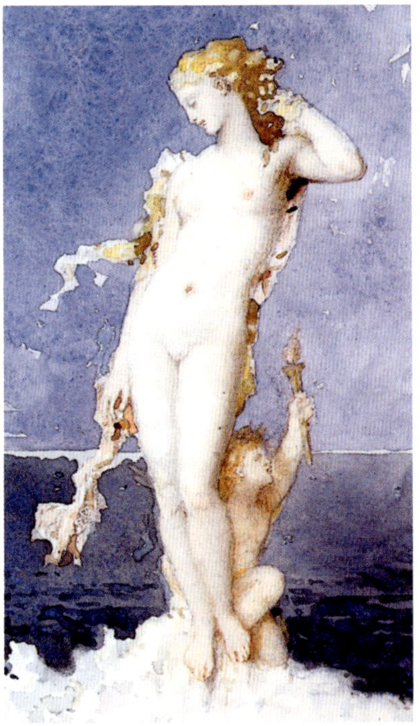

Aphrodite (G. Moreau, Aquarell, 1870) Rosmarin ist als Attribut der Liebesgöttin Aphrodite bis heute in Hochzeitsbräuchen vertreten, wo er als immergrünes Gewächs die ewige Liebe versinnbildlicht.

Ab dem errechneten Geburtstermin und möglichst in Absprache mit der betreuenden Hebamme kann man zur Anregung der Wehentätigkeit – und um ein Übertragen zu vermeiden – 1 l über den Tag verteilt trinken.

Handelsprodukte:

Rosmarinblätter (Rosmarini folium)
Rosmarin-Urtinktur (Rosmarinus-officinalis-Urtinktur; Aurora Pharma, Ceres, DHU, Spagyra, von Weleda ab D1)
Ätherisches Rosmarinöl (Maienfelser Naturkosmetik, Primavera, Neumond)

Sammeltipps: Man erntet den Rosmarin den ganzen Sommer über und hängt die Zweige in Büscheln kopfüber zum Trocknen auf. Besonders edel sind die einzeln gezupften Blüten, die man Liebesteemischungen beimengen kann. Reich an ätherischen Ölen sind vor allem die Blätter, die auch arzneilich gebraucht werden. Die Stengel kann man räuchern oder für Sitzbäder auskochen. Idealer Erntezeitpunkt ist bei zunehmendem Mond in den Zeichen Stier oder Zwilling.

Anwendungsbeschränkungen: Bei Neigung zu Bluthochdruck oder zu starker Monatsblutung sowie in der Schwangerschaft sollte Rosmarin nicht eingenommen werden.

Rotklee – Der heimische Sojaersatz

»Die Blumen [von rotem Wiesenklee] mit dem Saamen in Honigwasser oder Wein gesotten / und getruncken / oder durch ein Clystier eingegossen oder beygebracht / erweichen den zähen harten Schleim in den Därmen / heilen derselbigen Versehrung und Schmertzen. Sind auch sehr gut zum weissen Fluß der Weiber.«

(Adamus Lonicerus: Kreuterbuch, 1679)

Namen: Fleischklee, Himmelsbrod, Mattenklee, Sutzler, Zuckerblümli, Roter Wiesenklee. Der botanische Name Trifolium leitet sich von den lateinischen Wörtern tres, tria (= »drei«) und folium (= »Blatt«) ab und bedeutet »Dreiblatt«; das lateinische pratense heißt so viel wie »auf Wiesen wachsend«.

Botanischer Name: Rotklee (Trifolium pratense), Schmetterlingsblütler (Fabaceae).

Signaturen und Astrologie: Wegen der Dreiblättrigkeit symbolisiert der Rotklee im Christentum die göttliche Dreifaltigkeit. Doch er war schon bei den Kelten eine geschätzte Pflanze, die wegen ihrer drei Blätter ein Attribut der drei Nornen wurde, die am Urdsbrunnen sitzen und die Schicksalsfäden der Menschen spinnen. Daher erblicken wir im Rotklee bis heute eine Symbolpflanze für Glück und große Lebenskraft. Der eigentliche Glücksklee spielt mit seinen vier Blättern auf die vier Elemente, die vier Himmelsrichtungen und die vier Jahreszeiten an.

Astrologisch untersteht die Futterpflanze, deren honigsüße Blüten gern von den Kindern ausgesaugt werden, den weiblichen Planetenkräften Mond und Venus: Rotklee macht weich, weiblich und sinnlich.

Wirkstoffe: Blühender Rotklee enthält hormonartig wirkende Isoflavone sowie Gerbstoffe, Asparagin, Cumarine, etwas ätherisches Öl und Salicylsäure.

Heileigenschaften: äußerlich erweichend, wundheilend und krebsfeindlich; innerlich östrogenartig, blutreinigend, krebsfeindlich, verjüngend; hemmt den Knochenabbau.

Verwendung in der Frauenheilkunde: Der Rote Wiesenklee ist eine beliebte Futterpflanze, deren hormonelle Wirkung den Milchbauern wohlbekannt ist. Als Futtermittel vermehrt der Rotklee die Milchleistung der Kühe. Doch wenn sie zu viel Rot- und insbesondere Weißklee (Trifolium repens) fressen, werden sie aufgrund der östrogenartigen Wirkung nicht mehr trächtig. Daher sind die Bauern gar nicht erfreut, wenn der Anteil an Weißklee auf den Wiesen 20 Prozent überschreitet.

Doch ebendiese hormonartige Wirkung erweist sich bei bestimmten Frauenleiden als sehr nützlich. In den zwei Wiesenkleearten kommen nämlich ähnliche Wirkstoffe vor wie im Soja. Beide enthalten sogenannte Isoflavone, die als Pflanzenhormone (Phytoöstrogene) in den letzten Jahren gewisse Bekanntheit erlangt haben. In Untersuchungen erwiesen sich die Phytoöstrogene des Rotklees als krebsfeindlich. Sie hemmen das Wachstum von hormonabhängigen Krebszellen und wirken daher einem Brust-, Prostata- und Gebärmutterkrebs entgegen. Außerdem steigern die östrogenartig wirksamen Isoflavone in den Wechseljahren das allgemeine Wohlbefinden, verbessern eine bestehende Scheidentrockenheit und beugen dem Knochenabbau vor. Wegen seiner hormonellen Eigenschaften ist der Rotklee ein beliebtes Nahrungsergänzungsmittel für Frauen ab dem Wechsel geworden (z. B. Menoflavon-Kapseln von Melbrosin). Rotklee ist der heimische Sojaersatz und entfaltet als solcher – wie auch die Sojaöstrogene – seine volle hormonelle Wirkung erfahrungsgemäß erst nach einigen Wochen Dauereinnahme.

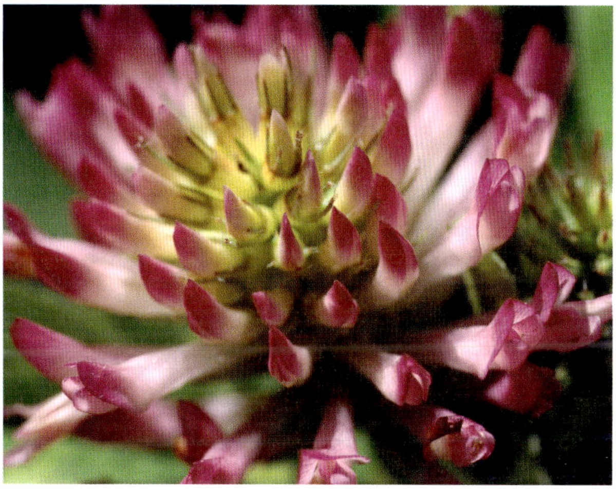

Rotklee enthält sogenannte Phytohormone (Isoflavone) und dient daher als heimischer Sojaersatz. Äußerlich angewandt, reduzieren die Blütenextrakte Falten, heilen das chronische Wundsein und gelten in der Volksmedizin sogar als Heilmittel für krebsartige Hautgeschwüre. (Foto: M. Madejsky)

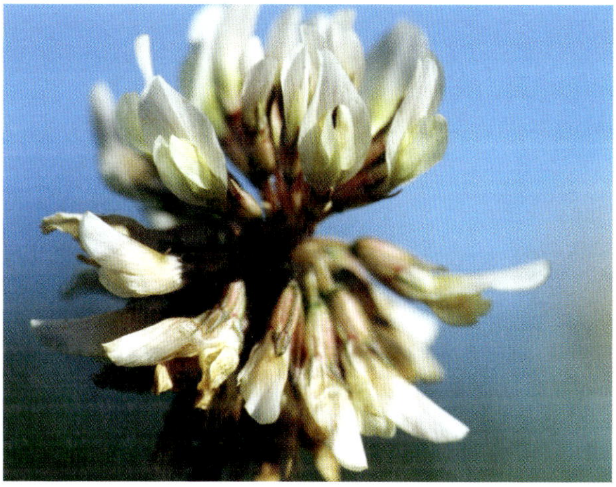

Weißklee (Foto: O. Rippe)

Innerlich wie auch äußerlich angewandt, wirken die Rotkleeblüten verjüngend auf die Haut. Daher werden Extrakte oder Ölauszüge vom Rotklee seit langem schon in Anti-Aging-Cremes eingearbeitet und finden sich auch in Haarpflegepräparaten (z. B. Weleda-Haaröl). Die Pflanzenhormone glätten nämlich die Haut, indem sie die Wasserspeicherkapazität der Hautzellen steigern.

Ein angenehmer Nebeneffekt von Rotkleekuren ist, dass manchmal kleinere Fältchen zurückgehen und die Scheidenhaut wieder leichter feucht wird.

Sehr hilfreich sind die Rotkleeblüten gleichermaßen bei einem speziellen Leiden der Scheidenhaut, der sogenannten Craurosis vulvae. Dabei handelt es sich um eine vaginale Hauterkrankung, die mit Neigung zu Trockenheit und extremer Empfindlichkeit der Scheidenhaut einhergeht. Am Scheideneingang kommt es zu feinen Rissen oder Rhagaden, der Geschlechtsverkehr wie auch gynäkologische Untersuchungen lösen mitunter starke Schmerzen aus, und die betroffenen Frauen klagen meist über Brennen am Scheideneingang. Manche Frauenärzte vergleichen die Kraurose mit einer Art Neurodermitis der Scheidenhaut und verordnen dagegen in erster Linie Östrogensalben oder -zäpfchen, damit sich die Haut wieder regenerieren kann. Sofern es sich tatsächlich um eine Östrogenmangelerscheinung handelt, also vor allem bei Mädchen vor der Pubertät oder bei Frauen ab den Wechseljahren, lassen sich die Beschwerden ebenso durch Rotkleeanwendungen lindern, zum Beispiel durch regelmäßige Sitzbäder, durch das tägliche Auftragen von Rotkleesalben oder durch Vaginalkugeln (siehe Rezept).

In der Volksmedizin hat man den Rotklee früher auch gegen den Weißfluss gebraucht, und wegen seiner erweichenden und regenerierenden Wirkung kam er sogar bei krebsartigen Hautgeschwüren zum Einsatz. Daher kann man Sitzbäder mit Rotkleeblüten auch bei chronischem Wundsein am Scheideneingang, bei Hautreizungen nach Bestrahlung oder auch bei Scheidenkrebs in Form von 10-prozentigen Salben oder Sitzbädern versuchen.

Rezept: Vaginalkugeln mit Rotklee (Apotheke)

Diese Rezeptur soll die gereizte Scheidenhaut befeuchten, regenerieren und auf sanfte Weise hormonell stimulieren. Daher eignen sich die Vaginalkugeln mit Rotklee-Urtinktur bei Scheidentrockenheit ab den Wechseljahren oder auch bei Wundheitsgefühl am Scheideneingang sowie bei hormonell bedingten Scheidenhauterkrankungen wie Craurosis vulvae oder Lichen sclerosus.

Kakaobutter	30 g
Sheabutter	15 g
Trifolium-pratense-Urtinktur	5 ml
Rosenöl, ätherisches	6 bis 7 Tropfen
Rosengeranienöl, ätherisches	3 bis 4 Tropfen

So wird's gemacht:

- Kakao- und Sheabutter abwiegen, in ein Schälchen geben und im Wasserbad langsam erhitzen, bis sich alles verflüssigt.

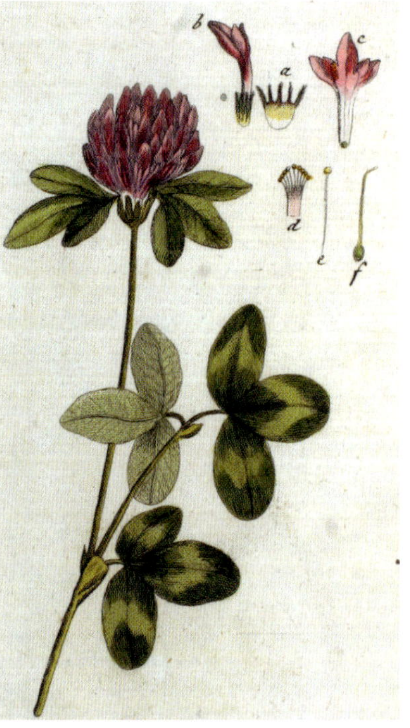

Rotklee (Kupferstich, um 1800)

- Die flüssige Masse unter Umrühren ein wenig abkühlen lassen und, sobald sie milchig trüb ist, tropfenweise die Urtinktur und die ätherischen Öle einrühren.
- Die Masse nun unter ständigem Umrühren noch ein wenig abkühlen lassen, bis eine leicht wächserne Konsistenz erreicht ist.
- Dann mit einem Teelöffel kleine Portionen (jeweils ca. 2 g) herausholen und in der sauberen Hand zu Kugeln formen.
- Die Kugeln schließlich auf Watte in ein Döschen legen und im Kühlschrank aufbewahren; erfahrungsgemäß halten sie sich dort einige Monate lang.

Anwendung: Bei akuten Beschwerden wie etwa Wundheitsgefühl kann man ein- bis zweimal täglich 1 Vaginalkugel in die Scheide einführen. Bei chronischen Beschwerden wie bei Kraurose kann man die Vaginalkugeln über Monate hinweg zwei- bis dreimal pro Woche anwenden. Bei Scheidentrockenheit können die Vaginalkugeln sowohl kurmäßig als auch nur bei Bedarf, zum Beispiel als reizlinderndes Gleitmittel kurz vor dem Geschlechtsverkehr, eingeführt werden. Wegen des Fettgehalts sollte man sie jedoch nicht gleichzeitig mit den handelsüblichen Präservativen verwenden.

Rezept: Reizlindernde Rotkleesalbe (Apotheke)

Bienenwachs, gelbes	15 g
Wollwachs	20 g
Ringelblumenöl	80 ml
Rotklee-Urtinktur	10 ml
Hamameliswasser	8 ml
Vitamin-A-Fluid (für kosmetische Zwecke)	2 ml
Rosenöl, ätherisches	6 bis 7 Tropfen

So wird's gemacht:

- Bienen-, Wollwachs und Ringelblumenöl in einem Glas ins Wasserbad stellen und erhitzen, bis sich alles verflüssigt hat.
- Sobald sich die Wachse aufzulösen beginnen, stellt man ein zweites Glas ins Wasserbad, das die Urtinktur, das Hamameliswasser und das Vitamin-A-Fluid enthält, und erhitzt diese Mixtur ebenfalls ein wenig.
- Wenn sich alles verflüssigt hat, nimmt man die Gläser aus dem Wasserbad.
- Dann kippt man die wässrige Fraktion mit der Urtinktur in die ölige Fraktion.
- Nun das Glas rasch gut verschließen, in ein Küchentuch wickeln und so lange sehr kräftig verschütteln, bis sich eine einheitliche milchige Flüssigkeit gebildet hat.
- Zum Schluss mengt man das ätherische Rosenöl bei und schüttelt wieder.
- Die Salbe mit einem Löffel in ein Salbendöschen füllen und zur Aufbewahrung in den Kühlschrank stellen; so hält sie sich mehrere Wochen.

Anwendung: Bei Reizungen am Scheideneingang, bei Scheidentrockenheit oder Fissuren im Rahmen einer Kraurose ein- bis zweimal täglich dünn auftragen.

Handelsprodukte:
Menoflavon-Kapseln (Nahrungsergänzung; Melbrosin)
Rotklee-Urtinktur (Trifolium-pratense-Urtinktur; Spagyra, von DHU als Sonderanfertigung)

Sammeltipps: Rotkleeblüten erntet man ab Mai an einem sonnigen Morgen und legt sie zum Trocknen auf aufgespannten Tüchern aus – häufig wenden. Idealer Erntezeitpunkt ist bei zunehmendem Mond im Zeichen Krebs.

Anwendungsbeschränkungen: Keine, das Bundesinstitut für Risikobewertung (BfR) hat jedoch eine Stellungnahme zu Isoflavonen aus Rotklee veröffentlicht, in welcher vor der hoch dosierten Einnahme von isolierten Isoflavonen aus Rotklee oder Soja bei oder nach östrogenabhängigen Tumoren gewarnt wird. Diese Warnung steht allerdings im Widerspruch zu Studien, welche die krebsfeindlichen Kräfte der Phytohormone beweisen (Weiteres siehe Seite 27).

Salbei – Ein Volksmittel zum Abstillen und Schweißhemmen

»So jemands die Gemächt hefftig beissen / der wäsche sie wohl mit diesem [Salbei-] Wasser.«
(Jakobus Tabernaemontanus, Kräuterbuch, 1731)

»Neben seiner Wirksamkeit gegen Streptokokken, Staphylokokken, Colibakterien, Klebsiella und Pseudomonas zeigt es [das ätherische Salbeiöl] auch eine starke antivirale und antimykotische (Candida) Wirkung.«
(Gudrun Zeuge-Germann, Aromatherapie bei vaginalen Indikationen, 2008)

Namen: Gartensalbei, Heilblatt, Königssalbei.

Botanischer Name: Echter Salbei (Salvia officinalis), Lippenblütler (Lamiaceae).

Signaturen und Astrologie: Charakteristisch ist der schweißähnliche Geruch des Salbeis, der den Bezug zum menschlichen Schweiß herstellt. Einst sollen sich die Jäger mit den Blättern abgerieben haben, um durch den Duft getarnt näher an das Wild heranzukommen.

Der Gehalt an ätherischen Ölen ist die sonnenhafte Seite dieser Aromapflanze, deren nervenstärkende Kraft sich bereits im würzigen Duft und in der ausgeprägten Blattäderung, in den sogenannten »Blattnerven«, offenbart. Das Wesen des Salbeis ist es, die Nerven zu stärken sowie Seele und Körper gegen die Unbilden des Alters auszurüsten. Die graugrüne Farbe der Blätter wie auch ihre Eigenschaft, dem Winter zu trotzen, erlauben eine Zuordnung zur Planetenkraft Saturn, der Herr der chronischen Krankheiten ist und über das Alter herrscht.

Wirkstoffe: Salbeiblätter enthalten ätherisches Öl mit bis zu 60 Prozent Thujon und zirka 30 Prozent Campher, Labiatengerbstoffe (Rosmarinsäure u. a.), Bitterstoffe, Flavonoide, Phenolglykoside und Triterpene.

Heileigenschaften: schweiß- und milchbildungshemmend, antimikrobiell, vor allem antibakteriell und antimykotisch, nervenstärkend, entzündungswidrig und wundheilungsfördernd, östrogenartig.

Verwendung in der Frauenheilkunde: Berühmt wurde der Salbei durch den Heilvers der Ärzteschule von Salerno (11. Jahrhundert), der seine Kräfte mit folgenden Worten pries: »Warum stirbt denn der Mensch, dem Salbei wachset im Garten?« Die Antwort lautet sinngemäß: »Gegen den Tod ist noch kein Kraut gewachsen.«

Wegen seiner weitreichenden Heilkräfte genoss der Salbei in der Antike wie auch im Mittelalter allerhöchste Wertschätzung. Mit ihm heilte man Wunden und Geschwüre, bekämpfte Infektionen und pflegte Schlangenbisse; und nicht

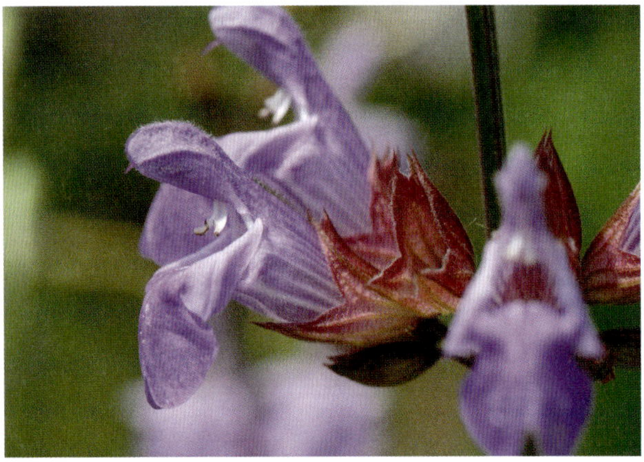

Im Salbei erblickt man ein altes Frauenkraut, welches das Abstillen erleichtert und in den Wechseljahren die Schweißsekretion etwas hemmt. (Foto: M. Madejsky)

zuletzt dienten seine würzig duftenden Blätter als Rauchopfer an den Heilgott Asklepios. Doch von dem Ruhm, der diese altbewährte Heilpflanze einst umschwebte, sind zu Unrecht nur Rudimente übrig geblieben. In der heutigen Volksmedizin ist der Salbei vor allem ein beliebtes Gurgelmittel bei Halsentzündungen sowie zur desinfizierenden Mundpflege. Aber die entzündungswidrige Wirkung von Spülungen mit Salbeiextrakten (z. B. Salbei-Fluidextrakt von Caelo) kann bei Scheidenpilz gleichermaßen nützlich sein. In neueren Untersuchungen erwies sich das ätherische Öl als stark antimikrobiell gegen Candida und verschiedene Bakterienstämme. In den Salbeiblättern kommt außerdem Rosmarinsäure vor, die zu den sogenannten Labiatengerbstoffen zählt und nicht nur entzündungshemmend, sondern darüber hinaus auch antiviral wirkt. Daher kann man ätherisches Salbeiöl in Scheidenzäpfchen einarbeiten, um beispielsweise einer chronisch-rezidivierenden Vaginalcandidose oder auch einem Herpes entgegenzuwirken. Oder man benutzt den Salbeiextrakt 10-prozentig mit Tee oder Wasser verdünnt zur mild desinfizierenden Vaginalspülung. Bei Wundsein am Scheideneingang wirken tägliche Sitzbäder mit Salbeiblättertee wohltuend (z. B. 8 bis 10 Esslöffel Salbeiblätter mit 2 l kochendem Wasser überbrühen, mindestens 20 Minuten ziehen lassen, abseihen und mit ¼ l Molke dem Sitzbad beimengen).

Ein weiteres vor allem volksmedizinisches Anwendungsgebiet ist das Erleichtern des Abstillens, denn Salbeiblätter hemmen die Milchbildung. Vor allem Frauen, deren Brüste von der Milch regelrecht überquellen, können hier mit Salbeiblättertee für Abhilfe sorgen. Der Tee hemmt die Milchbildung auf sanfte Weise und allmählich, weshalb er sich, falls rasch abgestillt werden muss, nur als Unterstützungsmittel versteht. Doch in vielen Fällen stillen sich die Säuglinge von selbst ab, vor allem wenn die zugefütterte Nahrung interessant genug und schmackhaft ist. Auch in solchen Fällen können 1 oder 2 Tassen Salbeitee täglich hilfreich sein, denn sie beugen der Bildung von Milchknoten vor.

Nicht zuletzt konnte man dem Salbei auch eine schweißhemmende Wirkung nachweisen. Er beseitigt oder lindert zuverlässig Nachtschweiß sowie erhöhte Schweißneigung in der Pubertät oder in den Wechseljahren. Eine Reduzierung der Schweißsekretion lässt sich auf verschiedene Weisen erzielen: Zum einen durch das Trinken von Salbeiblättertee. Doch was die wenigsten wissen, Salbeitee wirkt nur kalt oder lauwarm getrunken schweißhemmend. Trinkt man ihn heiß, dann fördert er die Transpiration sogar und eignet sich daher gut zur Behandlung von Erkältungskrankheiten. Auch die Urtinkturen (z. B. dreimal täglich 5 bis 6 Tropfen Ceres-Salvia-Urtinktur) oder selbstgemachte Alkoholauszüge können eine Schweißneigung positiv beeinflussen, so dass sie sich in den Wechseljahren als Begleitmittel empfehlen. Zum anderen entfaltet der Salbei in Form von Bädern oder Waschungen eine schweißhemmende Wirkung. Wenn junge Mädchen in der Pubertät über schwitzige Hände klagen, dann sollten sie eine Zeitlang kalten Salbeiblättertee zum Händewaschen gebrauchen. Dies setzt die Schweißdrüsensekretion spürbar herab.

Rezept: Volksmedizinische Teemischung zum Abstillen (Kräuterladen)

Hopfenblüten	30 g
Salbeiblätter	50 g
Walnussblätter	20 g

Alle Kräuter miteinander mischen, 2 Teelöffel pro Tasse heiß überbrühen, etwa 10 bis 15 Minuten ziehen lassen und abseihen. Zur Unterstützung des Abstillens täglich 3 bis 4 Tassen über den Tag verteilt trinken.

Die Teemischung genügt bei allmählichem Abstillen meist als alleiniges Mittel. Sofern rascher abgestillt werden muss, sollte der Tee durch Phytolacca-Urtinktur (siehe Seite 146) ergänzt werden.

Rezept: Salbeiessig für den Wechsel nach Christl Niederkofler
Eine weitere volksmedizinische Rezeptur verrät die Südtiroler Kräuterkundige Christl Niederkofler in ihrem Büchlein »Die Kraft der Kräuter« (1999):

4 Esslöffel möglichst frische Salbeiblätter und -blüten in ein sauberes Schraubglas geben und mit 750 ml Bio-Apfelessig übergießen. Das Ganze gut verschlossen 2 Wochen ziehen lassen, dann abseihen; zur Haltbarmachung eventuell mit 250 ml reinem Alkohol strecken – fertig!

Bei Neigung zu Nachtschweißen oder bei Schweißausbrüchen in den Wechseljahren empfiehlt die Volksmedizinerin, etwas Salbeiessig auf einen feuchtwarmen Waschlappen zu geben und sich damit Oberkörper und Arme abzureiben – nicht abwaschen, sondern am Körper einwirken lassen!

Rezept: Antibakterielle Scheidenspülung

Rosenwasser	40 ml
Salbei-Fluidextrakt	10 ml
Bio-Apfelessig	1 Esslöffel
Körperwarmes Wasser	100 ml

Alles in eine Frauendusche füllen und über der Toilette oder in der Dusche stehend vorsichtig damit die Scheide spülen. Bei Bedarf ein- bis zweimal täglich zur Scheidenspülung gebrauchen. Die Mischung eignet sich zur Behandlung leichter bakterieller Entzündungen und sollte etwa 10 Tage in Folge angewendet werden.

Handelsprodukte:
Salbeiblätter (Salviae officinalis folium)
Salbei-Fluidextrakt (Extraxtum Salviae fluid; Caelo)
Salbei-Urtinktur (Salvia-officinalis-Urtinktur; Ceres, DHU, Spagyra)
Ätherisches Salbeiöl (Maienfelser Naturkosmetik, Primavera, Neumond)

Sammeltipps: Das Edelste sind die einzeln gezupften Blüten, die einem Salbeitee ein besonders mildes Aroma verleihen und Rauch- oder Räuchermischungen abrunden. Die Ernte der Blätter erfolgt laufend, am besten sammelt man die Zweige während einer heißen Phase im Mai, Juni oder Juli, hängt sie in Büscheln zum Trocknen auf und streift bei Bedarf die Blätter ab. Idealer Erntezeitpunkt ist bei zunehmendem Mond in den Zeichen Löwe oder Steinbock.

Anwendungsbeschränkungen: Wegen des Thujongehalts sollte insbesondere das ätherische Öl in der Schwangerschaft nicht eingenommen werden.

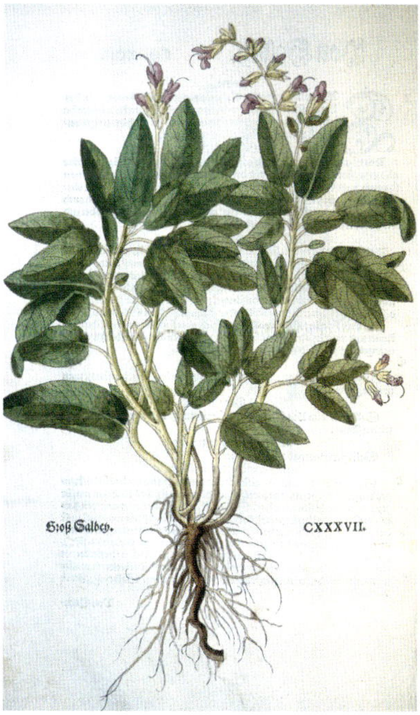

Salbei
(L. Fuchs, 1543)

Sanddorn – Vitamindoping fürs Immunsystem

»Wie viel spricht sich schon in der Tatsache aus, dass der Sanddorn sterilste Böden: die Sanddünen europäischer Meeresküsten bis hoch in den Norden, die Schotterfluten und Geröllhalden der Alpenflußtäler, die Kiesstreifen der Stromauen, steinigstes Ödland besiedelt, als ein erster Pionier des Lebens.«
(Wilhelm Pelikan, Heilpflanzenkunde, 1958)

Namen: Audorn, Rheindorn, Seedorn.

Botanischer Name: Sanddorn (Hippophae rhamnoides), Ölweidengewächse (Elaeagnaceae).

Signaturen und Astrologie: Der anthroposophische Kräuterkundige Wilhelm Pelikan bezeichnete den Sanddorn als Pionier des Lebens, da er sterile Sandböden besiedelt und den Humus für nachfolgendes Leben bereitet. Diese Urkraft und die unglaubliche Vitalität zeigen den Lebenskraftspender an. Die Pflanze wandelt die empfangene Sonnenenergie in Vitamine um und zählt zu den reichsten Quellen für Vitamin C sowie für Provitamin A (Carotin).

All das macht den Sanddorn zu einem sonnenhaften Vielheiler. Die starke Ausläuferbildung sowie die Windbestäubung zeigen daneben noch merkurielle Kräfte an. Wie der Name schon sagt, ist der Sanddorn extrem wehrhaft: »Der Sanddorn sprüht spießig nach allen Seiten auseinander, ist aus nichts als langen, kurzen und kürzesten Dornen zusammengesetzt« (Wilhelm Pelikan, Heilpflanzenkunde, 1958). Die Dornen sind eine Signatur des Mars und zeichnen die abwehrstärkende Heilpflanze aus. Der saure Geschmack der Sanddornbeeren zeigt schließlich noch die leberentlastende Heilwirkung an.

Wirkstoffe: In den Sanddornbeeren finden sich die Vitamine C, E, F und P, B-Vitamine, Carotine (Provitamin A), Gerbstoffe sowie Flavonoide, und die Samen enthalten viel fettes Öl.

Heileigenschaften: antioxidativ, krebsfeindlich, antiviral; regeneriert Haut und Schleimhaut von innen heraus.

Verwendung in der Frauenheilkunde: Alternativmediziner empfehlen den Sanddorn seit einiger Zeit wegen seines hohen Vitamingehalts bei Krebs oder bei Präkanzerosen insbesondere der Haut oder Schleimhaut. Die Beeren reichern nämlich gleich mehrere krebsfeindliche Vitamine an. Zum einen schmecken sie wegen ihres hohen Vitamin-C-Gehalts recht sauer. Mit durchschnittlich 800 mg natürlicher Ascorbinsäure sind sie wesentlich vitaminreicher als etwa Zitronen. In der alternativen Krebsbehandlung kommen vor allem den Vitamin-C-Infusionen große Bedeutung zu, da Vitamin C das Immunsystem auf mehreren Ebenen entlastet. Doch in vitaminreichen Früchten wie Sanddorn oder Zitronen kommen

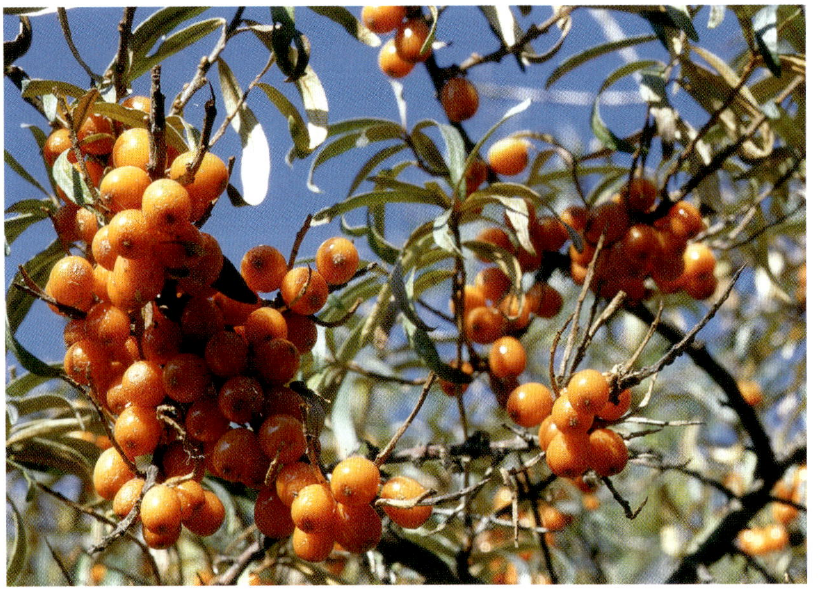

Sanddornfrüchte sind eine der reichsten Quellen für krebsfeindliche Vitamine und werden daher sogar von manchen Gynäkologen als Begleitmittel bei virusbedingten Zellveränderungen am Muttermund empfohlen. (Foto: M. Madejsky)

Ascorbinsäure und Zitronensäure gemeinsam vor und zeigen noch mehr Tiefenwirkung. Denn Zitronensäure entlastet den Leberstoffwechsel, der bei Krebsleiden oftmals schon Jahre im Voraus entgleist ist. Andererseits wirkt Vitamin C antioxidativ und antiviral, was bedeutet, dass kanzerogene Substanzen wie auch onkogene Viren in ihrer krebserregenden Kraft abgeschwächt werden. Bekommt der Körper ein Zuviel an Vitamin C, dann scheidet er die überflüssige Ascorbinsäure über die Nieren aus, weshalb Infusionen nur bei gesunder Nierenfunktion verabreicht werden sollten. Anders verhält es sich mit Sanddornfrüchten bzw. den daraus gewonnenen Säften und Elixieren, denn die mit der täglichen Nahrung zugeführten Vitamine können kaum überdosiert werden. Zumindest ergänzend zu einer alternativen Krebsbehandlung mit Mistelinjektionen sowie mit Enzymen und Thymuspräparaten sollte man daher den Sanddorn in den täglichen Speiseplan aufnehmen.

Zum anderen verdanken die Sanddornbeeren ihre orangegelbe Farbe dem hohen Gehalt an Carotinoiden. Carotin, auch Provitamin A genannt, gehört ebenfalls zu den Antioxidanzien, die freie Radikale unschädlich machen und daher einer Krebsentstehung entgegenwirken. Bereits 10 g Sanddornbeeren könnten den Tagesbedarf an Vitamin A decken. Daher empfehlen naturheilkundlich aufgeschlossene Frauenärzte ihren Patientinnen mit virusbedingten Zellveränderungen am Muttermund (ab Pap III), täglich Sanddornöl zu verzehren (z. B. zweimal täglich 20 Tropfen). Das Öl lässt sich leicht in Quark oder Salatsaucen einarbeiten und färbt diese leuchtend orangerot, wobei der Geschmack solcher Dressings durchaus delikat und angenehm bleibt.

Bei chronischen Haut- und Schleimhauterkrankungen, also auch bei Craurosis vulvae, kann rundweg der Verzehr von ein- bis zweimal täglich 20 Tropfen Sanddornfruchtfleischöl empfohlen werden. In einigen Fällen konnte das Sanddornöl sogar als alleiniges Mittel einen »schlechten« Pap-Test verbessern, denn es regt die Zellregeneration wie kein anderes Öl an. Nicht zuletzt mindert Sanddornöl sogar Strahlenschäden der Haut und wird daher als vorbeugendes Mittel bei Bestrahlung wie auch bei Lichtempfindlichkeit empfohlen. Der gelbrote Farbstoff dient nämlich nicht nur dem Menschen als Zellschutz, sondern er schützt auch die Pflanzenzelle vor Strahlenschäden und ist eine Art Sonnenschirmersatz der Pflanzenwelt. In jedem Fall aber ist der Sanddorn ein Lichtblick für Hautpatienten.

Rezept: Krebsfeindliche Salatsauce mit Sanddornöl
Nachfolgende Salatsauce sollte bei chronischen Erkrankungen der Haut oder Schleimhaut im Genitalbereich, etwa bei Zellveränderungen am Muttermund, regelmäßig genossen werden, da sie die Zellregeneration anregt und einer Krebsentstehung entgegenwirkt.

Olivenöl	2 Esslöffel
Walnussöl	1 Esslöffel
Sanddornöl	20 Tropfen
Balsamico-Essig	1 bis 2 Esslöffel
Rohrohrzucker	½ Teelöffel
Kräutersalz und Pfeffer	nach Belieben
Frische Salatkräuter	nach Belieben

Gut vermischen und als Salatsauce über möglichst frische Bio-Salate geben.

Rezept: Sanddorntamponade

Johanniskrautrotöl	10 ml
Nachtkerzenöl	5 ml
Sanddornöl	5 ml
Myrrhenöl, ätherisches	6 bis 7 Tropfen
Rosenöl, ätherisches	4 bis 5 Tropfen
Salbeiöl, ätherisches	5 Tropfen

Alles gründlich mischen und ein- bis zweimal täglich etwa 15 bis 20 Tropfen auf einen Minitampon träufeln und für jeweils 2 Stunden in die Scheide einführen.
Anmerkung: Die Inhaltsstoffe wirken hauptsächlich antiviral und regenerieren, langfristig angewandt, virusbedingte Zellschäden.
Wichtig: Sie sollten unbedingt Watte vorlegen und alte Unterwäsche gebrauchen, da das Sanddornöl die Wäsche verfärbt!

Rezept: Heimischer Früchtetee
Apfelschalen
Brombeerblätter
Hagebutten, entkernt
Sanddornfrüchte
Schlehdornfrüchte

Zutaten zu gleichen Teilen mischen. 2 gehäufte Teelöffel pro Tasse à 200 ml heiß überbrühen, zugedeckt etwa 10 Minuten ziehen lassen, abseihen und je nach Belieben täglich 1 bis 3 Tassen trinken.

Handelsprodukte:
Sanddornöl (allcura)
Sanddorn-Elixier bio (Weleda)
Sanddorn-Ursaft bio (Weleda)
Sanddornzweige mit Früchten (Hippophae rhamnoides aquos. D1/D2, flüssige Verdünnung zu Injektionszwecken; Weleda)

Sammeltipps: Sanddornbeeren erntet man zur Zeit der Fruchtreife ab Ende August. Ideal ist ein zunehmender Mond im Zeichen Löwe. Man kann die Beeren auf Papier trocknen und vitaminreichen Teemischungen aus heimischen Früchten beimengen (z. B. entkernte Hagebutten, Apfelschalen usw.).

Anwendungsbeschränkungen: Obwohl eine Vitamin-A-Überdosierung bei täglichem Genuss von Sanddornöl nicht zu erwarten ist, sei darauf hingewiesen, dass Vitamin A in der Schwangerschaft mit Vorsicht zu gebrauchen ist.

Sanikel – Das Knochenheilmittel des Paracelsus

»Sanickelsafft mit einer Schritzen zu sich in die Mutter [Scheide] gethan / heilet die Geschwär der Mutter. In Mangel des Saffts soll man es nehmen 3 guter Handvoll Sanickelkraut / und es in einer Maß Wassers zum halben Theil einsieden / darnach durchseihen / und warm mit einer Schritzen in die Mutter thun.«
(Jakobus Tabernaemontanus, Kräuterbuch, 1731)

Namen: Bruchkraut, Consolida minor, Heildolde, Heil aller Schäden, Heiligenkraut, Sankt-Lorentz-Kraut, Waldklette, Wundsanikel. Der botanische Name Sanicula leitet sich vom lateinischen sanare ab, was »heilen« bedeutet.

Botanischer Name: Sanikel (Sanicula europaea), Doldenblütler (Apiaceae).

Signaturen und Astrologie: Die weißen Blüten sind eine mondhafte Signatur, welche die Heilkräfte bei Haut- und Schleimhauterkrankungen anzeigt. Die merkwürdige Doldenblüte lässt sich am ehesten Uranus zuordnen, der unter anderem über plötzliche Erkrankungen und Unfälle regiert. Weil man die Blätter zur Not selbst mitten im Winter ernten könnte, wirkt im Sanikel auch etwas Saturn, der im Körper unter anderem über Knochen und Skelett herrscht und auch als Herr der chronischen Leiden bezeichnet wird.

Der eindringliche, würzig-aromatische Geschmack der Blätter signalisiert starke Heilkräfte. Der Standort Wald lässt – wie auch bei anderen Waldbewohnern – pilzfeindliche Heileigenschaften vermuten und ist auch eine der Signaturen von Pflanzen, die speziell auf die verborgenen Körperstellen (»die heimlichen Oerter«) wirken.

Wirkstoffe: Die Blätter enthalten Triterpensaponine (Saniculoside), Hydroxyzimtsäurederivate (z. B. Rosmarinsäure und Chlorogensäure), Flavonolglykoside (u. a. Isoquercitrin und Rutin), Saccharide, Bitterstoffe, Gerbstoffe, Vitamin C und etwas ätherisches Öl.

Heileigenschaften: wund- und knochenheilend, entzündungswidrig, antibakteriell, antiviral und antimykotisch, magenstärkend, schleimlösend und auswurffördernd, blutstillend, ödemhemmend.

Verwendung in der Frauenheilkunde: In der Volksmedizin erfreut sich das »Heiligenkraut« bis heute großer Beliebtheit. Man gebraucht es wegen seiner entzündungswidrigen und antimikrobiellen Kräfte als Tee oder zum Gurgeln bei Erkältungen, Husten, Halsentzündungen oder Nebenhöhlenkatarrhen. Balsamisch wirken Teekuren mit Sanikel ebenso bei Entzündungen oder Geschwüren der Magenschleimhaut. Doch damit ist nicht einmal ein Bruchteil der weitreichenden Heilkräfte dieses unscheinbaren Doldenblütlers abgedeckt.

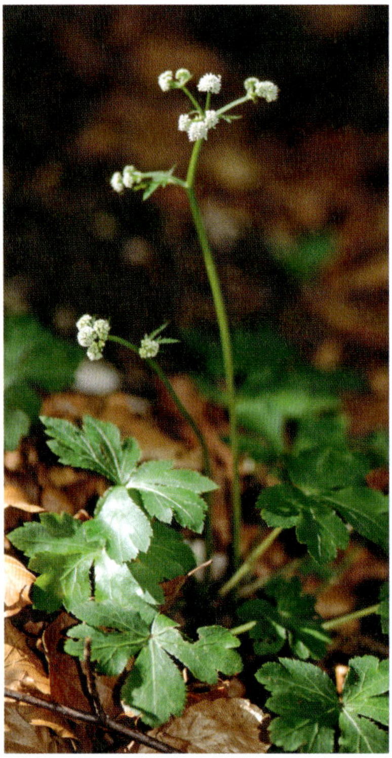

Blühender Sanikel im Bergwald (Foto: M. Madejsky) Das Kraut bekämpft Grippeviren, vertreibt Pilze, heilt Wunden und stärkt die Knochen.

Paracelsus lobte das Kraut, das er Diapensia nannte, vor allem bei Wunden und Knochenbrüchen: Mehrfach führte er Tränke mit den Heilpflanzen »Alchimilla, Diapensia und Consolida [Beinwell]« auf, die auch innere Wunden heilen sollten. Die Ansicht, dass der Sanikel eine vorzügliche Knochenheilpflanze und Wundarznei sei, vertrat Paracelsus keineswegs allein. Die mittelalterlichen Kräuterkundigen schätzten die wundheilenden Kräfte der Heildolde sehr. So schrieb etwa Adamus Lonicerus in seinem Kreuterbuch (1679): »In allen Wundträncken soll Sanickel genützt werden / hefft die frische Wunden zusammen / ist gut zu allerley Brüchen / pflasterweiß übergelegt. Ist so heylsam / dass es auch Fleisch im Hafen zusammen fügt / so man die Wurzel darbey thut.«

Der Sanikeltee wie auch die Weinabkochung ist ein empfehlenswertes Knochenheilmittel bei den nicht mehr heilen wollenden Knochenbrüchen alter Frauen. Der Wundsanikel ergänzt in solchen Fällen bewährte Naturheilmittel wie das Schüßlersalz Calcium phosphoricum (D6 bis D12), das Knochenbrüche auf wundersame Weise sogar bei sehr alten Menschen heilen lässt. Wegen der knochenheilenden Kräfte empfiehlt sich der Sanikel gleichermaßen in der Osteoporoseprophylaxe, denn er gilt in der Volksmedizin als eines der besten Bindegewebsmittel überhaupt. Sein Beiname Bruchkraut verrät bereits, dass sich der Sanikel ebenfalls bei Leistenbrüchen bewährt hat; zum Beispiel innerlich als Wundtrank und äußerlich zu Umschlägen. Nicht zuletzt sollte man das Kraut wegen seiner antibiotischen, wundheilenden und bindegewebskräftigenden Heileigenschaften auch in rückbildungsfördernde Teemischungen fürs Wochenbett geben.

Für die antibiotischen Kräfte des Sanikel sind verschiedene Inhaltsstoffe verantwortlich. So konnten Pflanzenforscher den im Kraut enthaltenen Saponinen eine antimykotische und ödemhemmende Wirkung nachweisen, die der Wirksamkeit des Aescin aus der Rosskastanie entspricht. Weil Extrakte aus Sanicula europaea ebenfalls über antivirale Kräfte verfügen, sollte der Sanikel bei gynäkologischen Infektionen unbedingt verwendet werden. Er kann Candida albicans, den häufigsten Erreger von Scheidenpilz, und vermutlich auch Herpesviren im Wachstum hemmen. Und der Sanikel bringt entzündliche Schwellungen rascher zum Abklingen. Zur Lokalbehandlung empfiehlt sich daher, entweder die Sanicula-Urtinktur 10-prozentig in Salben oder Scheidenzäpfchen einzuarbeiten oder den Tee zur desinfizierenden Vaginalspülung zu gebrauchen (z. B. 2 Esslöffel mit 250 ml kochendem Wasser überbrühen, 20 bis 30 Minuten ziehen lassen, abseihen, auf Körpertemperatur abkühlen lassen, ein- oder zweimal täglich mit einer Frauendusche vorsichtig zur Scheidenspülung verwenden).

Doch im Sanikelkraut finden sich auch antimikrobielle Gerbstoffe, die begründen, warum man den Wundsanikel früher zur Reinigung und Heilung offener Wunden und eitriger Geschwüre gebraucht hat.

Schließlich sei noch erwähnt, dass der Sanikel einst in der Volksmedizin wegen seiner entzündungswidrigen, blutstillenden und bindegewebstraffenden Heilkräfte bei Polypen verwendet wurde. Man gebrauchte ihn zwar überwiegend bei Nasenpolypen zur Nasenspülung, doch einen Versuch wert ist es allemal, mit Sanikeltee oder mit verdünnten Extrakten Gebärmutterpolypen zu Leibe zu rücken. Allerdings sollte man bei Polypen Geduld haben, da man die Lokalbehandlung unter Umständen wochenlang konsequent durchziehen muss. Frauen, die eine operative Entfernung der Polypen ablehnen, können jedoch von den entzündungswidrigen und blutstillenden Kräften des Sanikels profitieren (Rezept siehe Seite 114).

Rezept: Osteoporosetee (Kräuterladen)

Frauenmantelkraut	50 g
Ginsterkraut	20 g
Hohlzahnkraut	40 g
Rotkleeblüten	20 g
Sanikel	20 g
Storchschnabel	20 g
Tausendgüldenkraut	10 g
Vogelknöterich	20 g

Alle Kräuter miteinander mischen, 2 Teelöffel pro Tasse à 200 ml heiß überbrühen, etwa 10 bis 12 Minuten ziehen lassen und abseihen.

Entweder kurmäßig ein- bis zweimal jährlich 6 Wochen lang täglich 2 bis 3 Tassen über den Tag verteilt trinken. Oder dauerhaft 1 große Tasse (ca. 250 ml) täglich als Begleitmittel zu anderen Maßnahmen zur Osteoporoseprophylaxe wie etwa regelmäßige Kalziumzufuhr (z. B. Conchae-50 %-Pulver von

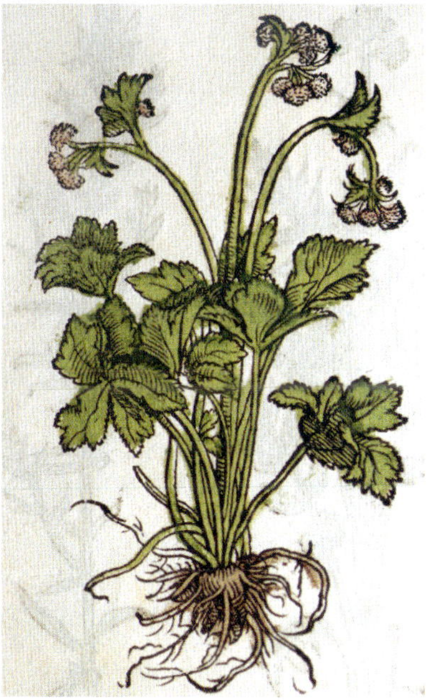

Sanikel (Holzschnitt, um 1550)

Weleda) und möglichst viel Bewegung an frischer Luft (siehe auch Praxistipp auf Seite 268).

Rezept: Kräutermischung fürs Wochenbett (Kräuterladen)
Folgende Teemischung soll im Wochenbett die Heilung der Geburtswunden anregen, den Wochenfluss aufrechterhalten und die Rückbildung fördern:

Bruchkraut	20 g
Frauenmantelkraut	40 g
Hirtentäschelkraut	20 g
Ringelblumenblüten	20 g
Sanikel	20 g
Schafgarbe	30 g
Taubnesselblüten	20 g
Wegerichblätter	30 g

Alle Kräuter mischen, 2 Teelöffel pro Tasse à 200 ml heiß überbrühen, etwa 10 Minuten ziehen lassen und abseihen; je nach Bedarf und Verlangen 2 bis 6 Wochen lang 2 bis 3 Tassen über den Tag verteilt trinken.

Handelsprodukte:
Sanikelkraut (Saniculae herba)
Sanikel-Urtinktur (Sanicula-europaea-Urtinktur; Spagyra)

Sammeltipps: Man erntet das blühende Kraut in den Sommermonaten. Üppige Wildvorkommen sind eher selten und schonungsbedürftig, so dass zur Teebereitung oder für Extrakte Anbauware verwendet werden sollte. Idealer Erntezeitpunkt ist bei zunehmendem Mond im Zeichen Steinbock.

Anwendungsbeschränkungen: keine. Lokalbehandlungen sollten jedoch in der Schwangerschaft mit einem Arzt oder einer Hebamme abgesprochen werden.

Schafgarbe – Bodenheilerin und Wundkraut des Achill

»Garb grün gestossen / auf Wunden gelegt / trucknet und zeucht zusammen / stillet auch den übrigen Fluß der Weiber / also aufgelegt.«
(Adamus Lonicerus, Kreuterbuch, 1679)

Namen: Achilleskraut, Augenbraue der Venus (wegen der Blattform), Bauchwehkraut, Garbenkraut, Grundheil, Jungfrauenkraut.

Botanischer Name: Gemeine Schafgarbe (Achillea millefolium), Korbblütler (Asteraceae).

Signaturen und Astrologie: Die meist weißen Blüten erlauben die Zuordnung zum Mond, der im Menschen unter anderem über das Haut-Schleimhaut-Organ sowie über die Keimdrüsen regiert. Doch manche Schafgarbenarten, wie sie etwa auf Gebirgswiesen im Vinschgau vorkommen, bringen rote Blüten hervor und haben damit Sympathie zum Mondblut.

Die stark fiederteiligen Blätter zeigen eine Art Formverwandtschaft zu den Blutgefäßen (z. B. Venen) und zu den Nerven. Der starke Duft lässt große Heilkräfte ahnen; die Alten erkannten daran die Schutzfunktion vor Krankheitsdämonen. Weil die Schafgarbe zu den Bodenheilern zählt, hat sie große regenerierende Kräfte in sich. Sie besiedelt sogar völlig übersäuerte Weiden und offenbart darin ihre säurebindenden Kräfte. Das ätherische Öl ist wegen seines Azulengehalts blau, was als Farbsignatur kühlende und entzündungswidrige Heileigenschaften anzeigt. Die Schafgarbe steht als Heilpflanze irgendwo zwischen Beifuß und Kamille. Mit der Kamille hat sie die antibiotischen Kräfte gemein, mit dem Beifuß mehr das reinigende Wesen.

Wirkstoffe: Vor allem die Blüten enthalten ätherisches Öl mit Azulen, Proazulen, Monoterpenen, Campher, Bisabolol, Sesquiterpenen und anderen mehr, des Weiteren Bitterstoffe, Flavonoide, Betaine usw.

Heileigenschaften: blutreinigend, harntreibend, blutflusshemmend, krampflösend, antimikrobiell, vor allem antibakteriell und antimykotisch, entzündungswidrig, krebsfeindlich, blähungswidrig, galletreibend, antiödematös, antihepatotoxisch.

Verwendung in der Frauenheilkunde: Bei der Schafgarbe handelt es sich zweifelsohne um eine der wichtigsten Heilpflanzen der Volksmedizin. Sie ist mit der Kamille nah verwandt und hat daher auch ein ähnliches Anwendungsspektrum, das von Blähungen über Bauch- oder Gallenkoliken, Gastritis, Venenentzündung, Rheuma bis hin zur Blutreinigung und Bindegewebskräftigung bei Hämorrhoiden reicht. Ihre Heilkräfte scheinen beinah unerschöpflich, denn sie kuriert sogar die Böden, auf denen sie gedeiht. Die Schafgarbe ist noch genügsamer als die Kamille, die ebenfalls zu den Bodenheilern zählt, und wächst sogar auf überdüngten und übersäuerten Böden, die sie im Lauf der Zeit zu regenerieren vermag. Ähnliches leistet die Schafgarbe als Heilpflanze beim Menschen, denn sie saniert beispielsweise durch Antibiotika geschädigte Schleimhäute im Darm oder im Urogenitaltrakt, reinigt Blut und Darm von Bakterientoxinen und wirkt nicht zuletzt sogar einer Übersäuerung entgegen. Wegen dieser Eigenschaften ist die Schafgarbe bewährter Bestandteil von Kräuterteemischungen zur Blutreinigung und Darmsanierung (Rezept siehe Seite 163).

In der Frauenheilkunde findet sie auf vielfältige Weise Verwendung. Zum einen gebraucht man Tee oder Extrakte aus dem blühenden Kraut als blutstillende Arznei speziell bei Neigung zu starken und langen Regelblutungen. Ihre Stärke liegt vor allem darin, die frischen und hellroten Blutungen zu regulieren. Daher empfehlen Volksheilkundige die Schafgarbe gern bei oberflächlichen Blutungen aller Art, zum Beispiel bei Nasenbluten oder bei blutenden Hämorrhoiden. In der Tat erwies sich der Schafgarbentee in Untersuchungen als blutgerinnungsfördernd. Abgesehen vom Schafgarbentee, haben sich die Achillea-Extrakte ebenfalls in der Behandlung von klimakterischen Blutungen, bei funktionellen Gebärmutterblutungen sowie bei den Blutungen der Spiralträgerinnen bewährt. Eine blutflussregulierende Frauenarznei ist zum Beispiel Menodoron von Weleda, das unter anderem Schafgarbe enthält.

Zum anderen zählen Entzündungen aller Art zum Anwendungsgebiet dieser Pflanze. Die Schafgarbe gilt nämlich seit Urzeiten als Wundkraut und verfügt über beachtliche antibiotische Kräfte. Insbesondere die würzig duftenden Blüten und das daraus gewonnene ätherische Öl können eine Vielzahl von Bakterien bekämpfen und sogar Pilze wie etwa Candida albicans im Wachstum hemmen. Daher sollte die Schafgarbe bei bakteriellen Unterleibsentzündungen viel häufiger gebraucht werden. Den Schafgarbentee sollte frau bei übelriechendem Ausfluss ebenso trinken wie auch als Begleitmittel bei Eierstockentzündungen.

Beim Scheidenpilz könnte das verdünnte ätherische Schafgarbenöl eine echte Alternative zu den sonst üblichen Pilzcremes sein. Das ätherische Öl, das leider nicht ganz billig ist, lässt sich zum Beispiel tropfenweise in Joghurt einarbeiten und in die Scheide einführen (z. B. 7 bis 14 Tage lang einmal täglich 2 gehäufte Teelöffel Bio-Joghurt mit je 1 bis 2 Tropfen ätherischem Lavendel- und Schafgarbenöl vermengt mit einer sauberen Einmalspritze abends vorsichtig in die Scheide einführen und anschließend Watte vorlegen). Das ätherische Öl wirkt entzündungswidrig, lindert den Juckreiz spontan, bekämpft Bakterien (z. B. Gardnerellen, Staphylokokken, Streptokokken) und hemmt das Wachstum von Candida albicans.

Nicht zuletzt sei noch erwähnt, dass sich mit der Schafgarbe auch Blasenentzündungen lindern lassen. Bei bakterieller Blasenentzündung empfiehlt sich, die Schafgarbe innerlich und gleichzeitig äußerlich, beispielsweise als Sitzbad, anzuwenden. Je akuter die Beschwerden, umso großzügiger sollte die Dosierung sein. Bewährt hat sich, gleich zu Beginn der Blasenentzündung, wenn man Brennen beim Harnlassen und häufigen Harndrang verspürt, 1 l Schafgarbentee zu trinken, zum Beispiel 2 Teelöffel pro Tasse à 200 ml heiß überbrühen, zirka 8 bis 12 Minuten ziehen lassen, abseihen und über den Tag verteilt trinken. Zusätzlich lindert dann vielleicht ein Sitzbad, dem man 2 bis 3 l starken Schafgarbentee beimengt, die akuten Beschwerden und entkrampft die Blase.

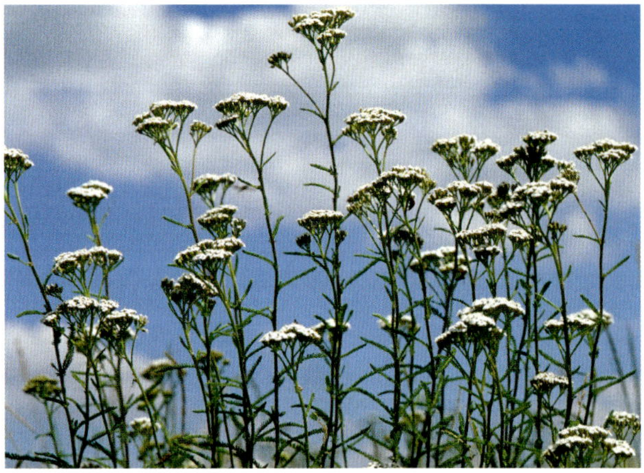

Im Gegensatz zur gängigen Meinung lassen Schafe die Schafgarbe bis zuletzt stehen und fressen das bittere Kraut nur, wenn sie krank sind. (Foto: O. Rippe)

Rezept: Antimykotisches Vaginalgel (Apotheke)

Aloe-vera-Konzentrat	10 ml
Glyzerin	10 ml
Lavendelöl, ätherisches	10 Tropfen
Salbeiöl, ätherisches	10 Tropfen
Schafgarbenöl, ätherisches	5 Tropfen
Zitronensäurepulver	1 Messerspitze
Teebaumwasser	90 ml
Guarkernmehl	6 g

So wird's gemacht:

- Aloe-vera-Konzentrat, Glyzerin, die ätherischen Öle und das Zitronensäurepulver in ein sauberes Schraubglas geben, gut verschließen, alles sehr kräftig verschütteln.
- Dann das Teebaumwasser zugeben und kräftig verschütteln.
- Zuletzt das Guarkernmehl einrühren und so lange kräftig schütteln, bis man eine gelartige Konsistenz erhält – fertig!

Das Gel kann in einen Dosierspender oder in eine Braunglaskruke gefüllt und im Kühlschrank aufbewahrt werden; es hält sich viele Wochen lang.

Anwendung: Wichtig: Bei stark gereizter Scheidenhaut empfiehlt es sich, die ätherischen Öle umsichtiger zu dosieren und 30 ml Teebaumwasser mit 60 ml destilliertem Wasser zu mischen. Das antimykotische Vaginalgel eignet sich vor allem zur Nachbehandlung von Scheidenpilzinfektionen. Vorbeugend kann man es bei Neigung zu Scheidenentzündungen nach dem Geschlechtsverkehr anwenden.

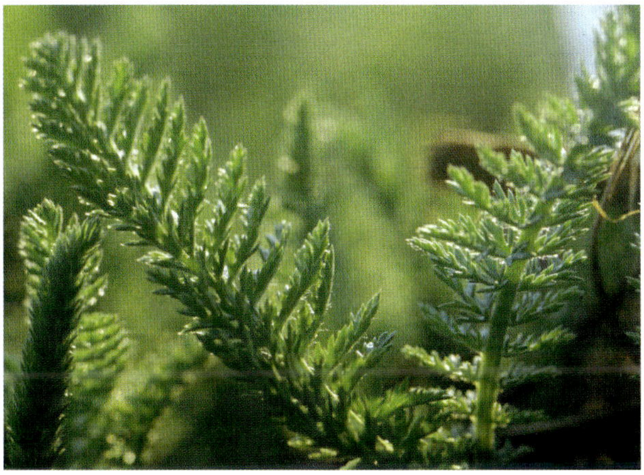

Im Volksmund heißt die Schafgarbe wegen ihrer Blattform »Augenbraue der Venus«. Die Blätter reinigen Blut und Darm, stillen Gebärmutterblutungen und heilen Blasenentzündungen. (Foto: M. Madejsky)

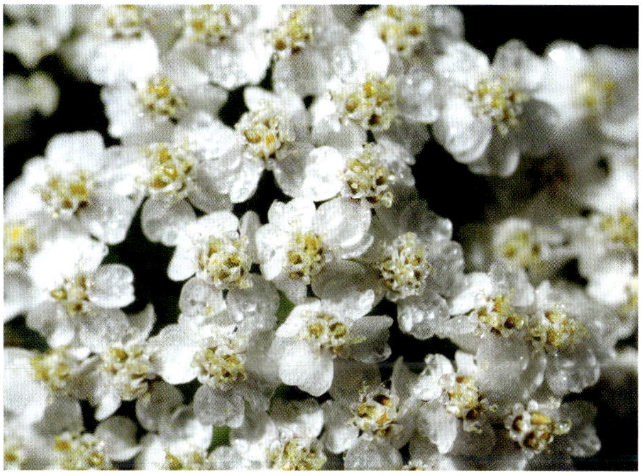

Die Blüten der Schafgarbe sind besonders reich an ätherischen Ölen und verfügen über beachtliche antimykotische und antibakterielle Kräfte. (Foto: M. Madejsky)

Praxistipp: Wie man Gebärmutterblutungen zügelt
Bei Neigung zu starken Regelblutungen, insbesondere in der Pubertät oder in den Wechseljahren, hat sich die Schafgarbe immer wieder bewährt. Oftmals genügt es schon, wenn man über einen längeren Zeitraum hinweg täglich 1 bis 2 Tassen (à 200 ml) Schafgarbentee trinkt. Er eignet sich aber auch als Grundlage für eine Kur mit dem blutflussregulierenden pflanzlichen Komplex Menodoron von Weleda, der neben der Schafgarbe weitere heilsame Frauenkräuter enthält. Diese Heilpflanzenkombination stärkt in erster Linie die Eierstockfunktion und wirkt auf sanfte Weise übermäßigen Blutverlusten entgegen. Das Mittel kann bei Bedarf als pflanzliche Erste Hilfe in Schafgarbentee eingenommen werden; bei akuten Blutungen zwei- bis dreimal täglich 1 Teelöffel in einer Tasse Schafgarbentee. Oder man kurt damit bei Neigung zu klimakterischen Blutungen, nimmt zum Beispiel einige Wochen lang einmal täglich 1 Teelöffel Menodoron in Schafgarbentee ein.

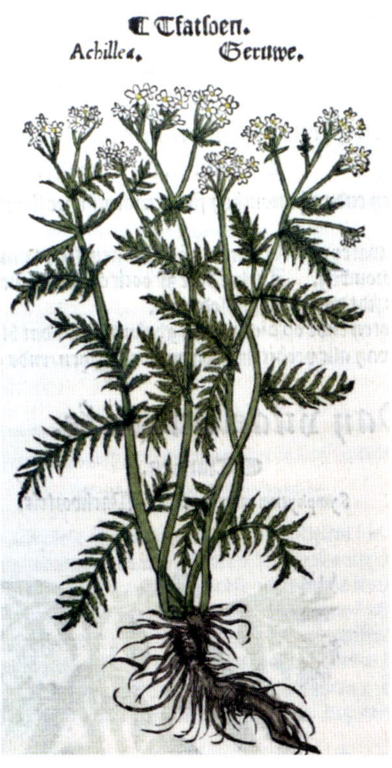

Schafgarbe (Dodoens, 1554)

Handelsprodukte:
Schafgarbe, blühendes Kraut (Millefolii herba)
Schafgarben-Urtinktur (Millefolium-Urtinktur; Ceres, DHU, Spagyra u. a.)
Ätherisches Schafgarbenöl (Maienfelser Naturkosmetik, Primavera, Neumond)

Sammeltipps: Man erntet für Teemischungen oder Sitzbäder die blühende Schafgarbe (Stengel, Blätter und Blüten) den ganzen Sommer über und hängt sie in Büscheln kopfüber zum Trocknen auf. Für Blutreinigungstees sammelt man die jungen Blätter ab Mitte März, und die Blüten sollte man für antibiotische Kräutertropfen verwenden, da sie das meiste ätherische Öl enthalten. Idealer Erntezeitpunkt ist bei zunehmendem Mond in den Zeichen Krebs oder Waage.

Anwendungsbeschränkungen: Schafgarbe nicht anwenden bei bekannter Allergie gegen Korbblütler. In der Schwangerschaft umsichtig dosieren, da das ätherische Öl mitunter hohe Konzentrationen des abortiven Nervengifts Thujon enthält!

Schierling – Bringt Brustknoten zum Einschmelzen

»Das Kraut mit seinen Zippen gestossen / und wie ein Pflaster über das Gemächt gelegt / verhindert und vertreibt die unkeuschen träume / das Gemächt aber wird davon unkräfftig und schwach. Das Kraut auch wie ein Pflaster über die Brust der Kindbetterinnen gelegt / dämpfft und trucknet die Milch. Den Mägden übergelegt / lest ihnen die Brüst nit wachsen.«
(Dioscorides, Kreutterbuch, 1610)

Namen: Fleckenschierling, Mäuseschierling, Stinkender Schierling, Teufelspeterlein, Tollkerbel, Wüterich.

Botanischer Name: Gefleckter Schierling (Conium maculatum), Doldenblütler (Apiaceae).

Signaturen und Astrologie: Die gefiederten Blätter erlauben eine Zuordnung zum Element Luft und dessen Herrscher, dem Planeten Merkur, der im Körper unter anderem über die Hormondrüsen und die Lymphknoten regiert. Die düstere Ausstrahlung der Pflanze samt den violetten Flecken lässt den Giftgeist ahnen und zeigt saturnales Wirken an. Saturn regiert über die lähmenden Pflanzengifte und tritt hier als Herr der chronischen Erkrankungen in Erscheinung. An warmen Tagen riecht der blühende oder welkende Schierling besonders stark nach Mäuseurin und offenbart dadurch wiederum seinen Bezug zur Astralwelt, bzw. die Pflanze versucht mit dem abstoßenden Geruch, Mensch und Tier fernzuhalten.

Die knotigen Abschnitte am Stengel erinnern ein wenig an geschwollene Lymphknoten, für die Conium eine der besten pflanzlichen Arzneien ist. Der hohle Stengel zeigt nach der Signaturenlehre schließlich die Krebsheilpflanze an. Der Schierling hat ein kühlendes Wesen. Er ist ein dunkler Pflanzenengel, der Trost spendet, die Schmerzen betäubt und der Macht über todbringende Krankheiten hat.

Wirkstoffe: Das blühende Kraut enthält Piperidinalkaloide (Coniin, Conicein), Polyine (Falcarinol), Flavone (Diosmin), Chlorogensäure sowie Furanocumarine.

Heileigenschaften: lymphentgiftend, lokal betäubend und schmerzstillend, bremst die Drüsentätigkeit, krebsfeindlich, gilt als Spezifikum bei entartetem Drüsengewebe.

Verwendung in der Frauenheilkunde: Bekanntheit erlangte der Schierling vor allem als Todesbecher des Sokrates. Zumindest lässt sich die von Plato beschriebene aufsteigende Lähmung mit dem Vergiftungsbild des Schierlings in Einklang bringen. Eine Vergiftung führt nämlich zu Schwindel, Zittern, Pupillenveränderungen und geht dann in jene vielzitierte aufsteigende Lähmung über, die mit Tod durch Lähmung der Atemmuskulatur endet, wobei das Bewusstsein bis zuletzt voll erhalten bleibt.

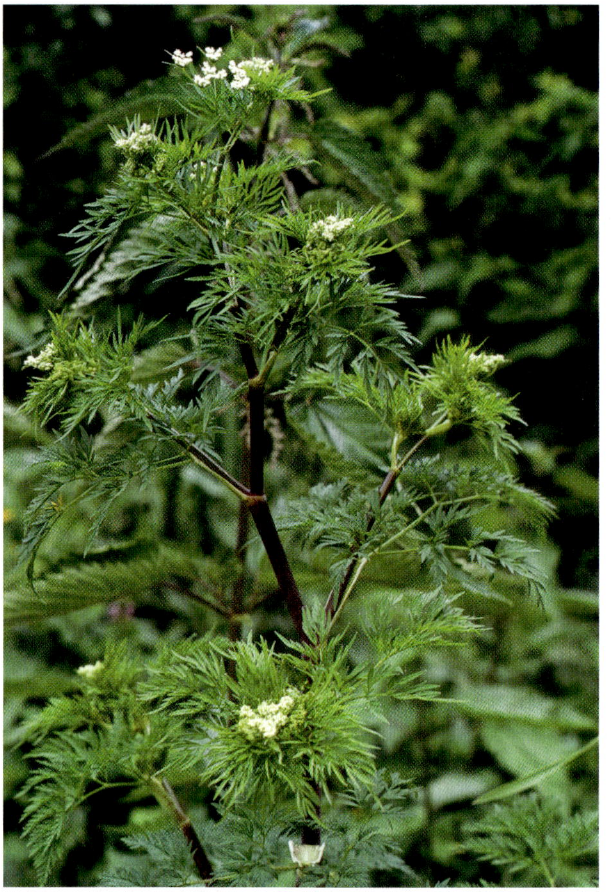

Der meist violett angelaufene und glatte Stengel, die etwas düstere Ausstrahlung wie auch die spätere Blütezeit helfen, eine Verwechslung des Schierlings mit dem Wiesenkerbel zu vermeiden. (Foto: M. Madejsky)

Trotz seiner Giftigkeit – oder eben wegen seiner besonders starken Kräfte – wurde der Schierling schon von Hippokrates als Gebärmutterarznei erwähnt. In der Antike schrieb man ihm vor allem geschwulstzerteilende Heileigenschaften zu und nutzte bereits seine betäubenden und triebdämpfenden Wirkungen, um beispielsweise die schmerzhaften Erektionen Geschlechtskranker zu behandeln. So schrieb etwa der Kräuterkundige Matthiolus über die Breiauflage aus den Blättern, die man seinerzeit zur Triebdämpfung über die Hoden legte: »[Dies] benimpt die begir der unkeuschheit / verschwendet den natürlichen Samen / und verstellet den nächtlichen Samenfluß / gehört in die Klöster / für die keusche Ordensleute / damit sie ir gelübd desto baß mögen halten« (zitiert nach Mezger, Gesichtete homöopathische Arzneimittellehre, 2005). Obwohl der Schierlingswickel schon in der Antike zur reversiblen Kastration des Mannes gebraucht wurde, eignet er sich nicht zur Verhütung, da er eben nicht nur die Spermienbildung drosselt, sondern auch zuverlässig impotent macht.

In der Volksmedizin wurde der Schierling vermutlich schon vor Jahrhunderten als Geschwulstmittel sowie zum Ab-

S

stillen gebraucht, was jedoch nicht ungefährlich ist, weil die Alkaloide auch durch die unverletzte Haut aufgenommen werden. Als Krebsheilmittel wurde der Schierling erst im 18. Jahrhundert durch den österreichischen Arzt Anton Störck eingeführt. Störck stellte aus dem eingekochten frischen Presssaft Pillen für seine Krebskuren her und verabreichte diese in einer Dosierung, die sich stets an der Grenze zur Giftwirkung bewegte; leichte Vergiftungserscheinungen wie etwa Schwindel oder Zittern wurden toleriert. Im Grunde genommen gebrauchte er den Schierling also wie eine Art pflanzliche Chemotherapie, und er berichtete über großartige Heilerfolge vor allem im Beginn von Krebserkrankungen. Doch eine solche Vorgehensweise ist heute undenkbar und sollte von unerfahrenen Personen wegen der unberechenbaren Giftwirkung des Schierlings auf keinen Fall im Alleingang nachgeahmt werden.

Nach Störck haben viele weitere Ärzte den Schierling mit mehr oder weniger großem Erfolg bei allen möglichen Krebserkrankungen eingesetzt. Heute zählt der Schierling immer noch zu den großen Krebsheilpflanzen der Phytotherapie und der Homöopathie. Allerdings wird er nicht mehr bei allen Krebsleiden gebraucht, sondern bevorzugt dann, wenn es sich um entartetes Drüsen- oder Lymphgewebe handelt. Der Schierling hat nämlich einen großen Einfluss auf Drüsengewebe aller Art, wobei er in materiellen Dosen die Drüsentätigkeit dämpft und langfristig angewandt zur Rückbildung des Drüsengewebes führt (Atrophie). Wegen dieser spezifischen Wirkung gebraucht man den Schierling heute innerlich bei Krebs sowie bei Krebsvorstufen zur Lymphentlastung vor allem homöopathisch (z. B. Itires-spag.-Tropfen von Pekana) und äußerlich in Form von Salben. Einer Salbenbehandlung gut zugänglich sind beispielsweise die Brust-, die Schild- und auch die Vorsteherdrüse (Prostata). Durch die tägliche Einreibung mit Schierlingssalben (z. B. Conium-5%-Salbe von Weleda) lassen sich beispielsweise die Schmerzen bei Mastopathie oder bei inoperablem Brustkrebs lindern. Kleinere Brustknoten, -zysten oder Schilddrüsenknoten verschwinden mitunter im Lauf einer mehrmonatigen Salbenkur, wobei man zur Dauerbehandlung eher Salben mit Conium D3 oder D4 wählt (z. B. Itires-spag.-Salbe von Pekana), da diese keinen hemmenden Einfluss auf die Drüsentätigkeit haben. Nur sofern Atrophie und Hemmwirkung erwünscht sind, wie zum Beispiel bei hyperthyreoter Struma (Kropf bei Schilddrüsenüberfunktion), oder falls man Schmerzen lindern möchte, wählt man die höherdosierte 5-prozentige Coniumsalbe.

Auch in der Vorbereitungsphase auf eine Brustkrebsoperation sollte der Schierling wenigstens äußerlich angewendet werden, da er kleine Herde manchmal einschmelzen kann und daher ein klareres Gewebebild für die Operation schafft. Zur Rezidivprophylaxe des Mammakarzinoms sollte man den Schierling ebenfalls gebrauchen, indem man mit der Salbe täglich auf sanfte Weise Brust und Achselbereich massiert. Manche Autoren berichten darüber hinaus über gute Erfolge mit Coniumsalbe bei schmerzhaften Schwellungen der Bartholin-Drüse sowie bei starkem Juckreiz oder bei schmerzhaften Missempfindungen am Scheideneingang. Nicht zuletzt kann der Schierling auch das allgemeine Wachstum der Brustdrüse begrenzen helfen (Conium-5%-Salbe von Weleda).

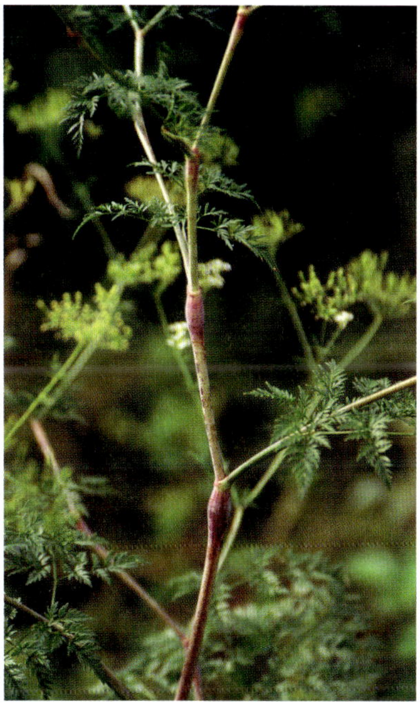

Die Auftreibungen an den Stengeln lassen sich mit Lymphknotenschwellungen vergleichen. Vor allem in der Homöopathie bewährt sich Conium als Lymphheilmittel sowie in der Behandlung von Erkrankungen der weiblichen Brust. (Foto: M. Madejsky)

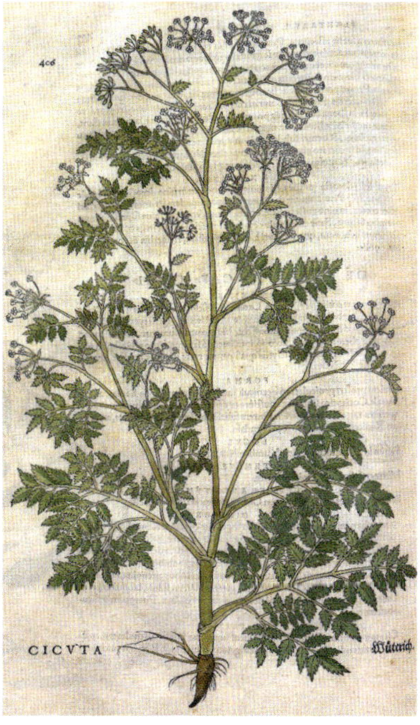

Schierling (L. Fuchs, 1543)

Rezept: Salbe bei Brustkrebs (Apotheke)
Folgende Salbenmischung dient zur Vorbereitung auf eine Brustkrebsoperation, weil sie, regelmäßig angewandt, kleinere Knötchen einschmilzt und somit zu einem klareren Gewebebild beitragen kann. Sie eignet sich aber ebenso zur Nach-

behandlung nach Brustkrebsoperationen, da sie die Narben pflegt und einem erneuten Ausbruch der Erkrankung entgegenwirkt.

Calendula-Wundsalbe von Weleda	25 g
Conium-5%-Salbe von Weleda	25 g
Echtes Rosenöl, ätherisches	3 bis 4 Tropfen
Lavendelöl, ätherisches	6 bis 7 Tropfen

Alles gründlich miteinander mischen; ein- bis zweimal täglich sanft in die betroffenen Gebiete einmassieren.

Praxistipp: Vorbeugende Brustkur
Vor allem Frauen, die Brustkrebs hatten oder die ein erhöhtes Risiko haben, weil Fälle von Brustkrebs in der mütterlichen Linie vorkamen, können vorbeugend zweimal jährlich eine 6-wöchige Brustkur machen:

– Conium-D4-Globuli; zweimal täglich 10 Globuli im Mund zergehen lassen.
– Magnesit/Mamma-Globuli von Wala; zweimal täglich 10 Globuli im Mund zergehen lassen.
– Itires-spag.-Salbe von Pekana; ein- bis zweimal täglich eine nussgroße Menge sanft in beide Brüste sowie in den Achselbereich einmassieren.
– Immunteemischung (siehe Seite 189); täglich ½ l trinken.

Ergänzende Maßnahmen:

– Ernährungsumstellung; insbesondere sollten tierische Fette reduziert werden.
– Verzicht auf Bügel-BHs, da diese ein bis zu 36fach erhöhtes Brustkrebsrisiko mit sich bringen und den Lymphabfluss behindern.
– Aluminiumhaltige Deos abschaffen, da man in den Lymphknoten von Brustkrebspatientinnen Aluminium angereichert fand, das eine Krebsentstehung begünstigt.

Handelsprodukte:
Conium (ab D4; DHU, Spagyra)
Conium-5%-Salbe (Weleda)
Conium-Salbe S (enthält Conium D3; DHU)

Sammeltipps: Nur erfahrene Kräuterkenner sollten den Fleckenschierling selbst sammeln! Man erntet das blühende Kraut mit Handschuhen und bereitet daraus – mit Handschuhen – eine Tinktur, die von Kindern ferngehalten werden muss und die man dann in Salben (5%ig) verarbeiten oder stark verdünnt (1:20) zu schmerzlindernden Umschlägen gebrauchen kann. Achtung: Eine Verwechslung mit der Kerbelrübe ist möglich.

Anwendungsbeschränkungen: Bei äußerlicher Anwendung der Handelspräparate gibt es keine Anwendungsbeschränkungen. Von der Einnahme des selbstgesammelten Krauts oder daraus hergestellter Tränke muss wegen der tödlichen Giftigkeit dringend abgeraten werden.

Schneeball – Lindert Endometriosebeschwerden

»Eine organotrope Beziehung zu den Ovarien lässt sich an den Regelstörungen mit verfrühter oder verspäteter Regel erkennen. Das Mittel leitet also in doppelter Hinsicht zum weiblichen Genitale hin: durch Spasmen und durch direkten Einfluss auf die Funktion der Ovarien.«
(Julius Mezger, Gesichtete homöopathische Arzneimittellehre, 2005)

Namen: Blutbeere, Giftbeere, Gimpelbeere, Schlangenbeere, Wasserholler oder Wasser-Schneeball (Viburnum opulus). Der Gattungsname Viburnum leitet sich vom lateinischen viere (= »binden, flechten«) ab, weil die biegsamen Zweige einst zur Herstellung von Flechtwerk genutzt wurden.

Botanischer Name: Amerikanischer Schneeball (Viburnum prunifolium), Gemeiner Schneeball (Viburnum opulus), Geißblattgewächse (Caprifoliaceae).

Signaturen und Astrologie: Die weißen Schirmrispen, die dem Strauch ihren Namen gaben, erlauben eine astrologische Zuordnung zum Mond, der im Menschen unter anderem über die Schleimhäute und die Mondblutung regiert. Auch der Ähnlichkeitsgeruch ist mondhaft, denn Schneeballbaumrinde riecht ein wenig nach säuerlichem Durchfall und zeigt dadurch Sympathie zu Frauenleiden mit Darmbeteiligung (z. B. krampfartige Regelbeschwerden mit Durchfall oder Stuhldrang). Der Standort der heimischen Schneeballbaumart auf eher feuchtem Grund ist wiederum eine mondhafte Signatur mit etwas Neptuneinfluss.

Wirkstoffe: Die Rinde enthält Amentoflavone, Triterpene, Cumarine (Scopoletin), Chlorogensäure, Salicylsäure, Gerbstoffe und den glykosidischen Bitterstoff Viburnin sowie Valeriansäure.

Heileigenschaften: wirkt krampflösend auf die glatte Muskulatur der Gebärmutter; darmreizend und abführend; führt in größeren Dosen zum Erbrechen.

Verwendung in der Frauenheilkunde: In der Indianermedizin gebraucht man den in Nordamerika beheimateten Schneeball (Viburnum prunifolium) bzw. dessen Rinde seit langem als krampflösendes Frauenmittel. In Untersuchungen und klinischen Studien erwiesen sich einige seiner Inhaltsstoffe, vor allem die Cumarine Scopoletin und Aesculetin, als krampflösend für die glatte Muskulatur der Gebärmutter, was die volksmedizinische Verwendung der Rindendekokte bei krampfartigen Regelbeschwerden bis hin zur Verhütung von Fehlgeburten bei frühzeitiger Wehentätigkeit erklärt.

Ganz ähnlich wie die amerikanische Art wird auch der bei uns heimische Gemeine Schneeball genutzt. Zwar ist er nicht als Teedroge in Gebrauch, doch die aus der frischen Rinde hergestellte homöopathische Urtinktur dient ebenfalls

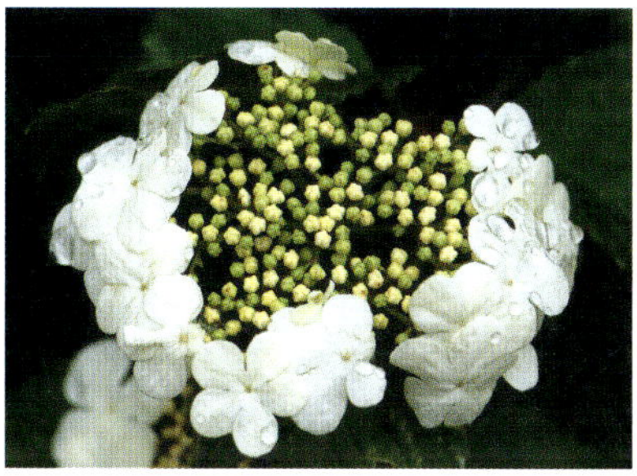

Der blühende Schneeball zeigt durch weiße Blüten seinen Bezug zum Mondorgan Gebärmutterschleimhaut. (Foto: M. Madejsky)

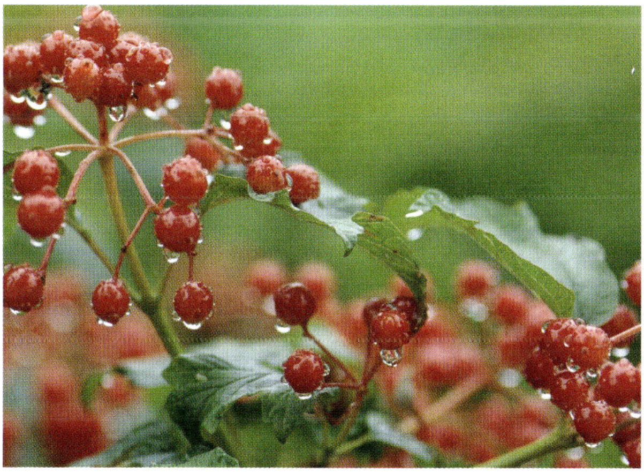

Vögel verschmähen die Schneeballfrüchte, weshalb diese oft bis ins Frühjahr hinein am Strauch hängen. Das ist unter anderem ein Zeichen dafür, dass die Pflanze eine gewisse Giftigkeit in sich trägt. (Foto: O. Rippe)

als uteruswirksames Spasmolytikum. Wegen seiner krampflösenden und schmerzlindernden Kräfte empfiehlt sich die Urtinktur bei besonders schmerzhaften Formen von Regelbeschwerden wie etwa der Dysmenorrhoe membranacea, die durch den Abgang von klumpigem Blut und Schleimfetzen unter wehenartigen Schmerzen gekennzeichnet ist. Ein weiteres Leitsymptom, das zu Viburnum führt, sind krampfartige Gebärmutterschmerzen in den letzten Tagen vor der Regel. In solchen Fällen, bei denen die krampfartigen Regelbeschwerden schon einige Tage vor Blutungseintritt beginnen, spricht man auch von einer pelvinen Migräne, also von periodisch wiederkehrenden Krampfanfällen im Unterleib. Typisch sind die Ausstrahlung der Schmerzen ins Rektum, in die Harnblase und in die Oberschenkel sowie wässriger Durchfall oder Stuhldrang vor oder zu Beginn der Regelblutung. Ähnlich wie bei Caulophyllum sind die Krämpfe sehr stark und manchmal sogar wehenartig, so dass das Regelblut zwischenzeitlich versiegen kann. Homöopathen loben die krampflösende Wirkung der Urtinktur sowie der Tiefpotenzen daher speziell bei Endometriose. Vor allem bei Frauen mit Verdacht auf diese Krankheit (Leitsymptome: zunehmende Regelkrämpfe mit oder ohne Erbrechen und Stuhldrang, ab 30) und bei Frauen mit Endometrioseoperationen in der Vorgeschichte kann eine Schneeballkur die Beschwerden lindern: Viburnum-opulus-Urtinktur bis D2 ab einer Woche vor der Regelblutung zweimal täglich 5 bis 8 Tropfen vorbeugend, während der Regel bis zu stündlich 5 Tropfen in etwas Wasser einnehmen.

Die nachgewiesenermaßen krampflösende Wirkung auf den Uterus macht den Schneeball außerdem zu einem wertvollen Wehenhemmer. Viburnum opulus erweist sich bei drohendem Abort als gleichwertiger Wehenhemmer wie die auf diesem Gebiet bewährte Keimzumpe (siehe dort). Bei falschen Wehen oder bei frühzeitiger Wehentätigkeit und drohendem Abort bevorzugen Hebammen und erfahrene Frauenärzte wie etwa Erwin Schlüren wegen der leichten Giftigkeit der Pflanze allerdings Viburnum opulus D2, von dem dann – je nach Reaktion – drei- bis fünfmal täglich 5 bis 10 Globuli eingenommen werden.

Viburnum opulus ist zwar der heimische Keimzumpenersatz, aber es spricht auch nichts dagegen, beides zusammen zu gebrauchen, um vorzeitigen Wehen entgegenzuwirken.

Bei vorzeitigen Wehen kann man beispielsweise Viburnum opulus D2 und eine Bryophyllum-50%-Verreibung im stündlichen Wechsel versuchen. Zusätzlich sollte allerdings auch hoch dosiertes Magnesium eingenommen (z. B. Magnerot-classic-Kautabletten) und strenge Bettruhe gewahrt werden.

Rezept: Krampflösende Mischtropfen (Apotheke)
Die Mischung soll vor allem wehenartigen Unterleibskrämpfen vorbeugen und kann daher auch zur Linderung von Endometrioseschmerzen versucht werden:

Alchemilla vulgaris (Frauenmantel) Urtinktur	20 ml
Caulophyllum (Frauenwurzel) Dil. D6	20 ml
Cuprum metallicum (Kupfer) Dil. D6	20 ml
Potentilla anserina (Gänsefingerkraut) Urtinktur	20 ml
Viburnum opulus (Schneeball) Urtinktur	20 ml

Über eine Apotheke von Spagyra bestellen und mischen lassen oder selbst mischen. Ab der zweiten Zyklushälfte vorbeugend zweimal täglich 10 Tropfen im Mund zergehen lassen, während der Regelblutung bei Bedarf 40 bis 50 Tropfen in ein Wasserglas geben und jede ½ Stunde einen Schluck davon trinken.

Handelsprodukte:
Schneeballbaumrinde (Viburni prunifolii cortex)
Schneeballbaum-Urtinktur (Viburnum-opulus-Urtinktur; hergestellt aus der im Herbst geernteten, frischen Rinde von Zweigen oder jungen Stämmen; DHU, Spagyra)

Sammeltipps: Zur Herstellung einer Urtinktur wird die frische Rinde von Zweigen verwendet. Idealer Erntezeitpunkt ist bei zunehmendem Mond im Zeichen Skorpion.

Anwendungsbeschränkungen: Der Schneeball gilt als leicht giftig und sollte daher umsichtig dosiert werden. In größeren Dosen verursacht er Übelkeit, löst Erbrechen aus, ist darmreizend und abführend.

Schöllkraut – Die Goldwurz der Alchimisten

»Wie eine Frau ihre Menstruation hat, so hat es auch diese [Schöllkraut-] Wurzel und das Kraut; das beweist die Anatomie. Wenn man es aufschneidet, fließt ein Saft, der dem Menstrualblut gleicht, aus.«
(Paracelsus, Sämtliche Werke, Aschner-Ausgabe, 1926)

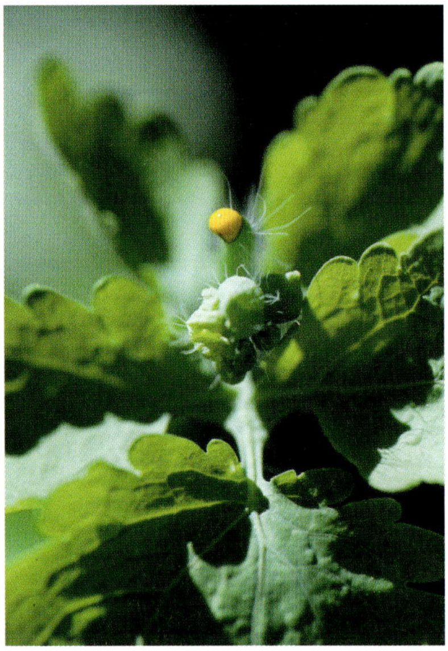

»Blutendes« Schöllkraut (Foto: M. Madejsky) In der Volksmedizin gebraucht man den virusfeindlichen Milchsaft zum Betupfen von Warzen.

Namen: Geschwulstkraut, Goldwurz, Schwalbenheilkraut, Warzenkraut.

Botanischer Name: Schöllkraut (Chelidonium majus), Mohngewächse (Papaveraceae).

Signaturen und Astrologie: Die vierzähligen gelben Blüten wie auch der orangegelbe Milchsaft kennzeichnen die Heilpflanze für Gelbsucht und Leber-Gallen-Leiden. Die dreilappigen Blätter erinnern an die Leberanatomie, denn auch dieses Organ wird in drei Lappen unterteilt. Der Standort Mauerritze zeigt die steinbrechenden Eigenschaften: Schöllkraut bewährt sich bei Gallensteinleiden. Die Verbreitung durch Ameisen signalisiert, dass beide zusammen auf den Rezeptblock gehören, und in der Tat dienen beide als Umstimmungsmittel bei Krebs. Den orangegelben Milchsaft verglich Paracelsus mit dem Menstrualblut – er macht das Schöllkraut zu einer Frauenheilpflanze. Die ungeöffneten Blütenknospen sind ein pflanzliches Ebenbild von Warzen, gegen die man den Milchsaft volksmedizinisch aufträgt.

Der sehr scharfe Geschmack zeigt nach der chinesischen Elementenlehre die Wirkung auf den Dickdarm an. Damit untersteht das Schöllkraut vor allem Jupiter (gelbblühende Leberpflanze) und Mars (scharf schmeckender Gallebildner).

Wirkstoffe: Das blühende Kraut wie auch die Wurzel enthalten Alkaloide (vor allem Chelidonin, Sanguinarin, Berberin), Chelidonsäure, Citronensäure, Kaffeesäure, Flavonoide, Carotinoide sowie proteolytische Enzyme.

Heileigenschaften: gallebildend, -treibend, (gallen)steinbrechend; wirkt krampflösend auf die glatte Muskulatur, schmerzlindernd, antimikrobiell; wirkt unter anderem antiviral, amöbizid und krebsfeindlich.

Verwendung in der Frauenheilkunde: Das Schöllkraut blickt auf eine lange Geschichte als Heilpflanze für Gelbsucht und Leber-Galle-Leiden zurück. Erst in den letzten Jahren kam das Kraut in Verruf, weil es in wenigen Fällen nach der Einnahme hoch dosierter Schöllkrautpräparate zu einer vorübergehenden (!) Entgleisung der Leberwerte sowie zu akuten Leberentzündungen kam. Unklar ist jedoch, wie ernst man die aufgeführten Fälle nehmen muss, da die Leberwerte auch durch Alkohol oder Medikamente verändert sein könnten, die von den betroffenen Personen eventuell zusätzlich eingenommen wurden.

Das Schöllkraut muss gar nicht hoch dosiert werden, denn die Gallebildung und der Gallenfluss lassen sich durch kleinste Gaben anregen, die völlig unbedenklich sind. Im Gegenteil, homöopathische Verdünnungen bringen oftmals die besten Heilerfolge. So hat sich zum Beispiel die spezielle Zubereitung als sogenanntes vegetabilisiertes Metall in der Migränebehandlung sehr bewährt, zum Beispiel kurmäßig zweimal täglich 10 Tropfen Chelidonium Ferro cultum Dil. D3 von Weleda.

Schöllkraut stellt den gestörten Gallenfluss wieder her und wirkt daher einer rechtsseitigen Migräne entgegen, denn an der Schläfe verläuft der Gallenmeridian, und die rechte Seite untersteht der Leber. Besonders wertvoll sind die gallebildenden und -treibenden Heileigenschaften des Schöllkrauts in der Begleitbehandlung von Brustkrebs, da hier meist lange vor dem Ausbruch der Tumorerkrankung eine Gallenstörung vorliegt. Schöllkraut entstaut jedoch nicht nur den Gallenfluss, sondern auch Emotionen wie Ärger und Wut, die, sofern sie unterdrückt werden, sich in Form von Gallensteinen materialisieren. Daher kommt es vor, dass ein Mittel wie das Schöllkraut alte Emotionen wachruft und in Einzelfällen zu einer Gereiztheit führt, die nicht gleich verdrängt werden sollte, weil unterdrückte Emotionen bekanntlich krank machen.

Ein weiteres Hauptanwendungsgebiet dieser altbewährten Heilpflanze sind Warzen. Schon Paracelsus nannte sie Warzenkraut, weil sie besser als andere Kräuter Warzen heilt. Im orangegelben Milchsaft kommen virusfeindliche Wirkstoffe sowie proteolytische Enzyme vor, welche die Warzenviren im Wachstum hemmen und deren sichtbare Auswüchse, ebendie Warzen, auflösen. Volksmediziner schwören daher darauf, die Warzen bei abnehmendem Mond zu besprechen und gleichzeitig immer etwas Schöllkrautsaft daraufzutupfen. Dies hilft erfahrungsgemäß in der Hälfte der Fälle, sie vollständig zurückzubilden; die andere Hälfte braucht entweder ein anderes Warzenmittel wie etwa Thuja oder hat das Betupfen nicht konsequent genug durchgeführt.

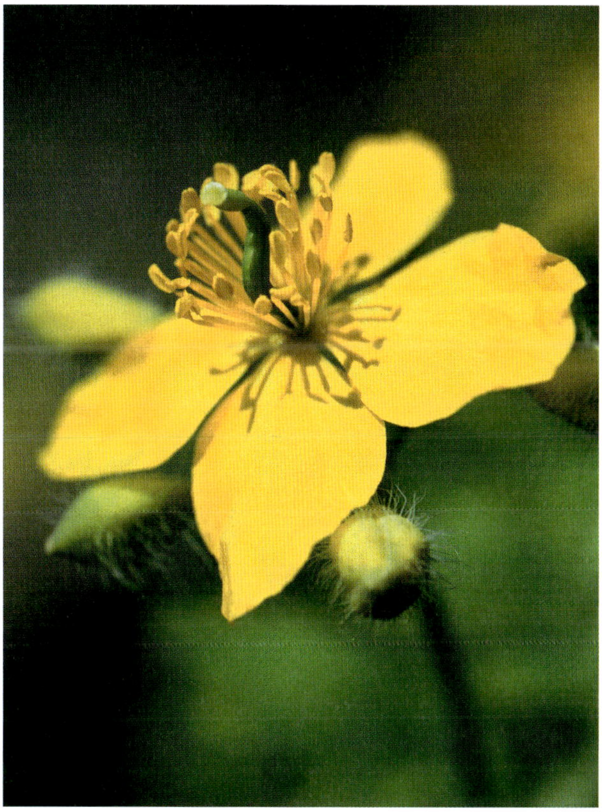

Das Schöllkraut ist ein Paradebeispiel für eine Heilpflanze, die zeigt, wofür sie gut ist: Die gelbe Signatur beweist Sympathie zur Gelbsucht, die vierzählige Blüte erlaubt eine Zuordnung zur Planetenkraft Jupiter, und die dreifach gelappten Blätter haben eine Formverwandtschaft mit der Leber. (Foto: M. Madejsky)

In der Frauenheilkunde sind sichtbare Warzen eher ein ästhetisches Problem, denn die Warzenviren, die sichtbare Auswüchse hervorbringen, sind zwar lästig, unschön und durch Verkehr übertragbar, aber sie sind nicht so gefährlich wie ihre krebserregenden Verwandten, die Papillomavirustypen, die auch High-Risk-Viren genannt werden. Letztere verursachen langfristig Zellveränderungen am Muttermund und werden nicht selten nach »schlechten« Pap-Testergebnissen nachgewiesen. Zwar weiß niemand genau, in welchem Zeitraum Papillomaviren einen Krebs entstehen lassen, aber bei positivem Befund erliegen viele Frauen und oftmals leider auch ihre Frauenärzte der Angst. Ähnlich wie bei Schnupfenviren kann eine Papillomavirusinfektion grundsätzlich von allein verschwinden. Doch wenn man mit antiviralen Heilpflanzenanwendungen nachhilft, dann gelingt es mitunter, die Viren ganz zu vertreiben, so dass sie nicht mehr nachgewiesen werden können.

Im Schöllkraut erblickt man eine antivirale Pflanze, die man sowohl bei sichtbaren Warzen am Scheideneingang als auch bei beschwerdefreien Papillomavirusinfektionen – begleitend zu den medizinisch notwendigen Maßnahmen – versuchen kann. Eine Möglichkeit, den Viren zu Leibe zu rücken, besteht darin, über einige Wochen hinweg homöopathische Schöllkrauttabletten in die Scheide einzubringen (z. B. Chelidonium-D4-Tabletten von DHU, zweimal täglich 2 Tabletten tief in die Scheide einführen). Natürlich lassen sich auch die selbstgemachten Alkoholauszüge aus dem blühenden Kraut 5- bis 10-prozentig in Salben oder Vaginalzäpfchen einarbeiten oder zusammen mit etwas Joghurt auf die betroffenen Hautareale aufbringen. Helfen kann es allerdings nur, wenn man es überhaupt gebraucht – und es schadet auch gewiss nicht, wenn man die Kur bei abnehmendem Mond beginnt und die Warzen gleichzeitig bespricht.

Rezept: Schöllkrauttropfen

So wird's gemacht:

- 1 bis 2 blühende Schöllkrautpflanzen mit Gummihandschuhen ernten, sorgfältig verlesen und auf einem Brett grob zerschneiden.
- Das zerkleinerte Kraut in ein sauberes Schraubglas geben, so dass das Glas mindestens zur Hälfte locker gefüllt ist.
- Nun ein 50:50-Gemisch aus 95-prozentigem Trinkalkohol und Quellwasser darübergießen und bis zum Rand auffüllen, damit möglichst wenig Luft im Glas verbleibt.
- Das gut verschlossene Glas etwa 4 Wochen lang im Dunkeln stehen lassen, ab und zu kräftig schütteln.
- Dann das Ganze durch ein altes Leintuch abfiltern, den Rückstand gründlich auspressen und den Alkoholauszug in eine Braunflasche füllen.
- Kühl und dunkel aufbewahrt, halten sich die Schöllkrauttropfen 1 bis 2 Jahre, danach lässt die Wirkung immer mehr nach.

Anwendung:

- Joghurtapplikation: einmal täglich oder alle 2 Tage 10 Tropfen in 2 gehäufte Teelöffel Bio-Joghurt einrühren und mit einer sauberen Einmalspritze im Liegen vorsichtig in die Scheide einführen – anschließend Watte vorlegen.
- Schöllkrautsalbe: 90 g Salbengrundlage im Wasserbad verflüssigen und, sobald die Grundlage aufgelöst ist, 10 ml Schöllkrauttropfen unterrühren. Am besten rührt man bis zum Erkalten der Salbe weiter.

Praxistipp: Wie man Warzen bespricht

Früher war es üblich, gleichzeitig mit dem Betupfen der Warzen mit Schöllkrautsaft einen Bannspruch aufzusagen. Im deutschsprachigen Raum waren zum Beispiel folgende Warzensegen gebräuchlich, die man während der Behandlung bei abnehmendem Mond immer wieder vor sich hinspricht: »Jetzt läutet man zu einer Leich, was ich wasch, das weich!« Oder: »Was ich sehe, das ist Sünd, was ich greife, das verschwind.«

Neben den antiviralen Pflanzeninhaltsstoffen macht auch der Warzensegen Sinn, da Imagination das Immunsystem beeinflussen kann. Paracelsus bemerkte einmal treffend, dass Imagination eine Waffe wie jede andere auch ist, wenn man sie zu gebrauchen weiß und sich traut, sie einzusetzen.

Handelsprodukte:
Schöllkraut (Chelidonii herba)
Chelidonium Ferro cultum (Dil. oder Ampullen D2/D3; Weleda)
Schöllkraut-Urtinktur (Chelidonium-majus-Urtinktur; Spagyra)

Sammeltipps: Man sammelt entweder das blühende Kraut oder das Kraut mitsamt Wurzel, um daraus einen Alkoholauszug herzustellen. Die Bereitung eines Tees ist heute unüblich, und er wird auch nicht von jedem vertragen. Das getrocknete Kraut verliert außerdem rasch seine Wirksamkeit. Idealer Erntezeitpunkt ist bei zunehmendem Mond in den Feuerzeichen Widder oder Schütze.

Anwendungsbeschränkungen: Eine leberschädigende Wirkung wird vermutet, da in den letzten Jahren einige Fälle von akuter Hepatitis sowie der vorübergehende Anstieg bestimmter Leberwerte (Transaminasen, Bilirubin) mit der Einnahme von hoch dosierten Schöllkrautpräparaten in Verbindung gebracht wurden. Daher wird empfohlen, bei einer hoch dosierten Einnahme über mehr als 4 Wochen die Leberwerte zu überprüfen. Zwar soll der Tee relativ wenige Alkaloide enthalten, dennoch trinkt man ihn besser nur in geringen Mengen und verzichtet in der Schwangerschaft und Stillzeit sowie bei Leberentzündungen gänzlich auf ihn.

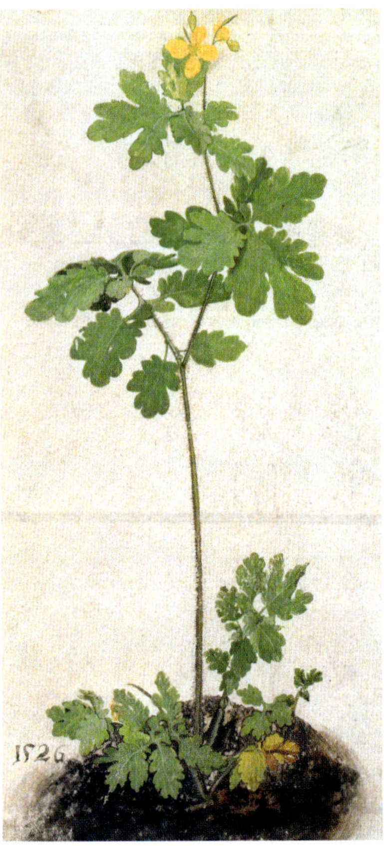

Schöllkraut (Dürerschule, 1526)

Shatavari – Die ayurvedische Liebespflanze für die Frau

»Shatavari gehört zu den ayurvedischen Rasayana mit speziell aphrodisischer Anwendung, es heißt, sie fördert die Liebe und Hingabe und hilft bei Schwäche der weiblichen Geschlechtsorgane, allgemeiner sexueller Schwäche, Unfruchtbarkeit, Impotenz.«
(Müller-Ebeling/Rätsch, Lexikon der Liebesmittel, 2003)

Namen: Satawar, Satavari, Indische Spargelwurzel. Das Sanskritwort satavari bedeutet so viel wie »die, die hundert Männer hat« und bezieht sich auf die aphrodisierenden Eigenschaften der mit dem Spargel verwandten Kletterpflanze.

Botanischer Name: Shatavari (Asparagus racemosus), Spargelgewächse (Asparagaceae).

Signaturen und Astrologie: Wie viele Liliengewächse (zu denen die Spargelgewächse gehören) – zum Beispiel Knoblauch, Madonnen- und Tigerlilie –, so hat auch die Indische Spargelwurzel einen Bezug zu den weiblichen Sexualorganen. Die fingerförmigen Wurzeln sind nach der Signaturenlehre ein Hinweis auf die aphrodisierenden Eigenschaften, denn der Penis wird hier manchmal als elfter Finger gesehen.

Die kleinen weißen Blüten sind mondhaft. Als Kletterpflanze untersteht Shatavari neben dem Mond vor allem noch dem Merkur, der mit dem römischen Hermes vergleichbar ist und im Menschen unter anderem über die Hormone regiert.

Wirkstoffe: Die Wurzel enthält vor allem Asparagin und Saccharin.

Heileigenschaften: milchbildend, aphrodisierend, krampflösend, harntreibend, blutdrucksenkend, wund- und knochenheilend, fruchtbarkeitssteigernd auf beide Geschlechter; wirkt bei Frauen luststeigernd und uterustonisierend und soll bei Männern die Spermienbildung anregen.

Verwendung in der Frauenheilkunde: In Indien genießt Shatavari den Ruf einer aphrodisierenden Frauenheilpflanze. Die Wurzel wird vielfältig gebraucht. Eines der Hauptanwendungsgebiete ist die Anregung der Milchbildung in der Stillzeit. Doch die Wurzel kommt in kleinen Mengen auch als Tonikum in der Schwangerschaft oder bei drohender Fehlgeburt zum Einsatz. Ähnlich wie der verwandte Spargel wirkt Shatavari ebenfalls auf die Harnwege und wird in der indischen Volksmedizin daher bei Blasenentzündungen oder Beschwerden durch Harnröhrenverengung als ölige Unterleibseinreibung gebraucht. Das Wurzelpulver, über Internet und manche Kräuterläden erhältlich, wird in der ayurvedischen Medizin seit unzähligen Jahrhunderten als Frauentonikum bei Libidoschwäche sowie bei Unfruchtbarkeit verwendet. Shatavari soll bei beiden Geschlechtern Liebe und Hingabefähigkeit fördern. Ferner gehört es zu den Yin-Mitteln, die Gelassenheit

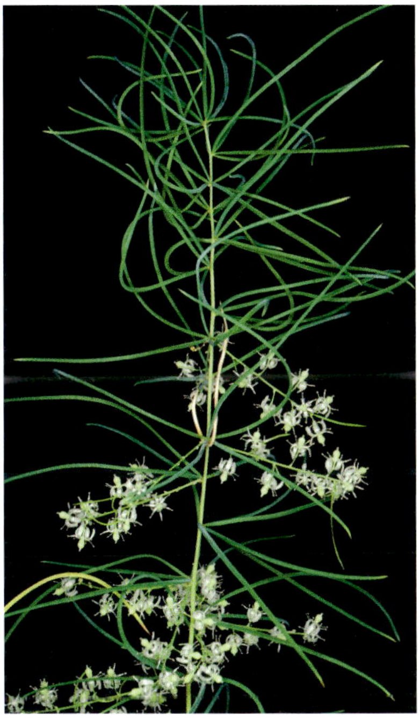

Blüte von Shatavari (Foto: M. Fagg)

Shatavari, auch Spargelwurzel genannt, ist ein ayurvedisches Liebestonikum für Frauen.

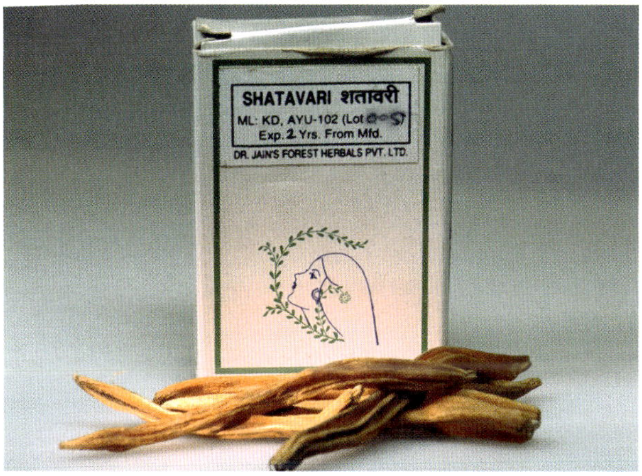

Im Kräuterhandel oder übers Internet erhält man von Shatavari die Wurzel oder das Pulver zur Herstellung aphrodisierender Tränke. (Foto: O. Rippe)

spenden und Krämpfe lösen. In jedem Fall wirkt eine Shatavarikur der Kopflastigkeit entgegen.

Obwohl diese Pflanze eher als Frauenmittel gehandelt wird und den vielversprechenden Beinamen »die, die hundert Männer hat« trägt, kommt sie auch bei Männern zur Anwendung, beispielsweise zur Anregung der Spermiogenese sowie bei Impotenz.

Rezept: Trank der Shakti (Kräuterladen)

Shatavaripulver	70 g
Jasminblüten	10 g
Rosenblüten	20 g
Vanilleschoten	2 bis 3
Zimtstangen	2 bis 3
Weinbrand	0,7 l

So wird's gemacht:

- Shatavari, Jasmin, Rosen, die aufgeschlitzten Vanilleschoten und Zimtstangen in ein sauberes Schraubglas (ca. 850 ml) geben und mit Weinbrand übergießen – alles gut verrühren.
- Das Glas nun ins Wasserbad stellen und vorsichtig erwärmen (nicht sieden oder kochen!).
- Alles nochmals gut verrühren, das Glas aus dem Wasserbad nehmen und mindestens 2 Wochen lang gut verschlossen ins Dunkle stellen (z. B. Küchenschrank).
- Dann den Trank durch ein sauberes Leintuch abfiltern, den Rückstand kräftig auspressen und die Flüssigkeit zur Aufbewahrung in eine Braunflasche füllen. Dann beträgt die Haltbarkeit 1 Jahr und länger.

Anwendung: Zur Anregung der Libido nimmt man über einige Wochen hinweg ein- bis zweimal täglich 1 Teelöffel in Wasser ein. Um eine spürbar aphrodisierende Wirkung zu erzielen, kann man höher dosieren (z. B. 1 bis 2 Likörgläschen bei Bedarf).

Rezept: Indisches Aphrodisiakum und Fruchtbarkeitsmittel

Frischer Presssaft der Ind. Spargelwurzel	4 Teile (80 g)
Ghee (»gereinigte« Butter)	1 Teil (20 g)
Milch	10 Teile (200 ml)
Honig	1 Esslöffel
Langer Pfeffer	nach Belieben

So wird's gemacht:

- Den Presssaft (alternativ kann man das Rezept mit Wurzelpulver versuchen) messen oder wiegen und zusammen mit der entsprechenden Menge Ghee und Milch unter ständigem Umrühren etwa 5 Minuten auf kleiner Flamme köcheln.
- Dann unter stetem Umrühren abkühlen lassen und im lauwarmen Zustand mit 1 Esslöffel Honig süßen und noch etwas Pfeffer unterrühren.
- Die Abkochung in eine saubere Flasche umfüllen und im Kühlschrank aufbewahren, dann hält sich das Ganze mindestens 1 bis 2 Wochen.

Anwendung: Bei Unfruchtbarkeit infolge sexueller Schwäche ein- bis zweimal täglich 1 Esslöffel einnehmen.

Handelsprodukte:
Indische Spargelwurzel, gemahlen oder geschnitten (Asparagi racemosi radix)

Sammeltipps: In der Regel muss man auf die Importware zurückgreifen, um daraus Schnaps oder Tinkturen herzustellen. Wer jedoch im Himalayagebiet Urlaub macht, kann eventuell frische Wurzeln finden oder erstehen. Idealer Erntezeitpunkt ist bei abnehmendem Mond in den Zeichen Waage oder Skorpion.

Anwendungsbeschränkungen: Wegen der uterustonisierenden Wirkung sollte die Indische Spargelwurzel nicht in der Schwangerschaft gebraucht werden.

Silberkerze – Gleicht auf sanfte Weise Östrogenmangel aus

»Cimicifuga ist als Mittel gegen Amenorrhoe, Dysmenorrhoe, als den Uterus zu seiner rhythmischen Tätigkeit für die Geburt anregendes Mittel geschätzt. Es hilft der Wiedereingliederung des Astralleibes in die Gebärorgane nach der Geburt, aus denen dieser während der Schwangerschaft weitgehend herausgedrängt ist.«
(Wilhelm Pelikan, Heilpflanzenkunde, 1958)

Namen: Black Cohosh, Frauenwurzel (Squaw Root), Schlangenwurzel, Traubensilberkerze, Wanzenkraut. Der botanische Name setzt sich aus den lateinischen Wörtern cimex (= »Wanze«) und fuga (= »Flucht«) zusammen, weil die Pflanze wegen ihres abstoßenden Geruchs von Blattwanzen gemieden wird.

Botanischer Name: Silberkerze (Cimicifuga racemosa = Actea racemosa), Hahnenfußgewächse (Ranunculaceae).

Signaturen und Astrologie: Wie der Name verrät, leuchten Silberkerzen mit ihren cremeweißen Blütentrauben weithin und erinnern in ihrem Erscheinungsbild ein wenig an ein mondhaftes Gegenbild zu den sonnenhaften Königskerzen. Astrologisch ordnet man sie in erster Linie dem Mond zu, der im weiblichen Körper über die Eierstöcke und die Gebärmutterschleimhaut regiert, welche durch die östrogenartige Silberkerze angeregt und aufgebaut werden. Die gefiederten Blätter zeigen außerdem etwas Merkur an, der über Hormondrüsen und Stoffwechsel herrscht. Als Mond-Merkur-Pflanze durchlichtet die Silberkerze die Seele, wirkt über die Hypophyse hormonell anregend, spendet dem Körper neue Spannkraft und verfügt sogar über verjüngende Heileigenschaften.

Wirkstoffe: Die Wurzel enthält Triterpenglykoside (Actein, Cimifugosid), Flavonoide (Isoflavon Formononetin), Phenolkarbonsäuren (Cimicifugin u. a.), Hydroxyzimtsäureester, Alkaloide (Cytisin, Methylcytisin) und Gerbstoffe (Tannin).

Heileigenschaften: östrogenartig, LH-suppressiv, menstruationsfördernd, antirheumatisch, wehenerregend, verjüngend.

Verwendung in der Frauenheilkunde: Wurzelabkochungen aus der Silberkerze wurden bereits von nordamerikanischen Indianerstämmen zur Erleichterung der Geburt sowie als Frauenmittel bei schmerzhaften Gelenksentzündungen gebraucht. Daher hieß die Wurzel einst, wie auch Caulophyllum, Squaw Root. Erst im 18. Jahrhundert fand Cimicifuga Eingang in den europäischen Arzneischatz. Der britische Arzt Colden lobte die Wurzel zunächst als Geschwürarznei und führte sie schließlich als wehenerregendes Mittel in die Geburtshilfe ein. Seither haben sich Zubereitungen aus der Wurzel wie auch die homöopathischen Verdünnungen einen festen Platz in der Frauenheilkunde erobert.

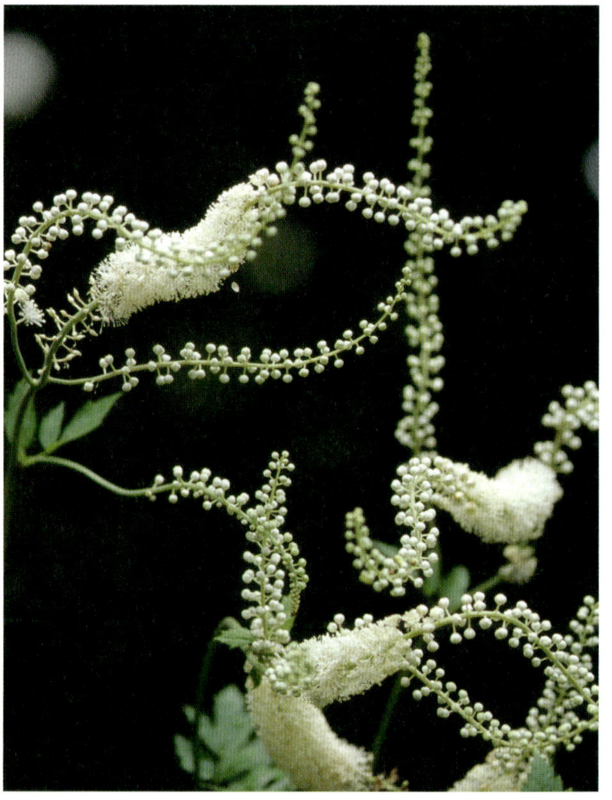

Die blühende Silberkerze macht ihrem Namen alle Ehre: Die weißen Blüten leuchten weithin und offenbaren ihr lunares Wesen. Äußerlich angewandt, wirken die Wurzelextrakte der Hautalterung entgegen. Innerlich und kurmäßig gebraucht, lindern sie Wechseljahrsbeschwerden. (Foto: O. Rippe)

In der Geburtshilfe finden vor allem die Urtinktur sowie die Tiefpotenzen auf vielfältige Weise Verwendung. So empfiehlt etwa der erfahrene Frauenarzt und Geburtshelfer Erwin Schlüren prophylaktische Gaben der Tiefpotenzen zur Geburtsvorbereitung, denn diese nehmen die Angst vor der Geburt und begünstigen den Geburtsverlauf. Als besonders hilfreich erweisen sich solche vorbeugenden Maßnahmen, wenn Frauen zum Beispiel wegen traumatischer Erfahrungen bei der ersten Geburt Angst vor der nächsten Niederkunft haben und dem Ereignis mit großem Bangen und innerer Unruhe entgegenblicken. Angst und Erregung lassen meist spürbar nach, wenn man einige Tage vor dem errechneten Geburtstermin beginnt, ein- bis zweimal täglich 5 bis 10 Globuli Cimicifuga D4 oder D6 im Mund zergehen zu lassen.

Wenn dann nach erfolgtem Blasensprung die Geburt eingeleitet und die Wehen angeregt werden sollen, hilft wiederum die Silberkerze. Doch statt der Wurzelabkochungen, mit denen sich einst die Indianerfrauen behalfen, gebraucht man heute zur Einleitung der Geburt bzw. zur Anregung der Wehentätigkeit meist halbstündlich 5 Tropfen Cimicifuga-Urtinktur (oder 10 Tropfen Cimicifuga D1), bis die Wehen ausreichend stark sind – damit könnte man vermutlich vielen

Frauen die üblichen Wehenmittel oder sogar den Notkaiserschnitt ersparen!

Naturheilkundlich erfahrene Hebammen loben die Silberkerze schließlich noch als Wochenbettmittel. Wenn es durch den raschen Östrogenabfall in den Tagen nach der Geburt zu depressiver Verstimmung kommt, dann hellen Tiefpotenzen die Stimmung auf, spenden innere Ruhe und Zuversicht (z. B. mehrmals täglich 5 Globuli Cimicifuga D6 oder 1 bis 2 Einzelgaben der C30).

Große Bekanntheit erlangte die Silberkerze in den letzten Jahrzehnten vor allem aber durch ihre östrogenartige Wirkung. Obwohl prämenstruelle und krampfartige Regelbeschwerden ebenfalls zu den Anwendungsgebieten zählen, wird die Wurzel fast ausschließlich gegen Wechseljahrsbeschwerden ins Feld geführt. Der Münchner Heilpraktiker Josef Karl brachte es in einem seiner Vorträge auf den Punkt, indem er sagte: »Der Mönchspfeffer ist die Heilpflanze vor dem Wechsel, die Silberkerze ist die Heilpflanze nach dem Wechsel.«

Inzwischen belegen mehrere Studien die hormonähnliche Wirkung der Wurzel. Beobachtungen an Patientinnen mit Hormonstörungen zeigten beispielsweise, dass Cimicifuga vermutlich über die Hypophyse wirkt. Einer Injektion von 0,5 ml Hypophysin sollen etwa 10 Tropfen Cimicifuga-Tinktur entsprechen, was zum Beispiel die Anwendung der homöopathischen Cimicifuga bei hypophysärer Fettsucht rechtfertigen würde (z. B. kurmäßig zweimal täglich 5 Globuli Cimicifuga D12). Ferner zeigte sich im Tierversuch, dass längerfristige Injektionen von Cimicifuga-Urtinktur die Durchblutung sowie die Funktion der Eierstöcke anregte, den Zyklus normalisierte und sogar zu vermehrter Gelbkörperbildung führte.

Erst kürzlich erwies sich die Silberkerze in einer Studie, an der deutschlandweit 24 gynäkologische Facharztpraxen beteiligt waren, wiederum als wirksam und gut verträglich bei Wechseljahrsbeschwerden. An der Studie nahmen mehr als 300 Frauen teil, deren letzte reguläre Blutung mindestens 12 Monate zurücklag. 153 Frauen erhielten 12 Wochen lang zweimal täglich 1 Tablette Remifemin von Schaper & Brümmer. 151 Frauen bekamen Placebos. Das erfreuliche Ergebnis der Studie: Hitzewallungen, Schweißausbrüche und hiermit verbundene Schlafstörungen, depressive Verstimmungen sowie vaginale Atrophie und die damit einhergehenden sexuellen Störungen wie etwa Scheidentrockenheit besserten sich deutlich durch die Einnahme der Silberkerzenwurzel.

Insgesamt liegen heute Praxiserfahrungen an mehreren tausend Probanden vor, die allesamt belegen, dass sich durch eine mehrwöchige Einnahme der Silberkerze (z. B. ein- bis zweimal täglich 1 Tablette Remifemin von Schaper & Brümmer) bis zu 80 Prozent der Wechseljahrsbeschwerden bessern. In den übrigen Fällen, die nicht oder nicht ausreichend auf die Phytohormone reagiert haben, konnte die Silberkerze zumindest die erforderlichen Hormongaben reduzieren.

Erfahrungsgemäß reagieren die meisten Frauen nach 2 bis 6 Wochen Dauereinnahme mit einer gesteigerten Lebensqualität auf Zubereitungen aus der Silberkerzenwurzel. Dabei enthält die Silberkerze gar keine Hormone, sondern ihre Wirkstoffe, speziell die Isoflavone, binden sich an Östrogenrezeptoren und übernehmen nur Teilfunktionen der weiblichen Sexualhormone, was man heute unter dem Fachbegriff selektive Östrogen-Rezeptor-Modulation (Phyto-SERM) zusammenfasst. Wenn auch der genaue Wirkmechanismus noch nicht völlig aufgeklärt ist, so zeigt doch die Erfahrung immer wieder, dass die Silberkerze einem Östrogenmangel ab dem Wechsel entgegenwirkt. Durch die Einnahme der Wurzel hellt sich die Stimmung auf, manchmal kehrt durch die östrogenartige Stimulation sogar die sexuelle Lust wieder, und Wechseljahrsbeschwerden wie Hitzewallungen, Schweißausbrüche, Schlafstörungen, rheumatische Schmerzen oder Migräne und sogar Ohrensausen oder Ängste lassen in vielen Fällen spürbar nach.

Wegen dieser positiven Wirkungen bei Wechseljahrsbeschwerden gebraucht man die Silberkerze unter anderem bei Östrogenmangelzuständen nach Totaloperationen wegen Eierstockkrebs oder gegen die Wechseljahrsbeschwerden bei Brustkrebspatientinnen, denn alle Studien deuteten darauf hin, »dass mit eingestelltem Cimicifuga-Extrakt für die gynäkologische Praxis eine hormonfreie Alternative zur Therapie der klimakterischen Beschwerden zur Verfügung steht, insbesondere bei vorliegenden Kontraindikationen zur Hormonbehandlung« (Harnischfeger/Stolze, Bewährte Pflanzendrogen in Wissenschaft und Medizin, 1983).

Doch nach heutiger Meinung weicht man nach Brust- oder Eierstockkrebs vorsichtshalber auf homöopathische Zubereitungen der Silberkerze aus (z. B. Cimicifuga ab D4). Noch ist nämlich nicht völlig geklärt, ob die Isoflavone das Wachstum östrogenabhängiger Tumoren unter bestimmten Voraussetzungen doch stimulieren könnten oder nicht. In jedem Fall

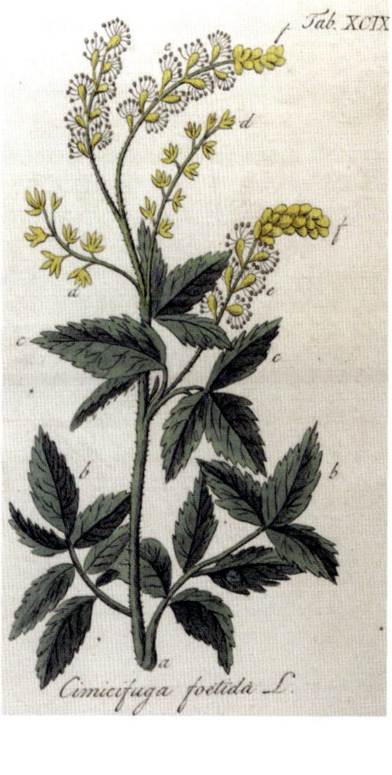

Silberkerze (Kupferstich, um 1800)

sind Pflanzenöstrogene oder östrogenartig wirksame Pflanzen wie die Silberkerze um ein Vielfaches schwächer als synthetische Hormone und verfügen daher mit Sicherheit nicht über deren krebserregendes Potenzial. Aber bei östrogenabhängigen Tumoren in der Vorgeschichte sollte man eben alle östrogenisierenden Maßnahmen mit naturheilkundlich geschulten Frauenärztinnen oder mit erfahrenen Heilpraktikerinnen absprechen. Darüber hinaus handelt es sich bei den meisten Wechseljahrsbeschwerden nicht um einen reinen Östrogenmangel, sondern vielmehr um hormonelle Schwankungen, die sich durch die Kombination von Heilpflanzen und Homöopathie ausgleichen lassen.

In der Homöopathie gebraucht man Cimicifuga ebenfalls auf vielfältige Weise, denn sie erweist sich in allen Verdünnungsstufen als hormonell regulierend. Der Homöopath Karl Stauffer bezeichnete Cimicifuga daher rundweg als »Frauenmittel für das gefährliche Alter«. Man verordnet die homöopathische Cimicifuga bevorzugt bei allen Beschwerden, die sich ab dem Ausbleiben der Regelblutung einstellen, gleich, ob es sich dabei um rheumatische Gelenksentzündungen oder um eine Menopausenmigräne handelt. Typisch und wegweisend sind vor allem ständig andere Beschwerden wie etwa depressive Verstimmung im Wechsel mit Erregungszuständen.

Besonders gut passt Cimicifuga zu den eher schwatzhaften Frauentypen, die wegen innerer Unruhe oder wegen ihrer depressiven Gedanken seit dem Ausbleiben der Regelblutung nur noch schlecht ein- oder durchschlafen. Typisch sind auch Nackenschmerzen und HWS-Beschwerden seit Ausbleiben der Regelblutung. Viele psychische Wechseljahrsbeschwerden sprechen gut auf Cimicifuga an. Mit Cimicifuga lassen sich jedoch vor allem hysterische und depressive Zustände behandeln, die mit Herzangst, Platzangst oder Schlafstörungen einhergehen (z. B. Cimicifuga comp., Dil. von Weleda). Manche Frauen reagieren bereits auf Einzelgaben von Cimicifuga C30 mit aufgehellter Stimmung und besserem Schlaf. Doch die meisten müssen die homöopathischen Verdünnungen einige Wochen lang einnehmen, bis eine Besserung eintritt. Am meisten hat es sich bewährt, die tiefen Potenzen mit anderen hormonartig wirkenden Heilpflanzen zu verwenden und mit solchen Kombinationen den hormonellen Schwankungen entgegenzuwirken, solange Bedarf besteht.

Rezept: Hormondoping für die Wechseljahre (Apotheke)
Nachfolgende Mischung versteht sich vor allem als Ergänzung zu Einzelgaben der Hochpotenzen (z. B. Cimicifuga C30) oder auch als Verstärkung der östrogenartigen Wirkung von Zubereitungen aus der Silberkerzenwurzel (z. B. Remifemin von Schaper & Brümmer). Die Mischung soll vor allem der inneren Unruhe entgegenwirken und Hitzewallungen, Schweißausbrüche sowie Schlafstörungen in den Wechseljahren lindern. Weil keine östrogenartigen Isoflavone darin enthalten sind, eignet sie sich auch zur Linderung von Östrogenmangelzuständen nach Totaloperationen oder bei Frauen mit östrogenabhängigen Tumoren in der Vorgeschichte.

Alchemilla (Frauenmantel)Urtinktur	10 ml
Cimicifuga (Silberkerze) Dil. D4	20 ml
Humulus lupulus (Hopfen) Urtinktur	10 ml
Lachesis (Buschmeister) Dil. D12	10 ml
Lycopus europaeus (Wolfstrapp) Urtinktur	10 ml
Melissa officinalis (Melisse) Urtinktur	10 ml
Ovaria (Eierstock) Dil. D7	20 ml
Salvia officinalis (Salbei) Urtinktur	10 ml

Über eine Apotheke von Spagyra beziehen, selbst mischen oder mischen lassen. Zwei- bis dreimal täglich 15 bis 25 Tropfen der Mischung im Mund zergehen lassen oder in etwas Wasser einnehmen; sie kann bei Bedarf über mehrere Monate hinweg eingenommen werden.

Praxistipp: Anti-Aging mit Pflanzenhormonen
Pflanzenhormone aus Silberkerze, Soja oder Rotklee bewirken, äußerlich angewandt, eine bessere Feuchtigkeitsaufnahme der Haut, so dass sich kleinere Fältchen rasch sichtbar glätten. Da fast alle Gesichtscremes überemulgiert sind, nehmen diese meist noch Pflanzenextrakte auf. Daher kann man beispielsweise einen Cimicifuga-Extrakt oder eine Urtinktur etwa 1- bis 2-prozentig in vorhandene Cremes einrühren. Oder man gibt eine Portion der Creme in die Hand und träufelt jeweils noch 2 bis 3 Tropfen der Silberkerzenextrakte hinein.

Handelsprodukte:
Cimicifugawurzel (Rhizoma Cimicifugae Caelo)
Cefakliman-mono-Tropfen oder -Kapseln (Cefak)
Feminon-C-Hartkapseln (Cesra)
Femi-Sabona-Hartkapseln (Sabona)
Remifemin- oder Remifemin-plus-Tabletten
(Schaper & Brümmer)
Cimicifuga-Urtinktur (DHU, Spagyra, ab D2 von Weleda)
Cimifemin (Zeller)
Femicin (Medichemie)

Sammeltipps: Silberkerzen sind hübsche Gartenpflanzen, die sich mit schattigen oder halbschattigen Plätzen begnügen. Man gräbt den Wurzelstock im Frühjahr, also vor der Blüte. Idealer Erntezeitpunkt ist bei abnehmendem Mond im Zeichen Krebs.

Anwendungsbeschränkungen: Abgesehen von der Anwendung in der Geburtshilfe, sind Zubereitungen aus der Silberkerze nicht für Schwangere oder Stillende geeignet. Obwohl keine Nebenwirkungen bekannt sind, sollte bei längerfristiger Einnahme alle 3 bis 6 Monate eine Einnahmepause von 2 bis 4 Wochen eingelegt werden. Bei östrogenabhängigen Tumoren (z. B. Brustkrebs) sollten östrogenartige Heilpflanzen wie die Silberkerze grundsätzlich nur nach Rücksprache mit Frauenarzt oder Heilpraktiker eingenommen werden.

Silbermantel – Die Blutstillerin der Volksmedizin

»Es [das Frauenmänteli] hat eine vornehme, hochadelige Schwester: das Silbermänteli, das dieselben Eigenschaften in noch stärkerem Grade besitzt; dieses gedeiht jedoch nur in der Alpenregion und ist kennbar an seinem Silberglanz.«
(Johann Künzle, Chrut und Uchrut, 1935)

Namen: Alpenfrauenmantel, Bergsinnau, Schlosskraut, Silberkraut, Silbermantel.

Botanischer Name: Alpenfrauenmantel (Alchemilla alpina), Rosengewächse (Rosaceae).

Signaturen und Astrologie: Fingerförmige Blätter waren der Signaturenlehre zufolge stets ein Hinweis auf die Heilkräfte bei Unterleibserkrankungen, speziell auch des Mannes, da der Penis als eine Art elfter Finger gesehen wurde. Der Bezug zum Unterleib findet sich ferner im silbrigen Glanz der Blattunterseite, hervorgerufen durch die seidige Behaarung. Dies trug der Pflanze den Namen Silbermantel ein und zeigt ihre Zugehörigkeit zum Mond an, der im weiblichen Körper unter anderem über die Gebärmutterschleimhaut regiert.

Wegen des etwas bitteren Geschmacks und wegen des hohen Gehalts an Gerbstoffen wird der Silbermantel vom Weidevieh gemieden. Doch diese Geschmackssignaturen weisen auf stärker zusammenziehende, blutstillende und wundheilende Kräfte als beim Gemeinen Frauenmantel hin. Der Silbermantel eignet sich vor allem für Frauen, die unter Bindegewebsschwäche und Säfteverlusten leiden, die also zu starker oder verlängerter Blutung sowie zu Durchfällen neigen.

Wirkstoffe: Gerb-, Bitterstoffe, Flavonoide sowie Mineralstoffe (Kieselsäure u. a.).

Heileigenschaften: zusammenziehend, wundheilend, entzündungswidrig, antimikrobiell, blutflusshemmend, stopfend.

Verwendung in der Frauenheilkunde: Der Alpenfrauenmantel blickt auf eine ebenso lange Heiltradition zurück wie seine Schwester, der Gemeine Frauenmantel. Beide Arten werden seit Urzeiten bei allen erdenklichen Frauenleiden heilkundlich genutzt. Doch Volksmediziner bevorzugen wann immer möglich die Alpenblumen, da diese als kräftiger und heilsamer gelten.

Der Südtiroler Pfarrer Weidinger nannte Alpenblumen einmal treffend »Sonnenkinder«. In der Tat reichert der Silbermantel aufgrund der intensiveren Sonneneinstrahlung bestimmte Inhaltsstoffe mehr an als seine in den Tälern vorkommende Verwandte. Wegen des extremeren Standorts bildet der Silbermantel mehr Flavonoide, mehr Gerbstoffe und schmeckt bitterer. Daher wirkt er auf bestimmten Gebieten stärker als der Gemeine Frauenmantel.

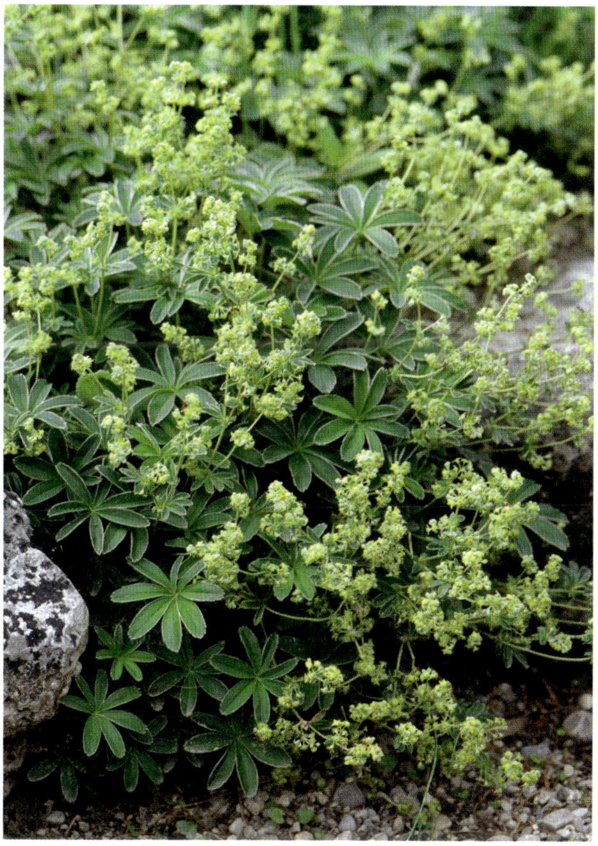

In der Behandlung von Bindegewebsschwäche, Gebärmutterblutungen oder Myomen erweist sich der Silbermantel als wirksamer denn seine »Schwester« aus den Tälern. (Foto: M. Madejsky)

Beide Arten werden volksmedizinisch seit langem bei Weißfluss, zur Bindegewebskräftigung sowie bei Gebärmutterblutungen eingesetzt. Doch der Alpenfrauenmantel zieht noch stärker zusammen und trocknet noch mehr aus als seine Schwester aus dem Tal, wenn man ihn etwa als Sitzbad oder zur Vaginalspülung gebraucht. Wegen des höheren Gerbstoffgehalts kann man vom Alpenfrauenmantelkraut größere antibiotische Kräfte erwarten, so dass dieser beispielsweise bei Pilzinfektionen am Scheideneingang oder im Dammbereich zu bevorzugen wäre. Scheidenspülungen mit einem Tee aus Silbermantelkraut haben eine stärker austrocknende Wirkung bei Neigung zu Ausfluss und bringen auch Wunden am Muttermund rascher zum Abheilen (z. B. nach Konisation ein- bis zweimal täglich 20 ml Silbermanteltee mit einer sauberen Einmalspritze in die Scheide geben und anschließend Calendula-D2-Tabletten von DHU einführen).

Auch die blutflusshemmende Kraft des Silbermantelkrauts übertrifft den Gemeinen Frauenmantel. Die blutstillende Wirkung wird auf die Gerbstoffe zurückgeführt, und diese kommen im Silbermantel vermehrt vor. Daher regulieren Tees oder Alkoholauszüge vom Silbermantelkraut einen übermäßigen Blutfluss bei Myomen, bei Spiralträgerinnen oder bei Neigung zu starken oder lang andauernden Regelblu-

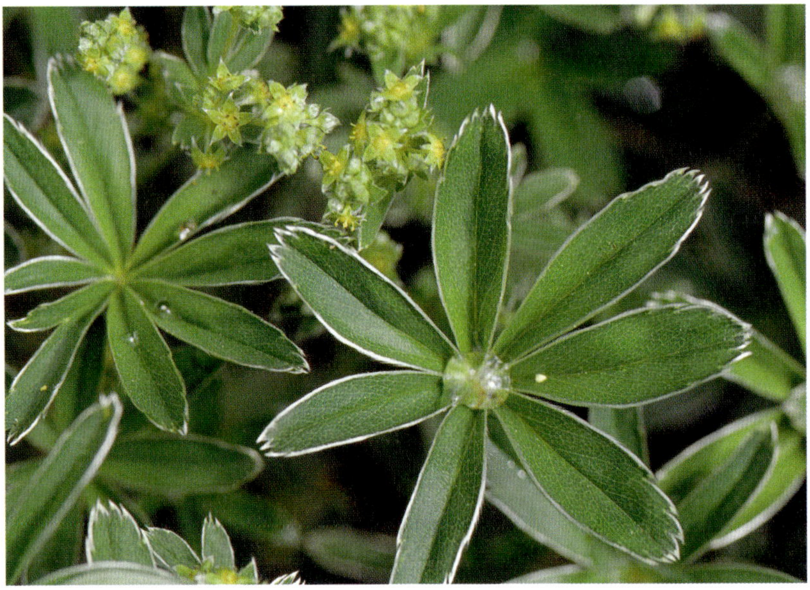

Silbermantelblatt mit Guttationstropfen (Foto: M. Madejsky)

tungen zuverlässig. Auch was die Bindegewebskräftigung angeht, ist der Silber- dem Gemeinen Frauenmantel überlegen. Er kräftigt die Mutterbänder, wirkt Krampfadern entgegen, fördert, in Sitzbädern gebraucht, die Rückbildung der Gebärmutter nach der Geburt und strafft den Beckenboden. In Form von feuchten Umschlägen angewandt, strafft der Alpenfrauenmantel nicht zuletzt sogar die Brüste. Nur was die hormonell regulierende Wirkung angeht, so erreicht der Silbermantel nicht dieselbe Intensität wie Alchemilla vulgaris, die mit ihrem einhüllenden Wesen hormonell bedingte Stimmungsschwankungen ausgleicht und die körpereigene Hormonbildung auf sanfte Weise anregt. Daher wird man bei hormonellen Leiden wie etwa beim prämenstruellen Syndrom, bei Fruchtbarkeitsstörungen oder auch bei Wechseljahrsbeschwerden Letzterer den Vorzug geben.

Rezept: Traditionelle Myomteemischung nach dem Kräuterparadies Lindig

Bei der folgenden Teemischung handelt es sich um ein Originalrezept des Münchener Kräuterparadieses Lindig (siehe »Adressen und Bezugsquellen«). Die Kräutermischung empfiehlt sich vor allem als blutungsregulierendes Begleitmittel bei Myomen und ergänzt zum Beispiel Berberis/Uterus comp. von Wala (siehe Praxistipp Seite 67).

Basilikum	1 Teil
Edelgamander	1 Teil
Frauenmantelkraut	1 Teil
Hirtentäschelkraut	1 Teil
Liebstöckelkraut	1 Teil
Liebstöckelwurzel	½ Teil
Schafgarbe	1 Teil
Silbermantelkraut	1 Teil

Alle Kräuter miteinander mischen, 1 bis 2 Teelöffel pro Tasse à 200 ml heiß überbrühen, etwa 8 bis 12 Minuten ziehen lassen, abseihen und zunächst 6 bis 8 Wochen lang 2 bis 4 Tassen täglich trinken, danach bei Bedarf mit 1 bis 2 Tassen pro Tag bis zu 1 Jahr lang fortfahren.

Handelsprodukte:

Alpenfrauenmantelkraut (Alchemillae alpinae herba)
Alpenfrauenmantel-Urtinktur (Alchemilla alpina ab D3; DHU)

Sammeltipps: Für Teemischungen, Alkoholauszüge, Sitzbäder oder Vaginalspülungen sammelt man die oberirdischen Teile der blühenden Pflanze ab Mai. Idealer Erntezeitpunkt ist ein Mond in den Zeichen Skorpion oder Schütze.

Anwendungsbeschränkungen: Der hoch dosierte und langfristige Genuss von Alpenfrauenmantel hat eine leicht stopfende Wirkung und kann eine Neigung zu Stuhlverstopfung verstärken. Die im Silbermantel reichlich vorkommenden Gerbstoffe bremsen die Resorption von schulmedizinischen Medikamenten, weshalb man diese zeitversetzt einnehmen sollte (z. B. 1 Stunde vor dem Tee).

S

Soja – Liefert Phytoöstrogene für den Wechsel

»Sojabohnen sind ein außergewöhnliches Nahrungsmittel, dessen Potenzial in unserer Gesellschaft noch weitgehend ungenutzt ist. Das ist umso bedauerlicher, als Sojabohnen nicht nur als Nährstofflieferanten interessant sind, sondern auch eine außerordentlich wichtige Quelle von krebshemmenden phytochemischen Wirkstoffen darstellen.«
(Béliveau/Gingras, Krebszellen mögen keine Himbeeren, 2007)

Namen: Sojabohne (Same der Hülsenfrucht von Glycine max). Der botanische Name leitet sich vom griechischen glykys (= »süß«) ab, weil die Sojabohne ein kohlehydratreiches Mehl ergibt.

Botanischer Name: Soja (Glycine max = Glycine hispida), Schmetterlingsblütler (Fabaceae).

Signaturen und Astrologie: Eine auffällige Signatur sind die dreizähligen Blätter der Sojapflanze, die eine Heilwirkung auf die Leber, die ebenfalls in drei Lappen unterteilt ist, vermuten lässt. In der Tat erweisen sich ungehärtetes Sojaöl wie auch andere (naturbelassene) Sojaprodukte als cholesterin- und blutfettsenkend und werden traditionell zur Gallensteinprophylaxe sowie bei Leberleiden empfohlen.

Die dichte Behaarung ist dagegen ein Hinweis auf den Kieselsäuregehalt, da stark behaarte Gewächse meist Kieselsäurelieferanten sind. Interessant ist auch, dass die Sojapflanze Stickstoff aus der Luft bindet und in den Boden leitet, so dass sie als natürlicher Dünger und Bodenverbesserer wirkt – natürlich nur, sofern beim Anbau keine Kunstdünger und keine Pestizide eingesetzt werden. Dies ist ein Zeichen dafür, dass Bio-Sojaprodukte im menschlichen Körper ebenfalls den »Boden« verbessern können, also positiv auf den Darm, die Haut und Schleimhäute einwirken.

Astrologisch ordnet man Soja wie auch andere Schmetterlingsblütler Merkur zu, dem »Herrn über die Hormone«. Doch die nahrhafte Sojabohne untersteht außerdem noch Jupiter (fettreiche Samen), und wegen der östrogenartigen Wirkung kommt schließlich auch noch Mondhaftes in ihr zum Tragen.

Wirkstoffe: Sojabohnen enthalten bis zu 25 Prozent fettes Öl (vor allem Glyceride der Linol-, Öl- und Linolensäure), Sojalecithin (Phosphatidgemisch), bis zu 50 Prozent Eiweiße mit reichlich Aminosäuren, Kohlehydrate, Isoflavone (Genistein, Daidzein, Glycitein, Formononetin), Triterpensaponine, Lectine, Phytosterole Beta-Sitosterol und Vitamin E. In den Sprossen finden sich ebenfalls Isoflavone (vor allem Cumestrol).

Heileigenschaften: östrogenartig, konzentrationsfördernd, verjüngend (faltenreduzierend und feuchtigkeitsspendend als Kosmetikum), blutfett- und cholesterinsenkend (nur ungehärtetes Sojaöl!).

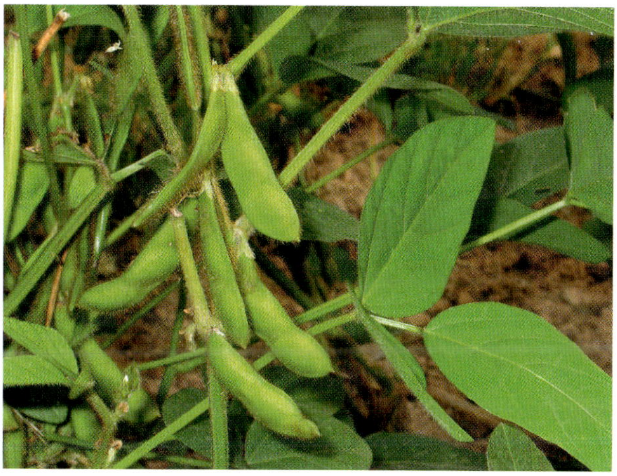

Sojabohne (Foto: I. u. P. Schönfelder)

Verwendung in der Frauenheilkunde: Die Sojapflanze erfreut sich in asiatischen Ländern nun seit mehr als 3000 Jahren großer Wertschätzung. Zur Zeit der Zhou-Dynastie (1122 bis 256 v. Chr.) zählte die Sojabohne zusammen mit Hafer, Weizen, Hirse und Reis sogar zu den »heiligen fünf Körnern«. Bis heute gehören Sojasprossen sowie Sojabohnen und daraus hergestellte Produkte wie etwa Miso oder Tofu zu den Grundnahrungsmitteln der asiatischen Völker. So verzehren beispielsweise Japaner täglich um die 60 g Soja, und Chinesen bringen es immerhin noch auf etwa 40 g am Tag. Im Gegensatz dazu erreichen Europäer im Durchschnitt gerade mal 1 g.

Vor allem durch ihren Gehalt an sogenannten Phytoöstrogenen erlangte die Sojapflanze in den letzten Jahrzehnten in den westlichen Industrieländern zunehmend Bekanntheit und ist heute nicht nur sprichwörtlich in aller Munde. Häufig nimmt man nämlich Sojaproteine zu sich, die als Ersatz für tierische Eiweiße beispielsweise in Hamburgern, Würsten, Milchprodukten oder Brot und Gebäck versteckt sind – allerdings enthalten solche Nahrungsmittel in der Regel keine Phytohormone mehr und plagen höchstens die Sojaallergiker.

Inzwischen erfreuen sich Sojaprodukte jedoch wachsender Beliebtheit, vor allem bei Frauen, die sich im Wechsel befinden und die eine Hormonersatztherapie ablehnen – zu Recht, wie einige Studien heute belegen: »Da sich in zwei großen Studien (Women's Health Initiative, Million Women Study) gezeigt hat, dass die (Langzeit-)Anwendung dieser Substanzen [Östrogene] mit erhöhten Risiken für Herz-, Kreislauf- und Brustkrebserkrankungen assoziiert ist, werden in der Praxis bei Wechseljahrsbeschwerden zunehmend Phytoestrogene als Alternativen oder Adjuvans zur Hormonersatztherapie eingesetzt. Interessant ist in diesem Zusammenhang auch die jüngste Beobachtung in den USA, wonach ein Rückgang der Verordnungen für eine Hormonersatztherapie mit einem erniedrigten Brustkrebsrisiko einherging« (Michaela Döll, Isoflavone – Aktueller wissenschaftlicher Kenntnisstand, 2008).

Im gleichen Maße, wie die Frauen der schulmedizinischen Hormonsubstitution den Rücken kehren, nimmt das

Interesse an Alternativen zu. Soja enthält gleich mehrere östrogenartig wirksame Inhaltsstoffe, was diese Pflanze in den letzten Jahrzehnten in den Mittelpunkt des wissenschaftlichen Interesses gerückt hat. Hauptwirkstoffe sind die Isoflavone, die wegen ihrer hormonartigen Wirkung auch Phytoöstrogene genannt werden. Im menschlichen Körper binden sich diese Phytoöstrogene an Östrogenrezeptoren und übernehmen Teilfunktionen der Hormone. Doch die Wirkung von Isoflavonen ist etwa hundert- bis tausendmal schwächer als die der weiblichen Sexualhormone, so dass deren östrogenartige Effekte in vielen Fällen eben nicht genügen, um Wechseljahrsbeschwerden zu lindern. Inzwischen sind zahlreiche klinische Studien mit Soja durchgeführt worden, und diese beweisen alle mehr oder weniger, dass Soja-Isoflavone lediglich zu einer Verbesserung leichter menopausaler Beschwerden führen.

Daher gilt heute die allgemeine Empfehlung, zunächst etwa 3 Monate lang Phytoöstrogene, sprich Soja- und/oder Rotklee-Isoflavone, einzunehmen und erst, wenn sich dadurch keine Besserung der Beschwerden erzielen lässt, eine schulmedizinische Hormonersatztherapie in Erwägung zu ziehen (und dann wegen der Verträglichkeit auch nur transdermal, also in Form eines Hormonpflasters oder -gels).

Inzwischen gehören Sojaprodukte wie etwa Milch, Joghurts oder auch Eis auf Sojabasis zu den beliebtesten Nahrungsmitteln für Frauen mittleren Alters, und Soja-Isoflavone finden in Form von Nahrungsergänzungsmitteln reichlich Absatz. Doch bei den Sojakonsumentinnen ist die Verunsicherung recht groß, wenn sie von den aktuellen Empfehlungen des Bundesinstituts für Risikobewertung (BfR) erfahren. In einer ausführlichen Stellungnahme warnt das BfR vor der Einnahme von Isoflavonen bei speziellen Formen von Brust- oder Gebärmutterkrebs. Dazu ist zunächst einmal zu sagen, dass sich diese Warnung vor allem auf isolierte Isoflavone bezieht, also auf hoch dosierte Nahrungsergänzungsmittel, und eben nicht auf die Sojamilch. Auch lässt sich die neue Risikobewertung der Soja- und Rotklee-Isoflavone nicht völlig mit den wissenschaftlichen Studien der letzten Jahrzehnte in Einklang bringen, die ebenjene krebsfeindlichen Kräfte der Isoflavone zum Gegenstand hatten: »In Shanghai, Japan und den Vereinigten Staaten durchgeführte Untersuchungen wiesen sämtlich nach, dass der Verzehr von Soja mit einer Senkung der Brustkrebsrate einherging. Eine umfangreiche Untersuchung aus jüngster Zeit, die zehn Jahre lang in Japan an 21 852 Frauen durchgeführt wurde, zeigte, dass der tägliche Verzehr einer Misosuppe und einer Zufuhr von 25 Milligramm Isoflavonoiden pro Tag mit einer starken Senkung des Risikos für eine Brustkrebserkrankung verbunden war« (Béliveau/Gingras, Krebszellen mögen keine Himbeeren, 2007).

Immer wieder wird von den Wissenschaftlern das Argument ins Feld geführt, dass Asiatinnen, die sich traditionell mit viel Soja ernähren, wesentlich seltener an Brustkrebs erkranken. Schätzungen zufolge nehmen Asiaten mit ihrer Nahrung täglich etwa 15 bis 50 mg Isoflavone auf, die überwiegend von Sojaprodukten stammen. Außerdem gilt als erwiesen, dass

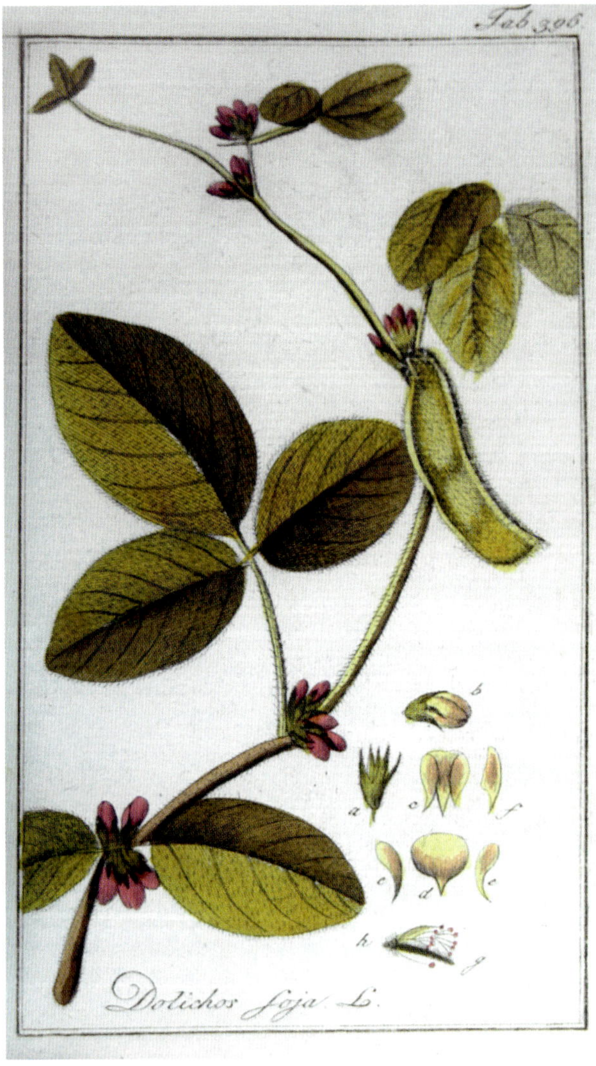

Sojapflanze (Kupferstich, um 1800)
Sojabohnen enthalten reichlich Phytohormone und werden dafür verantwortlich gemacht, dass Asiatinnen, die mit der täglichen Nahrung relativ große Mengen hormonartig wirksamer Soja-Isoflavone zuführen, weit weniger unter Wechseljahrsbeschwerden leiden als etwa Europäerinnen.

Phytoöstrogene im menschlichen Organismus je nach Bedarf reagieren: Bei niedrigem 17-Beta-Estradiol-Spiegel rufen Isoflavone östrogenartige Effekte hervor, bei hohem Estradiolspiegel blockieren sie Östrogenrezeptoren und haben mehr antiöstrogene Effekte, weil sie verhindern, dass die wesentlich stärkeren körpereigenen Östrogene oder Umweltöstrogene dort ihre Wirkung entfalten. Diese antiöstrogenen Effekte werden zugleich mit den krebsfeindlichen Kräften von Soja in Verbindung gebracht. Darüber hinaus gehören die Soja-Isoflavone zur Gruppe der Polyphenole, das sind antioxidative Substanzen, die unter anderem für die krebsfeindlichen Kräfte von Grüntee, Rotwein oder Granatapfel verantwortlich gemacht werden. Eben weil die Phytoöstrogene lange nicht so stark wie die körpereigenen Sexualhormone wirken und weil sie nur Teilfunktionen der körpereigenen Hormone übernehmen, nennt man sie im Fachjargon inzwischen »selektive Estrogen-Rezeptor-Modulatoren (SERM)«. Forscher fanden zudem heraus, dass Phytoöstrogene bevorzugt sogenannte β-Estrogen-Rezeptoren (»ER Beta,«) stimulieren, die eben nicht mit der Tumorentstehung in Verbindung gebracht werden.

Es liegen heute zahlreiche Studien vor, die beweisen, dass die regelmäßige Zufuhr von Soja das Brustkrebsrisiko um 10 bis 30 Prozent und zum Teil sogar noch mehr zu senken vermag! Das Deutsche Krebsforschungsinstitut in Heidelberg konnte dies nur bestätigen. Mammographien, die nach der Einnahme von Isoflavonen durchgeführt wurden, ergaben keinerlei Hinweise auf eine gewebsverdichtende Wirkung. Daher sollten Frauen, denen Sojaprodukte schmecken, diese weiterhin sorglos genießen!

Was jedoch die östrogenen Effekte angeht, so erweisen sich Soja-Isoflavone in der Praxis leider nur als Begleitmittel bei leichteren Wechseljahrsbeschwerden und keineswegs als Universallösung aller Frauenprobleme im Klimakterium. Vor allem gilt hier die Regel, dass die krebsfeindlichen Kräfte der Soja-Isoflavone besonders dann zum Tragen kommen, wenn mit der regelmäßigen Zufuhr mit der täglichen Nahrung frühzeitig, am besten schon vor der Pubertät begonnen wird.

Zwar werden immer wieder die Beobachtungen ins Feld geführt, denen zufolge Chinesinnen und Japanerinnen, die sich traditionell mit reichlich Soja ernähren, kaum über Wechseljahrsbeschwerden klagen: Nur 15 bis 25 Prozent der Asiatinnen leiden unter Begleiterscheinungen wie etwa Hitzewallungen. Dagegen sind es 70 bis 80 Prozent bei den Amerikanerinnen und Europäerinnen. Dies führen manche Forscher auf die geringe Zufuhr von Soja-Isoflavonen zurück: Die Bevölkerung in westlichen Industrienationen nimmt mit der täglichen Nahrung allenfalls 500 bis 900 µg Isoflavone auf und kann diese in der Regel nicht einmal verwerten. Doch vermutlich ist nur ein Drittel der europäischen Sojakonsumentinnen in der Lage, die zugeführten Isoflavone zu verstoffwechseln. Denn diese Pflanzeninhaltsstoffe liegen in der Sojabohne überwiegend glykosidisch gebunden vor und werden erst durch die intakte Darmflora aufgespalten und in bioverfügbare Formen umgewandelt. Daher schwankt die Wirksamkeit von isoflavonhaltigen Nahrungsergänzungsmitteln erheblich, und die Reaktion auf Soja ist von verschiedenen Faktoren abhängig wie etwa dem Alter, dem Zustand der Darmflora, der Dauer der Einnahme, der Art oder der Menge der zugeführten Isoflavone. Daher hat auch die Einnahme von hoch dosierten isolierten Soja-Isoflavonen in Form von Nahrungsergänzungsmitteln meist nur geringe Effekte und birgt möglicherweise sogar Gesundheitsrisiken in sich. Denn isolierte Pflanzeninhaltsstoffe sind grundsätzlich als gefährlicher einzustufen als die in ein komplexes Wirkstoffgemisch eingebetteten Stoffe, wie sie natürlicherweise in der Pflanze vorkommen.

Praxistipp: Soja-Vaginalgel bei Scheidentrockenheit
Während die Zufuhr von Soja-Isoflavonen in der Regel Wochen bis Monate benötigt, um bei Wechseljahrsbeschwerden die gewünschte Wirkung zu erzielen, reagiert die trockene Scheidenhaut oftmals viel schneller. Daher empfehlen manche Gynäkologen bei Scheidentrockenheit (auch durch künstlich eingeleiteten Wechsel nach Brustkrebs) die Lokalanwendung von Soja. Der Heilmittelhersteller Weber & Weber hat dazu eigens ein sojahaltiges Vaginalgel entwickelt, das zweimal wöchentlich in die Scheide eingeführt wird und seine östrogenartige Wirkung direkt auf der Scheidenhaut entfaltet, so dass im Lauf einer mehrwöchigen Kur die Trockenheit spürbar nachlässt.

Praxistipp: Wie viel Soja braucht die Frau?
Asiatinnen nehmen mit der täglichen Nahrung schätzungsweise 50 mg Isoflavone auf. Im Gegensatz dazu erreichen Europäer nicht einmal 1 mg pro Tag. Darüber hinaus hängt die Verwertung dieser hormonartig wirkenden Pflanzeninhaltsstoffe von einer intakten Darmflora sowie von Enzymen ab, so dass eine begleitende Symbioselenkung sinnvoll erscheint. Dies kann etwa durch den regelmäßigen Verzehr von Naturjoghurt mit lebenden Milchsäurebakterien geschehen oder durch die gesonderte Zufuhr von Milchsäurebakterien (z. B. Lactobact-Omnifos-Pulver von HLH Bio Pharma).

Doch auch bei gesunder Darmflora beginnen Phytohormone meist erst nach 6 bis 8 Wochen Dauereinnahme zu wirken, so dass keine Spontaneffekte zu erwarten sind. Um überhaupt eine östrogenartige Wirkung zu erzielen, scheint eine tägliche Zufuhr von etwa 40 bis 90 mg Phytoöstrogenen aus Soja und Rotklee, deren Isoflavone sich gegenseitig ergänzen, über einen Zeitraum von zunächst 3 Monaten sinnvoll zu sein. Jedoch sollten hoch dosierte und vor allem isolierte Isoflavone längerfristig nur dann eingenommen werden, wenn keine Schilddrüsenfehlfunktion mit Kropfneigung und kein erhöhtes Brustkrebsrisiko besteht. Zwar konnten zahlreiche Studien belegen, dass Phytohormone krebsfeindlich wirken, jedoch kann der Verzehr extrem hoher Mengen, wie es etwa bei Veganern der Fall ist, oder eine Dauereinnahme hoch dosierter Isoflavone in Form von Nahrungsergänzungsmitteln möglicherweise zu einer Wirkungsumkehr führen: Statt der »harmlosen« Beta-Estrogen-Rezeptoren werden dann möglicherweise doch Alpha-Estrogen-Rezeptoren stimuliert, die mit einer Tumorentstehung assoziiert werden.

Unerforscht ist ebenfalls die Wirkung von Isoflavonen aus genmanipuliertem Soja. Eine Stimulation des Wachstums östrogenabhängiger Tumorzellen (z. B. Brustkrebs oder Myome) durch Isoflavone aus genmanipulierten Pflanzen lässt sich nicht ausschließen. Aus diesen Gründen wird insbesondere von der Einnahme isolierter Isoflavone zur Nahrungsergänzung bei oder nach Brust- und Gebärmutterkrebs abgeraten. Erfahrungsgemäß sollte auch eine rein vegane Ernährung bei Frauen mit Neigung zu östrogenabhängigen Tumoren (z. B. Myomen) vermieden werden. Der mögliche Einfluss der

Nahrungsöstrogene aus Soja und Alfalfa sollte bei östrogenabhängigen Tumoren nicht unterschätzt werden. Die Zufuhr von Phytohormonen mit der täglichen Nahrung und aus nicht genmanipulierten Pflanzen gilt natürlich weiterhin als unbedenklich.

Der Isoflavongehalt pro 100 g von Nahrungsmitteln auf Sojabasis schwankt jedoch extrem:

- Sojamehl enthält bis zu 199 mg.
- Geröstete Sojabohnen enthalten bis zu 128 mg.
- Miso enthält bis zu 43 mg.
- Tofu enthält etwa 28 mg.
- Sojamilch enthält etwa 9 mg.
- Sojasauce enthält weniger als 2 mg.
- Sojaöl enthält keine Isoflavone.

Sammeltipps:
Meist weicht man auf die Handelsware oder auf Fertigprodukte aus. Wer jedoch die Möglichkeit hat, Sojapflanzen im Garten zu ziehen, kann die Sojabohnen bei zunehmendem Mond in den Zeichen Zwillinge oder Schütze ernten.

Handelsprodukte:
Alsifemin (Alsitan Naturheilmittel GmbH)
Phyto-Soya-Kapseln (Weber & Weber)
Phyto-Soya-Vaginal-Gel (Weber & Weber)

Anwendungsbeschränkungen: Allergische Reaktionen sind möglich, vor allem bei bekannter Birkenpollenallergie (Kreuzreaktion). Bei Neigung zu gut- oder bösartigen Neubildungen (z. B. Brustknoten, -krebs, Gebärmutterkrebs, Kropf, Myome, Polypen, Zysten) sollten Sojaprodukte aus grundsätzlichen Erwägungen nur in geringen Mengen konsumiert werden. Das Bundesinstitut für Risikobewertung (BfR) hat 2007 eine neue Risikobewertung von Arznei- oder Nahrungsergänzungsmitteln mit Isoflavonen aus Soja oder Rotklee veröffentlicht. Darin vertritt das BfR unter anderem die Meinung, dass »Frauen mit estrogenrezeptorpositivem Mammakarzinom oder Endometriumkarzinom oder einem erhöhten Risiko für diese Erkrankungen Produkte mit isolierten Isoflavonen nicht verwenden sollten« (Deutsche Apotheker Zeitung, 8. 11. 2007).

Steinklee – Wiesenduft und Venendoping

»Es wird von den Alten aus Erfahrung gelobet zu Stärckung des Haupts und Hirn / auch der Gedächtnus / auf drey Loth getruncken so man schlafen will gehen / ist gut wider Schmerzen des Magens und der [Gebär-]Mutter / öffnet die verstopffte Leber / und treibt den Harn / Sand und Grieß: erwärmet die Nieren, Blasen und Geburtglieder.«

(Jakobus Tabernaemontanus, Kräuterbuch, 1731)

Namen: Bärklee, Gelber Steinklee, Güldenklee, Honigklee, Malottenkraut, Mariabettstroh, Mottenklee, Muttergotteskrönchen, Unser Frauen Schlüssel.

Botanischer Name: Honig- oder Steinklee (Melilotus officinalis), Schmetterlingsblütler (Fabaceae).

Signaturen und Astrologie: Die dreizähligen Blätter zeigen eine gewisse Leberwirksamkeit an. Beim Trocknen entfaltet sich der typische Heuduft, der im Übermaß Kopfschmerzen verursachen kann und verständlich macht, warum Melilotus in der Homöopathie unter anderem gegen Kopfschmerz eingesetzt wird. Der Cumarinduft erinnert an den Sommer und hellt spürbar die Stimmung auf.

Astrologisch ordnet man den honigsüß duftenden Klee in erster Linie der Venus zu, weil er auf das Venusorgan Gebärmutter einwirkt und die Venen entlastet. Die leichte Giftigkeit bzw. die starke Wirksamkeit deutet auf Mars hin, der hier als Regent über Blut und Blutungen in Erscheinung tritt. Steinklee kommt vor allem für ältere Frauen in Frage, die unter Leber- und Bindegewebsschwäche leiden, im Flüssigkeitsorganismus eher gestaut sind und zu schwachen Blutungen neigen und zu wenig sommerliche Leichtigkeit im Herzen tragen.

Wirkstoffe: Das blühende Kraut enthält Cumarine (z. B. Melilotin und Dihydrocumarsäuren wie etwa Melilotsäure), Flavonoide (Kämpferol, Quercetin u. a.), Saponine, Gerbstoffe, Phenolcarbonsäuren und Schleimstoffe.

Heileigenschaften: blutgerinnungshemmend (antithrombotisch), venenkräftigend, entzündungswidrig und wundheilend, lymphentstauend und abschwellend (antiödematös).

Verwendung in der Frauenheilkunde: Schon Hippokrates lobte die Steinkleeblüten als Pflaster bei eitrigen Geschwüren, was auch eine gewisse Berechtigung hätte, weil die Forschung dem blühenden Kraut eine stark entzündungswidrige Wirkung nachweisen konnte. Doch der charakteristisch nach Heu und Sommer duftende gelbe Steinklee wird heute in erster Linie zur Behandlung von Besenreisern, Krampfadern, Hämorrhoiden oder Lymphödemen gebraucht. Seine Inhaltsstoffe hemmen die Blutgerinnung, wirken somit einer Thrombosebildung entgegen und verbessern den venösen Rückfluss. Auch dichten Cumarine die Blutgefäße ein wenig ab, so dass es

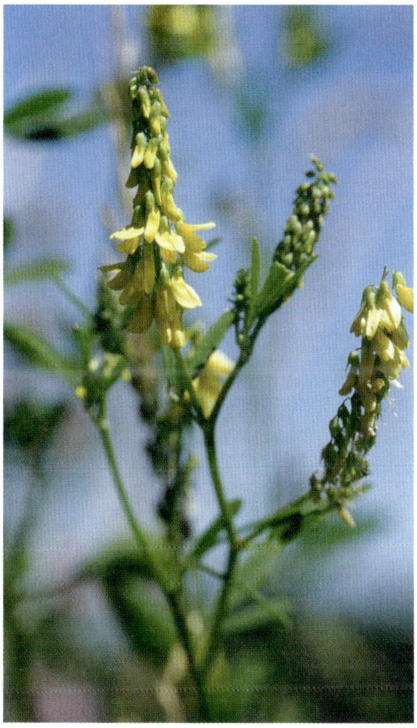

Blühender Steinklee (Foto: M. Madejsky)

Stein- oder Honigklee enthält reichlich Cumarine, die bei Krampfadern und müden Beinen äußerlich in Form von Venensalben Entlastung bringen. (Foto: M. Madejsky)

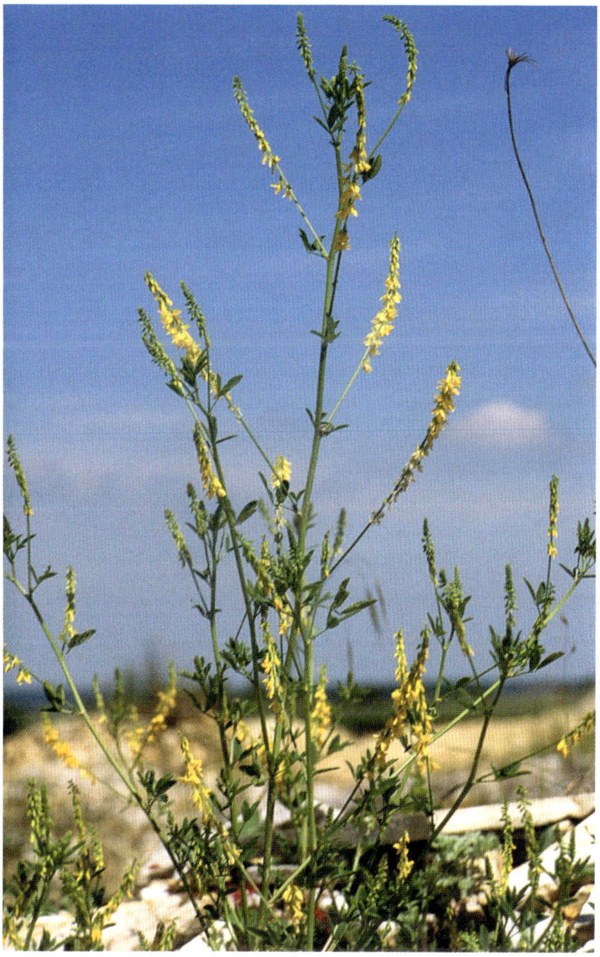

nicht mehr in dem Maße zu Schwellungen und schweren Beinen kommt. Daher verwendet man den Steinklee innerlich in Form von Teemischungen zur Venenkräftigung und äußerlich in Form von Salben. Im Allgemeinen bremst der Steinklee bei längerfristiger Anwendung das Fortschreiten einer sogenannten venösen Insuffizienz, und Besenreiser verschwinden oftmals gänzlich durch die regelmäßige Einnahme von Steinklee, zum Beispiel in Form von Venenteemischungen.

Doch am häufigsten sind leider Schwangere von der Venenschwäche betroffen, und die meisten Frauen haben ihre ersten Krampfadern während der Schwangerschaft bekommen. Aber gerade in dieser Zeit sollte man den Steinklee nur äußerlich gebrauchen, da die in ihm enthaltenen Cumarine das Blut stark verflüssigen und in einer Problemschwangerschaft mitunter Blutungen auslösen können. Erfahrene Hebammen berichten, dass schon mehrfach Säuglinge mit Darmblutungen zur Welt gekommen sind, deren Mütter während der Schwangerschaft Steinklee eingenommen hatten. Frauen, die zu starken Blutungen neigen, müssen mit dem blutverflüssigenden Steinklee ebenfalls aufpassen.

Äußerlich angewandt, hat sich der Steinklee jedoch bei schweren und müden Beinen sowie bei Besenreisern oder Krampfadern bewährt, und sein sommerlicher Heuduft hellt zudem noch die Stimmung auf. Weil der Steinklee den Lymphabfluss verbessert, Ödeme rasch ausschwemmt und Thrombosen verhindert, wird er in der Volksmedizin in Form von Auflagen, Salben oder Zäpfchen bei Lymphstau genutzt. Seine auflösenden Heileigenschaften sind speziell bei Blutergüssen oder Lymphödemen nach Brustoperationen hilfreich. Dann sollte man aus dem getrockneten Kraut einen starken Tee kochen und diesen ein- bis zweimal am Tag als feuchten Umschlag lauwarm über die betroffene Brust legen. Eine Alternative sind auch Einreibungen mit steinkleehaltigen Salben, die man zum Beispiel nach Operationen im Wechsel mit Ringelblumenöl sanft einmassieren kann.

Rezept: Venentee (Kräuterladen)

Mariendistelkraut	50 g
Pfingstrosenblüten	20 g
Ringelblumenblüten	20 g
Schafgarbe mit Blüten	40 g
Steinkleekraut	20 g

Alle Kräuter miteinander mischen, 1 bis 2 Teelöffel pro Tasse à 200 ml heiß überbrühen, etwa 8 bis 10 Minuten ziehen lassen und abseihen. Mindestens 3 Monate lang 1 bis 2 Tassen täglich trinken.

Wichtig: Der Venentee darf nicht in der Schwangerschaft getrunken werden und auch nicht bei Neigung zu starken Regelblutungen. Er eignet sich vor allem als Begleitmittel zu anderen venenkräftigenden Maßnahmen wie etwa einer Leberkur (z. B. mit »metamarianum-B12«-Tropfen von meta Fackler), Einreibungen, Wassertreten und anderen Venenheilpflanzen wie etwa der Rosskastanie.

Rezept: Venensalbe (Apotheke)
Bei konsequenter Anwendung der nachfolgenden Venensalbe lassen sich langfristig Besenreiser reduzieren und Krampfadern verkleinern.

Ringelblumenöl	90 ml
Gelbes Bienenwachs	15 g
Wollwachs	20 g
Ceres Aesculus hipp. (Rosskastanie), Urtinktur	5 ml
Ceres Melilotus (Steinklee), Urtinktur	5 ml
Rosmarinöl, ätherisches	1 ml

So wird's gemacht:

- Ringelblumenöl, Bienen- und Wollwachs in einer Schale ins Wasserbad geben und allmählich erhitzen.
- Sobald sich alles vollständig verflüssigt hat, die Schale aus dem Wasserbad nehmen und unter ständigem Umrühren tropfenweise die Urtinkturen und zuletzt das ätherische Öl einrühren.
- Die Masse unter ständigem Umrühren allmählich abkühlen lassen und erst dann in ein Salbendöschen füllen. Gut verschlossen und im Kühlschrank aufbewahrt, hält sich die Venensalbe bis zu 1 Jahr lang.

Anwendung: ein- bis zweimal täglich in die Beine einmassieren.

Handelsprodukte:
Steinkleekraut (Meliloti herba)
Steinklee-Urtinktur (Melilotus-officinalis-Urtinktur; Ceres, DHU, Spagyra)
Steinklee-Fluidextrakt (Meli-Rephastasan-Fluid; Repha)
Steinklee, ätherisches Öl (Maienfelser Naturkosmetik, Primavera, Neumond)

Sammeltipps: Man sammelt die oberirdischen Teile blühender Pflanzen und hängt diese vor der Weiterverarbeitung in Büscheln zum Trocknen auf. Idealer Erntezeitpunkt ist bei zunehmendem Mond in den Zeichen Waage oder Wassermann.

Anwendungsbeschränkungen: Steinklee nicht in der Schwangerschaft und Stillzeit einnehmen, da er zu Darmblutungen beim Säugling führen kann. Bei Neigung zu Gebärmutterblutungen oder zu Kopfschmerzen ist Steinklee innerlich nur mit Vorsicht zu gebrauchen. Nicht gleichzeitig mit blutverflüssigenden Medikamenten wie Aspirin oder Marcumar einnehmen!

Steinsame – Das Verhütungsmittel der Indianerfrauen

»Matthiolus meldet / dass der Same (ein Quint schwär gepulvert) in Wein getruncken / trefflich wol bekomme den Weibern / so in Kindsnöthen ligen / denselbigen helff er der Geburt bald ab: treibt auch die Nachgeburt.«

(Jakobus Tabernaemontanus, Kräuterbuch, 1731)

Namen: Marientränen, Meerhirse, Muttergottesperlen, Perlkraut, Sonnenhirse, Weißer Steinbrech, Steinhirse.

Botanischer Name: Echter Steinsame (Lithospermum officinale), Rauhblattgewächse (Boraginaceae).

Signaturen und Astrologie: Die lanzettlichen Blätter erlauben eine Zuordnung zu Merkur, der im menschlichen Organismus unter anderem über die Hormone regiert. Die weißen Blüten wie auch die weißen, perlenartigen Nüsschen sind dagegen eine mondhafte Signatur.

Weil die Samen Hagelkörnern gleichen, wurden sie in der Herbalmagie zum Schutz vor Unwettern in Amulette oder Breverl getan. Signaturenkenner erblicken in den steinharten Samen auch ein pflanzliches Gegenbild zu Blasengrieß oder Nierensteinen, wogegen der Steinsame in der Sympathiemedizin des Mittelalters eingesetzt wurde.

Wirkstoffe: Das blühende Kraut enthält Flavonoide, Schleimstoffe, Kieselsäure und Lithospermsäure.

Heileigenschaften: harntreibend, entzündungswidrig, antigonadotrop (hemmend auf die Ausschüttung der Hormone aus der Hirnanhangsdrüse, die die Geschlechtsorgane beeinflussen); hemmt den Eisprung, wirkt antiöstrogen und senkt den Prolaktinspiegel.

Verwendung in der Frauenheilkunde: Bereits der römische Feldherr Plinius bemerkte, dass wohl keine andere Pflanze ihre heilkundliche Verwendung deutlicher zeige als der Steinsame: »In der ganzen Pflanzenwelt ist mir kein grösseres Wunder vorgekommen als diese Pflanze. Man glaubt zwischen den Blättern weisse von Künstlerhand gefertigte Perlen zu sehen und nun erwäge man die Schwierigkeit, dass aus einer Pflanze ein Stein hervorgehe. Eine Drachme dieser Steinchen gibt man mit Erfolg in Wein zum Zermalmen und Abtreiben der Blasensteine und gegen Harnstrenge« (zitiert nach Möller/Vogel [Hrsg.], Die Naturgeschichte des Caius Plinius Secundus, 2007). Ihm folgten quasi alle bedeutenden Kräuterkundigen des Mittelalters wie auch die Volksmediziner bis Anfang des 20. Jahrhunderts, die den Steinsamen stets als steinbrechendes Mittel lobten: »Solcher Samen in Wein getruncken / bricht den Stein und treibt den Harn« (Dioscorides, Kreutterbuch, 1610).

Trotz der eindeutigen Signaturen kam der Steinsame bei Blasengrieß oder Nierensteinen bald außer Gebrauch. Dafür

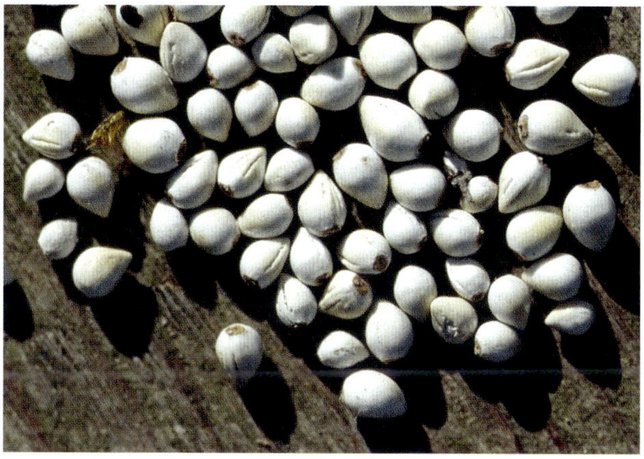

Die porzellanartigen Nüsschen des Echten Steinsamens wurden in der Sympathiemedizin des Mittelalters – ganz ihrer Signatur entsprechend – bei Blasengrieß gebraucht. (Foto: M. Madejsky)

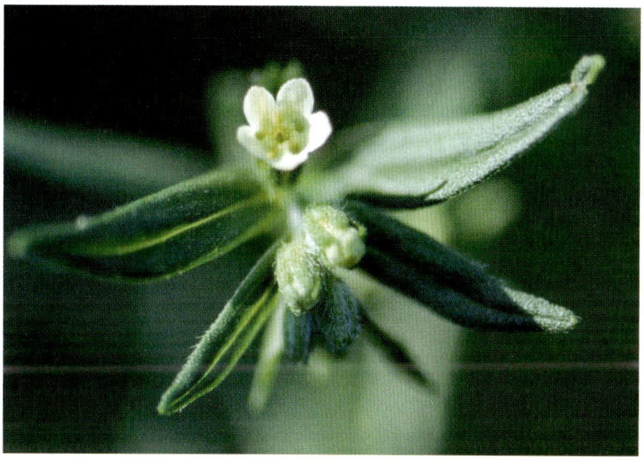

An der Steinsamenblüte erkennt man das Rauhblattgewächs. Das Kraut wurde von Indianerfrauen als Verhütungsmittel gebraucht, denn es unterdrückt – ähnlich wie die Pille – den Eisprung. (Foto: M. Madejsky)

entdeckte man in der Pflanze einen hormonartig wirkenden Stoff, die Lithospermsäure (früher: Alpha-Hydroxydihydrokaffeesäure). In den frühen achtziger Jahren gelang es Wissenschaftlern, Lithospermsäure aus wässrigen Blattextrakten zu isolieren und der Pflanze eine antigonadotrope Wirkung nachzuweisen. Dies begründete auch die Verwendung nah verwandter Steinsamenarten in der nordamerikanischen Indianermedizin als pflanzliches Verhütungsmittel. Tierversuche an Hühnern und Mäusen konnten die hemmende Wirkung auf die Fortpflanzung nur bestätigen. Demnach blockiert Lithospermsäure die Ausschüttung von gonadotropen Hormonen aus dem Hypophysenvorderlappen und verhindert auf ähnliche Weise, wie es bei der Antibabypille der Fall ist, den Eisprung. Langfristig, regelmäßig und hoch dosiert zugeführt, soll Lithospermsäure den Eisprung und die Regelblutung vollständig unterdrücken und sich als Verhütungsmittel eignen: »Die Indianer kennen dies allem Anschein nach schon seit Jahrhunderten und praktizieren es wie ehedem auch heute noch. Die Indianerfrauen trinken zu diesem Zweck täglich einen Lithospermum-Aufguß über einen Zeitraum von 6 Monaten. Das soll eine Unfruchtbarkeit der Frau verbürgen. Die Indianerstämme benutzen dies ganz bewusst zu einer Geburtenregelung, um einer Überbevölkerung in ihren engen Lebensräumen vorzubeugen« (Rudolf Fritz Weiß, Lehrbuch der Phytotherapie 1991).

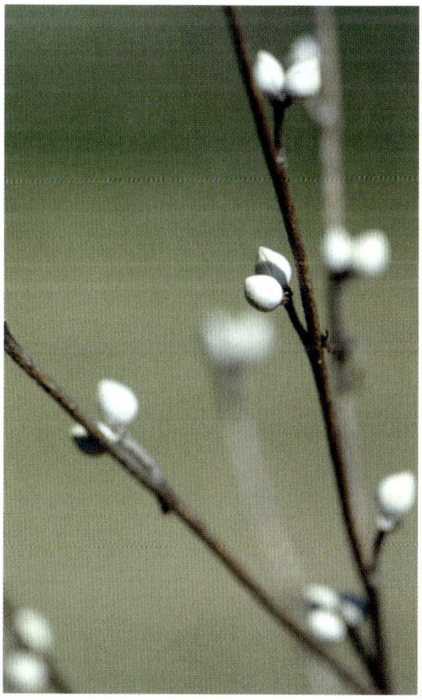

Im Frühling finden sich an den alten Stengeln des Steinsamens die perlweißen und steinharten Nüsschen, die von den Bauern einst zum Schutz vor Hagelschlag in Zauberbeutel getan wurden. (Foto: M. Madejsky)

Wenn auch die Pille heute leichter zu dosieren ist als der Steinsame, dessen Gehalt an Lithospermsäure pflanzenüblich erheblichen Schwankungen unterliegt, so lässt sich der antigonadotrope Effekt dennoch nutzen. Lithospermsäure wirkt nämlich auch einer übermäßigen Östrogenproduktion entgegen und ist daher einen Versuch wert in der Behandlung von sonst therapieresistenten prämenstruellen Brustschwellungen, vor allem wenn diese mit einer Hyperprolaktinämie einhergehen.

Rezept: Steinsamentropfen beim prämenstruellen Syndrom (PMS)

So wird's gemacht:

- 2 Doppelhände mit blühenden Pflanzen von Schmutz oder angenagten Blättern befreien, grob säubern und zu sehr feinem Pflanzenbrei verarbeiten.
- Den Pflanzenbrei in ein sauberes Schraubglas geben (ca. 300 ml), bis der Brei etwa ⅓ des Glases füllt.
- Den Brei mit Weinbrand übergießen (Glas gut füllen).
- Das gut verschlossene Glas ins Dunkle stellen und täglich kräftig schütteln.

- Nach 4 bis 6 Wochen kann der Alkoholauszug durch ein sauberes Leintuch abgefiltert und der Rückstand gründlich ausgepresst werden.
- Zur Aufbewahrung werden die Tropfen in ein Braunglas umgefüllt; so hält sich der Weinbrandauszug 2 bis 3 Jahre lang.

Anwendung: Bei therapieresistenten prämenstruellen Beschwerden wie etwa starker Brustschwellung vor der Regel ab der Zyklusmitte ein- bis zweimal täglich 15 bis 20 Tropfen oder bis zu 1 Teelöffel in etwas Wasser einnehmen.

Handelsprodukte:
Lithospermum officinale (ab D2 von Spagyra, ab Dil. D6 von DHU)

Sammeltipps: Man sammelt die oberirdischen Teile der blühenden Pflanze und hängt diese in Büscheln zum Trocknen auf. Idealer Erntezeitpunkt ist bei zunehmendem Mond im Zeichen Fische.

Anwendungsbeschränkungen: Wegen der hormonellen Hemmwirkung sollte man Steinsamen nicht in der Schwangerschaft gebrauchen.

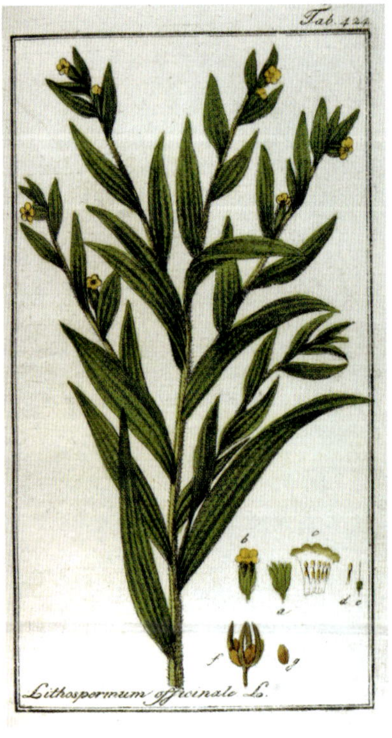

Steinsame (Kupferstich, um 1800)

Stiefmütterchen – Regenerationskraft für die Scheidenhaut

»Es [das Stiefmütterchen] wird auch für ein Wundkraut geachtet in Wein oder Wasser gesotten / und die Wunden darmit ausgewaschen / macht dieselbige rein vom Eiter und heilet sie: Deßgleichen thut auch der ausgedruckte Safft davon also gebraucht / oder das dürre Kraut gepulvert / und in die Wunden gestreuet.«
(Jakobus Tabernaemontanus, Kräuterbuch, 1731)

Namen: Ackerveilchen, Dreifaltigkeitsblume, Feldstiefmütterchen, Freisamkraut, Freyschamkraut, Schwigerli, Tag-und-Nacht-Blümchen.

Botanischer Name: Wildes Stiefmütterchen (Viola tricolor), Ackerstiefmütterchen (Viola arvensis), Veilchengewächse (Violaceae).

Signaturen und Astrologie: Die Dreifarbigkeit der Blüte erlaubt eine Zuordnung zur Planetenkraft Merkur, der im Körper vor allem über den Stoffwechsel und die Hormone regiert. Der milde und ein wenig schleimige Geschmack deutet auf mondhafte Einflüsse hin und zeigt an, dass das Stiefmütterchen eine Haut- und Schleimhautpflanze ist.

Im Christentum interpretiert man die Dreifarbigkeit als Symbol der göttlichen Dreifaltigkeit. Paracelsus wies dagegen darauf hin, dass dreifarbige Blumen wie das Stiefmütterchen eben dreierlei Tugenden in sich bergen. Die erste Tugend könnte die stoffwechselaktivierende Heilkraft sein (Merkur), die zweite die haut- und schleimhautregenerierende Wirkung (Mond) und die dritte die kosmetisch genutzten Eigenschaften (Venus). In jedem Fall aber ist das Stiefmütterchen ein Lichtblick für alle Frauen, die unter chronischen Haut- oder Scheidenhauterkrankungen leiden.

Wirkstoffe: Die blühende Pflanze enthält Schleimstoffe, etwas Salicylsäure, Pflanzensäuren (Kaffee-, Cumar-, Gentisinsäure u. a.), Gerbstoffe, Flavonoide (Quercetin, Luteolin, Rutin), Carotinoide, Cumarine und Vitamine (vor allem Ascorbinsäure und Alpha-Tocopherol).

Heileigenschaften: aktiviert den Hautstoffwechsel, blutreinigend, harn-, schweißtreibend, juckreizlindernd, antiviral.

Verwendung in der Frauenheilkunde: Das Hauptanwendungsgebiet von Stiefmütterchenkraut sind Hauterkrankungen und -ausschläge aller Art. Vor allem in der Volksmedizin schätzt man das Kraut innerlich wie auch äußerlich zur Behandlung von Akne, Milchschorf, Neurodermitis oder Schuppenflechte, wogegen es meist in Kombination mit Erdrauchkraut und Walnussblättern ins Feld geführt wird. Sofern Mütter unter Neurodermitis oder anderen chronischen Hauterkrankungen leiden, können sie die heilsamen Pflanzenwirkstoffe dem Säugling schon vorbeugend über die Muttermilch

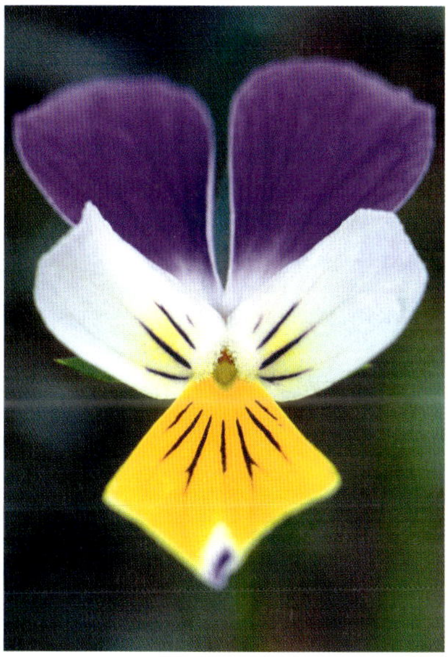

Die Dreifarbigkeit der Stiefmütterchenblüten ist eine merkurielle Signatur, an der man die den Stoffwechsel aktivierende Heilpflanze erkennt. In der Frauenheilkunde gebraucht man das Kraut für Hautfunktionstees sowie zur Lymphentlastung bei Myomen oder als Begleitmittel bei Krebs. (Foto: M. Madejsky)

verabreichen, indem sie während der gesamten Stillzeit täglich 1 oder 2 Tassen (à 200 ml) Stiefmütterchentee trinken oder einige Tropfen der Urtinktur einnehmen (z. B. Ceres-Viola-tricolor-Urtinktur).

Später kann man den von Neurodermitis geplagten Kindern den Stiefmütterchentee beispielsweise mit Kindersaft vermengt reichen, um die Hautregeneration anzuregen. Grundsätzlich spricht nichts dagegen, wenn eine Schwangere, die Hautleiden beim Neugeborenen vorbeugen möchte, während der gesamten Schwangerschaft täglich 1 Tasse Stiefmütterchentee trinkt.

Die heilsame Wirkung der Viola tricolor erstreckt sich jedoch auf das gesamte Haut-Schleimhaut-Organ, so dass sie sich unter anderem auch zur Behandlung chronischer Erkrankungen der Scheidenhaut eignet. Insbesondere wenn Haut oder Schleimhaut durch häufige Antibiotikagaben oder durch Pilzcremes nachhaltig geschädigt wurden, tragen Kuren mit Stiefmütterchentee zur Hautregeneration bei und entlasten den Hautstoffwechsel. Erfahrungsgemäß lassen sich durch den langfristigen Genuss von Stiefmütterchentee auch die Beschwerden bei Dammekzemen, Scheidenfissuren und Craurosis vulvae (»Neurodermitis der Scheidenhaut«) lindern, denn das Stiefmütterchen ist innerlich wie äußerlich angewandt ein Balsam für die zarte Vaginalhaut.

Nicht zuletzt sollte man ihre regenerierenden und antimikrobiellen Kräfte auch bei Herpes versuchen, zum Beispiel täglich mehrmals je 5 Tropfen Ceres-Echinacea-Urtinktur und Ceres-Viola-tricolor-Urtinktur zusammen auf 1 Esslöffel Wasser geben und damit die betroffenen Hautareale betupfen. Natürlich kann man grundsätzlich bei allen juckenden Hautleiden, also auch beim Scheidenjucken, Stiefmütterchenkraut versuchen. Doch es eignet sich weniger zur Behandlung von akutem Scheidenpilz, sondern die Viola ist vielmehr die Kardinalheilpflanze der durch Antibiotika, Pilzcremes oder Waschzwang geschädigten Gewebe.

Rezept: Hautfunktionstee (Kräuterladen)
Die folgende Teemischung soll in erster Linie den Hautstoffwechsel verbessern und eignet sich daher für alle Frauen, die zu chronisch wiederkehrenden Entzündungen oder Reizungen der Scheidenhaut neigen. Die Mischung bewährt sich vor allem als hautregenerierendes Begleitmittel bei Kraurose, bei Neigung zu Scheidenpilz oder zu Rhagaden der Scheidenhaut, zu Dammekzemen wie auch bei prämenstrueller Akne. Sichtbare und spürbare Erfolge erzielt man durch den regelmäßigen Genuss dieser Teemischung über einige Monate hinweg.

Erdrauchkraut	30 g
Frauenmantelkraut	40 g
Gänseblümchenblüten	20 g
Stiefmütterchenkraut	50 g
Taubnesselblüten	20 g
Tausendgüldenkraut	20 g
Walnussblätter	20 g

Alle Kräuter miteinander mischen, 1 bis 2 Teelöffel der Mischung pro Tasse à 200 ml heiß überbrühen, etwa 10 Minuten ziehen lassen, abseihen und ungesüßt trinken, 2 bis 3 Tassen täglich zunächst 6 bis 8 Wochen lang, danach eventuell langfristig mit 1 bis 2 Tassen pro Tag fortfahren.

Handelsprodukte:
Stiefmütterchenkraut (Violae herba cum flore)
Stiefmütterchen-Urtinktur (Viola-tricolor-Urtinktur; Ceres, DHU, Spagyra)

Sammeltipps: Man erntet die oberirdischen Teile der blühenden Pflanze im Mai und legt sie zum Trocknen auf Papier aus. Idealer Sammelzeitpunkt ist bei zunehmendem Mond in den Zeichen Stier, Krebs oder Waage.

Anwendungsbeschränkungen: keine.

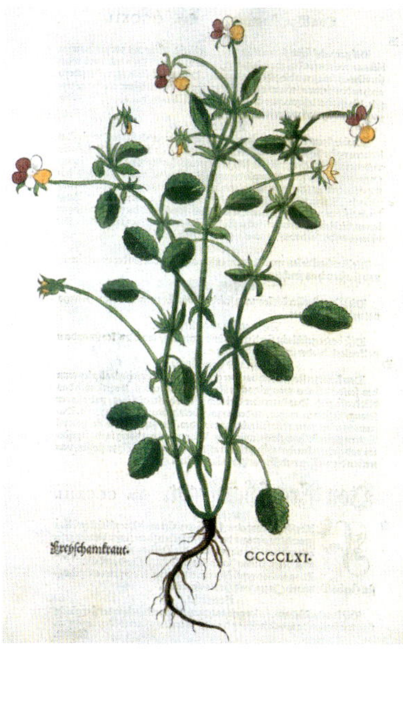

Stiefmütterchen (L. Fuchs, 1543)

Storchschnabel – Der Kindsmacher der Volksmedizin

»Das Ruprechtskraut über die entzündeten und geschwollenen Brüst der säugenden Weiber / oder der Kindbetterin gelegt / leget die Geschwulst und stillet den Schmerzen.«
(Jakobus Tabernaemontanus, Kräuterbuch, 1731)

»Storchenschnabel mit zerspaltenen blettern / eines quinten schwär inn Wein getruncken / löset auff die hitzige Geschwulst der Mutter.«
(Hieronymus Bock, Kreütterbuch, 1577)

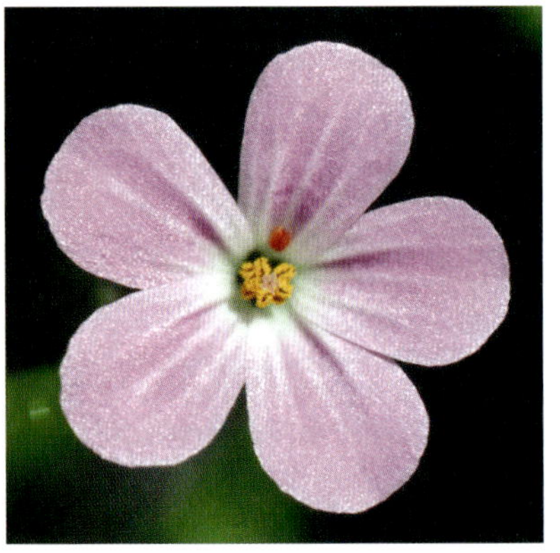

Rosa Blüten sind eine venusische Signatur. In der Volksmedizin heißt das Gewächs mit dem eigentümlich muffigen Duft »Kindsmacher«, weil es die Fruchtbarkeit steigert. (Foto: M. Madejsky)

Namen: Bockskraut, Gottesgnadenbrot, Katharinenkraut, Kindsmacher, Rotlaufkraut, Ruprechtskraut, Stiergräschen.

Botanischer Name: Stinkender Storchschnabel (Geranium robertianum), Storchschnabelgewächse (Geraniaceae).

Signaturen und Astrologie: Wie so viele Kulturfolger heilt das Ruprechtskraut zivilisationsbedingte Erkrankungen wie etwa durch Stress ausgelösten Lippenherpes. Die rötlich überlaufenen Stengel und Blätter zeigen Sympathie zu Entzündungen aller Art sowie zu Blutungen, die das Kraut zu regulieren vermag. Der eigentümliche Geruch lässt schützende und antimikrobielle Kräfte vermuten.

Die rosa Blüten signalisieren die vorherrschende Planetenkraft Venus, der im menschlichen Körper unter anderem Schilddrüse und Gebärmutter unterstehen. Die Farbe Rot gehört jedoch auch Mars an, der unter anderem das Blut regiert.

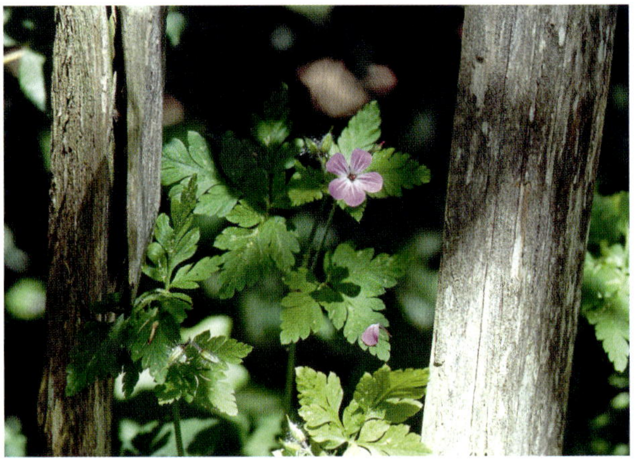

Blühender Storchschnabel als Zaunkraut am Grab des Zauberers Merlin in der Normandie (Foto: M. Madejsky)

Wirkstoffe: Das blühende Kraut enthält Gerb- und Bitterstoffe (vor allem Geraniin) sowie etwas ätherisches Öl.

Heileigenschaften: leicht stopfend, leicht blutflusshemmend, antiviral, antibakteriell, fruchtbarkeitssteigernd, wundheilend, krebsfeindlich; regt den Lymphabfluss an und wirkt abschwellend.

Verwendung in der Frauenheilkunde: Der Stinkende Storchschnabel blickt auf eine lange Tradition als Heilpflanze zurück. Er wurde bereits in der Antike wie auch im Mittelalter als Heilmittel bei Wunden und Geschwüren gebraucht und erfreute sich lange Zeit großer Beliebtheit bei Kräuterweibern und Volksheilern. Seine wundheilenden Eigenschaften nutzt man bis heute in Form von Einreibungen, Umschlägen und Waschungen bei schlecht heilenden Wunden, Brustentzündungen oder fressenden Geschwüren. Bei entzündeten Brustwarzen in der Stillzeit, bei Brustdrüsenentzündungen, aber auch bei Lymphstau nach Brustoperationen wirken Umschläge mit verdünnten Storchschnabelextrakten (1:10) oder mit lauwarmem Storchschnabeltee wohltuend entzündungswidrig, lymphentstauend und abschwellend.

In der Volksmedizin kommt die Pflanze mit dem charakteristischen Bocksgeruch ähnlich wie ihre Verwandten, die Duftgeranien und Umckaloabo, als immunmodulierendes Begleitmittel bei Virusinfektionen bis hin zu Krebsleiden zum Einsatz (Krebstee siehe Seite 189). Ebenjener Geruch scheint an der antiviralen Wirkung des Storchschnabelkrauts beteiligt zu sein. Kräuterkundige loben das Gewächs zum Beispiel bei Mundfäule wie auch bei Mittelohrentzündungen (Erste Hilfe: ein etwas gequetschtes Blatt zusammenrollen und locker ins Ohr geben). Doch die antimikrobielle Wirkung erstreckt sich auch auf Herpesviren, weshalb der Storchschnabel bei Herpes genitalis versucht werden sollte, zum Beispiel als verdünnte Extrakte zum Betupfen betroffener Hautareale (5 bis 10 Tropfen Ceres-Geranium-robertianum-Urtinktur auf 1 Esslöffel Wasser).

Schon in den alten Kräuterbüchern wird er als Heilmittel für die entzündeten Geschlechtsteile gelobt: »Vor die Geschwulst der Mannsruthen oder Heimlichkeit der Weiber nach der Geburt: Nimm ein gute Handvoll Ruprechtskraut / thu die in ein saubern wolgewässerten Hafen / schütte darüber ein Maß gutes Weins / laß sittiglich bey einem Feurlein biß zum halben Theil einsieden: seihe darnach die Brühe darvon / lege das gesotten Kraut warm um und auf den geschwollenen Gebresten / das thu des Tags zum wenigsten zweymal …« (Jakobus Tabernaemontanus, Kräuterbuch, 1731)

Ein weiteres Indikationsgebiet ist die ungewollte Kinderlosigkeit. »Die schnabelförmige Frucht brachte die Pflanze mit dem Storch, dem Vogel der Fruchtbarkeit und des ehelichen Glücks, zusammen« (Dr. Aigremont, Volkserotik und Pflanzenwelt, 1907–1910). Der Beiname Stiergräschen verrät bereits, dass man das Kraut auch unfruchtbaren Tieren ins Futter getan hat. Dazu gaben kräuterkundige Bauern ihren Kühen frisches Storchschnabelkraut zusammen mit gefeilten Kupferpfennigen zu fressen, was die Kuh rasch »stierig« werden ließ. Vielleicht weil sich das Storchschnabelkraut derart positiv auf die Fruchtbarkeit der Tiere auswirkte, probierte man es irgendwann einmal bei unfruchtbaren Frauen aus. Da es empfängnisfördernde Heilkräfte zeigte, erhielt es vom Volksmund den Beinamen Kindsmacher. In der Fruchtbarkeitsbehandlung eignet sich der Stinkende Storchschnabel (z. B. Ceres-Geranium-robertianum-Urtinktur, zwei- bis dreimal täglich 5 bis 6 Tropfen) insbesondere für Frauentypen, die zu nervöser Erschöpfung, Blutarmut und Melancholie neigen und im Grunde nur deswegen nicht empfangen, weil ihr Körper zu wenig Kraft für eine zehrende Schwangerschaft und Stillzeit aufbringt. Der Storchschnabel ist vor allem dann die richtige Pflanze, wenn solche Frauen eher Durchfälle haben, zu stark bluten und vielleicht sogar unter leichter Schilddrüsenüberfunktion leiden. Am besten entfaltet der Storchschnabel seine empfängnisfördernden Kräfte, wenn man ihn – sofern keine organischen Ursachen vorliegen – über einen längeren Zeitraum hinweg zusammen mit Vitamin E und Kupfer gebraucht (z. B. Cuprum metallicum praeparatum D6 von Weleda, zweimal täglich 1 Messerspitze).

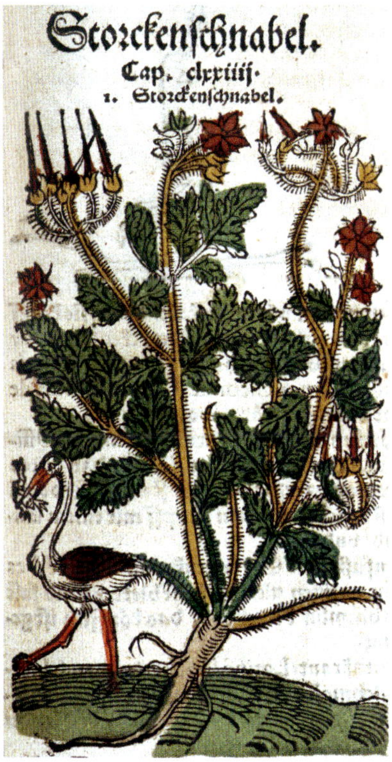

Storchschnabel (Lonitzer [Lonicerus] 1560)

Rezept: Kindsmachertee (Kräuterladen)

Beifußkraut	40 g
Echtes Eisenkraut	20 g
Frauenmantelkraut	40 g
Majoran	20 g
Mönchspfefferfrüchte	40 g
Rosenblüten	20 g
Rosmarin	20 g
Rotkleeblüten	20 g
Storchschnabelkraut	30 g

Alle Kräuter miteinander mischen, 2 Teelöffel pro Tasse à 200 ml heiß überbrühen, etwa 10 bis 12 Minuten ziehen lassen und abseihen. Kurmäßig über 3 Zyklen hinweg 2 bis 3 Tassen über den Tag verteilt trinken.

Die Teemischung versteht sich bei ungewollter Kinderlosigkeit ohne organische Ursachen als Ergänzung zu anderen fruchtbarkeitssteigernden Maßnahmen wie etwa Vitamin E (z. B. Sanavitan-S-Kapseln von Boettger) und/oder Mönchspfeffer (siehe Seite 175).

Rezept: Storchschnabelwein für die Fruchtbarkeit

So wird's gemacht:

- 2 bis 3 Handvoll blühendes Storchschnabelkraut sorgfältig verlesen und zu möglichst feinem Pflanzenbrei zerschneiden oder hacken.
- Den Pflanzenbrei wiegen, in ein sauberes Schraubglas geben und etwa mit der vierfachen Menge guten Rotweins übergießen.
- Das gut verschlossene Glas 14 Tage lang im Dunkeln ziehen lassen, falls möglich, wenigstens einmal täglich kräftig schütteln.
- Das Ganze durch ein Leintuch abseihen, den Rückstand auspressen, in die gesäuberte Weinflasche zurückfüllen und im Kühlschrank aufbewahren.

Anwendung: Man trinkt je nach Reaktion mehrmals täglich 1 Likörglas. Zur Steigerung der Empfängnisfähigkeit kann der Storchschnabelwein kurmäßig eingenommen werde, z. B. 2 bis 3 Monate lang 2 Likörgläschen täglich. Er empfiehlt sich vor allem als Begleitmittel bei Kinderlosigkeit ohne organische Befunde. Der Storchschnabelwein eignet sich auch als Erste Hilfe bei leichten Sommerdurchfällen oder bei starken Regelblutungen.

Handelsprodukte:

Storchschnabelkraut (Geranii robertiani herba)
Storchschnabelkraut-Urtinktur (Geranium-robertianum-Urtinktur; Ceres, DHU, Spagyra)

Sammeltipps: Man sammelt die oberirdischen Teile des blühenden Krauts in der Regel ab Mai und hängt das Sammelgut in Büscheln zum Trocknen auf. Idealer Erntezeitpunkt ist bei zunehmendem Mond in den Zeichen Stier oder Waage.

Anwendungsbeschränkungen: keine.

Taigawurzel – Die Kraftpflanze fürs Immunsystem

»Die Wirkung der Taigawurzel wird vor allem als adaptiv, stressreduzierend, stimulierend, leistungssteigernd, immunmodulierend und antioxidativ beschrieben.«

(Günther Willuhn, Eleutherococcus senticosus: Lieferant der Taigawurzel, 2003)

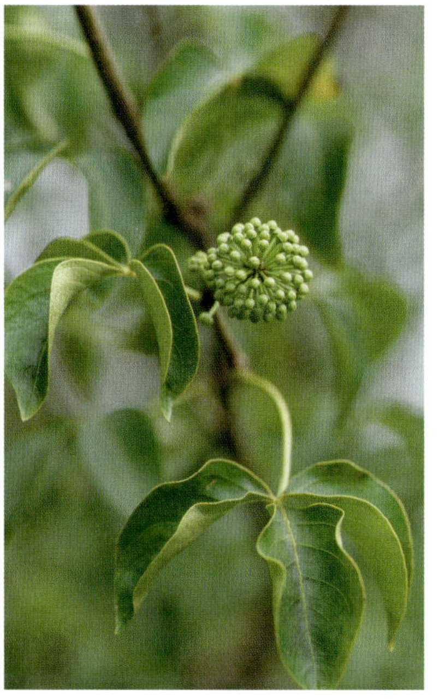

Taigawurzel (Fotos: O. Rippe) Am Fruchtstand (links) erkennt man die Verwandtschaft zum Efeu.

Die Taigawurzel trägt den Beinamen Touch-me-not, weil die Zweige mit Stacheln übersät sind (unten). Bei Krebsleiden gebraucht man daher Zubereitungen aus der Wurzel zur Metastasenprophylaxe.

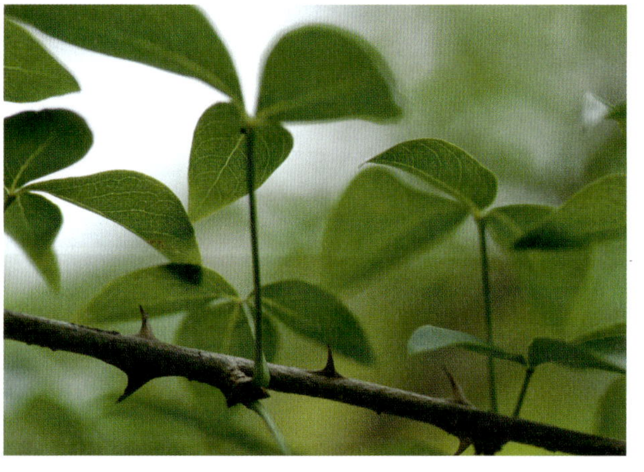

Namen: Acanthopanax, Sibirischer Ginseng, Scharlachbeere, Stachelpanax, Touch-me-not.

Botanischer Name: Taigawurzel (Eleutherococcus senticosus), Araliengewächse (Araliaceae).

Signaturen und Astrologie: Mit ihren unzähligen Stacheln (das Attribut des botanischen Namens geht auf das lateinische Wort sentis [= »Dornbusch«] zurück) strotzt die Pflanze geradezu vor Wehrhaftigkeit, weshalb man sie in erster Linie der Planetenkraft Mars unterstellt, der im Menschen über die Abwehrkräfte herrscht.

Wie alle Pflanzen mit Stacheln oder Dornen wirkt auch die Taigawurzel darüber hinaus blutreinigend und entgiftend. Bereits die Verwandtschaft mit Efeu und Ginseng lässt große Heilkräfte vermuten. Nach der Signaturenlehre bergen ähnliche Pflanzen auch vergleichbare Heilkräfte in sich. Die Fruchtstände der Taigawurzel erinnern sogleich an die des Efeus und ähneln wie diese den Alveolen. Daher wirkt die Taigawurzel vermutlich auch stärkend auf die Lungenfunktion. Die Taigawurzel eignet sich am meisten für blasse und blutarme Frauen, die nicht wirklich an ihre Gesundung glauben und die einen pflanzlichen Schutzengel benötigen.

Wirkstoffe: Die Wurzel enthält Lignane, Phenylpropane, Cumarine, Kaffeesäure, Triterpensaponine, Beta-Sitosterole, Polysaccharide und nach früheren Angaben Eleutheroside (wobei es sich um keine einheitliche Stoffgruppe handelt, sondern um spezielle Lignane, Cumarine, Phenylpropane und Sterole).

Heileigenschaften: kreislaufanregend und allgemein tonisierend, immunstimulierend und -modulierend; bewirkt eine Lymphozytose (insbesondere nehmen die T-Helferzellen und die natürlichen Killerzellen zu); leistungssteigernd, antioxidativ, krebsfeindlich; steigert die Gedächtnisleistung und die Konzentrationsfähigkeit; adaptogen (macht stressresistenter, beugt z. B. stressbedingten Magengeschwüren vor und steigert das allgemeine Wohlbefinden).

Verwendung in der Frauenheilkunde: Auf der Suche nach einem billigen Ersatz für Ginseng stießen Wissenschaftler Mitte des 20. Jahrhunderts auf die Taigawurzel. Pharmakologische und klinische Untersuchungen zeigten, dass diese Wurzel dem verwandten Ginseng auf vielen Gebieten sogar weit überlegen ist. Russische Wissenschaftler fanden beispielsweise heraus, dass die »Zauberwurzel aus der Taiga« nicht nur die allgemeine Leistungsfähigkeit steigert und das Gedächtnis verbessert, sondern dass ihr auch beachtliche immunstimulierende Kräfte innewohnen. Eine längerfristige Einnahme der Extrakte führte zu einer starken Vermehrung von T-Helfer- und natürlichen Killerzellen. Die Gesamtwirkung bezeichnet man als adaptogen (s. o.). Sie tritt unter anderem ein, weil es nach der Einnahme zu einer vermehrten Ausschüttung von Endorphinen (»Glückshormonen«) kommt.

Kein Wunder, dass die Taigawurzel bald einen Siegeszug ohnegleichen antrat und zum weltweiten Exportschlager der ehemaligen UdSSR wurde. Man verabreichte die Extrakte zur Erhöhung der Belastbarkeit von Astronauten sowie von sowjetischen Olympiateams. Nach der Reaktorkatastrophe von Tschernobyl wurde die Taigawurzel an Ukrainer und Russen ausgeteilt, um Strahlenschäden zu minimieren. Klinische Studien an Tausenden von Probanden zeigten, dass die Wurzel ebenso gegen Virusinfekte schützt.

All diese Eigenschaften machen die Taigawurzel zu einer wichtigen Heilpflanze für Frauen, die an den Folgen von Virusinfektionen erkrankt sind (z.B. Pfeiffersches Drüsenfieber). Aufgrund der immunmodulierenden Wirkungen könnte sie als Begleitmittel bei Infektionen mit Papilloma- oder Herpesviren gebraucht werden. Vor allem Frauen, denen sogenannte High-Risk-Virustypen nachgewiesen wurden, sollten – auch ohne schlechten Zellbefund! – mit Eleutherococcus virusbedingten Zellschäden vorbeugen.

Bei positivem Krebsbefund, vor allem bei Brust- oder Gebärmutterhalskrebs, stärkt man mit der Taigawurzel das Immunsystem. Eleutherococcus gilt bei positivem Krebsbefund als eine der wenigen Pflanzen überhaupt, mit denen man aktiv Metastasenprophylaxe betreiben kann. Dabei lassen sich die Extrakte recht kostengünstig selbst herstellen, und sie können gleichzeitig neben allen anderen schulmedizinischen und alternativen Therapien zum Einsatz kommen.

Rezept: Eleuschnaps (Kräuterladen)
So wird's gemacht:
- 200 g Taigawurzelpulver in ein sauberes Einweckglas (ca. 800 ml) geben und randvoll mit Grappa oder Weinbrand übergießen, so dass möglichst wenig Luft im Glas verbleibt.
- Das Ganze umrühren und gut verschlossen dunkel und kühl stellen.
- Den Eleuschnaps nun mindestens 4 bis 6 Wochen lang ziehen lassen und am besten täglich kräftig schütteln.
- Schließlich filtert man den Schnaps durch ein sauberes Leintuch ab, presst den Rückstand aus und füllt ihn zur Aufbewahrung in eine Braunflasche. Kühl aufbewahrt, hält sich der Eleuschnaps einige Jahre lang.

Anwendung: Zur allgemeinen Leistungssteigerung sowie zur Begleitbehandlung von Virusinfekten oder zur Metastasenprophylaxe nimmt man über einige Monate hinweg täglich 1 bis 3 Teelöffel pur oder in etwas Wasser ein.

Handelsprodukte:
Taigawurzel (Eleutherococci radix)
Taigawurzel-Urtinktur (Spagyra)
Taigawurzel-Alkoholextrakt (Eleu-Curarina-Tropfen; Harras Pharma)
Taigawurzel-Kapseln (Bio Diät Berlin)

Sammeltipps: Es braucht Jahre, bis sich eine Taigawurzel hierzulande zu einem erntefähigen Strauch entwickelt. Daher verwendet man meist die getrocknete Handelsware. Falls man den Strauch dennoch im Garten ziehen und verwenden möchte, so könnte man die Wurzel beispielsweise bei abnehmendem Mond in einem Feuerzeichen (z.B. Löwe) graben.

Anwendungsbeschränkungen: Bei Neigung zu Bluthochdruck sollte Eleu niedriger bzw. der Blutdruckreaktion entsprechend dosiert werden.

Taubnessel – Balsam für die Scheidenhaut

»Dieses [Taubnessel-] Wasser Morgens und Abends / jedes mal auf zwey oder drey Loth getruncken / ist fast gut für die weisse Zeit der Frauen.«

(Adamus Lonicerus, Kreuterbuch, 1679)

Namen: Bienensaug, weiße Nesselblum, Nesselweiblein, Weibernessel.

Botanischer Name: Weiße Taubnessel (Lamium album), Lippenblütler (Lamiaceae).

Signaturen und Astrologie: Ihren Gattungsnamen Lamium erhielten die Taubnesseln ob der schlundartigen Lippenblüten (vom griechischen lamós [= »Schlund, Rachen«]), deren Form auch an das weibliche Genital erinnert, für das die Taubnessel seit unzähligen Jahrhunderten ein Volksheilmittel ist. In der Volksmedizin kommen die Taubnesselarten entsprechend ihrer Farbsignaturen zum Einsatz: die Weißblütige Taubnessel (Lamium album) bei Weißfluss, die mit den gelben Blüten bei gelbem und die rot blühenden Arten bei rotem Ausfluss.

Das Wesen der Weißen Taubnessel ist freundlich, kühlend, einhüllend, reizlindernd und regenerierend. Wegen ihrer weißen Blüten und des hohen Schleimstoffgehalts untersteht sie astrologisch in erster Linie dem Mond, der im Menschen unter anderem über die Schleimhäute regiert.

Wirkstoffe: Das blühende Kraut enthält Flavonoide, Iridoide (Lamalbid u.a.), Phenylpropanderivate, Triterpensaponine, Schleimstoffe, Labiatengerbstoffe und etwas ätherisches Öl.

Heileigenschaften: entzündungswidrig, reizlindernd, regenerierend, antibakteriell, fungizid, mild harnwegdesinfizierend, krampflösend.

Verwendung in der Frauenheilkunde: In der Volksmedizin genießen die tauben, also nichtbrennenden Nesseln seit vielen Jahrhunderten großes Ansehen als Frauenheilpflanzen. Gemäß ihren Signaturen kommen sie vor allem bei den verschiedenen Farben des Ausflusses zum Einsatz (s. o). Diese Anwendungsgebiete haben sicherlich heute noch eine gewisse Berechtigung. Doch sei darauf hingewiesen, dass der gelbliche Ausfluss, vor allem wenn er unangenehm riecht und von Juckreiz begleitet ist, meist durch Bakterien verursacht wird, die eventuell eine stärkere pflanzliche oder gar schulmedizinische Arznei benötigen. Der rötliche sollte ebenfalls gynäkologisch abgeklärt werden, sofern es sich nicht um eine sogenannte Mittelblutung rund um den Eisprung oder um eine Schmierblutung vor der Regel handelt. Denn rötlich verfärbter Ausfluss kann zum Beispiel auf einen entzündlichen Prozess am Muttermund oder auf einen Gebärmutterpolypen hindeuten.

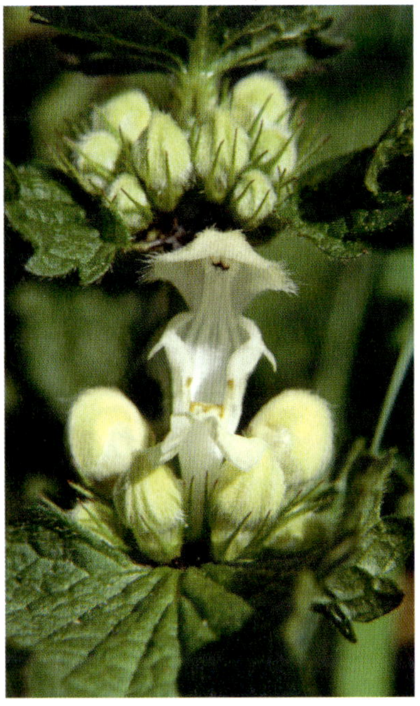

Die weißen Taubnesselblüten müssen einzeln von Hand gezupft werden und sind daher im Kräuterhandel extrem teuer. Für Frauentees bevorzugt man die Blüten, für Sitzbäder oder Spülungen genügt jedoch das Kraut. (Foto: M. Madejsky)

Das heutige Einsatzgebiet der Weißen Taubnessel ist daher mehr die Neigung zu übermäßigem Weißfluss, der meist stressbedingt ist oder durch chronisch entzündliche Prozesse unterhalten wird. Vor allem wenn nach häufigen Antibiotikagaben oder nach einer schulmedizinischen Antipilzkur genitale Reizerscheinungen nicht mehr weichen wollen, sollten sich betroffene Frauen wieder der Taubnesseln erinnern, die seit Urzeiten zur Reinigung und Regeneration des Unterleibs gebraucht werden.

Besonders edel und leider auch entsprechend teuer sind die handgezupften Taubnesselblüten, die Teemischungen zur Schleimhautsanierung abrunden. Doch für reizlindernde Sitzbäder genügt meist das blühende Taubnesselkraut (siehe Seite 205), das sich fast überall in Menschennähe und das Sommerhalbjahr über blühend anbietet. In jedem Fall lohnt es sich, bei allen chronischen Frauenleiden das Nesselweiblein zu Hilfe zu nehmen. Gleich, ob es sich um einen therapieresistenten Scheidenpilz handelt oder um immer wiederkehrende Eierstockzysten, um Weißfluss oder Unterleibsschmerzen ohne organische Ursache – eine Kur mit der Weißen Taubnessel kann nie schaden und lindert viele Frauenbeschwerden, wenn man den Tee nur lange genug trinkt. Nicht selten tut eine Taubnesselkur auch den Männern gut, weil sie ebenso die Schleimhäute der Harnblase und -röhre regeneriert und dem Harnträufeln bei Prostataleiden entgegenwirkt.

Rezept: Teemischung zur Schleimhautsanierung (Kräuterladen)
Die nachfolgende Teemischung hat sich als Begleitmittel zur Behandlung chronischer Unterleibserkrankungen bewährt, zum Beispiel bei ständig wiederkehrenden Infektionen und bei Neigung zu Ausfluss oder Zysten. Sofern man diesen Heilkräutertee lange genug trinkt, reinigen und regenerieren die Kräuter das gesamte Schleimhautorgan auf sanfte Weise.

Frauenmantelkraut	30 g
Löffelkraut	20 g
Sanikel	20 g
Schafgarbenblüten	30 g
Stiefmütterchenkraut	20 g
Taubnesselblüten	20 g
Tausendgüldenkraut	10 g

Alle Kräuter mischen, 2 Teelöffel pro Tasse à 200 ml heiß überbrühen, etwa 10 bis 12 Minuten ziehen lassen, abseihen und am besten ungesüßt trinken.

Kurmäßig werden (z. B. nach Antibiotikagabe) zirka 6 bis 8 Wochen lang 3 bis 4 Tassen über den Tag verteilt getrunken. Bei chronischen Leiden (z. B. rezidivierende Vaginalcandidose oder Neigung zu Weißfluss) kann man begleitend zu den ärztlichen Maßnahmen 2 Tassen täglich über Monate hinweg trinken.

Rezept: Teemischung bei Weißfluss nach Bässler (Kräuterladen)

Baldrianwurzel	20 g
Melissenblätter	20 g
Frauenmantelkraut	30 g
Taubnesselblüten	30 g

Die getrockneten Kräuter miteinander mischen, 2 gehäufte Teelöffel pro Tasse à 200 ml heiß überbrühen, etwa 10 bis 15 Minuten ziehen lassen und abseihen. Mindestens 6 Wochen lang 1 bis 2 Tassen täglich trinken (vgl. Friedrich A. Bässler, Heilpflanzen erkannt und angewandt, 1966).

Handelsprodukte:
Taubnesselkraut (Lamii albi herba)
Taubnesselblüten (Lamii albi flos)
Taubnessel-Urtinktur (Lamium-album-Urtinktur; DHU, Spagyra)

Sammeltipps: Für Sitzbäder und Spülungen trocknet man die blühende Pflanze in Büscheln. Für Teemischungen oder Tinkturen zupft man die gerade noch geschlossenen Blüten und trocknet diese auf ausgespannter Seide. Bester Sammelzeitpunkt ist bei zunehmendem Mond in den Zeichen Krebs oder Skorpion im April und Mai.

Anwendungsbeschränkungen: Gerhard Madaus wies auf eine die Gebärmutter kontrahierende Wirkung hin, weshalb die Taubnessel in Problemschwangerschaften nicht in großen Mengen gebraucht werden sollte.

t

Teebaum – Ein antimikrobielles Multitalent

»Untersuchungen gibt es über antimikrobielle, fungizide und antivirale Effekte [von Teebaumöl]. Gute Erfolge erzielt man bei lokaler Anwendung gegen das Aknebakterium sowie bei Pilzerkrankungen …«
(Ingrid und Peter Schönfelder, Das neue Handbuch der Heilpflanzen, 2004)

Namen: Melaleuca oil, Tea Tree.

Botanischer Name: Teebaum (Melaleuca alternifolia), Myrtengewächse (Myrtaceae).

Signaturen und Astrologie: Die weißen und filigranen Blüten erlauben eine Zuordnung zum Mond, der unter anderem über Haut und Schleimhaut regiert, wofür das Teebaumöl am häufigsten gebraucht wird. Die schmalen, nadelförmigen Blätter zeigen außerdem Merkur an, der hier als Herr des Stoffwechsels auftritt. Das starkwürzige Aroma lässt auf antibiotische Kräfte schließen.

Wirkstoffe: Im ätherischen Öl finden sich mehr als 100 verschiedene Terpene, für Cineol ist im Arzneibuch ein Höchstgehalt von 15 Prozent, für Terpinen ein Mindestgehalt von 30 Prozent vorgeschrieben.

Heileigenschaften: antimikrobiell, vor allem bakterizid und fungizid, antiviral, speziell gegenüber Herpes simplex, hautreizend.

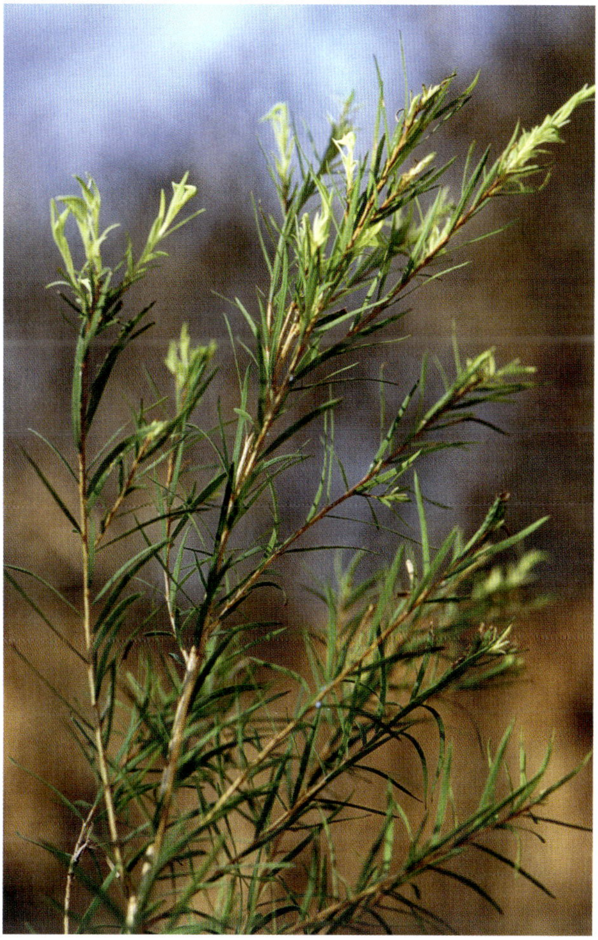

Die Zweigspitzen des Teebaums enthalten ätherisches Öl mit antibiotischen Kräften. (Foto: O. Rippe)

Verwendung in der Frauenheilkunde: Im Teebaum erblickt man wiederum eine der Pflanzen, die sich einen festen Platz in der Behandlung von gynäkologischen Hautleiden erobern konnten. Das aus den Blättern und Zweigspitzen gewonnene ätherische Öl hat eine breite antimikrobielle Wirkung und wird deswegen von Frauenärztinnen und Hebammen bei bakteriellem Ausfluss oder bei Scheidenpilz empfohlen. Meist gebraucht man als Antiseptikum für Haut oder Schleimhaut eine Teebaum-Olivenöl-Mixtur, mit der man beispielsweise einen Tampon tränken kann. Bereits eine 5-prozentige Lösung vermag eine Vielzahl von Bakterien im Wachstum zu hemmen.

Die einfachste Anwendungsart ist zum Beispiel, wenn man 5 Tropfen Teebaumöl mit 95 Tropfen Olivenöl vermengt und auf die betroffenen Hautpartien aufbringt bzw. damit einen Minitampon tränkt, einführt und über Nacht wirken lässt. Doch der Gebrauch von fetten Ölen zu Tamponaden ist nur als Erste Hilfe sinnvoll, da die Scheidenhaut lange braucht, um fette Öle wieder abzubauen, und weil dadurch auch eine Wirkungsminderung von Kondomen zu erwarten ist.

Eleganter und ebenso wirkungsvoll ist die Applikation zusammen mit Joghurt, in den man das Teebaumöl einrühren kann (z. B. 1 bis 2 Tropfen ätherisches Öl auf 2 Teelöffel Bio-Joghurt). Der Teebaum-Joghurt wirkt desinfizierend, antibakteriell und pilzfeindlich. Am besten führt man ihn abends im Liegen mit einer sauberen Einmalspritze vorsichtig in die Scheide ein oder streicht ihn auf die betroffenen Hautstellen im Dammbereich oder am Scheideneingang auf.

Die nachhaltigste Wirkung erzielt man durch die Kombination mit anderen antimikrobiellen ätherischen Ölen und indem man solche Mixturen je nach Reaktionslage an 7 bis 14 aufeinanderfolgenden Tagen täglich ein- bis zweimal anwendet (s. u., Rezept »Pilzfeindliche Aromamischung«).

Wer über Platz im Gewächshaus oder Wintergarten verfügt, kann den Teebaum leicht durchbringen. Sobald der Strauch groß genug ist, kann man einige der aromatischen Blätter und Zweigspitzen ernten und diese grob zerkleinert in Bio-Molke im Wasserbad leicht erhitzen (nicht sieden, nicht kochen!). Dann nimmt die Molke das ätherische Teebaumöl an und kann körperwarm zu antimikrobiellen Scheidenspülungen oder als Beimengung zu Sitzbädern gebraucht werden.

Rezept: Pilzfeindliche Aromamischung

Lavendelöl, ätherisches	15 Tropfen
Majoranöl, ätherisches	5 Tropfen
Rosengeranienöl, ätherisches	10 Tropfen
Rosenholzöl, ätherisches	5 Tropfen
Teebaumöl, ätherisches	5 Tropfen

Die Öle miteinander mischen und von dieser Mischung je nach Empfindlichkeit der Scheidenhaut 2 bis 5 Tropfen mit 2 Teelöffeln Bio-Joghurt vermengen und abends im Liegen mit einer sauberen Einmalspritze vorsichtig in die Scheide einführen.

Eine andere Anwendungsmöglichkeit besteht darin, 5 Tropfen der Mixtur mit 95 Tropfen Olivenöl zu strecken und damit einen Tampon zu tränken, der dann über Nacht in die Scheide eingeführt wird.

Die Mixtur eignet sich am besten zur Nachkur nach Scheidenpilz und sollte dann wenigstens an 7 aufeinanderfolgenden Abenden angewendet werden. Zum Aufbau der Scheidenflora empfiehlt sich anschließend eine Kur mit Milchsäurebakterien (z. B. Vagiflor von Asche Chiesi).

Handelsprodukte:
Ätherisches Teebaumöl (= Melaleuca oil, Melaleucae aetheroleum; Primavera, Neumond u. a.)
Teebaumwasser (Primavera)

Sammeltipps: Teebäumchen kann man über spezielle Gärtnereien beziehen und beispielsweise in großen Töpfen halten. Heilkundlich verwendet werden die Blätter und Zweigspitzen, die man am besten bei zunehmendem Mond in den Zeichen Krebs oder Skorpion erntet.

Anwendungsbeschränkungen: Allergische Reaktionen sind möglich! Das ätherische Teebaumöl ist scharf und darf nicht in die Augen geraten. Es sollte bei empfindlichen Personen oder in der Schwangerschaft nur in kleinsten Dosen gebraucht werden. Bei Säuglingen und Kleinkindern nicht im Gesicht anwenden! Tiere, insbesondere Katzen, können Vergiftungen erleiden, wenn sie versuchen, das Öl abzulecken. Teebaumöl sollte stets gut verschlossen aufbewahrt werden, da sich unter Sauerstoffeinfluss hautreizende Oxidationsprodukte bilden.

Tigerlilie – Der asiatische Keuschlammersatz

»Lilium ist eines unserer wichtigsten gynäkologischen Mittel – für Verlagerungen des Uterus, für subakute und chronische Entzündungen, für Fluor, für Neuralgien der Ovarien, besonders wenn als Begleiterscheinungen nervöse Beschwerden des übrigen Organismus beobachtet werden.«

(Julius Mezger, Gesichtete homöopathische Arzneimittellehre, 2005)

Namen: Brandlilie, Feuerlilie, Rote Lilie, Marienlilie, Rotgilgen.

Botanischer Name: Tigerlilie (Lilium tigrinum = Lilium lancifolium), Liliengewächse (Liliaceae).

Signaturen und Astrologie: Die leuchtend orangeroten Blüten zeigen Sympathie zur Entzündung sowie zum Menstrualblut – und dieser Signatur entsprechend kommt die Tigerlilie auch auf beiden Gebieten zur Anwendung. Die Blutfarbe erlaubt jedoch auch eine Zuordnung zu Mars, der im Menschen über das Blut und über entzündliche Prozesse herrscht. Die lineal-lanzettlichen Blätter deuten dagegen auf merkurielles Wirken hin und lassen eine hormonartige Wirkung vermuten, weil Merkur-Hermes auch über das Hormonsystem regiert. Die weiße, essbare Zwiebel wie auch die Zugehörigkeit zu den Liliengewächsen zeigt dagegen die astrologische Zuordnung zum Mond an, der im weiblichen Körper unter anderem über die Keimdrüsen und die Haut regiert.

Die dunklen Flecken auf den Blüten könnten ein Warnsignal an den Betrachter sein, der auf Abstand gehalten werden soll – vielleicht um die essbare Zwiebel vor hungrigen Zwei- oder Vierbeinern zu schützen.

Wirkstoffe: Die blühende Pflanze enthält Steroidalkaloide, Saponine und Schleimstoffe.

Heileigenschaften: antiöstrogen, gelbkörperhormonartig, wehenerregend.

Verwendung in der Frauenheilkunde: Wie einige andere Liliengewächse (z. B. Madonnenlilie oder Knoblauch), so blickt auch die Tigerlilie auf eine lange Tradition als Heilpflanze zurück. In der Traditionellen Chinesischen Medizin (TCM) gebraucht man die Zwiebel seit Jahrhunderten vor allem bei Husten und Lungenleiden. Eingang in die Frauenheilkunde fand das auffällige Liliengewächs erst Anfang des 20. Jahrhunderts. Der Pflanzenforscher Gerhard Madaus fand heraus, dass die Brutknospen aus den Blattwinkeln der Tigerlilie eine ähnliche Wirkung wie Keuschlammfrüchte haben. Tiere, denen durch Verfütterung pflanzliche Antisexualhormone aus Agnus castus (Mönchspfeffer) oder Lilium tigrinum zugeführt wurden, reagierten unter anderem mit einer Verzögerung der Scheidenbrunst. Die Antiöstrogene aus der Tigerlilie wirken

t

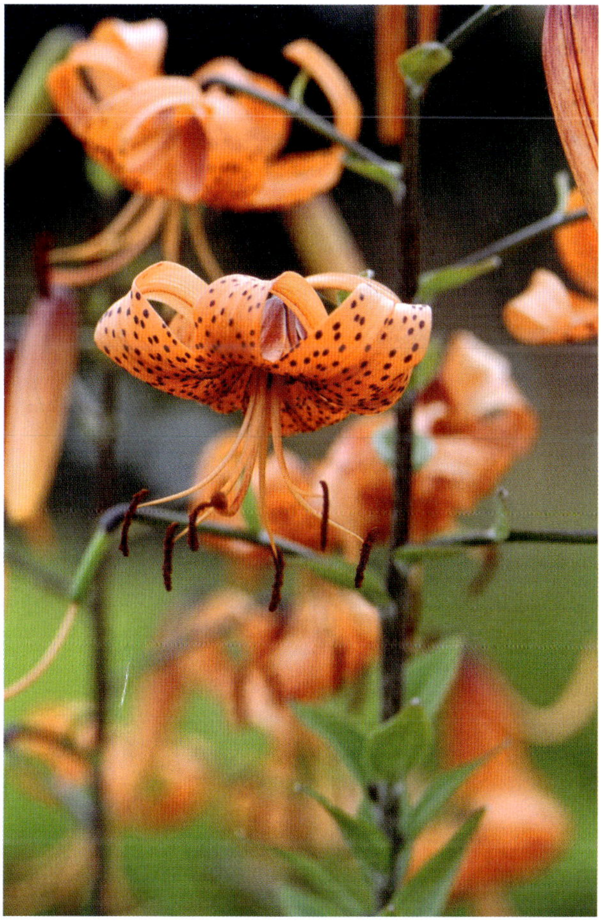

Mit ihren roten Blüten zeigt die Tigerlilie Sympathie zu Entzündungen. In der Homöopathie gebraucht man die antimikrobiellen Extrakte und Tiefpotenzen zur Nachkur bei Trichomonadenfluor. (Foto: M. Madejsky)

ähnlich wie Gelbkörperhormone, jedoch viel schwächer als diese, und verzögern daher bei Frauen den Eintritt der Regelblutung und verkürzen zugleich die Blutungsdauer. Vor allem in Kombination mit Agnus castus lassen sich daher mit Lilium tigrinum gute Heilerfolge bei Unfruchtbarkeit infolge von Gelbkörpermangel erzielen oder schmerzhafte Brustschwellungen vor der Regel lindern. Sofern es sich um einen reinen Gelbkörpermangel (ohne Schilddrüsenunterfunktion und/ oder Hyperprolaktinämie) handelt, lohnt sich bei Kinderwunsch oder prämenstruellem Syndrom (PMS) ein dreimonatiger Versuch mit dem bewährten Komplexmittel Mastodynon von Bionorica, das neben Agnus castus eine homöopathische Tiefpotenz von Lilium tigrinum enthält.

Während die Kräuterheilkunde die Tigerlilie trotz ihrer hormonartigen und antibiotischen Wirkung kaum gebraucht, gilt Lilium tigrinum in der Homöopathie als ausgesprochenes Frauenmittel. Manche Autoren bezeichnen es als das »pflanzliche Sepia« und führen ein breites Anwendungsspektrum auf, das auf der seelischen Ebene von Gemütsleiden bis hin zur körperlichen Ebene mit Unterleibsentzündungen oder Senkungsbeschwerden reicht. Mittlere bis hohe Potenzen (z. B. Lilium tigrinum D12/C30) kommen eher bei Gemütsleiden und nervösen Störungen zum Einsatz, sofern diese vom Unterleib ausgehen, beispielsweise bei Wochenbettdepression mit Verzweiflungsattacken sowie bei depressiven und tränenreichen Verstimmungszuständen vor der Regel oder in den Wechseljahren.

Auf der seelischen Ebene scheint die Tigerlilie vor allem Überempfindlichkeit und Überreaktionen hormonell auszugleichen. Auf der körperlichen kräftigen Kuren mit den Tiefpotenzen (z. B. Lilium tigrinum D4) das Bindegewebe, wenn sich die Gebärmutter nach der Geburt nicht ausreichend zurückgebildet hat oder wenn Lageveränderungen der Gebärmutter Harndrang, Reizblase oder Regelkrämpfe verursachen. Ein Leitsymptom, das dann zum homöopathischen Lilium tigrinum führt, ist vor allem ein unangenehmes Herabdrängen im Unterleib, als ob alles aus der Scheide heraustreten wolle. Hierin ähneln sich die Tigerlilie und die Falsche Einhornwurzel (Helonias).

Rezept: Tigerlilienverreibung

So wird's gemacht:

- 1 bis 2 Handvoll frisch geerntete Brutzwiebeln aus den Blattachseln blühender Tigerlilien sorgfältig verlesen und auf einem Brettchen zu feinem Pflanzenbrei zerschneiden.
- Den Pflanzenbrei wiegen und mit der gleichen Menge Milchzucker in einer Reibschale zu einem einheitlichen Brei verarbeiten.
- Den Pflanzen-Milchzucker-Brei messerrückendick auf Backpapier streichen und im luftigen Schatten 2 bis 3 Tage trocknen lassen.
- Dann die getrocknete Paste pulverisieren und zur Aufbewahrung in ein Döschen geben. Das Kräuterpulver hält sich etwa 1 Jahr lang.

Anwendung: Bei Unfruchtbarkeit infolge Gelbkörpermangel oder bei regelmäßig wiederkehrenden Beschwerden vor der Regel (PMS) sowie bei Neigung zu kurzen Zyklen oder verlängerter Blutungsdauer jeweils ab der Zyklusmitte zweimal täglich ½ Teelöffel in Tee oder Wasser aufgelöst einnehmen.

Praxistipp: Tigerlilie zur Nachbehandlung von Trichomonadenfluor

Der renommierte Homöopath Karl Stauffer wies in seiner Arzneimittellehre darauf hin, dass Lilium tigrinum eines der wichtigsten Heilmittel bei übelriechendem Ausfluss ist: »Nach Haehl unentbehrlich für den Gynäkologen. D2–3 bewährt sich gegen hartnäckigen fötiden Trichomonasfluor« (Karl Stauffer, Klinische homöopathische Arzneimittellehre, 1988). Heute gehören Infektionen mit Trichomonaden zu den sexuell übertragbaren Erkrankungen, und von einer Selbstbehandlung ist abzuraten, auch weil Trichomonaden mitunter heftige Blasenentzündungen und von Scheide oder Muttermund aufsteigende Infektionen bewirken können, die grundsätzlich eine

Paartherapie erfordern. In der Schulmedizin begegnet man einer Trichomoniasis meist mit einer gezielten Erregerbekämpfung durch den Wirkstoff Metronidazol. Doch in manchen Fällen schlagen die schulmedizinischen Mittel eben nicht genügend an, oder die Beschwerden wie etwa übelriechender oder schaumiger Ausfluss mit Juckreiz halten trotz Behandlung an.

In solchen Fällen kann man mit Lilium-tigrinum-D2-Tabletten von DHU eine Nachkur versuchen, zum Beispiel 14 Tage lang zweimal täglich 2 Tabletten tief in die Scheide einführen. Tiefpotenzen der Tigerlilie sind wegen ihrer keimhemmenden Wirkung auch in dem bewährten Majorana-Vaginalgel von Wala enthalten, das kurmäßig angewandt akuten bakteriellen Ausfluss und dadurch bedingten Juckreiz recht zuverlässig lindert.

Praxistipp: Erste Hilfe beim prämenstruellen Syndrom (PMS)
Bei Brustschwellung, Wassereinlagerungen und Stimmungsschwankungen vor der Regel hat sich Mastodynon von Bionorica bewährt (erhältlich in Form von Tabletten oder als Mischung). Das Komplexmittel enthält neben Agnus-castus-Urtinktur unter anderem auch Lilium tigrinum D3. Es wirkt daher in der zweiten Zyklushälfte ausgleichend auf die Hormonlage und mild gelbkörperhormonartig. Oftmals bewirkt das Mittel spontane Linderung bei prämenstruellen Beschwerden (zweimal täglich 20 bis 30 Tropfen) und kann ebenso bei Migräne vor der Regel oder bei Unfruchtbarkeit infolge von Gelbkörpermangel über 3 bis 4 Zyklen hinweg versucht werden; dann bewährt sich die zyklusabhängige Dosierung: zweimal täglich 10 Tropfen in der ersten Zyklushälfte und zweimal 20 bis 30 Tropfen in der zweiten.

Handelsprodukte:
Tigerlilie-Urtinktur (Lilium-tigrinum-Urtinktur; Spagyra)
Tigerlilie-Tabletten (Lilium-tigrinum-Tabletten, ab D2; DHU)

Sammeltipps: Zur Herstellung einer Tinktur erntet man die frische blühende Pflanze ab Mittsommer. Idealer Erntezeitpunkt ist bei zunehmendem Mond in den Zeichen Zwillinge, Krebs oder Skorpion.

Anwendungsbeschränkungen: Wegen der möglicherweise wehenerregenden Wirkung sollte die Tigerlilie nicht in der Schwangerschaft gebraucht werden.

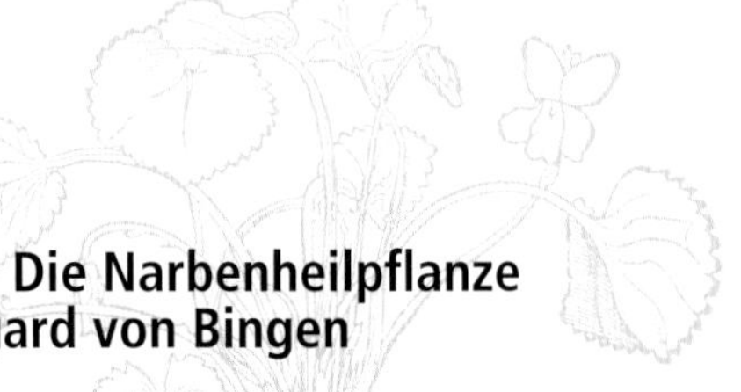

Veilchen – Die Narbenheilpflanze der Hildegard von Bingen

»Erfreue dich an dem Wohldufte und dem herrlichen Blau manches schönen Veilchensträußchens. Bewahre aber auch einen kleinen Vorrat des Heilkräutchens in deiner Hausapotheke, dass es dem Kranken dufte noch zu einer Zeit, in der das Frühlingsblümchen längst verblüht hat.«

(Sebastian Kneipp, Wasserkur und Pflanzenatlas, 1892)

Namen: Heckenveilchen, Märzenveilchen, Öschen (Österchen). Ein Beiname lautet Tagundnachtblümchen, weil das wohlriechende Veilchen rund um die Frühlings-Tagundnachtgleiche blüht und nicht selten wieder zum Herbstbeginn.

Botanischer Name: Wohlriechendes Veilchen (Viola odorata), Veilchengewächse (Violaceae).

Signaturen und Astrologie: Die Blütezeit und der Wohlgeruch deuten venushaftes Wirken an. Die Frühlingsblume ist ein Attribut der Liebesgöttin Aphrodite. Die Ausläuferbildung deutet auf die Planetenkraft Merkur hin, der über Stoffwechsel und Hormone regiert. Die dunkelvioletten Blüten erlauben eine Zuordnung zu Neptun, dem Planeten, der über alles Berauschende regiert. Vielleicht galten Veilchenkränze aus diesem Grund in der Antike als Heilmittel gegen den Katzenjammer nach Trinkgelagen.

Doch die Blütenfarbe hat eine weitere Bedeutung: In der Kirchenmalerei benutzte man das Dunkelviolett einst, um Heimweh nach dem Göttlichen darzustellen. Violett ist die dunkelste Farbe, und nach dem Ähnlichkeitsprinzip galten einst alle violett blühenden Blumen in der Volksmedizin als Heilmittel bei melancholischen Zuständen.

Als eine der ersten Frühlingsblüten steht das Veilchen für Hoffnung. In der Pflanzensymbolik verkörpert es Bescheidenheit, was in einem alten Vers zum Ausdruck kommt: »Sei wie das Veilchen im Moose, bescheiden und sittsam und still, und nicht wie die stolze Rose, die immer bewundert sein will.« Als Heilpflanze eignet sich das Veilchen dementsprechend mehr für die eher in sich gekehrten »Mauerblümchen«, denen es natürliche Schönheit von innen heraus verleiht.

Wirkstoffe: Das blühende Kraut enthält Glykoside, Saponine, Bitterstoffe, Odoratin, den Farbstoff Cyamin, Vitamin C und Mineralstoffe.

Heileigenschaften: äußerlich wundheilend und narbenauflösend; innerlich blutdrucksenkend, blutreinigend und schleimlösend.

Verwendung in der Frauenheilkunde: Schon Hippokrates hat Veilchenblüten und Samen in geburtserleichternde Rezepte getan. Doch auf diesem Gebiet wird das Tagundnacht-

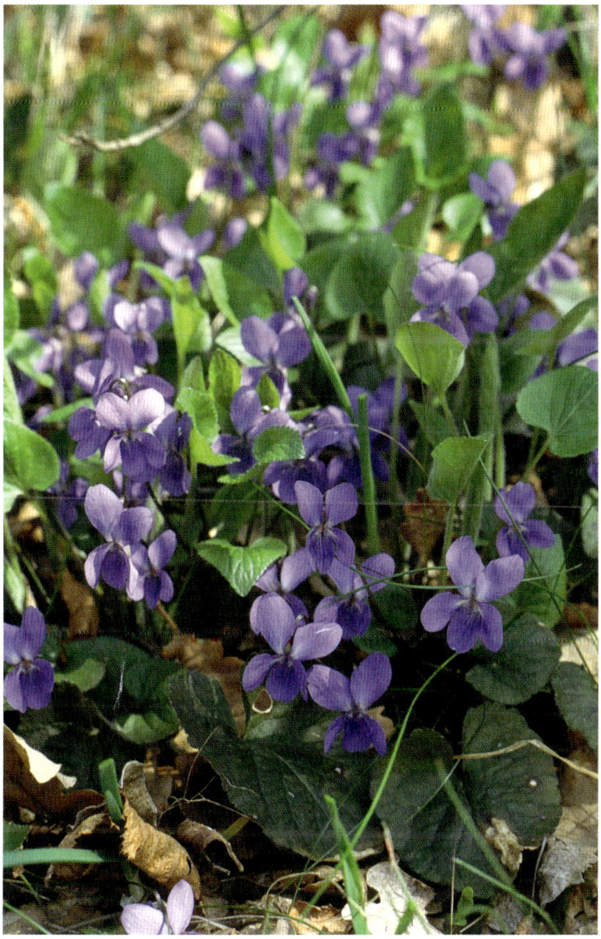

Das Veilchen ist mehr als nur Frühlingsbote und Symbol der Hoffnung. Die Veilchencreme nach Hildegard von Bingen bewährt sich zur Narbenpflege und gilt als Geheimtipp speziell bei Narbenendometriose. (Foto: M. Madejsky)

Rudolf Steiner bezeichnete das Veilchen als »Gruß vom Sonnenlicht und Weltengeist« an die Menschenseele. (Foto: M. Madejsky)

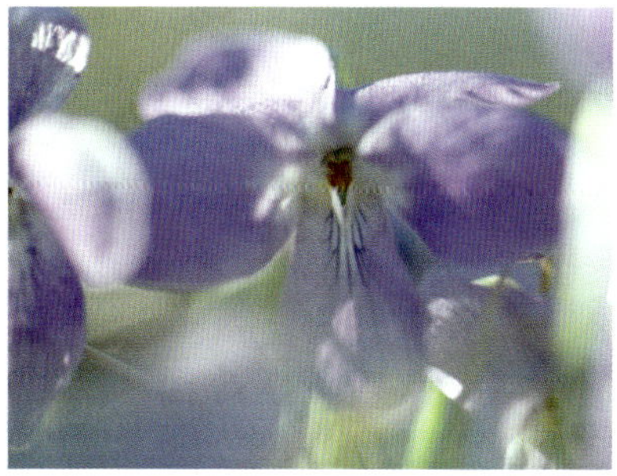

blümchen heute nicht mehr gebraucht, bzw. es mangelt an Erfahrungen, um hier konkrete Anwendungshinweise zu geben. Dafür hat sich das wohlriechende Veilchen dank der großen Bekanntheit der Hildegard von Bingen – inzwischen wieder einen festen Platz in der Frauenheilkunde erobert, und zwar als Narbenmittel. Ähnlich wie das verwandte Stiefmütterchen schätzen Volksmediziner auch das Veilchen seit langem als Hautheilpflanze. Einst verarbeitete man die ganze blühende Pflanze zu Brei und brachte diesen als Umschlag auf Geschwüre, krebsige Hauterkrankungen oder Verbrennungen auf.

Vor allem die in den Blättern vorkommenden Saponine regen den Hautstoffwechsel an und verfügen sogar über antimikrobielle Kräfte. Großer Beliebtheit erfreut sich heute besonders die Veilchencreme nach Hildegard, die sich in der Pflege schmerzender Narben bewährt hat. Anhänger der Hildegard-Medizin schwören auf Veilchencreme als Narbenmittel und berichten über narbenlos abgeheilte Brand- und Operationswunden. Bei regelmäßigem Gebrauch löst die Veilchencreme manchmal sogar derbes Narbengewebe allmählich auf und zeigt beachtliche Tiefenwirkung. Im Gegensatz zum Ringelblumenöl, das sich mehr zur Pflege frischer Operationsnarben eignet, kommt die Veilchencreme darüber hinaus auch als erweichendes Mittel bei veralteten Narben sowie bei derben Narbenwülsten zum Einsatz.

Die Naturheilärzte und Hildegard-Experten Hertzka und Strehlow empfehlen die Veilchencreme sogar zur Metastasenprophylaxe nach Brustkrebsoperationen, wobei sie hier im täglichen Wechsel mit der Ringelblume gebraucht werden sollte. Nicht zuletzt kann die Veilchencreme auch bei Endometriose zur täglichen Bauchmassage versucht werden. Von solchen Maßnahmen darf man allerdings nicht zu viel erwarten, denn bei Endometriose verstehen sich derartige Einreibungen nur als Begleitmittel. Wenn jedoch nach Endometrioseoperationen ein Narbenmittel benötigt wird, dann kommt die Veilchencreme wieder zum Einsatz. Manchmal entstehen nach Operationen im Narbengewebe Endometrioseherde, die in Abhängigkeit vom Menstruationszyklus schmerzen können. Ebendiese Narbenschmerzen lassen sich manchmal durch die tägliche Massage mit Veilchencreme lindern, und kleinere Herde bringt das Veilchen möglicherweise sogar zum Einschmelzen.

Rezept: Veilchencreme nach Hildegard von Bingen

Frisches blühendes Veilchenkraut	20 g
Olivenöl	10 ml
Bockstalg (Ziegenfett)	20 g
Echtes Rosenöl, ätherisches	3 bis 4 Tropfen

So wird's gemacht:

- Das sehr fein zerkleinerte Veilchenkraut zusammen mit dem Olivenöl und Bockstalg in einer Schüssel im Wasserbad unter ständigem Umrühren erhitzen.
- Wenn sich der Bockstalg verflüssigt hat, noch einige Minuten weiterrühren und erst dann den Brei abseihen.
- Im Erkalten noch 3 bis 4 Tropfen ätherisches Rosenöl einrühren, damit die Salbe besser riecht und länger haltbar bleibt.
- Dann das Ganze mit einem Messer, Spatel oder Löffel in ein sauberes Glas oder in eine Salbendose füllen. Im Kühlschrank aufbewahrt, hält sich die Veilchencreme bis zu 1 Jahr lang.

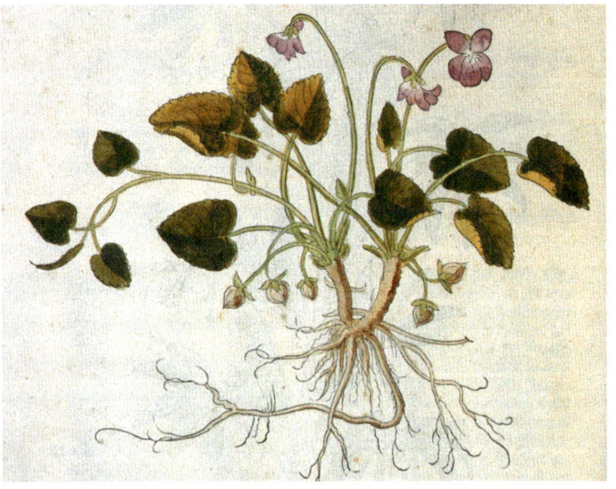

Märzenveilchen (L. Fuchs, 1543)

Anwendung: Die Creme eignet sich zur Pflege von Operationsnarben sowie bei Narbenendometriose (vgl. Hertzka/Strehlow, Große Hildegard-Apotheke, 1989).

Rezept: Stimmungsaufhellende Frühlingsmischung (Apotheke)

Alchemilla vulgaris (Frauenmantel) Urtinktur	20 ml
Aurum metallicum (Gold) Dil. D6	20 ml
Primula veris (Schlüsselblume) Urtinktur	20 ml
Pulsatilla pratensis (Küchenschelle) Dil. D6	20 ml
Viola odorata (Veilchen) Urtinktur	20 ml

Über eine Apotheke von Spagyra bestellen, mischen lassen oder selbst mischen. Bei »seelischer Frühjahrsmüdigkeit« mit Neigung zu tränenreichen Stimmungstiefs jeden Morgen 15 bis 25 Tropfen im Mund zergehen lassen und gleichzeitig möglichst von Herzen ja zum Leben sagen.

Handelsprodukte:
Veilchenblüten (Violae odoratae flos)
Veilchenblätter (Violae odoratae herba)
Veilchen-Urtinktur (Viola-odorata-Urtinktur; DHU, Spagyra)
Veilchen absolue (Maienfelser Naturkosmetik u. a.)
Veilchencreme nach Hildegard von Bingen (Sonderanfertigung der Lindenapotheke oder der Klösterl-Apotheke [siehe »Adressen und Bezugsquellen«] oder über andere Apotheken von Jura KG, Konstanz, zu beziehen)

Sammeltipps: Für Salben oder Tinkturen sammelt man das blühende Kraut zu Beginn der Blüte ab der Frühlings-Tagundnachtgleiche. Idealer Erntezeitpunkt ist bei zunehmendem Mond im Zeichen Fische.

Anwendungsbeschränkungen: Bei äußerlicher Anwendung gibt es keine Anwendungsbeschränkungen. Von einer Einnahme in der Schwangerschaft ist jedoch abzuraten, da eine wehenerregende Wirkung möglich ist.

Walnuss – Erleichtert die Häutung der Seele

»Einige sagen, die Nuß sei ein Sinnbild der Fröhlichkeit und Freude und somit der Hochzeit geworden, weil sie beim Fallen auf den Boden zurückpralle und noch einen Aufsprung mache. Andere weisen mit größerer Wahrscheinlichkeit darauf hin, dass der Nußkern von einer doppelten Hülle, einer äußeren weichen und einer inneren harten Schale umschlossen sei, ähnlich wie die Leibesfrucht ebenso vielmal verwahrt ist. Daher die schon erwähnte altrömische und altgriechische Sitte, Nüsse bei der Hochzeit auszustreuen.«
(Siegfried Seligmann, Heil- und Schutzmittel aus der belebten Natur, 1996)

Namen: Edelnuss, Welsche Nuss. Der Gattungsname Juglans setzt sich aus den lateinischen Wörtern Iovis (= Genitiv von Iuppiter) und glans zusammen und bedeutet so viel wie »Jupiters Eichel«, da man die eichelähnliche Frucht einst für eine Götterspeise hielt.

Botanischer Name: Walnussbaum (Juglans regia), Walnussbaumgewächse (Juglandaceae).

Signaturen und Astrologie: Der Walnussbaum untersteht dem Planetenprinzip Jupiter, weil er fette und nahrhafte Steinfrüchte (nicht, wie gemeinhin vermutet, Nüsse!) hervorbringt. Sein Wesen ist es, die Lebenskraft aufzufüllen, die Säfte zusammenzuhalten, Blut und Haut zu reinigen und das Bindegewebe zu kräftigen.

Die fleischig eingehüllten, kugeligen Steinfrüchte erinnern entfernt an Lymphknoten, für die Juglans-regia-Urtinktur ein altbewährtes Heilmittel ist. Der starke Geruch wehrt

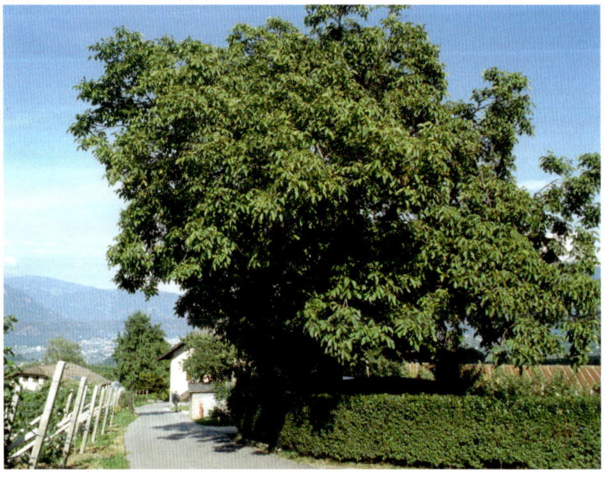

Walnussbaum bei Bozen (Foto: M. Madejsky)
Mitten in den Apfelplantagen und Weingärten gedeihen Heilpflanzen und Bäume, die den ausgebrachten Pestiziden trotzen. Walnussblätter sind ein bewährtes Heilmittel bei pestizidbedingten Hautleiden wie Neurodermitis oder Pilzinfektionen.

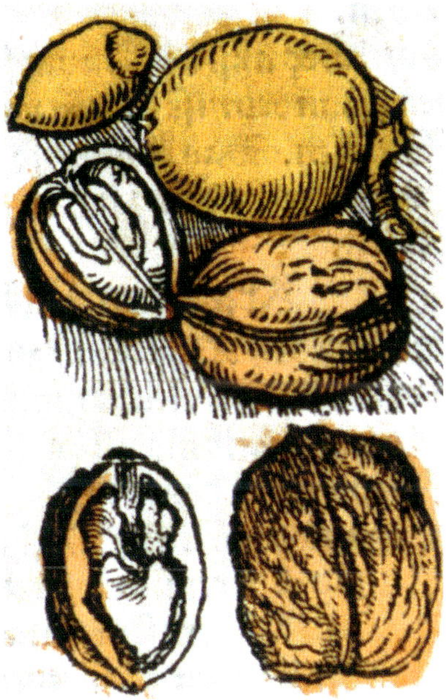

Walnuss (Lonitzer [Lonicerus], 1560) Die Walnuss hat drei »Häute« und zeigt darin ihre Urverwandtschaft zum Hautorgan, das ebenfalls in Schichten aufgebaut ist. Die Blätter sind beliebter Bestandteil von Hautteemischungen und lindern als solche Neurodermitis oder Hautpilz.

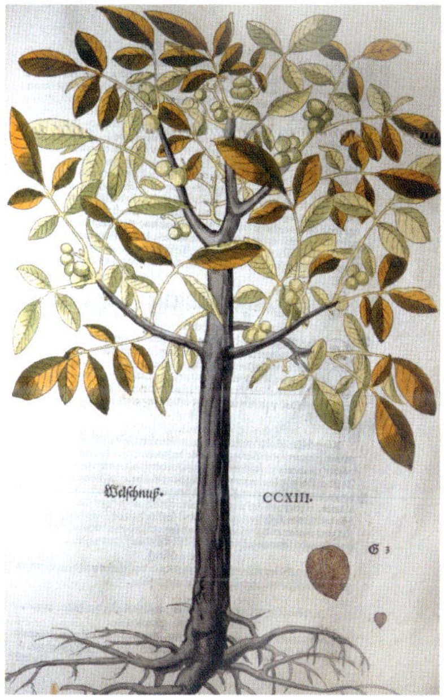

Walnussbaum (L. Fuchs, 1543)

Insekten ab, weshalb Walnussbäume gern vor dem Stall oder vor Latrinen gepflanzt werden, um Fliegen zu vertreiben. In den »Nüssen« erblickten die Signaturenkundigen ein pflanzliches Ebenbild des Gehirns, daher heißt es bis heute im Volksmund, Nüsse seien Nervennahrung.

Wirkstoffe: Die Blätter enthalten Gerbstoffe (vor allem Ellagitannine), Juglon und Hydrojuglon, Flavonoide (besonders Hyperosid, Quercetin, Quercitrin), Phenolkarbonsäuren (Kaffee-, Salicylsäure u. a.), ätherisches Öl mit Germacren und etwas Ascorbinsäure. Die Walnussschalen zeichnen sich durch einen höheren Gerbstoffgehalt aus. Die Samen enthalten bis zu 60 Prozent fettes Öl.

Heileigenschaften: zusammenziehend, wundheilend, stopfend, blutfluss-, schweiß- und milchbildungshemmend, antibakteriell, pilzfeindlich, antiviral, krebsfeindlich, insektizid.

Verwendung in der Frauenheilkunde: In der Volksmedizin genießen die Walnussblätter wie auch die Schalen große Wertschätzung als Heimittel. Sie werden innerlich oder äußerlich als Blutreinigungsmittel bei Fieber, Darmparasiten, Quecksilbervergiftung, Hauterkrankungen oder Drüsenleiden gebraucht. In der Frauenheilkunde finden vor allem der Blätteraufguss wie auch selbstgemachte Alkoholauszüge vielfältige Verwendung. Zum einen dienen die Blätter als Blutreiniger und Lymphheilmittel und finden sich daher in Mischungen zur begleitenden Behandlung von Brustdrüsenerkrankungen bis hin zu Krebs (Teemischung siehe Seite 189). Zum anderen gebraucht man die Blätter als Begleitmittel bei chronischen Hautleiden wie Akne, Neurodermitis oder auch bei Kraurose, weil sie den Hautstoffwechsel anregen und den Darm entlasten (Rezept siehe Seite 243). Nicht zuletzt hemmen Walnussblätter die Schweißsekretion und die Milchbildung, so dass eine Kombination aus Hopfenzapfen, Salbei und Walnussblättern von Volksmedizinern sowohl bei Schweißneigung in den Wechseljahren wie auch als Begleitmittel zum Abstillen empfohlen wird.

Wie bei allen gerbstoffreichen Pflanzen bezeichnet man die Hauptwirkung der Walnussblätter als zusammenziehend. Ihr Wesen ist es, die Säfte zusammenzuhalten und Sekretionen zu hemmen, so dass sie tendenziell eher den Blutfluss hemmen sowie die Schweiß- und Milchbildung reduzieren. Außerdem haben Gerbstoffe austrocknende Heilkräfte und bewähren sich aus diesem Grund bei übermäßigem Weißfluss in Form von Vaginalspülungen: 1 Esslöffel getrocknete Walnussblätter mit ¼ l Wasser ansetzen, kurz aufkochen und dann zugedeckt abkühlen lassen – kurmäßig an 10 bis 14 aufeinanderfolgenden Tagen zur lauwarmen Vaginalspülung gebrauchen.

Weil die Wal»nüsse« mehrere Hüllen haben, erkannten die Signaturkundigen vor allem ein Heilmittel für Hautleiden darin. Tatsächlich entlastet der Walnussblättertee den Hautstoffwechsel dadurch, dass er Darm, Blut und Lymphe reinigt. In den jungen, noch ganz klebrigen Blättern kommt der pilzfeindliche Wirkstoff Juglon vor. Doch in der maschinell getrockneten Handelsware ist leider kaum mehr Juglon enthalten, so dass man, sofern möglich, aus den jungen Blatttrieben am besten selbst eine Tinktur herstellt, die bei Pilzerkrankungen der Haut 10-prozentig verdünnt zu Waschungen oder Vaginalspülungen gebraucht wird.

Ein bewährtes Erste-Hilfe-Mittel bei Scheidenpilz ist auch die Anwendung als Joghurt-Applikation, denn Walnusstinktur lässt sich nur schlecht in Salben oder Zäpfchen einarbeiten, weil sie die Emulsionen bricht. Dafür lassen sich die selbstgemachte Tinktur oder die Urtinktur leicht in Joghurt einrühren und dann beispielsweise mit einer sauberen Einmalspritze vorsichtig in die Scheide einführen (z. B. 10 Tropfen Urtinktur auf 2 Teelöffel Bio-Joghurt). Zwar sind Gerbstoffe wie auch Juglon pures Gift für Pilze wie Candida albicans und beseitigen die Krankheitserreger leicht. Eine dauerhafte Heilung erreicht man aber nur, wenn die Krankheitsursache bekämpft wird (z. B. Antibabypille oder mangelnde Genitalhygiene des Mannes vor dem Verkehr).

Rezept: Abstilltee (Kräuterladen)

Hopfenzapfen	20 g
Pfefferminze	30 g
Salbeiblätter	30 g
Walnussblätter	20 g

Alle Kräuter miteinander mischen, 2 gehäufte Teelöffel pro Tasse à 200 ml heiß überbrühen, etwa 10 bis 12 Minuten ziehen lassen und abseihen. Als Begleitmittel zum Beschleunigen des Abstillens mehrmals täglich 1 Tasse trinken.

Rezept: Scheidenspülung bei hartnäckigem Ausfluss (Kräuterladen)

Frauenmantelkraut	20 g
Gänsefingerkraut	20 g
Schafgarbenblüten	20 g
Taubnesselkraut	20 g
Walnussblätter	20 g

Alles mischen; 2 Esslöffel der Mischung mit ½ l kochendem Wasser überbrühen, etwa 15 bis 20 Minuten ziehen lassen, abseihen, auf Körpertemperatur abkühlen lassen und vorsichtig zur Scheidenspülung gebrauchen.

Sinnvoll ist es, in den ersten 2 Wochen täglich zu spülen und danach mit 2 bis 3 Scheidenspülungen pro Woche fortzufahren, bis die gewünschte Besserung eintritt. Zur Spülung benötigt man eine Frauendusche aus der Apotheke.

Handelsprodukte:
Walnussblätter (Juglandis folium)
Walnuss-Urtinktur (Juglans-regia-Urtinktur; Spagyra, Weleda)

Sammeltipps: Für Alkoholauszüge, Sitzbäder oder Tees erntet man die jungen Blätter im Mai, wenn sie noch ganz klebrig sind und besonders stark duften. Idealer Sammelzeitpunkt ist bei zunehmendem Mond im Zeichen Schütze.

Anwendungsbeschränkungen: keine.

Weidenröschen – Die Helferpflanze bei Reizblase

»Das Kraut zerstossen unnd auff die Scham gelegt / oder ein woll in dem safft getunckt und in die weibliche Scham gethon / stellet der frawen kranckheyt und flüß.«
(Leonhard Fuchs, New Kreüterbuch, 1543)

Namen: Federblume, Feuerkraut, Frauengras, Krebsblume, Liebfrauenhaar, Schotenweiderich, Weiberzorn, Weidenkraut, Wilder Oleander, Wollblume.

Botanischer Name: Schmalblättriges (Epilobium angustifolium) und Kleinblütiges Weidenröschen (Epilobium parviflorum), Nachtkerzengewächse (Onagraceae).

Signaturen und Astrologie: Die rosaroten Blüten zeigen sogleich den Einfluss der Venus, der Göttin der Liebe und der Schönheit, an. Dementsprechend werden Weidenröschenextrakte in der Kosmetik vielfältig verwendet. Sie sind in Cremes, Lotionen, Haarwässern und anderen Hautpflegeprodukten enthalten. Wegen ihrer entzündungswidrigen und antimikrobiellen Wirkung gebraucht man sie speziell zur Hautpflege bei Akne sowie bei Pilzinfektionen oder Schuppenflechte. Die schmalen Blätter ordnet man dagegen Merkur zu. Merkuriell ist ebenfalls die Verbreitung der behaarten Samen im Flug; die Weidenröschensamen fliegen mit 20 cm pro Sekunde bis zu 10 km weit. Merkur regiert im Körper unter anderem über Drüsen wie zum Beispiel die Prostata, für die das Weidenröschen ein volksmedizinisches Allheilmittel ist.

Wirkstoffe: Das blühende Kraut enthält Gerbstoffe (Ellagitannine und Gallotannine), Flavonoide (vor allem Quercetin, Kämpferol, Myricetin), Beta-Sitosterol und etwas Ascorbinsäure.

Heileigenschaften: mild krampflösend bei Menstruationsbeschwerden, entzündungshemmend bei Harnweginfekten und Prostataentzündung, antibakteriell (speziell gegen Staphylococcus aureus und den Akneerreger Propionibacterium acnes), antimykotisch (speziell gegen Candida albicans), antiandrogene Wirkung bei gutartiger Prostatavergrößerung. Im Reagenzglas zeigten die Inhaltsstoffe Oenothein A und B eine hemmende Wirkung auf das Wachstum von Prostata- und Gebärmutterhalstumoren.

Verwendung in der Frauenheilkunde: Die Kräuterkundigen des Mittelalters erwähnten das Kraut mitunter als Weiderich, doch in den Apotheken war es nicht gebräuchlich. Dennoch finden sich hier und da Hinweise auf die Anwendung in der traditionellen Frauenheilkunde. So empfiehlt etwa der Kräuterkundige Leonhard Fuchs das zerstoßene Kraut oder den daraus gewonnenen Saft als Tamponade gegen die »flüß« der Frauen (Weißfluss oder übermäßiger Wochenfluss).

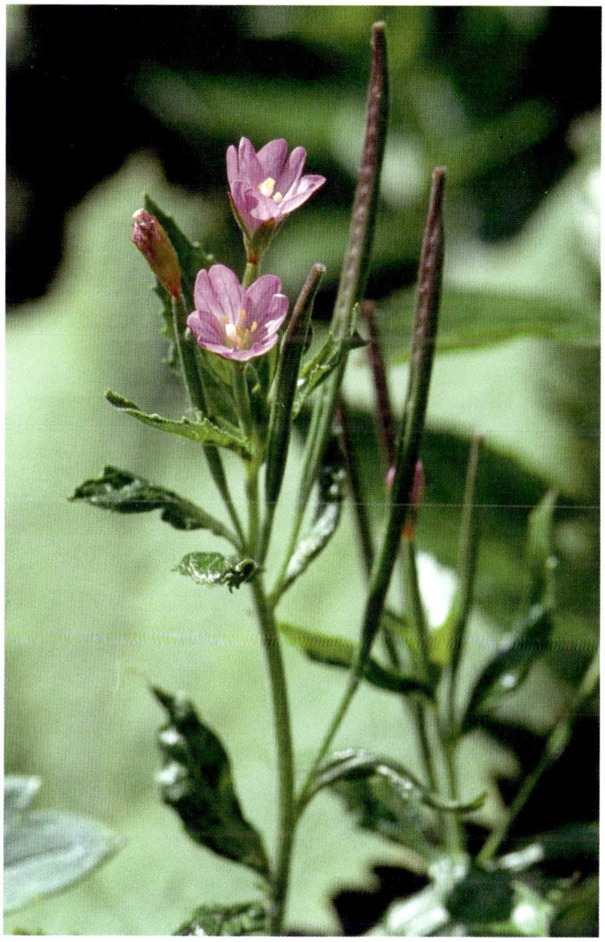

Volksheiler wie Maria Treben erkannten die Heilkräfte der kleinblütigen Weidenröschen und empfahlen diese bei Prostataleiden bis hin zu Blasenkrebs. (Foto: M. Madejsky)

In der Volksmedizin erlebte die Pflanze erst vor einigen Jahrzehnten eine Art Comeback, als Maria Treben das Kleinblütige Weidenröschen bei Prostatatumoren anpries. Bis heute wird das Kraut vor allem zur Behandlung von Blasenentleerungsstörungen bei gutartigen Tumoren der Vorsteherdrüse empfohlen. Doch die Erfahrung zeigt, dass diese volksmedizinische Prostataheilpflanze auch bei der Reizblase der Frauen sowie bei chronischen Blasenhalsreizungen gute Wirkung zeigt. Neueren wissenschaftlichen Untersuchungen zufolge hemmen die heilsamen Pflanzeninhaltsstoffe sogar das Wachstum von Gebärmutterhalstumoren.

Rezept: Teemischung für Frau und Mann nach Sepp Ott (Kräuterladen)
Folgende Teemischung geht auf eine Empfehlung des Kräuterkundigen und Volksmediziners Sepp Ott (Leiter des Münchner Vereins Vitalia, Freunde natürlichen Lebens e. V.) zurück, der diese bei seinen Heilpflanzenführungen lobt. Die Mischung besteht aus Frauenmantelkraut und Weidenröschen, wobei das Mischverhältnis vom Geschlecht abhängt:

Will eine Frau ihre Weiblichkeit erhalten und einer Reizblase entgegenwirken, so soll sie 2 Teile Frauenmantelkraut mit 1 Teil Weidenröschen mischen und täglich 1 große Tasse (ca. 250 ml) Kräutertee damit zubereiten und trinken.

Will ein Mann seine Männlichkeit bewahren, einer Prostatavergrößerung vorbeugen oder das Harnträufeln lindern, so soll er 1 Teil Frauenmantelkraut mit 2 Teilen Weidenröschen mischen und täglich 1 große Tasse davon zubereiten und trinken.

2 Teelöffel der getrockneten Kräutermischung mit 250 ml siedendem Wasser überbrühen, 10 bis 15 Minuten ziehen lassen, abseihen. Die Teemischung wirkt am besten, wenn man sie sehr lange und regelmäßig trinkt.

Rezept: Reizblasenmischung (Apotheke)
Epilobium angustifolium (Schmalblättriges Weidenröschen) Urtinktur
Equisetum arvense (Ackerschachtelhalm) Urtinktur
Kreosotum (Buchenholzteer) Dil. D6
Sepia (Tintenfisch) Dil. D12
Solidago virgaurea (Goldrute) Urtinktur
Je 20 ml über eine Apotheke von Spagyra bestellen und mischen lassen oder selbst mischen.
Anwendung: Über einige Wochen hinweg zwei- bis dreimal täglich 20 bis 25 Tropfen im Mund zergehen lassen oder in etwas Wasser einnehmen.

Handelsprodukte:
Weidenröschenkraut (Epilobii herba; der Kräuterhandel bietet in der Regel kleinblütige Arten an)
Weidenröschen, homöopathisch (Epilobium-angustifolium-Urtinktur; Spagyra)

Sammeltipps: Für Tees sammelt man ab Mai die oberirdischen Teile blühender Pflanzen; volksmedizinisch finden die kleinblütigen Arten Verwendung. Idealer Sammelzeitpunkt ist bei zunehmendem Mond im Zeichen Waage.

Anwendungsbeschränkung: Aufgrund des Gerbstoffgehaltes kann eine hoch dosierte oder dauerhafte Einnahme zu Magenreizung führen.

Wermut – Bringt Galle und Blutung ins Fließen

»Hilft den Leuten, die viel Galle haben, so dass ein alter Heidendoktor vor 2000 Jahren schon geschrieben hat: ›Wermut ist eine fürnehme Arznei für böse, gallsüchtige Weiber, die ihren Leib beständig mit überlaufener Galle tränken und dadurch in mancherlei Krankheit bringen.‹«
(Johann Künzle, Chrut und Uchrut, 1935)

Namen: Absinth, Magenkraut, Bitteres Weihekraut, Wormet. Der Wermut hieß im Mittelalter auch Wiegenkraut, weil »die Weiber das Kraut den Kindern in die Wiege zu legen pflegen und dadurch ihren Schlaf befördern, auch sie vor Zauberey zu bewahren glauben« (Matthiolus, zitiert nach Heinrich Marzell, Wörterbuch der deutschen Pflanzennamen, 1972).

Botanischer Name: Wermut (Artemisia absinthium), Korbblütler (Asteraceae).

Signaturen und Astrologie: Wie der Beifuß, so gehört auch der Wermut zu den Artemisiagewächsen und untersteht als solches dem Mond, der den Rhythmus für die Menstruationsblutung vorgibt. Eine mondhafte Signatur erblickt man vor allem in der silbrigen Behaarung der Blätter. Die schlanke Gestalt der Pflanze sowie die schmalen Blätter deuten auf merkurielles Wirken hin und zeigen den Einfluss auf die Hormone an.

An den gelben Blüten erkannten die Alten die Wirkung auf Leber und Galle, denn das Blütengelb hat Sympathie zur Gelbsucht. Das starke Aroma, das sich beim Zerreiben der Blätter oder Blüten entfaltet, zeichnet die besonders »dämonen«feindlichen Pflanzen aus. Der extrem bittere Geschmack offenbart das Wesen des Wermuts, dessen spezielle Bitterkeit einerseits alle Verdauungssäfte ins Fließen bringt, andererseits jedoch eine gewisse Giftigkeit anzeigt und zur vorsichtigen Dosierung aufruft. Der Wermut bringt alle Verdauungssäfte in Fluss, reinigt auch die Gebärmutter und lindert als pflanzliches Ähnlichkeitsmittel die Verbitterung sowie die Gallsucht.

Wirkstoffe: Das blühende Kraut enthält Bitterstoffe (Absinthin, Isoabsinthin, Absintholid, Artenolid), ätherisches Öl mit Chamazulen und Thujon, Flavonoide (Quercetin u.a.), Kaffeesäure, Phenolcarbonsäuren, Cumarine und Lignane.

Heileigenschaften: menstruationsfördernd bis abortiv, galletreibend, verdauungsfördernd, wurmtreibend, antimikrobiell.

Verwendung in der Frauenheilkunde: Ganz im Gegensatz zur einstigen Verwendung des Wermuts als Abtreibungsmittel besagt ein altes bergisches Sprichwort: »Wermut ist für alles gut.« Tatsächlich ist das Artemisiagewächs eine überaus kräftige Arzneipflanze, deren Dosierung wohl bedacht sein will. Eine abtreibende Wirkung erzielt man sicherlich nur mit sehr großen Dosen der extrem bitter schmeckenden Pflanze, mit dem reinen ätherischen Öl oder mit dem zeitweise verbotenen Absinth (Wermutdestillat).

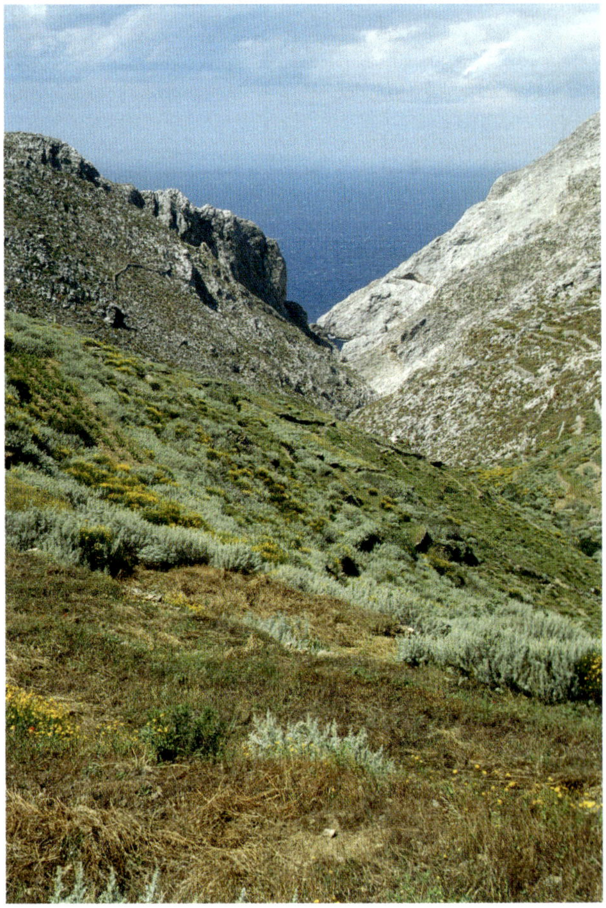

Wermutfeld auf der Kykladeninsel Amorgos (Foto: O. Rippe)

Weil die Engelmacherei mit Pflanzen zu Recht außer Gebrauch gekommen ist – mittlerweile gibt es elegantere und ungefährlichere Lösungen –, wenden wir uns lieber den Anwendungsgebieten zu, die heute noch von frauenheilkundlichem Interesse sind. Zum einen handelt es sich beim Wermut um ein Bittermittel, das alle Verdauungssäfte, insbesondere aber die Galle, ins Fließen bringt. Daher verbessern Verdauungselixiere, die den Wermut enthalten (z.B. Abdomilon N von Cesra), die Fettverdauung und fördern nebenbei die Eisenresorption. Dies erklärt allerdings auch, warum der Wermut einst volksmedizinisch gegen Blutarmut ins Feld geführt wurde. Dass das Kraut alles ins Fließen bringt, spürt man, wenn man ein Blättchen auf die Zunge legt und die Bitterkeit wirken lässt.

Wie alle stark verdauungsfördernden Pflanzen bringt der Wermut ebenso die Regelblutung in Gang. Dennoch findet man dieses Artemisiagewächs eher selten in menstruationsfördernden Teemischungen, da seine Bitterkeit die meisten Frauen vom regelmäßigen Teetrinken abhalten würde. Außer-

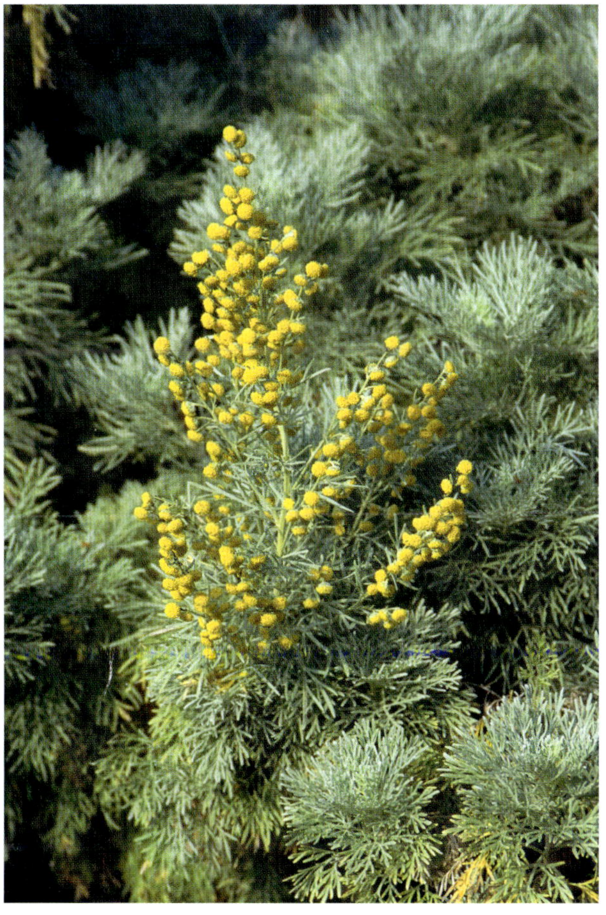

Die gelben Wermutblüten wie auch der sehr bittere Geschmack zeigen den Bezug zu Gelbsucht und Galle. In der Frauenheilkunde benötigt man das Kraut, um den Gallenfluss bei Migräne oder bei Brustkrebs zu regulieren. (Foto: M. Madejsky)

dem sollte Wermut nur dann zur Anregung der Blutung gebraucht werden, wenn eine Schwangerschaft sicher ausgeschlossen ist. Denn er enthält im ätherischen Öl das Nervengift Thujon, das nicht nur – je nach Dosierung – wehenerregend bis abortiv wirkt, sondern auch die Leibesfrucht schädigen kann.

Als Menstruationspflanze kommt der Wermut nur für solche Frauen in Frage, die bittere Kräutertees mögen oder die durch die Traditionelle Chinesische Medizin (TCM) »abgehärtet« sind. Wer Bitteres mag, braucht es jedoch auch. Bittere Kräuter wirken tonisierend auf das Herz-Kreislauf-System und resorptionsfördernd im Dünndarm. Die weitreichenden Heilkräfte der Schwedenkräuter nach Maria Treben, die ebenfalls Wermut enthalten, gehen auf den Gehalt an Bitterstoffen zurück.

Nicht zuletzt benötigt man Bitterpflanzen wie den Wermut bei sehr schweren oder gar unheilbaren Krankheiten. Man könnte auch sagen: Je bitterer das Schicksal, umso bitterer sollte die Arznei sein – auch das ist Homöopathie. Daher sei vor allem noch bei Brustkrebs auf die heilsamen Kräfte des Wermuts hingewiesen, der die Galle ins Fließen bringt. Die Erfahrung zeigt nämlich, dass an Brustkrebs erkrankte Frauen meist schon Jahre vor Ausbruch des Leidens einen gestörten Gallenfluss haben, so dass vorbeugende Bittermittelkuren ratsam wären (z. B. mit Schwedenkräutern zum Selberansetzen aus dem Kräuterladen oder mit Weleda-Amara-Tropfen). Leitsymptome, die eine gestörte Leber- und Gallentätigkeit anzeigen und zu Bitterpflanzen wie dem Wermut führen, sind: Fettverdauungsstörungen, Verstopfungsneigung, leichte Erregbarkeit (Ärger, Reizbarkeit, Wut), Einschlafstörungen nach Ärger oder Streit, Durchschlafstörungen mit Erwachen gegen 2 oder 3 Uhr nachts, chronische Erschöpfung, Bindegewebsschwäche (Hämorrhoiden, Krampfadern), Windempfindlichkeit, rechtsseitige Migräne, frühzeitiges Altern (Neigung zu faltiger und trockener Haut) usw.

Doch auch Schwangeren nutzt die Magenwirkung des Wermuts, sofern dieser umsichtig dosiert ist, denn er beruhigt die Magensäfte und wirkt in kleinen Dosen sogar dem Schwangerschaftserbrechen entgegen (z. B. Gentiana-Magen-Globuli von Wala oder Nausyn-Tabletten von Weleda). Rund um die Geburt könnte der Wermut ebenfalls hilfreich sein, wenn man das Kraut, wie es in der russischen Volksmedizin üblich ist, in Wein abkocht und als wehenerregendes Mittel reicht. Ähnlich wie der nah verwandte Beifuß gehört nämlich auch der Wermut zu den Schlosskräutern, die den weiblichen Schoß für die Geburt öffnen.

Rezept: Leber-Gallen-Teemischung (Kräuterladen)
Folgende Teemischung soll auf der seelischen Ebene vor allem »gallsüchtigen Weibern« helfen, etwas Galle abzulassen und somit langfristig die Reizbarkeit besser im Griff zu haben. Auf der körperlichen Ebene hilft eine solche Leber-Gallen-Teemischung zu einem verbesserten Gesamtstoffwechsel, senkt ein wenig das Cholesterin, fördert die Verdauung und Fettverträglichkeit, spendet Kraft und beugt, langfristig genossen, bösartigen Erkrankungen vor.

Artischockenkraut	20 g
Benediktenkraut	20 g
Gänsefingerkraut	30 g
Johanniskraut	20 g
Löwenzahnwurzel	40 g
Melissenblätter	20 g
Odermennig	50 g
Ringelblumenblüten	30 g
Wermut	20 g

Alle Kräuter mischen, von der Mischung 1 bis 2 Teelöffel pro Tasse à 200 ml heiß überbrühen, je nach Bitterverlangen 8 bis 10 Minuten ziehen lassen, abseihen und ungesüßt 1 bis 2 Tassen täglich vor den Mahlzeiten trinken.

Rezept: Schutzräucherung für Gebärende (Kräuterladen)

Beifuß	1 Esslöffel
Kiefernharz	1 Teelöffel
Mariengras	1 Esslöffel
Propolis	½ Teelöffel
Rainfarnblüten	1 Esslöffel
Wermut	1 Esslöffel

Kiefernharz und Propolis im Mörser zu feinem Pulver verarbeiten, dann die gerebelten Kräuter beimengen und alles miteinander eine Zeitlang zerstoßen.

1 Esslöffel der Mischung in einem feuerfesten Gefäß auf glühende Kohle geben und den Rauch im Zimmer im Uhrzeigersinn von Eck zu Eck tragen.

Handelsprodukte:
Wermutkraut (Absinthii herba)
Wermut-Urtinktur (Absinthium-Urtinktur; Ceres, DHU, Spagyra)
Ätherisches Wermutöl (Maienfelser Naturkosmetik, Primavera, Neumond)

Sammeltipps: Für Blutreinigungskuren erntet man die jungen Blätter im Frühling und bereitet daraus eine Weißweinabkochung. Für Tees oder Alkoholextrakte sammelt man normalerweise die oberirdischen Teile der Pflanze, die sich kurz vor oder im Beginn der Blüte befindet, und hängt diese in Büscheln zum Trocknen auf. Idealer Erntezeitpunkt ist bei zunehmendem Mond in einem Feuerzeichen (z. B. Löwe oder Schütze) oder im Zeichen Jungfrau.

Anwendungsbeschränkungen: Wermut nicht in der Schwangerschaft gebrauchen! Nicht anwenden bei Neigung zu sehr starken Blutungen.

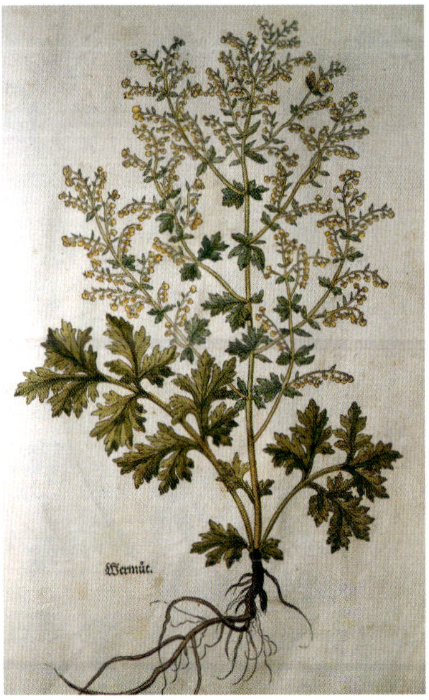

Wermut (L. Fuchs, 1543)

Wiesenknopf – Die Blutstillerin der Volksmedizin

»Die gemeldten Kräuter / die stopfen den unmässigen Blutgang der Weiber vor allen andern Kräutern / so man die in der Kost nützet / oder aber die Kräuter in Wein leget und darab trincket. Gleicher gestalt gebrauchet / dient es den schwangern Weibern sehr wol / dann es verhütet sie vor der Missgeburt.«
(Jakobus Tabernaemontanus, Kräuterbuch, 1731)

Namen: Blutkopf, Blutströpfli, Falsche oder Rote Pimpernelle, Sperbenkraut. Der Gattungsname Sanguisorba leitet sich von den lateinischen Wörtern sanguis (= »Blut«) und sorbere (= »Flüssigkeiten einziehen, saugen«) ab und bezieht sich auf die blutroten Blütenköpfchen, welche der Signaturenkunde zufolge die blutstillenden Kräfte der Pflanze anzeigen.

Botanischer Name: Großer Wiesenknopf (Sanguisorba officinalis), Kleiner Wiesenknopf (Sanguisorba minor), Rosengewächse (Rosaceae).

Signaturen und Astrologie: Die roten Blütenköpfchen zeigen Sympathie zum Menstruationsblut, dessen Stärke das Kraut reguliert. Der wegen des Gerbstoffgehalts zusammenziehende Geschmack der Tinktur offenbart die austrocknenden und wundheilenden Kräfte. Der bevorzugte Standort an Bachufern, auf Feuchtwiesen und in moorigen Gebieten lässt wiederum austrocknende Heilkräfte vermuten. Außerdem entwickeln eigentlich alle Pflanzen aus Feuchtgebieten Schutzstoffe gegen Pilzbefall (vor allem Gerbstoffe), die man heilkundlich nutzen kann (z. B. in Form von Sitzbädern oder Spülungen).

Die am edel gesägten Blattrand erkennbare Zugehörigkeit zu den Rosengewächsen erlaubt eine astrologische Zuordnung zur Venus, die im weiblichen Körper unter anderem über die Gebärmutter regiert.

Wirkstoffe: Das blühende Kraut enthält als Hauptwirkstoffe Gerbstoffe (vor allem Ellagitannine), Saponine (Sanguisorbin u. a.) sowie Flavonoide (vor allem Rutin).

Heileigenschaften: blutflusshemmend, stopfend, zusammenziehend, wundheilend, entzündungswidrig, antimikrobiell, krebsfeindlich.

Verwendung in der Frauenheilkunde: In der Volksmedizin schätzt man den Wiesenknopf seit langem als blutstillendes Frauenkraut. Wie ihre Verwandten, die Blutwurz und der Frauenmantel, so fördert der Große Wiesenknopf ebenfalls die Blutgerinnung und findet heute vor allem noch volksmedizinisch bei Gebärmutterblutungen aller Art Verwendung. Das blühende Kraut enthält reichlich Gerbstoffe, die eine zusammenziehende, blutflusshemmende und bei äußerlicher Anwendung wundheilende Wirkung haben. Als blutflusshem-

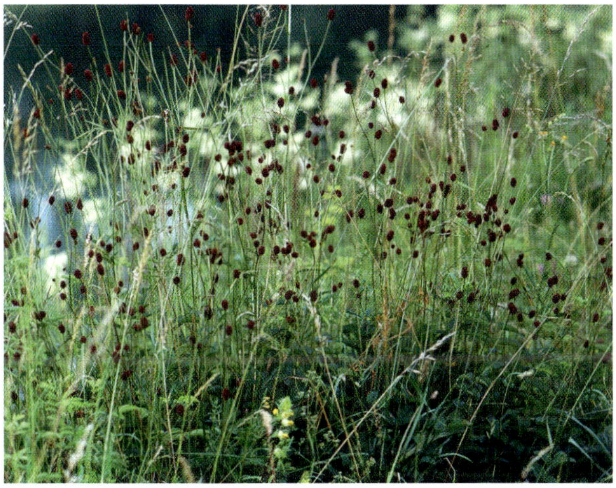

Pflanzengemeinschaft: Wiesenknopf und Mädesüß (Foto: H. Amann)

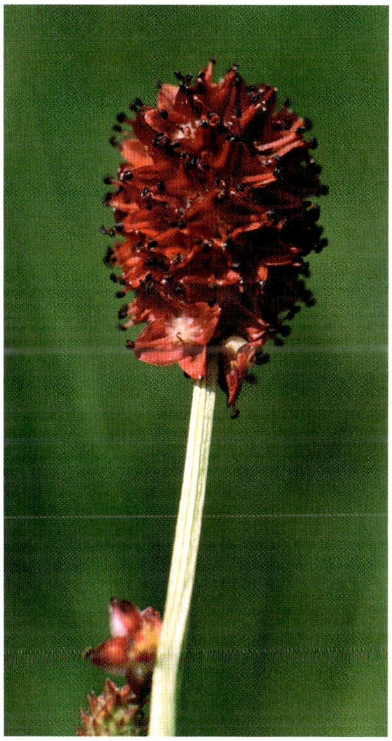

An der blutroten Wiesenknopfblüte erkennt der signaturengeschulte Blick das blutstillende Heilkraut. (Foto: H. Amann)

mendes Frauenkraut kann der Große Wiesenknopf versucht werden bei Neigung zu starken oder verlängerten Regelblutungen, bei Gebärmutterblutungen infolge von Zysten oder bei Myom-, Spiral- sowie bei klimakterischen Blutungen. Das frische oder getrocknete Kraut kann man in Wein ansetzen, mit anderen blutflusshemmenden Kräutern in Teemischungen kombinieren oder auch zu einer Zuckerverreibung verarbeiten.

In den alten Kräuterbüchern findet man immer wieder Hinweise auf die stimmungsaufhellende Wirkung dieses Rosengewächses. So schreibt etwa der Kräuterkundige Jakobus Tabernaemontanus in seinem »Kräuterbuch« von 1731: »Es solle auch die traurigen Menschen frölich machen.« Daher verwundert es nicht, wenn der Rote Wiesenknopf Bestandteil des Solunats Nr. 17 (ehemals Sanguisol) von Soluna ist, das zusammen mit Safran, Johanniskraut, Goldchlorid und anderen sonnigen Mitteln in schwierigen Lebensphasen den Gemütszustand erhellt und Sonnenkraft in die Seele fließen lässt. Wie andere gerbstoffreiche Pflanzen, so hilft auch der Rote Wiesenknopf der »weinenden Gebärmutter«, wie man Uterusblutungen in der Psychosomatik gern bezeichnet, und stärkt die persönliche Abgrenzung.

In der Homöopathie kommt Sanguisorba – ganz den Signaturen entsprechend – bei zu häufig wiederkehrenden Blutungen im Klimakterium zum Einsatz, vor allem wenn gleichzeitig Venenschwäche, Wallungen und Blutandrang zum Kopf bestehen (z. B. Sanguisorba officinalis D2 bis D6).

Rezept: Wiesenknopf-Zuckerverreibung

So wird's gemacht:

- 1 bis 2 blühende Pflanzen mitsamt der Wurzel ernten, gründlich säubern und auf einem Brett zu möglichst feinem Pflanzenbrei zerschneiden.
- Den Pflanzenbrei wiegen und mit der doppelten Menge Rohrohrzucker in der Reibschale so lange mit dem Stößel verreiben und quetschen, bis ein einheitlicher Brei entstanden ist.
- Den Brei nun messerrückendick auf Backpapier streichen und 2 bis 3 Tage lang im luftigen Schatten trocknen lassen.
- Die getrocknete Masse im Mörser pulverisieren und in ein Braunglas umfüllen. Kühl und trocken aufbewahrt, hält sich der Pflanzenzucker etwa 1 Jahr lang.

Anwendung: Bei Gebärmutterblutungen aller Art oder bei gynäkologisch abgeklärten Schmierblutungen in der Frühschwangerschaft zwei- bis dreimal täglich 1 Teelöffel pur oder in etwas Tee aufgelöst einnehmen.

Rezept: Wiesenknopftinktur

So wird's gemacht:

- Je nach Größe 1 bis 2 blühende Pflanzen mitsamt Wurzel graben, säubern und auf einem Brett zu möglichst feinem Pflanzenbrei zerschneiden.
- Den Brei in ein Einweckglas (ca. 300 ml) geben und randvoll mit Weinbrand übergießen.
- Das verschlossene Glas an einen sonnigen Platz (z. B. Fensterbank) stellen und ab und zu kräftig schütteln.
- Nach 4 bis 6 Wochen kann man den Alkoholauszug durch ein Sieb abseihen und in eine Braunflasche umfüllen. Kühl und dunkel aufbewahrt (z. B. im Keller), hält sich die Wiesenknopftinktur meist einige Jahre lang.

Anwendung: Bei Neigung zu starker oder verlängerter Menstruationsblutung, bei Blutungsneigung infolge von Myomen oder durch Spirale sowie bei funktionellen Dauerblutungen mehrmals täglich 20 Tropfen in etwas Wasser oder Tee einnehmen. Ergänzend empfiehlt sich die Einnahme von Corallium-rubrum-D6-Pulver (= rote Koralle) von Weleda; zwei- bis dreimal täglich 1 Messerspitze im Mund zergehen lassen.

Rezept: Kräutertee bei Vor- oder Zwischenblutungen (Kräuterladen)

Frauenmantelkraut	25 g
Mönchspfefferfrüchte	25 g
Schafgarbe	25 g
Wiesenknopfkraut	25 g

Mischen, 2 gehäufte Teelöffel pro Tasse à 200 ml heiß überbrühen, etwa 10 bis 12 Minuten ziehen lassen, abseihen und trinken; zunächst etwa 3 Zyklen lang 2 Tassen täglich, danach je nach Bedarf langfristig mit 1 Tasse pro Tag fortfahren.

Handelsprodukte:
Kleiner Wiesenknopf, geschnitten (Sanguisorbae minor herba)
Großer-Wiesenknopf-Urtinktur (Sanguisorba-officinalis-Urtinktur; DHU, Spagyra)

Sammeltipps: Man sammelt die orberirdischen Teile blühender Pflanzen ab Ende Mai. Idealer Erntezeitpunkt ist bei zunehmendem Mond im Zeichen Skorpion.

Anwendungsbeschränkungen: Wegen des Gerbstoffgehalts kann eine Neigung zu Stuhlverstopfung durch den Wiesenknopf verstärkt werden. Die Magenverträglichkeit lässt sich durch Abkochung in Milch verbessern.

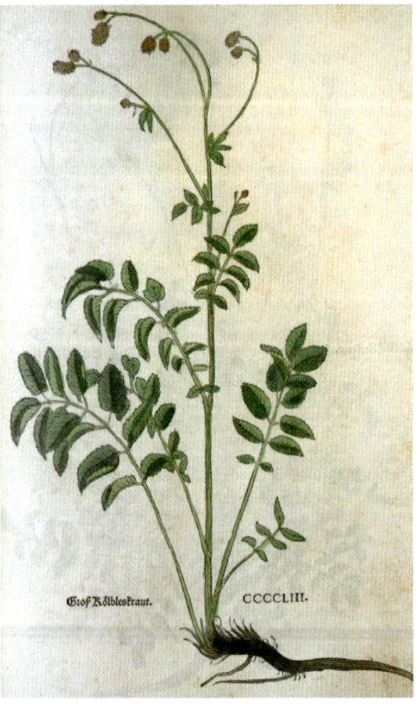

Wiesenknopf
(L. Fuchs, 1543)

Wolfstrapp – Sanftes Regulans bei Schilddrüsenleiden

»Der Wolfstrapp kühlt die Überhitzung, die Überaktivität der Schilddrüse ab, bringt wieder Rhythmus und Effizienz in den Energiehaushalt.«

(Roger Kalbermatten, Wesen und Signatur der Heilpflanzen, 2002)

Namen: Uferwolfstrapp, Wolfsfuß, Zigeunerkraut. Der botanische Name Lycopus leitet sich von den griechischen Wörtern lykós (= »Wolf«) und podós (= »Fuß«) ab.

Botanischer Name: Europäischer Wolfstrapp (Lycopus europaeus), Lippenblütler (Laminaceae).

Signaturen und Astrologie: Die rhythmische Anordnung der gegenständigen Blätter stellt sogleich den Bezug zu zyklischen Prozessen im Menschen her wie etwa Menstruationsblutung, Herz- oder Schlaf-wach-Rhythmus. Der Standort auf feuchtem Grund lässt außerdem kühlende Heileigenschaften vermuten. Das Wesen des Wolfstrapps ist es, die hitzige Erregbarkeit bei Neigung zu Schilddrüsenüberfunktion auf sanfte Weise zu zügeln und die durch Dauerstress entgleisten Rhythmen von Herz, Menstruation wie auch das Schlafverhalten wieder ein wenig zu normalisieren.

Die schlanke Gestalt und die Ausläuferbildung unterstehen astrologisch dem Merkurprinzip und zeigen eine hormonelle Wirkung an. Die weißlichen bis blassblauen Blüten zeichnen das Nervinum aus und erlauben zusammen mit dem Standort eine Zuordnung zum Mond.

Wirkstoffe: Das blühende Kraut enthält hauptsächlich Gerbstoffe, Flavonoide, Kaffeesäurederivate wie Lithospermsäure und etwas ätherisches Öl.

Heileigenschaften: antithyreotrop (hemmend auf die Schilddrüsentätigkeit), mild beruhigend, nervenstärkend, prolaktinsenkend, antigonadotrop.

Verwendung in der Frauenheilkunde: Im Namen Wolfstrapp steckt der »Wolf«, was einen ersten Hinweis darauf liefert, dass unsere Vorfahren die Pflanze wohl für giftig oder unbrauchbar hielten. Daher finden sich in den Kräuterbüchern des Mittelalters kaum Hinweise auf die Heilkräfte dieses häufigen Lippenblütlers. Erst im 19. Jahrhundert gebrauchte man die Pflanze arzneilich gegen Fieber und insbesondere bei Gebärmutterblutungen.

Doch bedeutsamer für die Frauenheilkunde sind die neueren Erkenntnisse über die Pflanzeninhaltsstoffe und die Wirkung von Wolfstrappkraut. Im blühenden Kraut fand man unter anderem Lithospermsäure, die eine beruhigende Wirkung hat. Die Hauptwirkung der Droge wird heute im Fachjargon als antithyreotrop und prolaktinsenkend bezeichnet. Vor allem wegen der Hemmwirkung auf die Schilddrüse

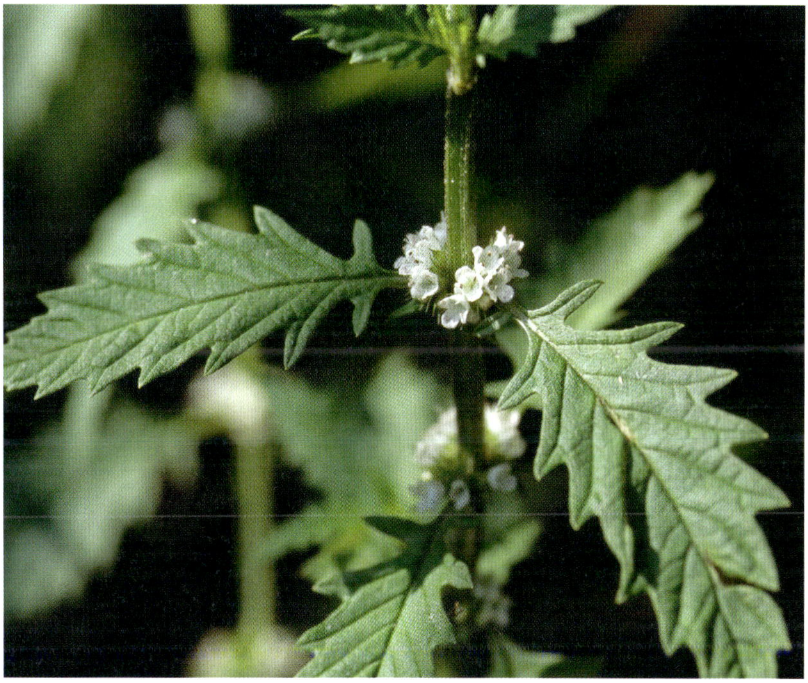

Auf den ersten Blick einer Brennnessel nicht ganz unähnlich, doch der Standort am Ufer, die weißen Lippenblüten und die brotmesserartig gekerbten Blätter machen die Unterscheidung leicht. Im Wolfstrapp erblickt man eine der wichtigsten Heilpflanzen für die Schilddrüse. (Foto: M. Madejsky)

wurde der Wolfstrapp seit den vierziger Jahren bei Schilddrüsenüberfunktion eingesetzt. Gerhard Madaus konnte – wie auch andere Pflanzenforscher – 1941 zeigen, dass der Wolfstrapp eine direkte Anti-Thyroxin-Wirkung hat. 1943 wurden 200 Patienten mit leichter Schilddrüsenüberfunktion behandelt. Ergebnis: Durch den Wolfstrapp ließen sich die Pulsfrequenz sowie der gesteigerte Grundumsatz senken. Weitere klinische Beobachtungen bestätigten die gute Verträglichkeit und Heilwirkung auf die Schilddrüsenfunktion: »Die Pulsfrequenz ging zurück, die Jodspeicherung der Schilddrüse normalisierte sich innerhalb von 4–5 Wochen. Besonders gut war die Besserung der nervösen Beschwerden, vor allem der Schlaflosigkeit« (Vonhoff/Winterhoff, Kardiale Effekte von Lycopus europaeus L. im Tierexperiment, 2006).

Vor allem die Lycopus-Extrakte (z. B. Mutellon von Klein oder Ceres-Lycopus-Urtinktur, zwei- bis dreimal täglich 4 bis 5 Tropfen) bremsen die Schilddrüsentätigkeit und wirken dem prämenstruellen Brustspannen entgegen. Daher sind Zubereitungen aus dem blühenden Kraut angesagt, wenn eine leichte Schilddrüsenüberfunktion vorliegt oder wenn prämenstruelle Brustschmerzen auf einen erhöhten Prolaktinwert zurückzuführen sind. Anzeichen für eine Hyperthyreose sind beispielsweise leichte Erregbarkeit und innere Unruhe, Schlafstörungen, Hitzeintoleranz, Schweißausbrüche und Haarausfall. Im Blut sind dann vielleicht TSH niedrig oder grenzwertig und T3 und T4 erhöht oder grenzwertig, wobei die Blutwerte nicht immer mit dem persönlichen Befinden übereinstimmen. Eine Schilddrüsenüberfunktion kommt vor allem dann vermehrt vor, wenn ab dem Wechsel das FSH (Follikel stimulierende Hormon, Hypophysenhormon) ansteigt und nicht nur die Eierstöcke, sondern auch die Schilddrüse mitstimuliert. Im ersten Schwangerschaftsdrittel leiden Schätzungen zufolge bis zu 5 Prozent aller Frauen unter einer Hyperthyreose. Ebenso kann bei Autoimmunerkrankungen der Schilddrüse, wie etwa bei Morbus Basedow oder im entzündlichen Stadium einer Hashimoto-Thyreoiditis, eine Schilddrüsenüberfunktion die Nerven strapazieren und zu Herzrhythmusstörungen oder Tachykardien führen. Nicht zuletzt sei noch erwähnt, dass auch eine Jodvergiftung oder -unverträglichkeit nicht gerade selten vorkommt und alle Symptome einer Schilddrüsenüberfunktion mit sich bringen kann.

In allen Fällen von leichter Hyperthyreose, also auch in der Schwangerschaft, kann der Wolfstrapp Linderung bringen und einen hormonellen Ausgleich schaffen (z. B. Ceres Lycopus europaeus Urtinktur, zwei oder mehrmals täglich 4 bis 5 Tropfen im Mund zergehen lassen). Doch sollte man für eine längerfristige Einnahme, wie sie in den Wechseljahren nötig werden kann, homöopathische Tiefpotenzen (z. B. Lycopus D2) bevorzugen, da es bei hoch dosierter Einnahme von Wolfstrappkraut sonst nach dem Absetzen zu einer vorübergehenden Verstärkung der Symptomatik kommen kann.

Rezept: Schilddrüsentropfen für die Wechseljahre (Apotheke) Wechseljahrsbeschwerden wie etwa Gereiztheit, heftige Schweißausbrüche oder Schlafstörungen gehen häufig mit einer Schilddrüsenfehlfunktion einher. Daher soll die folgende Mischung die Schilddrüse auf sanfte Weise regulieren.

Alchemilla (Frauenmantel) Urtinktur (Ceres)	10 ml
Lycopus europaeus (Wolfstrapp) Urtinktur (Ceres)	10 ml
Melissa officinalis (Melisse) Urtinktur (Ceres)	10 ml
Salvia (Salbei) Urtinktur (Ceres)	10 ml
Valeriana (Baldrian) Urtinktur (Ceres)	10 ml

Die Urtinkturen miteinander mischen und von der Mischung zwei- bis dreimal täglich 5 bis 6 Tropfen im Mund zergehen lassen.

Die Mischung versteht sich als Ergänzung zu anderen bewährten Maßnahmen der Hormonregulation bei Tendenz zu Schilddrüsenüberfunktion, zum Beispiel Entspannungsübungen und Stressabbau, Atemtherapie, autogenem Training, Lavendelbädern und gezielter Schilddrüsenregulation.

Rezept: Nerventee bei Neigung zu Schilddrüsenüberfunktion (Kräuterladen)

Baldrianwurzel	40 g
Echtes Eisenkraut	20 g
Frauenmantelkraut	40 g
Johanniskraut	20 g
Lavendelblüten	20 g
Melissenblätter	20 g
Weißdornblätter	20 g
Wolfstrappkraut	20 g

Die Kräuter miteinander mischen, 2 Teelöffel pro Tasse à 200 ml heiß überbrühen, 10 bis 15 Minuten ziehen lassen und abseihen. Kurmäßig über mehrere Wochen hinweg 2 bis 3 Tassen über den Tag verteilt trinken.

Handelsprodukte:
Wolfstrappkraut (Lycopi herba)
Wolftstrapp-Urtinktur (Lycopus-europaeus-Urtinktur; Ceres, DHU, Spagyra)
Mutellon (Kombinationspräparat aus Wolfstrapp und Baldrian; Klein)

Sammeltipps: Man erntet die oberirdischen Teile blühender Pflanzen und hängt diese zum Trocknen kopfüber in Büscheln auf. Idealer Erntezeitpunkt ist bei zunehmendem Mond in den Zeichen Stier oder Zwillinge.

Anwendungsbeschränkungen: Vor allem nach hoch dosierter Einnahme von Wolfstrapp kann es zu einem sogenannten Rebound-Phänomen kommen; das heißt, dass sich die Symptomatik möglicherweise vorübergehend wieder verstärkt. Daher sind bei längerfristiger Einnahme Tiefpotenzen zu bevorzugen (z. B. Lycopus D2).

Yamswurzel – Lieferant für natürliches Progesteron

»In den frühen fünfziger Jahren entdeckte man progesteronartige Sterolanaloga in vielen Pflanzen, deren Anzahl mittlerweile in die Tausende geht. Das Sterol Diosgenin z. B. ist in der wilden Yamswurzel (Dioscorea) reichlich vorhanden. Daraus wird natürliches Progesteron gewonnen, ein bedeutendes, relativ billiges pharmazeutisches Produkt.«

(John R. Lee, Natürliches Progesteron – ein bemerkenswertes Hormon, 1997)

Namen: Brotwurzel, Rheumawurzel, Rheumatism Root, Wilde oder Zottige Yamswurz. Die Gattung Dioscorea wurde nach dem griechischen Arzt Dioscorides benannt.

Botanischer Name: Yamswurzel (Dioscorea villosa), Schmerwurzgewächse (Dioscoreaceae).

Signaturen und Astrologie: Die herzförmigen Blätter könnten der Signaturenlehre zufolge ein Hinweis auf eine herzkräftigende oder tonisierende Heileigenschaft sein.

Weil die Yamswurzel zu den Kletterpflanzen gehört, lässt sie sich astrologisch leicht zuordnen: Sie untersteht in erster Linie Merkur bzw. Hermes. Von dem Götterboten leiten sich wiederum die Hormone ab (vom griechischen hormān »antreiben, anregen, in Bewegung setzen«]), die von der Yamswurzel beeinflusst werden.

Wirkstoffe: Das Rhizom enthält vor allem Pyridinalkaloide (Dioscorin), Gerbstoffe, Steroidsaponine (Diosgenin) und Stärke.

Heileigenschaften: entzündungswidrig, antirheumatisch, krampflösend, verdauungsfördernd, schweißtreibend, gelbkörperhormonartig, schleimlösend, allgemein tonisierend, eventuell durch Nebennierenstimulation.

Verwendung in der Frauenheilkunde: In ihrer Heimat, den Wäldern des atlantischen Nordamerikas, schätzen die Ureinwohner die stärkereiche Knolle seit Urzeiten als Nahrungs- und Heilmittel. Doch inzwischen werden die nahrhaften Knollen anderer Yamsarten, ähnlich wie Kartoffeln, in vielen afrikanischen Ländern (z. B. Nigeria) angebaut und zählen dort mit zu den Hauptnahrungsquellen, was der Yamswurz den Beinamen Brotwurzel eintrug.

Traditionell verwendete man die Knolle als Kolikmittel in der Frauenheilkunde und Geburtshilfe sowie bei Gallenkolik oder Rheuma. Dies sind im Wesentlichen auch die Hauptanwendungsgebiete der homöopathischen Dioscorea, die von Karl Stauffer vor allem als Mittel gegen die »Bauchmigräne« gelobt wurde. Darunter verstand der erfahrene Homöopath Darm- oder Zwerchfellkrämpfe sowie Gallenkoliken, deren Schmerzen rund um den Nabel beginnen. In der Homöopathie bedient man sich meist der Tiefpotenzen (Dioscorea vil-

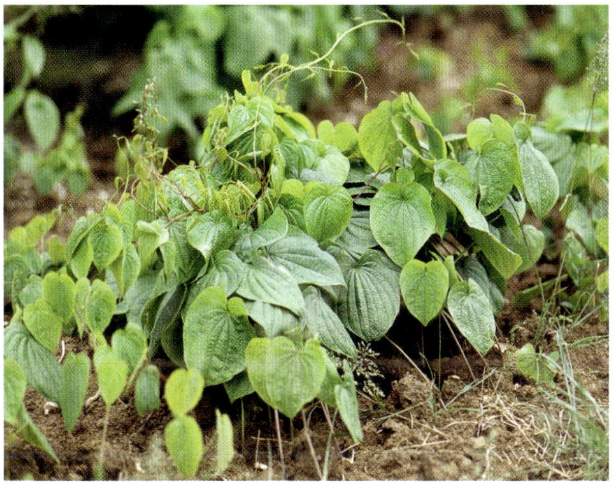

Als Kletterpflanzen unterstehen die Yamswurzeln der Planetenkraft Merkur, die über die Hormone regiert. In der Wurzel finden sich hormonartige Substanzen, aus denen die ersten Antibabypillen synthetisiert wurden. (Foto: O. Rippe)

losa D2 bis D6), um Krampfkoliken und Schmerzzustände zu bekämpfen. In der homöopathischen Frauenheilkunde und Geburtshilfe ist Dioscorea eher ein kleines Mittel, das zugunsten von Chamomilla oder Colocynthis häufig vergessen wird. Vor allem Tiefpotenzen von Dioscorea kommen bei krampfartigen Regelbeschwerden mit in die Beine ausstrahlenden Schmerzen, bei Eierstockschmerzen sowie bei sehr schmerzhaften Krampfwehen in Frage.

Heute ist die Yamswurzel allerdings aus einem anderen Grund in aller Munde. Sie liefert nämlich die Ausgangssubstanz zur Herstellung von Hormonen. Als nach dem Krieg die Hormone erforscht wurden, stieß man auf die Yamswurzel und nutzte die Knolle bald als Quelle für Diosgenin, das sich im Labor leicht verändern ließ und dann als Ausgangssubstanz zur Herstellung der ersten Antibabypillen diente. Verschiedene Dioscorea-Arten, unter anderem auch Dioscorea villosa, haben als Rohstoff für die Diosgeningewinnung Bedeutung erlangt. Aus dem Steroidsaponin Diosgenin lassen sich Steroidhormone wie etwa Cortisone oder auch Sexualhormone wie das Progesteron herstellen. Solche teilsynthetisch umgebauten Pflanzeninhaltsstoffe sind inzwischen in Form von Salben erhältlich (z. B. als Progesteroncreme [siehe Handelsprodukte]). Weil die Wirksamkeit durch den teilsynthetischen Umbau erheblich gesteigert wird, ist das aus der Yamswurzel hergestellte Progesteron auch um ein Vielfaches stärker als naturbelassene Heilpflanzen. Die Creme bewährt sich daher beispielsweise bei extrem schmerzhaften und therapieresistenten Regelkrämpfen, sofern man sie ab der Zyklusmitte regelmäßig auf den Bauch aufträgt. Manche Gynäkologen nutzen die gelbkörperhormonartige Wirkung zur Begleitbehandlung von Myomen oder Eierstockzysten, vor allem wenn diese mit starken Schmerzen einhergehen.

Doch die Progesteroncreme ist eben kein naturbelassenes Pflanzenhormon und steht zudem unter Rezeptpflicht. Dafür steht die Yamswurzel inzwischen als Nahrungsergänzungsmittel zur Verfügung und soll in dieser Form ebenfalls auf den Hormonhaushalt einwirken, wenn auch auf viel schwächere Weise. Das in der Knolle vorkommende Diosgenin soll bereits eine progesteronähnliche Wirkung haben und außerdem die Nebennieren anregen, vermehrt DHEA zu produzieren, weshalb die Yamswurzel als Verjüngungsmittel angepriesen wird. Um die Bioverfügbarkeit von Diosgenin zu steigern, sollte man allerdings gleichzeitig etwas Vitamin C zu sich nehmen.

Rezept: Endometriosetropfen (Apotheke)
Nachfolgende Mischrezeptur versteht sich vor allem als Begleitmittel zu anderen medizinisch notwendigen Maßnahmen wie etwa operativen Eingriffen oder auch als schmerzlindernde Ergänzung zu bewährten naturheilkundlichen Maßnahmen wie etwa Mistelinjektionen.

Alchemilla (Frauenmantel) Urtinktur	20 ml
Cuprum metallicum (Kupfer) Dil. D6	20 ml
Dioscorea villosa (Yamswurzel) Dil. D2	20 ml
Nux vomica (Brechnuss) Dil. D6	20 ml
Viburnum opulus (Schneeball) Dil. D2	20 ml

Über eine Apotheke bestellen und selbst mischen oder mischen lassen. In der ersten Zyklushälfte ein- bis zweimal täglich 5 bis 10 Tropfen im Mund zergehen lassen, in der zweiten Zyklushälfte ein- bis zweimal täglich 15 bis 20 Tropfen und ab Eintritt der Blutung drei- bis fünfmal täglich 10 bis 20 Tropfen einnehmen.

Handelsprodukte:
Yamskapseln (à 250 mg mexikanisches Yamswurzelpulver; Allcura)
Yamswurz, homöopathisch (Dioscorea villosa Urtinktur; Spagyra, ab D2 von DHU)
Progesteroncreme 3 % (verschreibungspflichtige Sonderanfertigung der Klösterl-Apotheke [siehe »Adressen und Bezugsquellen«])

Sammeltipps: Grundsätzlich kann man Dioscorea-Arten im Garten ziehen, doch die Wurzeln haben allenfalls eine sehr schwache hormonartige Wirkung. Idealer Erntezeitpunkt ist bei abnehmendem Mond in den Zeichen Zwillinge oder Wassermann.

Anwendungsbeschränkungen: Die Yamswurzel ist nicht für Schwangere geeignet!

Zinnkraut – Strukturkraft für Knochen und Immunsystem

»Schafftenheu zu einem subtilen Pulver gestossen / und eines Quintleins schwär mit rothem Wein getruncken / stillet den unmäßigen Blutfluß der Weiber. Oder / seude 3 Handvoll des Krauts in einer Maß rothen Wein den dritten Theil ein / und trinck morgens und abends / jedes Mal 4 Untzen davon. Gemeldete Artzney dienet auch wider den weissen Mutterfluß / die weisse Zeit / oder das Weißgesicht genannt.«
(Jacobus Tabernaemontanus, Kräuterbuch, 1731)

»Bei alten Schäden, faulenden Wunden, bei allen, selbst krebsartigen Geschwüren, dient Zinnkraut in außerordentlicher Weise. Es wäscht aus, löst auf, brennt gleichsam das Schadhafte weg.«
(Sebastian Kneipp, Wasserkur und Pflanzenatlas, 1892)

Namen: Ackerschachtelhalm, Harnkrampfkraut, Kannenkraut, Katzenschwanz, Rossschweif, Saftheu, Schafftenheu, Scheuerkraut.

Botanischer Name: Echter Ackerschachtelhalm (Equisetum arvense), Schachtelhalmgewächse (Equisetaceae).

Signaturen und Astrologie: Wegen des hohen Gehalts an Kieselsäure gebrauchte man den Schachtelhalm einst zum Reinigen von Geschirr, speziell von Zinnbechern oder -kannen. Diese Eigenschaft stellt unter anderem den Bezug zum Bindegewebe her, weil Zinn das bindegewebskräftigende Jupitermetall ist und das Zinnkraut dessen pflanzliche Ergänzung darstellt. Die klar durchstrukturierten Stengel sind ein pflanzliches Ebenbild der Wirbelsäule, für welche die im Kraut enthaltene Kieselsäure ein regelrechtes Kraftfutter ist. Astrologisch ordnet man den Ackerschachtelhalm wegen des hohen Kieselsäuregehalts Saturn zu, dem »Herrn über chronische Krankheiten«. Außerdem wirken noch mondhafte Heilkräfte in dem saftreichen Kraut. Die harmonische Vereinigung von Mond und Saturn macht aus dem Schachtelhalm nach astrologischen Gesichtspunkten eine Krebsheilpflanze, die bis in die zelluläre Ebene hinein Strukturkraft überträgt.

Nicht zuletzt gehört der Schachtelhalm zu den Bodenheilern, die ausgelaugte, überdüngte oder pestizidbelastete Böden besiedeln und regenerieren. Wie so viele Bodenheiler verbessert der Schachtelhalm auch den »Boden« im Menschen; das heißt, er leitet Antibiotika aus und wirkt einer Übersäuerung entgegen. Das Wesen dieser urzeitlichen Pflanze ist es, aufzurichten, zu festigen und Strukturkraft zu übertragen.

Wirkstoffe: Die oberirdischen Triebe enthalten bis zu 12 Prozent Kieselsäure sowie Kaliumsalze, Aluminiumchlorid, Mangan, Flavonoide (Isoquercitrin, Luteolin, Equisetrin u. a.), Alkaloide (Palustrin, Nicotin), Kaffeesäurederivate, Saponine (Equisetonin u. a.) und Beta-Sitosterin.

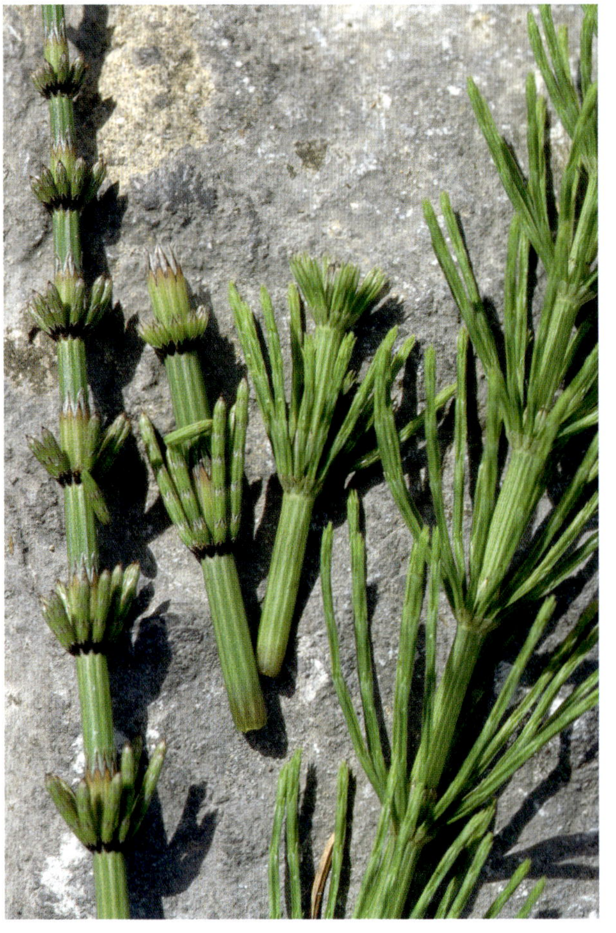

Nicht immer ist es leicht, die verschiedenen Zinnkrautarten zu unterscheiden. Das Bild zeigt links den Stengel des Schlammschachtelhalms und rechts den Ackerschachtelhalm. (Foto: O. Rippe)

Heileigenschaften: harntreibend, entzündungswidrig, pilzfeindlich, immunstimulierend, bewirkt Leukozytose, krebsfeindlich, blutstillend, knochenregenerierend, wirkt anregend auf die Strukturkräfte des Bindegewebes.

Verwendung in der Frauenheilkunde: Der Ackerschachtelhalm zeichnet sich durch seinen besonders hohen Gehalt an löslicher Kieselsäure aus, welche die unspezifische Abwehr aktiviert. Dadurch eignet sich das Kraut zur Behandlung von chronisch entzündlichen Prozessen wie etwa Rheuma oder ständig wiederkehrenden Blasenentzündungen oder auch Scheidenpilz. Gärtnerinnen schätzen die pilzfeindlichen Kräfte von Zinnkrautabkochungen und sprühen von Pilzen befallene Pflanzen gern damit ab, oder sie düngen die kranken Gewächse mit Zinnkraut. Was der Pflanze hilft, hilft dem Menschen erst recht. Daher sollten vor allem Frauen, die unter chronischen Entzündungen leiden, fleißig mit dem Zinnkraut kuren. Doch das Zinnkraut bedarf, wenn man nicht auf fertige Handelspräparate zurückgreifen möchte, einer speziellen Zubereitung, damit sich die Kieselsäure löst: Man nimmt 2 gut gehäufte Esslöffel des getrockneten Krauts und setzt diese am besten schon kalt in ½ l Wasser an. Kurz aufkochen und etwa 20 Minuten auf kleiner Flamme köcheln lassen, über den Tag verteilt trinken.

Vor allem wenn schulmedizinische Antibiotikagaben versagen und es immer wieder zu bakteriellen Blasenentzündungen kommt, ist die tägliche Zinnkrautabkochung ein gutes Begleitmittel zu pflanzlichen Antibiotika wie etwa Bärentraube oder Kapuzinerkresse. In den Kräuterbüchern des 17. und 18. Jahrhunderts finden sich immer wieder Empfehlungen, dass Zinnkraut selbst bei eitrigem Harn heilsam wirken soll. Die Asche des Schachtelhalms enthält jedenfalls recht viel Schwefel und verleiht dem urzeitlichen Gewächs antibiotische Kräfte. Schwefel ist auch für Pilze wie Candida albicans pures Gift. Daher sollten alle, die zu ständig wiederkehrenden Scheidenpilzen neigen und denen Nystatinkuren nicht dauerhaft helfen konnten, das Zinnkraut gebrauchen.

Speziell zur Behandlung von chronisch entzündlichen Prozessen hat der anthroposophische Heilmittelhersteller Weleda eine besondere Arznei geschaffen: Equisetum arvense Silicea cultum. Im Weleda-Garten wird dazu Zinnkraut mit flüssigen Kieselsäureverdünnungen gedüngt, um das immunstimulierende und bindegewebskräftigende Kieselprinzip der Pflanze zu verstärken. Das Mittel eignet sich kurmäßig zur Behandlung einer Reizblase nach ständigen Harnweginfekten oder bei chronischen Pilzinfekten in der Schwangerschaft (z. B. Equisetum arvense Silicea cultum Rh Dil D3 von Weleda, zwei- bis dreimal täglich 10 bis 15 Tropfen im Mund zergehen lassen).

Auf chronisch entzündliche Prozesse oder schlecht auskurierte Infektionen im Unterleib führen Alternativmediziner zum Beispiel auch Eierstockzysten und Gebärmutter- oder Scheidenkrebs zurück. In solchen Fällen bewährt sich das Zinnkraut wenigstens als Begleitmittel. Besonders reich an Kieselsäure und heilsam bei Muttermundgeschwüren sind die ersten Frühlingstriebe, die man je nach Jahr und Gegend ab Mitte oder Ende März ernten kann. Diese Triebe lassen sich auch gut entsaften und zur Haut- oder Schleimhautregeneration gebrauchen, wie es schon die Alten empfahlen: »Den Safft von Schafftenheu durch ein bequem Instrument [z. B. mit einer sauberen Einmalspritze] in die Mutter gethan / ist gut wider die Geschwär und Verwundung derselben / dann es heilet kräftiglich« (Jacobus Tabernaemontanus, Kräuterbuch, 1731).

Wie gesagt ist es das Wesen des Zinnkrauts, chronische Entzündungen zu bekämpfen, das Bindegewebe zu kräftigen und dem Körper neue Strukturkraft zu spenden. Dies offenbart das Zinnkraut bereits in seiner Gestalt, die eine Urverwandtschaft mit der Wirbelsäule aufweist. Ebenjene Strukturkräfte, vermittelt durch das Kieselprinzip, können überall eine Heilung fördern, wo die Struktur verloren gegangen ist. Das reicht von der Zyste bis hin zum Krebs, der auch als »Chaos der Zelle« bezeichnet wird. Nicht zuletzt sollte man das Zinnkraut gleichfalls bei Myomen versuchen. Immer wieder gab es Einzelfälle, in denen beispielsweise tägliche Sitzbäder, denen literweise Zinnkrautabkochungen beigemengt wurden, sogar große Myome zum Verschwinden bringen konnten.

Schließlich sei noch erwähnt, dass der Schachtelhalm Kraftfutter für die Knochen ist. Wie die Kieselsäure den Pflanzen Struktur und Festigkeit verleiht, so tut es die pflanzliche Kieselsäure eben auch im menschlichen Körper. Die Signatursprache ist besonders einprägsam, denn der Hauptspross ist

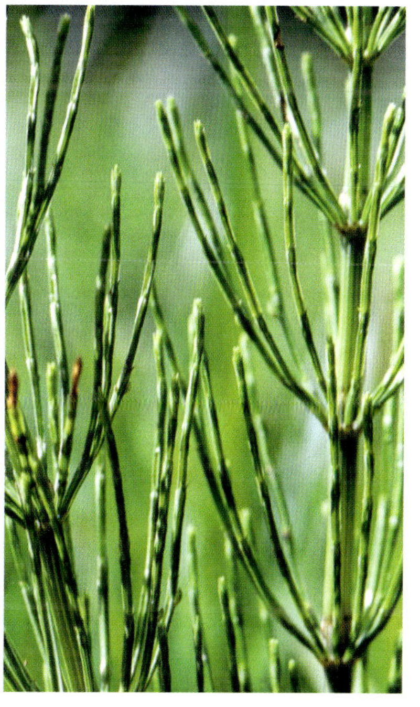

Das Wesen des Schachtelhalms lässt sich leicht von der Gestalt ableiten: Die streng rhythmisch aufgebaute Urpflanze spendet Struktur und Festigkeit. (Foto: O. Rippe)

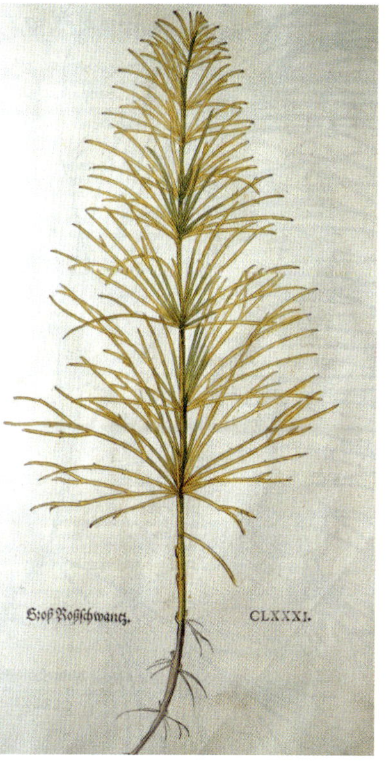

Groß Roßschwantz (L. Fuchs, 1543) Heilkundlich wird fast ausschließlich der Ackerschachtelhalm gebraucht und nicht die großen Arten oder jene, die auf feuchtem Grund oder im Wald gedeihen.

derart »geschachtelt«, dass er geradezu ein pflanzliches Ebenbild der menschlichen Wirbelsäule abgibt. Aus diesem Grund findet sich der Schachtelhalm in manchen Komplexmitteln, die sich zur Behandlung sowie zur Prophylaxe von Osteoporose bewährt haben (z. B. Steirocall-N-Lösung von Steierl).

Rezept: Immunelixier (Kräuterladen)
Die Rezeptur hat zum Ziel, das Immunsystem zu stimulieren und die Bildung natürlicher Killerzellen und T-Helferzellen anzuregen. Daher eignet es sich vor allem als Begleitmittel bei allen chronisch entzündlichen Prozessen im Unterleib bis hin zu Präkanzerosen sowie zur Rezidivprophylaxe bei Krebs.

Berberitzenwurzel	30 g
Brennnesselblätter	20 g
Cardobenediktenkraut	30 g
Gundelrebe	20 g
Ringelblumenblüten	30 g
Stiefmütterchenkraut	20 g
Taigawurzel	50 g
Zinnkraut	50 g
Weinbrand	zum Auffüllen

So wird's gemacht:
- Alle Pflanzenteile mischen, in ein sauberes Schraubglas (ca. 800 ml) geben und randvoll mit Weinbrand übergießen, so dass wenig Luft im Glas verbleibt.
- Das Ganze nun gut verschlossen an einen dunklen und warmen Ort stellen (z. B. Küchenschrank) und ab und zu kräftig schütteln.
- Nach 4 bis 6 Wochen kann man das Elixier durch ein Leintuch abfiltern, den Rückstand auspressen und in eine Braunflasche umfüllen. Kühl und dunkel aufbewahrt, hält sich das Elixier mindestens 2 bis 3 Jahre lang.

Anwendung: Zur Aktivierung der unspezifischen Abwehr bei chronischen Entzündungen oder als Begleitmittel bei Krebs sollte man über viele Monate hinweg zweimal täglich 1 Teelöffel pur oder in etwas Wasser einnehmen.

Rezept: Unterleibsdampfbad bei Blasenentzündung nach Eva Aschenbrenner
Brennnesselblätter
Salbeiblätter
Schafgarbe
Zinnkraut
Sämtliche Zutaten zu gleichen Teilen mischen.

So wird's gemacht:
- 2 großzügige Handvoll der Mischung in einen alten Topf mit etwa 2 l kaltem Wasser geben.
- Das Ganze kurz aufkochen und dann zugedeckt auf kleinster Flamme etwa 10 Minuten köcheln lassen.
- Den Topf mit dem Kräutersud stellt man nun in die Toilette, setzt sich auf die Toilettenbrille und lässt den Dampf etwa 10 Minuten lang auf den Unterleib einwirken. Man kann den Absud auch einem Sitzbad beigeben (vgl. Eva Aschenbrenner, Rezepte für die Gesundheit, 2005).

Praxistipp: Kräftigung für Knochen und Gelenke
Sehr bewährt bei Knochen- oder Gelenkschmerzen hat sich das homöopathische Komplexmittel Steirocall-N-Lösung von Steierl Pharma. Die Lösung enthält neben knochenstärkenden Mineralstoffen auch Tiefpotenzen von Beinwell, Frauenmantel und Zinnkraut. Bei unspezifischen Knochen- und Gelenkschmerzen oder zur Anregung des Knochenstoffwechsels etwa nach Knochenbrüchen lohnt es sich, das Mittel kurmäßig über einige Wochen hinweg konsequent einzunehmen, zum Beispiel zweimal täglich 30 Tropfen vor dem Essen in etwas Wasser. Ein angenehmer Nebeneffekt solcher Kuren ist manchmal sogar eine spürbare Kräftigung der Kieferknochen. Das Mittel eignet sich ebenso zur Osteoporoseprophylaxe und kann dann zweimal jährlich über 6 Wochen hinweg vorbeugend eingenommen werden.

Handelsprodukte:
Zinnkraut (Equiseti herba)
Zinnkraut-Urtinktur (Equisetum-Urtinktur; Ceres, DHU, Spagyra, Aurora)
Zinnkrautpulver (Equisetum cum sulfure tostum, Pulver D1; Weleda)
Prodiuret (Kapseln mit Trockenextrakt aus Schachtelhalmkraut; Sabona)
Spezielle Zubereitung als vegetabilisiertes Metall:
Equisetum arvense Silicea cultum Dil. D2/D3 oder Injektionslösung D2/D3, alkoholfrei als Rh-Präparat (Weleda)

Sammeltipps: Besonders kieselsäurereich sind die Ende März gesammelten Frühlingstriebe (fertile Sprosse), die man am besten gleich mit Milchzucker verreibt (vergleiche hierzu das Rezept Tigerlilienverreibung, Seite 251). Für Tees oder Sitzbäder genügt jedoch auch das im Sommerhalbjahr gesammelte Kraut (vegetative Sprosse). Idealer Erntezeitpunkt ist bei zunehmendem Mond im Zeichen Steinbock.

Anwendungsbeschränkungen: Vorsicht in der Schwangerschaft, da der Schachtelhalm wehenerregende Stoffe (Equisetonin) enthält!

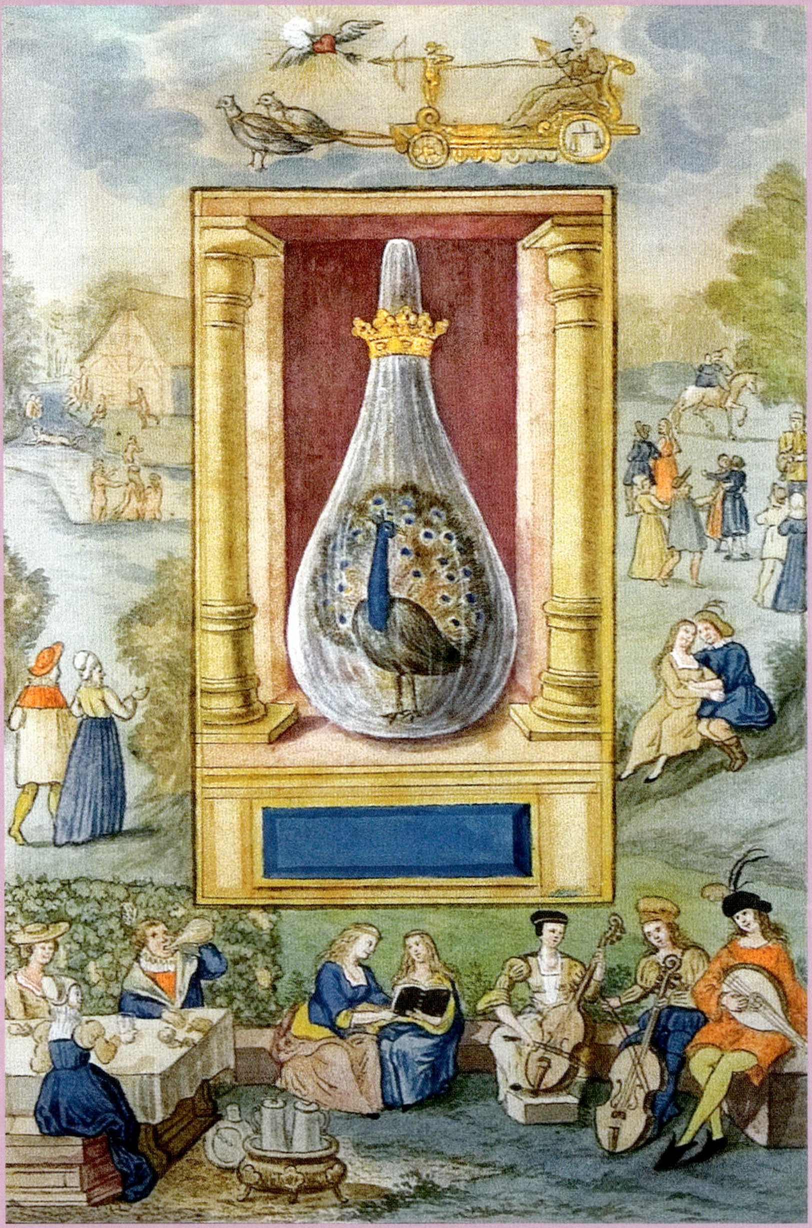

Triumphwagen der Venus (alchimistische Darstellung; Foto/Sammlung Laboratorium Soluna, Donauwörth)

Anhang

Möglichkeiten und Grenzen der Selbstbehandlung

Zweifelsohne geht der Trend immer mehr in Richtung Selbstbehandlung. Einerseits ist dies der Fall, weil die Gesundheitsreform zumindest in Deutschland den ärztlichen Handlungsspielraum drastisch eingeschränkt hat, in Österreich die Naturheilkunde generell nur durch Ärzte erlaubt ist und in der Schweiz lediglich in wenigen Kantonen durch Heilpraktiker möglich ist. Andererseits ist das Vertrauen in die Schulmedizin in den letzten Jahrzehnten erheblich gesunken, so dass man sich wieder zunehmend der bewährten Hausmittel erinnert.

Doch nichts, was wirkt, ist – in falscher Weise angewandt – frei von Nebenwirkungen. Ob Homöopathie oder Heilkräuteranwendungen, keine Therapie sollte deshalb ohne die erforderlichen medizinischen Grundkenntnisse ausgeführt werden. Doch im Zeitalter des Internets besteht die Möglichkeit, sich über alles zu informieren, und die Menschen sollten in ihrer Therapiewahl keineswegs weiter eingeschränkt werden, sondern man täte gut daran, jeden in seinen persönlichen Gesundheitsangelegenheiten zu mehr Eigenverantwortlichkeit aufzurufen. Ein gewisses Basiswissen im Umgang mit Naturheilkunde ist natürlich auch für die Anwendung der in diesem Buch aufgeführten Rezepturen hilfreich und zum Teil sogar erforderlich.

Sofern man sich also für eine Selbstbehandlung entschieden hat, sollte man vor allem die eigenen Grenzen kennen. Spätestens wenn Beschwerden wie etwa Schmerzen oder Fieber zu- statt abnehmen, müssen Sie unbedingt kompetenten Rat einholen. Von einer Therapie in Eigenregie ist gänzlich abzuraten, wenn man schwer krank ist und zum Beispiel unter fortgeschrittenen Herz-, Nieren-, Leber- oder Stoffwechselerkrankungen wie etwa Blutzucker leidet. Auch psychisch Kranke sollten von einer Selbstbehandlung absehen, und Schwangere müssen sich stets mit dem Frauenarzt oder der Frauenärztin bzw. der Hebamme absprechen.

Nachfolgend finden Sie noch einige Antworten auf die häufigsten Fragen im Zusammenhang mit dem Thema Naturheilkunde und Selbstbehandlung.

Welche der vielen Beschwerden soll ich zuerst behandeln?

Eine Selbstbehandlung ist nicht immer ganz leicht, vor allem wenn einen mehrere Beschwerden oder Krankheiten gleichzeitig plagen. Sofern man nicht weiß, wo man überhaupt mit einer Therapie beginnen soll, muss man unbedingt erst kompetenten Rat einholen. Ärzte oder Heilpraktiker verfügen über medizinische Kenntnisse und können eine Krankengeschichte daher meist besser beurteilen als die betroffene Person selbst. Sonst gilt bei mehreren gesundheitlichen Problemen die Regel: Akuteste Leiden behandelt man immer zuerst. Das heißt, dass man beispielsweise neu aufgetretene Schmerzzustände oder eine akute Blasenentzündung zuerst angeht und sich erst wieder dem chronischen Prozess, zum Beispiel den beschwerdefreien Zysten, zuwendet, wenn die aktuellen Probleme gelöst sind.

Welche Rezeptur kommt für mich konkret in Frage?

Zwar will dieses Buch durchaus Möglichkeiten der Selbstbehandlung aufzeigen. Wenn man jedoch verunsichert ist, weil zur eigenen Beschwerdelage gleich mehrere Rezepte aufgeführt sind, dann muss man sich entweder aus dem Bauch heraus für eines von ihnen entscheiden oder wiederum kompetenten Rat einholen. Ein Lexikon der Frauenkräuter darf sich nicht auf nur ein Rezept pro Leiden beschränken, da es immer mehrere Wege der Heilung geben wird. Wer unsicher ist, zeigt damit, dass wegen mangelnder Erfahrung im Umgang mit Heilkräutern oder Naturmedizin eine therapeutische Begleitung sinnvoll ist. In solchen Fällen kann man vielleicht erst einmal über Apotheken Informationen über die in Frage kommenden Naturheilmittel einholen und/oder sich einem Heilpraktiker oder Naturheilarzt anvertrauen. Sonst wählt man auch nach dem Geldbeutel; das heißt, dass man sich je nach seinen finanziellen Möglichkeiten für einen preiswerten Heilkräutertee oder für eine teure Mischrezeptur entscheiden kann. Wenn zu den entsprechenden Rezepten Ergänzungsmittel aufgeführt sind, zum Beispiel Myomtee plus Naturarznei für Myome, dann wirkt beides zusammen erfahrungsgemäß besser als eins allein.

Darf ich jetzt noch Kaffee trinken oder Kaugummis kauen?

Ich vertrete nicht die Meinung, dass Kaffee, ätherische Öle und Ähnliches die Wirkung einer homöopathischen Konstitutionsbehandlung negativ beeinträchtigen. Daher muss während der Einnahme der in diesem Buch genannten Kräutermischungen, homöopathischen Mischrezepte oder Einzelmittel auf nichts verzichtet werden! Nur sofern beispielsweise ein ätherisches Öl nicht vertragen wird oder wenn etwa Kaffeegenuss die Beschwerden auslöst oder verschlimmert, sollte ebendieser Störfaktor ausgeschaltet werden. Heilung ist grundsätzlich allein dann möglich, wenn die Erkrankungsursache beseitigt wird. Falls also der übermäßige Kaffeegenuss Menstruationskrämpfe, Hitzewallungen oder Schlafstörungen verschlimmert, dann sollte Kaffee logischerweise gemieden werden. Sonst spricht gar nichts gegen eine Tasse Kaffee am Tag, sofern er der Seele und dem Körper tatsächlich guttut.

Muss ich zeitlichen Abstand halten, wenn ich mehrere Naturarzneien einnehme?

Manche Apotheker und Apothekerinnen raten dazu, sofern mehrere homöopathische Mittel eingenommen werden, zwischen der Einnahme jeweils einige Minuten Abstand zu halten. Auch diese Meinung vertrete ich nicht! Erfahrungsgemäß kann man in ihrer Wirkung gleichgerichtete homöopathische Arzneien zusammen im Mund zergehen lassen. Beispiel: Nimmt man ein Komplexmittel gegen das Myomwachstum ein, so spricht nichts dagegen, dieses zusammen mit einem homöopathischen Einzelmittel und einer ergänzenden Lympharznei zu tun – die Heilwirkung leidet darunter nicht im Mindesten. Im Gegenteil: Meist kommt es durch die Einnahme von Homöopathika und Komplexmitteln zu einem für die Heilung überaus positiven Synergismus. Anderenfalls wird die Durchführung eines Therapiekonzepts mitunter auch viel zu kompliziert. Bei chronischen Leiden hat es sich daher bewährt, die homöopathischen Mittel alle zusammen jeweils morgens nüchtern und abends vor dem Abendbrot oder vor dem Schlafengehen einzunehmen. Anders verhält es sich mit der Kombination Homöopathie plus Heilkräutertee oder Extrakt. Hier sollte das Homöopathikum stets zuerst eingenommen werden, damit die Heilkräuter die Resorption nicht beeinträchtigen können. Sofern man diese Regel beachtet, kann man beides problemlos miteinander kombinieren.

Können Naturheilmittel die Wirkung schulmedizinischer Medikamente beeinträchtigen?

Grundsätzlich ja! Fast alle Heilpflanzen sind mehr oder weniger reich an Gerbstoffen. Diese können manche Arzneistoffe binden oder deren Aufnahme über die Schleimhäute von Mund und Darm beeinträchtigen. Daher ist es beispielsweise Unsinn, schulmedizinische Eisenpräparate zu nehmen und gleichzeitig gerbsäurereichen Schwarztee oder Kaffee zu trinken, weil dies verhindert, dass das Eisen überhaupt resorbiert wird. Sinnvoll ist jedoch meist eine zeitversetzte Einnahme schulmedizinischer Medikamente und der Heilkräutertees oder Extrakte. Will man möglichst wenig Wirkungsminderung haben, dann nimmt man das schulmedizinische Medikament in der Regel frühmorgens oder spätabends ein und trinkt Kräutertees, aber auch Grün- und Schwarztee bzw. Kaffee frühestens ½ Stunde später. Wer sehr viel Kräutertee trinkt, benötigt wegen der Resorptionsminderung manchmal größere Dosen schulmedizinischer Arzneien, um die gleiche Wirksamkeit zu erreichen. Im Zweifelsfall sollte man sich in der Apotheke erkundigen, ob sich alle Medikamente miteinander vertragen. Zum Beispiel ist inzwischen bekannt, dass Isoflavone aus Soja oder Rotklee die Wirkung von Chemotherapeutika (z. B. Tamoxifen) herabsetzen können. Im Zweifelsfall sollten Sie sich also immer individuell in der Apotheke beraten lassen!

Medizinisches Glossar mit Therapiehinweisen

Das medizinische Glossar kann nicht »vollständig« sein, denn dann wäre dieses Buch kein Frauenkräuterlexikon mehr, sondern ein Gynäkologiefachbuch. Medizinische Begriffe, die hier nicht auftauchen, finden sich möglicherweise im Stichwortverzeichnis und werden in den entsprechenden Pflanzenporträts besprochen. Die nachfolgend aufgeführten medizinischen Begriffe sind in Kurztexten erklärt und mit Therapiehinweisen versehen, die aus besagten Gründen nicht tiefergehend erläutert werden. Sollten also Fragen zur Arzneiwahl oder etwa zur Dosierung aufkommen, dann besprechen Sie dies im Zweifelsfall mit Ihrem Therapeuten oder Ihrer Therapeutin bzw. mit dem Apotheker oder der Apothekerin. Die jeweils aufgeführten Pflanzen verstehen sich als Hinweis darauf, in welchen Pflanzenporträts man zum Thema fündig wird und konkrete Rezepte, Praxistipps oder Therapiehinweise nachlesen kann.

Abort, siehe Fehlgeburt
Abortivum, Abtreibungsmittel
Definition: Unter einem Abortivum versteht man eine Pflanze, die eine Fehlgeburt auslösen kann und die daher einst als Abtreibungsmittel genutzt wurde.
Wichtig: Von der Anwendung pflanzlicher Abtreibungsmittel muss dringend abgeraten werden, da die wirksame Dosis stets nah bei der tödlichen Dosis liegt und weil bei nicht erfolgtem Abort eine Fruchtschädigung zu erwarten ist. Auf diesem Gebiet hat die moderne Gynäkologie heute weit ungefährlichere Möglichkeiten. Zu den pflanzlichen Abtreibungsmitteln gehörten vor allem folgende Pflanzen, die heute in kleinen Dosen zur Anregung der Menstruationsblutung sowie bei

Blutungen oder drohender Fehlgeburt in der Homöopathie Verwendung finden:

- Eberraute (volksmedizinisches Abortivum)
- Küchenschelle (homöopathische Hochpotenzen, wirken ähnlich wie die »Pille danach«)
- Petersilie (alte Abtreibungspflanze der Dirnen)
- Poleiminze (wirkt in Teemischungen stark blutungsfördernd bis abortiv)
- Rainfarn (enthält das Abtreibungs- und Nervengift Thujon)
- Raute (wirkt je nach Dosis stark blutungsfördernd bis abortiv)
- Sadebaum (enthält das Abtreibungsgift Sabinol)
- Wermut (bereits in der Antike verwendete Thujonpflanze)

Abszess, Eitergeschwür

Definition: Ansammlung von Eiter in einem Hohlraum, der infolge einer Entzündung (z. B. mit Staphylokokken, Streptokokken, Colibakterien) aufgrund der Bakterienwirkung durch Gewebsuntergang (Nekrose) entstanden ist. Sofern der Abszess länger besteht, bildet sich eine Membran, die den Eiterherd abkapselt. Die Ursache kann eine Fortschleppung der Eitererreger von einer oberflächlichen Wunde in tiefere Gewebsschichten sein (z. B. Brustdrüsenabszess beim Stillen) oder verunreinigtes Spritzenmaterial (Spritzenabszess). Wegen der Bildung resistenter Bakterienstämme kommt es nach dem Einsatz von Antibiotika mitunter zu Abszessen, oder diese entstehen im Rahmen von Stoffwechselerkrankungen wie etwa der Zuckerkrankheit (Diabetes mellitus).

Therapie: Bei drohender Blutvergiftung (Sepsis) werden Abszesse in der Regel eröffnet, so dass der Eiter abfließen und mit Antibiotika behandelt werden kann. Bei kleineren Abszessen sowie bei Abszessneigung nach dem Einsatz von Antibiotika können homöopathische Arzneien hilfreich sein (z. B. das Entzündungsmittel Apis C30, das Eitermittel Mercurius D12 oder Myristica D4 bis C30 (das »homöopathische Messer«), und diese ergänzen antibiotische Heilpflanzen:

- Gundelrebe (»Herr des Eiters« – innerlich und äußerlich)
- Kamille (bindet Kokkengifte)
- Kapuzinerkresse (pflanzliches Breitbandantibiotikum)
- Knoblauch (Kompressen oder Wickel schmelzen Eiter ein)
- Sanikel (volksmedizinische Wundheilpflanze)
- Schafgarbe (pflanzliches Breitbandantibiotikum, Blutreiniger nach Antibiotika)

Adipositas, siehe Fettsucht

Adnexitis, siehe Eierstockentzündung

Aminkolpitis, spezielle bakterielle Scheidenentzündung

Definition: Infektion mit speziellen Bakterien (Gardnerella vaginalis), bei der durch Freisetzung von Aminen aus dem Scheidensekret unter anderem nach Geschlechtsverkehr ein unangenehmer Fischgeruch entsteht. Eine Aminkolpitis kann frühzeitige Wehentätigkeit oder auch weitere Scheideninfektionen mit Viren, Pilzen oder Bakterien begünstigen.

Therapie: Frauenärzte verordnen bei Aminkolpitis entweder Antibiotika, wobei sich Gardnerellen als recht resistent erweisen, oder sie versuchen, diese mit Hilfe von Milchsäurebakterien (z. B. Vagiflor) zu verdrängen, was nicht immer stark genug ist, um die resistenten Bakterien wirklich zu bekämpfen. Hilfreich sind Kuren (z. B. Majorana-Vaginalgel von Wala) oder Nachkuren mit antibakteriellen Heilpflanzen:

- Kapuzinerkresse (pflanzliches Breitbandantibiotikum)
- Knoblauch (Lokaltherapie)
- Majoran (antibakterielle Lokaltherapie)
- Myrrhe (bei chronisch wiederkehrenden Beschwerden)
- Sanikel (Spülungen bei Fischgeruch nach Geschlechtsverkehr)
- Schafgarbe (volksmedizinisches Breitbandantibiotikum)
- Teebaum (aromatherapeutisches Erste-Hilfe-Mittel)

Anämie, siehe Blutarmut

Analfissuren, Hauteinrisse im Bereich des Anus.

Definition: Fissuren sind Risse am Übergang von Haut und Schleimhaut, die sich gern mit Bakterien infizieren, was zu Brennen, Juckreiz und Schmerzen führt. Begünstigt werden Analfissuren etwa durch Stuhlverstopfung oder auch durch Waschzwang wegen der chemischen Schädigung. Häufiger betroffen sind hellhäutige Frauen, die eher blond oder rothaarig sind und zu Hautproblemen wie Neurodermitis neigen oder familiär belastet sind.

Therapie: Vor allem sollte eine mechanische oder chemische Hautreizung durch hartes Toilettenpapier und häufiges Waschen vermieden werden. Bewährt hat sich vor dem Stuhlgang die Einreibung der betroffenen Hautpartien mit Johanniskrautrotöl. Zur Hautregeneration hat sich auch Hamamelis comp., Salbe von Weleda, bewährt. Folgende Heilpflanzen fördern ebenfalls das Abheilen von Fissuren:

- Eiche (Sitzbäder und Essenz)
- Johanniskraut (Öleinreibung vor Stuhlgang)
- Ringelblume (Wundheilerin Nr. 1, Reinigung mit Calendula-Essenz)
- Sanikel (Wundkraut des Paracelsus)
- Walnuss (Wunddesinfiziens, vor allem als Sitzbad)

Anorexie, Magersucht

Definition: psychogene Essstörung, die von Angst vor Übergewicht und Diätzwang, nicht selten auch von Abführmittelmissbrauch begleitet wird.

Bei der echten Magersucht (Anorexia nervosa) geht die Nahrungsverweigerung mit Persönlichkeitsstörungen (z. B. mit Kontrollzwang und Todessehnsucht), tiefergehenden Selbstwertkonflikten (Ablehnung der eigenen Weiblichkeit) und familiären Problemen einher.

Therapie: Je nach Allgemeinzustand kann eine stationäre Behandlung mit oder ohne künstliche Ernährung nötig sein. Bei leichten Verlaufsformen ist eine psychologische Betreuung (vor allem Gruppen- und Familientherapie) sinnvoll. Begleitend kommen Naturheilmittel in Frage, die die Weiblichkeit stärken – in anthroposophischen Kliniken injiziert man zum Beispiel Ovaria comp. von Wala mit großem Erfolg. Das Pflanzenreich bietet vor allem hormonell ausgleichende Kräuter zur Unterstützung:

- Alfalfa (hormonartige Nahrungspflanze, füllt Fettdepots wieder auf)
- Beifuß (Schamanenpflanze, treibt »böse Krankheitsgeister« aus)
- Frauenmantel (Symbolpflanze des Weiblichen, gleicht hormonell aus)
- Pulsatilla (homöopathisch, gleicht hormonelle Schwankungen vor der Regel aus)
- Schafgarbe (milde Bitterdroge mit hormonell ausgleichender Wirkung)

Aphrodisiaka, Liebespflanzen (siehe auch Frigidität)

Definition: Unter einem Aphrodisiakum versteht man eine Pflanze, die den Sexualtrieb weckt. Man unterscheidet zwischen direkten Aphrodisiaka, welche die Sexualzentren im Sakralmark stimulieren (z. B. Yohimbe), und indirekten Aphrodisiaka, die allgemein kräftigend und sinnenbelebend wirken. Zu Letzteren zählen tonisierende und östrogenisierende Pflanzen (z. B. Ginseng). Zu den aphrodisierenden Heilpflanzen gehören unter anderem:

- Angelika (erwärmt den Unterleib bei Frigidität oder Impotenz)
- Basilikum (fördert die Hingabe)
- Brennnessel (»macht heiß«, z. B. als Urtikation)
- Damiana (Sexualtonikum der Maya)
- Ginseng (Sexualtonikum und Lebenselixier)
- Ingwer (erwärmt den »unteren Menschen«)
- Liebstöckel (harnwegsreizend, löst die »Verhocktheit« [Stauungen im Unterleib])
- Muskatellersalbei (östrogenisierende Aromapflanze)
- Raute (östrogenisierend)
- Rosmarin (mediterrane Liebespflanze)
- Shatavari (ayurvedisches Frauen- und Sexualtonikum)

Bartholinitis, Entzündung der Bartholin-Drüse

Definition: meist sehr schmerzhafte Entzündung der Bartholin-Drüse (Sekretdrüse am unteren Drittel der großen Schamlippen) und/oder ihrer Ausführungsgänge.

Therapie: Je nach Entzündungsgrad empfehlen Frauenärzte Sitzbäder mit Tannolact oder mit Kamillenextrakten, bei Abszessbildung auch das Ablassen von Eiter. Naturheilkundliche Alternativen sind entzündungswidrige und antibakterielle Maßnahmen wie etwa Salben, feuchte Umschläge oder Sitzbäder. Bewährt haben sich auch Lymphmittel (z. B. Traumeel von Heel und/oder Lymphdiaral-Salbe von Pascoe) und Homöopathika (z. B. Mercurius D12). Hilfreich sind folgende Frauenheilkräuter:

- Bingelkraut (Wundkraut, heilt chronische Entzündungen)
- Gundelrebe (»Herr des Eiters«, eignet sich für Tees, Sitzbäder, Wundöle)
- Kamille (Akutmittel bei Staphylokokken)
- Sanikel (Wundkraut, als Tee oder Sitzbad)
- Schafgarbe (entzündungswidriges Sitzbad)
- Schierling (Salbe zur Schmerzlinderung)

Blasenentzündung, Blasenkatarrh, Cystitis, Zystitis

Definition: meist bakteriell bedingte Entzündung der Blasenschleimhaut mit typischen Beschwerden wie häufigem Harndrang und Brennen oder Schmerzen bei oder nach dem Wasserlassen. Häufige Erreger sind Colibakterien, Enterokokken, Proteus, Staphylokokken oder Ureaplasmen, die nicht selten durch Blasenkatheter verschleppt werden oder nach dem Geschlechtsverkehr über die Harnröhre aufsteigen können (»Honeymoon-Zystitis«). Wegen der kurzen Harnröhre sind Frauen häufiger betroffen. Die Diagnose erfolgt durch Urintest.

Therapie: Schulmedizinisch werden bei bakterieller Zystitis je nach Beschwerdelage Antibiotika verordnet, die wegen Resistenzbildung zu häufigen Rückfällen führen können, da Antibiotika die Abwehr schwächen und die Schleimhautflora schädigen. Heilpflanzen mit antibiotischer Wirkung sind hier eine vielfach bewährte und verträglichere Alternative:

- Arnika (homöopathisch abschwellend bei Harnverhalten)
- Bärentraube (bakterielle Zystitis; auch bei blutigem Urin)
- Betonie (bei Harnverhalten)
- Goldrute (lindert Reizzustände nach Blasenentzündungen)
- Gundelrebe (bei eitrigem Harnröhrenausfluss)
- Kapuzinerkresse (pflanzliches Breitbandantibiotikum)
- Orthosiphon (Harndesinfiziens, auch bei blutigem Urin)
- Preiselbeere (Vorbeugemittel)
- Schafgarbe (bakterielle Blasenentzündung, auch bei blutigem Urin)
- Taubnessel (bei Harnröhrenreizung)
- Zinnkraut (bei chronischer Blasenentzündung, Blasenkrampf)

Blutarmut, Anämie, Eisenmangel

Definition: Eine Anämie liegt dann vor, wenn die Werte der roten Blutkörperchen (Erythrozyten), des Hämoglobins (Hb) und/oder des Hämatokrits unter die Norm gesunken sind. Je nach Ursache unterteilt man die Anämien in Schwangerschafts-, Tumor-, Infektions-, Mangelanämien usw. Bei Frauen spielen ursächlich meist eine verstärkte oder verlängerte Regelblutung eine Rolle, und nach Geburtsblutungen kommt es ebenfalls zu anämischen Zuständen. Sofern keine Blutungsneigung besteht, sollte an eine Nierenschwäche gedacht werden, die mit einem gestörten Erythropoetinprozess einhergehen kann.

Therapie: Schulmediziner füllen den Bluteisenspiegel mit Eisenpräparaten auf (z. B. mit Ferro-Sanol-Dragees). Doch Eisenpräparate werden von den betroffenen Frauen oftmals schlecht vertragen, so dass Stuhlverstopfung oder Darmkrämpfe auftreten können. In manchen Fällen sinkt der Eisenspiegel trotz wiederholter Eisenkuren immer wieder unter die Norm, weswegen es sich empfiehlt, materielle Eisenarzneien mit homöopathischem Eisen zu kombinieren, um die Eisenverwertung zu verbessern, beispielsweise Ferro Sanol und/oder Floradix-Kräuterblut plus Ferrum metallicum D6. Auch die Kombination mit Bitterstoffen (z. B. Weleda-Amara-Tropfen plus Ferrum ustum comp., Pulver) ist sinnvoll, da Bitterstoffe die Verdauungssäfte ins Fließen bringen und die Eisenresorption im Darm steigern. Bei Neigung zu Nierenschwäche (Leitsymptom kalte Füße!) und in der Schwangerschaft lässt sich die Blutbildung durch längerfristige Kupfergaben anregen (z. B. Cuprum metallicum D6). Aus dem Pflanzenreich kommen zur Behebung einer Blutarmut in erster Linie Bitterstoffdrogen wie etwa Benediktenkraut, Edelgamander, Enzian oder Tausendgüldenkraut in Frage und – falls nötig – blutflusshemmende Kräuter wie Blutwurz, Frauenmantel oder Hirtentäschel; und die volksmedizinischen Kardinalheilpflanzen gegen Blutarmut sind:

- Brennnessel (Eisenlieferant Nr. 1)
- Johanniskraut (volksmedizinisch, wegen des »Johannisbluts«)

Brustknoten, gutartige oder knotige Brustdrüsen, Mastopathie

Definition: knotige Verhärtung der Brustdrüse, die vor allem bei Frauen ab dem 35. Lebensjahr auftritt. Leitsymptome sind knotig-zystische Verhärtungen (»unruhiges Brustdrüsengewebe«) und Schmerzen der Brustdrüse, die sich meist vor der Regel verschlimmern. In seltenen Fällen kommt es zu Absonderungen von Milch aus der Brustwarze (Vorsicht: Arzt aufsuchen!). Als Ursache wird ein Ungleichgewicht zwischen Östrogenen und Gestagenen diskutiert. Familiäre Häufung kommt vor, und östrogenartige Umweltproblemstoffe scheinen als Auslöser ebenfalls eine Rolle zu spielen.

Therapie: Eine ausgeprägte Mastopathie gilt als Präkanzerose und ist als solche unbedingt behandlungsbedürftig. Wie beim Brustkrebs sollte auf Bügel-BHs verzichtet, aluminiumhaltige Deos sollten gemieden und tierische Fette in der Nahrung reduziert werden. Hilfreich sind Entgiftungskuren mit Gallen- (z. B. Solunat Nr. 8 [Hepatik]) und mit Lymphmitteln (z. B. Nestmann-Komplex Nr. 61 Conium) sowie eine homöopathische Konstitutionsbehandlung (z. B. Carcinominum, Conium oder Sepia). Bewährt hat sich auch die Dauereinnahme des Mastopathiemittels Magnesit/Mamma comp., Globuli von Wala. Ergänzend empfehlen sich folgende Heilpflanzen:

- Alant (allgemein krebsfeindlich und immunstimulierend)
- Frauenmantel (Universalheilpflanze bei Frauenleiden)
- Löwenzahn (leber- und lymphentlastend, Brustsalbe)
- Ringelblume (volksmedizinisch)
- Schierling (Schmerzlinderung, reduziert Knoten und Zysten)
- Zinnkraut (volksmedizinische Krebsprophylaxe)

Brustkrebs, Mammakarzinom (siehe auch Krebs)

Definition: häufigste Krebserkrankung bei Frauen, die meist zwischen dem 45. und 70. Lebensjahr ausbricht. Tritt in den meisten Fällen als schmerzloser Knoten (75 %) in Erscheinung, nur in etwa 10 Prozent schmerzt der Brustknoten. Verdacht auf Krebs besteht zunächst bei allen Brustknoten, bis deren Gutartigkeit bewiesen ist, insbesondere aber, wenn umschriebene Brustschwellungen bestehen, wenn die Brustwarzen eingezogen sind oder bei chronischen Achsellymphknotenschwellungen. Die meisten Knoten finden sich im oberen, äußeren Quadranten der Brust (bis zu 60 %), doch die Knoten können im gesamten Drüsenbereich auftreten. Die Unterteilung erfolgt nach Zellbefunden vor allem in nichtinvasive und in invasive Karzinome sowie je nach Größe und Ausdehnung des Geschehens.

Als Risikofaktoren werden angesehen: familiäre Belastung (vor allem Brustkrebs in der mütterlichen Erblinie), unbehandelte Krebsvorstufen wie die Mastopathie, Bügel-BHs (steigern das Brustkrebsrisiko um das 36fache!), hoher Konsum tierischer Fette (Sahne, Butter, Milchprodukte, fette Fleisch- und Wurstsorten) und aluminiumhaltige Deodorants (in den Lymphknoten von Brustkrebserkrankten fanden sich sehr hohe Aluminiumkonzentrationen).

Therapie: Je nach Größe und Ausdehnung des Tumorgeschehens ist eine eingeschränkte Brustoperation oder eine Totaloperation der Brustdrüse erforderlich, mit oder ohne nachfolgende Bestrahlung und/oder Chemotherapie. Die Stärke der Naturheilkunde liegt hier vor allem in der Begleitbehandlung und in der Rezidivprophylaxe. Wie bei jedem bösartigen Tumorgeschehen, so sollten auch bei Brustkrebs möglichst mehrere Maßnahmen des unter dem Stichwort Krebs aufgeführten 10-Punkte-Programms erwogen werden. Das Pflanzenreich bietet beispielsweise Unterstützung durch:

- Alant (krebsfeindlich)
- Frauenmantel (Seelenbalsam für die Weiblichkeit)
- Granatapfel (stark antioxidativ; Östrogenlieferant für danach)
- Kermesbeere (feuchte Umschläge bei Begleitentzündungen)
- Löwenzahn (leber- und lymphentlastend)
- Mariendistel (Leberentlastung; baut Pillenhormone, Toxine und Medikamente ab)
- Odermennig (krebsfeindlich, heimischer Grüntee-Ersatz)
- Ringelblume (Geschwürsheilpflanze des Pfarrer Kneipp)
- Schierling (Kardinalheilpflanze bei Brustknoten oder Drüsenkrebs, lokal schmerzlindernd)
- Storchschnabel (bei postoperativen Lymphödemen)
- Taigawurzel (Immunstimulans und Metastasenprophylaxe)
- Zinnkraut (volksmedizinisches Krebsheilmittel)

Brustspannen, Mastodynie

Definition: schmerzhaftes Spannungsgefühl in den Brüsten oder Brustschwellung, die sich meist in den Tagen vor der Regel verschlimmert oder auch dauerhaft bestehen kann. Früher wurde die leichteste Verlaufsform der Mastopathie als Mastodynie bezeichnet, heute zählt die Mastodynie zu den häufigen Beschwerden im Rahmen eines prämenstruellen Syndroms (PMS) und weist auf ein Ungleichgewicht zwischen Östrogenen und Gestagenen hin. Ein relativer Gestagenmangel führt vor allem in der zweiten Zyklushälfte dazu, dass die Brüste unter dem dann dominanten Östrogeneinfluss vermehrt Wasser einlagern, weshalb manche Frauen dann sogar einen größeren BH benötigen.

Therapie: Einige Frauenärzte verordnen bei ausgeprägten Beschwerden Hormone (z. B. Progesteroncreme). Empfehlenswert ist ferner eine Ernährungsumstellung (vor allem Reduzierung von tierischen Fetten und Milchprodukten) sowie eine deutliche Stressreduzierung im Alltag. Eine homöopathische Behandlung kann ebenfalls hilfreich sein (z. B. mit Konstitutionsmitteln wie Calcium carbonicum, Pulsatilla oder Sepia oder mit bewährten Komplexen wie etwa Mastodynon von Bionorica). Sofern die Beschwerden trotz Therapie andauern, sollten Prolaktin- und Schilddrüsenhormonspiegel geprüft werden, da eine Mastodynie häufig mit Schilddrüsenfehlfunktion oder Hyperprolaktinämie einhergeht. Ansonsten kommen alle gestagenartig wirkenden und prolaktinsenkenden Heilpflanzen in Frage:

- Frauenmantel (mildes Gelbkörperregulans)
- Mönchspfeffer (Kardinalmittel zur Gelbkörperregulation)
- Schafgarbe (Schmierblutungen vor der Regel)
- Tigerlilie (mildes Gelbkörperregulans)
- Wolfstrapp (bei Schilddrüsenfehlfunktion)
- Yamswurzel (teilsynthetisch zur Gelbkörperhormon-Ersatztherapie)

Bulimie, »Ess-Brech-Sucht«

Definition: relativ häufige Essstörung, die mit übermäßiger Nahrungszufuhr und anschließendem Erbrechen einhergeht. In der Regel findet sich eine schwierige familiäre Situation (z. B. eine overprotecting mother, eine »überbeschützende Mutter«). Die Bulimie kann allein oder als Folge einer Magersucht auftreten. Die »Fressattacken« erfolgen meist heimlich (suchttypisch). Meist wird nach einem Schub künstlich Erbrechen hervorgerufen, mit Abführmitteln oder durch Fasten das Gewicht kontrolliert. Erfahrungsgemäß verschlimmern sich die Attacken vor der Regel.

Therapie: Eine psychologische Betreuung ist ratsam (vor allem Gruppen- und Familientherapie). Sinnvoll ist eine gezielte Behandlung der Folgeerkrankungen wie etwa chronische Speiseröhrenentzündung nach häufigem Erbrechen oder Zyklusstörungen. Letztere lassen sich meist gut durch Heilpflanzen beeinflussen:

- Beifuß (Regelanomalien nach Bulimie, vor allem ausbleibende oder seltene Regel)
- Frauenmantel (gleicht hormonell aus, symbolisches Ja zum Frausein)
- Pulsatilla (homöopathisch, bei prämenstruellen Schüben)
- Mönchspfeffer (bei prämenstruellen Fressattacken)
- Tigerlilie (bei prämenstruellen Fressattacken)

Chlamydien

Definition: Chlamydien sind kleine Bakterien, die sich ähnlich wie Viren nur in den Zellen vermehren. Sie verursachen meist unerkannte Entzündungen von Harnröhre, Muttermund und Eileiter. Die Übertragung erfolgt durch Schmierinfektion und Geschlechtsverkehr. Typische Beschwerden sind Brennen beim Wasserlassen, Ausfluss aus der Harnröhre (Männer), vermehrter Ausfluss, Unterleibsbeschwerden und Schmerzen in der Lebergegend (Perihepatitis). Bei Kinderwunsch wird häufig zu einem Chlamydientest geraten (der jedoch relativ teuer ist), weil eine Infektion zu Eileiterverklebungen führen kann.

Therapie: Die Therapie muss durch Frauenärzte erfolgen. Eine antibiotische Partnerbehandlung ist unerlässlich. Zur Nachbehandlung empfehlen sich der Wiederaufbau der Darmflora (z. B. mit Lactobact [Omnifos]) und folgende Heilpflanzen:

- Angelika (Tee oder Extrakte bei Eileiterverklebung)
- Bärentraube (Extrakte bei Blasenbeschwerden)
- Knoblauch (antibiotische Nachkur)
- Taubnessel (Schleimhautsanierung)
- Teebaum (antibiotische Nachkur)
- Zinnkraut (bei chronischen Verlaufsformen)

Cystitis, siehe Blasenentzündung

Eierstockentzündung, Adnexitis, Oophoritis und Salpingitis

Definition: meist über die Eileiter aufsteigende oder seltener auf dem Lymph- und Blutweg fortgeleitete Infektion mit Bakterien, die zu Abszessbildung neigt.

Therapie: Bei drohender Blutvergiftung (Sepsis) oder bei akutem Abdomen (z. B. durch Bauchfellentzündung) ist eine Antibiotikatherapie erforderlich. In leichten Fällen, also ohne Fieber und ohne Bauchfellreizung, können nach Absprache mit dem behandelnden Frauenarzt entzündungswidrige Naturheilmittel versucht werden (z. B. Traumeel-Ampullen von Heel über den Ovarien subkutan injiziert; auch typische Sepsismittel der Homöopathie sind hilfreich, wie Lachesis D12, Mercurius D12 etc.). Folgende Heilpflanzen eignen sich zur Begleit- oder Nachbehandlung:

- Angelika (Nachbehandlung; bei Verklebungen)
- Arnika (D4 bis D6 oder C30, allgemein bei Entzündungen und Schwellungen)
- Frauenmantel (volksmedizinisches Eierstockmittel, Spülungen, Sitzbäder)
- Gundelrebe (verhütet Eiterbildung und baut Eiter ab)
- Kapuzinerkresse (pflanzliches Antibiotikum)
- Koloquinte (D2 bis D4 oder C30 zur Schmerzlinderung)
- Mönchspfeffer (Eierstockschwellung bei oder nach Entzündungen)
- Myrrhe (Sitzbad, Umschläge)
- Schafgarbe (Blutreinigerin, leitet Antibiotika aus)
- Taubnessel (volksmedizinisches Unterleibsmittel Nr. 1)
- Zinnkraut (vor allem bei chronischer Entzündung)

Eierstockzysten, Ovarialzysten, vgl. auch Endometriose und Ovarialsyndrom, polyzystisches (PCO)

Definition: Im Eierstock befindliche ein- oder mehrkammerige blasen- oder sackartige Geschwulst, die meist bindegewebig abgekapselt ist. Erfahrungsgemäß können je nach Zystenart ein mehr oder weniger ausgeprägtes Ziehen oder Stechen in den Eierstöcken, Neigung zu vermehrtem Ausfluss oder Schmierblutungen wegweisend sein. Doch oftmals sind Eierstockzysten völlig beschwerdefrei und nur Zufallsbefunde während einer Ultraschalluntersuchung. Man unterscheidet im Wesentlichen:

- *Funktionelle Follikelzysten, auch Retentionszysten genannt:* Dabei handelt es sich um eine Eizelle (Follikel), die nach ausbleibendem Eisprung auftreibt und bis zu tennisballgroß werden kann. Follikelzysten können rasch wachsen und sich innerhalb von 1 bis 2 Monaten von allein wieder zurückbilden. Sofern eine Follikelzyste platzt, kommt es zu mehr oder weniger heftigen Bauchschmerzen und Resorptionsfieber. In seltenen Fällen können innere Blutungen auftreten, weshalb manche Gynäkologen bei großen Zysten strenge Bettruhe und eine Operation empfehlen. Funktionelle Zysten sprechen jedoch meist gut an auf Homöopathika (z. B. Einzelgaben Medorrhinum D30 bis D200) sowie auf alternativmedizinische Maßnahmen (z. B. Kur mit Mucokehl-D3-Suppositorien rektal; Leberstärkung) und Heilpflanzen.

- *Corpus-luteum-Zyste:* Wenn durch Einblutungen ein zystisch veränderter und vergrößerter Gelbkörper entsteht, spricht man von einer Corpus-luteum-Zyste. Weil die Ausschüttung von Gelbkörperhormonen bei diesen Zysten langsamer abnimmt, kann der Eintritt der Regelblutung verzögert sein. Je nach Beschwerdelage wird hier ein operativer Eingriff erforderlich. Alternativ sollte man versuchen, diese Zyste durch auflösende Maßnahmen zurückzubilden (z. B. Kur mit Mucokehl-D3-Suppositorien rektal), und auch Heilpflanzen wie etwa Angelika, Arnika, Koloquinte und Zinnkraut ins Feld führen.
- *Teerzyste (siehe auch Endometriose):* Die Teer- oder Schokoladenzyste ist eine Endometriosezyste, die sich im Ultraschall dichter als andere Zysten darstellt, weil sie teerartig eingedickte Blutabbauprodukte als Folge von Einblutungen enthält.

Therapie: Je nach Art, Größe und Beschwerdelage werden Eierstockzysten operativ entfernt oder – bei hormonproduzierenden Zysten – auch auf hormonellem Weg beeinflusst (z. B. durch Unterdrückung des Eisprungs und »hormonelle Kastration« [frühzeitig eingeleitetes Klimakterium]). Alternativ können, sofern keine Gefahr der inneren Blutung und keine unerträglichen Beschwerden bestehen, alle bewährten Zystenmittel versucht werden (z. B. Magnesium sulf./Ovaria comp. von Wala, Mucokehl-D3-Zäpfchen von Sanum, Einzelgaben von 3 bis 5 Globuli Medorrhinum D30 bis D200 oder Apis C30). Aus dem Pflanzenreich kommen vor allem erwärmende, auflösende, schleimhautsanierende und strukturierende Kräuter in Frage:

- Angelika (regt den Eisprung an, löst kleinere Zysten auf)
- Arnika (allgemeines Resorptionsmittel)
- Frauenmantel (Universalheilpflanze bei Frauenleiden)
- Koloquinte (Spezifikum bei schmerzhaften Zysten)
- Mistel (Injektionskur bei großen Zysten oder Endometriose)
- Mönchspfeffer (zur Gelbkörperregulation)
- Schafgarbe (Reinigerin der Beckenorgane)
- Yamswurzel (teilsynthetisch zur Gelbkörperregulation)
- Zinnkraut (spendet Strukturkraft, Sitzbad)

Eisenmangel, siehe Blutarmut

Eiter, siehe Abszess

Ektopie, Ektopia cervicis (abgeleitet vom griechischen Wort éktopos [= »entfernt von seinem Ort liegend«])

Definition: Von einer Ektopie spricht man, wenn Gebärmutterschleimhaut auf den Muttermund übergreift und eben nicht nur innerhalb der Gebärmutter vorkommt. Das empfindliche Schleimhautgewebe entzündet sich außerhalb des Uterus leichter, weil die Scheide im Gegensatz zur Gebärmutter sauer und von Bakterien besiedelt ist. Eine leichte Ektopie kommt im gebärfähigen Alter relativ häufig vor und gibt keinen Anlass zu Besorgnis. Psychosomatiker sehen mit der Ektopie eine Abgrenzungsproblematik verknüpft.

Therapie: Je nach Schweregrad wird von Seiten der Schulmedizin mitunter auch die Entfernung bzw. Verödung der falsch platzierten Gewebe vorgeschlagen. Von den Heilpflanzen kommen vor allem entzündungswidrige Wundkräuter in Frage:

- Bingelkraut (Zäpfchen)
- Frauenmantel (einhüllende Schutzpflanze und Wundkraut)
- Gelbwurz, Kanadische (Lokaltherapie, z. B. Pinselung)
- Lavendel (Pflanze der Abgrenzung, entzündungswidrig)
- Myrrhe (lokale Entzündungsbehandlung)

Emmenagogum, menstruationsfördernde Heilpflanze

Definition: Unter einem Emmenagogum versteht man eine blutungsfördernde Heilpflanze. Die meisten Pflanzen mit harntreibender oder abführender Wirkung haben einen anregenden Einfluss auf die Menstruationsblutung.

Wichtig: Emmenagoga dürfen nicht in der Schwangerschaft oder bei Neigung zu starker oder verlängerter Blutung gebraucht werden!

Zu den emmenagogen Heilpflanzen zählen unter anderem:

- Beifuß (Kardinalpflanze, nach Antibabypille)
- Damiana (Eierstocktonikum)
- Eberraute (altes Abtreibungsmittel)
- Küchenschelle (volksmedizinisch)
- Liebstöckel (Emmenagogum der Hildegard von Bingen)
- Petersilie (altes Abtreibungsmittel)
- Poleiminze (alte Abtreibungspflanze)
- Raute (bei vorzeitigem Wechsel)
- Rainfarn (volksmedizinisch)
- Rosmarin (Aphrodisiakum, Tonikum und Emmenagogum)
- Thuja (alte Abtreibungspflanze)
- Wermut (alte Abtreibungspflanze)

Endometriose, verschlepptes Gebärmutterschleimhautgewebe

Definition: Bei einer Endometriose findet sich Schleimhaut des Uterus außerhalb der Gebärmutter, und diese wird in Abhängigkeit vom Zyklus hormonell stimuliert, was die typischen Beschwerden verursacht. Endometrioseherde können im gesamten Bauchraum vorkommen, finden sich häufig im Douglasraum zwischen Anus und Scheide, an den Eierstöcken oder am Eileiter und kommen auch in Operationsnarben vor. Die Ursachen sind weitgehend unbekannt, eine familiäre Häufung lässt sich beobachten. Möglicherweise gelangt die Gebärmutterschleimhaut während der Regelblutung in den freien Bauchraum oder wird auf andere Weise verschleppt (z. B. durch Operation). Diskutiert wird auch, ob vielleicht ein Autoimmunprozess an der Entstehung beteiligt sein könnte. Verdacht auf Endometriose besteht vor allem bei sehr starken Re-

gelkrämpfen, die mit Erbrechen und Stuhldrang einhergehen, sowie bei verstärkter oder verlängerter Regelblutung. Betroffen sind vor allem Frauen ab 30. Bei Endometriose besteht meist eine verringerte Empfängnisfähigkeit.
Therapie: Je nach ihrer Lage und Größe und in Abhängigkeit von den Beschwerden gilt die operative Entfernung der Endometrioseherde als Therapie der Wahl. Allerdings kommt es in bis zu 80 Prozent zu Rezidiven innerhalb der ersten 3 Jahre nach der Operation. Tritt in dieser Zeit eine Schwangerschaft ein, so trägt dies zur Heilung bei, bzw. eine Schwangerschaft beugt einem Wiederauftreten vor. Eine ganzheitliche Behandlung mit Homöopathika, anthroposophischen Komplexen, Nosodentherapie und Heilpflanzen ist ratsam, um die Rückfallquote zu senken:
- Angelika (allgemein bei Zysten)
- Arnika (vor und nach Operationen)
- Frauenmantel (Universalheilpflanze bei Frauenleiden)
- Koloquinte (Spezifikum bei schmerzhaften Zysten)
- Mistel (Injektionskur bei Tumorleiden)
- Veilchen (Baucheinreibung, vorbeugend oder bei Narbenendometriose)
- Yamswurzel (teilsynthetisch zur Gelbkörperhormonsubstitution)

Essstörungen, siehe Anorexie oder Bulimie

Fehlgeburt, Abort
Definition: Unter einer Fehl- oder Frühgeburt versteht man die vorzeitige Beendigung einer Schwangerschaft durch Ausstoßung der Leibesfrucht. Hauptursachen sind Erbgutschäden, Gelbkörperschwäche, Blutgerinnungsstörungen, Autoimmunsowie Schilddrüsenleiden. Auch Folsäuremangel, Entzündungen oder Myome können Fehlgeburten begünstigen.
Therapie: Vor allem bei wiederholten Fehlgeburten sollten Autoimmunerkrankungen, Schilddrüsenstörungen, Gelbkörperschwäche oder Blutgerinnungsstörungen abgeklärt und nötigenfalls gezielt behandelt werden. Die schulmedizinische Therapie der Wahl besteht in der vorbeugenden Verabreichung von hoch dosierter Folsäure und Gelbkörperhormonpräparaten (z. B. Utrogest) sowie in Heparin-Injektionen und Aspirin, um die Mikrodurchblutung zu gewährleisten. Ferner bewährt sich hoch dosiertes Magnesium (z. B. Magnerot classic, dreimal 2 Kautabletten oder als Infusion) und eine Sanierung des Scheidenmilieus (z. B. Lokaltherapie mit Vagiflor oder Döderlein med). Ergänzend zu den medizinisch notwendigen Maßnahmen kommen Heilpflanzen zum Einsatz:
- Arnika (homöopathisch, D6 oder C30 bei Blutung nach Überanstrengung)
- Frauenmantel (volksmedizinisches Kardinalmittel)
- Frauenwurzel (homöopathisch, Erschöpfung und wehenartige Schmerzen)
- Berberitze (homöopathisch, Nierenschwäche und Neigung zu Fehlgeburten)
- Keimzumpe (frühzeitige Wehen)
- Küchenschelle (homöopathisch, Fehlgeburtsneigung, Drang, als ob Regel kommen wolle)
- Sadebaum (homöopathisch, Tröpfchenblutung und Unterleibsschmerz)
- Schneeball, Gemeiner (D2 bis D4, bei Endometriose, auch bei Totgeburt im 8./9. Monat)

Fettsucht, Adipositas
Definition: Die Fettleibigkeit hat ihre Ursache vor allem in einem gestörten Stoffwechsel. Besonders bei Grunderkrankungen wie etwa Blutzucker (Diabetes) oder bei Drüsenschwäche, Schilddrüsenunterfunktion, aber auch hypophysär bedingt nach Operationen oder infolge von Medikamentenkonsum (z. B. Antibabypille) kann es zu einer Zunahme des Fettgewebes kommen.
Therapie: Weil die Hauptursache einer Fettsucht in einem gestörten Stoffwechsel liegt, ist eine Regulation der Schilddrüse, die als Stoffwechselorgan Nr. 1 gilt, durch erfahrene Therapeuten meist unumgänglich. Gleichzeitig sollte eine konsequente Umstellung der Lebensgewohnheiten erfolgen, z. B. regelmäßige Bewegung und sportliche Betätigung, Umstellung auf ballaststoffreiche und überwiegend vegetarische Kost (wenig Süßes, wenig tierische Fette und Milchprodukte usw.). Außerdem bewähren sich regelmäßige Akupunktursitzungen zur Anregung des Stoffwechsels sowie zur gezielten Behandlung einer Zuckersucht, auch eine Darmsanierung (z. B. mit Schwedenbitter oder/und Prosymbioflor, Symbioflor I und II) und eine langfristige Leberstärkung (z. B. mit Solunat Nr. 8 [Hepatik]) zeitigen gute Erfolge. Ergänzend kommen folgende Stoffwechselpflanzen zur Anwendung:
- Beifuß (hypophysäre Fettsucht, nach Antibabypille oder hormoneller Überstimulation)
- Blasentang (bei Schilddrüsenunterfunktion)
- Brennnessel (liefert Eisen und aktiviert den Stoffwechsel)
- Küchenschelle (zyklusabhängige Essattacken und hypophysäre Fettsucht)
- Liebstöckel (bei Neigung zu Wassereinlagerungen)
- Löwenzahn (Reiniger der Bauchorgane, Stoffwechselpflanze Nr. 1)
- Schafgarbe (Blutreiniger und Entsäuerungspflanze)
- Silbermantel (volksmedizinisch bei hormonell bedingter Fettsucht)

Fissuren, siehe Analfissuren, vgl. auch Scheidenrhagaden

Fluor albus, Ausfluss, Weißfluss
Definition: vor allem bei jungen Mädchen vermehrt gebildetes, milchig weißliches Scheidensekret, das nicht auf einen entzündlichen Prozess zurückzuführen ist. Stress oder Östrogenmangel können ursächlich sein. Vermehrter hühnereiweißartiger oder reichlich dünnflüssiger Ausfluss kann außerdem auf Zysten und/oder einen Testosteronüberschuss hindeuten.
Therapie: laut gängiger Gynäkologenmeinung nicht behandlungsbedürftig. Sofern Zysten und erhöhter Testosteronspiegel vorhanden sind, können Zystenmittel wie etwa Magnesium sulf./Ovaria comp., Globuli von Wala, versucht werden. Ferner ist es hilfreich, Stress zu reduzieren und verschleimende Nahrungsmittel wie Wurst oder Milchprodukte zu meiden. Bewährte Heilpflanzen bei Ausfluss sind:

- Frauenmantel (Hauptmittel, auch bei Zysten)
- Gänsefingerkraut (volksmedizinisch, Spülung)
- Gelbwurz, Kanadische (gelblicher Fluor)
- Kamille (hartnäckiger Fluor)
- Odermennig (hartnäckiger Fluor)
- Taubnessel (volksmedizinisches Kardinalmittel)
- Walnuss (chronischer Fluor, Spülung)

Fluor genitalis, Leukorrhoe, entzündlich bedingter Ausfluss

Definition: Im Gegensatz zum Weißfluss beruht ein Fluor genitalis auf einem entzündlichen Geschehen. Der Ausfluss ist dann vielleicht juckend, wundmachend, schaumig oder hat einen unangenehmen Geruch, und im Abstrich finden sich möglicherweise Bakterien wie Gardnerellen oder Pilze wie etwa Candida albicans.

Therapie: Je nach Ursache verordnen Frauenärzte antibiotische oder antimykotische Cremes oder Vaginalzäpfchen; vor allem bei Chlamydien- oder Trichomonadenfluor ist wegen des Pingpongeffekts eine Partnerbehandlung sinnvoll. Zur Therapie leichter bakterieller Infektionen haben sich Kuren mit Majorana-Vaginalgel von Wala oder mit Majorana/Melissa-Vaginaltabletten oder -Zäpfchen von Weleda bewährt. Zur Begleitbehandlung oder zur Nachkur nach der Gabe von Antibiotika oder schulmedizinischen Pilzmitteln empfehlen sich:

- Aloe (leicht pilzfeindlich, Vaginalpflege)
- Frauenmantel (mild antibakteriell, antiviral und pilzfeindlich)
- Gelbwurz, Kanadische (antiviral)
- Kamille (antibakteriell, pilzfeindlich, auch wirksam gegen Staphylokokken)
- Kapuzinerkresse (pflanzliches Breitbandantibiotikum)
- Knoblauch (pflanzliches Breitbandantibiotikum)
- Lavendel (mild pilzfeindlich)
- Majoran (antibakteriell, stark pilzfeindlich)
- Myrrhe (antibiotisch, antiviral, antimykotisch)
- Rose (antimikrobiell, Vaginalpflege)
- Sanikel (antibakteriell, antiviral; speziell bei Gardnerellen)
- Schafgarbe (vor allem antibakteriell und pilzfeindlich)
- Taubnessel (regenerierende Nachkur)
- Teebaum (aromatherapeutisches Breitbandantibiotikum)
- Walnuss (vor allem antimykotisch)

Frigidität, Geschlechtskälte (vom lateinischen frigidus [= »kalt, kühl«])

Definition: veraltete, aber dennoch gebräuchliche Bezeichnung für verminderten Geschlechtstrieb. Betroffene Frauen und Männer berichten häufig über Kältezustände im Becken oder Gesäß, die mit Libidoschwäche oder -verlust einhergehen. Psychische Ursachen sind meist Dauerstress, Ängste, besonders Existenz- und Versagensängste sowie Sorgen. Körperliche Ursachen sind etwa Schilddrüsenfehlfunktion oder ein ausgeprägter Östrogenmangel. Heute zählt man zu den sexuellen Funktionsstörungen auch Orgasmusstörungen (Anorgasmie) hinzu. Diese haben auf der seelischen Ebene vor allem mit Kontrollzwang zu tun, denn den Betroffenen bereitet es meist Probleme loszulassen. Andererseits ist ein dauerhaft ausbleibender Orgasmus auch Ausdruck sexueller Disharmonie eines Paares, nicht selten infolge von frühzeitigem Samenerguss des Mannes. Auf der körperlichen Ebene mangelt es den Frauen mit Orgasmusstörungen zuweilen an Eisen und somit an Angriffslust und sexuellem Initiativgeist.

Therapie: Schulmediziner verordnen den betroffenen Frauen meist Östrogene, den Männern die entsprechenden sexuellen Stimulanzien wie Viagra oder das viel verträglichere Levitra. Hilfreich sind angeleitete Gespräche (z. B. professionelle psychologische Sexualberatung), Tantra, Luna-Yoga, Hormon-Yoga usw. Weil Sexlust bekanntlich im Kopf entsteht, sollte auch erotische Literatur empfohlen werden. Nicht zuletzt können aphrodisierende und hormonell stimulierende Heilpflanzen das Liebesleben anfeuern:

- Aloe (Gel als Gleitmittel bei Scheidentrockenheit)
- Angelika (Tees/Extrakte erwärmen den Unterleib)
- Brennnessel (Eisenpflanze, weckt die Amazone)
- Damiana (Sexualtonikum der Maya)
- Frauenmantel (volksmedizinisches Gebärmuttertonikum)
- Ginseng (allgemeines Kräftigungsmittel und Sexualtonikum)
- Granatapfel (bei Östrogenmangel)
- Liebstöckel (bei Nierenschwäche)
- Muskatellersalbei (Aromapflanze, wirkt mild östrogenisierend)
- Rose (allgemein zur Yoni-Heilung)
- Rosmarin (erwärmt die Beckenorgane)
- Shatavari (ayurvedisches Sexualtonikum)
- Silberkerze (bei Östrogenmangel)

Gebärmutterkrebs, Korpuskarzinom, Zervixkarzinom, vgl. auch Pap-Test und Papillomaviren

Definition: Man unterscheidet im Wesentlichen zwischen dem Korpus- und dem Zervixkarzinom:

- Das Korpus- oder Endometriumkarzinom ist ein überwiegend nach der Menopause auftretender bösartiger Tumor, der von der Gebärmutterschleimhaut ausgeht und familiär gehäuft vorkommen kann; das heißt, bei Gebärmutterschleimhautkrebs in der mütterlichen Linie besteht für die weiblichen Nachkommen ein erhöhtes Erkrankungsrisiko. Auch kann diese Krebsart von einer östrogenen Überstimulation ausgelöst werden, zum Beispiel wird die Krebsentstehung durch eine Hormonersatztherapie begünstigt, oder die Gebärmutterschleimhaut wird bei Fettsucht durch körpereigene Östrogene überstimuliert – bzw. durch östrogenartige Umweltproblemstoffe (z. B. DDT).
- Das Zervixkarzinom (Gebärmutterhalskrebs) tritt häufig schon bei jüngeren Frauen auf und kann sowohl den Gebärmutterhals als auch nur den Muttermund (Zervix) befallen. Der Krebserkrankung gehen meist (Jahre bis Jahrzehnte zurückliegende) Infektionen mit Papillomaviren voran.

Eine Zytologenweisheit besagt, das Korpuskarzinom sei der Krebs der Nonnen, das Zervixkarzinom der Krebs der Huren. Damit soll ausgedrückt werden, dass Letzteres häufig mit Vi-

rusinfektionen einhergeht, die durch Geschlechtsverkehr übertragen werden, und dass Geburten einen gewissen Schutz vor dem Korpuskarzinom bieten sollen. Doch bei entsprechender Disposition schützen selbst Geburten nicht vor der einen Krebsart, und auch monogam lebende Frauen können an Muttermundkrebs erkranken.
Verdacht auf Gebärmutterkrebs besteht vor allem bei Blutungsanomalien (z. B. Dauer-, Schmier-, Zwischen- und Kontaktblutungen, bei verlängerter oder verstärkter Regelblutung), weshalb diese stets gynäkologisch abgeklärt werden sollten.
Therapie: Je nach Erkrankungsstadium und -art werden operative Eingriffe mit oder ohne Strahlen- und/oder Hormontherapie erforderlich. Neben den schulmedizinisch notwendigen kommen alle immunmodulierenden Maßnahmen in Frage (siehe das 10-Punkte-Programm bei Krebs). Heilpflanzen lindern Begleitbeschwerden wie etwa Strahlendermatitis und postoperative Ödeme, senken aber auch das Rückfallrisiko:
- Benediktenkraut (volksmedizinische Geschwürs- und Krebsheilpflanze)
- Frauenmantel (Seelenbalsam für die Weiblichkeit)
- Gelbwurz, Kanadische (bei Muttermundgeschwüren)
- Gundelrebe (Blutreinigerin und Lymphheilpflanze)
- Löwenzahn (Leber- und Lymphentlastung)
- Mistel (Injektionskur, Spezifikum bei Tumorleiden)
- Odermennig (krebsfeindlich, heimischer Grüntee-Ersatz)
- Ringelblume (Wundheilerin, Krebsheilpflanze)
- Sanddorn (liefert krebsfeindliches Provitamin A)
- Taigawurzel (Immunstimulans)
- Zinnkraut (volksmedizinisches Krebsmittel)

Gebärmutterpolypen, meist gutartige Gebärmutterschleimhautwucherung (Korpusadenom)
Definition: Je nach Sitz unterscheidet man zwischen Korpus- (Gebärmutterhals-) oder Zervix-(Muttermund-)Polyp. Ersterer wird meist nur beim vaginalen Ultraschall entdeckt. Letzterer kann aus dem Muttermund herausragen und eventuell ertastet werden oder Schmerzen beim Verkehr sowie Kontaktblutungen verursachen. Leitsymptome sind Gebärmutter- und Kontaktblutungen, blutiger Ausfluss sowie Schmerzen. Polypen begünstigen chronische Entzündungen.
Therapie: Die meisten Frauenärzte raten wegen der Gefahr einer Entartung zur operativen Entfernung der Polypen (Kürettage). Aus ganzheitlicher Sicht gehören Polypen wie auch Myome oder Zysten zur sogenannten Sykosis (Neigung zu Wucherungen im Haut-/Schleimhautbereich), die sich auf mehreren Ebenen angehen lässt. Die Therapie besteht zum einen in der Entzündungsbekämpfung, zum anderen in einer Ernährungsumstellung (Sahne, Milch, Butter, fette Fleischsorten und Wurst fördern die Sykosis), und nicht zuletzt beugt man durch eine homöopathische Konstitutionsbehandlung einem Rezidiv vor (Polypenmittel sind z. B. Phosphorus D12 oder C30, Thuja D12 oder C30, Medorrhinum C30). Auch folgende Heilpflanzen können ins Feld geführt werden:
- Blutwurz, Kanadische (Kardinalmittel bei Polypen)
- Frauenmantel (Universalheilmittel bei Frauenleiden)
- Gelbwurz, kanadische (Bepinseln, Muttermundpolypen)
- Sanikel (volksmedizinisches Polypenmittel)
- Schafgarbe (Sitzbäder bei Blutungsneigung)
- Thuja (homöopathisch)
- Zinnkraut (spendet Strukturkraft)

Gebärmuttersenkung, Descensus uteri
Definition: Senkung der Gebärmutter infolge von Bindegewebsschwäche oder infolge einer mangelhaften Rückbildung insbesondere nach mehrfachen Geburten. Die betroffenen Frauen klagen am häufigsten über Harnblasenbeschwerden wie etwa Reizblase.
Therapie: Je nach Schweregrad und persönlichem Leidensdruck kann eine Senkung bzw. ein Vorfall der Gebärmutter auch operativ korrigiert werden. Bei leichter bis mittelschwerer Senkung ist vor allem Beckenbodengymnastik hilfreich. Nützlich sind Kuren mit Senecio comp., Zäpfchen von Wala, und Bindegewebsmittel wie »metasilicea« von meta Fackler. Auch Schüßlersalze wie Calcium fluoratum D6 bis D12 und Silicea D6 bis D12 haben sich bewährt, ebenso wie das homöopathische Frauenmittel Sepia (D12 bis C30), deren Leitsymptom unfreiwilliger Harnabgang ist. Außerdem lässt sich das Bindegewebe langfristig durch kieselsäurehaltige Kräuter und Leberpflanzen straffen:
- Frauenmantel (volksmedizinisches Gebärmuttertonikum)
- Gänseblümchen (fördert Rückbildung nach der Geburt)
- Gänsefingerkraut (bindegewebsstraffende Sitzbäder)
- Kreuzkraut (Hauptmittel bei Senkung und Reizblase)
- Mariendistel (Bindegewebskräftigung über die Leber)
- Silbermantel (Gebärmuttertonikum)
- Zinnkraut (Sitzbäder)

Geburtsvorbereitung, vgl. auch Wehenschwäche
Definition: Weil eine Geburt ein natürlicher Vorgang ist, bedarf es auch nicht zwingend einer Behandlung. Doch spätestens in den letzten 6 Schwangerschaftswochen sollten Geburt und Wochenbett geplant und vorbereitet werden. Sehr umfassend ist die Beratung durch Hausgeburtshebammen, durch niedergelassene Hebammen oder die regelmäßige Kontaktaufnahme mit dem Hebammenteam in der voraussichtlichen Geburtsklinik. In den letzten Wochen vor dem großen Ereignis sollte die werdende Mutter allmählich zur Ruhe kommen, etwas Energie für Geburt und Wochenbett tanken, die Ankunft des neuen Erdenbürgers vorbereiten und sich eine Hausgeburts- oder Reiseapotheke für die Klinikgeburt zusammenstellen, damit es eben nicht zu Komplikationen wie etwa zu einem Notkaiserschnitt kommt.
Therapie: Ab den ersten Wehen sollte sich die Frau von einer Hebamme betreuen lassen, die den Geburtsverlauf und mögliche Gefahren für Mutter oder Kind beurteilen kann. Zur Geburtsvorbereitung und -erleichterung haben sich folgende Methoden und Arzneien bewährt:
- *Akupunktur:* hat einen ungestörten Energiefluss zum Ziel. Durch Stimulation bestimmter Akupunkturpunkte kann das Kind in die richtige Lage gebracht werden.

- *Osteopathie:* sorgt für Ordnung im Bauch- und Beckenraum und trägt im Vorfeld dazu bei, dass das Baby im Mutterbauch die richtige Lage einnimmt.
- *Atemübungen:* bewährte Unterstützung der Wehentätigkeit.
- *Homöopathie:* kann nicht nur die Hormone und den Seelenzustand der werdenden Mutter günstig beeinflussen, sondern hilft auch bei Übertragung (z. B. Ignatia C30, bewährt bei Erstgebärenden), bei zu straffem Muttermund (z. B. Gelsemium D4 bis D6 oder C30, auch bei Lampenfieber), bei starken Blutverlusten (z. B. Arnica C30) usw.

Die Hausapotheke für Hausgeburten wie auch die Reiseapotheke für Klinikgebärende sollte neben den bewährten Homöopathika folgende Heilpflanzen bzw. Zubereitungen enthalten:

- Arnika (Arnica C30 stillt Geburtsblutungen)
- Beifuß (Beifußwein oder -tinktur regen die Wehentätigkeit an und treiben die Nachgeburt aus)
- Eisenkraut (Tee oder Urtinktur regen die Wehentätigkeit an)
- Frauenmantel (Tee oder Urtinktur kräftigen die Geburtsorgane; Wochenbettmittel Nr. 1)
- Frauenwurzel (Caulophyllum D2 bis D6 bei Wehenschwäche)
- Gänseblümchen (»Arnika der Gebärmutter«, fördert die Rückbildung)
- Himbeere (Tee macht den Muttermund weich, verhütet Dammschnitte)
- Hirtentäschel (Urtinktur treibt Nachgeburt aus, stoppt Blutungen, regt Wochenfluss an)
- Kaffee (zum Bestreichen, verhütet Dammrisse und -schnitte)
- Keimzumpe (Bryophyllum-Pulver rhythmisiert die Wehen)
- Küchenschelle (Pulsatilla D6 ist geburtserleichternd, C30 bringt das Kind in die richtige Lage)
- Rainfarn (Räucherung öffnet den Geburtsschoß)
- Silberkerze (D3 bis D4 zur Geburtseinleitung, nimmt Angst)

Gelbkörperschwäche, Corpus-luteum-Insuffizienz

Definition: Funktionsschwäche des Gelbkörpers (Corpus luteum), die mit erniedrigtem Progesteronspiegel einhergeht. Leitsymptome sind eine verkürzte Gelbkörperphase (z. B. weniger als 8 erhöhte Werte in der Temperaturkurve), Neigung zu eher kurzen Zyklen (z. B. meist kürzer als 24 Tage) und treppchenförmigem Temperaturanstieg in den Tagen nach dem Eisprung. Eine Gelbkörperschwäche führt zu mangelhaftem Umbau der Gebärmutterschleimhaut, so dass eine befruchtete Eizelle sich nur schwer einnisten kann. Die Corpus-luteum-Insuffizienz zählt daher zu den häufigsten Ursachen für ungewollte Kinderlosigkeit und tritt in der Regel ab dem 30. Lebensjahr gehäuft auf.

Therapie: Aus schulmedizinischer Sicht gilt bei Kinderwunsch die Anregung des Eisprungs und die nachfolgende Verabreichung von Gestagenen (z. B. Utrogest) als Therapie der Wahl. Aus ganzheitlicher Sicht handelt es sich um eine erste hormonelle Alterungserscheinung, die sich durch östrogenisierende Maßnahmen regulieren lässt (z. B. Silberarzneien wie Ovaria comp., Globuli oder Ampullen von Wala, in der ersten Zyklushälfte und gelbkörperregulierende Arzneien wie Melissa/Phosphorus comp., Mischung von Weleda, in der zweiten Zyklushälfte). Hilfreich ist oftmals auch eine Konstitutionsbehandlung (z. B. mit Pulsatilla). Außerdem kommen folgende Kräuter in Frage:

- Angelika (regt die Keimdrüsentätigkeit an)
- Damiana (regt die Keimdrüsentätigkeit an)
- Eisenkraut (regt den Eisprung an)
- Frauenmantel (mild gelbkörperregulierend)
- Küchenschelle (homöopathisches Kardinalmittel bei Gelbkörperschwäche)
- Mönchspfeffer (pflanzliches Hauptmittel zur Gelbkörperregulation)
- Schafgarbe (bei Neigung zu Zwischenblutungen)
- Tigerlilie (wirkt leicht gestagenartig)
- Yamswurzel (teilsynthetisch zur Hormonersatztherapie)

Harninkontinenz, unfreiwilliger Harnabgang, Incontinentia urinae

Definition: das Unvermögen, einen Harnabgang willkürlich aufzuhalten. Die meisten Betroffenen klagen über unfreiwilligen Harnabgang durch Husten, Niesen, Pressen oder bei Bewegung und Erschütterung. Ursächlich spielen vor allem eine ererbte oder durch Geburten erworbene Bindegewebsschwäche eine Rolle. Auch nach Blasenentzündungen oder dem Einsatz eines Katheters sowie im Rahmen von Geschlechtskrankheiten kommt es zu unwillkürlichem Harnabgang.

Therapie: Empfehlenswert ist vor allem Beckenbodengymnastik in Kombination mit einer tiefgreifenden Bindegewebskräftigung. Letztere erfolgt in erster Linie durch Dauereinnahme von Leberheilmitteln (z. B. Solunat Nr. 8 [Hepatik] und/oder »metasilicea« von meta Fackler), allein oder zusammen mit Schüßlersalzen wie etwa Calcium fluoratum D6. Ergänzend sind auch regelmäßige Osteopathiebehandlungen und Homöopathie erfolgversprechend (z. B. Sepia D12 bis D30 oder C30). Hilfreich sind folgende Heilkräuter:

- Bärentraube (bei und nach Blasenentzündungen oder Katheteranwendung)
- Bingelkraut (bei und nach Blasenentzündungen, nach Gonorrhoe)
- Goldrute (Kardinalmittel bei Reizblase)
- Kreuzkraut (homöopathisch bei Senkungsbeschwerden)
- Weidenröschen (volksmedizinisches Reizblasenmittel Nr. 1)
- Schierling (homöopathisch bei Sphinkterlähmung)
- Zinnkraut (allgemeine Bindegewebskräftigung)

Herpes genitalis, infektiöser Bläschenausschlag

Definition: Infektion mit Herpes-simplex-Viren, die mit typischen Beschwerden wie etwa Juckreiz, Spannungsgefühl und meist starken Schmerzen der betroffenen Hautgebiete sowie einem Bläschenausschlag am Scheideneingang (Vulvovaginitis herpetica) einhergeht. Der Virusnachweis ist meist schwer zu erbringen. Vorhandene Herpesinfektionen flammen gern unter Stress, vor der Regel, in der Schwangerschaft oder ab dem Wechsel wieder auf.

Therapie: Die Behandlung darf nur ein Arzt durchführen. Schulmedizinisch führt man bei Herpesinfektionen Virostatika (z. B. Aciclovir) ins Feld. Die Naturheilkunde verfügt über ebenso wirksame Alternativen (z. B. Engystol-Tabletten oder -Ampullen von Heel und/oder Nosode Herpes simplex D30). Aus dem Pflanzenreich kommen in Frage:
- Frauenmantel (antivirale Lokaltherapie)
- Bingelkraut (antivirale Lokaltherapie)
- Melisse (antiviral; Salben oder Sitzbäder eignen sich auch für Schwangere)
- Myrrhe (in Zäpfchenform)
- Sonnenhut (innerlich und äußerlich)
- Storchschnabel (Lokaltherapie)
- Taigawurzel (innerlich zur Abwehrsteigerung)
- Thuja (äußerlich und homöopathisch)
- Walnuss (antivirale und austrocknende Sitzbäder)

Honeymoon-Zystitis, siehe auch Blasenentzündung
Definition: meist bakteriell bedingte Blasenentzündung, die insbesondere bei »frisch Vermählten« oder auch nach Partnerwechsel auftritt und meist einige Stunden bis 1 oder 2 Tage nach dem Geschlechtsverkehr aufflammt.
Therapie: Sofern es nach Partnerwechsel zu ständigen Blasenentzündungen nach dem Koitus kommt, ist eine antibiotische Partnerbehandlung zu erwägen. Sonst genügt meist die Genitalhygiene des Mannes vor dem Verkehr (unbedingt unter der Vorhaut waschen). Sinnvoll erscheinen hier auch harnwegsreinigende Maßnahmen beim Mann (z. B. 2 bis 4 Wochen lang Blasentees und Proscenat spag., Tropfen von Pekana). Das Hauptmittel der Homöopathie bei Honeymoon-Zystitis ist Staphisagria (z. B. häufige Gaben der Staphisagria D4, etwa drei- bis fünfmal täglich 10 Globuli und Einzel- oder Zwischengaben der Staphisagria C30).
Weiteres zur Therapie und empfohlene Pflanzenheilmittel finden Sie unter dem Stichwort Blasenentzündung.

Hyperhidrosis, Schweißneigung
Definition: meist in den Wechseljahren oder infolge hormoneller Störungen wie etwa bei Schilddrüsenüberfunktion auftretende vermehrte Schweißneigung. Aus ganzheitlicher Sicht handelt es sich um einen Entgiftungsprozess und eine Selbstregulation, die gezielt unterstützt werden sollte (z. B. durch Auffüllen der Mineralverluste).
Therapie: Je nach Leidensdruck der betroffenen Frauen werden von Frauenärzten zur Linderung Hormonpräparate eingesetzt. Zuvor sollte jedoch geklärt werden, ob nicht eine Überdosierung von Jod oder Schilddrüsenhormonen vorliegt. Sinnvoll ist auch eine Kontrolle der Schilddrüsenwerte (TSH, T3/T4), da vor allem eine Hyperthyreose gern mit Hitzeunverträglichkeit und erhöhter Schweißneigung einhergeht. Hilfreich ist der Verzicht von coffeinhaltigen Stimulanzien wie Kaffee oder Schwarztee. Aus dem Pflanzenreich kommen vor allem östrogenartig wirkende Heilpflanzen und schilddrüsenregulierende Kräuter in Frage:
- Besenginster (bei Östrogenmangel)
- Brennnessel (bei Eisenmangel)
- Färberginster (bei Östrogenmangel)
- Granatapfel (bei Östrogenmangel)
- Hopfen (volksmedizinischer Schweißhemmer)
- Melisse (bei Erregbarkeit)
- Rotklee (bei Östrogenmangel)
- Salbei (innerlich und äußerlich schweißhemmend)
- Silberkerze (bei Östrogenmangel)
- Soja (bei Östrogenmangel)
- Walnuss (volksmedizinisch als Tee)
- Wolfstrapp (bei Schilddrüsenüberfunktion)

Keloid, Wulstnarbe
Definition: meist derbe, wulstartige Bindegewebswucherung, die nach Verletzungen oder Operationen am Narbengewebe entstehen kann. Einerseits kann eine Neigung zu Narbenwucherungen bestehen, andererseits wird ein Keloid mitunter auch durch allergische Reaktionen auf das Nahtmaterial begünstigt. Bei starken Narbenschmerzen besteht Verdacht auf Endometriose im Narbengewebe.
Therapie: Bei postoperativen Beschwerden wie etwa Narbenzug nach Bauchoperationen oder auch bei Narbenschmerzen helfen folgende Heilpflanzen:
- Angelika (erwärmt und löst auf, innerlich bei Narbenzug)
- Johanniskraut (Rotöl zur Narbenpflege)
- Myrrhe (bei veralteten Narben)
- Ringelblume (auch bei frischen OP-Narben)
- Veilchen (Narbenpflege, Narbenendometriose)

Klimakterium, Wechseljahre (vom griechischen klimaktér [= »Stufe, gefährlicher Lebensabschnitt«])
Definition: Das Klimakterium bezeichnet den Übergang von der fruchtbaren Lebensphase der Frau in den unfruchtbaren Lebensabschnitt (Senium). Diese Phase ist geprägt durch das allmähliche Erlöschen der Eierstockfunktion. Die Wechseljahre können bis zu 10 Jahre vor der Menopause beginnen und sind durch ein Absinken des Östrogenspiegels im Blut sowie einen Anstieg der Hypophysenhormone (FSH) gekennzeichnet. Die hormonelle Situation der klimakterischen Frau stellt sich wie folgt dar:
- *Gelbkörpermangel:* Vor allem im Präklimakterium, also ab dem 35. bis 40. Lebensjahr, werden die Eisprünge immer seltener oder bleiben ganz aus, was eine ungenügende Gelbkörperhormonbildung mit verkürzten Zyklen und prämenstruellen Beschwerden wie Brustschwellung oder Schmierblutungen vor der Regel zur Folge haben kann.
- *Östrogenmangel:* Durch das Absinken der weiblichen Sexualhormone kommt es vor allem zu Beschwerden wie etwa Scheidentrockenheit, Libidoverlust, Antriebslosigkeit und depressiver Verstimmung. Der Körper gewöhnt sich allerdings im Lauf der Zeit an den niedrigeren Östrogenspiegel. Dieser hat jedoch weitreichende Auswirkungen auf den übrigen Hormonhaushalt. Er hat beispielsweise zur Folge, dass die Hypophyse durch vermehrte Ausschüttung von FSH (Follikel stimulierendes Hormon) die Eierstocktätigkeit anzuregen versucht.

  Auch latente Schilddrüsenfehlfunktionen treten durch

den Östrogenmangel deutlicher in Erscheinung, unter anderem weil FSH dem TSH strukturell ähnlich ist und daher die Bildung von Schilddrüsenhormonen mit anregt. Darüber hinaus beeinflussen Östrogene die Bildung von Hormonbindungsglobulinen. Anzeichen einer gestörten Schilddrüsenfunktion sind unter anderem starke Hitzewallungen oder Hitzeunverträglichkeit, Schweißausbrüche, innere Unruhe, Reizbarkeit und massive Schlafstörungen.

- *Androgenüberschuss:* Weil in den Eierstöcken zuvor auch männliche Hormone (Androgene) zu Östrogenen umgebaut wurden, fallen diese infolge des Nachlassens der Eierstockfunktion vermehrt an und führen zu einer relativen Vermännlichung der Frau im Alter, was meist an der Behaarung sichtbar wird. Bei Frauen, die genügend Körperfett haben, findet die Umwandlung von Androgenen in Östrogene im Fettgewebe statt, so dass bei etwa 10 Prozent Körperfett weniger Beschwerden zu erwarten sind als bei Unter- oder auch Übergewicht.

Therapie: Zeitweise oder dauerhaft behandlungsbedürftig sind ein bis zwei Drittel aller Frauen, die sich im Wechsel befinden. Die meisten typischen Wechseljahrsbeschwerden kann man durch Ernährungsumstellung, autogenes Training, Akupunktur oder Hormon-Yoga günstig beeinflussen. Vor allem leichte bis mittelstarke Klimakteriumsbeschwerden lassen sich durch hormonartig wirkende Heilpflanzen lindern:

- Alant (hormonartig, krebsfeindlich)
- Aloe (bei Scheidentrockenheit)
- Besenginster (Spezifikum bei hormonell bedingten Herzrhythmusstörungen)
- Färberginster (östrogenartig, zur Osteoporoseprophylaxe)
- Frauenmantel (Gebärmuttertonikum)
- Granatapfel (Pflanzenöstrogene, antioxidativ)
- Hopfen (östrogenisiert, vor allem bei Schlafstörungen)
- Mönchspfeffer (bei PMS im Präklimakterium)
- Nachtkerze (bei Scheidentrockenheit)
- Raute (bei vorzeitigem Wechsel)
- Rhabarber (östrogenartig)
- Rotklee (bei Scheidentrockenheit, heimischer Sojaersatz)
- Salbei (schweißhemmend)
- Silberkerze (Universalheilpflanze für die Wechseljahre)
- Soja (östrogenartig)
- Yamswurzel (bei ausgeprägtem Gelbkörpermangel im Präklimakterium)

Kontaktblutung

Definition: durch Geschlechtsverkehr oder mechanische Reizung ausgelöste Blutung, meist als brauner Ausfluss, Schmier- oder Tröpfchenblutung in Erscheinung tretend. Die Ursachen sind vielfältig und sollten gynäkologisch abgeklärt werden. Im Beginn der Schwangerschaft ist der Muttermund extrem stark durchblutet, so dass ein gynäkologischer Abstrich oder Geschlechtsverkehr eine Blutung auslösen kann. Bei Entzündungen (z. B. Chlamydien) oder Polypen am Muttermund besteht ebenfalls eine Neigung zur Kontaktblutung. Es sollte vor allem ein Zervixkarzinom ausgeschlossen werden.

Therapie: Je nach Ursache kommen entzündungswidrige Maßnahmen (z. B. bei Geschlechtskrankheiten Antibiotika) oder auch operative Eingriffe wie etwa das Entfernen eines Polypen in Frage. Bei Kontaktblutungen infolge leichter bakterieller Infektionen oder bei chronischen Entzündungen können oftmals Heilpflanzen Abhilfe schaffen:

- Eiche (zusammenziehende Lokaltherapie)
- Frauenmantel (entzündungswidrige Lokaltherapie)
- Gelbwurz, Kanadische (Pinselung am Muttermund)
- Hirtentäschel (Blutstillerin Nr. 1)
- Schafgarbe (bei hellroten Blutungen)
- Zinnkraut (bei chronisch entzündlichen Prozessen)

Kraurose, Craurosis vulvae, Vulvadystrophie, Weißfleckenkrankheit

Definition: Kraurose leitet sich vom griechischen krauros »trocken, spröde, brüchig«) ab, weil es sich um eine chronische Erkrankung der Scheidenhaut und/oder der Haut des äußeren Genitalbereichs (Vulva) handelt, die meist mit Trockenheit und extremer Empfindlichkeit der Scheidenhaut einhergeht. Die Ursachen sind weitgehend unbekannt, jedoch tauchen in der Vorgeschichte oftmals chronische Hautleiden (z. B. Neurodermitis) oder Scheideninfektionen (z. B. rezidivierende Vaginalcandidosen) auf. Man unterscheidet vor allem zwei Verlaufsformen:

- *Hyperplastische Vulvadystrophie:* Diese kommt eher bei Mädchen oder jungen Frauen vor und geht mit einer Verhornung der Scheidenhaut und mit Plaquebildung (Leukoplakie) einher.
- *Atrophische Vulvadystrophie (Lichen sclerosus):* Diese kommt häufiger ab der Menopause vor, wobei die Scheidenhaut und/oder die Haut des äußeren Genitals pergamentartig beschaffen ist und zu Rissen und Sekundärinfektionen neigt.

Bei beiden Verlaufsformen kann die Scheidenhaut und/oder die Haut des äußeren Genitalbereichs rissig, entzündet oder ekzematös verändert sein. Manche Gynäkologen sprechen daher auch von einer »Neurodermitis der Scheidenhaut«. Vaginaler Juckreiz sowie Brennen, Scheidentrockenheit und Schmerzen beim Geschlechtsverkehr sind die meistgenannten Beschwerden bei Kraurose.

Therapie: Schulmedizinisch werden je nach Verlaufsform Östrogene (vor allem bei jungen Mädchen oder in der Menopause), Testosteron (vor allem bei der atrophischen Verlaufsform) oder auch Cortisol zur Hemmung der Entzündungsreaktionen in Salbenform versucht. Aus dem Arzneischatz der Kräuterheilkunde kommen sowohl Hautheilpflanzen als auch hormonartig wirkende Heilkräuter in Frage:

- Aloe (zur Hautpflege und als Gleitgel)
- Erdrauch (aktiviert den Hautstoffwechsel, Spezifikum bei Neurodermitis und Schuppenflechte)
- Frauenmantel (alte Wundheilpflanze, Sitzbad)
- Madonnenlilie (bei Scheidenrhagaden)
- Ringelblume (Kardinalheilpflanze bei chronischem Wundsein)
- Rotklee (bei Trockenheit, volksmedizinisches Krebsmittel)

- Salbei (Salben oder Sitzbäder bei Rhagaden)
- Soja (bei Östrogenmangel)
- Stiefmütterchen (aktiviert den Hautstoffwechsel)
- Taubnessel (regenerierendes Sitzbad)

Krebs, 10-Punkte-Programm bei Krebs

Definition: volkstümliche Bezeichnung für bösartige Neubildungen (Tumorerkrankung). Krebs ist nicht gleich Krebs: Die Heilungsaussichten sind je nach Krebsart völlig unterschiedlich. Aus ganzheitlicher Sicht ist Krebs »Unordnung auf der zellulären Ebene« (Ortega, zitiert nach Erwin Schlüren, Homöopathie in der Frauenheilkunde und Geburtshilfe, 1992).

Therapie: Je nach Krebsart, Allgemeinzustand und Erkrankungsstadium kann ein operativer Eingriff mit oder ohne nachfolgende Bestrahlung und/oder Chemotherapie sinnvoll sein. Vor allem bei inoperablen Krebsarten zur Verbesserung der Lebensqualität oder als Begleitbehandlung zur Schulmedizin kann folgendes 10-Punkte-Programm hilfreich sein:

- *Enzymtherapie:* teuer, aber bewährt. Sinnvoll ist die möglichst hoch dosierte Einnahme von pflanzlichen oder tierischen Enzymen, entweder Wobenzym-Dragees von Mucos oder Schlangenenzyme wie etwa Horvitrigon von Horvi-Enzy-Med, Holland. Enzyme verbessern den Stoffwechsel, helfen, Entzündungskomplexe abzubauen, verflüssigen das Blut, verbessern die Verträglichkeit einer Chemotherapie und verringern das Metastasenrisiko. Bestimmte Präkanzerosen (z. B. Pap III) bilden sich manchmal allein durch Enzymtherapie zurück.
- *Misteltherapie:* von Rudolf Steiner, dem Begründer der anthroposophischen Medizin, vor allem als vorbeugendes Mittel gedacht sowie zur Rezidivprophylaxe. Die Hersteller Weleda, Wala, Helixor helfen gern, erfahrene Misteltherapeuten zu finden oder zusammen mit dem behandelnden Therapeuten ein individuelles Therapieschema zu erstellen.
- *Thymusstärkung:* Die im Laufe des Lebens verkümmernde Thymusdrüse kann durch Organpräparate (z. B. Thym-Uvocal) aktiviert werden und stärkt dann die Blutabwehr. Thymuspräparate sind besonders bei krebserregenden Viren (z. B. Papillomaviren) hilfreich.
- *Vitamintherapie:* In der Krebstherapie haben sich vor allem die hoch dosierte Anwendung von Vitamin C als Pulver, Vaginaltabletten oder in Form von Infusionskuren bewährt. Vitamin C hat antioxidative Kräfte und stärkt besonders die Abwehr gegenüber Viren.
- *Selensubstitution:* Bei vielen Tumorleiden, auch bei gutartigen Knoten in den Brüsten, in der Schilddrüse oder bei Myomen, spielt Selenmangel eine Rolle. Bei Selenmangel hat sich die Kombination (oder die abwechselnde Einnahme) von materiellem und homöopathischem Selen bewährt (z. B. Cefasel von Cefak und Selenokehl von Sanum).
- *Leberstärkung:* Meist lange vor dem Ausbruch der Krankheit bestehen Leber-Gallen-Probleme. In der Leber werden krebserregende Umweltproblemstoffe wie auch schädliche Medikamente oder Chemotherapeutika abgebaut, so dass bewährte Leber-Gallen-Heilmittel (z. B. Solunat Nr. 8 [Hepatik]) unerlässliche Begleitmittel einer Krebsbehandlung sind.
- *Lymphentlastung:* Vor allem bei Lymphbeteiligung oder zur Lymphentlastung haben sich Komplexmittel bewährt (z. B. Lymphdiaral-Basistropfen von Pascoe). Auch Lymphödeme nach Bestrahlung fließen durch innerliche und äußerliche Anwendung von Lymphmitteln rascher ab.
- *Ernährungsumstellung:* Das Tumorwachstum kann durch den übermäßigen Verzehr von tierischen Fetten gefördert werden (Sahne, Butter, Milchprodukte, fette Fleisch- und Wurstsorten). Daher lohnt es sich in vielen Fällen, auf Rohkost und ballaststoffreiche, überwiegend vegetarische und vor allem unbelastete Nahrung aus kontrolliert biologischem Anbau umzustellen. Auch wenig essen wirkt – bei gutem Allgemeinzustand! – tumorfeindlich.
- *Konstitutionsbehandlung:* Die Homöopathie bietet zahlreiche Heilmittel, die sich zur Begleitbehandlung von Tumorerkrankungen bewährt haben (z. B. Arsenicum album D12 oder C30 bei Todesangst, Carcinominum C30 beim depressiven Krebstyp, Platinum D12 bei Unterleibskrebs, Sepia D12 oder C30 bei chronischen Brustbeschwerden usw.).
- *Heilpflanzenanwendungen:* Sie unterstützen die Heilungstendenz, reduzieren das Rückfallrisiko und verbessern die Lebensqualität.

Krebsfeindlich folgende Heilpflanzen:

- Benediktenkraut (Krebsdistel, Kräftigungsmittel und Wundarznei)
- Brennnessel (Eisenpflanze, pflanzliches Umstimmungsmittel)
- Gelbwurz, Kanadische (Lokaltherapie; Schleimhautkrebs)
- Granatapfel (Antioxidans, nach hormonabhängigen Tumoren)
- Löwenzahn (volksmedizinische Krebsheilpflanze, entlastet Leber und Lymphe)
- Odermennig (heimischer Grüntee-Ersatz)
- Ringelblume (volksmedizinisches Krebsmittel, vor allem für Haut und Schleimhaut)
- Sanddorn (liefert krebsfeindliches Provitamin A)
- Schierling (Spezifikum bei Drüsenkrebs, Schmerzlinderung)
- Schöllkraut (volksmedizinisches Krebsmittel, Leberheilpflanze)
- Taigawurzel (Immunstimulans und pflanzliche Metastasenprophylaxe)
- Zinnkraut (volksmedizinisches Krebsmittel, spendet Strukturkraft)

Kropf, Struma

Definition: Vergrößerung der gesamten oder von Teilen der Schilddrüse. Je nach Art und Lage der Vergrößerung kann es zu mehr oder weniger ausgeprägten Druckbeschwerden im Halsbereich kommen, die als Globus hystericus oder Kugelgefühl auftreten oder zu Halsbeengung mit Atem- oder Schluckbeschwerden führen können. Schätzungen zufolge weist etwa jede dritte Person über 40 pathologische Schilddrüsenveränderungen auf. Die Ursachen sind vielfältig: Dauerstress, Entzündungen, Autoimmunerkrankungen, Jodmangel, unbehandelte Hypothyreose, Strahlenbelastung usw. Die Diagnose erfolgt überwiegend per Ultraschall oder Szintigramm sowie durch Punktion.

Therapie: Schulmedizinisch wird meist zu einer operativen Entfernung der Schilddrüsenknoten oder -zysten geraten. Kleinere Kröpfe, Zysten oder Knoten bilden sich manchmal durch regelmäßige Jodzufuhr zurück (z.B. Krophantabletten von Repha), oder sie lassen sich bei Schilddrüsenunterfunktion durch Hormonsubstitution beeinflussen. Auch an Selen (z.B. Cefasel von Cefak) wäre zu denken sowie an bewährte homöopathische Komplexmittel (z.B. Solunat Nr. 22 [Strumatik] oder die rezeptpflichtige Colchicum-comp.-Mischung von Weleda). Aus dem Pflanzenreich kommen vor allem jodhaltige Heilpflanzen in Frage:

- Blasentang (Jodlieferant)
- Efeu (Jodlieferant)
- Eisenkraut (volksmedizinisches Kropfmittel)
- Schierling (Bei Schilddrüsenknoten lokal)

Libidoschwäche, siehe Aphrodisiaka

Magersucht, siehe Anorexie

Menarche, erste Regelblutung (nach den griechischen Wörtern *mén* [= »Monat«] und *arché* [= »Anfang«])

Definition: Zeitpunkt, zu dem die erste Regelblutung eintritt. In Mitteleuropa setzt die Blutung bei Mädchen meist im 11., 12. oder 13. Lebensjahr ein. Es gilt die Regel: Je früher die erste Menstruation eintritt, umso später bleibt die Blutung in den Wechseljahren aus – und umgekehrt. Die Menarche ist der Höhepunkt der Pubertät und als solcher kein behandlungsbedürftiger Krankheitsprozess. Die erste Regelblutung sollte begrüßt und gefeiert werden, denn sie markiert den Eintritt in die fruchtbare Lebensphase der Frau.

Therapie: Je nach familiärer Vorbelastung können rund um die Menarche psychohormonell bedingte Probleme auftauchen wie etwa eine verzögerte Menarche sowie Neigung zu unregelmäßiger Blutung oder auch krampfartige Unterleibsbeschwerden. Schulmediziner verordnen in dieser empfindlichen Entwicklungsphase des jungen Hormonsystems mitunter die Antibabypille, um einen regelrechten Zyklus in Gang zu setzen oder um einer Pubertätsakne entgegenzuwirken. Doch dies sollte aus grundsätzlichen Erwägungen genau überlegt werden (siehe Post-Pill-Syndrom). Statt der Pille können jetzt zahlreiche Naturarzneien Unterstützung bieten, zum Beispiel bewähren sich in dieser Phase Organpräparate wie etwa Hypophysis D12 oder Ovaria comp. von Wala, um den Zyklus einzuspielen. Eine Krampfneigung lässt sich oft durch Spascupreel-Tabletten von Heel lindern oder durch Magnesium (z.B. Magnesium phosphoricum D6) usw. Auch einige Heilpflanzen bieten in dieser Phase Unterstützung:

- Beifuß (regt die Hypophyse an, bei verzögerter Menarche)
- Frauenmantel (gleicht hormonell aus, nimmt die Krampfneigung)
- Gänsefingerkraut (Kardinalmittel bei Krampfneigung)
- Kamille (bei Krampfneigung)
- Küchenschelle (gleicht hormonelle Stimmungsschwankungen aus)
- Melisse (bei Krampfneigung)

Menopause, Aufhören der Monatsblutung in den Wechseljahren (nach den griechischen Wörtern mén [= »Monat«] und paúein [= »aufhören«])

Definition: Zeitpunkt der letzten Regelblutung, der rückblickend ein Jahr lang keine Menstruation mehr gefolgt ist. Die letzte Menstruationsblutung erfolgt bei den meisten Frauen zwischen dem 45. und 55. Lebensjahr. Die Regelblutung versiegt infolge eines Absinkens der in den Eierstöcken gebildeten Sexualhormone und ist daher begleitet von mehr oder weniger ausgeprägten Östrogenmangelerscheinungen.

Therapie: Behandlungsbedürftig sind solche Störungen, die mit dem Ausbleiben der Regelblutung in Verbindung gebracht werden und die Frau in ihrer Lebensqualität beeinträchtigen, z.B. Scheidentrockenheit, Rheuma und Osteoporose. Folgende Heilpflanzen bieten sich an:

- Alant (östrogenartig)
- Angelika (Altersmagen)
- Beinwell (Osteoporoseprophylaxe)
- Besenginster (hormonell bedingte Rhythmusstörungen)
- Brennnessel (bei Rheuma)
- Färberginster (östrogenähnlich, beugt Osteoporose vor)
- Frauenmantel (hormonell ausgleichendes Frauentonikum)
- Ginseng (allgemeines Tonikum und Konzentrationsmittel)
- Granatapfel (Antioxidans und Östrogenlieferant)
- Hopfen (östrogenartig, bei Schlafstörungen)
- Kreuzkraut (kräftigt den Beckenboden)
- Nachtkerze (bei Scheidentrockenheit)
- Rhapontikrhabarber (östrogenartig)
- Rotklee (östrogenartig, speziell bei Scheidentrockenheit)
- Silberkerze (östrogenartig, steigert die Lebensqualität, lindert rheumatische Beschwerden)
- Soja (wirkt östrogenartig)
- Zinnkraut (Osteoporoseprophylaxe)

Migräne, halbseitige Kopfschmerzattacken

Definition: anfallsartige Kopfschmerzen, die bevorzugt halbseitig auftreten und mit Sehstörungen, Geräusch- und Geruchsüberempfindlichkeit, Übelkeit und Erbrechen einhergehen können. Vermutlich entstehen die Schmerzattacken durch Gefäßkrämpfe (Vasokonstriktion) oder durch gestörte Reizübertragung im Gehirn. Mögliche Auslöser sind Dauerstress und psychische Überlastung, Genussmittel oder Medikamente (z.B. Antibabypille). Immer mehr Frauen leiden unter migräneartigen Beschwerden nach dem Genuss von Rotwein, was auf eine Histaminempfindlichkeit hindeutet. Aus ganzheitlicher Sicht ist bei Augenbeteiligung eine Nierenschwäche zu vermuten, da im Augeninnenwinkel der Blasenmeridian verläuft. Bei rechtsseitiger Migräne oder bei Schläfenkopfschmerz ist dagegen mehr an eine Leber-Gallen-Störung zu denken, da der Gallenmeridian an der Schläfe verläuft. Viele Frauen klagen über Migräneschübe vor oder zu Beginn der Regelblutung bzw. rund um den Eisprung.

Therapie: Schulmedizinisch werden je nach Schweregrad Schmerzmittel wie Paracetamol oder Gefäßmittel wie Ergotamine verordnet. Bewährte Alternativen zu den langfristig leber- und nierenschädigenden Medikamenten sind Akupunktur, Akupressur, autogenes Training sowie Leberstärkung (z. B. Solunat Nr. 8 [Hepatik]) und/oder Nierenstärkung (vgl. Nierenschwäche) und nicht zuletzt die Änderung auslösender Lebensgewohnheiten. Aus dem Pflanzenreich kommen Kuren mit Pestwurz in Frage (z. B: Petadolex von Weber & Weber) sowie schmerzlindernde Pflanzen wie Mädesüß oder Weidenrinde und folgende Kräuter:

– Frauenmantel (hormonell bedingte Kopfschmerzen)
– Goldrute (Nierenstärkung)
– Johanniskraut (hoch dosiert zu Beginn als Opiatersatz)
– Kaffee (Erste Hilfe: schwarzer Kaffee mit Zitrone)
– Mutterkraut (»Aspirin des 19. Jahrhunderts«)
– Schöllkraut (rechtsseitige Migräne, Leberschwäche)

Mittelschmerz und -blutung

Definition: Schmerzen oder krampfartige Unterleibsbeschwerden, die mitten im Zyklus und somit rund um den Eisprung auftreten, fasst man unter dem Begriff Mittelschmerz zusammen. Analog handelt es sich bei einer Schmierblutung zur Zeit des Eisprungs um eine Mittelblutung. Beide Symptome treten normalerweise auch ohne organische Ursachen auf; das heißt, eine Ultraschalluntersuchung bleibt meist ohne Befund. Der Mittelschmerz geht darauf zurück, dass während des Eisprungs Flüssigkeit in den freien Bauchraum gelangt und zu einer Bauchfellreizung führt, was im Extremfall zu kolikartigen Schmerzen führen kann.

Therapie: Aus schulmedizinischer Sicht sind Mittelschmerz und -blutung meist nicht behandlungsbedürftig. Sofern sehr starke Schmerzen bestehen, können krampflösende Maßnahmen erwogen werden (z. B. Buscopan oder Bilsenöleinreibungen). Sonst bietet vor allem die klassische Homöopathie einige Mittel mit dieser speziellen Symptomatik (z. B. Apis C30, Bryonia C30), aber auch Heilpflanzen können regulierend eingreifen:

– Arnika (Arnica C30 als Resorptivmittel)
– Frauenmantel (bei krampfartigen Frauenleiden)
– Gänsefingerkraut (volksmedizinisches Kraut bei Krämpfen)
– Gelbwurz, Kanadische (Caulophyllum D6 bei Mittelschmerz)
– Kamille (Chamomilla C30 bei akuten kolikartigen Beschwerden)
– Koloquinte (Spezifikum bei Mittelschmerz, auch bei Zysten)

Myom, Uterusmyom, Myoma uteri, Uterus myomatosus

Definition: gutartiger Tumor der Gebärmutter, der meist aus Muskelfasern besteht. Myome sind ein häufiges Problem, etwa 20 Prozent aller Frauen über 30 sind betroffen. Je nach Größe und Lage können Frauen mit Myomen beschwerdefrei sein oder zu häufigen, starken oder verlängerten Regelblutungen sowie zu krampfartigen Unterleibsbeschwerden neigen. Bei größeren Myomen kommen Druckbeschwerden hinzu; bei Druck auf den Darm kommt es zu Blähungen, Druck auf die Harnblase kann Harndrang und Reizblase bewirken. Myome treten familiär gehäuft auf, so dass eine erbliche Komponente vermutet wird. Sie wachsen unter Östrogeneinfluss, weswegen Hormonpräparate wie etwa die Antibabypille, eine Hormonstimulation im Rahmen einer künstlichen Befruchtung oder auch Nahrungs- und Umweltöstrogene bei der Entstehung eine Rolle spielen. In der Schwangerschaft kann es zu einem vorübergehenden Wachstum von Myomen kommen, was je nach Größe und Lage eine erhöhte Fehlgeburtsneigung mit sich bringen kann. Mit dem Absinken der Östrogene kommt es ab den Wechseljahren meist von allein zu einer allmählichen Rückbildung bestehender Myome. Eine Operationsindikation ist nur bei sehr großen Myomen sowie bei extremer Blutarmut infolge sehr starker Blutungen oder bei massiven Druckbeschwerden gegeben. Aus ganzheitlicher Sicht handelt es sich um einen gutartigen Tumor, der Ausdruck eines hormonellen Ungleichgewichts ist und auch eine Art Stauungsphänomen im Unterleib anzeigt. Psychosomatiker sind der Meinung, dass Myome das Ergebnis fehlgeleiteter weiblicher Kreativität sind und oftmals auf ungewollte Kinderlosigkeit hindeuten.

Therapie: Sofern keine dringende Operationsindikation besteht, weil sich Blutungen nicht mehr zügeln lassen und weil diese zu extremer Blutarmut führen oder Druckbeschwerden zu groß sind, kann man versuchen, das Myomwachstum aufzuhalten, den Blutfluss zu hemmen und den Eisenspiegel wieder aufzufüllen. Bewährt haben sich Schilddrüsenregulation (Tetrajodthyroninum D12, ein bis zweimal täglich 5 bis 10 Globuli), Leberstärkung (z. B. Solunat Nr. 8 [Hepatik]) in Kombination mit dem Myommittel Berberis/ Uterus comp. von Wala und folgende Heilpflanzen:

– Berberitze (Kardinalpflanze bei Myomen)
– Blutwurz (Blutstillerin)
– Brennnessel (Eisenpflanze Nr. 1, nach Myomblutungen)
– Frauenmantel (Frauentonikum, Hormonregulans)
– Gundelrebe (Myomelixier nach Hildegard von Bingen)
– Hirtentäschel (Kardinalpflanze bei Myomblutungen)
– Liebstöckel (entstaut im Unterleib)
– Mistel (Spezifikum bei Tumorleiden aller Art)
– Mönchspfeffer (Gelbkörperregulans)
– Schafgarbe (Blutstillerin und Gelbkörperregulans)
– Silbermantel (volksmedizinische Blutstillerin)
– Wiesenknopf (Blutstillerin)
– Yamswurz (teilsynthetisch zur Gelbkörperhormon-Ersatztherapie)
– Zinnkraut (spendet Strukturkraft; Sitzbäder)

Nierenbeckenentzündung, Pyelonephritis

Definition: meist bakterielle Entzündung des Nierenbeckens mit Harnblasenbeschwerden wie etwa Ziehen entlang der Harnleiter, Brennen beim Wasserlassen, Fieber und Schmerzen in der Nierengegend. Wiederkehrende Nierenbeckenentzündungen kommen bei Harnstau (z. B. Senkniere) sowie bei Grunderkrankungen wie etwa Blutzucker oder nach dem Einsatz von Antibiotika vor.

Therapie: Die schulmedizinische Therapie besteht in der Regel aus Antibiotikagaben. Bei leichten Verlaufsformen ohne Fieber können antibakterielle Heilpflanzen versucht werden:

- Bärentraube (wirkt antibakteriell, auch bei blutigem Urin)
- Goldrute (Universalheilpflanze für die Nieren)
- Kapuzinerkresse (pflanzlicher Antibiotikaersatz)
- Orthosiphon (auch bei Blut im Urin)
- Preiselbeere (Vorbeugemittel)
- Schafgarbe (wirkt antibakteriell, auch bei blutigem Urin)

Nierenschwäche

Definition: Meist lange bevor sich in den Nieren irgendeine Erkrankung manifestiert, gibt es Anzeichen einer Nierenschwäche. Leitsymptome sind ständig kalte Füße, denn der Nierenmeridian entspringt an der Fußsohle, und die Kälte ist dann als Leerezeichen bzw. Energiemangel zu werten. In der Folge kann es zu Frigidität sowie zu Empfängnisstörungen kommen, denn die Nieren sind aus ganzheitlicher Sicht Seismographen der Gefühlswelt – heftige Angstzustände oder Schocks führen mitunter spontan zum Auskristallisieren von Harnsäure in Form von Nierensteinchen. Weitere Zeichen einer Nierenschwäche sind häufiges Harnlassen in der Nacht, Harnveränderungen wie etwa blasser oder schaumiger Urin, Kopfschmerzen oder Migräne mit Augenbeteiligung (Blasenmeridian), ausgeprägter Salzhunger usw. Die Chinesen ordnen den Nieren auch das Haupthaar zu, Haarausfall kann also auch eine Folgeerscheinung von Nierenstörungen sein.

Therapie: Aus schulmedizinischer Sicht ist eine Nierenschwäche erst dann behandlungsbedürftig, wenn die entsprechenden Blutwerte wie etwa Harnsäure, Harnstoff oder Kreatinin auffällig werden. Doch aus ganzheitlicher Sicht sind die Nieren vor allem bei Allergien, Angstzuständen, Blutarmut, Dauerstress, Haarausfall, Libidoschwäche, Migräne, Myom und Unfruchtbarkeit stets mitzubehandeln. Neben erprobten Nierenheilpflanzen, die nachfolgend aufgezählt sind, bewähren sich zur Nierenstärkung vor allem regelmäßige Fußmassagen und Einreibungen der Nierengegend mit Kupfersalbe rot von Wala:

- Betonie (als Nierentonikum in Teemischungen)
- Brennnessel (Harnsäureausscheidung)
- Frauenhaarfarn (volksmedizinische Nierenpflanze)
- Ginseng (harmonisiert die Nierenstrahlung ab dem Wechsel)
- Goldrute (Universalheilpflanze für Nierenleiden, Reizblase, Eiweißverluste über die Nieren usw.)
- Liebstöckel (schwemmt Ödeme aus)
- Löwenzahn (Stoffwechselheilpflanze Nr. 1, bei Fettsucht)
- Orthosiphon (Universalheilpflanze für die Nieren)
- Schafgarbe (bei entzündlichen Prozessen)
- Weidenröschen (Reizblase)
- Zinnkraut (Bindegewebspflanze, bei chronischen Entzündungen)

Operationen, Vor- und Nachsorge

Definition: Die häufigsten Komplikationen rund um Operationen sind Ängste und Schlafstörungen davor oder danach, Wundinfektionen mit Krankenhauskeimen, verzögerte Wundheilung, Keloid oder Narbenzug und Blockaden der von Narben gekreuzten Akupunkturmeridiane.

Therapie: In manchen naturheilkundlich aufgeschlossenen Krankenhäusern erhalten die Patienten vor operativen Eingriffen Einzelgaben von Arnica C30 und Symphytum C30, um die Wundheilung zu fördern und um Komplikationen vorzubeugen. Eine ideale Ergänzung dazu sind Traumeel-Tabletten von Heel, die so lange hoch dosiert eingenommen werden, bis alle Operationswunden gut verheilt sind.

Um Medikamente und vor allem Narkotika auszuleiten, empfiehlt sich, mindestens 1 bis 2 Wochen nach der Operation hoch dosiert Vitamin C einzunehmen und eventuell die Leber zu entlasten (z. B. Solunat Nr. 8 [Hepatik], dreimal täglich 10 Tropfen). Spezielle Beschwerden sprechen meist gut auf Homöopathie an: Arsenicum album D12 oder C30 bei Todesangst bzw. Nux vomica D6 oder C30 bei Übelkeit. Folgende Heilpflanzen fördern die Wundheilung und mindern das Infektionsrisiko:

- Arnika (wirkt abschwellend)
- Beinwell (Knochen- und Sehnenheilmittel)
- Frauenmantel (altes Wundkraut)
- Johanniskraut (Narbenpflege)
- Kapuzinerkresse (pflanzliches Antibiotikum)
- Sanikel (Wundkraut des Paracelsus)
- Schafgarbe (beugt Wundinfektionen vor)

Osteoporose, Verminderung des Knochengewebes

Definition: Osteoporose ist eine Knochenstoffwechselerkrankung, die bevorzugt ab der Menopause eintritt. Eine Verminderung des Knochengewebes kommt entweder durch gesteigerten Knochenabbau zustande, was etwa bei Schilddrüsenerkrankungen (z. B. Hyperthyreose) oder nach langer Bettlägerigkeit der Fall sein kann. Oder die Knochenregeneration ist vermindert, zum Beispiel durch Östrogenmangel, lang andauernden Kalzium-, Vitamin-D- und/oder Bewegungsmangel. Aus ganzheitlicher Sicht tragen auch Übersäuerung und Fehlernährung (zu viel Süßes, zu viel Fleisch, zu wenig Milchprodukte) zur Osteoporoseentstehung bei.

Therapie: Aus schulmedizinischer Sicht wird bei Osteoporose vor allem hoch dosiertes Calcium zusammen mit Vitamin D verabreicht. Um den weiteren Knochenabbau zu bremsen und den Knochenbestand zu stärken, werden auch Bisphosphonate verordnet. Schließlich kommen noch Östrogene zum Einsatz, die ebenfalls den Knochenabbau hemmen. Aus ganzheitlicher Sicht ist die Osteoporose jedoch ein Altersleiden, das sich gut mit Naturheilmitteln behandeln lässt. Hilfreich sind Entsäuerungskuren (z. B. mit Pascoe-Basenpulver), homöopathische Knochenheilkomplexe (z. B. Steirocall-Lösung von Steierl, Weleda-Aufbaukalk), Schüßlersalze (z. B. Calcium phosphoricum D6 bis D12) sowie hormonartig wirkende Knochenheilpflanzen:

- Beinwell (homöopathisches Knochenheilmittel)
- Färberginster (östrogenartige Pflanze für die Menopause)
- Frauenmantel (Knochenmittel des Paracelsus)

- Sanikel (volksmedizinisches Knochenheilmittel)
- Silberkerze (östrogenartige Heilpflanze)
- Soja (östrogenartige Pflanze für die Menopause)
- Zinnkraut (Kieselsäurelieferant Nr. 1)

Ovarialsyndrom, polyzystisches, PCO-Syndrom

Definition: Von einem PCO-Syndrom spricht man, wenn die Eierstöcke im Ultraschall zystisch umgebaut sind, gleichzeitig Zyklusstörungen mit Neigung zu ausbleibenden Eisprüngen bestehen (z. B. ausbleibende oder seltene und eher schwache Regelblutung) und im Blutbild ein deutlich erhöhter LH/FSH-Quotient (größer als 2) besteht, der auf mögliche Sterilität hindeutet. Häufig geht das PCO-Syndrom mit Übergewicht und erhöhtem Testosteronspiegel einher. In fortgeschrittenen Stadien erlahmt die Eierstockfunktion, so dass die Eisprünge ausbleiben und es zu einer Vermännlichung kommt. Die Ursachen sind weitgehend unbekannt. Möglicherweise gehen dem zystischen Umbau der Eierstöcke entzündliche Prozesse voran, und auch ein erblicher Faktor scheint eine Rolle zu spielen.

Therapie: Schulmedizinisch kommen eigentlich nur dauerhafte Hormongaben in Betracht (z. B. hormonelle Unterdrückung von LH und Androgenen), und bei Kinderwunsch wird der Eisprung hormonell ausgelöst. Sinnvoll ist in jedem Fall eine Gewichtsreduktion. Die Alternativmedizin bietet zahlreiche Möglichkeiten, ein Fortschreiten aufzuhalten, und in Einzelfällen lassen sich kleinere Zysten abbauen. Erfolgversprechend sind gezielte Entgiftungskuren, die langfristige Anwendung von Zystenmitteln (z. B. Magnesium sulf./Ovaria comp. von Wala und Mucokehl-D3-Zäpfchen von Sanum) sowie eine homöopathische Konstitutionsbehandlung und Anregung des Eisprungs (z. B. mit Cuprum metallicum D6). Von den Heilpflanzen kommen in Frage:

- Angelika (Resolvenz, löst Verklebungen und Zysten auf)
- Frauenmantel (Yin-Pflanze, gleicht hormonell aus)
- Koloquinte (speziell bei Zystenschmerz)
- Mistel (Spezifikum bei Tumorleiden aller Art)
- Schafgarbe (Reinigerin der Beckenorgane)
- Zinnkraut (spendet Strukturkraft)

Papillomaviren, Warzenviren, vgl. Pap-Test

Definition: Papillomaviren (HPV) werden auch Warzenviren genannt, da einige, jedoch eher harmlos eingestufte Papillomavirustypen Warzen im Urogenitalbereich auslösen (Condylomata accuminata). Die Übertragung erfolgt durch Kontakt, vor allem durch Geschlechtsverkehr, wobei die Warzen meist erst einige Monate nach der Infektion erscheinen und häufig spontan wieder verschwinden können. Zu den Papillomaviren gehören auch krebserregende Stämme (onkogene Viren). Speziell die Papillomavirusstämme HPV 5, 6, 8, 11, 16, 18, 32 werden auch High-Risk-Viren genannt, da sie mit Zellveränderungen am Muttermund und mit Zervixkarzinomen assoziiert werden. Virusbefallene Bezirke lassen sich durch verdünnte Essiglösungen sichtbar machen. Ansonsten besteht Verdacht auf eine Infektion mit HPV, sofern beim Pap-Test »Dysplasien« gefunden wurden (meist ab Pap III).

Therapie: Viele Frauenärzte empfehlen eine Impfung gegen Papillomaviren, die jedoch auch in Fachkreisen sehr umstritten ist und von Alternativmedizinern aus grundsätzlichen Erwägungen abgelehnt wird. Wegen der kurzen Studiendauer bleibt unklar, wie lange Impfschutz besteht und ob Folgekrankheiten zu befürchten sind. In jedem Fall bietet die Impfung nicht gegen alle Papillomavirustypen Schutz – etwa 30 Prozent sprechen auf die Impfung nicht an! Auch Unverträglichkeiten oder Folgeschäden bis hin zu Todesfällen kommen – wie bei jeder Impfung – vor. Der beste Schutz gegen Virusbefall ist in jedem Fall ein intaktes Immunsystem, ein gesundes Scheidenmilieu und geschützter Geschlechtsverkehr (Kondome), was auch vor Aidsviren und anderen Krankheitserregern schützt. Bei nachgewiesenem Befall mit Papillomaviren können vor einer Konisation – und bei gleichzeitiger gynäkologischer Betreuung – antivirale und immunstimulierende Heilpflanzen versucht werden:

- Bingelkraut (antivirales Wundkraut)
- Frauenmantel (französisches Warzenkraut)
- Gelbwurz, Kanadische (antiviral, Pinselung)
- Sanddorn (liefert krebsfeindliches Provitamin A)
- Schöllkraut (Volksname »Warzenkraut«)
- Storchschnabel (antivirales Kraut)
- Taigawurzel (Immunstimulans)
- Teebaum (antivirales Aromatherapeutikum)
- Thuja (Warzenheilpflanze Nr. 1)

Pap-Test, gynäkologische Krebsvorsorge, Abstrich nach Papanicolaou

Definition: Beim Pap-Test handelt es sich um einen speziellen Abstrich im Rahmen der Krebsvorsorge. Er wurde 1928 von dem griechischen Arzt George Papanicolaou entwickelt. Mit Hilfe eines Spatels werden vom Muttermund sowie vom Gebärmutterhals Zellen abgestrichen, auf ein Glasplättchen aufgebracht und fixiert. Die Zellproben werden meist an ein Labor weitergeleitet (MTA/ZTA) und dort eingefärbt und zytologisch untersucht. Der Pap-Test erfasst vor allem den Zellstatus am Muttermund; das heißt, man kann mit Hilfe dieses Verfahrens erkennen, ob vielleicht Östrogenmangel besteht, ob Virusinfektionen, Entzündungen oder Scheidenpilze vorhanden sind oder ob ein Krebs entsteht. Ein »schlechtes« Pap-Testergebnis ist jedoch noch lange keine Krebsdiagnose! Der Pap-Test dient der Früherkennung und sollte regelmäßig durchgeführt werden, damit sich eben kein Krebs entwickelt. Man unterteilt im Wesentlichen nach folgenden Testergebnissen:

- *Pap I:* einwandfreies Zellbild. Allerdings kommt dieses Ergebnis eher selten und meist nur bei jungen Mädchen vor, die noch keinen Geschlechtsverkehr hatten, keine Antibabypille einnehmen und auch keine Tampons benutzen.
- *Pap II:* Wird von Frauenärzten meist nur mit »Alles in Ordnung« kommentiert, denn das Zellbild ist unauffällig, kann jedoch leicht entzündliche Veränderungen aufweisen. Nur bei Ausfluss, Juckreiz oder bei Verdacht auf Infektionen wird hier weitergesucht und gegebenenfalls entzündungswidrig bzw. antibiotisch behandelt. Meist genügen der Ver-

zicht auf Tampons oder Pille und eine Kur mit Milchsäurebakterien (z. B. Vagiflor von Asche), um das Scheidenmilieu zu stärken.

- *Pap II w:* Der Zusatz »w« bedeutet, dass der Abstrich vielleicht unklar war und in absehbarer Zeit wiederholt werden sollte, um eine genaue Zuordnung treffen zu können. Möglicherweise wurden mehrere Zellhaufen übereinander fixiert, so dass der Abstrich im Mikroskop nicht beurteilbar ist, oder es wurde schlecht fixiert, falsch gelagert oder falsch eingefärbt – also kein Grund zur Panik!
- *Pap III:* Beim Pap III ist das Zellbild verdächtig oder unklar. Möglich sind hier entzündliche Zellveränderungen, oder es besteht Verdacht auf eine Krebsvorstufe, was eingehender untersucht werden sollte (z. B. HPV-Test, Essigprobe). Sinnvoll ist in jedem Fall ein erneuter Abstrich nach etwa 3 Monaten.
- *Pap III d:* Der Zusatz »d« bei Pap III heißt Dysplasie und besagt, dass sich im Abstrich leichte bis mäßige Zellveränderungen fanden. Dies kann auf eine Virusinfektion hindeuten und sollte in jedem Fall gezielt untersucht werden (z. B. HPV-Test). Bei erstmaligem Pap III d können ein bis zwei weitere Testergebnisse abgewartet werden. Ein Pap III d lässt sich mit Naturheilkunde oftmals günstig beeinflussen und sollte sich bei entsprechender Behandlung (z. B. Enzymtherapie, Schleimhautsanierung, Immunstimulation, antivirale Pflanzen, Vagi-C-Vaginaltabletten von Taurus Pharma) innerhalb von 2 bis 3 Monaten bessern, sonst wäre zu einer Konisation zu raten, um eine tiefergehende Diagnostik durchzuführen.
- *Pap IV:* Hier finden sich im Abstrich Zellkernveränderungen (=Dyskaryose), die als krebsverdächtig eingestuft werden. Weil es sich um eine Krebsvorstufe handelt, wird ab Pap IV meist zur Konisation geraten, um abzuklären, wie tief das Geschehen fortgeschritten ist. Sofern im Rahmen der Konisation alle befallenen Gewebeschichten entfernt wurden, gilt die Patientin danach aus schulmedizinischer Sicht als geheilt. Ein Pap IV lässt sich in Einzelfällen noch durch ein naturheilkundliches Therapiekonzept günstig beeinflussen (Enzyme, Vagi C, antivirale und immunstimulierende Kräuter usw.).
- *Pap V:* Bei Pap V wurden Krebszellen gefunden, und eine Probenentnahme gibt nun Aufschluss darüber, welche Gewebeschichten betroffen sind. Viele Karzinome bleiben jedoch lange Zeit an der Oberfläche und lassen sich durch einfache operative Eingriffe entfernen. Nach den schulmedizinisch notwendigen Maßnahmen (z. B. Konisation, Knipsbiopsie, Kürretage usw.) sollte in jedem Fall Operationsnachsorge, vor allem Entgiftung und Immunmodulation betrieben werden, um Rückfällen vorzubeugen.

Therapie: Bei »schlechtem« Pap-Test-Ergebnis (meist ab Pap III) raten die meisten Gynäkologen zur Konisation; das heißt, es wird ein konusartiger Bereich am Muttermund operativ entfernt und mikroskopisch auf mögliche Krebszellen hin untersucht. Sofern alle befallenen Bereiche erfasst und der Konus sozusagen »im Gesunden« entfernt wurde, gilt man aus schulmedizinischer Sicht als geheilt. Doch im Grunde genommen ist eine Konisation keine Therapie, sondern eher eine diagnostische Maßnahme, die Aufschluss darüber gibt, wie weit fortgeschritten das Krankheitsgeschehen ist. Daher empfehlen manche Gynäkologen bei auffälligem Pap-Abstrich zunächst eine Sanierung des Scheidenmilieus (z. B. durch Kuren mit Milchsäurebakterien und/oder antivirale Maßnahmen). Weil die Zellveränderungen am Muttermund nicht selten durch chronische Entzündungen und bakterielle Mischinfektionen verursacht werden, lassen sie sich durch entsprechende antibiotische oder antivirale Maßnahmen oftmals günstig beeinflussen. In jedem Fall sollten auffällige Pap-Test-Ergebnisse (ab Pap III) zunächst vierteljährlich kontrolliert werden. Vor allem antivirale und immunstimulierende Maßnahmen (z. B. Enzyme, Vagi-C-Vaginaltabletten) und Heilpflanzen können eingesetzt werden:

- Bingelkraut (antivirale Lokaltherapie)
- Frauenmantel (antivirale Lokaltherapie)
- Gelbwurz, Kanadische (Zäpfchen oder Pinselung am Muttermund)
- Kapuzinerkresse (bei Mischinfektionen)
- Majoran (pflanzliches Breitbandantibiotikum)
- Sanddorn (liefert antioxidatives Provitamin A)
- Schöllkraut (Chelidonium-D2-Tabletten vaginal bei Papillomaviren)
- Storchschnabel (antiviral)
- Taigawurzel (immunstimulierend)
- Teebaum (entzündungswidrig und antibiotisch)
- Walnuss (antiviral, pilzfeindlich)
- Thuja (bei Warzen in der Vorgeschichte)
- Zinnkraut (bei chronisch entzündlichen Prozessen)

Post-Pill-Syndrom, Beschwerdekomplex nach Absetzen der Antibabypille

Definition: Unter dem Begriff Post-Pill-Syndrom fasst man alle Beschwerden und Zyklusstörungen zusammen, die nach Absetzen der Antibabypille vorübergehend oder dauerhaft in Erscheinung treten. Vor allem wenn die Pille lange Jahre, sehr früh (z. B. wegen Akne) oder von jungen Mädchen mit familiärer Hormonschwäche bzw. mit noch nicht eingespieltem Menstruationszyklus eingenommen wird, kommt es zu monatelang ausbleibender Regelblutung, zu ausbleibenden Eisprüngen sowie zu vermehrten prämenstruellen Beschwerden wie etwa Schmierblutungen und Unfruchtbarkeit infolge Gelbkörperschwäche. Weil die Pille das Scheidenmilieu beeinflusst, flammen nach Absetzen nicht selten auch vorübergehend Vaginalpilzinfektionen auf.

Therapie: Schulmedizinisch gelten vor allem bei ausbleibender Regelblutung sowie bei Kinderwunsch Hormonpräparate als Mittel der Wahl, doch ebendem hormonellen Teufelskreis wollen die meisten Betroffenen durch Absetzen der Pille entrinnen. Meist spielt sich der Zyklus nach einigen Monaten von allein wieder ein, oder er lässt sich durch hormonell regulierende und fruchtbarkeitssteigernde Heilpflanzen anregen:

- Angelika (stärkt die Keimdrüsenfunktion)
- Beifuß (Kardinalheilpflanze bei Post-Pill-Syndrom, aktiviert die Hypophyse)
- Eberraute (fördert die Blutung)
- Frauenmantel (hormonell ausgleichend, bei PMS)
- Liebstöckel (entwässert und fördert die Regelblutung)
- Mariendistel (entlastet die Leber nach Absetzen der Antibabypille)
- Mönchspfeffer (bei Kinderwunsch und PMS)
- Poleiminze (regt die Blutung an)
- Rosmarin (regt Keimdrüsen und Blutung an)

Prämenstruelles Syndrom, Beschwerden vor der Regel
Definition: Das prämenstruelle Syndrom (PMS) fasst alle Beschwerden zusammen, die sich regelmäßig in den Tagen vor der Monatsblutung bemerkbar machen. Bei ausgeprägtem PMS beginnen die Beschwerden ab der Zyklusmitte, sonst meist erst 2, 3 oder mehrere Tage vor der Regelblutung. Alle Beschwerden lassen im Normalfall mit Blutungseintritt nach. Leitsymptome sind Brustschwellung, -schmerzen, Bauchauftreibung, Kopfschmerzen, Wassereinlagerungen oder Stimmungsschwankungen vor der Regel. Das PMS ist Ausdruck eines hormonellen Ungleichgewichts (relativer Gelbkörperhormonmangel) und kommt ab dem 30. Lebensjahr gehäufter vor.
Therapie: Schulmedizinisch werden vor allem Gelbkörperhormonpräparate wie etwa Progesteronsalben verordnet. Bei therapieresistentem PMS kann eine Schilddrüsenfehlfunktion oder auch eine Schwermetallbelastung vorliegen. Hilfreich sind Heilpflanzen mit gestagenregulierender Wirkung:
- Frauenmantel (sanftes Hormonregulans und Yin-Mittel)
- Liebstöckel (PMS bei Schwermetallbelastung)
- Mönchspfeffer (Kardinalheilpflanze bei prämenstruellen Beschwerden)
- Schafgarbe (volksmedizinisches Gelbkörperregulans)
- Tigerlilie (wirkt ähnlich wie Agnus castus)
- Yamswurzel (teilsynthetisch zur Hormonersatztherapie)

Pubertät, Zeit der eintretenden Geschlechtsreife (nach dem lateinischen pubertas [= »Geschlechtsreife, Mannbarkeit«])
Definition: Die Pubertät bezeichnet jene Entwicklungsphase, in der sich die sekundären Geschlechtsmerkmale wie Brüste und Schambehaarung entwickeln und es zur vollen Geschlechtsreife kommt. Bei den meisten europäischen Mädchen beginnt sie im 10. oder 11. Lebensjahr und dauert etwa 2 bis 3 Jahre. Höhepunkt der Pubertät ist die erste Regelblutung (Menarche). Zwar handelt es sich um einen natürlichen Entwicklungsprozess, der nicht als Krankheit aufzufassen ist, jedoch ist die Pubertät eine empfindliche Phase der Persönlichkeitsentwicklung, in der es zu zahlreichen psychohormonell bedingten Störungen kommen kann, etwa zu Essstörungen oder Stimmungsschwankungen, aber auch ein verzögerter Blutungseintritt oder eine Pubertätsakne können jetzt zum Problem werden.
Therapie: Je nach Beschwerdelage kann man den jungen Organismus mit hormonell ausgleichenden Naturheilmitteln unterstützen oder entlasten (z. B. mit Akne-Kapseln von Wala bei Akne). Mütter mit pubertierenden Mädchen finden im Pflanzenreich Hilfe bei verschiedenen Problemen in dieser Lebensphase:
- Beifuß (Anregung der Hypophyse bei verzögertem Blutungseintritt)
- Frauenmantel (allgemein hormonell ausgleichend)
- Gänsefingerkraut (bei Krampfneigung)
- Gundelrebe (bei Pubertätsakne)
- Kamille (bei Unruhezuständen, Reizbarkeit und Krampfneigung)
- Kapuzinerkresse (bei Pubertätsakne)
- Küchenschelle (homöopathisch bei tränenreichen Stimmungstiefs)
- Salbei (bei Neigung zu schwitzigen Händen)
- Stiefmütterchen (bei Pubertätsakne)

Regelbeschwerden, krampfartige, Dysmenorrhoe
Definition: Man unterscheidet zwischen krampfartigen Regelbeschwerden, die von der ersten Blutung an bestehen, und solchen, die erst im Lauf der Jahre hinzugekommen sind. Bei Beschwerden von Anfang an sollten organische Ursachen wie etwa Gebärmutterfehlbildungen ausgeschlossen werden. Meist handelt es sich jedoch um funktionelle Beschwerden, die sich durch Verzicht auf Tampons (stattdessen Vlieswindeln, Binden oder lose Watte benutzen) sowie durch Ruhe oder Wärmeanwendungen lindern lassen. Bei Schmerzen, die im Lauf der Jahre hinzugekommen sind, besteht vor allem dann Verdacht auf Myome oder Endometriose, wenn gleichzeitig eine Neigung zu häufigen, starken oder verlängerten Blutungen beobachtet wird, wenn die Regelbeschwerden mit Darmkrämpfen und Erbrechen einhergehen oder wenn bei Mutter oder Schwestern Myome oder Endometriose festgestellt wurden.
Therapie: Je nach Ursache werden von schulmedizinischer Seite Hormone eingesetzt (z. B. Pille) oder auch Schmerzmittel (Buscopan, Ibuprofen usw.). Auch hoch dosiertes Magnesium kann die Krampfneigung lindern. Vor allem bei jungen Mädchen haben sich Spascupreel-Tabletten von Heel bewährt. Hilfreich sind folgende Frauenkräuter:
- Baumwolle (sofern Besserung durch Blutfluss eintritt)
- Beifuß (nach der Pille, bringt die Blutung ins Fließen)
- Damiana (Krampfneigung bei zu schwacher Blutung)
- Frauenmantel (Universalheilpflanze für Frauen)
- Frauenwurz (homöopathisch bei wehenartigen Beschwerden)
- Gänsefingerkraut (volksmedizinisches Krampfmittel Nr. 1)
- Kamille (vor allem homöopathisch bei Unruhe und Krampfneigung)
- Koloquinte (Unterleibskrämpfe bei Reizdarm oder Zysten)
- Schafgarbe (Krampfneigung bei hellroter Blutung)
- Schneeball (bei Endometriose)
- Taubnessel (bei Entzündungen)
- Yamswurzel (homöopathisch oder teilsynthetisch zur Hormonersatztherapie)

Regelblutung, ausbleibende, Amenorrhoe

Definition: Sofern die Regelblutung bis zum Ende des 15. Lebensjahrs noch nicht eingetreten ist, besteht Verdacht auf eine sogenannte primäre Amenorrhoe, die auf Erbgutschäden zurückzuführen ist. Häufiger tritt jedoch die sekundäre Amenorrhoe auf, die erst dann gegeben ist, wenn die Regelblutung – bei vormals normalem Zyklusverlauf – mindestens 3 Monate lang ausgeblieben ist. Als normal gilt das phasenweise Ausbleiben der Regelblutung in der Pubertät, in der Schwangerschaft und Stillzeit oder ab den Wechseljahren. Ferner kommt es nach Einnahme der Antibabypille, nach Hormonstimulation im Rahmen künstlicher Befruchtungen, nach Fehlgeburten und Ausschabungen sowie bei hormonellen Erkrankungen (z. B. Hyperprolaktinämie, Schilddrüsenleiden), durch Magersucht, Leistungssport oder Stress ebenfalls zum zeitweiligen oder frühzeitigen Ausbleiben der Regelblutung.

Wichtig: Hauptursache für die ausbleibende Regelblutung ist eine Schwangerschaft!

Therapie: Frauenärzte warten gern zu, ob sich die Regel nicht von allein wieder einstellt, oder verordnen Hormonpräparate, sofern keine Ursache zu finden ist. Neben der Behandlung der Erkrankungsursache kommen vor allem hormonell anregende und menstruationsfördernde Heilpflanzen in Frage (Achtung: Schwangerschaft vor der Anwendung unbedingt ausschließen!):

- Beifuß (Universalheilpflanze zur Anregung der Menstruationsblutung)
- Blasentang (bei Schilddrüsenunterfunktion)
- Damiana (Sexualtonikum und blutungsförderndes Kraut)
- Eberraute (bei lang anhaltender Amenorrhoe)
- Liebstöckel (Pflanze der Entstauung)
- Mönchspfeffer (bei Hyperprolaktinämie)
- Petersilie (alte Abtreibungspflanze)
- Poleiminze (volksmedizinische Uterusreinigerin)
- Raute (bei frühzeitigem Wechsel)
- Rainfarn (alte Abtreibungspflanze)
- Rosmarin (regt Keimdrüsen an und verstärkt den Blutfluss)
- Wermut (alte Abtreibungspflanze)
- Wolfstrapp (bei Hyperprolaktinämie)

Regelblutung, zu schwache, Hypomenorrhoe

Definition: Sofern eine Regelblutung nur als Schmier- oder Tröpfchenblutung in Erscheinung tritt, spricht man von einer Hypomenorrhoe. Schwächer wird eine Regelblutung etwa nach Absetzen der Antibabypille, nach Ausschabungen oder Fehlgeburten, durch Fasten oder Stress, Hypophysenschwäche, Schilddrüsenunterfunktion oder bei zu wenig Flüssigkeitsaufnahme.

Therapie: Hilfreich sind der Verzicht von Tampons und die reichliche Flüssigkeitszufuhr in den Tagen vor und während der Blutung. Heiße Sitzbäder und Bürstenmassagen (Innenseite der Oberschenkel) regen den Blutfluss an. Folgende Heilpflanzen bringen das Blut ins Fließen:

- Beifuß (bei Hypophysenschwäche, Fettsucht, nach Absetzen der Pille)
- Damiana (Unterleibstonikum für Frau und Mann)
- Eberraute (bei Neigung zu ausbleibender Regel)
- Eisenkraut (Hypophysenschwäche)
- Küchenschelle (auch homöopathisch)
- Liebstöckel (Stockungen aller Sekretionen wie Harn, Stuhl, Blutung)
- Poleiminze (bei Neigung zu ausbleibender Regel)
- Rosmarin (bei Eierstockschwäche)
- Wermut (alte Abtreibungspflanze)

Regelblutung, zu seltene, Oligomenorrhoe

Definition: Von einer Oligomenorrhoe spricht man, wenn der Menstruationszyklus über mindestens 3 Monate hinweg länger als 35 Tage ist. Dies kommt vor nach Absetzen der Antibabypille, nach Fehlgeburten, Ausschabungen und anderen operativen Eingriffen, durch Fasten, bei Stress usw.

Therapie: Da eine zu seltene Regelblutung meist auf ausbleibende Eisprünge hindeutet, helfen vor allem fruchtbarkeitssteigernde Heilpflanzen:

- Angelika (regt den Eisprung an)
- Beifuß (bei Hypophysenschwäche, nach Absetzen der Pille)
- Blasentang (bei Schilddrüsenunterfunktion)
- Eisenkraut (regt den Eisprung an)
- Küchenschelle (homöopathisches Konstitutionsmittel)
- Liebstöckel (bei Wassereinlagerung oder Fettsucht)
- Mönchspfeffer (bei Stress und Hyperprolaktinämie)
- Rosmarin (aktiviert die Eierstöcke)

Regelblutung, verlängerte, Menorrhagie und Metrorrhagie

Definition: Von einer verlängerten Menstruationsblutung spricht man, wenn die Blutungsdauer 1 Woche überschreitet. Verlängerte Blutungen führen je nach Blutungsdauer und -stärke zu mehr oder weniger ausgeprägtem Eisenmangel. Sie sind häufig funktionell, das heißt ohne organischen Befund. Menorrhagien können aber auch organische Ursachen haben wie etwa Myome oder Zysten bis hin zu Gebärmutterkrebs.

Therapie: Sofern keine organischen Ursachen vorliegen, kann man mit Heilkräutern den Blutfluss regulieren und den Eisenspiegel wieder auffüllen:

- Arnika (traumatisch bedingte Blutungen, auch nach Überanstrengung)
- Blutwurz (volksmedizinische Blutstillerin)
- Blutwurz, Kanadische (Hauptmittel bei klimakterischen Blutungen)
- Brennnessel (Eisenpflanze Nr. 1)
- Eiche (blutungsregulierende Gerbstoffdroge)
- Frauenmantel (verbessert die Blutgerinnung)
- Hirtentäschel (Kardinalheilpflanze bei Gebärmutterblutungen)
- Kreuzkraut (volksmedizinisches Blutungsmittel)
- Schafgarbe (bei hellroten Blutungen, prämenstruellen Schmierblutungen)
- Silbermantel (blutungsregulierende Gerbstoffdroge)
- Wiesenknopf (auch bei klimakterischen Blutungen)

Reizblase, Blasenneurose, Zystalgie

Definition: vermehrt bei Frauen vorkommender chronischer

Reizzustand der ableitenden Harnwege, der mit den Leitsymptomen häufiger, schmerzhafter oder imperativer Harndrang sowie mit unklaren Schmerzen in der Blasengegend einhergeht.

Aus schulmedizinischer Sicht werden für diesen Symptomenkomplex sowohl hormonelle als auch psychische Ursachen mitverantwortlich gemacht, daher spricht man auch von einer neurohormonalen Reizblase. In der Praxis zeigt sich, dass die Reizblase gern als Zustand von Blasenentzündungen zurückbleibt oder mit Myomen einhergeht, die vielleicht auf die Harnblase drücken. Eine Reizblase kann auch durch Beckenbodenschwäche nach Geburten entstehen oder mit einer Gebärmuttersenkung kombiniert sein.

Therapie: Schulmediziner verordnen vor allem bei älteren Frauen immer wieder Östrogene, doch eine Reizblase lässt sich auch gut durch Beckenbodengymnastik sowie durch langfristige Bindegewebskräftigung beeinflussen (z. B. mit »metasilicea« von meta Fackler und mit Schüßlersalzen wie Calcium fluoratum oder Silicea D6 bis D12) sowie durch Heilpflanzen:

- Brennnessel (Wurzel bei Prostataadenom, Myom und Reizblase)
- Goldrute (allgemein bei Reizblase, auch nach Blasenentzündungen)
- Kreuzkraut (Hauptmittel bei Beckenbodenschwäche)
- Orthosiphon (nach Infektionen, allgemein bei Nierenschwäche)
- Weidenröschen (volksmedizinisches Reizblasenmittel Nr. 1)
- Zinnkraut (kräftigt Bindegewebe und Beckenboden)

Scheidenpilz, Candidamykose oder Candidose der Scheide, vaginaler Soor

Definition: Infektion der Scheide mit Hefepilzen wie Candida albicans, die mit Beschwerden wie Juckreiz und wässrigem bis grießigem Ausfluss einhergehen. Die Übertragung erfolgt durch Geschlechtsverkehr, Handtuchgemeinschaften, Saunabesuche usw. Eine erhöhte Anfälligkeit besteht wegen der sinkenden Schleimhautabwehr ab den Wechseljahren, in der Schwangerschaft, nach Absetzen der Antibabypille oder nach Antibiotikagaben sowie bei der Zuckerkrankheit.

Therapie: Schulmedizinisch werden je nach Schweregrad Antimykotika (z. B. Nystatin) oder auch nur Milchsäurebakterien (z. B. Vagiflor) verordnet, um die Hefepilze durch die gesunde Normalflora der Scheide zu verdrängen. Bei leichten Verlaufsformen oder zur Nachkur nach Pilzmitteln eignen sich antimykotische Heilpflanzen wie etwa die folgenden:

- Aloe (zur Scheidenhautpflege)
- Frauenmantel (altes Wundkraut)
- Kamille (entzündungswidrig und juckreizlindernd)
- Kapuzinerkresse (pflanzliches Breitbandantibiotikum)
- Knoblauch (volksmedizinisches Pilzmittel)
- Lavendel (pilzfeindliche Aromapflanze)
- Majoran (pflanzlicher Nystatinersatz)
- Myrrhe (pflanzliches Antibiotikum)
- Ringelblume (zur Hautregeneration und Pflege)
- Salbei (pilzfeindliche Aromapflanze)
- Schafgarbe (volksmedizinisches Pilzmittel)
- Teebaum (antimykotisches Aromatherapeutikum)
- Zinnkraut (Spezifikum bei chronischen Infektionen)

Scheidenrhagaden, Scheidenrisse

Definition: Einrisse im Bereich der Schamlippen und des Scheideneingangs, die durch Waschzwang oder mechanische Reizung (Geschlechtsverkehr, Tampons, hartes Toilettenpapier) begünstigt werden. Rhagaden kommen gehäuft vor bei Frauen, die eher hell- und dünnhäutig sind und zu Hautproblemen neigen. Auch ein Absinken der Östrogene in den Wechseljahren macht die Haut anfälliger für Rhagaden.

Therapie: Die pergamentartige dünne Scheidenhaut sollte höchstens alle zwei Tage und nur mit Wasser gewaschen werden. Hilfreich sind entzündungswidrige und hautregenerierende Sitzbäder, das Betupfen der betroffenen Hautareale mit Calendula-Essenz von Wala oder Weleda und/oder mit kolloidalem Silber sowie eine homöopathische Konstitutionsbehandlung (z. B. Acidum nitricum) und Schüßlersalze (z. B. Calcium fluoratum, Silicea). Auch Vitamin-B- oder -C-Mangelzustände können mit Neigung zu Rhagaden einhergehen. Hilfreich sind folgende Pflanzen:

- Aloe (zur Scheidenhautpflege)
- Frauenmantel (altes Wundkraut)
- Kamille (Erste Hilfe bei Entzündungen)
- Ringelblume (zur Hautregeneration)
- Rotklee (volksmedizinisches Wundkraut)
- Salbei (Wundkraut)
- Sanikel (volksmedizinisches Wundmittel)
- Schafgarbe (Wundkraut)
- Walnuss (Wundkraut, speziell für Dünnhäuter)

Schilddrüsenfehlfunktion, Dysthyreose, vgl. Schilddrüsenüber- und -unterfunktion

Definition: Häufiger als eine Über- oder Unterfunktion sind Fehlfunktionen der Schilddrüse, die mit Symptomen von Unter- und Überfunktion gleichzeitig einhergehen. Diagnostisch ist diese Form der Schilddrüsenstörung schwer zu erfassen, da die Blutwerte (TSH, T3/T4) oftmals normal sind und den subjektiven Beschwerden entgegenstehen. Bei der Dysthyreose treffen Symptome, die für eine Überfunktion sprechen, wie Jod- und Hitzeunverträglichkeit oder Schlafstörungen, mit Symptomen zusammen, die auf eine Unterfunktion hindeuten, wie etwa Gewichtszunahme und Stuhlverstopfung.

Therapie: Vor einer gezielten Behandlung sollte unbedingt eine sorgfältige Diagnostik durch einen Schilddrüsenspezialisten (Endokrinologen) erfolgen, um Autoimmunleiden und Schilddrüsenentzündungen auszuschließen. Erfahrungsgemäß werden jodhaltige Nahrungs- oder Arzneimittel bei Dysthyreose nicht vertragen, oder sie haben die Schilddrüsenfehlfunktion möglicherweise ausgelöst, so dass eine vierwöchige Jodkarenz (kein Jodid, kein Seefisch, wenig Milchprodukte usw.) sinnvoll ist, um die Jodspeicher zunächst zu leeren und um dann die Schilddrüsenhormone bzw. Jodid neu einzustellen. Aus dem Pflanzenreich kommen in Frage:

- Eisenkraut (volksmedizinisch bei Kropf)

- Frauenmantel (gleicht hormonell aus)
- Keimzumpe (bei Hysterie)
- Lavendel (mildes Nervinum)
- Melisse (mildes Nervinum, leicht schilddrüsendämpfend)
- Wolfstrapp (schilddrüsendämpfend bei Überfunktion)

Schilddrüsenüberfunktion, Hyperthyreose, vgl. auch Schilddrüsenfehlfunktion

Definition: Überfunktion der Schilddrüse. Typische Symptome einer hyperthyreoten Stoffwechsellage sind Nervosität, Erregbarkeit, Erschöpfung, Herzklopfen, Hitzeunverträglichkeit, Schlafstörungen, Durchfall-, Schweißneigung, Gewichtsverlust trotz guten Appetits und Haarausfall. Je nach Ursache unterscheidet man mehrere Formen der Schilddrüsenüberfunktion, z. B. Überfunktion bei Autoimmunleiden wie Morbus Basedow oder im akut entzündlichen Stadium einer Hashimoto-Thyreoiditis, Überfunktion infolge autonomer Adenome oder einer Überdosierung von Jod oder Schilddrüsenhormonen usw. Auch Dauerstress und Schwangerschaft können eine Hyperthyreose begünstigen bzw. auslösen. Die Diagnose erfolgt durch Blutuntersuchung (TSH erniedrigt bei erhöhten oder grenzwertigen T3-/T4-Werten).

Therapie: Sofern es sich um einen entzündlichen Prozess im Schilddrüsengewebe handelt, können Einreibungen mit Thyreodoron-Salbe von Weleda (rezeptpflichtig) oder Einreibungen und Injektionen mit Traumeel von Heel versucht werden. Entzündungen im Rahmen von Autoimmunleiden wie Basedow oder Hashimoto lassen sich manchmal lindern durch Goldarzneien (z. B. Aurum metallicum D6), durch Basenkuren sowie durch Selen (z. B. Cefasel von Cefak). Außerdem sollte Stress reduziert werden. Als Begleitmittel kommen schilddrüsenregulierende Heilpflanzen in Frage:

- Besenginster (ab dem Wechsel)
- Eisenkraut (auch bei Kropf)
- Färberginster (ab dem Wechsel, bei nervösem Herz)
- Keimzumpe (bei Hysterie)
- Lavendel (allgemein zur Nervenstärkung)
- Melisse (allgemein ausgleichend)
- Schierling (Salbe zur Schilddrüseneinreibung)
- Wolfstrapp (pflanzliches Hauptmittel)

Schilddrüsenunterfunktion, Hypothyreose, vgl. auch Schilddrüsenfehlfunktion

Definition: Typische Beschwerden einer Unterfunktion der Schilddrüse sind Antriebslosigkeit, Erschöpfung, leichtes Frieren, Neigung zu Stuhlverstopfung, Gewichtszunahme, Haarausfall oder brüchiges und glanzloses Haar, Niederblutdruck usw. Ursachen für eine Unterfunktion sind Jodmangel, Gewebsuntergang infolge von Autoimmunerkrankungen wie etwa Hashimoto-Thyreoiditis oder eine erbliche Hypophysenschwäche. Die Diagnose erfolgt durch Blutproben (erhöhtes TSH, erniedrigte T3-/T4-Werte) sowie durch Ultraschall.

Therapie: Je nach Ursache muss man versuchen, einem Autoimmunprozess Einhalt zu gebieten (z. B. durch Selen und Aurum metallicum D6) oder die Schilddrüse mit Jod (z. B. Algentabletten) und/oder Organpräparaten anzuregen (z. B. Thyreoidea/Ferrum-Globuli von Wala). Bei irreversibler Schilddrüsenunterfunktion in Abhängigkeit von der Stoffwechsellage, vor allem aber bei erhöhtem Hormonbedarf in der Schwangerschaft und Stillzeit, müssen Schilddrüsenhormone zugeführt werden (z. B. Thyroxin). Bei leichten Verlaufsformen genügen meist jodhaltige Heilpflanzen:

- Blasentang (Jodlieferant, auch bei Kropf)
- Efeu (Jodlieferant)
- Eisenkraut (volksmedizinisches Kropfmittel)
- Rosmarin (Kreislauftonikum)

Schwangerschaftserbrechen, übermäßiges, Hyperemesis gravidarum

Definition: Übermäßiges oder unstillbares Schwangerschaftserbrechen gilt heute in der Regel als psychosomatische Erkrankung. Erfahrungsgemäß wird es durch Streit oder Sorgen ausgelöst. Bei ungewollter Schwangerschaft kommt es häufiger zu Hyperemesis. Das Erbrechen führt mitunter zu großen Flüssigkeitsverlusten, zu Gewichtsabnahme sowie zur Verschlechterung des Allgemeinbefindens bis hin zu Delirien.

Therapie: Je nach Schweregrad müssen die Flüssigkeits- und Mineralverluste ausgeglichen werden, oder es wird auch eine stationäre Behandlung mit absoluter Bettruhe erforderlich. Hilfreich sind eine Gesprächs-, eine psychologische Paartherapie, Ruhe, Magnesiumgaben, eine Konstitutionsbehandlung (z. B. mit Ignatia, Sepia, Nux vomica, Ipecacuanha oder Tabacum) sowie folgende Heilpflanzen:

- Frauenmantel (gleicht hormonell aus, kräftigt die Geburtsorgane)
- Ingwer (lindert den Brechreiz [kleine Mengen!])
- Kaffee (volksmedizinisches Mittel: Bohne kauen)
- Küchenschelle (homöopathisch bei Schwangerschaftsbeschwerden)
- Mutterkümmel (beruhigt die Magensäfte)
- Yamswurzel (Dioscorea D6)

Stillprobleme

Definition: Vor allem nach erschöpfenden Geburten oder nach Kaiserschnitten kommt es in der Folge zu mehr oder weniger ausgeprägten Stillschwierigkeiten. Die meistgenannten Beschwerden sind die folgenden:

- *Brustwarzen, wunde:* Durch das ständige Nuckeln, bis die Milch richtig einschießt, werden die Brustwarzen leicht gereizt. Betroffen sind eher hellhäutige und rothaarige Frauen oder solche, die ohnehin zu Hautleiden neigen (»Dünnhäuter«). Hilfreich sind entzündungswidrige und den Wundschluss fördernde Maßnahmen wie etwa das Auftragen von Traumeel-Salbe von Heel, das Bestreuen der Brustwarzen mit Wecesin-Pulver von Weleda oder Umschläge mit verdünnter Calendula-Essenz.
- *Brustdrüsenentzündung (Mastitis):* Wenn durch rissige oder wunde Brustwarzen Bakterien, speziell Staphylokokken, in tiefere Gewebeschichten eindringen können, besteht die Gefahr einer Brustdrüsenentzündung, die meist mit Rötung, Schmerzen beim Stillen und Fieber einhergeht. Je nach Schweregrad werden Antibiotika oder auch ein sofor-

tiges Abstillen erforderlich. Zu Beginn der Brustdrüsenentzündung haben sich Phytolacca D12 oder C30 bewährt sowie Umschläge mit verdünnter Phytolacca-Urtinktur, eventuell Enzyme (z. B. Phlogenzym von Mucos) und Antibiotika (z. B. Angocin Antiinfekt von Repha).

- *Milchknoten:* Vor allem wenn falsch gestillt und die Brust nicht vollständig geleert wird, entstehen schmerzhafte Milchknoten. Hilfreich ist in solchen Fällen, immer eine Brust ganz leer trinken zu lassen. Nützlich sind Umschläge mit verdünntem Retterspitz oder mit verdünnter Phytolacca-Urtinktur, 1 bis 2 Gaben Phytolacca D12 bis C30 und innerlich Pfefferminz- oder Abstilltee.
- *Milchmangel:* Normalerweise produziert man so viel Milch, wie das Baby benötigt, denn sein Weinen und das Saugen an den Brustwarzen regen die Milchbildung je nach Bedarf an. Ein Milchmangel ist meist stressbedingt, oder der mütterliche Organismus hat infolge ausgeprägter Blutarmut und großer Erschöpfung nach der Geburt nichts mehr zu geben. Die Milchbildung lässt sich mit Calciumgaben (z. B. Weleda Aufbaukalk 1 und 2) sowie mit kräftigenden Maßnahmen (z. B. Floradix-Kräuterblut) und mit milchbildenden Heilpflanzen wie Brennnessel, Fenchel, Frauenmantel, Geißklee, Kümmel oder Mönchspfeffer anregen.
- *Milchüberschuss:* Weit häufiger als der Milchmangel ist der Überschuss, der bei vielen Frauen die Milch aus den Brüsten tropfen lässt, sobald irgendwo ein Baby schreit. Vorübergehend kann die überschüssige Milch abgepumpt werden, doch regt der Vorgang des Abpumpens die Milchbildung wiederum an. Daher empfehlen Hebammen in solchen Fällen, kühlende Umschläge mit verdünntem Retterspitz (10 %ig) anzulegen und milchhemmende Kräutertees mit Pfefferminze oder Salbei zu trinken. Auch wiederholte Gaben von Phytolacca (Urtinktur bis D4) bremsen die Milchbildung ein wenig.

Therapie: Bis sich das Stillen in den ersten Wochen richtig eingespielt hat, ist in jedem Fall eine engmaschige Betreuung durch eine Hebamme und/oder eine Stillberaterin sinnvoll. Abgesehen von hoher Flüssigkeitszufuhr und Calciumgaben (z. B. Weleda-Aufbaukalk 1 und 2) erleichtern folgende Heilpflanzen das Stillen:

- Brennnessel (milchbildend, kräftigt allgemein)
- Fenchel (milchbildend)
- Frauenmantel (verbessert die Milchqualität)
- Geißklee (regt die Milchbildung an und verbessert die Qualität)
- Kermesbeere (Spezifikum bei Entzündung, Knoten, Schmerzen und zum Abstillen)
- Küchenschelle (homöopathisch bei Milchüberschuss)
- Kümmel (milchbildend)
- Mönchspfeffer (verbessert die Milchbildung)
- Mutterkorn (homöopathisch bei verspätetem Milcheinschuss)
- Ringelblume (zur Pflege der Brustwarzen)
- Salbei (hemmt die Milchbildung)

Strahlendermatitis, Radiodermatitis, Hautentzündung nach Bestrahlung

Definition: entzündliche Hautreaktion nach Einwirkung ionisierender Strahlung. Je nach verabreichter Strahlendosis unterscheidet man verschiedene Grade:

Erster Grad: Hautrötung mit vorübergehender Blockierung der Talgdrüsenfunktion, Haarausfall und nachfolgender Hyperpigmentierung.

Zweiter Grad: entzündliche Hautrötung mit Ödem- und Bläschenbildung. Nachfolgend kommt es zu Hautatrophie mit Haarausfall und Funktionsverlust der Talgdrüsen.

Dritter Grad: Hautentzündung mit Flüssigkeitsabsonderung (Dermatitis exsudativa) und Gewebsuntergang (Strahlenulkus bis hin zum Strahlenkrebs). Ferner Funktionsverlust der Haarbälge und Schweißdrüsen.

Therapie: Sinnvoll ist die jeweils sofortige Behandlung der betroffenen Hautareale mit Brandsalben (z. B. Wund- und Brandgel von Wala) und Silber (z. B. feuchte Umschläge mit verdünntem kolloidalem Silber). Hilfreich sind auch hautregenerierende Heilpflanzen wie etwa die folgenden:

- Arnika (allgemein entzündungswidrig und abschwellend)
- Dachwurz (bei »Brandschäden« nach Paracelsus)
- Goldrute (vorbeugend, innerlich und äußerlich)
- Ringelblume (Hauptpflanze bei Strahlendermatitis)
- Steinklee (bei Lymphödemen)
- Storchschnabel (volksmedizinisch bei Lymphödemen)

Trichomonaden

Definition: tierische Einzeller (Protozoen), die durch Geschlechtsverkehr übertragen werden und Scheidenentzündungen verursachen. Verdacht besteht bei übelriechendem gelbgrünlichem und schaumigem Ausfluss mit Brennen und Jucken. Eine Harnröhrenbeteiligung mit Ausfluss aus der Harnröhre ist bei Männern relativ häufig.

Therapie: Die Behandlung muss durch Frauenärzte erfolgen, die spezielle Antibiotika verordnen (z. B. Metronidazol). Eine Partnerbehandlung ist unbedingt ratsam. Heilpflanzen ergänzen die schulmedizinische Therapie, senken die Rückfallquote und eignen sich vor allem zur Nachbehandlung nach antibiotischer Paartherapie:

- Bärentraube (bei Harnbeteiligung)
- Bingelkraut (volksmedizinisches Gonorrhoemittel)
- Kapuzinerkresse (pflanzliches Breitbandantibiotikum)
- Knoblauch (pflanzliches Antibiotikum)
- Majoran (Lokaltherapie, pflanzliches Breitbandantibiotikum)
- Taubnessel (Schleimhautsanierung nach Antibiotikagabe)
- Teebaum (begleitende Lokaltherapie, antimikrobielle Aromapflanze)
- Zinnkraut (bei chronischen Verläufen)

Unfruchtbarkeit, Sterilität

Definition: Von einer Sterilität spricht man, wenn ein Paar trotz regelmäßigen ungeschützten Geschlechtsverkehrs länger als (1 bis) 2 Jahre ungewollt kinderlos bleibt. Die Schätzungen gehen weit auseinander, denn 3 bis 6 von 100 Paaren bleiben ungewollt kinderlos, und der Prozentsatz derer, die zeitweilig unter Fruchtbarkeitsstörungen leiden, ist weit höher. Die Ursachen sind vielfältig und liegen in etwa 50 Prozent bei der Frau, in zirka 40 Prozent beim Mann und in 15 bis 20 Prozent bei beiden Partnern bzw. bleiben ungeklärt. Hauptursachen für ungewollte Kinderlosigkeit sind Gelbkörpermangel (siehe dort), ausbleibende Eisprünge nach Absetzen der Antibabypille (siehe Post-Pill-Syndrom), das polyzystische Ovarialsyndrom (siehe dort) oder Schilddrüsenleiden. Beim Mann können Hodenkrampfadern und Mumpsorchitis zu eingeschränkter Fruchtbarkeit führen, auch latente Vergiftungen mit Schwermetallen oder Umweltproblemstoffen wie etwa Weichmacher (Phthalate) wirken sich negativ auf die Spermienqualität aus. Bei den meisten Paaren finden sich jedoch mehrere Störfaktoren gleichzeitig, zum Beispiel Gelbkörpermangel, Schilddrüsenfehlfunktion und Myome bei der Frau und schlechtes Spermiogramm beim Mann.

Therapie: Eine naturheilkundliche Fruchtbarkeitsbehandlung kann nur dann Erfolg haben, wenn alle Störfaktoren erkannt und gezielt angegangen werden. Darum ist eine sorgfältige Diagnostik im Vorfeld unerlässlich. Die Untersuchungen bei Kinderwunsch sollten einschließen:

- *Hormonstatus:* Gelbkörperhormone, LH/FSH-Quotient, Schilddrüsenhormone (TSH, T3/T4) und Prolaktin.
- *Blutuntersuchung:* Eisen-, Leber- und Entzündungswerte. Nach Fehlgeburten Autoimmunerkrankungen und Blutgerinnungsstörungen abklären.
- *Gynäkologische Untersuchung:* Suche nach Scheidenpilzen, Bakterien, Ausfluss, Messung des Scheiden-pH-Werts.
- *Vaginaler Ultraschall:* Suche nach Myomen, Zysten, Verklebungen usw.; Suche nach heranreifenden Eizellen.
- *Post-Coital-Test:* gibt Aufschluss darüber, ob einige Stunden nach dem Geschlechtsverkehr noch bewegliche Spermien in der Scheide sind. Liefert Hinweise auf eine mögliche Spermaallergie und ersetzt in manchen Fällen ein Spermiogramm.
- *Immunologische Untersuchungen:* Vor allem nach Fehlgeburten sollten Erbkrankheiten ausgeschlossen werden, und es sollte nach Chromosomendefekten gesucht werden, auch Spermaantikörper können eventuell nachgewiesen werden.

Die wichtigsten Heilpflanzen für die Fruchtbarkeit sind die folgenden:

- Angelika (regt den Eisprung an, erwärmt die Beckenorgane)
- Beifuß (Hypophysenmittel, nach der Pille)
- Brennnessel (Samen steigern nicht nur »Legeleistung« von Hennen …)
- Damiana (Sexualtonikum der Maya)
- Einhorn, Falsches (bei Empfängnisschwäche durch Erschöpfung)
- Eisenkraut (Hochzeitspflanze und Eisprungmittel)
- Frauenmantel (Symbolpflanze der Empfängnis)
- Keimzumpe (bei Fehlgeburtsneigung)
- Mönchspfeffer (Kardinalpflanze bei Gelbkörperschwäche)
- Rosmarin (regt die Keimdrüsen an)
- Storchschnabel (Kindsmacher der Volksmedizin)
- Tigerlilie (reguliert die Gelbkörperhormon-Produktion)

Vulvaschmerzen, Vulvodynie

Definition: Schmerzen am Scheideneingang. Ausgelöst oder verstärkt werden Schmerzen am Scheideneingang durch mechanische Reizung wie etwa Geschlechtsverkehr, nach genitalen Virusentzündungen (z. B. Kondylome, Herpes) oder nach Strahlenexposition (z. B. nach Strahlenbehandlung bei Krebs oder nach Lasertherapie von Warzen). Organisch sollten Scheidenfissuren, Pilzinfektionen und Kraurose ausgeschlossen werden. Doch meist bestehen die Schmerzen trotz unauffälligen Hautbefunds.

Therapie: Reizlindernde und regenerierende Maßnahmen wie etwa Molkesitzbäder und Serpalgin-Tropfen von Horvi-Enzy-Med, Holland, ergänzen pflanzliche Anwendungen:

- Aloe (zur regenerierenden Hautpflege)
- Dachwurz (nach Bestrahlung)
- Frauenmantel (Sitzbäder bei Wundsein)
- Goldrute (nach Bestrahlung)
- Johanniskraut (Nervenschmerzen bei Herpes oder nach Laserbehandlung)
- Myrrhe (nach Virusinfektionen, Warzen)
- Ringelblume (universell einsetzbar zur Hautregeneration)
- Sanikel (altes Wundkraut, antiviral)
- Schierling (Salbe betäubt bei starken Schmerzen)
- Taubnessel (reizlindernd, nach Pilzinfektionen)

Wehenanomalien, Wehendystokie

Definition: Unter Wehenanomalien versteht man verschiedene Abweichungen von der normalen Wehentätigkeit im Rahmen einer Geburt, zum Beispiel vorzeitige Wehentätigkeit, Wehenschwäche oder krampfartige Wehen ohne Geburtsfortschritt:

- *Wehentätigkeit, vorzeitige:* Die häufigsten Auslöser sind vermutlich Streit, Stress und psychische oder körperliche Überforderung sowie aufsteigende Scheideninfektionen. Die Therapie besteht in absoluter Bettruhe – nötigenfalls muss stationär behandelt werden. Wehenhemmend wirken hoch dosiertes Magnesium, eventuell per Infusion verabreicht, und Keimzumpe (Bryophyllum-50%-Pulver oder -5%-Injektionslösung von Weleda, eventuell per Infusion). Auch krampflösende Bauchmassagen mit Kupfersalbe (Wala) oder Kupferöl (Weleda) wirken wohltuend.
- *Wehenschwäche:* Zu schwache, zu kurze oder zu seltene Wehen gehen meist auf große Erschöpfung im Geburtsverlauf zurück. Weil eine Austreibung bei Wehenschwäche meist nicht erfolgen kann, ist diese nicht selten der Grund für Eingriffe mit Saugglocke oder auch für einen Kaiserschnitt. Hebammen empfehlen, heftiges Ausatmen und vor allem starkes Aufstampfen, um den Geburtsprozess voranzutreiben. Sofern dies nicht genügt, lässt sich die Wehentätigkeit mit bewährten Frauenkräutern wie etwa Beifuß, Eisenkraut, Frauenwurzel und Silberkerze meist innerhalb von wenigen Minuten anregen. Auch homöopathische Arzneien wirken manchmal spontan geburtsfördernd (z. B. öff-

net Gelsemium C30 den Muttermund, und Ignatia C30 hilft bei Übertragung).
- *Wehentätigkeit, krampfartige:* Sehr schmerzhaft und nicht ganz ungefährlich können unkoordinierte Krampfwehen sein, die Kraft rauben, ohne den Geburtsprozess voranzutreiben. Die Kardinalheilpflanze ist hier die Keimzumpe (Bryophyllum-Urtinktur, -50%-Pulver oder -5%-Injektionslösung von Weleda), die die Wehen wieder rhythmisiert und dadurch zu einem normalen Geburtsverlauf beiträgt.

Rund um die Wehentätigkeit sind folgende Frauenheilpflanzen hilfreich:
- Baumwolle (wehenerregend)
- Beifuß (wehenerregend und treibt die Nachgeburt aus)
- Eisenkraut (bei Wehenschwäche)
- Frauenmantel (vorbeugend)
- Frauenwurzel (bei Wehenschwäche und Krampfwehen)
- Himbeere (allgemein zur Geburtsvorbereitung)
- Hirtentäschel (regt die Nachwehen an)
- Keimzumpe (wehenhemmend und -rhythmisierend)
- Rainfarn (wehenerregend)
- Silberkerze (wehenerregend, nimmt Angst vor der Geburt)
- Wermut (wehenerregend)

Wochenbett, Kindbett, Puerperium

Definition: Das Wochenbett umfasst den Zeitraum zwischen Geburt und Rückbildung der Schwangerschafts- und Geburtsveränderungen bei der Mutter. Das Frühwochenbett schließt die erste Woche nach der Geburt ein, die gesamte Phase dauert etwa 6 bis 8 Wochen. In dieser Zeit bildet sich die Gebärmutter vollständig zurück, und es besteht ein erhöhtes Infektionsrisiko für Mutter und Kind, so dass jetzt viel geschlafen und für Ruhe und Entlastung gesorgt werden sollte. Mögliche Schwierigkeiten, die nun auftreten, sind neben Stillproblemen (siehe dort) vor allem:
- *Wochenbettdepression (postpartale Depression):* depressive Verstimmung, die aufgrund der hormonellen Umstellungen meist ab dem 3. Tag nach der Geburt eintritt. Man spricht auch vom Heultag oder Wochenbettblues, wobei die Stimmungsschwankungen stets mit starker Unruhe oder mit Apathie einhergehen und oft mit Schlaflosigkeit kombiniert sind. Die Therapie hat im Frühwochenbett durch Arzt oder Hebamme zu erfolgen.
- *Wochenbettfieber (Puerperalfieber):* Unter dem Wochenbettfieber versteht man jeden fieberhaften Prozess, der nach einer Geburt oder Fehlgeburt auftritt. Meist handelt es sich um eine Infektion der Geburtswunden mit Streptokokken, Staphylokokken, Colibakterien oder anderen Problemkeimen. Je nach Schweregrad geht das Puerperalfieber mit Schüttelfrost und Fieberdelirien einher. Von ärztlicher Seite werden meist Antibiotika verordnet.
- *Wochenbettpsychose (Puerperalpsychose):* Je nach Disposition kann es auch zu manischen oder depressiven Störungen kommen, die meist ab der 2. Woche nach der Geburt eintreten. Charakteristisch ist ein plötzlicher Beginn der psychischen Störungen (Verwirrtheit, Panikattacken, Halluzinationen, Wahnvorstellungen), die meist mit starker innerer Unruhe und Schlafstörungen einhergehen. Die Therapie richtet sich vor allem danach, ob eine Gefährdung der eigenen Person oder anderer, vor allem aber des Säuglings besteht. Gegebenenfalls ist eine meist vorübergehende stationäre Behandlung erforderlich.
- *Wochenfluss (Lochien):* Beim Wochenfluss handelt es sich um eine Gebärmutterreinigung nach der Geburt, bei der Wundsekrete abgesondert werden. In den ersten Tagen ist der Wochenfluss blutig, dann einige Tage lang bräunlich und in den folgenden Wochen eher weißlich. Erst nach vollständig abgeschlossener Heilung der Geburtswunden endet der Wochenfluss, meist 6 Wochen nach der Geburt.

Therapie: Die Therapie richtet sich nach Art und Schwere der Beschwerden. Heilpflanzen für das Wochenbett sind:
- Arnika (bei Blutungen oder Geburtstraumen, nach Kaiserschnitt)
- Brennnessel (Milchbildung, füllt den Eisenspiegel wieder auf)
- Fenchel (Milchbildung)
- Frauenmantel (volksmedizinisches Wochenbettmittel Nr. 1)
- Gänseblümchen (»Arnika der Gebärmutter«, fördert die Rückbildung)
- Gelbwurz, Kanadische (regt den Wochenfluss an)
- Hirtentäschel (regt Wochenfluss an)
- Johanniskraut (Dammschnittpflege)
- Kamille (schließt Geburtswunden äußerlich)
- Kermesbeere (gleicht die Milchbildung aus)
- Kümmel (regt Milchbildung an)
- Mönchspfeffer (Milchbildung)
- Ringelblume (zur Dammnarbenpflege)
- Schafgarbe (verhütet Wochenbettfieber)
- Taubnessel (Wochenflussmittel)

Zysten, siehe Eierstockszysten, Endometriose oder Ovarialsyndrom, polyzystisches

Zystitis, siehe Blasenentzündung

Zum Umgang mit den Rezepten

Wichtiges zu den Bezugsquellen

Die meisten Rezepte enthalten Hinweise auf mögliche Bezugsquellen, indem etwa in Klammern dabeisteht, ob es sich um ein Apotheken- oder um ein Kräuterladenrezept handelt. Diese Hinweise sind allein schon deswegen wichtig, weil beispielsweise eine Teemischung, die man statt im Kräuterladen über eine Apotheke bestellt, sehr teuer werden kann. In Kräuterläden, die ihre Ware meist auch versenden, werden getrocknete Heilkräuter in Kleinstmengen abgegeben, so dass man dort in der Regel Produkte ab 20 g zu günstigen Preisen und in guter Qualität erhält. Um dieselbe Leistung zu erbringen, muss eine Apotheke, sofern diese sich nicht gerade auf Heilkräuter spezialisiert hat, vom Großhandel bis zu 250 g der Droge bestellen, nur um 20 g davon in eine Teemischung einzuarbeiten – die Apotheke wird dann natürlich die 250 g in Rechnung stellen! Daher kam es schon vor, dass eine einfache 200-g-Teemischung, die im Kräuterladen um die 20 Euro gekostet hätte, bei einer Apotheke mit sage und schreibe 130 Euro berechnet wurde! Im Zweifelsfall sollte man also vorher immer nachfragen, wie teuer die Rezeptur wohl sein wird.

Manche Teerezepte sind dagegen mit dem Hinweis »Apotheke« versehen und können dann auch nur dort bezogen werden, da vielleicht einer der Bestandteile apothekenpflichtig ist und nicht im Kräuterladen verkauft werden darf (z. B. Raute). In solchen Fällen ist es sinnvoll, die Bestellung über eine der unter »Adressen und Bezugsquellen« aufgeführten Anbieter zu machen, weil diese die genannten Kräuter in der Regel auch vorrätig haben. Natürlich kann man sich ebenso an eine Apotheke vor Ort wenden. Dann sollte die Kostenfrage jedoch unbedingt im Vorfeld geklärt werden.

Die Kostenfrage

Weil die meisten Naturheilmittel heute wieder oder immer noch aus eigener Tasche bezahlt werden, erscheinen sie dem Endverbraucher recht teuer. Doch sollte man bedenken, dass Naturheilmittel meist sehr aufwendige Herstellungsprozesse erfordern, Lager- und Zulassungskosten verursachen, klinische Studien brauchen, die ebenfalls bezahlt werden wollen, usw. Wenn dann etwa ein 20-ml-Fläschchen einer Brennnessel-Urtinktur um die 20 Euro kostet, fallen manche Frauen aus allen Wolken. Auch Mischrezepturen, die aus Urtinkturen und homöopathischen Arzneien zusammengestellt sind, kosten in der Regel ab 50 Euro aufwärts für etwa 100 ml und benötigen je nach Apotheke und Zusammensetzung mitunter einige Wochen Lieferzeit. Daher sei angeraten, stets im Vorfeld abzuklären, wie lange die Zubereitung einer Rezeptur dauern und wie viel sie kosten wird.

Naturheilkunde kann auch preiswert sein, wenn man sich weitgehend auf Teemischungen beschränkt und selbst Kräuter sammelt, um daraus Medizin herzustellen.

Zur Lieferbarkeit von Naturheilmitteln

In den letzten Jahren sind unzählige Naturheilmittel, darunter auch sehr viele pflanzliche Arzneien, vom Markt genommen worden. Meist konnten die Hersteller die Kosten für eine Nachzulassung nicht aufbringen, oder sie haben – wiederum aus finanziellen Gründen – ihre Lagerbestände ausgedünnt. Leider unterliegt der Markt weiterhin starken Veränderungen, so dass es ständig zu Streichungen, vorübergehenden Lieferengpassen oder zu Umbenennungen kommt. Daher kann es sein, dass die eine oder andere im Buch aufgeführte Naturarznei, Mischrezeptur oder Teemischung vielleicht so nicht mehr erhältlich ist. In den vergangenen Jahren sind uns jedoch sehr häufig Fehlmeldungen zugetragen worden, denen zufolge das eine oder andere Mittel nicht mehr erhältlich sei. So haben mehrfach Apotheken behauptet, Damiana sei nicht lieferbar, usw. Möglicherweise wurde einfach die falsche Bezeichnung in den Computer eingegeben, so dass die entsprechende Arznei deswegen nicht gefunden wurde. Sofern man dennoch unbedingt mit der Apotheke um die Ecke zusammenarbeiten möchte, sollte man daher zur deutschen Bezeichnung stets auch die lateinische und im Falle von Heilpflanzen auch den verwendeten Teil angeben, um die Suche nach der entsprechenden Naturarznei zu erleichtern. Sinnvoll ist es, sich im Zweifelsfall mit einer der unter »Adressen und Bezugsquellen« auf Seite 303 genannten Apotheken in Verbindung zu setzen und noch einmal gezielt nachzufragen. Die Apotheker unseres Vertrauens werden Ihnen sicherlich behilflich sein, einen ebenso wirksamen Ersatz zu finden oder eine weniger bekannte Lieferquelle aufzuspüren.

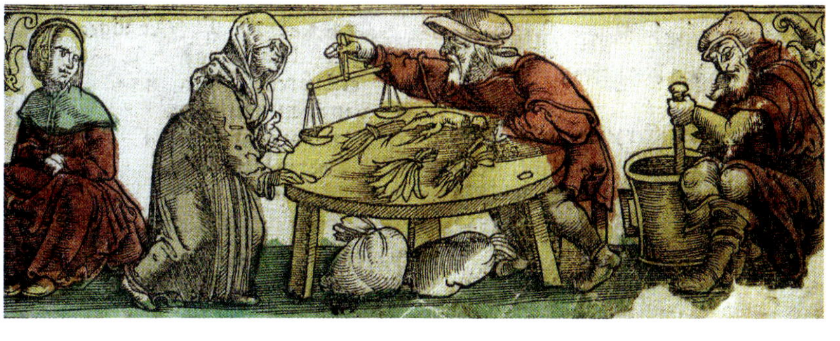

Kräuterhandel (Holzschnitt, um 1500)

Dank

Ganz besonders herzlich möchte ich mich bei meinen »Schwiegereltern« Else und Wolfgang Galsterer bedanken, ohne deren tatkräftige Unterstützung dieses Buch nicht entstanden wäre. Nur weil unser Sohn Florian so liebevoll von seinen Großeltern betreut wurde, fand ich überhaupt Zeit und Muße, dieses Projekt anzugehen.

Dann danke ich natürlich – sozusagen an Stelle 1b – meinem Lebensgefährten Olaf Rippe, der mir während des Schreibens den Rücken freigehalten und sich vor allem mächtig ins Zeug gelegt hat, um das Drumherum wie etwa die Verlagskontakte in die Wege zu leiten. Die gesamte Bebilderung dieses Buches, also auch alle Kunstbilder, Holzschnitte sowie Kupferstiche, wurden von ihm mit viel Mühe zusammengetragen, vorgewählt und gescannt. Nicht nur sein außergewöhnliches Engagement, das stets zum Ziel hatte, aus dem »Lexikon der Frauenkräuter« ein schönes Buch zu machen, sondern vielmehr noch die Tatsache, dass wir gemeinsam so viel auf die Beine stellen, verpflichtet mich zu tiefem Dank.

Dank gebührt natürlich allen, die an der Entstehung dieses Buches tatkräftig mitgewirkt haben: Das sind vor allem unsere Apotheker. Als Erster muss hier Michael Aigner von der Eversbusch-Apotheke in München genannt werden, der wieder einmal sorgfältig korrigiert und die Lieferbarkeit der aufgeführten Arzneien überprüft hat. Dann danke ich Annette Heerz von der Limes-Apotheke in Pohlheim – vielen Dank für die Umsetzung meiner Rezeptideen und vor allem für die Vaginalgele: Miraculix hätte es nicht besser gemacht! Natürlich danke ich auch unserem Freund Roland Andre von der Lindenapotheke in Pfaffenhofen für seine tatkräftige Unterstützung. Außerdem danke ich der Münchener Gynäkologin Dr. Kerstin Späthe für die Korrekturen im medizinischen Glossar. Dank gebührt ebenso unserer Freundin und Gastdozentin Ruth Mandera, die mit Adlerauge vor allem die botanischen Steckbriefe korrigiert hat – die dann leider doch gekürzt werden mussten. Auch meinem Heilpraktikerfreund und Kollegen Michael Schmid möchte ich für seine Unterstützung danken. Für Freundschaft und Inspiration danke ich Christian Rätsch.

Nicht zuletzt möchte ich mich auf diesem Weg auch bei meinen Patientinnen und Seminarteilnehmerinnen für ihr Vertrauen bedanken und natürlich für die vielen Erfahrungen, die ich durch meine Praxis- und Lehrtätigkeit sammeln durfte.

Schließlich sei noch den Nornen gedankt, die weise die Schicksalsfäden spinnen.

Quellen- und Literaturverzeichnis

Agrippa von Nettesheim, Heinrich Cornelius: Die magischen Werke; Weiss-Verlag, Dreieich 1988

Aigremont, Dr. (Hrsg. Christian Rätsch): Volkserotik und Pflanzenwelt, 1907–1910; Express Edition, Berlin 1987

Alberts, Andreas, und Mullen, Peter: Aphrodisiaka aus der Natur; Kosmos Verlag, Stuttgart 2003

Albertus Magnus: Daraus man alle Heimligkeit deß weiblichen geschlechts erkennen kann, 1581; Reprint Stuttgart 1966, Frankfurt 1977

–, Von den Geheimnissen derer Weiber, Nürnberg 1716

Arends, Johannes: Volkstümliche Namen der Drogen, Heilkräuter, Arzneimittel und Chemikalien; Springer Verlag, Heidelberg 2001

Aschenbrenner, Eva: Rezepte für die Gesundheit; Kosmos Verlag, Stuttgart 2005

Bader, Gerd: Die Goldrute – Inhaltsstoffe, Pharmakologie, Klinik, Anbau; Zeitschrift für Phytotherapie 4/1999; Hippokrates Verlag, Stuttgart

Bässler, Friedrich A.: Heilpflanzen erkannt und angewandt; Verlag J. Neumann-Neudamm, Melsungen 1966

Bauer, Hartwig, und Wiedemann, Andreas: Diuretische, antiinflammatorische, spasmolytische und immunmodulatorische Therapie mit Goldrutenkraut; Zeitschrift für Phytotherapie 5/2003, Hippokrates Verlag, Stuttgart

Beckmann, Dieter und Barbara: Alraun, Beifuß und andere Hexenkräuter; Campus Verlag, Frankfurt 1990

Béliveau, Richard, und Gingras, Denis: Krebszellen mögen keine Himbeeren – Nahrungsmittel gegen Krebs; Kösel Verlag, München 2007

Beuchert, Marianne: Symbolik der Pflanzen; Insel Verlag, Frankfurt 1995

Blair, Nancy: Göttinnen für jede Jahreszeit; Goldmann Verlag, München 1997

Bock, Hieronymus: Kreütterbuch, 1577; Reprint, Verlag Konrad Kölbl, München 1964

Brandl, Barbara: Panax Ginseng – eine bedeutsame Heilpflanze in der heutigen Praxis; Beitrag im Merkurstab 1/2008, Medizinische Sektion der freien Hochschule für Geisteswissenschaft am Goetheanum, CH-Dornach

Brodschelm, Schurz und Egger: Expertenrat – Granatapfelsaft soll bei Prostatakrebs helfen!; Rundschreiben der BLAK 5/2006, veröffentlicht in der Zeitschrift für Phytotherapie 2/2007, Hippokrates Verlag, Stuttgart

Brooke, Elisabeth: Kräuter für Frauen; Fischer Verlag, Münsingen/Bern 1994

Brunfels, Otto von: Kreütterbuch, 1532; Reprint, Verlag Konrad Kölbl, München 1964

Burgerstein, Lothar: Heilwirkung von Nährstoffen; Haug Verlag, Stuttgart 1982

Chevalier, Andrew: Die BLV Enzyklopädie der Heilpflanzen; BLV Verlag, München 1998

Czygan, Franz-C.: Kulturgeschichte und Mystik des Johanniskrautes; Pharmazie in unserer Zeit 3/2003, Viley-VCH Verlag, Weinheim

Dahlke, Margit und Ruediger, und Zahn, Volker: Frauen-Heil-Kunde – Be-Deutung und Chancen weiblicher Krankheitsbilder; Bertelsmann, München 1999

Dalichow, Irene: Die Gewürzapotheke – Gesund und glücklich mit scharfen Sachen; Goldmann Verlag, München 2006

Dam, Joop van: Oenothera/Argento culta – Ein neues vegetabilisiertes Metallpräparat; Merkurstab 5/2006, Medizinische Sektion der freien Hochschule für Geisteswissenschaft am Goetheanum, CH-Dornach

Dash, Bhagwan, und Ramaswamy, Suhasini: Indische Aphrodisiaka – Substanzen, Therapien, Pflanzen, Rezepte; Parkland Verlag, Köln 2001

Diederich, Klas, und Riggers, Urte: Die Calendula; Merkurstab 1/2006, Medizinische Sektion der freien Hochschule für Geisteswissenschaft am Goetheanum, CH-Dornach

Dioscorides: Kreutterbuch, 1610; Reprint, Verlag Konrad Kölbl, München 1968

Dinhopl, Anda: Frauenkräuter – Das Handbuch für Frauen, Milena Verlag, Wien 1999

Dittmar, F. W., Loch, E.-G., und Wiesenauer, Markus: Naturheilverfahren in der Frauenheilkunde und Geburtshilfe; Hippokrates Verlag, Stuttgart 1994

Döll, Michaela: Isoflavone – Aktueller wissenschaftlicher Kenntnisstand; Medizinische Monatszeitschrift für Pharmazeuten 1/2008, Wissenschaftliche Verlagsgesellschaft – Deutscher Apotheker Verlag, Stuttgart

Duerr, Hans Peter: Intimität; Suhrkamp Verlag, Frankfurt 1994

Erbacher, Ursula: Gold, Weihrauch und Myrrhe; Praxis Magazin Dezember 2005/Januar 2006; PACs GmbH Verlagsservice, Staufen 2005

Elbogen, Roger: Die Phytotherapie in der Frauenarztpraxis, Teil I und Teil II; Gynäkologie 1/2005 und 3/2005

Englert, K., Mayer, J. G., und Staiger, C.: Symphytum officinale – der Beinwell der europäischen Pharmazie- und Medizingeschichte; Zeitschrift für Phytotherapie 4/2005, Hippokrates Verlag, Stuttgart

Feldmann, Hans Uwe: Mit Rheum rhaponticum kann der Estrogenrezeptor, selektiv aktiviert werden; Gyne 10/2007, Medizinische Medien Informations GmbH, Neu-Isenburg

Fischer, Heide: Frauenheilpflanzen; Nymphenburger Verlagsbuchhandlung, München 2006

Fischer-Rizzi, Susanne: Medizin der Erde; Neuausgabe des Originalwerks von 1984 durch den AT Verlag, CH-Baden 2005

Forth, Wolfgang, und Klimmek, Reinhard: Toxisch oder kanzerogen; Verlags GmbH, Bad Boll 1991

Franz, Gerhard: Kapuzinerkresse – Porträt einer Arzneipflanze; Zeitschrift für Phytotherapie 4/1996, Hippokrates Verlag, Stuttgart

Frohne, D., und Pfänder, H. J.: Giftpflanzen – Ein Handbuch für Apotheker, Ärzte, Toxikologen und Biologen; Wissenschaftliche Verlagsgesellschaft mbH, Stuttgart 1987

Gélis, Jacques: Die Geburt – Volksglaube, Rituale, Praktiken; Diederichs Verlag, München 1989

Fuchs, Leonhardt: New Kreüterbuch, 1543; Reprint, Verlag Konrad Kölbl, München 1964

–, Das Kräuterbuch von 1543; kolorierte Gesamtausgabe, Reprint, Taschen Verlag, Köln 2001

Geiger, Fritz: Bewährte Heilkräuter-Rezepte; Verlag Jungjohann, Neckarsulm 1983

Genaust, Helmut: Etymologisches Wörterbuch der botanischen Pflanzennamen; Nikol Verlagsgesellschaft, Hamburg 1976

Georgiades, Christos Ch.: Flowers of Cyprus, Vol. I & II; Nicosia 1987

Germann, Peter: Aloe capensis – zur cerebralen Impulstherapie; Naturheilpraxis 01/2008, Pflaum Verlag, München

–, Der Hopfen – nur zum Bierbrauen zu schade; Naturheilpraxis 01/2008, Pflaum Verlag, München

–, Hildegard von Bingen-Medizin in der Frauenheilkunde; Naturheilpraxis 4/2008; Pflaum Verlag, München

Gibbons, Bob, und Brough, Peter: Kosmos-Atlas Blütenpflanzen; Kosmos Verlag, Stuttgart 1993
Graf, Friedrich: Ganzheitliches Wohlbefinden – Homöopathie für Frauen; Herder Verlag, Freiburg 1994
Grant, Michael, und Hazel, John: Lexikon der antiken Mythen und Gestalten; dtv, München 1994
Hahnemann, Samuel: Apothekerlexikon, 1793; Reprint, Haug Verlag, Heidelberg 1966
Harnischfeger, Götz, und Stolze, Helga: Bewährte Pflanzendrogen in Wissenschaft und Medizin; notamed Verlag, Bad Homburg 1983
Heinsohn, Gunnar, und Steiger, Otto: Die Vernichtung der weisen Frauen; März Verlag, Herbstein 1985
Hempen, C.-H., und Fischer, T.: Leitfaden Chinesische Medizin; Urban & Fischer Verlag, München 2007
Hertzka, Gottfried, und Strehlow, Wighard: Große Hildegard-Apotheke; Verlag Hermann Bauer, Freiburg 1989
Heydecker, Joe J.: Die Schwestern der Venus; Nymphenburger Verlagsbuchhandlung, München 1991
Hildegard von Bingen: Heilkraft der Natur – »Physica«; Basler Hildegard-Gesellschaft (Hrsg.), Herder Verlag, Freiburg im Breisgau 1993
Hiller, Karl, und Melzig, F.: Lexikon der Arzneipflanzen und Drogen; Spektrum Akademischer Verlag, Heidelberg/Berlin 1999
Hiller, Karl: Sanicula europaea – Sanikel; Zeitschrift für Phytotherapie 5/2005; Hippokrates Verlag, Stuttgart
Hirsch, Siegrid, und Grünberger, Felix: Die Kräuter in meinem Garten; Verlagsgruppe Weltbild, Augsburg 2006.
Höfler, Max: Deutsches Krankheitsnamen-Buch, 1899; Reprint, Georg Olms Verlag, Hildesheim 1970
–, Volksmedizinische Botanik der Germanen, 1908; Reprint, Verlag für Wissenschaft und Bildung, Berlin 1990
Hose, Sebastian: Der Wermut – Artemisia absinthium; Zeitschrift für Phytotherapie 4/2002, Hippokrates Verlag, Stuttgart
Huibers, Jaap: Frau sein … Frau bleiben; Aurum Verlag, Freiburg 1983
Kalbermatten, Roger: Kompendium der Ceres-Heilmittel; Ceres Heilmittel AG, D-Kerpen-Türnich und CH-Hefenhofen 1997
–, Wesen und Signatur der Heilpflanzen; AT Verlag, CH-Aarau 2002
Karger-Decker, Bernt: Die Geschichte der Medizin; Albatros-Patmos Verlag, Düsseldorf 2001
Karl, Josef: Neue Therapiekonzepte für die Praxis der Naturheilkunde; Pflaum Verlag, München 1995
Kartnig, Theodor, und Buschmann, Petra: Was wissen wir über Wirkungen und Wirksamkeiten von Flavonoiden?; Zeitschrift für Phytotherapie 5/2003, Hippokrates Verlag, Stuttgart
Kneipp, Sebastian: Heilkräuter-Rezeptbuch, o. J. (1915); Reprint, Verlag Konrad Kölbl, München o. J. (1980)
–, Wasserkur und Pflanzenatlas, 1894; Reprint, Reprint Verlag Leipzig 2004
Knieriemen, Heinz: Vitamine, Mineralstoffe, Spurenelemente; AT Verlag, CH-Baden 2007
Kraft, Karin: Erkrankungen der Harnwege; Zeitschrift für Phytotherapie 1/2008; Hippokrates Verlag, Stuttgart
Kroeber, Ludwig: Das neuzeitliche Kräuterbuch; Hippokrates Verlag, Stuttgart/Leipzig 1937
Künzle, Johann: Chrut und Uchrut; Unterberger Verlagsbuchhandlung, CH-Feldkirch 1935
Lad, Vasant, und Frawley, David: Die Ayurveda Pflanzen-Heilkunde; Windpferd, Aitrang 1995
Latté, Klaus Peter: Berberis vulgaris – die Berberitze; Zeitschrift für Phytotherapie 3/2007, Hippokrates Verlag, Stuttgart
Lee, John R.: Natürliches Progesteron – Ein bemerkenswertes Hormon; Akse-Verlag, München 1997
Leeuwen, Christa van, und Maris, Bartholomeus: Schwangerschaftssprechstunde; Urachhaus Verlag, Stuttgart 2002
Lippmann, Frank, und Wegener, Tankred: Salbeiblütenextrakt bei Erschöpfungszuständen und bei Eisenmangelanämien; Zeitschrift für Phytotherapie 3/2001, Hippokrates Verlag, Stuttgart
Lischka-Güntzel, Halina, und Melzig, Matthias F.: Epilobium angustifolium, schmalblättriges Weidenröschen – Porträt einer Arzneipflanze; in Zeitschrift für Phytotherapie 4/2007, Hippokrates Verlag, Stuttgart
Loew, Gorkow, Schrödter u. a.: Zur dosisabhängigen Verträglichkeit eines Agnus-castus-Spezialextraktes; Zeitschrift für Phytotherapie 4/1996, Hippokrates Verlag, Stuttgart
Loew, Dieter, und Koch, Egon: Cumarine – Differenzierte Risikobetrachtung mit dem Beispiel eines pflanzlichen Arzneimittels; Beitrag in der Zeitschrift für Phytotherapie 1/2008, Hippokrates Verlag, Stuttgart
Lonicerus, Adamus: Kreuterbuch, 1679; Reprint, F. W. Hendel Verlag, Naunhof bei Leipzig 1934
Madaus, Gerhard: Lehrbuch der biologischen Heilmittel, 1938; Reprint, Mediamed Verlag, Ravensburg 1987
Madejsky, Margret: Hexenpflanzen – oder: Über die Zauberkünste der weisen Frauen; Naturheilpraxis 10/1997, Pflaum Verlag, München
–, Alchemilla – Eine ganzheitliche Kräuterheilkunde für Frauen; Goldmann Verlag, München 2000
–, Auf natürlichem Weg zum Kind; Natürlich 7/2004, AZ Fachverlage, CH-Aarau
–, Die Frauenheilkunde des Paracelsus; in Rippe, Olaf, und Madejsky, Margret: Die Kräuterkunde des Paracelsus; AT Verlag, CH-Baden und D-München 2006
–, Therapiekonzepte für die Fruchtbarkeit; Naturheilpraxis 4/2008, Pflaum Verlag, München
Marzell, Heinrich: Wörterbuch der deutschen Pflanzennamen; Verlag S. Hirzel, Leipzig 1972, Lizenzausgabe Parkland Verlag, Köln 2000
May, G.: Virustatische Wirkung von Pflanzenextrakten; Zeitschrift für angewandte Phytotherapie V/1981
Mességué, Maurice: Das Mességué Heilkräuter-Lexikon; Verlag Fritz Molden, Wien/München/Zürich 1976
Meyer, Ulrich: Die Eiche – Heilmittel für allergische und dermatologische Erkrankungen; Merkurstab 5/2005, Medizinische Sektion der freien Hochschule für Geisteswissenschaft am Goetheanum, CH-Dornach
Meyer, Ulrich: Weihrauch und Myrrhe – Baumharze der Halbwüste als Heilmittel; Merkurstab 6/2007, Medizinische Sektion der freien Hochschule für Geisteswissenschaft am Goetheanum, CH-Dornach
Mezger, Julius: Gesichtete homöopathische Arzneimittellehre; Haug Verlag, Stuttgart 2005
Möller, Lenelotte, und Vogel, Manuel (Hrsg.): Die Naturgeschichte des Caius Plinius Secundus; übersetzt v. Prof. Dr. G. C. Wittstein, Marixverlag, Wiesbaden 2007
Müller, Irmgard: Die pflanzlichen Heilmittel bei Hildegard von Bingen; Otto Müller Verlag, Salzburg 1992
Müller-Ebeling, Claudia, Rätsch, Christian, und Storl, Wolf-Dieter: Hexenmedizin – Die Wiederentdeckung einer verbotenen Heilkunst; AT-Verlag, CH-Aarau 1998
Niederkofler, Christl: Die Kraft der Kräuter; Verlagsanstalt Athesia, I-Bozen 1999

Nissim, Rina: Naturheilkunde in der Gynäkologie; Orlanda Frauenverlag, Berlin 1992 (Originalausgabe: »Mamamélis«, Genf 1984)

Nissim, Rina: Wechseljahre Wechselzeit; Orlanda Frauenverlag, Berlin 1999

Nörr, Heidrun: Phytochemische und pharmakologische Untersuchungen der Adaptogendrogen Eleutherococcus senticosus, Ocimum sanctum, Codonopsis pilosula, Rhodiola rosea und Rodiola crenulata; LMU, München 1993

Norman, Jill: Das große Buch der Gewürze; AT Verlag, CH-Aarau 1991

Nowack, Rainer: Die amerikanische Cranberry (Vaccinum macrocarpon Aiton); Zeitschrift für Phytotherapie 1/2003, Hippokrates Verlag, Stuttgart

Nowack, Rainer: Cranberry als Phyto-Prophylaktikum bei bakteriellen Infektionen – neue Forschungsergebnisse; Zeitschrift für Phytotherapie 4/2006; Hippokrates Verlag, Stuttgart

Ody, Penelope: Naturmedizin Heilkräuter; BLV Verlag, München 1993

Opplinger, Peter (Hrsg.): Kräuterpfarrer Johann Künzle – Chrut und Uchrut; AT Verlag, CH-Baden und München 2008

Orth, Manuela: Zusammensetzung und Biologie der ätherischen Öle von Achillea millefolium; Zeitschrift für Phytotherapie 6/1999, Hippokrates Verlag, Stuttgart 1999

Orth, Manuela, und Kempster, Monica: Neues über die uralte Arzneipflanze Schafgarbe; Zeitschrift für Phytotherapie 3/1998; Hippokrates Verlag, Stuttgart

Pahlow, M.: Das große Buch der Heilpflanzen; Gräfe und Unzer Verlag, München 1993

Paracelsus: Sämtliche Werke, Aschner-Ausgabe; Gustav Fischer Verlag, Jena 1926

Pelikan, Wilhelm: Heilpflanzenkunde; Philosophisch-anthroposophischer Verlag Goetheanum, CH-Dornach 1958

Petersen, Eiko E.: Infektionen in Gynäkologie und Geburtshilfe; Thieme Verlag, Stuttgart 1997

Pfannkuch, Aurelius, und Stammwitz, Ute: Wirksamkeit und Verträglichkeit eines monographiekonformen Goldrutenkraut-Extraktes bei Patienten mit Reizblase; Zeitschrift für Phytotherapie 1/2002, Hippokrates Verlag, Stuttgart

Plassmann, J. O.: Orpheus – Altgriechische Mysterien; Eugen Diederichs Verlag, München 1982

Potterton, David (Hrsg.): Culpeper's Colour Herbal; W. Foulsham, London 2002

Pschyrembel, W., Strauss, G., und Petri, E.: Praktische Gynäkologie für Studium, Klinik und Praxis; Walter de Gruyter Verlag, Berlin/New York 1991

Rätsch, Christian: Heilkräuter der Antike; Diederichs Verlag, München 1995

–, Räucherstoffe – Der Atem des Drachen; AT Verlag, CH-Aarau 2006

–, Pflanzen der Liebe; AT Verlag, CH-Aarau 1995

–, Weihrauch und Copal; AT Verlag, CH-Aarau 2004

Rätsch, Christian (Hrsg.), siehe Aigremont

Rätsch, Christian, und Müller-Ebeling, Claudia: Lexikon der Liebesmittel; AT Verlag, CH-Aarau 2003

–, Hexenmedizin; AT Verlag, CH-Aarau 1998

Reddig, Wolfgang: Bader, Medicus und weise Frau – Wege und Erfolge der mittelalterlichen Heilkunst; Battenberg Verlag/Weltbild Verlag, München 2000

Richter, Claudia: Der Beifuß – »Mutter aller Kräuter«; Zeitschrift für Phytotherapie 2/2002, Hippokrates Verlag, Stuttgart

Richter, Thomas: Aloe-vera-Saft – Das Wundermittel aus den Tropen?; Zeitschrift für Phytotherapie 5/2002; Hippokrates Verlag, Stuttgart

Righetti, Marco: Forschung in der Homöopathie; Burgdorf Verlag, Göttingen 1988

Rippe, Olaf, und Madejsky, Margret: Die Kräuterkunde des Paracelsus, AT Verlag, CH-Aarau 2006

Rippe, Olaf, Madejsky, Margret, u. a.: Paracelsusmedizin; AT Verlag, CH-Aarau 2001

Rist, Lukas, Seitz-Gwehenberger, Birgit, Kuck, Angela, und Mandach, Ursula von: Zum Verständnis von Bryophyllum als Pflanze und Medikament; Merkurstab 4/2006, Gesellschaft Anthroposophischer Ärzte e. V. in Deutschland, Filderstadt

Roth, Lutz, Daunderer, Max, und Kormann, Kurt: Giftpflanzen – Pflanzengifte; Nicol Verlag, Hamburg 1994

Rothmaler, Werner: Exkursionsflora von Deutschland; Gustav Fischer Verlag, Stuttgart 1994

Rüttner-Cova, Sonja: Frau Holle – Die gestürzte Göttin; Sphinx Verlag, Basel 1986

Rumrich, Manfred: Ginseng – Eine außergewöhnliche Heilpflanze; Verlag Waltraud Baumeister, Stuttgart 2000

Schlumpf, Margret, und Lichtensteiger, Walter: Hormonaktive Chemikalien; Verlag Hans Huber, Bern 2000

Schlüren, Erwin: Homöopathie in Frauenheilkunde und Geburtshilfe; Haug Verlag, Heidelberg 1992

Schönfelder, Ingrid und Peter: Das neue Handbuch der Heilpflanzen; Kosmos Verlag, Stuttgart 2004

–, Kosmos-Atlas Mittelmeer- und Kanarenflora; Kosmos Verlag, Stuttgart 1994

Schott, Rolf (Hrsg.): Die Kunst, sich gesund zu halten – Regimen Sanitatis Salernitanum; Artemis Verlags AG, Zürich/Stuttgart 1964

Schröder, Johann: Chymische Apotheke oder höchstköstlicher Arzneyschatz, 1685; Reprint, Verlag Konrad Kölbl, München 1963

Schubert, Charlotte, und Huttner, Ulrich: Frauenmedizin in der Antike; Artemis & Winkler Verlag, Düsseldorf/Zürich 1999

Schulte-Uebbing, Claus: Hl. Hildegard Frauenheilkunde; Pattloch Verlag, Augsburg 1995

–, Hildegard-Medizin für Frauen; Haug Verlag, Stuttgart 2002

Schulz, Volker: Hautpflege bei Strahlentherapie – Calendula-Salbe reduziert radiologisch induzierte Dermatitis bei Patientinnen mit Brustkrebs; Zeitschrift für Phytotherapie 4/2005, Hippokrates Verlag, Stuttgart

–, Cimicifuga bei Menopausen-Beschwerden; Zeitschrift für Phytotherapie 3/2006, Hippokrates Verlag, Stuttgart

–, Sibirischer Rhabarber bei klimakterischen Beschwerden; Zeitschrift für Phytotherapie 1/2007, Hippokrates Verlag, Stuttgart

–, Fixe Kombination aus Sabal und Urtica bei benigner Prostatahyperplasie gleich wirksam wie Tamsulosin; Zeitschrift für Phytotherapie 2/2007, Hippokrates Verlag, Stuttgart

–, Wechseljahrsbeschwerden: Verwirrende US-Studie stellt Wirksamkeit von Cimicifugawurzel-Extrakt infrage; Zeitschrift für Phytotherapie 2/2007, Hippokrates Verlag, Stuttgart

Selawry, Alla: Metall-Funktionstypen in Psychologie und Medizin; Haug Verlag, Heidelberg 1985

Seligmann, Siegfried: Die magischen Heil- und Schutzmittel aus der belebten Natur – Das Pflanzenreich; Dietrich Reimer Verlag, Berlin 1996

Simoes-Wüst, Ana Paula, und Rist, Lukas: Bryophyllum in der praktischen und klinischen Forschung; Merkurstab 5/2007, Gesellschaft Anthroposophischer Ärzte in Deutschland e. V., Filderstadt

Simonis, Werner Christian: Heilpflanzen und Mysterienpflanzen – Medizinisch-botanische Wesensdarstellungen; Novalis Verlag, Schaffhausen 1981
Singh, Ranjay K.: Das verborgene Heilwissen der hundertjährigen Frauen aus Gujarat, Indien; in Gottschalk-Batschkus, Christine (Hrsg.): Der große Lebenskreis – Ethnotherapien im Kreislauf von Vergehen, Sein und Werden, Institut für Ethnomedizin e. V., München 2005
Siewek, Fred: Exotische Gewürze; Birkhäuser Verlag, Basel 1990
Sitzmann, Franz: Die mikrobielle Abwehr der Pflanzen nutzen; Merkurstab 1/2006, Medizinische Sektion der freien Hochschule für Geisteswissenschaft am Goetheanum, CH-Dornach
Soldner, Georg: Polygonatum officinale 5 % als Externum bei Phimose; Merkurstab 1/2005; Medizinische Sektion der freien Hochschule für Geisteswissenschaft am Goetheanum, CH-Dornach
Stadelmann, Inge: Die Rose – das ätherische Öl im Anwendungsbereich Schwangerschaft, Geburt und Wochenbett; Forum für Aromatherapie und Aromapflege 1/1992; Forum Essenzia e. V., Moosbach
–, Kräuteröle rund um die Geburt; Forum für Aromatherapie und Aromapflege 1/1994, Forum Essenzia e. V., Moosbach
Stadelmann, Ingeborg: Die Hebammensprechstunde; Ingeborg Stadelmann Verlag, Ermengerst 1994
Stahl-Biskup, Elisabeth: Mutterkraut – Potenzial zur Migräneprophylaxe; Zeitschrift für Phytotherapie 1/2007; Hippokrates Verlag, Stuttgart
Staiger, Christiane: Beinwell – eine moderne Arzneipflanze; Zeitschrift für Phytotherapie 4/2005, Hippokrates Verlag, Stuttgart
Stammel, Heinz J.: Die Apotheke Manitous; Rowohlt Taschenbuch Verlag, Reinbek 1986
Stauffer, Karl: Klinische homöopathische Arzneimittellehre; Sonntag Verlag, Regensburg 1988
Storl, Wolf-Dieter: Duftendes Mariengras, Liebfrauengras, Freyagras; Forum für Aromatherapie und Aromapflege 14/1998; Forum Essenzia e. V., München
Storl, Wolf-Dieter, und Pfyl, Paul Silas: Bekannte und vergessene Gemüse; AT Verlag, CH-Aarau 2002
Strehlow, Wighard: Die Heilkunde der Hildegard von Bingen; Verlagsgruppe Weltbild, Augsburg 2005
Struck, Dorothee: Pflanzenhelfer bei Zyklusstörungen und Subfertilität; Naturheilpraxis 2/2004; Pflaum Verlag, München
Tabernaemontanus, Jakobus: Kräuterbuch, 1731; Reprint, Verlag Konrad Kölbl, München 1993
Treben, Maria: Gesundheit aus der Apotheke Gottes; Ennsthaler Verlag, A-Steyr 1980
–, Frauenkrankheiten vorbeugen – erkennen – heilen, Ennsthaler Verlag, A-Steyr 1993
Tschaikin, Marion: Extrakt aus Symphytum officinale; Naturheilpraxis 4/2004, Pflaum Verlag, München
Vogel, Heinz-Hartmut: Wege der Heilmittelfindung; Natur, Mensch & Medizin Verlags GmbH, Bad Boll 1994
Vonhoff, Christian, und Winterhoff, Hilke: Kardiale Effekte von Lycopus europaeus L. im Tierexperiment; Zeitschrift für Phytotherapie 3/2006, Hippokrates Verlag, Stuttgart
Volk, Rainer-B.: Tang (Fucus); Zeitschrift für Phytotherapie 1/2004, Hippokrates Verlag, Stuttgart
Waggerl, Karl Heinrich: Heiteres Herbarium; Otto Müller Verlag, Salzburg 1950
Wagner, Hildebert: Pharmazeutische Biologie; G. Fischer Verlag, Stuttgart 1993
Wagner, Hildebert, und Wiesenauer, Markus: Phytotherapie – Phytopharmaka und pflanzliche Homöopathika; Wissenschaftliche Verlagsgesellschaft mbH, Stuttgart 1995
Wolters, Bruno: Drogen, Pfeilgift und Indianermedizin – Arzneipflanzen aus Südamerika; Urs Freund Verlag, Greifenberg 1994
Weed, Susun S.: BrustGesundheit – Naturheilkundliche Prävention und Begleittherapie bei Brustkrebs; Orlanda Frauenverlag, Berlin 1997
Weiß, Rudolf Fritz: Lehrbuch der Phytotherapie; Hippokrates Verlag, Stuttgart 1991
Wichtl, Max: Teedrogen und Phytopharmaka; Wissenschaftliche Verlagsgesellschaft mbH, Stuttgart 2002
Wichtl, Max: Eisenkraut – Verbena officinalis; Zeitschrift für Phytotherapie 6/1999, Hippokrates Verlag, Stuttgart
Willuhn, Günther: Eleutherococcus senticosus: Lieferant der Taigawurzel; Zeitschrift für Phytotherapie 6/2003, Hippokrates Verlag, Stuttgart
Windhaber, Ralf: Hopfen ist Arzneipflanze des Jahres 2007; Zeitschrift für Phytotherapie 1/2007, Hippokrates Verlag, Stuttgart
Wyk, Ben-Erik van, Wink, Coralie und Michael: Handbuch der Arzneipflanzen; Wissenschaftliche Verlagsgesellschaft mbH, Stuttgart 2004
Worwood, Valerie Ann: Liebesdüfte; Goldmann Verlag, München 1987
Zeuge-Germann, Gudrun: Aromatherapie bei vaginalen Indikationen; Zeitschrift für Phytotherapie 4/2008, Pflaum Verlag, München
Zoller, Andrea, und Nordwig, Hellmuth: Heilpflanzen der Ayurvedischen Medizin; Haug Verlag, Heidelberg 1997

Adressen und Bezugsquellen

Veranstaltungen der Autorin
Wer an Kräuterführungen, Seminaren oder Ausbildungen der Autorin teilnehmen möchte, kann ein Veranstaltungsprogramm anfordern unter:

Natura Naturans, c/o Madejsky und Rippe, Barerstr. 48, D-80799 München, Tel. 089 2725902, Fax 089 27349566, www.natura-naturans.de
Auf der Homepage können Sie zahlreiche naturheilkundliche Veröffentlichungen kostenfrei abrufen.
Besuchen Sie auch unsere Frauenwebsite:
www.frauenkraeuter.de

Apotheken

Die meisten homöopathischen oder pflanzlichen Arzneien kann man über Apotheken beziehen. Da jedoch nicht alle von ihnen Erfahrungen mit Naturheilmitteln haben und die Endpreise mitunter stark voneinander abweichen, empfiehlt es sich, vor allem bei Mischrezepturen, Salben oder Vaginalzäpfchen das Angebot einer der folgenden Apotheken zu prüfen:

Eversbusch-Apotheke, Alexandra Nemeth, Eversbuschstr. 92, 80999 München, Tel. 089 8122159, Fax 089 8123328

Linden-Apotheke, Roland Andre, Kellerstr. 38–40, 85276 Paffenhofen, Tel. 08441 76464, Fax 08441 83958

Limes-Apotheke, Annette Heerz, Uhlandstr. 18, 35415 Pohlheim, Tel. 06403 61595, Fax 06403 61700

Spezialanfertigungen wie etwa die Progesteroncreme 3 % sind gegen ärztliches Rezept erhältlich bei folgenden Apotheken:

Klösterl-Apotheke, Johannes Zeise-Wallbrecher, Waltherstr. 32 a, 80337 München, Tel. 089 54343211, Fax 089 54343277, www.kloesterl-apotheke.de

Dorf-Apotheke, Patrizia Ochsner, Zentrum 13, CH-3322 Urtenen-Schönbühl, Tel. 031 859 28 38, Fax 031 859 32 89, dorfapo@ovan.ch

Getrocknete Kräuter

Getrocknete Heilkräuter für Teemischungen, Sitzbäder oder zum Selberansetzen erhalten Sie unter anderem bei folgenden Anbietern:

Der Kräutergarten, Inh. Romana Auth, Pestalozzistr. 3, 80469 München, Tel./Fax 089 23249802, www.kraeutergarten-muenchen.de
Der Kräutergarten versendet neben vielen getrockneten Heilkräutern aus überwiegend kontrolliert biologischem Anbau (kbA) auch Hobbythekbedarf.

Kräuterparadies Lindig, Blumenstr. 15, 80331 München, Tel. 089 265726, Fax 089 23269857, www.phytofit.de
Das Kräuterparadies ist ein Münchner Traditionsgeschäft.

Pflanzen

Garten- oder Topfpflanzen versenden folgende Gärtnereien:

Artemisia, Tillmann Schlosser, Hopfen 29, 88167 Stiefenhofen im Allgäu, Tel. 08386 960510, Fax 08386 951520, www.artemisia.de
Allgäuer Kräutergarten, spezialisiert auf Heilkräuter – bietet auch Seminare an.

Die Blumenschule, Rainer Engler, Augsburger Str. 62, 86956 Schongau, Tel. 08861 7373, Fax 08861 1272, www.Blumenschule.de
Spezialisiert auf Heilpflanzen und Raritäten.

Rühlemann's Kräuter- und Duftpflanzen, Auf dem Berg 2, 27367 Horstedt, Tel. 04288 928558, Fax 04288 928559, www.kraeuter-und-duftpflanzen.de
Bekanntester Kräuterversandhandel – hat fast alle Heilkräuter im Programm.

Nahrungsergänzungsmittel

Seit über 20 Jahren liefert folgender Anbieter natürliche, qualitativ hochwertige Nahrungsergänzungsprodukte, zum Beispiel das Fette Lilior Lilienöl.

NCM Nahrungsergänzung & Naturcosmetic GmbH, Geschäftsführer: Claus-Peter Engelbrecht, Sandstr. 33, 80335 München, Tel. 089 1665131, Fax 1665162, www.ncmshop.de, E-Mail: info@ncmshop.de

La Vita, Michael Nöring, St. Huberter Str. 82, 47906 Kempen, Tel. 02152 518010, Fax 02152 4139, www.lavitanatuerlich.de, elektronischer Kontakt nur über Formular
La Vita ist seit nunmehr 17 Jahren auf dem Markt und beliefert den Handel mit Kosmetik- und Hobbythek-Produkten.

Weitere interessante Adressen und Websites

Sambuca e. V., Münstertalstr. 31, 77955 Ettenheimmünster, Tel./Fax 07822 767637, www.sambuca-netzwerk.de

Sensatonics GmbH, Joerg Happe, Lohmühlenstr. 65, 12435 Berlin, Tel. 030 53338869, Fax 030 25565288, www.sensatonics.de
Bietet diverse aphrodisierende Tränke für Frau und Mann an.

Isis-Urania, Werner Larsen, Wieckhorster Dorfstr. 7, 29640 Schneverdingen, www.isis-urania.de
Versendet Harze und Räucherbedarf.

Stichwortverzeichnis

Es gelten folgende Abkürzungen:
b = Bild, rp = Rezept, f/ff = ausführlich

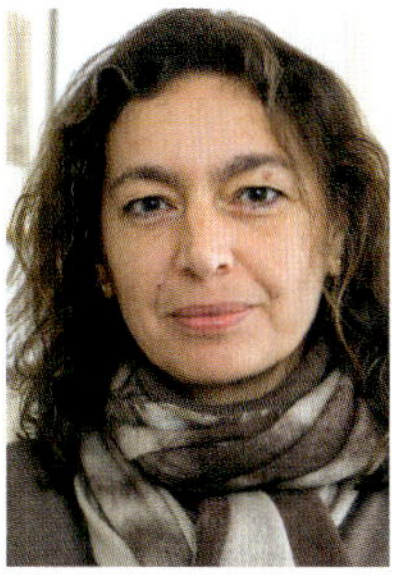

Margret Madejsky

geboren 1966, Heilpraktikerin mit eigener Praxis und Mitbegründerin von »Natura Naturans«, Arbeitsgemeinschaft für Traditionelle Abendländische Medizin, in München. Seit vielen Jahren Lehrtätigkeit in Naturheilkunde für Frauen, Phytotherapie und Paracelsusmedizin, Vorträge und Seminare zum Thema Frauenkräuter im In- und Ausland. Mit ihrem Ratgeber »Alchemilla« hat sie bereits ein Standardwerk zur Frauenheilkunde vorgelegt.

www.natura-naturans.de
www.margret-madejsky.de

Die Autorin steht für Vorträge zur Verfügung.